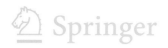
Springer

肘关节创伤和运动损伤手术技术

Surgical Techniques for Trauma and
Sports Related Injuries of the Elbow

主 编

［澳］格雷戈里·贝恩（Gregory Bain）

［荷］丹尼斯·埃格戴尔（Denise Eygendaal）

［比］罗格·范里特（Roger van Riet）

主 译

郝跃峰 李宇晟 顾海峰

副主译

胡 丹 胡 军 汤继磊 汪 益

北京科学技术出版社

First published in English under the title Surgical Techniques for Trauma and Sports Related Injuries of the Elbow edited by Gregory Ian Bain, Denise Eygendaal and Roger Van Riet Copyright © ISAKOS, 2020 This edition has been translated and published under licence from Springer-Verlag GmbH, part of Springer Nature.

著作权合同登记号　图字：01-2021-3990号

图书在版编目（CIP）数据

肘关节创伤和运动损伤手术技术 /（澳）格雷戈里·贝恩（Gregory Bain），（荷）丹尼斯·埃格戴尔（Denise Eygendaal），（比）罗格·范里特（Roger van Riet）主编；郝跃峰，李宇晟，顾海峰主译 . — 北京：北京科学技术出版社，2021.9

书名原文：Surgical Techniques for Trauma and Sports Related Injuries of the Elbow

ISBN 978-7-5714-1650-8

Ⅰ . ①肘… Ⅱ . ①格… ②丹… ③罗… ④郝… ⑤李… ⑥顾… Ⅲ . ①肘关节 – 外科手术 Ⅳ . ① R687.4

中国版本图书馆 CIP 数据核字（2021）第 125161 号

责任编辑：杨　帆　　　　　　　　　　　　网　　址：www.bkydw.cn
责任校对：贾　荣　　　　　　　　　　　　印　　刷：北京捷迅佳彩印刷有限公司
图文制作：北京永诚天地艺术设计有限公司　开　　本：889 mm × 1194 mm　1/16
责任印制：吕　越　　　　　　　　　　　　字　　数：800千字
出 版 人：曾庆宇　　　　　　　　　　　　印　　张：44
出版发行：北京科学技术出版社　　　　　　版　　次：2021年9月第1版
社　　址：北京西直门南大街16号　　　　　印　　次：2021年9月第1次印刷
邮政编码：100035　　　　　　　　　　　　ISBN 978-7-5714-1650-8
电　　话：0086-10-66135495（总编室）
　　　　　0086-10-66113227（发行部）

定　　价：560.00元

译者名单

郝跃峰　南京医科大学附属苏州医院
李宇晟　中南大学湘雅医院
顾海峰　浙江省人民医院
胡　丹　南京医科大学附属苏州医院
胡　军　江苏省人民医院
汤继磊　启东市人民医院
汪　益　南京医科大学附属苏州科技城医院
丁文鸽　常州市第一人民医院
冯仕明　徐州市中心医院
顾雪平　南京医科大学附属苏州医院
黄　犇　苏州倍磅康复医院
司卫兵　南京医科大学附属苏州医院
魏利成　长沙市中医医院
袁　鹏　南京医科大学附属无锡人民医院
杨　兴　南京医科大学附属苏州医院
查国春　徐州医科大学附属医院
张　宇　江苏省人民医院
车艳军　南京医科大学附属苏州医院
曹　力　浙江省人民医院
柴　昉　浙江省人民医院
陈坫航　浙江省人民医院
陈炘佶　浙江省人民医院
何　苗　中南大学湘雅医院
钱胤华　南京医科大学附属苏州医院
王珂杰　常州市第一人民医院
谢文清　中南大学湘雅医院
许晨阳　常州市第一人民医院
张　帝　南京医科大学附属苏州医院

译者前言

我受郝跃峰院长之托，代表全体译者为《肘关节创伤和运动损伤手术技术》的中文译本写个前言。接到任务后，我既感到万分荣幸，又顿觉压力倍增，唯恐下笔走题，不能精准地把所有参译同仁对本书的美好愿望和为本书所做的贡献都表达出来，那就罪莫大焉了。不过还好，有郝院长的鼓励和信任作为坚强后盾，我再次拿出参译时的激情和毅力，迎难而上，勉力为之，为我们这部译作贡献绵薄之力。

肘关节镜是继膝关节镜和肩关节镜之后，近几年才在国内兴起但发展速度很快的一项微创技术。越来越多的医学同道和我一起怀着美好的憧憬，期望有朝一日能在肘关节镜的技术领域中有所建树。但肘关节的解剖较膝关节和肩关节的解剖更为复杂，肘关节周围的神经和血管组织非常丰富，操作时稍有不慎就会造成损伤。因此，就肘关节镜技术的推广和发展而言，相关医师更需要提升专业知识和技术水平。在这部中文译本面世之前，关于肘关节镜的中文资料非常缺乏。2020年初，时值新冠疫情暴发，郝院长高瞻远瞩，盛邀我和李宇晟加盟，并组织国内多家医院的专业人才共同翻译这本八百多页的英文巨著。在接下来的16个月里，在面对艰巨的抗疫任务的同时，我们采取化整为零的方式，利用休息时间，克服困难，终于顺利地完成了翻译、校对及审核工作。这本译作的顺利完成，还要归功于郝院长领导有方，以及各位参译同仁的精诚合作。

如前所述，本书是目前关于肘关节创伤和运动损伤手术技术的最详细、最深入、最全面的难得的好书。全书分为19个部分，共111章，从肘关节的解剖学、影像学、手术入路、关节镜技术、相关疾病及康复等方面分别进行阐述。本书既适合相关医师系统阅读，以构建完整的专业知识体系，又适合读者根据实际需要进行查阅。

常听人抱怨翻译专业著作是一件费心费力又意义不大的事，难免有拾人牙慧之嫌，且又不能拿来评职称。又有人会说新时代的图书更需要原创精神，需要更多地发表属于自己的想法和见解。但我却不赞同这些说法。古人云："观于海者难为水，游于圣人之门者难为言"。正是因为站在了巨人的肩膀上，我们才能看得更高、更远。我们应该保持谦虚的态度，应该积极地学习国外最先进的知识，掌握最新的学术进展和动向，继而反复模仿和操练，直到运用自如，然后才能推陈出新地发展出属于自己的技能。近代启蒙思想家魏源所提倡的"师夷长技以制夷"，此之谓也。

在本书即将付梓之际，衷心感谢每一位曾为本书的翻译工作投入时间和汗水的同仁，感谢大家共同体会和分享了翻译博大精深的学术著作这一"痛并快乐着"的过程。尤其值得一提的是，胡丹主任花费了大量的时间和精力来承担最为繁重的全书校对工作，每一章、每一节的字里行间都会让我想到他孜孜不倦的身影。

我们期待这本高质量学术专著的出版能引领和带动国内新一轮的肘关节创伤和运动损伤的研究潮流，同时也衷心祝愿我国的肘关节创伤和运动损伤手术技术水平能更上一层楼。

顾海峰

2021 年 7 月

序

本书是国际关节镜、膝关节外科、骨科运动医学学会（International Society of Arthroscopy, Knee Surgery and Orthopedic Sports Medicine, ISAKOS）的知识精华，由贝恩教授、埃格戴尔教授和范里特教授所带领的一支杰出团队创作，团队成员包括各国运动和创伤外科的医师精英。ISAKOS肘、腕和手外科委员会由世界上杰出的肘、腕和手外科医师组成，他们聚集在一起，为了完成ISAKOS的一项重要使命而努力，即促进教育和研究成果在世界范围内的普及和交流。ISAKOS将继续出版广受好评的书籍和专著，且内容与我们的社会密切相关。为创作这些书籍和专著，ISAKOS的成员们自愿付出大量的时间和努力。他们是一群心中充满爱的劳动者，以书籍为载体，支持着全世界骨科医师知识的进步。本书是ISAKOS履行其使命的又一杰出作品。

笔者相信，本书很可能是已出版的涵盖范围最广的关于肘关节创伤和运动损伤手术技术的书。本书介绍了当前最先进的技术，在未来几年内，将是处在不同培训阶段和具有不同经历的全世界骨外科医师的重要参考书。本书配有精美的图片，可以帮助读者清晰地理解本书所描述的骨外科手术技术。

ISAKOS和本书的编者们祝愿骨科从业者们在治疗肘部疾病方面有所成就。

马克·萨夫兰
斯坦福大学

前言

ISAKOS 肘、腕和手外科委员会

国际关节镜、膝关节外科、骨科运动医学学会（ISAKOS）是一个致力于推进运动损伤管理的国际运动医学骨科医师组织。ISAKOS 肘、腕和手外科委员会是由致力于研究肘、腕和手部疾病的外科医师们组成的研究小组。本书的编者们希望编写一本高质量的书，以介绍治疗肘关节创伤和运动损伤的最新外科手术技术。编者们之所以选择这个主题，是因为他们在这一领域拥有丰富的专业知识，可以把握好这个涉及面很广的主题。

本书的目标

编者编写本书的目标是制作一本到目前为止内容最前沿的实用课本，对肘关节创伤和运动损伤感兴趣的骨外科医师可以将之作为参考书。随着时间的推移和编写工作的进展，我们意识到这是一项工作量比预期更大的工作。我们聘请了许多 ISAKOS 肘、腕和手外科委员会的专家，没有他们的帮助，我们将无法完成这项重要的工作。

本书由 18 个国家的 147 位编者编写。在比利时安特卫普举行的会议中，19 位编者介绍了他们的技术。参会者们在安特卫普的一个整形外科中心进行了讨论（图 1），随后在安特卫普大学进行了尸体解剖（图 2）。通过此次会议，参会者们充分认识到各种不同技术的细节和差异。

本书的编写安排

本书的内容安排包括当前的外科解剖学的细节、手术入路和不断发展的影像学。

此外，本书还包括了关节镜检查、关节不稳定、肌腱病、肘关节的骨化和神经疾病等。大部分章节都有一个简短的引言，以引出关于该章的一些观点；随后是权威作者对该章所涉及技术的描述，包括手术提示和手术诀窍。

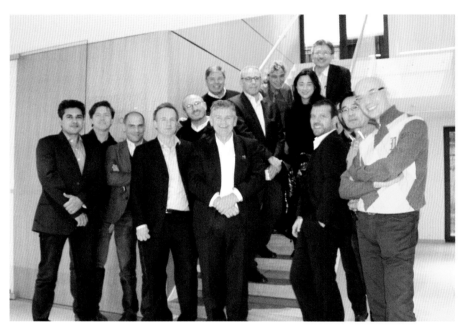

图 1　参加 2017 年 2 月在比利时安特卫普举行的会议的外科医师们，编者们在会上进行了演示，并讨论了治疗肘关节创伤和运动损伤的外科手术技术

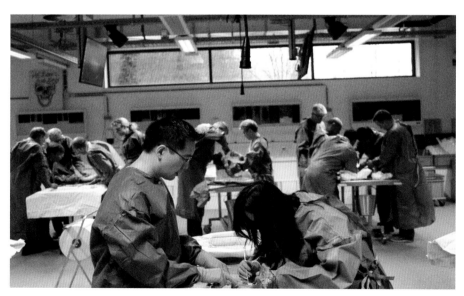

图 2　外科医师们在尸体教学实验室解剖标本并进行手术操作

本书还增加了关于肘关节创伤和运动损伤的非手术治疗、干预、训练技术、康复和预防等内容。

安特卫普的会议和编写本书的过程，加深了全体编者对肘关节创伤和运动损伤这个有趣主题的理解。编者相信，本书将对读者们扩展肘关节创伤和运动损伤的外科治疗知识大有助益。

致谢

非常感谢所有参与本书的执笔者们，他们共同完成了这本特别的书。本书的编者们付出了他们的时间，并无私地分享了他们的专业知识。

来自博洛尼亚的马克西米利安·克雷斯皮提供了 80 幅图片，这些图片丰富了本书的内容，使许多概念变得更容易被理解。

罗格·范里特教授是安特卫普会议的东道主，感谢他的组织和招待。

金伯利·布莱恩特博士（澳大利亚阿德莱德大学整形外科系上肢研究室主任）不知疲倦地整理了本书的章节，并将它们组织成册。

笔者期望，本书对那些对肘关节外科感兴趣的骨科实习医师和住院医师来说是有价值的。同时，笔者相信，本书对运动医学医师也有所帮助。

格雷戈里·贝恩

丹尼斯·埃格戴尔

罗格·范里特

目 录

第一部分　解剖学

第 1 章　肘关节的临床解剖 / 3
第 2 章　肘关节的关节镜解剖 / 19
第 3 章　肘关节的体格检查 / 26

第二部分　影像学

第 4 章　儿童肘关节影像 / 39
第 5 章　肘关节 TRASH 损伤 / 45
第 6 章　MRI 评价肘关节不稳定性 / 53
第 7 章　肘关节疾病的四维 CT 和动态 MRI 评估 / 58
第 8 章　肘部影像新技术：SPECT-CT / 63

第三部分　手术入路

第 9 章　肘关节入路 / 71
第 10 章　保留肱三头肌的关节外阶梯状尺骨鹰嘴截骨术 / 86

第四部分　关节镜检查

第 11 章　肘关节镜入路和诊断 / 93
第 12 章　肘关节镜手术的并发症 / 103
第 13 章　肘关节镜手术并发症的预防 / 110

第五部分　关节镜技术发展

第 14 章　干性肘关节镜 / 119
第 15 章　肘关节镜下切除鹰嘴滑囊及骨赘 / 123
第 16 章　全肘关节置换术后的关节镜检查 / 128
第 17 章　联合肱骨及尺骨髓腔内关节镜技术的全肘关节置换术 / 132
第 18 章　关节镜下筋膜室减压治疗前臂慢性骨筋膜室综合征 / 137
第 19 章　经皮肘肌减压治疗肘肌间室综合征 / 141

第六部分　关节炎与关节挛缩

第 20 章　肘关节僵硬的分类与治疗方法 / 147
第 21 章　关节镜下关节囊松解与骨关节炎清理术：我是如何做的 / 154

第 22 章　关节镜下肘关节松解术：我是如何做的 / 158

第 23 章　拳击肘：冠突和鹰嘴突的内撞击 / 162

第 24 章　肱尺关节成形术（OK 技术）/ 166

第 25 章　肘关节滑膜软骨瘤病和色素沉着绒毛结节性滑膜炎 / 170

第七部分　肘关节不稳

第 26 章　肘关节不稳的临床评估与分类 / 177

第 27 章　关节镜下肘关节不稳的评估和处理：单纯性脱位的
手术时机和方式 / 182

第 28 章　急性肘关节脱位关节镜下稳定术 / 187

第八部分　内侧不稳

第 29 章　急性尺侧副韧带修复 / 197

第 30 章　尺侧副韧带重建技术 / 201

第 31 章　股薄肌腱移植重建尺侧副韧带 / 207

第 32 章　外翻伸展过载 / 210

第九部分　外侧不稳定

第 33 章　外侧尺骨副韧带的重建（双对接法）/ 217

第 34 章　外侧韧带的重建 / 222

第 35 章　关节镜下外侧副韧带叠合 / 225

第 36 章　肘关节后外侧旋转不稳的关节镜下处理 / 230

第 37 章　关节镜下外侧桡骨副韧带的皱缩术 / 237

第十部分　冠突骨折

第 38 章　肘关节恐怖三联征（骨折 – 脱位）/ 245

第 39 章　冠突骨折和接骨板固定 / 253

第 40 章　慢性肘关节不稳的治疗：桡骨头和尺骨鹰嘴骨软骨
移植重建冠突 / 262

第 41 章　冠突重建 / 267

第十一部分　肘关节不稳 – 高级技术

第 42 章　肘关节不稳的环周移植 / 277

第 43 章　内固定器治疗肘关节不稳 / 281

第 44 章　肘关节不稳的外固定技术 / 286

第 45 章　铰链式外固定支架治疗急性肘关节损伤 / 289

第 46 章　肘关节的桥接钢板固定 / 295

第 47 章　经肱肌扣锁不可复位的桡骨头前内侧脱位 / 300

第 48 章　前臂不稳定的骨间膜重建 / 304

第十二部分　肱骨外上髁炎

第 49 章　肌腱病变及滑膜皱襞综合征 / 315
第 50 章　难治性肱骨外上髁炎的关节镜下治疗 / 321
第 51 章　自体肌腱移植治疗肱骨外上髁炎 / 329
第 52 章　超声引导下经皮肌腱切开治疗慢性难治性肱骨外上髁炎 / 335
第 53 章　肱桡关节的关节镜下治疗 / 342
第 54 章　使用肘肌转位术治疗失败的肱骨外上髁炎手术 / 345

第十三部分　肱二头肌腱

第 55 章　肱二头肌远端肌腱的外科解剖 / 351
第 56 章　肱二头肌远端的病理学 / 355
第 57 章　浅谈肱二头肌关节镜技术的原则及发展 / 364
第 58 章　肱二头肌远端关节镜检查 / 367
第 59 章　关节镜下肱二头肌远端修复术：干性技术 / 370
第 60 章　全关节镜下肱二头肌远端修复术：使用带线锚钉、袢钢板和界面螺钉固定的关节镜技术 / 377
第 61 章　肱二头肌远端肌腱部分撕裂的手术松解及一期修复 / 386
第 62 章　单切口高性价比（SPOC）技术肱二头肌远端解剖修复 / 389
第 63 章　应用 Endobutton 技术修复肱二头肌远端肌腱 / 393
第 64 章　肱二头肌远端断裂：后方解剖附着点的修复 / 399
第 65 章　肱二头肌远端修复：袢钢板与界面螺钉 / 406
第 66 章　慢性肱二头肌远端断裂的手术修复 / 418
第 67 章　肱二头肌远端重建 / 421
第 68 章　肱二头肌远端肌腱慢性损伤的同种异体移植物重建 / 427
第 69 章　肱二头肌远端的生物支架 / 431

第十四部分　肱三头肌肌腱

第 70 章　肱三头肌肌腱修复：开放手术技术 / 439
第 71 章　关节镜下肱三头肌修复 / 448
第 72 章　肱三头肌弹响综合征 / 453
第 73 章　同种异体跟腱移植重建肱三头肌 / 455

第十五部分　肘关节骨折

第 74 章　关节镜下处理肘关节骨折：我是怎么做的（一）/ 461
第 75 章　关节镜下处理肘关节骨折：我是怎么做的（二）/ 467
第 76 章　桡骨头骨折 / 473
第 77 章　关节镜下治疗桡骨头骨折 / 483
第 78 章　关节镜下桡骨头切除术 / 486
第 79 章　桡骨头置换术 / 493
第 80 章　张力带缝合固定尺骨鹰嘴骨折 / 501

第 81 章　有移位的非粉碎性尺骨鹰嘴骨折的手术固定 / 506

第 82 章　肱骨远端骨折：钢板固定技术 / 511

第 83 章　肱骨远端冠状面剪切骨折 / 519

第 84 章　急性肱骨远端骨折：半肘关节置换术 / 528

第 85 章　关节镜辅助治疗儿童肘关节骨折 / 534

第 86 章　肘关节周围与运动有关的应力性骨折和应力反应 / 546

第 87 章　使用三维规划和患者个性化器械行肘关节周围的精准截骨 / 552

第十六部分　肘关节剥脱性骨软骨炎

第 88 章　肘关节剥脱性骨软骨炎：病理学 / 559

第 89 章　肘关节剥脱性骨软骨炎：绪论 / 561

第 90 章　肘关节剥脱性骨软骨炎：分类和治疗基础 / 566

第 91 章　肘关节剥脱性骨软骨炎：关节镜下清理术 / 571

第 92 章　关节镜下使用微骨折技术治疗肘关节骨软骨病变 / 575

第 93 章　关节镜下肘关节剥脱性骨软骨炎病变的修复 / 580

第 94 章　剥脱性骨软骨炎的开放性手术 / 584

第 95 章　肘关节剥脱性骨软骨炎：清创、支架和软骨细胞 / 592

第十七部分　异位骨化

第 96 章　肘关节异位骨化 / 599

第 97 章　尺桡关节骨性融合 / 604

第十八部分　肘部神经疾病

第 98 章　尺神经卡压综合征的治疗原理 / 611

第 99 章　关节镜下肘管松解 / 613

第 100 章　关节镜下尺神经减压移位术 / 619

第 101 章　肘关节尺神经翻修术 / 624

第 102 章　肘关节正中神经紊乱 / 628

第 103 章　正中神经：骨间前神经综合征 / 633

第 104 章　肘关节桡神经卡压 / 639

第 105 章　桡神经开放减压 / 643

第 106 章　肘关节失神经支配 / 646

第 107 章　关节镜辅助下桡神经减压 / 651

第十九部分　康复

第 108 章　肘关节不稳的非手术治疗 / 657

第 109 章　投掷类项目运动员肘关节内侧损伤的非手术治疗 / 667

第 110 章　肘关节支具和康复 / 678

第 111 章　肘关节损伤后重返运动的原则 / 685

第一部分

解剖学

第 1 章　肘关节的临床解剖 / 3

第 2 章　肘关节的关节镜解剖 / 19

第 3 章　肘关节的体格检查 / 26

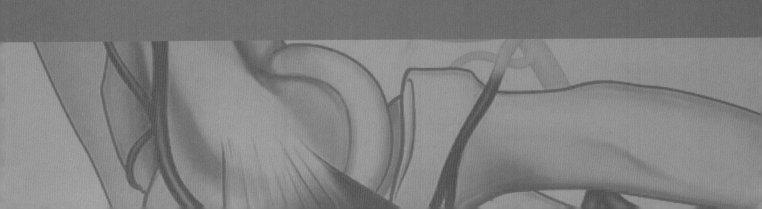

第1章　肘关节的临床解剖

Gregory Bain, Michel van den Bekerom, and Janak A. Mehta

李宇晟　译

1.1　引言

上肢是一个由骨骼、肌肉、神经和血管组成的圆柱体（图1-1）。深筋膜深层包绕肌肉，并通过内侧肌间隔和外侧肌间隔将上肢肌肉分为屈肌间室和伸肌间室。深筋膜表面为皮下组织，浅静脉、皮神经和浅淋巴管都在此层。皮肤包裹着皮下组织和整个上肢。

1.2　骨性解剖

肘关节包括3个关节：肱桡关节、肱尺关节和近端桡尺关节。在肱骨滑车外侧嵴和桡骨头之间有第四个关节面，称为conoidea区。有研究者认为，肘关节旋后时桡骨头与conoidea区之间紧密接触，这一结构关系与该区域骨关节炎的发生相关。

肱骨髁相对于肱骨轴线前屈30°，相对于髁上轴线外翻6°~8°，内旋5°。桡骨颈与桡骨长轴成15°角，滑车切迹与尺骨干成30°角。肘关节的旋转中心是肱骨内上髁下缘到肱骨外上髁小结节的连线（图1-2）。

在尺骨近端需要注意的夹角有尺骨近端背侧角（PUDA）、尺骨近端内翻角和尺骨近端扭转角。在进行尺骨近端骨折复位时，这些夹角的角度会对复位产生影响。在大多数人的肘关节尺骨近端，软骨覆盖较少的横向凸起将滑车切迹分为前部和鹰嘴部。尺骨近端透明软骨的分布因人而异，常被误解为骨软骨损伤。有一块关节软骨裸露区域在冠突和尺骨鹰嘴关节面之间。此裸露区域下方的骨皮质非常厚实，连接着冠突和鹰嘴的关节面。支撑着这块骨皮质的骨小梁一直横跨到尺骨背侧骨皮质。

实施尺骨鹰嘴截骨术时，应在裸露区域截断关节面（滑车切迹），以减少软骨损伤。

肱骨外侧嵴上方约12cm处有桡神经沟，桡神经在其中走行。在进行肱骨干骨折的钢板固定或应用外固定支架时，这是一个重要的解剖学标志。

在冠突的底部，尺侧副韧带附着在隆起的结节上。桡侧副韧带（RCL）起源于肱骨外上髁的下部，止于旋后肌，而旋后肌也附着于肱骨外上髁。

肱骨远端骨干的最小内骨由单一滋养动脉供应。肱骨外侧柱的血供主要来自肱骨后方血管，而肱骨内侧柱的血供来自肱骨前方和后方的血管（图1-3）。肱骨小头只有单一的后部血供是肱骨小头容易发生软骨下应力性骨折的原因之一。

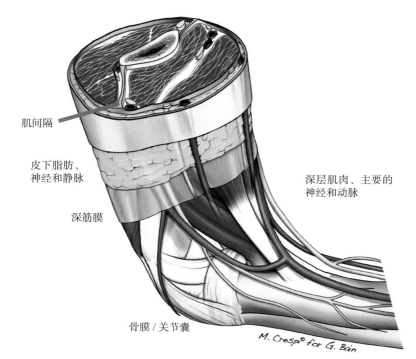

图 1-1　手臂示意图。图中可见皮肤和含皮神经及浅静脉的皮下组织。深筋膜包绕含主要神经和血管的肌间室，这些肌间室被内侧肌间隔和外侧肌间隔分成伸肌间室和屈肌间室（版权所有：Gregory Bain 博士和 Max Crespi 博士）

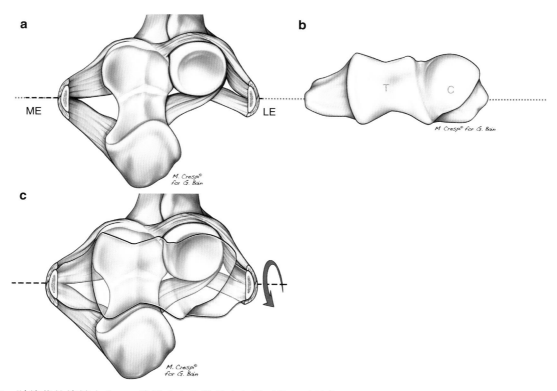

图 1-2　肘关节的旋转中心。a. 旋转中心为肱骨内上髁下缘至肱骨外上髁小结节的连线。b. 肘关节的旋转中心与肱骨小头和滑车的旋转中心重合。c. 肱骨和尺桡骨重叠。ME—内上髁，LE—外上髁（版权所有：Gregory Bain 博士和 Max Crespi 博士）

滑车、鹰嘴窝和冠突窝是分水岭区域，外侧滑车更容易发生骨折不愈合或畸形愈合。桡骨骨干在髓腔内有一条滋养动脉，为桡骨头提供血供（图1-4）。

儿童时期的肘关节骨化发生在 6 个骨化中心，发生的顺序为：肱骨小头、桡骨头、肱骨内上髁、肱骨滑车、尺骨鹰嘴、肱骨外上髁。熟悉肘关节骨化的顺序对识别病理状态很重要，不要把骨折误认为是正常的骨化中心（图 1-5）。

1.3　皮下层面

皮下层面有丰富的皮下脂肪，但位于上髁部和尺骨鹰嘴与骨干交界处的皮下脂肪较薄。浅静脉主要位于肘关节前方，汇入头静脉和贵要静脉。皮神经位于皮下脂肪的深处，在深筋膜的表层。

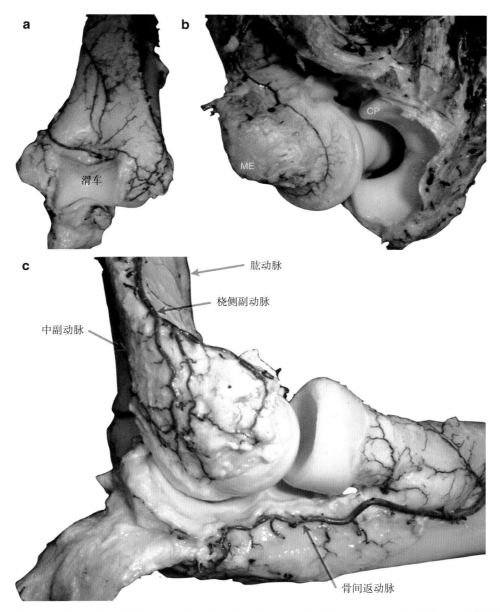

图 1-3　肱骨远端的血供。a. 后方视图，肱骨外髁后方有血管丛，为供应肱骨小头的末端血管。b. 内侧视图，血管弓位于肱骨内上髁周围。c. 外侧视图，血管位于外上髁。ME—内上髁，CP—冠突（版权所有：Carlos Zaidenberg，阿根廷）

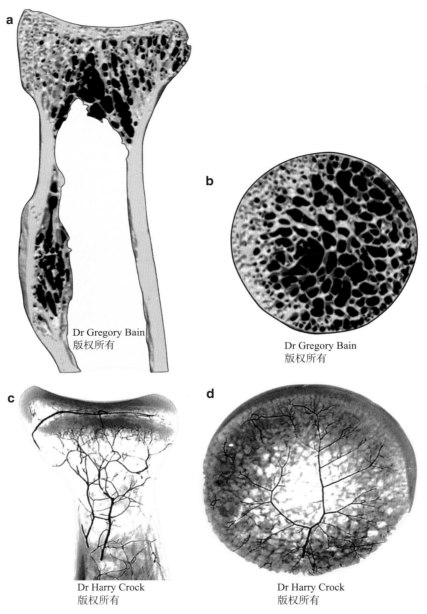

图1-4　桡骨头的解剖图。a 和 b. 桡骨头的冠状面和横断面，显示桡骨头的血管分布。c. 供应桡骨头的末端血管（13 岁男性）。d. 桡骨头内动脉网（55 岁男性）（引自：Crock HV. An atlas of vascular anatomy of the skeleton & spinal cord. 1st ed. London: Martin Dunitz; 1996. Figures copyright HV Crock AO）

将深筋膜层的皮下组织抬高能够保护皮神经。

在肘关节肱二头肌远端肌腱的外侧，前臂外侧皮神经与头静脉伴行。前臂内侧皮神经和浅淋巴管及浅静脉伴行。肘部淋巴管收集来自手部的一些淋巴管的淋巴液，并与贵要静脉伴行至滑车上淋巴结。滑车上淋巴结位于肱骨内上髁的近端。因此，一些手部疾病可表现为滑车上淋巴结肿大。

1.4　上肢的深筋膜

深筋膜包裹肌肉形成肌间室。深筋膜与内、外侧肌间隔相连，并且通过内、外侧肌间隔固定在内、外侧髁上嵴上，肌间隔将手臂分为前、后间室。

桡神经和肱深动脉前降支在肱骨外上髁近端

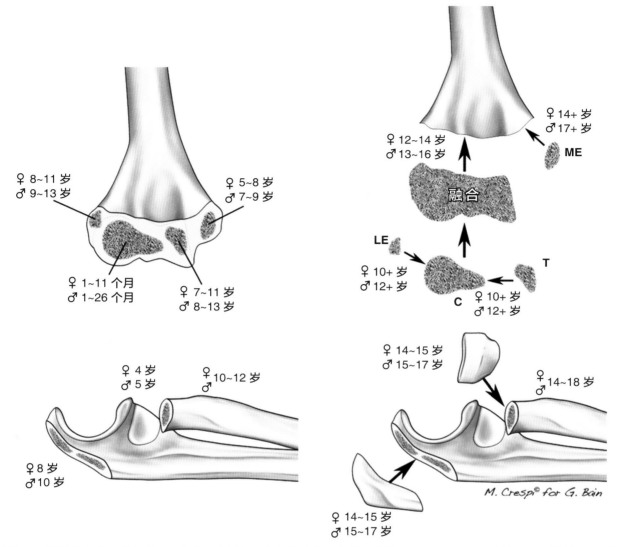

图 1-5　肘关节的次级骨化中心。左侧：次级骨化中心的出现。右侧：骨化中心的融合。♀—女孩，♂—男孩，C—肱骨小头，T—滑车，ME—内上髁，LE—外上髁（版权所有：Gregory Bain 博士和 Max Crespi 博士）

10cm 处穿出外侧肌间隔。

1.5　肌层

　　尺神经和尺侧副动脉在肱骨内上髁近端约 8cm 处穿出内侧肌间隔。在实施尺神经前置术时，要确保内侧肌间隔已被切开。肱二头肌腱膜是指肱二头肌肌腱至尺骨皮下边缘的增厚的深筋膜，此结构可能有助于尺骨的屈曲，并可协调肘关节屈曲运动和前臂旋转运动。在肱二头肌腱膜

旁，肌层被内侧肌间隔和外侧肌间隔分成伸肌间室和屈肌间室（图 1-1）[1]。

1.6　肱二头肌

　　肱二头肌有两个头（图 1-6a），被肌皮神经的一个分支支配，肱二头肌长头的近端附着于盂上结节，短头的近端附着于喙突。肱二头肌及其肌腱从起点向外旋转 90°，止于肱二头肌粗隆。肱二头肌可作用于 3 个关节：盂肱关节、肱尺关

节和近端桡尺关节。肱二头肌的远端肌腱止点完全分叉的情况并不少见。肱二头肌短头的止点较长头的止点更远，而长头止点则更偏内侧。肱二头肌长头的力臂在旋后位时较大，短头的力臂在旋前和中立位时较大。这些发现说明，肱二头肌的两个头功能独立，而且每部分都可能发生单独撕裂，这也会对修复肱二头肌以重建其生理解剖的外科技术产生影响。有几位学者报道了在肱二头肌远端分叉的情况下，两个头中的某一条肌腱发生单独撕裂的病例。

肱二头肌腱膜覆盖着前臂屈肌，前臂屈肌是肱二头肌的远端，也是短头肌腱的稳定器。当前臂屈肌收缩时，肱二头肌腱膜被拉紧，并将肱二头肌肌腱向内侧拉动，从而增加了力量，但也增加了撕裂的风险。对于功能需求较低的患者，完好的肱二头肌腱膜可能会减少肱二头肌肌腱撕裂时的功能缺失，从而避免了手术重建肱二头肌肌腱的情况。当肱二头肌肌腱撕裂而肱二头肌腱膜完整时，可以松解肱二头肌腱膜并修补肌腱，但不能修补得过紧，否则容易影响正中神经和肱动

脉。现有一种外科手术技术，就是将肱二头肌腱膜作为慢性肱二头肌肌腱撕裂的局部移植物的来源，以避免移植物造成的并发症。

肱二头肌桡骨囊在肱二头肌肌腱的附着点附近，在肘关节伸展时位于肱二头肌与远端肌腱之间，在前臂处于旋前位时位于桡骨近端与肱二头肌肌腱之间。在用关节镜检查损伤的肱二头肌肌腱时，肱二头肌桡骨囊具有重要的临床意义。超声监视下的滑囊注射被用于肱二头肌肌腱损伤的非手术治疗。肱二头肌肌腱有两个组成部分，均止于桡骨粗隆，长头止点位于粗隆的近端，短头止点位于粗隆的远端。桡骨粗隆的内部结构为骨小梁组成的支架，可适应肱二头肌肌腱产生的旋转扭矩（图 1-6b）。

1.7 肱三头肌

肘关节的主要且唯一的伸肌是占据整个上臂后部的肱三头肌（图 1-7）。桡神经（C6~C8）在桡神经沟近侧的肌支支配肱三头肌长头和内侧

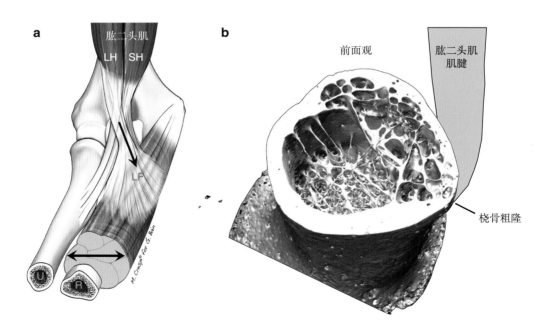

图 1-6   肱二头肌肌腱。a. 肱二头肌腱膜与长头相连，围绕短头，并与前臂深筋膜融合。前臂肌肉收缩可收紧深筋膜和肱二头肌腱膜，并向内侧拉动肱二头肌，被动增加其张力。LH—肱二头肌长头，SH—肱二头肌短头，LF—肱二头肌腱膜，U—尺骨，R—桡骨（版权所有：Gregory Bain 博士和 Max Crespi 博士）。b. 肱二头肌肌腱止于桡骨粗隆

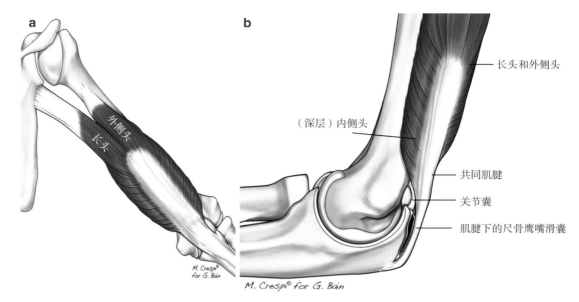

图 1-7　肱三头肌的解剖图。a. 肱三头肌长头和外侧头的后视图，两个头融合在一起形成一条共同的浅肌腱。内侧头位于深层，起源于肱骨远端和肌间隔。b. 肱三头肌肌腱止于近端鹰嘴的内侧（版权所有：Gregory Bain 博士和 Max Crespi 博士）

头，在桡神经沟内的肌支支配内侧头和外侧头。肘肌由支配内侧头的桡神经肌支的第二分支支配，肘肌近端的任何手术入路都有损伤桡神经的风险。

　　肱三头肌的三个头（长头、外侧头和内侧头）向下汇合并止于鹰嘴。长头起自肩胛骨的盂下结节，对肩关节的作用大于对肘关节的作用。外侧头是肱三头肌的三个头中最强壮的，它起于桡神经沟近端的肱骨干。内侧头起于桡神经沟远端的肱骨干，更适合被叫作"深头"。长头和外侧头位于浅层，这两个头在中间融合形成共同的浅肌腱，该肌腱止于鹰嘴近端和邻近的深筋膜中。

　　深层的内侧头较为强健，主要止于鹰嘴和关节囊。肌腱下的尺骨鹰嘴滑囊可保护肱三头肌不被尺骨鹰嘴损伤。肱三头肌止点的解剖位置存在着较大的差异。在外侧部分，肱三头肌延伸至鹰嘴之外，与肘肌和前臂筋膜相连，止于尺骨。有学者报道过肱三头肌内侧头的部分破裂。肱三头肌长头和外侧头的主要作用是抗阻伸展；而肱三头肌内侧头的作用与这两个头相反，内侧头在伸展动作的各个方面都很活跃。这一作用关系可以用来解释肱三头肌浅层（长头和外侧头）撕脱而内侧头完整的情况。当肘关节完全屈曲时，肱三头肌有最大的力臂；当肘关节接近完全伸展时，肱三头肌的作用力最大。

　　突出的内侧头可以从肱骨内上髁脱位，并引起肌腱和尺神经病变。肱三头肌肌腱弹响是由肱三头肌在肱骨内上髁的异常滑动所致，肘关节伸展时肌腱向后划过内上髁，屈曲时向前划过内上髁。这种情况下，在肱三头肌肌腱和内上髁之间会存在一个黏液囊。

1.8　肘肌

　　肘肌是肘关节外侧的手术入路的一个重要的标志。肘肌起自外上髁后的一个小凹陷，止于尺骨近端（图 1-8），由支配肱三头肌内侧头的桡神经肌支的第二分支支配，该神经从肘肌的近端进入（图 1-8c）。肘肌具有稳定关节的功能，作为局部转移皮瓣覆盖于桡骨与尺骨之间，以及桡骨颈与肱骨小头之间。

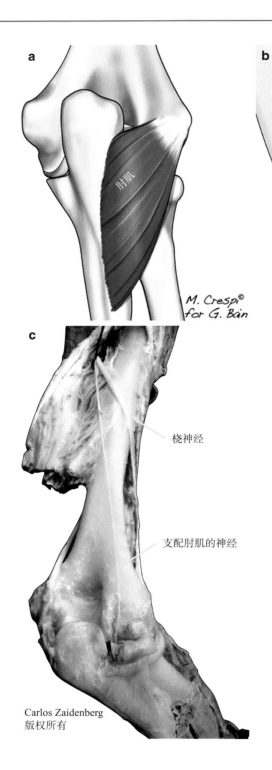

图 1-8　肘肌。a. 由肱骨外上髁延伸至尺骨近端的皮下缘。b. 肘肌的血管（版权所有：Gregory Bain 博士和 Max Crespi 博士）。DBA—肱深动脉，PBrRCA—桡侧副动脉后支，MCA—中副动脉，RPIA—骨间后动脉返支。c. 支配肘肌的神经从桡神经近端发出，向肱骨外上髁和尺骨鹰嘴连线的中点走行（版权所有：Carlos Zaidenberg，阿根廷）

1.9　旋后肌

　　旋后肌靠近骨间后神经（PIN）。旋后肌有两个头。深头起自尺骨旋后肌窝和旋后肌嵴；浅头既起自外上髁的远侧（正好在肘肌的前面），还起自桡侧副韧带和尺骨近端的旋后肌嵴。Frohse 弓是旋后肌浅头近端的纤维弓。旋后肌环绕桡骨，止于桡骨近端的后斜线和前斜线之间[2]。

　　骨间后神经支配旋后肌的两个头，并从两个头之间下行，以支配腕和手指的其余伸肌。希尔顿定律指出，"支配关节的神经也同时支配使关节运动的肌肉和覆盖这些肌肉关节连接处的皮肤"[3]。

1.10　肘窝

　　肘窝是一个三角形的空间，上界为外上髁和内上髁之间的连线，外侧界为肱桡肌，内侧界为旋前圆肌。肘窝内的主要结构包括正中神经、肱动脉、肱二头肌肌腱、桡神经和骨间后神经。肘窝的底部由肱肌和旋后肌组成，顶部由前臂深筋膜和肱二头肌腱膜组成（图 1-9）。

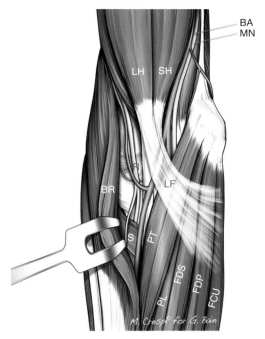

图 1-9　肘窝。肘窝是由内上髁和外上髁之间的连线，以及肱桡肌和旋前圆肌的边界形成的三角形空间。肘窝内的主要结构包括正中神经、肱动脉、肱二头肌肌腱、桡神经和骨间后神经。BA—肱动脉，LH—长头，MN—正中神经，SH—短头，LF—肱二头肌腱膜，BR—肱桡肌，S—旋后肌，R—桡神经，PT—旋前圆肌，PL—掌长肌，FDS—指浅屈肌，FDP—指深屈肌，FCU—尺侧腕屈肌（版权所有：Gregory Bain 博士和 Max Crespi 博士）

1.11　旋前圆肌

　　旋前圆肌是旋前肌群中位于最前方和最近端的肌肉，是肘窝的内侧界。旋前圆肌有两个头，一个起自肱骨内侧髁上嵴和肱骨内上髁的前下方，另一个起自尺骨冠突。正中神经在旋前圆肌的两个头之间穿行，并支配这两个头。旋前圆肌的两个头之间有一个纤维弓，可能会撞击穿行在两个头之间的正中神经。旋前圆肌通常止于桡骨外侧 1/3 处。从功能上讲，旋前圆肌是前臂的主要旋前肌，对屈肘的作用很微弱。

　　一个著名的解剖学变异是肱骨髁上突变异，肱骨髁上突位于内上髁上方 5~7cm 处。Struthers 韧带从肱骨髁上突发出，并横跨到内上髁。Struthers 韧带是旋前圆肌的起点。Struthers 韧带可能卡压正中神经和肱动脉。

1.12　肱肌

　　肱肌起自肱骨下半部的前方，靠近三角肌附着点。肱肌有两个头，分别为浅头和深头（图 1-10）[4]。肱肌浅头细长，以一条绳状肌腱附着在

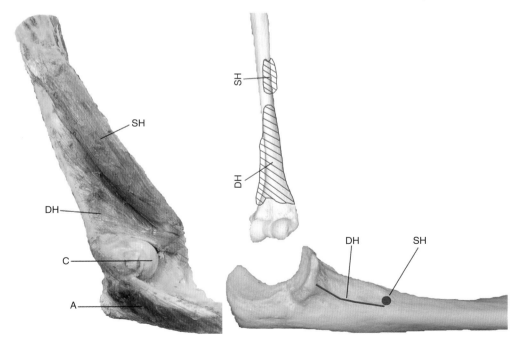

图 1-10　肱肌的两个头。浅头（SH）起源于肱骨。深头（DH）实际上是前肘肌，与肘肌一起维持肘关节的动态旋转稳定性。A—肘肌，C—肱骨小头［经 JBJS（AM）2007 年许可使用］

肱骨远端的前部。当肱二头肌撕裂时，肱肌浅头的粗大肌腱可能转移到肱二头肌肌腱的远端残端，形成一个新的活跃的旋后肌。肱肌浅头肌腱也可能卡压在桡骨颈和尺骨近端之间，从而阻碍桡骨头复位[5]。肱肌深头较短且肥厚，起自肱骨远端的前部，并斜插入近端尺骨，就像前肘肌一样。肱肌深头和肘肌在肱骨和尺骨之间形成了一个动态的吊索来稳定肘关节，以对抗旋转不稳定。

在肘关节由完全伸展位开始屈曲时，肱肌深头的作用尤为重要，而在肘关节屈曲时，肱肌浅头的作用更大。肱肌是肘关节最强的屈肌，该肌肉具有屈肌中最大的横截面积，但其靠近旋转轴，因此力学优势较差。

肱肌由肌皮神经（C5~C7）支配，肌皮神经分布于肱肌的表面。通常认为肱肌外侧由桡神经支配，但桡神经可能仅支配肱肌浅头。

1.13　肱桡肌

肱桡肌横跨肘关节，起自肌间隔和肱骨远端外侧，止于桡骨茎突远端，在所有的肘关节屈肌中具有最大的力学优势。此外，肱桡肌还能使前臂旋转和回到中立位（即旋后已经旋前的前臂）。

1.14　伸肌

前臂伸肌群起自肱骨远端外侧，由桡神经支配。桡侧腕长伸肌起自肱桡肌起点正下方的髁上嵴。伸肌总腱起自肱骨外上髁，包括桡侧腕短伸肌、指总伸肌、小指伸肌和尺侧腕伸肌。旋后肌在外上髁、环状韧带（AL）和尺骨上有一个复杂的起始点，止于桡骨近端1/3的外侧。

1.15　肘关节的神经管

3条主要的神经全部通过纤维隧道穿过肘关节。表1-1列出了常见的肘关节神经卡压部位。

表1-1　肘关节神经卡压部位

尺神经	正中神经	桡神经与骨间后神经
Struthers 弓	Struthers 韧带	桡侧腕短伸肌边缘
滑车上肘肌	**肱二头肌腱膜**	Frohse 弓
Osborne 筋膜	**旋前圆肌**	Henry 束
旋前屈肌腱膜	FDS 弓近端游离缘	旋后肌远侧缘

注：卡压部位由近到远，最常见的部位以黑体显示。

1.16　尺神经

尺神经在肱骨内上髁近端8cm处穿过内侧肌间隔，沿肱三头肌内侧与尺侧上副动脉并行。尺神经在上臂没有分支。尺神经深入尺侧腕屈肌近端的纤维弓（通常被称为Osborne筋膜）（图1-11）。尺神经的两个小的关节分支可支配肘关节。尺神经的运动支支配尺侧腕屈肌的两个头，并从两个头之间走行，在进入前臂前，尺神经的分支支配指深屈肌腱的尺侧。尺神经的卡压部位包括Struthers弓，Struthers弓是内侧肌间隔和肱三头肌筋膜之间的筋膜带，是常见的尺神经卡压部位，尤其是在尺神经前置之后。

肘管为纤维骨管，其边界为肘管支持带、尺神经沟和内侧副韧带。在屈肘时，肘管支持带被拉紧，有可能压迫尺神经。指深屈肌（FDP）和尺侧腕屈肌的运动支很浅，该运动支被卡压的风险更大。尺神经还可能被滑车上肘肌卡压（图1-11b），这是一块从内侧尺骨鹰嘴延伸至内上髁的小的异常肌肉，大约2%的病例会出现此肌肉。笔者认为，此肌肉的反复牵拉会导致肘管支持带增厚，间接增加尺神经卡压的概率。在肱骨内上髁近端2cm处有一条血管，在解剖此区域时可能伤及该血管。

1.17　桡神经

桡神经是臂丛后索的终末分支。桡神经在进入桡神经沟之前，发出的分支支配肱三头肌的内

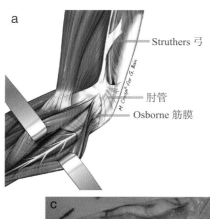
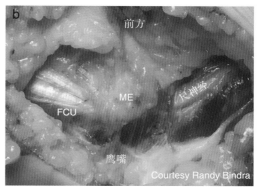
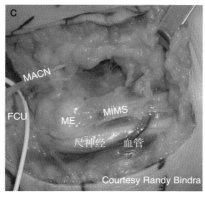

图 1-11　a. 尺神经穿过 Struthers 弓（从肱三头肌筋膜到内侧肌间隔的纤维组织）、肘管和 Osborne 筋膜（尺侧腕屈肌两个头部之间的筋膜）（版权所有：Gregory Bain 博士和 Max Crespi 博士）。b. 肘外肌从内上髁（ME）延伸至鹰嘴（版权所有：Gregory Bain 博士）。c. 行尺神经松解时，在内上髁（ME）近端 2cm 处有一条血管。当切除内侧肌间隔（MIMS）时，该血管可以被识别（版权所有：Randy Bindra 博士）。MACN—前臂内侧皮神经，FCU—尺侧腕屈肌

侧头和长头，然后在桡神经沟内发出分支支配内侧头和外侧头。桡神经在肱骨外上髁近端 10cm 处穿出外侧肌间隔，进入上臂前间室。桡神经位于肱肌和肱桡肌之间，为两块肌肉提供神经支配（图 1-12）。

桡管长约 5cm，从肱桡关节延伸至旋后肌浅头近端。侧壁由肱桡肌、桡侧腕长伸肌和桡侧腕短伸肌组成。桡管的顶端是肱桡肌，肱桡肌从桡神经外侧绕到前方。桡管的底部近端为肘关节前方关节囊，远端为旋后肌深头。桡神经发出分支，支配桡侧腕长伸肌，然后分叉成桡神经浅支和骨间后神经。骨间后神经支配旋后肌的两个头，然后在两个头之间通过，再支配尺侧腕伸肌和指伸肌。骨间后神经最常见的受压部位为 Frohse 弓下方，这个位置是旋后肌浅头的纤维状近端边缘。

桡神经浅支通过旋后肌浅层进入前臂后，在浅层走行于皮下至拇指根部背侧，在深层支配腕部和骨间膜的深感觉和本体感觉[2,6]。

1.18　正中神经

正中神经由臂丛的外侧束和内侧束共同形成。正中神经位于肘窝，在肱桡肌前方，肱动脉和肱二头肌肌腱内侧（图 1-13）。正中神经可被 Struthers 韧带、肱二头肌腱膜、旋前圆肌两个头之间的纤维弓（FDS 弓）和指浅屈肌腱纤维弓卡压。

肱二头肌腱膜现在被认为是卡压正中神经的主要结构。腕管手术松解无效的患者很可能在肱二头肌腱膜下方或旋前圆肌两个头之间的纤维弓下方存在正中神经卡压。

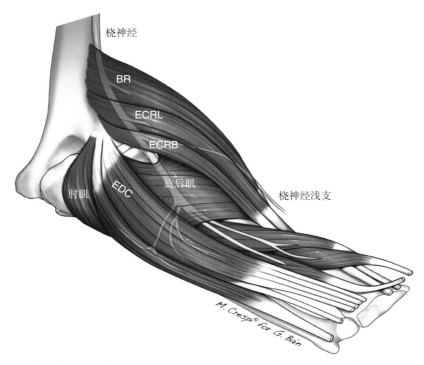

图 1-12　桡神经穿过桡神经沟，在肱肌和肱桡肌（BR）之间走行。桡神经支配腕伸肌（ECRL—腕长伸肌，ECRB—腕短伸肌），在肘关节水平处，经过前方关节囊，随后分为骨间后神经和桡神经浅支。旋后肌两个头之间的骨间后神经支配尺侧腕伸肌和所有手指的伸肌。EDC—指伸肌（版权所有：Gregory Bain 博士和 Max Crespi 博士）

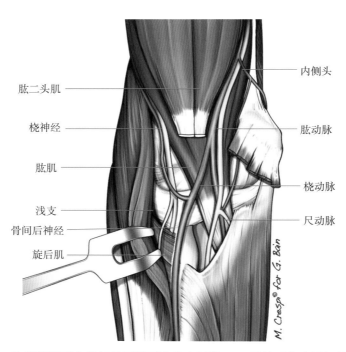

图 1-13　正中神经穿过肱二头肌腱膜下方及旋前圆肌两个头之间的 FDS 弓的下方（版权所有：Gregory Bain 博士和 Max Crespi 博士）

1.19　关节囊的解剖

　　关节囊围绕着肘部的 3 个关节、鹰嘴、冠突和桡骨窝。在桡骨头的水平处和桡骨环状韧带的远侧，关节囊形成凹陷，以保持桡骨的旋转。关节囊在内侧和外侧增厚，形成侧副韧带，以抵抗肘关节的内翻、外翻和旋转。关节囊在前面是松弛的，在后面也是如此，以允许肘关节的屈曲和伸展（图 1-14）。正常肘关节的关节囊容积是 23ml。关节囊在肘关节屈曲 70°时最松弛，有关

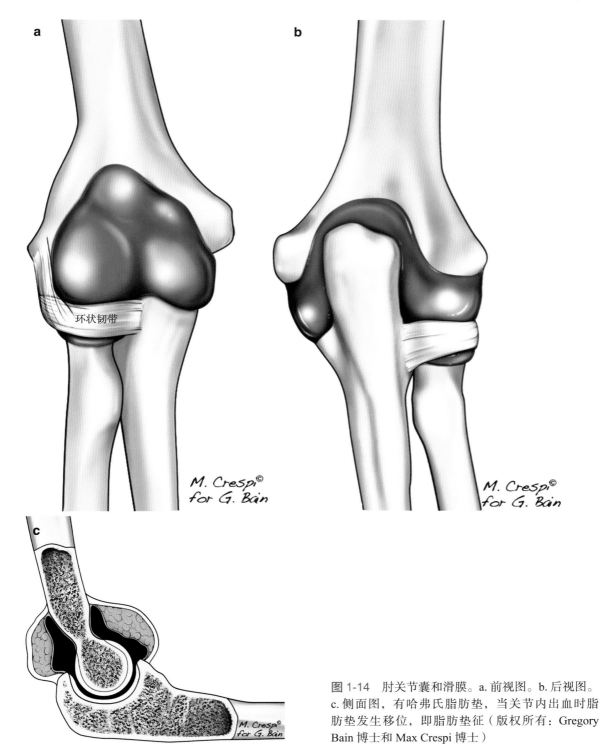

环状韧带

图 1-14　肘关节囊和滑膜。a. 前视图。b. 后视图。c. 侧面图，有哈弗氏脂肪垫，当关节内出血时脂肪垫发生移位，即脂肪垫征（版权所有：Gregory Bain 博士和 Max Crespi 博士）

节囊病变的患者喜欢保持这个位置。肘关节肌可防止关节囊被卡在关节内。

1.20 尺侧副韧带

尺侧副韧带复合体由 3 个独立的部分组成：前韧带、Bardinet 后韧带和 Cooper 横韧带（图1-15）。肱骨起点相对于关节的旋转轴呈偏心性。前韧带由平行纤维组成，起于内上髁前下侧，止于内侧冠突。前韧带可以分为前束和后束，前束和后束分别抵抗不同屈曲角度的外翻应力。前韧带的前束在肘关节伸直至屈曲 90°时对外翻应力起约束作用，随着屈曲角度的增加，约束作用逐渐减弱。前韧带后束在肘关节屈曲 60°至最大屈曲角度时发挥更重要的作用。

后韧带是关节囊的扇形增厚，起于内上髁下侧，止于尺骨鹰嘴切迹的内侧缘。后韧带构成肘管的底部，是肘关节旋前的重要稳定器。后韧带是对抗肘关节外翻应力的次要结构，在前韧带破裂时其负荷增加[7-8]。

当正常肘关节从屈曲到伸展时，负荷点从冠突转移至鹰嘴，两个突起之间是尺骨鹰嘴裸区。横韧带连接冠突内侧和尺骨鹰嘴，抵抗肱三头肌和肱肌共同收缩时产生的张力。因此，横韧带被用来限制中心脱位（断裂）[9]。

1.21 外侧韧带复合体

外侧韧带复合体由桡侧副韧带（RCL）、环状韧带（AL）、外侧桡骨副韧带和外侧尺骨副韧带（LUCL）4 条韧带组成（图 1-16）。这些韧带形成一个复合体，但要区分这 4 个结构可能很困

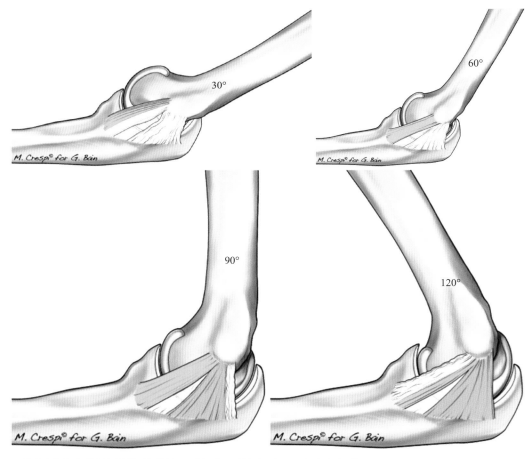

图 1-15　不同屈曲角度的尺侧副韧带的前、后部分。彩色部分显示绷紧的韧带（版权所有：Gregory Bain 博士和 Max Crespi 博士）

难，有时甚至是不可能的。桡侧副韧带的前部在肘关节伸展时紧张，后部在肘关节屈曲时紧张，中间部分在肘关节伸展和屈曲过程中保持紧张。桡侧副韧带延伸至环状韧带，并与环状韧带共同约束肘关节内翻。方形韧带从桡骨横跨到尺骨，也附着在环状韧带的远端边缘。外侧桡骨副韧带从外上髁延伸至尺骨的旋后肌嵴和环状韧带的下

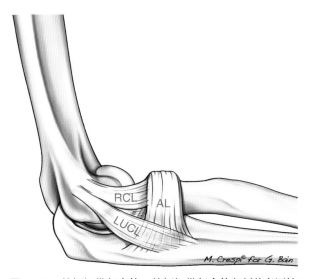

图 1-16　外侧韧带复合体。外侧韧带复合体包括桡侧副韧带（RCL）、环状韧带（AL）、外侧桡骨副韧带和外侧尺骨副韧带（LUCL）（版权所有：Gregory Bain 博士和 Max Crespi 博士）

缘。外侧尺骨副韧带以 3 种不同的类型附着在尺骨旋后肌嵴上[10]。

- Ⅰ 型：外侧尺骨副韧带分 2 束止于尺骨（27%）。
- Ⅱ 型：外侧尺骨副韧带融合于环状韧带止点（23%）。
- Ⅲ 型：外侧尺骨副韧带与环状韧带联合后在旋后肌嵴上形成一个宽大的止点（50%）。

环状韧带环绕桡骨头，附着在滑车切迹的边缘，起到稳定近端桡尺关节和肱桡关节的作用。

方形韧带是骨间膜的最近端，位于环状韧带的远侧（图 1-17）。方形韧带加固了肘关节囊的下方，并通过将桡骨近端固定到桡骨切迹使肘关节更加稳定。

对旋后受限的患者来说，方形韧带会限制肘关节的旋后，可能需要手术松解。

骨间膜将负荷从手传到桡骨，然后传到尺骨（图 1-18），这种负荷的传递方式可防止桡骨近端移位（Essex-Lopresti 损伤或纵向桡尺骨分离）和分散。

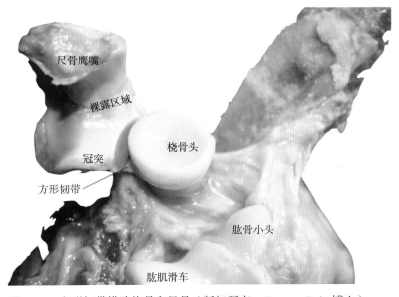

图 1-17　方形韧带横跨桡骨和尺骨（版权所有：Gregory Bain 博士）

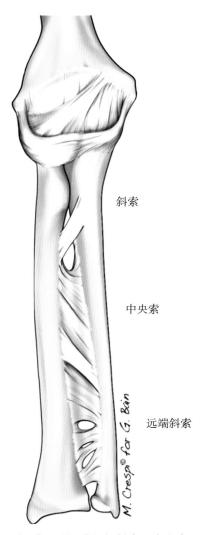

图 1-18　骨间膜。骨间膜包括斜索、中央索和远端斜索
（版权所有：Gregory Bain 博士和 Max Crespi 博士）

参考文献

[1] Basmajian JV. Muscles alive. 2nd ed. Baltimore: Williams & Wilkins; 1967.

[2] Spinner M. The arcade of Frohse and its relationship to posterior interosseous nerve paralysis. J Bone Joint Surg. 1968;50B:809–12.

[3] Bateman JE. Denervation of the elbow joint for the relief of pain. A preliminary report. J Bone Joint Surg Br. 1948;30B:635–41.

[4] Leonello DT, Galley IJ, Bain GI, Carter CD. Brachialis muscle anatomy; a study in cadavers. J Bone Joint Surg Am. 2007;89:1293–7.

[5] Camp CL, O'Driscoll SW. Transbrachialis buttonholing of the radial head as a cause for irreducible radiocapitellar dislocation: a case report. J Pediatr Orthop. 2015;35(7): e67–71.

[6] Lister GD, Belsole RB, Kleinert HE. The radial tunnel syndrome. J Hand Surg. 1979;4A:52–9.

[7] Fuss FK. The ulnar collateral ligament of the human elbow joint. Anatomy, function and biomechanics. J Anat. 1991;175:203–12.

[8] O'Driscoll SW, Jaloszynski R, Morrey BF, An KN. Origin of the medial ulnar collateral ligament. J Hand Surg. 1992;17(1):164–8.

[9] Ring D, Jupiter JB. Fracture-dislocation of the elbow. J Bone Joint Surg Am. 1998;80(4):566–80.

[10] Cohen MS, Hastings H 2nd. Rotatory instability of the elbow. The anatomy and role of the lateral stabilizers. J Bone Joint Surg Am. 1997;79(2):225–33.

第2章 肘关节的关节镜解剖

Kilian Wegmann, Michael Hackl, and Lars Peter Müller
李宇晟 译

2.1 引言

接下来的这一章将帮助我们认识肘关节内部的解剖结构，以便于在关节内探查和识别病理改变。此外，本章也将展示肘关节周围结构在关节内的标志，以帮助读者进行安全的关节镜操作。在自然标志可能消失的翻修病例中，熟悉上述结构也能起到很重要的作用。本章按肘关节的不同解剖区域进行描写。所有关节镜图像均来源于侧卧位时的右肘关节。

2.2 鹰嘴窝

通常选择肘关节背侧的高位后外侧入路作为观察入路。关节镜进入关节背侧间室后，看到的主要结构为鹰嘴窝（图 2-1）。

鹰嘴窝上壁倾斜 70°，与肱骨干背侧骨皮质相连。鹰嘴窝的远端与滑车背侧缘垂直相交。鹰嘴窝的底部由一薄的骨性隔板组成，该骨性隔板将鹰嘴窝和冠突窝分隔开。根据种族和性别的不同，多达 30% 的个体的鹰嘴窝底部只有一层薄膜或一个孔，它连接着关节的背侧间室和腹侧间室。

鹰嘴窝通常充满脂肪组织，这些脂肪组织紧密地附着在关节囊上，可能会遮挡部分关节镜下的视野。在创伤后和翻修病例中，在鹰嘴窝处可以看到明显的脂肪和纤维组织瘢痕。

2.3 鹰嘴尖和肱三头肌

鹰嘴最近端并没有肱三头肌肌腱组织。在肘关节中，鹰嘴尖与滑车互相协调和适应（图 2-2）。在关节镜检查中，通过肘关节的伸展和屈曲运动，可以很容易地识别出鹰嘴尖。

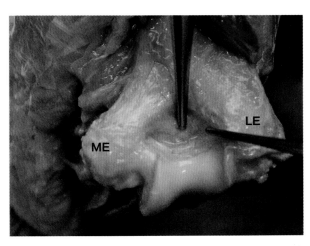

图 2-1 鹰嘴窝大致呈三角形，两侧以内侧髁上嵴和外侧髁上嵴为界。肱骨外上髁（LE）和肱骨内上髁（ME）作为骨性标志，可用于临床定位。镊子所示为关节镜手术的后外侧入路和经肱三头肌后中央的入路

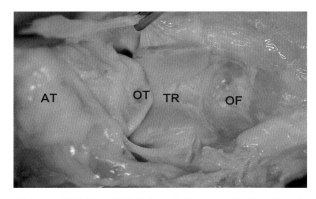

图2-2　鹰嘴窝。鹰嘴尖位于关节内，且没有被肱三头肌覆盖。关节囊止于鹰嘴尖端10mm处。肱三头肌上的脂肪组织可见于鹰嘴窝内。AT—脂肪组织，OT—尺骨鹰嘴，TR—滑车近端，OF—鹰嘴窝

2.4　尺侧隐窝

关节背侧间室中的尺侧隐窝是一个关键区域，因为尺神经非常靠近关节囊，可能会在无意中受到损伤。肘关节屈曲时，尺神经的张力更大且靠近肱骨内上髁。当尺神经穿过尺侧腕屈肌的两个头时，尺神经远端位于隆起结节的内侧（图2-3~2-5）。

2.5　后外侧关节

肘关节伸展时外侧关节囊紧张，肘关节屈曲时外侧关节囊松弛。适当地屈曲肘关节便于关节镜进入后外侧间室。

在使用高位后外侧入路时，沿着鹰嘴外侧缘向远端移动关节镜，可以看到肱桡关节的后方（图2-6）。

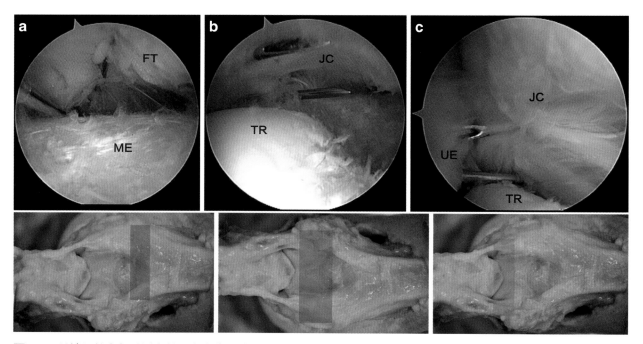

图2-3　尺神经的走行（图中的示意线位于肱骨上）。通过开放式入路，用两根针刺穿尺神经并进入关节。尺神经非常靠近滑车。a. 在滑车近端，尺神经沿鹰嘴窝内侧壁走行。b. 在滑车水平，尺神经在尺神经沟内走行。c.尺神经的远端位于肱尺关节水平。JC—关节囊，UE—鹰嘴尺侧缘，FT—脂肪组织，ME—内侧鹰嘴窝，TR—滑车

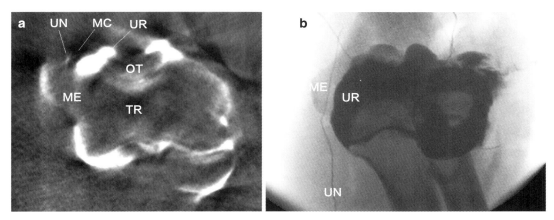

图 2-4　通过关节造影在 25mmHg 下显示尺神经、内侧关节囊和尺侧隐窝的位置关系。尺神经位于与尺侧隐窝相邻的内上髁上。a. X 线片。b. 关节造影下的 CT 检查。MC—内侧关节囊，OT—鹰嘴尖，TR—滑车，UN—尺神经，ME—内上髁，UR—尺侧隐窝

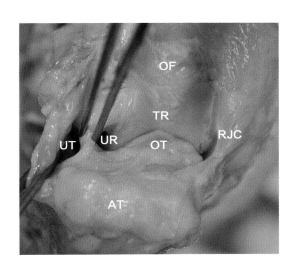

图 2-5　肘关节后视图。尺神经已从尺神经沟（UT）中移除。内侧关节囊（镊子所示）形成尺侧隐窝（UR），内侧关节囊包括内侧副韧带的后部和横向部分。桡侧关节囊（RJC）形成桡侧隐窝。AT—脂肪组织，OT—尺骨鹰嘴，TR—滑车，OF—鹰嘴窝

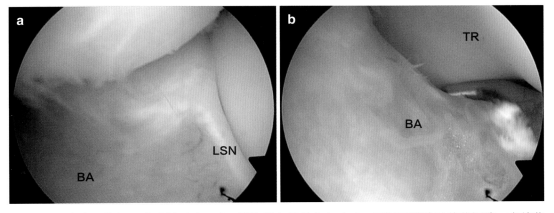

图 2-6　从高位后外侧入路看裸区（BA），镜头朝向尺骨方向（a），可以看到肱尺关节间隙。在关节松弛的情况下（b），裸区（BA）位于冠突（CP）、尺骨桡切迹（LSN）和滑车（TR）之间[1]

冠突的骨化中心和较大的滑车切迹在骨成熟过程中合并，并对应于裸露区域。不能将裸露区域与创伤性或退行性改变相混淆，因为前者可能类似于局部软骨破坏[1]。

外侧副韧带复合体的起点位于外上髁的旋转中心，在关节镜检查中可以看到（图2-7，2-8）。

2.6　近端桡尺关节和环状韧带

在关节镜下，可见环状韧带包绕桡骨头（图2-9）。最近的一项解剖学研究报道，至少44%的冠突骨折伴有环状韧带止点骨性撕脱（图2-10）[3]。此外，关节镜下切除冠突骨赘应不超过冠

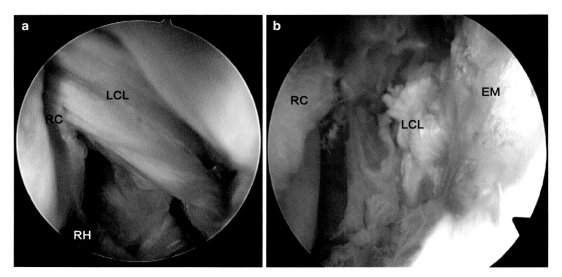

图2-7　a. 外侧副韧带通常附着于肱骨外上髁，即肘关节旋转中心。旋后和轻微的外翻应力有助于观察肱骨小头的后外侧。b. 外侧副韧带和伸肌的急性断裂允许关节镜视野在肱骨小头后外侧周围延伸。RH—桡骨头，LCL—外侧副韧带，RC—肘关节旋转中心，EM—伸肌

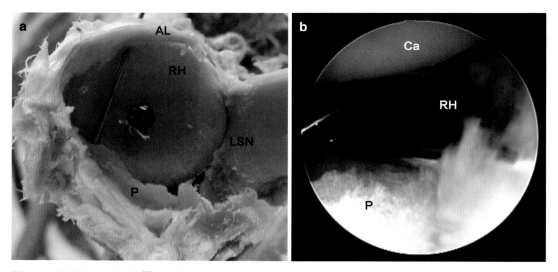

图2-8　外侧尺骨副韧带[2]。a. 桡骨头位于尺骨桡切迹（LSN）、环状韧带（AL）和外侧尺骨副韧带之间。注意，切除滑膜皱襞可能会损伤外侧尺骨副韧带。b. 关节镜下可见两根针分别标记了切除的外侧副韧带复合体的前缘和后缘。Ca—肱骨小头，RH—桡骨头，P—滑膜皱襞

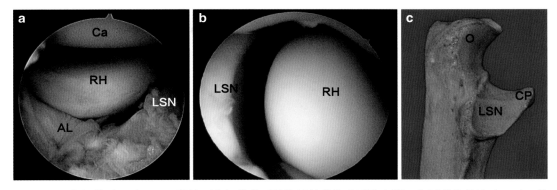

图 2-9　环状韧带（AL）。a. 正常的环状韧带是近端桡尺关节的重要稳定器，包围着桡骨头（RH），并止于尺骨桡切迹（LSN）。b. 当近端桡尺关节不稳定时，桡骨头（RH）可以从尺骨桡切迹（LSN）移位。c. 尺骨近端显示尺骨桡切迹（LSN）、滑车切迹及冠突（CP）。O—鹰嘴，Ca—肱骨小头

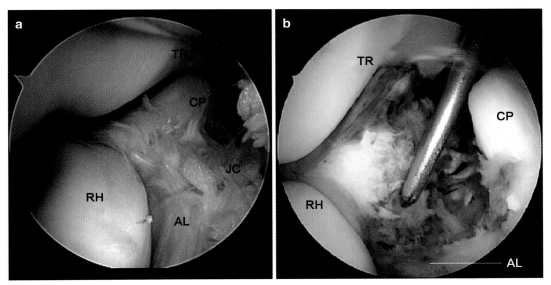

图 2-10　环状韧带（AL）的前侧止于冠突（CP）。a. 正常止点。b. 冠突骨折（CP）延伸至尺骨桡切迹，导致环状韧带（AL）撕脱。RH—桡骨头，JC—关节囊，TR—滑车

突关节面下方 1mm 处，否则可能损伤环状韧带止点。

2.7　肘关节前方

从前内侧入路或前外侧入路可以看到肘关节前方。

滑车、冠突和关节囊之间有一个隐窝（图 2-11）。在关节囊内侧的是内侧副韧带和尺神经。因此，如果关节囊的这个区域发生穿孔，则极易损伤尺神经。

桡神经和正中神经也有损伤危险，特别是在剥离、松解或切除前方关节囊时。神经相对于肱骨和关节前方的位置如图 2-12 所示。正中神经位于滑车内侧的 1/3 处，骨间后神经在肱骨小头内侧缘[4]。桡神经在肘关节旋前时偏内，旋后时偏外。

最后，在手术过程中必须考虑人体解剖学的个体差异。因此，本章的解剖说明只能作为参考。

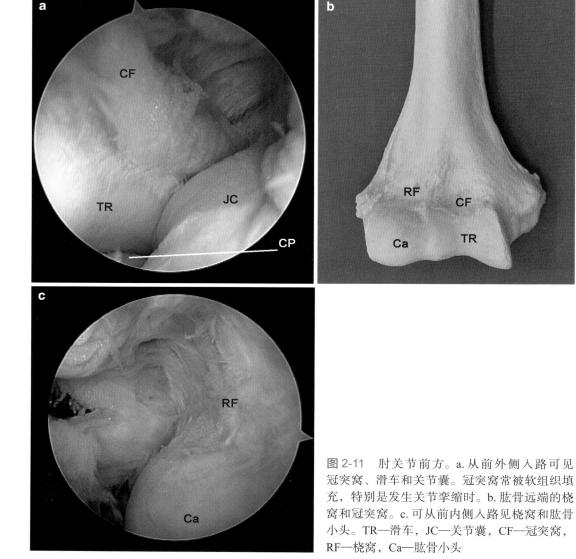

图 2-11　肘关节前方。a. 从前外侧入路可见冠突窝、滑车和关节囊。冠突窝常被软组织填充，特别是发生关节挛缩时。b. 肱骨远端的桡窝和冠突窝。c. 可从前内侧入路见桡窝和肱骨小头。TR—滑车，JC—关节囊，CF—冠突窝，RF—桡窝，Ca—肱骨小头

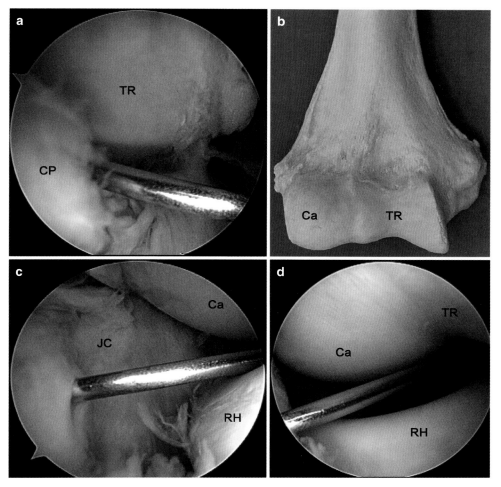

图 2-12　桡神经与正中神经的位置关系。经开放式入路，用针标记正中神经和桡神经。a. 正中神经相对于滑车的位置。b 和 c. 桡神经相对于桡骨头和肱骨小头的位置。d. 正中神经和桡神经相对于肱骨的位置。CP—冠突，JC—关节囊，TR—滑车，Ca—肱骨小头，RH—桡骨头

参考文献

[1] Hackl M, et al. The bare area of the proximal ulna : An anatomical study on optimizing olecranon osteotomy. Orthopade. 2016;45(10):887–94.

[2] Wegmann K, et al. Anatomic relations between the lateral collateral ligament and the radial head: implications for arthroscopic resection of the synovial fold of the elbow. Knee Surg Sports Traumatol Arthrosc. 2015;23(11):3421–5.

[3] Leschinger T, et al. Concomitant injury of the annular ligament in fractures of the coronoid process and the supinator crest. J Shoulder Elbow Surg. 2017;26:604–10.

[4] Hackl M, et al. Elbow positioning and joint insufflation substantially influence median and radial nerve locations. Clin Orthop Relat Res. 2015;473(11):3627–34.

第 3 章　肘关节的体格检查

Davide Blonna and Enrico Bellato
李宇晟　译

3.1　引言

病史和体格检查是诊断肘关节疾病的基础。

检查者必须对肘关节近端和远端的结构进行细致的评估。需要被评估的结构包括颈椎（C5~C7 支配肘关节功能）、肩关节（内旋障碍与内侧副韧带功能不全有关）和腕关节（如骨间膜和远端桡尺关节损伤）。

系统的肘关节检查包括视诊、触诊、关节活动度和特殊检查。

3.2　视诊

体格检查开始于视诊，需将患肘与对侧肘关节进行比较。视诊范围应包括皮下组织、肌肉、软组织肿胀和骨性畸形（图 3-1）。

在肩关节外旋、肘关节伸展和前臂旋后时，可以用测角器测得提携角。如果存在肘关节屈曲挛缩，则不能评估提携角（它是伸肘位的力线量化值），因为提携角角度随着肘关节屈曲逐渐减小[1]。女性的提携角（13°~16°）比男性（11°~14°）大，这是由女性关节较松弛所致。还有其他影响提携角大小的因素，如种族、年龄和体重等。

应注意侧隐窝、上髁、肘前窝和鹰嘴尖。

侧隐窝也被称为"软点"，是桡骨头、外上髁和鹰嘴之间的区域。关节积液、滑液增多或关节出血可引起侧隐窝肿胀。应仔细检查运动员创伤后的软点肿胀。检查者应检查患者有无轻微的桡骨头骨折、骨软骨损伤、冠突骨折和外侧副韧带（LCL）撕裂。单独的 LCL 撕裂可仅引起非常轻微的体征和症状。LCL 撕裂的患者可能只出现软点处肿胀或血肿，故需要进一步的影像学检查。

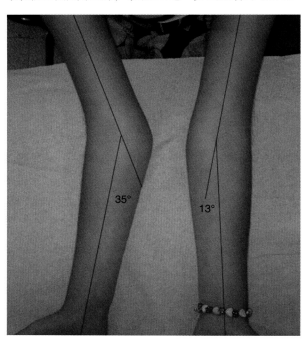

图 3-1　一位年轻的体操运动员髁上骨折非手术治疗 3 年后，右肘提携角为 35°。正常女性的提携角为 13°~16°

上髁部淤斑提示骨折或副韧带撕裂，而皮肤色素脱失可能是多次注射皮质类固醇引起的。尺神经半脱位可见于内上髁。

肱二头肌远端肌腱断裂后可出现前部淤斑和肱二头肌轮廓的改变（图 3-2）。肘关节后方肿胀可能提示肱三头肌撕脱、鹰嘴骨折或鹰嘴滑囊炎。

3.3　触诊

需要触诊的主要结构如下。

（1）上髁和鹰嘴尖。触诊到压痛可分别提示上髁炎或肱三头肌肌腱病。

（2）内侧副韧带（MCL）。肘关节屈曲30°~60°时，可感受到韧带走行处的压痛。压痛点位于内上髁远端 2cm 处。由于解剖关系密切，MCL 撕裂和内上髁炎很难区分。

（3）肘管。尺神经很容易在内上髁后方的尺神经沟中被识别。蒂内尔征（Tinel 征）阳性表示可能有尺神经卡压。

（4）鹰嘴滑囊。有压痛，可触及滑囊增厚，

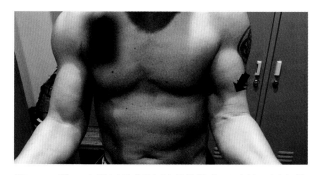

图 3-2　肱二头肌远端肌腱断裂的拳击运动员。黑色箭头显示肱二头肌肌腹向近端移位（出于隐私考虑，文身上覆盖着黑色阴影）

有时还可触摸到骨赘。

（5）桡骨头。应在肘关节不同屈曲角度和前臂旋转时触诊。

（6）Frohse 弓。骨间后神经在旋前肌前 2cm 和外上髁远端 3cm 处进入旋后肌。

（7）肱二头肌远端肌腱。可以通过要求患者前臂完全旋后来触诊。重要的是要触诊肱二头肌远端肌腱，而不是仅仅触及肱二头肌腱膜，因为肱二头肌腱膜可能没有受到损伤，从而导致误诊（图 3-3）。

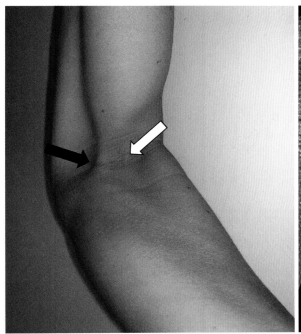
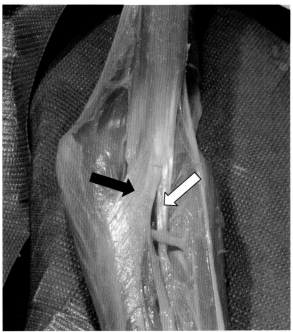

图 3-3　不能将肱二头肌腱膜（黑色箭头）与肱二头肌远端肌腱（白色箭头）混淆。在左图中，根据 ElMaraghy 等描述的方法进行肘关节的评估

3.4 关节活动度的评估

由于肘关节的功能是把手放在适当的位置，因此肘部体格检查的一个主要方面是评估关节活动度。

Shawn O'Driscoll 提出了一个标准化的肘关节评估体位。患者取站位，肩关节屈曲至 90°。伸展关节活动度（ROM）的测量方法是肘关节最大限度地伸展，手掌完全旋后，并朝向天花板。然后患者最大限度地屈肘，保持肱骨与地面平行，前臂旋后。肘关节正常 ROM 为 0°~150°，功能性活动度为 30°~130°。

若关节肿胀明显，伸肘会受限，屈曲度最多可达到 80°。运动过程中是否伴随捻发音，以及运动过程中是否有一个僵硬或柔软的终点对于肘关节的评估是很重要的。

旋前 ROM 和旋后 ROM 的测量通常是在将肘关节放在侧面并屈曲 90°的情况下进行。旋前 ROM 和旋后 ROM 的正常值为 80°~90°。拍照测量是一种准确、可靠的方法，用于 ROM 的循证医学、研究和成本控制[2]。

3.5 特殊肘关节疾病的临床评价

3.5.1 肘关节内侧不稳

肘关节内侧副韧带前束是限制肘关节外翻的最重要的软组织结构。

MCL 撕裂可发生于急性创伤（如脱位）或慢性过度使用损伤（如投掷类项目运动员）（图 3-4）。在急性损伤中，外翻应力试验是最敏感的体格检查方法。在慢性过度使用损伤中，患者会经历慢性疼痛和投掷水平下降。挤奶动作和移动外翻应力试验的目的是再现不适，而不是显示 MCL 的功能缺失。

外翻应力试验被用来确定 MCL 前束的不稳定性，在肘关节屈曲 30°、肩关节外展 90°和完全外旋的情况下进行。这是一种常见的测试，但很难操作，因为肱骨旋转使得结果难以评估（敏感性 66%，特异性 60%[3]）。旋前有助于避免因肘关节后外侧不稳造成的假阳性[4]，此外，在旋前时，如果 MCL 功能良好，MCL 可以保护肘关节，抵抗外翻应力[5]。根据我们的经验，当 MCL 撕裂合并屈肌 - 旋前肌腱损伤和（或）桡

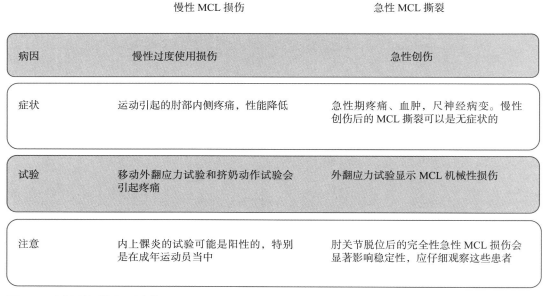

MCL 的病理学

慢性 MCL 损伤　　　　　　　急性 MCL 撕裂

	慢性过度使用损伤	急性创伤
病因	慢性过度使用损伤	急性创伤
症状	运动引起的肘部内侧疼痛，性能降低	急性期疼痛、血肿，尺神经病变。慢性创伤后的 MCL 撕裂可以是无症状的
试验	移动外翻应力试验和挤奶动作试验会引起疼痛	外翻应力试验显示 MCL 机械性损伤
注意	内上髁炎的试验可能是阳性的，特别是在成年运动员当中	肘关节脱位后的完全性急性 MCL 损伤会显著影响稳定性，应仔细观察这些患者

图 3-4　内侧副韧带病理图谱

骨头骨折 / 缺损时，外翻应力试验能够检测出明显的肘关节外翻不稳（图 3-5）。

试验时不能完全伸展肘关节，因为鹰嘴和鹰嘴窝完全吻合，可以稳定肘关节，使肘关节对抗内翻和外翻的影响。如果肘关节在完全伸展时不稳定，则应该怀疑有骨异常，主要是骨折。矛盾的是，在 MCL 的前束和后束的完全损伤合并旋前屈肌完全撕脱时，进行肘关节完全伸展反而不会不稳定。

诊断性关节镜和 X 线透视可以显著提高体格检查的准确性（图 3-5）。

在挤奶动作中，检查者将患者肩关节外展，肘关节屈曲 90°，前臂旋后。然后，检查者在触诊 MCL 的同时对肘关节施加外翻应力。如果患者出现肘关节内侧疼痛并对该操作有恐惧感，则该试验为阳性[6]。

移动外翻应力试验有助于诊断 MCL 病变。在肘关节从完全屈曲到完全伸直的过程中，检查者持续对肘关节施加恒定的外翻力矩（图 3-6）。如果肘关节内侧症状出现在肘关节屈曲 70°~120°

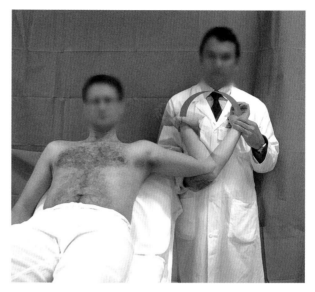

图 3-6　移动外翻应力试验。在肘部完全屈曲的情况下，检查者给予患者肘部一个恒定的外翻力矩，然后迅速伸直患者肘部，肘关节内侧症状在屈曲 70°~120°时出现

（剪切角）时，则该试验为阳性。在患者从肘关节伸直到肘关节屈曲的运动过程中，在相同的剪切角下，会出现相同的症状。该试验对过顶投掷运动员伴有疼痛的 MCL 部分具有高敏感性（100%）和特异性（75%）[7]。恐惧感在此试验中很少见。

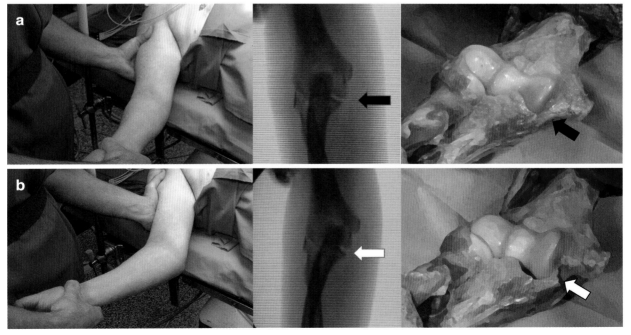

图 3-5　外翻应力试验。a. 试验前的肘关节（黑色箭头—肘关节内侧的 X 线评价）。b. 外翻应力试验阳性（白色箭头—关节内侧间隙增大）

3.5.2 肱骨内上髁炎

肱骨内上髁炎（高尔夫球肘）是慢性非创伤性肘关节内侧疼痛的最常见原因。虽然症状可能是创伤后产生的，但通常是轻微的，患者没有明确的外伤史。手抗阻屈曲或前臂旋前会加重肘关节内侧疼痛。静息痛（特别是伸展疼痛）并不少见，特别是在慢性病例中。

"面颊试验"是一种有用的测试，患者被要求用手指按压自己的脸颊。这种手法会使屈肌–旋前肌群收缩，引发肱骨内上髁炎，从而造成肘关节内侧疼痛（图3-7）。

肱骨内上髁炎和MCL损伤都很常见，并且很难鉴别，但是可以通过激发试验鉴别二者。

3.5.2.1 肘管综合征

除了前面已经提到的Tinel征之外，其他试验对于肘管综合征的诊断也是有用的。在最近的一篇文献综述中，Tinel征和屈肘试验是被强烈推荐的检查方法，而划痕塌陷试验只是一种被推荐的测试[8]。

屈肘试验

最大限度地被动屈肘1~3分钟，肩关节处于中立位，前臂处于旋后位，手腕处于完全伸展状态。如果尺神经支配部位的感觉出现异常，则该试验为阳性[9]。

肩关节内旋试验

试验条件为肩关节外展90°、屈曲10°及最大内旋，肘关节屈曲90°，前臂和手腕处于中立位，手指完全伸展。如果在10秒内出现任何轻微的尺神经症状，则该试验为阳性[10]。

笔者描述了这项试验的一个改进版本，即肩关节内旋屈肘试验[11]：在肩关节内旋试验的位置上最大限度地屈肘、最大限度地旋后前臂和尽可能地伸腕5秒（图3-8）。

划痕塌陷试验

患者面朝检查者，限制肩关节外旋，肘关节向两侧屈曲，双手伸展，腕关节处于中立位。抓挠肘关节尺神经上方的区域，重复这一动作。如

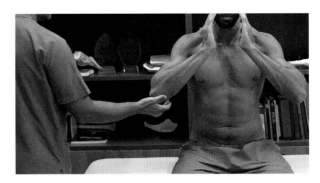

图3-7 肱骨内上髁炎的"面颊试验"。检查者正在指出患者疼痛的部位

果患者能感觉到肩关节外旋阻力暂时丧失，则该试验为阳性[12]。

肱三头肌内侧头半脱位和尺神经不稳定

这是一种常见的情况，但通常不会出现症状，除非尺神经受到刺激。当患者屈肘时，检查者可以触摸到尺神经和肱三头肌内侧头，因为它们脱位于肱骨内上髁。为了提高试验的敏感性，我们建议测试时将肘关节由屈曲变为伸展，让患者抵抗阻力，并伸展肘关节[13]（图3-9）。

3.5.3 外侧症状

肘关节外侧疼痛非常常见，疼痛的主要原因是肱骨外上髁炎，即网球肘。但也要考虑其他原

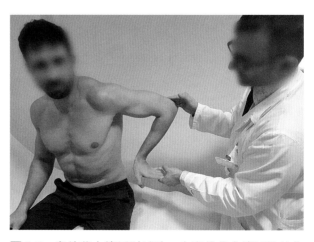

图3-8 肩关节内旋屈肘试验。在肩关节内旋试验的位置上最大限度地屈肘、最大限度地使前臂旋后和尽可能地伸腕5秒，如果在10秒内出现尺神经功能障碍的轻微症状，则试验为阳性

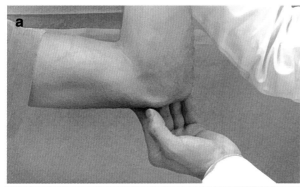

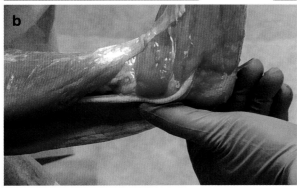

图 3-9　尺神经动态不稳定——从伸肘到屈肘。a. 检查者可以触摸到即将脱位的尺神经。b. 在尸体标本上模拟了一条不稳定的尺神经

因，尤其是创伤后有症状的患者。临床上经常遇见按肱骨外上髁炎治疗的患者，实际上，症状是由肘关节后外侧慢性不稳、创伤后增生皱襞或肱桡关节炎造成的。

3.5.3.1　肱骨外上髁炎

患者通常在外上髁或外上髁稍前处有疼痛。在急性期，疼痛使人丧失肘关节活动能力，并限制日常活动。在慢性期，疼痛较轻，疼痛的发生更依赖于肘关节的位置，以伸肘时多见。

如果出现以下情况，应考虑其他诊断。

（1）疼痛在软点，而不在外上髁。

（2）患者是年轻的运动员。

（3）疼痛位置在更远端，位于骨间后神经水平。

（4）前臂旋前、旋后时有捻发音。

前臂腕伸肌紧张试验

患者前臂旋前并握拳，而检查者抵抗患者手腕伸展并触摸外上髁。外上髁疼痛为阳性[14]。

此外，患者通常会感到疼痛和乏力，特别是在肘关节处于伸展位时。

座椅试验

患者用一只手以旋前的姿势抬起椅子时会诱发肘关节外侧疼痛[15]，这是外上髁炎最重要的临床表现。

Maudsley 试验

患者主动伸出中指抵抗阻力，使桡侧腕短伸肌筋膜起始处收紧。Maudsley 认为，桡神经及其分支的卡压性神经病变（通常是由桡侧腕短伸肌筋膜起始处收紧引起的）可能与顽固性网球肘的发病机制有关[16]。

3.5.3.2　后外侧旋转不稳定试验

与内侧旋转不稳定相比，后外侧旋转不稳定是典型的外伤后状态。因此，仔细评估患者的病史（如肘关节外伤或脱位）是很重要的。

后外侧旋转不稳定试验通常用于以下 3 种情况。

（1）在急性 / 亚急性情况下。例如，在急诊科，肘关节脱位复位后，患者仍处于麻醉状态时。后外侧旋转不稳定试验的目的是评估肘关节不稳定的程度，并帮助指导治疗。

（2）在手术中。该试验为外科医师提供关于残余不稳定程度、预后和术后康复方案的有效信息，甚至还可以提供进一步手术的有关信息（例如，是否需要外固定支架）。

（3）在慢性情况下。患者通常抱怨肘关节后外侧不适，偶有疼痛。复发性脱位很少见。在一些慢性后外侧旋转不稳定患者中，症状非常轻微，诊断可能很困难。

所有诊断肘关节后外侧旋转不稳定的试验都是基于相同的原则：肘关节在旋前和屈曲时是稳定的，在伸展和旋后时是不稳定的。检查者发现，将肘关节从屈曲和旋前位变为伸展和旋后位时，桡骨头处于半脱位状态，这是肘关节后外侧旋转不稳定的间接征兆。然而，实际不稳定的关节是肱尺关节。

表 3-1 为后外侧旋转不稳定试验的临床价值。

表3-1　后外侧旋转不稳定试验的临床价值

试验	急性期 （复位后或术中）	慢性期
外侧轴移试验	+++	+
后外侧旋转抽屉试验	++	+++
站立试验	−	+
俯卧撑试验	−	+
桌面再复位试验	−	++

外侧轴移试验[5] 是在患者仰卧、患肘过顶的情况下进行的，也可以在患者坐立并将手臂放在他／她的腰部的情况下进行，但前一种姿势可以很容易地控制肱骨旋转。在上肢强壮的情况下，检查者可以用双手握住患者前臂。使患者前臂旋后，并对患者前臂施加外翻和轴向负荷，肘关节从完全伸展开始屈曲。肘关节屈曲超过 40° 时，桡骨头突然降低，发出可以明显听到的撞击声。患者清醒时，通常会进行自我防护，从而防止半脱位。因此，患者的恐惧也被认为是一个阳性结果。该试验只有在严重不稳定的情况下才是阳性表现。该试验的特异性高，但不敏感（图3-10）。

后外侧旋转抽屉试验[4]，该试验可在两种体位下进行，第一种是患者取坐位、前臂放在腰上，第二种是患者取仰卧位、手臂过顶、肘关节屈曲 40°。我们建议采用第二种体位，因为这是全身麻醉时常用的体位。在前臂旋后时，对桡骨和尺骨施加前后力，目的是在外侧使前臂从肱骨上半脱位（图 3-11）。与外侧轴移试验相比，该试验更敏感，因为检查者可以对肘关节施加一些牵引力。

站立试验（或称座椅试验）是通过要求患者尝试从坐姿站起来，用双臂旋后的姿势来完成的。压缩、外翻和旋后的联合作用使患者因恐惧桡骨头脱位而避免伸肘。该试验的灵敏度为 87.5%[17]。

俯卧撑试验是在患者俯卧在地板上，肘关节

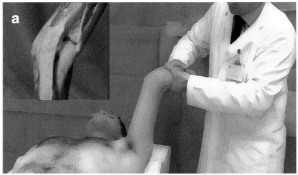
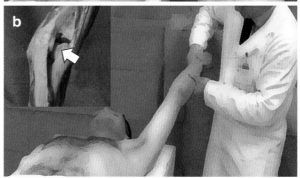

图 3-10　外侧轴移试验。a. 当肘关节屈曲超过 40° 时，桡骨头复位。b. 在伸展弧处，肱尺关节和肱桡关节半脱位（白色箭头）。当肘关节处于屈曲状态时，检查者会看到或感觉到桡骨头的降低，提示试验阳性。检查者通过记录复位桡骨头所需的肘关节屈曲程度来评估残余不稳定的程度

完全屈曲，前臂旋后，手臂外展超过肩膀宽度的情况下进行的。如果患者在尝试肘关节完全伸展时感到恐惧或出现桡骨头脱位，则该试验为阳性。该试验的灵敏度为 87.5%，与站立试验相结合时，灵敏度为 100%[17]。

桌面再复位试验是俯卧撑试验的改进版本。患者被要求做出与俯卧撑试验相同的动作，但面朝桌子边缘（图 3-12a）。在肘关节屈曲约 40° 时，症状会被诱发（图 3-12b）。然后，检查者将拇指放在患侧桡骨头上，以防止在重复试验时发生后方半脱位（类似于肩关节不稳定的复位试验）（图3-12c）。最后，检查者突然移除拇指，症状再次出现（类似于肩关节不稳定的突击试验）。

站立试验、俯卧撑试验和桌面再复位试验具有很高的灵敏度，但特异性较低，因为肱桡关节病变通常也会引起疼痛。桌面再复位试验可能在

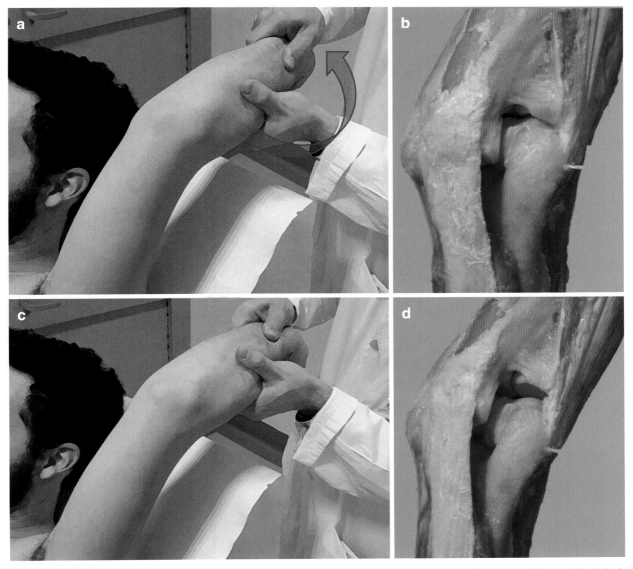

图 3-11　后外侧旋转抽屉试验。a. 使肘关节保持 40° 屈曲，并在前臂上施加旋后力量（箭头）。c. 施加一些牵引力会增加试验的灵敏度。b 和 d. 尸体标本的阳性试验

一定程度上有助于减少假阳性结果，但需重复进行。

3.5.3.3　前外侧和后外侧皱襞

肘关节前外侧和后外侧皱襞在肘关节体格检查时经常被误诊。

通过屈曲 - 旋前试验评估前外侧皱襞。检查者再现了患者在前臂旋前，肘关节屈曲 90°~120° 时肘关节前外侧疼痛弹响的情况[18]。

伸展旋后试验用于评估后外侧皱襞。该试验再现了肘关节后外侧（软点）在完全伸展和前臂

旋后时疼痛弹响的情况[19]。

3.5.4　**前部症状**

3.5.4.1　肱二头肌远端肌腱病变

引起肘关节前部疼痛的常见情况之一是肱二头肌远端肌腱断裂。肱二头肌远端肌腱断裂的误诊并不少见。延迟诊断会加大肌腱修复的难度，并增加并发症的发生率。

延迟诊断可能是由于患者没有出现严重的疼痛和功能障碍，因此患者没有选择就医。如果患

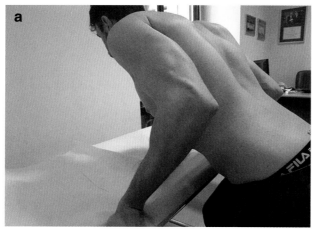

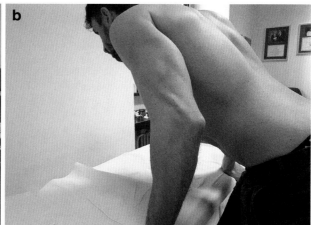

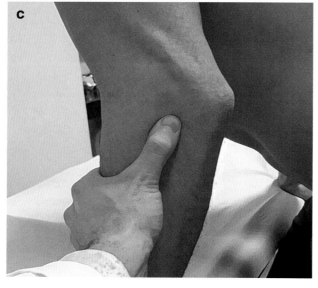

图 3-12　桌面再复位试验

者的肱二头肌腱膜是完整的（图 3-3），则误诊
原因可能是肌腹没有明显的近端移位。肱二头肌
腱膜屈曲试验是一种用于检测肱二头肌腱膜完整
性的特异性试验。Devereaux 等报道，鱼钩试验
（又称 hook 试验）、前臂被动旋前试验和肱二头
肌折痕间隔试验（如下所述）相结合时，灵敏度
和特异性为 100%。[20]。

　　鱼钩试验要求患者在坐位或站位时，主动将
肘关节屈曲到 90°，并完全主动旋后。检查者的
示指从患者肘窝的前外侧伸出，移至肱二头肌远
端肌腱外侧的下方，并试图将其钩住。在肱二头
肌腱膜正常的患者中，手指可以插入肌腱下方约
1cm 处。重要的是，检查时患者不要屈肘以抵抗
阻力，而应尽可能地主动旋后前臂 [21]。

　　该试验已被证明具有 100% 的灵敏度和特异
性［高于磁共振成像（MRI）］。当肱二头肌远
端肌腱完全撕脱时，鱼钩试验异常（图 3-13 ）。

　　滞后征是一项旨在评估肱二头肌旋后效应的
试验。使患者的前臂完全被动旋后，并保持这个
姿势。然后，检查者突然松开前臂，并记录下此
时的内旋程度。在肱二头肌远端肌腱完整的情况
下，肱二头肌远端肌腱可使前臂保持完全旋后。
如果肱二头肌远端肌腱撕脱，检查者会观察到一
定程度的滞后。

　　挤压试验是在患者取坐位，并将前臂放在
他／她的腿上或桌子上的情况下进行的。肘关节
屈曲 60°~80°，前臂微微旋前。肱二头肌受到挤
压时，检查者观察到前臂轻微旋后。应该注意挤

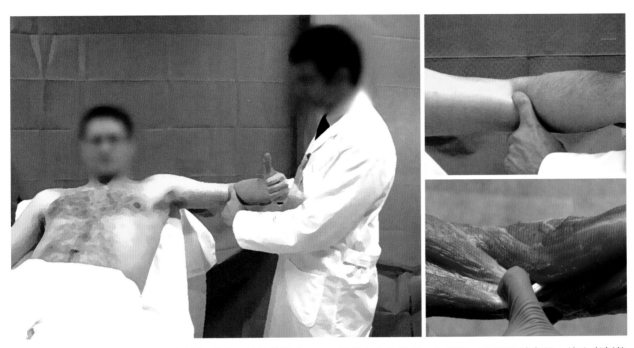

图 3-13　鱼钩试验。患者被要求抬起手臂，肘关节屈曲 90°，并完全主动旋后。如果肱二头肌肌腱完整，检查者便能从肌腱的外侧钩住肌腱

压肱二头肌的位置：我们倾向于挤压手臂中部的肱二头肌。但是，这通常会产生假阳性结果。因此，必须挤压肱骨的最远端。在肱二头肌远端肌腱断裂的情况下，前臂不旋后。据报道，该试验的灵敏度为 96%[22]。

前臂被动旋前试验要求患者肘关节屈曲 90°。检查者的一只手放在患者的手上，以控制患者前臂的旋前和旋后；另一只手在被动运动时触诊患者的肱二头肌。此时，检查者通过感知肱二头肌在皮下的运动来判断肱二头肌对于前臂被动旋前的反应是否稳定[22]。

肱二头肌折痕间隔试验依赖于肱二头肌近端的移位和手臂的表面解剖。必须在皮肤上标记两个解剖学标志：肘前横纹和肱二头肌肌腹的远端。这两个解剖学标志之间的距离大于 6cm，或患侧肢和健侧肢的两个解剖学标志之间的距离的差值大于 1.2cm，则提示肌腱断裂（灵敏度：96%；特异性：93%）[23]。

肱二头肌腱膜屈曲试验要求患者握拳、前臂旋后和屈腕。然后，在这个姿势的基础上，屈肘

75°。在肘窝内侧可以感觉到完整的肱二头肌腱膜[24]。

3.5.5　后部症状

3.5.5.1　后部撞击

有两种不同类型的后部撞击，即后内侧撞击和后外侧撞击。虽然撞击部位不同，但患者表现出的症状非常相似。后内侧撞击与过顶运动时的肘关节重复外翻和伸展超负荷有关。臂杆动作可以很容易地引起运动员向后撞击的疼痛。

3.5.5.2　肱三头肌肌腱断裂

肱三头肌肌腱断裂虽然罕见，但应加以鉴别。诊断通常是在临床上做出的，尽管该情况因罕见经常被遗漏。肱三头肌肌腱的诊断依据除了压痛、肿胀、淤斑、肌肉痉挛或肌腱缺损（不容易察觉）外，还有挤压试验[25]，挤压试验是跟腱断裂 Thompson 试验的改良版。当患者处于俯卧位时，手臂放在桌子的一端，检查者挤压肱三头肌，肘关节可以伸展表明肌腱完好。

肘关节抵抗重力的伸展测试更可靠，并且通

过该测试也更容易发现抗阻伸展时的无力。

参考文献

[1] Morrey BF, Chao EY. Passive motion of the elbow joint. J Bone Joint Surg Am. 1976;58:501–8.

[2] Blonna D, Zarkadas PC, Fitzsimmons JS, et al. Validation of a photography-based goniometry method for measuring joint range of motion. J Shoulder Elbow Surg. 2012;21:29–35.

[3] Timmerman LA, Schwartz ML, Andrews JR. Preoperative evaluation of the ulnar collateral ligament by magnetic resonance imaging and computed tomography arthrography. Evaluation in 25 baseball players with surgical confirmation. Am J Sports Med. 1994;22:26–31. discussion 32.

[4] O'Driscoll SW. Classification and evaluation of recurrent instability of the elbow. Clin Orthop Relat Res. 2000:34–43.

[5] O'Driscoll SW, Bell DF, Morrey BF. Posterolateral rotatory instability of the elbow. J Bone Joint Surg Am. 1991;73:440–6.

[6] Jobe F, Kvitne R. Elbow instability in the athlete. Am Acad Orthop Surg Lecture Series. 1991;40:17–23.

[7] O'Driscoll SW, Lawton RL, Smith AM. The "moving valgus stress test" for medial collateral ligament tears of the elbow. Am J Sports Med. 2005;33:231–9.

[8] Valdes K, LaStayo P. The value of provocative tests for the wrist and elbow: a literature review. J Hand Ther. 2013;26:32–42; quiz 43.

[9] Buehler MJ, Thayer DT. The elbow flexion test. A clinical test for the cubital tunnel syndrome. Clin Orthop Relat Res. 1988:213–6.

[10] Ochi K, Horiuchi Y, Tanabe A, et al. Comparison of shoulder internal rotation test with the elbow flexion test in the diagnosis of cubital tunnel syndrome. J Hand Surg Am. 2011;36:782–7.

[11] Ochi K, Horiuchi Y, Tanabe A, et al. Shoulder internal rotation elbow flexion test for diagnosing cubital tunnel syndrome. J Shoulder Elbow Surg. 2012;21:777–81.

[12] Cheng CJ, Mackinnon-Patterson B, Beck JL, et al. Scratch collapse test for evaluation of carpal and cubital tunnel syndrome. J Hand Surg Am. 2008;33:1518–24.

[13] Childress HM. Recurrent ulnar-nerve dislocation at the elbow. Clin Orthop Relat Res. 1975:168–73.

[14] Cozen L. The painful elbow. Ind Med Surg. 1962;31:369–71.

[15] Gardner RC. Tennis elbow: diagnosis, pathology and treatment. Nine severe cases treated by a new reconstructive operation. Clin Orthop Relat Res. 1970;72:248–53.

[16] Roles NC, Maudsley RH. Radial tunnel syndrome: resistant tennis elbow as a nerve entrapment. J Bone Joint Surg Br. 1972;54:499–508.

[17] Regan W, Lapner PC. Prospective evaluation of two diagnostic apprehension signs for posterolateral instability of the elbow. J Shoulder Elbow Surg. 2006;15:344–6.

[18] Antuna SA, O'Driscoll SW. Snapping plicae associated with radiocapitellar chondromalacia. Arthroscopy. 2001;17:491–5.

[19] Ruch DS, Papadonikolakis A, Campolattaro RM. The posterolateral plica: a cause of refractory lateral elbow pain. J Shoulder Elbow Surg. 2006;15:367–70.

[20] Devereaux MW, ElMaraghy AW. Improving the rapid and reliable diagnosis of complete distal biceps tendon rupture: a nuanced approach to the clinical examination. Am J Sports Med. 2013;41:1998–2004.

[21] O'Driscoll SW, Goncalves LB, Dietz P. The hook test for distal biceps tendon avulsion. Am J Sports Med. 2007;35:1865–9.

[22] Harding WG 3rd. A new clinical test for avulsion of the insertion of the biceps tendon. Orthopedics. 2005;28:27–9.

[23] ElMaraghy A, Devereaux M, Tsoi K. The biceps crease interval for diagnosing complete distal biceps tendon ruptures. Clin Orthop Relat Res. 2008;466:2255–62.

[24] ElMaraghy A, Devereaux M. The "bicipital aponeurosis flex test": evaluating the integrity of the bicipital aponeurosis and its implications for treatment of distal biceps tendon ruptures. J Shoulder Elbow Surg. 2013;22:908–14.

[25] Viegas SF. Avulsion of the triceps tendon. Orthop Rev. 1990;19:533–6.

第二部分

影像学

第 4 章　儿童肘关节影像 / 39

第 5 章　肘关节 TRASH 损伤 / 45

第 6 章　MRI 评价肘关节不稳定性 / 53

第 7 章　肘关节疾病的四维 CT 和动态 MRI 评估 / 58

第 8 章　肘部影像新技术：SPECT–CT / 63

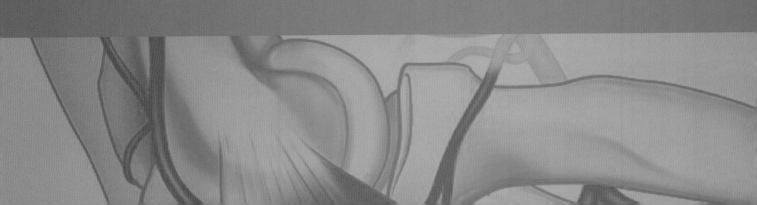

第4章 儿童肘关节影像

Alexander Van Tongel, Sophie Lauwagie,and Frank Plasschaert

汪益 译

4.1 引言

目前，评估儿童肘关节病变的首选检查方法仍然是 X 线检查。

在这一章中，我们将着重描述儿童肘关节生长过程中不同阶段的影像学表现，以帮助骨科医师进行判断。

4.2 发育

人类骨骼的发育有两种形式，一种是软骨内成骨，另一种是膜内成骨。软骨内成骨时，首先形成软骨，然后在软骨中形成骨质，而膜内成骨时，没有软骨作为模板，骨质是直接在原始结缔组织（间质）中形成的。

肘关节周围长骨的生长是通过软骨内成骨实现的。这意味着这些骨骼将根据已经存在的软骨的形状进行生长，并且可以在这些骨骼中看到初级和次级骨化中心。

骨化的第一个位置位于骨干的中部，称为初级骨化中心，初级骨化中心的骨化过程在胎儿时期就已经开始了。出生后，在骨骺上又形成一个或多个次级骨化中心。

X 线片可以清楚地显示这些次级骨化中心出现的时间和顺序，因此对儿童进行 X 线检查可以估算出儿童的年龄。

位于初级骨化中心和次级骨化中心之间的软骨是骺板，骺板可以使长骨纵向生长。

4.3 骨龄

对儿童骨龄（boneage, BA）的评估是根据初级骨化中心和次级骨化中心是否出现，以及它们是否融合来判断的。骨龄能够帮助预测肢体长度差异[1]和最终身高[2]，也可以帮助了解患儿的生长模式和生长潜力。对于肢体长度异常的患者，骨龄可以帮助外科医师选择合适的时间行骺板融合术；对于特发性脊柱侧凸患者，骨龄可以帮助外科医师选择适当时机行脊柱融合术。

Greulich-Pyle 图谱[1]评估骨龄的方法是基于左手和左腕的 X 线片。这本图谱以手和腕骨骨化中心出现的固定顺序为基础，包含了男性从出生到 19 岁和女性从出生到 18 岁的 X 线片参考影像。骨龄的测定是通过观察手和腕骨 X 线片上的骨化程度，然后将其与 Greulich-Pyle 图谱进行比较，找到最为接近的影像（男、女和儿童分开使用），从而判断骨龄。这种方法有几个缺点，首先在日常的实践中是非常烦琐和耗时的，其次，它的时间间隔较长，判断骨龄所需的间隔时间长达 1 年，也不能确定患者是否出现青春期前后的加速生长。

Sauvegrain[2] 的评估方法是基于肘关节的 4 个解剖标志：外上髁、滑车、鹰嘴和桡骨近端骨骺。它采用满分为 27 分的评分系统，对每个结构进行评分，然后计算总分，最后用图表来确定骨龄。

Dimeglio 从 Sauvegrain 等人的方法中推导出了一种简化的方法[3-4]，这种方法仅基于鹰嘴的影像学外观，可以对骨龄进行间隔 6 个月的判断（图 4-1）。鹰嘴突第二个次级骨化中心的出现是加速期开始的标志。5 幅不同的鹰嘴图像显示出在 2 年的时间内骨化中心的形态变化及形态变化的时间顺序，这种方法仅需 6 个月的间期进行骨龄的评估。此外，该方法的使用很简单。

4.4 急性创伤

与肱骨近端相比，肱骨远端骨折后重塑能力有限。肘关节骨化均发生在 6 个肘关节骨化中心，并遵循一定的顺序[5-6]。大多数临床教学中对骨化顺序的记忆方法是 CRITOE 或 Rub My Tree of Love, capitellum（C）为肱骨小头，radial head（R）为桡骨头，internal（I）[medial（M）] epicondyle 为内上髁，trochlea（T）为滑车，olecranon（O）为鹰嘴，external（E）[lateral（L）] epicondyle 为外上髁。了解这些次级骨化中心的存在和影像学，有助于在不能进行双侧 X 线检查的情况下正确诊断儿童肘关节（撕脱）骨折（图 4-2）。

骨化中心可以帮助评估儿童肘关节骨折复位的准确性。肱骨小头是第一个发生的次级骨化中心，80% 以上的儿童在 1 岁时可见，2 岁时 100%

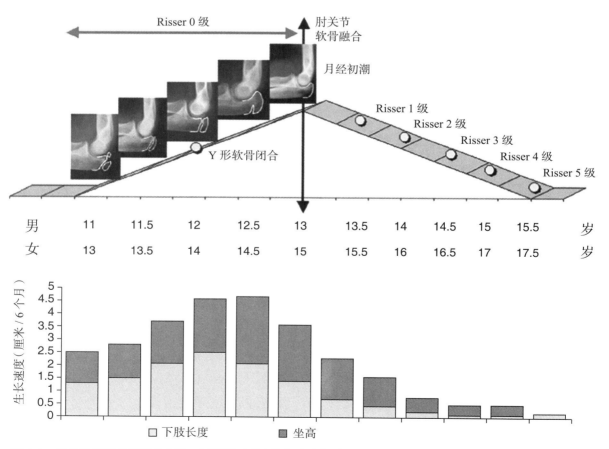

图 4-1　简化的鹰嘴骨龄评估方法，可以用于青春期加速生长阶段女孩 11~13 岁，男孩 13~15 岁，这个阶段是身高增长锋速期和 Risser 0 级，肘关节骨骺闭合后生长减速

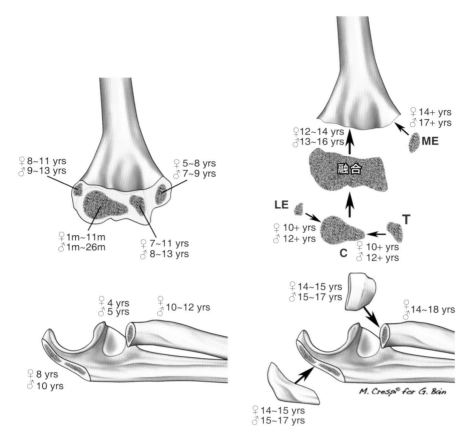

图 4-2　肘关节的次级骨化中心[7]。yrs—岁，m—月，ME—内上髁，LE—外上髁，C—肱骨小头，T—滑车，♀—女孩，♂—男孩

可见。因此，这个骨化中心可以用于在极低年龄阶段判断骨龄。肱骨前线、肱桡线和 Baumann 角是描述没有变形的肘关节正确解剖关系的方式。

肱骨前线通常用于评估肱骨髁上骨折时的矢状面移位程度和骨折后的复位程度是否足够（图 4-3a）。这条线是在侧位 X 线片上显示的，沿着肱骨的前表面向下绘制，通常穿过肱骨小头骨化中心的中 1/3。在伸直型（Gartland）髁上骨折的病例中，肱骨小头向后成角或者移位，肱骨前线通常通过肱骨小头的前 1/3 或在肱骨小头的前面（图 4-3b）。在这些病例中，可以适当地复位以使肱骨前线再次通过肱骨小头的中 1/3。尽管

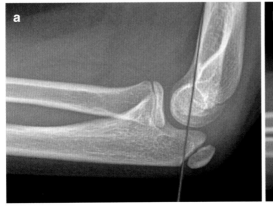
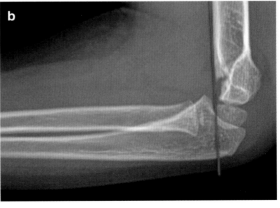

图 4-3　a. 肱骨前线穿过肱骨小头骨化中心的中 1/3。b. 移位的髁上骨折，肱骨前线不穿过肱骨小头骨化中心的中 1/3

这是一条普遍规律，但我们应该认识到，在患者年龄非常小的时候，肱骨小头可能会发生偏心骨化，这使得年龄非常小的患者在正确复位或根本没有骨折的情况下，其肱骨前线仍不能穿过肱骨小头中 1/3。

肱桡线是指桡骨近端骨干至桡骨颈中心的连线（图 4-4a）。不管患者的体位如何，肱桡线都应该穿过肱骨小头的中心。

当桡骨头错位时，这条线将不再通过肱骨小头的中心（图 4-4b）。在临床上，孤立的桡骨头脱位非常少见，而伴有尺骨上 1/3 骨折的孟氏（Monteggia）骨折更为常见。因为尺骨骨折或者弹性畸形都会导致桡骨头的（渐进性的）（半）脱位，所以出现这种情况时需要进行复位，但是如果不注意观察肱桡线，则很容易漏诊。如果肱桡线不连续，则需要仔细查看尺骨的情况，尤其要注意侧位 X 线片上的尺骨，以确定是否存在弯曲（如果没有尺骨骨折）。

桡骨头半脱位，通常被称为"女仆肘"，尽管在急诊室非常常见，但实际上桡骨头半脱位的影像学资料很少。这可能因为肘关节正位 X 线检查采用的是旋后体位，操作方式和这种脱位所需要的复位操作一致。当肘关节旋后时，环状韧

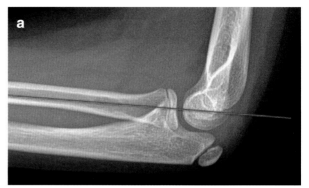

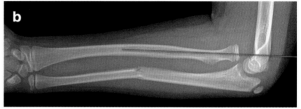

图 4-4　a.肱桡线穿过肱骨小头。b.孟氏骨折，肱桡线没有穿过肱骨小头中心

带恢复到它原本的解剖位置，可以听到肘关节发出咔嗒声。

肱骨小头的骨化中心也可以用来测量 Baumann 角。Baumann 角是在前后位 X 线片上肱骨长轴与肱骨外上髁骺板之间的夹角（图 4-5a）。Baumann 角的角度除去一些个体差异，应该是 75°~80°。更重要的是，同一儿童的两侧是对

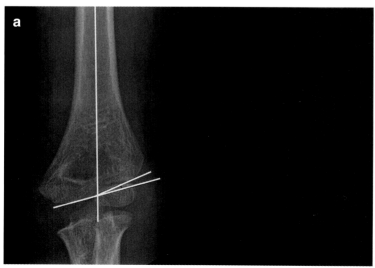

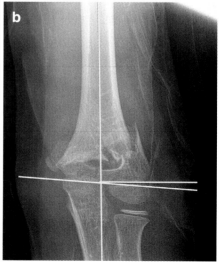

图 4-5　a.Baumann（肱头）角正常。b.髁上骨折伴内上髁塌陷，Baumann 角减小

称的。

　　儿童髁上骨折常伴有内上髁的塌陷，可导致肘内翻或枪托样畸形（图 4-5b）。如果患儿在肘部打了石膏，则很难测量提携角。而 Baumann 角克服了这个问题，如上所述，它可以在肘关节屈曲位测量。如果复位后 Baumann 角恢复，则说明在冠状位上的复位是良好的。Baumann 角每相差 5°，提携角会改变大约 2°，这种提携角的改变会导致肘内翻或枪托样畸形。这种枪托样畸形要特别受到重视，因为如果不测量 Baumann 角，直到骨折愈合后，才会发现存在肘过伸和肘内旋。

4.5　慢性损伤

　　肱骨内上髁骨骺炎或典型的棒球肘在 X 线片上可能表现为内上髁移位、碎裂或完全性撕脱骨折，这些损伤是由在扣扳机或者投掷运动中产生的拉力和外翻造成的。另外，慢性牵拉损伤或相邻软组织损伤可以引起肱骨内上髁的骨质增生[8]。我们必须记住的重点是在 85% 的病例中，首次影像学检查结果可能是正常的。

　　在肘关节外侧，引起疼痛的两种最常见的疾病是肱骨髁剥脱性骨软骨炎（osteochondritis dissecans，OCD）和 Panner 病。一般认为 Panner 病是肱骨小头缺血性坏死，类似于股骨头骨骺骨软骨病。Panner 病好发于男孩的肘关节，发病年龄比 OCD 的发病年龄小，通常发生在 5~12 岁。临床表现通常是持续数月的肘关节疼痛和僵硬。Panner 病的早期影像学表现为邻近肱骨头关节面的透亮区有轻度硬化（图 4-6）。随后，X 线片显示肱骨小头内出现透亮区，伴有弥漫性硬化改变。肱骨髁 OCD 与 Panner 病不同，通常出现在 11~15 岁的青少年中。对 OCD 患者的影像学检查通常采用 X 线检查。前后向摄影通常能更好地显示 OCD。典型的 OCD 好发于肱骨小头的前外侧，早期表现为软骨下有透亮区。随着病情的进展，逐步出现肱骨髁内囊变、硬化及

骨质碎裂[8]。晚期 OCD 改变包括关节腔内游离体、桡骨头的适应性扩张和骨赘形成（图 4-7）。与 Panner 病一样，OCD 的影像学表现可能很轻微。据报道，在肘关节屈曲 45°（而不是标准的

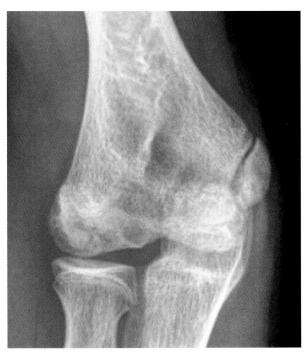

图 4-6　肱骨小头缺血性坏死（Panner 病）

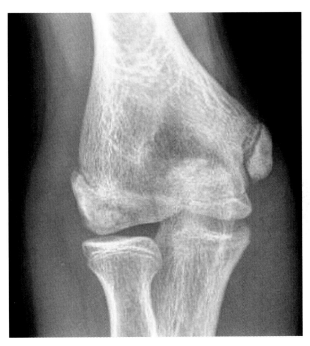

图 4-7　肱骨小头骨软骨缺损（OCD）

伸直位）时进行前后位摄影可以提高对肱骨小头 OCD 的检出率[8]，MRI 是评估 OCD 最敏感和可靠的手段。MRI 能够了解 OCD 病灶的大小、位置、关节积液、骨髓改变和软骨缺损等信息[9]。在 T1 和 T2 加权成像中可以看到更明显的变化。骨折片与骨床之间的界面在 T2 加权成像中显示为高信号，此外，该信号也可以显示滑液进入关节软骨的间隙。

参考文献

[1] Greulich WW, Pyle SI. Radiographic atlas of skeletal development of the hand and wrist. Am J Med Sci. 1959;238:393.

[2] Sauvegrain J, Nahum H, Bronstein H. Study of bone maturation of the elbow. Ann Radiol. 1962;5:542–50.

[3] Dimeglio A, Charles YP, Daures JP, de Rosa V, Kabore B. Accuracy of the Sauvegrain method in determining skeletal age during puberty. J Bone Joint Surg Am. 2005;87:1689–96.

[4] Charles YP, Dimeglio A, Canavese F, Daures JP. Skeletal age assessment from the olecranon for idiopathic scoliosis at Risser grade 0. J Bone Joint Surg Am. 2007;89:2737–44.

[5] Garn SM, Rohmann CG, Silverman FN. Radiographic standards for postnatal ossification and tooth calcification. Med Radiogr Photogr. 1967;43:45–66.

[6] Girdany BR, Golden R. Centers of ossification of the skeleton. Am J Roentgenol Radium Ther Nucl Med. 1952;68:922–4.

[7] Patel B, Reed M, Patel S. Gender-specific pattern differences of the ossification centers in the pediatric elbow. Pediatr Radiol. 2009;39:226–31.

[8] Iyer RS, Thapa MM, Khanna PC, Chew FS. Pediatric bone imaging: imaging elbow trauma in children— a review of acute and chronic injuries. AJR Am J Roentgenol. 2012;198:1053–68.

[9] Itsubo T, Murakami N, Uemura K, et al. Magnetic resonance imaging staging to evaluate the stability of capitellar osteochondritis dissecans lesions. Am J Sports Med. 2014;42:1972–7.

第 5 章　肘关节 TRASH 损伤

Karthikraj Kuberakani, Jaideep Rawat, and Gregory Bain
汪益　译

5.1　引言

　　TRASH（The Radiographic Appearance Seemed Harmless）损伤是一种少见的肘关节损伤，会严重影响肘关节功能，而且非常容易漏诊。Waters和 Kasser 描述了这种"X 线片上无异常"的TRASH 损伤。该损伤是一系列严重的儿童肘部损伤，由于在 X 线片上表现不明显，容易被忽视，从而导致漏诊[1]。

　　许多这样的损伤存在移位及不稳定，需要解剖复位和固定。对于这种疾病，我们应该保持高度的警惕，尽量在早期通过使用先进的影像技术，对这种疾病早期确诊并及时进行处理。如果诊断不及时或处理不当，可能会导致持续的并发症[1]。

　　TRASH 损伤只发生在某个特殊的年龄阶段是有其病理原因的，我们根据肘关节发育的规律和一些病理上的原因，将 TRASH 损伤分成了几个已知的类型进行论述，并且将讨论如何对TRASH 损伤进行治疗。

5.2　TRASH 损伤

　　本组 TRASH 损伤的具体损伤情况见表 5-1。

表 5-1　TRASH 损伤

未骨化的肱骨内上髁骨折
未骨化的肱骨远端全骺分离
内上髁骨折
复杂伴移位的骨软骨骨折
10 岁以下患者的肘关节脱臼
肘关节内骨软骨骨折伴对位不良
桡骨头软骨前缘压缩骨折
孟氏骨折脱位伴尺骨弹性畸形
外侧副韧带及外上髁剪切骨折

5.3　发育解剖学

　　熟悉次级骨化中心的正常发生模式和变异对于准确评估儿童肘关节损伤是非常重要的（图5-1）。在出生时，只有肱骨远端的次级骨化中心显示得非常清楚。骨化的顺序是有规律的，有一个单词可以帮助记忆，"CRMTOL"分别是：肱骨小头（Capitellum）、桡骨头（Radial head）、内上髁（Medial epicondyle）、滑车（Trochlea）及鹰嘴（Olecranon apophysis），最后是外上髁（Lateral epicondyle）（表 5-2）。通常女孩的骨化中心比男孩早 1~2 年出现。

表 5-2　次级骨化中心出现的年龄

次级骨化中心	年龄
肱骨小头	1~2 岁
桡骨头	2~4 岁
内上髁	4~6 岁
滑车	9~10 岁
鹰嘴	9~11 岁
外上髁	9.5~11.5 岁

　　女性的滑车、外上髁和肱骨小头的骨化中心在 11 岁左右与肱骨远端骨骺融合，而男性的则要在 13~14 岁。女性的桡骨头和鹰嘴的骨化中心在 12~13 岁时闭合，男性为 14~15 岁。内上髁是最后融合到肱骨远端的，女性一般在 13~14 岁，而男性在 15 岁[2]。

5.4　临床评价

　　骨软骨骨折常见于 10 岁以下的儿童，由高

能创伤导致[1]。尽管有这样的参考，但我们的经验是，TRASH 损伤通常发生于骺板闭合前的青少年。这种病例常常表现为不易觉察的可自发复位的肘关节脱位。TRASH 损伤患者通常有外伤史并且肘关节处明显肿胀，但是影像学检查的表现非常轻微，两者之间并不一致。通常，儿童在发生严重的外伤以后，会出现如肘关节脱臼、疼痛、肿胀及僵硬等症状，同时可能会出现骨摩擦感（是软骨损伤后的不稳定所导致的）和肘关节交锁，并且关节活动度减低。

5.5　影像

　　X 线检查一般在急诊室进行，既可以拍摄标准的前后位 X 线片和侧位 X 线片，也可以考虑拍摄患侧肘关节的斜位 X 线片及对侧肘关节的 X 线片以进行比较。然而，在 X 线片上不能显示未

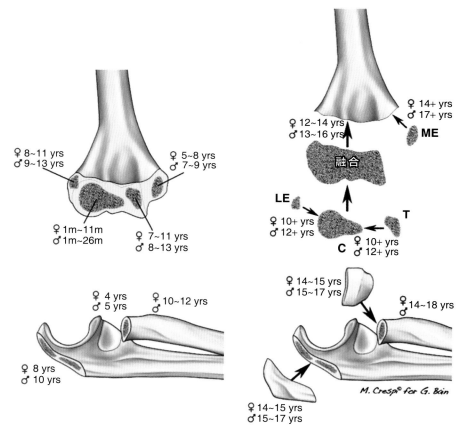

图 5-1　男孩（♂）和女孩（♀）的次级骨化中心随着年龄的出现顺序。yrs—岁，m—月，c—肱骨小头，T—滑车，ME—内上髁，LE—外上髁

骨化的骺板和增厚的关节软骨。X 线片上的细微表现是鉴别诊断的关键。这些细微表现包括关节腔积液（图 5-2）、广泛的软组织肿胀、关节内碎片、韧带附着点的撕脱骨折、正常骺板的移位及

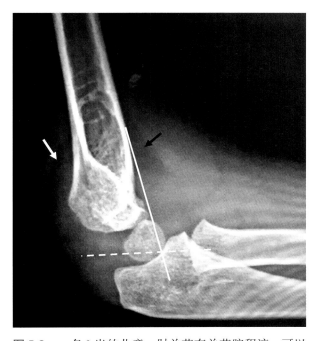

图 5-2　一名 9 岁的儿童，肘关节有关节腔积液，可以看到前方（黑箭头）和后方（白箭头）的脂肪垫征。肱骨前线与肱骨小头的交汇点偏前（实线），桡头线通过了肱骨小头偏后的位置（虚线）（版权所有：Kuberakani T. Rajan 博士）

关节半脱位。由于在这些损伤中，常常出现关节囊破裂，因此脂肪垫征可能为阴性。

这些损伤是比较少见的，所以我们要保持高度的警惕，才能够发现病变并对病变的程度进行准确的判断。同时这些病变也是非常复杂的，一旦延误诊断，后果非常严重，因此我们建议对疑似病例进行早期的 MRI 检查。MRI 检查是非常有效的检查方法，可以清楚地显示解剖结构并有助于制订手术计划（图 5-3）。超声检查有助于诊断，但是在很大程度上受到检查者操作水平的影响，所以只有在一些专门的中心才被采用。

手术时，在麻醉下通过 X 线透视和关节腔造影确定病变区域和不稳定的类型。

5.6　处理

当肘关节对位不良时，需要对其进行解剖复位。由于通常存在较大的软骨损伤，因此可能需要特殊的仪器或技术。应将阻碍关节解剖复位的骨软骨碎片切除或进行复位并固定（图 5-4a、b）。关节镜检查可用于评估软骨损伤并清除游离体（图 5-4c）。

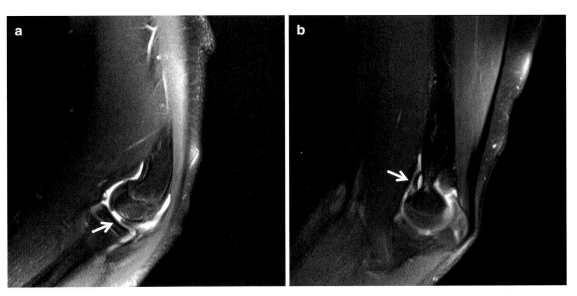

图 5-3　一名 12 岁儿童的骨软骨损伤。a. MRI 显示有关节腔积液，肱骨小头关节软骨缺损（白箭头）。b. 关节软骨形成的游离体位于桡窝（白箭头），后方关节囊撕裂（版权所有：Gregory Bain 博士）

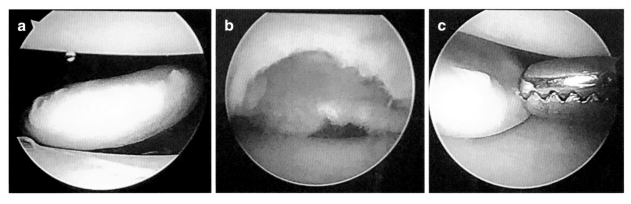

图 5-4　肘关节镜检查（与图 5-3 为同一患者）。a. 关节软骨缺损游离体。b. 游离体已经被移出。c. 肱骨小头的软骨缺损的关节镜下表现和 MRI 一致（版权所有：Gregory Bain 博士）

如果采用刚性内固定，可以允许患者早期在受保护状态下进行运动。固定时可以使用 1.5~3.5mm 螺钉、钢板和带锚钉的缝合线等[3]。关节内软骨骨折是很难固定的，可能需要使用缝合线、克氏针及无头螺钉或骨内螺钉（可吸收或金属）等材料。侧副韧带断裂需要进行固定，通常使用骨间缝合线或带缝合线的锚钉进行固定，一般不需要静态或动态固定。在一例 X 线检查和 CT 检查结果均显示肱骨小头骨软骨骨折的患者（图 5-5a、b）的手术中观察到桡骨头粉碎性骨折伴有肱骨小头关节软骨严重的碎裂（图 5-5c）。我们将肱骨小头置于桡骨头关节面凹陷处，并用两个可吸收针固定桡骨头的软骨（图 5-5d）。

术后的处理应该先固定住患者的肘部，然后患者可以进行轻柔的活动。

5.7　特殊病例

小儿肱骨远端经骺板骨折（出生后至 3 岁）。由于在很小的儿童中肱骨远端还没有骨化，因此在 X 线片中只能发现前臂与肱骨干不对齐。此时前臂常常向后内侧移位，不像大多数肘关节脱位是向后外侧移位。如果肱骨小头骨化中心已经出现，则应该与桡骨干对齐。在 MRI 出现之前，这些骨化中心的损伤只能通过关节腔造影进行诊断。对于这些骨折非手术治疗的作用是非常有限的，因为这些骨折大多有移位，最终导致残留有畸形。对于这些骨折大多数，首选闭合复位及经皮内固定。这些骨折的复位方法与髁上骨折相似，复位后不能存在肘内翻，肱骨前线的延长线应该能够把肱骨小头等分（关节腔造影可以看到），并且不能有旋转不良，骨折复位手术后要对患者进行随访。

对于婴幼儿，如果发现临床表现和损伤机制不符合，应该考虑到是否存在非意外伤害（NAI），如果小孩子是年龄小于 3 岁，头胎，早产儿，继子女或者残障儿童，很有可能是这种情况[4]。这种非意外伤害造成的骨折常发生于肱骨远端干骺端，并且有成角畸形。另外，也可能有在其他多种发生在不同愈合阶段的骨折。这些骨折需要在骨科进行治疗，但是有一点非常重要，必须有专业的儿科医师参与治疗，以预防发生进一步的损伤。

由于软骨构成的骺板比骨－韧带结构薄弱，因此容易发生骺板骨折，使儿童骺板损伤，而不是韧带断裂和撕脱。骨骺板骨折最常见的受伤机制是摔倒时用手撑地，这会对手臂产生扭转的力量。外上髁骺板骨折多发生于儿童，平均年龄为 6 岁。

肱骨内上髁骨折最常发生在青春期前，高发期为 11~15 岁，与肘关节后外侧脱位的高发期相

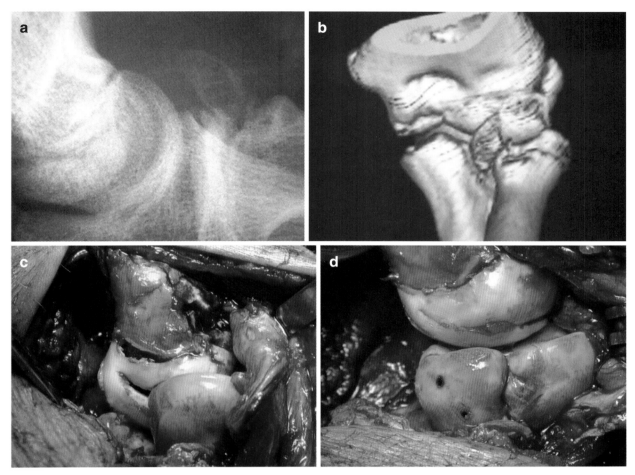

图 5-5　一个 14 岁的患者，桡骨头骨折伴有肱骨小头骨软骨剪切损伤。a. X 线片。b. 三维 CT 影像。c. 关节面软骨大块撕脱。d. 将肱骨小头复位到桡骨头凹处，用两枚可吸收针固定桡骨头软骨（版权所有：Gregory Bain 博士）

吻合。肱骨内上髁骨折如果伴有骨折片嵌顿在关节内，是比较容易被漏诊的，这种情况通常发生于肘关节脱位时，可以发生或者不发生自发性复位，在肱骨内上髁骨折时发生率为 18%，而在肘关节脱位时发生率高达 25%[5]。临床表现为运动（特别是在完全伸直的时候）时出现卡顿，X 线片显示关节水平处有骨折片。在这种情况下，除非明确是有其他原因存在，否则一般认为这个骨折片存在于关节中。如果肱骨内上髁的骨折片脱落移位，且嵌顿在关节腔内（图 5-6a、b），则必须通过外科手术进行复位固定（图 5-6c、d）。如果存在较大的关节内骨折片，如移位的还未骨化的内上髁骨折片，则需要在 X 线透视辅助下闭合复位和经皮穿钉固定或切开复位内固定。

如果初诊医师没有注意到由于肱骨骨折导致的肱桡关节脱位或渐进性半脱位，就会漏诊孟氏骨折，从而出现尺骨弹性畸形。在肱骨骨折急性期，手法塑形操作可防止发生后期并发症。通常这些都是 Bado Ⅰ 型损伤，因为桡骨头前脱位在临床上常常没有症状。尺骨会发生弯曲，但可能不是完全骨折。需要进行减少尺骨弹性畸形的处理，但是在这种情况下闭合复位的成功率很低，可以在尺骨上打入粗直的斯氏针，这样比较有效。然而，需要格外小心，确保肱桡关节在侧位 X 线片上完全复位。

如果复位不成功，则需要在尺骨弹性畸形的最高点处行尺骨截骨术，并对桡腕关节进行切开复位（图 5-7）。截骨应逐渐成角，直至肱桡关

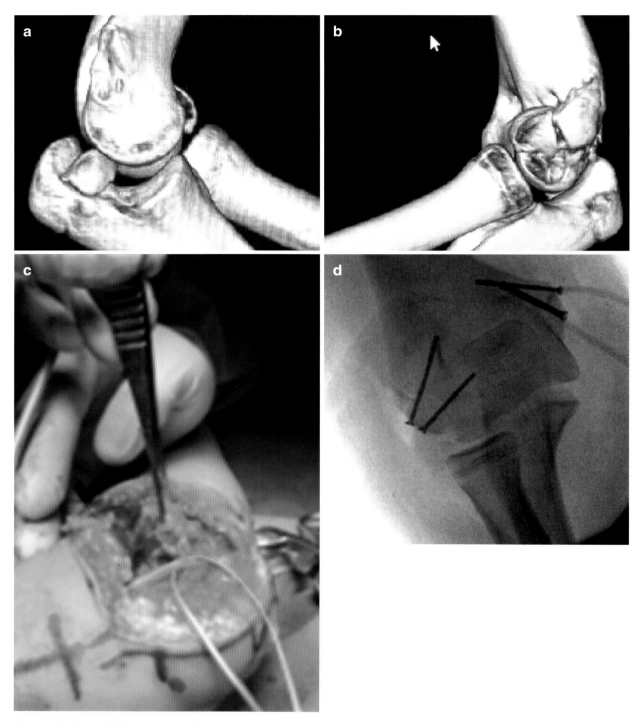

图 5-6　肱骨内上髁骨折片嵌顿在关节腔内。a 和 b. CT 影像。c. 尺神经照片，肱骨内上髁骨膜被镊子掀开。d. 固定后的 X 线片（版权所有：Joideep Phadnis 博士）

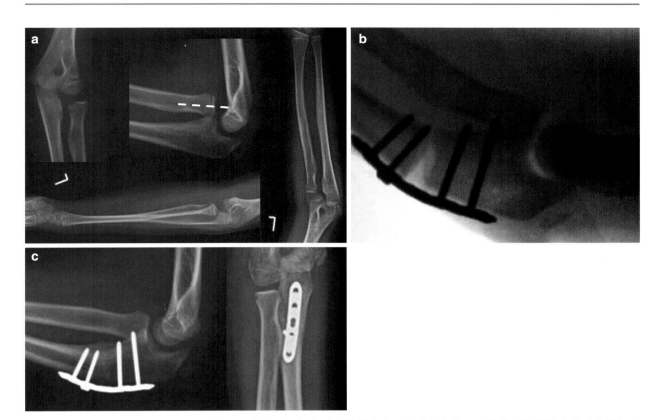

图 5-7　一名被漏诊的孟氏骨折及脱位的 7 岁女孩，在麻醉下的检查中无法进行复位。a. 桡骨颈与肱骨小头（虚线）不对齐，尺骨弓形征。b. 术中行尺骨截骨术。可以看到尺骨是弯曲且短缩的，但桡骨头是在位的。c. 术后 12 个月后的 X 线片显示肱桡关节是复位的（版权所有：Joideep Phadnis 博士）

节无论是在内旋 / 外旋还是屈曲 / 伸直的整个肘关节运动过程中都是稳定的。一般很少需要重建环状韧带，除非存在肘关节持续不稳定。

桡骨和尺骨的弹性畸形会限制前臂的旋转。早期诊断可能比较困难，前臂会呈弓形。早期的处理是进行闭合复位，并施加一个持续的压力，从而反转畸形。如果不成功，可能需要用粗直的斯氏针来保持畸形处的直线状态。如果当时发生漏诊，后期就需要行桡骨截骨术和尺骨截骨术。由于这是一种多平面截骨术，要解决复杂方向的双骨畸形，用计算机辅助来设计截骨术是比较理想的（图 5-8）。

5.8　并发症

最常见的并发症是由于早期未能认识到损伤的严重性，导致在早期没有进行正确的治疗。结果会导致永久性的错位、运动受限和功能障碍。

即使早期进行了正确的诊断及手术干预，如果骨折或关节的复位不完全或不稳定，也可能导致预后较差。缺血性坏死、异位骨化（HO）、挛缩、关节半脱位和关节退变等并发症也会导致关节功能变差。

5.9　总结

TRASH 损伤通常是高能量创伤导致的骨软骨损伤，伴有疼痛、肿胀和活动受限，但是病变在 X 线片中不明显。

X 线片的拍摄质量非常重要，同时我们要保持高度警惕和仔细观察以避免漏诊，另外，我们还要扩大 MRI 检查的适用范围。

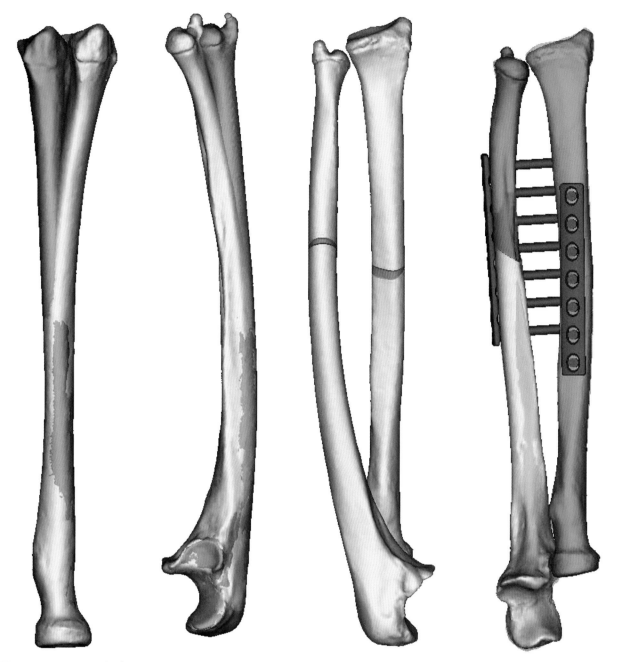

图 5-8   Materialise 创建的桡骨和尺骨计算机辅助多平面截骨术。蓝色图像是镜像的对侧骨。计算机设计的夹具可以辅助医师进行精确的截骨和钻孔

参考文献

[1] Waters PM, Beaty J, Kasser J. Elbow "TRASH" (the radiographic appearance seemed harmless). J Pediatr Orthop. 2010;30:77–81.

[2] Patel B, Reed M, Patel S. Gender-specific pattern differences of the ossification centers in the pediatric elbow. Pediatr Radiol. 2009;39(3):226–31.

[3] Silveri CP, Corso SJ, Roofeh J. Herbert screw fixation of a capitellum fracture. A case report and review. Clin Orthop Relat Res. 1994;300:123–6.

[4] Campbell RM. Child abuse. In: Beaty JH, Kasser JR, editors. Rockwood and Wilkins' fractures in children. 5th ed. New York: Lippincott Williams & Wilkins Publishers; 2001.

[5] Gottschalk HP, Eisner E, Hosalkar HS. Medial epicondyle fractures in the pediatric population. J Am Acad Orthop Surg. 2012;20:223–32.

第 6 章　MRI 评价肘关节不稳定性

Michael Hackl, Lars Peter Müller,and Kilian Wegmann
汪益　译

6.1　引言

　　肘关节脱位会导致复杂的软组织结构被破坏。O'Driscoll 等描述了最常见的脱位类型—肘关节后外侧脱位，它伴有原发的 LUCL 断裂和继发的前后方关节囊边缘撕裂[1]。临床资料显示，肘关节脱位后尺侧副韧带损伤的发生率高于外侧副韧带损伤。我们调查了 65 个肘关节脱位的在线视频，发现 75% 的病例是从肘外翻开始的。肘外翻是导致 UCL 损伤的高发原因，并随后发展到外侧。

　　MRI 可以为肘关节脱位所导致的软组织损伤提供有价值的信息。

　　目前，大多数肘关节脱位采用非手术治疗，然而长期的结果显示，多达 2/3 的采用非手术治疗的患者存在持续的关节疼痛和关节僵硬。因此，肘关节韧带不稳的治疗方式一直是争论的焦点。

6.2　MRI 的适应证

　　急性肘关节脱位后不宜常规行 MRI 检查，然而，如果存在以下情况，则应进行 MRI 检查。

- 肘关节伸展到 30°时出现恐惧感。
- 脱位后 7~10 天后关节活动依然受限或出现摩擦感。
- 反复或慢性的脱位。

6.3　患者体位和成像序列（表 6-1 ）

表 6-1　MRI 诊断肘关节不稳的序列选择及显示的相应结构

MRI 序列	目标结构
T2 FS 冠状面 aUCL：斜冠状面（可选）	LCL/LUCL/aUCL 撕裂 屈肌 / 伸肌损伤 骨挫伤 / 骨折
T2 FS 横断面	pUCL/LUCL / 环状韧带损伤 屈肌 / 伸肌损伤 肱尺关节对位不良 骨挫伤 / 骨折
T2 FS 矢状面	肱桡关节对位不良 骨挫伤 / 骨折 血肿
T1 冠状面	LCL/LUCL/aUCL 撕裂 屈肌 / 伸肌损伤
STIR（可选）冠状面 / 矢状面	软组织水肿 骨挫伤 / 骨折
T2 MEDIC 冠状面（可选）	软骨磨损 / 游离体
PD FS 斜冠状面（可选）	LUCL 撕裂
T1 FS MRA 冠状面（可选）	LCL/LUCL/aUCL 撕裂 屈肌 / 伸肌损伤 软骨磨损 / 游离体骨挫伤 / 骨折

注：FS—脂肪抑制，STIR—短时反转恢复序列，PD—质子密度加权序列，LCL—外侧副韧带，LUCL—外侧尺骨副韧带，aUCL—尺侧副韧带前束，pUCL—尺侧副韧带后束，MRA—磁共振关节造影。

在肘关节屈曲位，尺骨喙突和鹰嘴包裹着肱骨滑车，以保持关节的对位良好。在肘关节伸直位，稳定是由冠突和周围的软组织维持的。前臂内旋时，前臂伸肌会产生张力，从而被动稳定肘关节。因此，应完全伸直肘关节，外旋前臂，以便在 MRI 上评估肘关节韧带不稳的征象。手臂可以放在仰卧位患者的一侧，或者患者俯卧，肘关节放在患者头的上方。如果存在肘关节屈曲畸形，则应将肘关节放置在尽可能舒适的位置，并且尽量伸展肘关节。

MRI 设备应该采用 1.5T 或 3.0T 的机型，扫描厚度小于 2mm（图 6-1）。

6.4 评估肘关节不稳的 MRI 征象（图 6-2）

MRI 可显示肘关节不稳的各种征象，包括关节对位不良及骨和韧带等稳定结构损伤的直接征象，还有一些更加细微的损伤，比如骨挫伤和骨软骨挫伤等间接征象。

6.4.1 关节不稳定的细微征象

骨水肿是一种关节不稳定的征象［在 T2 加权脂肪抑制（FS）序列上显示，短时反转恢复（STIR）序列能够更好地显示］，这有助于了解损伤机制（图 6-3）。单纯的外翻和内翻畸形可分别导致肱桡关节桡侧和肱尺关节尺侧的骨挫

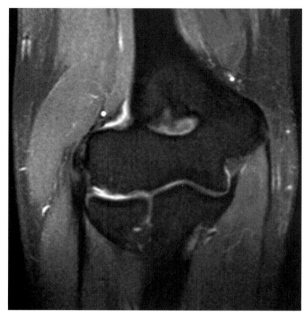

图 6-1 T2 加权冠状面图显示完整的 UCL 和 LCL（注意 UCL 近端典型的模糊表现）

伤。肘关节后脱位或半脱位后，骨挫伤通常发生于桡骨头的前缘和肱骨小头的后缘（类似于肩关节的 HillSachs 损伤）。

在肘关节后外侧脱位时，冠突和滑车也可以发生骨挫伤，但如果肘外翻是由于冠突脱离滑车而产生的，就可能不发生骨挫伤（图 6-3）。T2 序列有助于避免漏诊滑车软骨的缺损，这种滑车软骨缺损可能发生于关节脱位时冠突和滑车的碰撞。磁共振关节造影最适合用于评估肘关节脱位，如果存在神经卡压，可能是游离体或者骨折片所导致的。

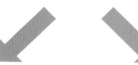

肘关节不稳的 MRI 征象

直接征象
重要的稳定结构损伤
　　比如 UCL/LCL/LUCL
关节对位不良
　　矢状面：肱桡关节间隙 >2mm
　　横断面：肱尺关节间隙 >1mm
持续的脱位状态

间接征象
骨和软组织的水肿
　　比如 Osborne-Cotterill 损伤
骨软骨挫伤
关节积液 / 出血

图 6-2 评估肘关节不稳的 MRI 征象

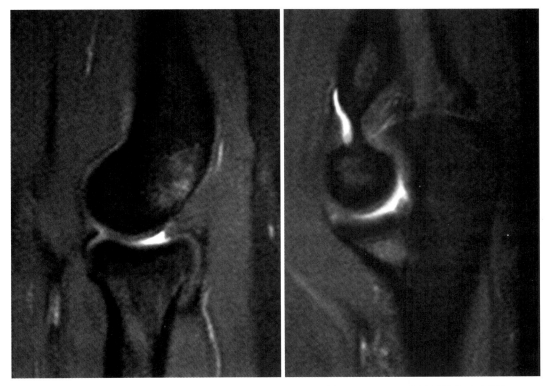

图 6-3　韧带性肘关节脱位后 STIR 序列显示 Osborne-Cotterill 损伤（左图）和冠突的骨挫伤（右图）

当诊断存在疑问时，关节腔积液和血肿有助于区分急性和慢性损伤。

6.4.2　肘关节不稳的直接征象

MRI 能够显示肘关节相应稳定结构的损伤。虽然 MRI 也可以显示骨折，但评估复杂骨折时仍然首选 CT。MRI 可以准确诊断外伤导致的 LCL 和 UCL 近端撕脱（图 6-4）。质子密度加权序列显示 LUCL 最佳，扫描平面采用平行于肱骨内、外上髁连线的斜冠状面[2]（图 6-5）。T2FS 序列冠状面扫描对 UCL 全层撕裂具有较高的敏感性。需要注意的是，不要将 UCL 近端的模糊表现与病理情况相混淆（图 6-1）。如果将冠状面轻度地向后倾斜，所得到的切面既可以通过位于肱骨远端运动轴附近尺侧副韧带前束（aUCL）起始处，也可以通过 aUCL 在尺骨粗隆的止点，这样就可以看到 aUCL 的全长，以便发现微小的撕裂[3]。然而，采用 T1 FS 序列进行扫描的磁共振关节造影仍然是发现 UCL 部分撕裂的最佳序列。尺侧副韧带后

束（pUCL）作为肘管底部的构成部分，在横断面上显示得最为清晰，UCL 或 LUCL 的撕脱很少发生在尺骨端。虽然 UCL 撕裂是通过冠状面来识别的，但 LUCL 附着点撕裂在轴面上显示得更好，因为 LUCL 附着点撕裂在冠状面上很难看清。尤其是在慢性退变的韧带中，急性损伤可导致韧带本体撕裂或者韧带内撕裂。

最后，MRI 可以显示关节对位不良，这也是判断肘关节不稳的一种直接征象。但 MRI 是一种静态的诊断手段，而肘关节不稳是一种高度动态的病理学表现。MRI 检查时，由于手臂位置或肌肉收缩，关节可以呈现复位状态，因此，MRI 检查不能完全排除肘关节不稳的可能。

尽管如此，通过将患肘和正常肘部比较，可以确定一些 MRI 标准用于诊断后外侧旋转不稳定（PLRI）[4]，这些标准包括：①肱桡关节在矢状面上对位不良，桡骨头向后移位大于 2mm；②肱尺关节在横断面上对位不良[4]（图 6-6，6-7）。

此外，在 MRI 上，矢状面和冠状面不能反

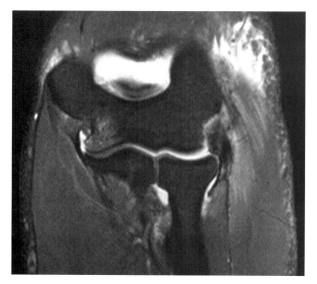

图 6-4   冠状面 MRI 显示内翻损伤后滑车尺侧骨挫伤和 LCL 撕脱骨折

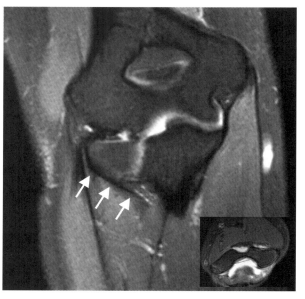

图 6-5   平行于两上髁连线的斜冠状面 MRI 可用于评估 LUCL（白色箭头）

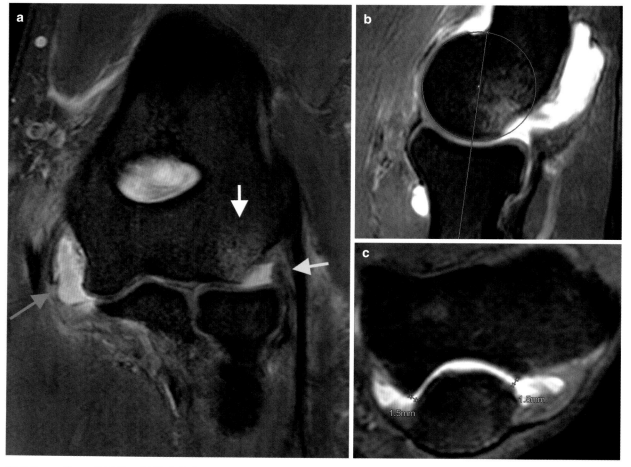

图 6-6   一位 28 岁男性，肘关节脱位 10 天后的 MRI。a. UCL 全层撕裂和屈肌肌腱部分撕裂（红色箭头）。LCL 部分撕裂（黄色箭头）伴 Osborne-Cotterill 损伤（白色箭头）。b.肱桡关节在矢状面上未见对位不良。c.肱尺关节在横断面上未见对位不良

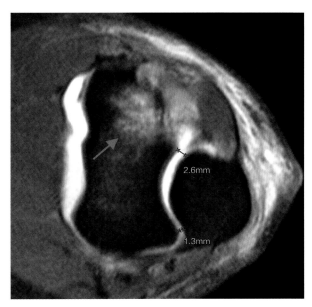

图 6-7　38 岁男性患者，肘关节脱位后 12 天，存在持续的恐惧感，后抽屉征阳性。MRI 显示 Osborne-Cotterill 损伤（红色箭头）和肱尺关节在横断面上的间隙 >1mm

应肱尺关节对位的确切情况，因此不能用于评估 PLRI[4]。

6.5　总结

结合适当的体格检查，MRI 有助于诊断肘

关节不稳。

必须在检查前与患者进行细致的沟通，确定患者的体位（伸直并且掌心向上）和所需要的 MRI 序列，才能够进行正确的扫描。

参考文献

[1] O'Driscoll SW, Morrey BF, Korinek S, An KN. Elbow subluxation and dislocation. A spectrum of instability. Clin Orthop Relat Res. 1992;280:186–97.

[2] Carrino JA, Morrison WB, Zou KH, Steffen RT, Snearly WN, Murray PM. Lateral ulnar collateral ligament of the elbow: optimization of evaluation with two-dimensional MR imaging. Radiology. 2001;218:118–25.

[3] Hill NB Jr, Bucchieri JS, Shon F, Miller TT, Rosenwasser MP. Magnetic resonance imaging of injury to the medial collateral ligament of the elbow: a cadaver model. J Shoulder Elbow Surg. 2000;9:418–22.

[4] Hackl M, Wegmann K, Ries C, Leschinger T, Burkhart KJ, Muller LP. Reliability of magnetic resonance imaging signs of posterolateral rotatory instability of the elbow. J Hand Surg Am. 2015;40:1428–33.

第 7 章　肘关节疾病的四维 CT 和动态 MRI 评估

Simon Bruce Murdoch MacLean, Renee Carr, and Gregory Bain

汪益　译

7.1　引言

自 1973 年传统的 CT 推出以来，可以对关节或者器官进行静态成像。四维 CT（4D-CT）在静态的基础上增加了时间的维度。据报道，4D-CT 在呼吸、胃肠、心脏和神经外科等专科的应用已获得进展。在骨科手术中，4D-CT 已被用于股骨髋臼撞击、肋锁卡压引起的胸廓出口综合征、头状骨半脱位、豆三角关节不稳、肩锁关节脱位及肩胛骨弹响等的诊断和手术计划的制订 [1-7]。根据我们的了解，目前还没有相关文献对肘关节 4D-CT 检查进行报道。

4D-CT 的定义是在一定的时间内，对移动的三维结构进行动态的、连续的容积成像，以进行关节运动学的评估，比如在有症状的肘关节进行 4D-CT。在我们的科室中，使用 320 层 CT 进行图像采集（Aquilion One，东芝医疗设备公司，Tochigi-ken，日本）。设备的探测器宽度为 16cm，单个探测器的宽度是 0.5mm，视野（z 轴）可以包括整个肘部，因此检查床在扫描时不需要移动。相比之下，传统的 64 层 CT 的覆盖范围只有 4cm。如果扫描床在扫描时保持不动，那么最宽处不超过 16cm 的物体可以在扫描时进行移动。软件后处理可以对目标区域采用 2D、

3D 或 4D 的方法进行分析。

在我们科室，对于一些复杂的腕关节和肘关节病变，考虑可能存在的动态的因素，进行 4D-CT 检查。在肘关节，这些患者有症状，如疼痛、不稳定和撞击综合征，但是诊断不明确。我们也使用这项技术来制订手术计划。在扫描范围内的肘部运动包括完全屈伸运动和在屈曲位及伸直位的旋前 / 后运动。然后，我们将无症状的正常侧与病变侧进行对比。患者首先在扫描仪外进行"试运行"，直到他们对动作和指令完全适应为止。放射技师进行设置校准，以减少辐射剂量。外科医师可以在扫描室内指导患者，也可以协助患者活动。患者和检查人员均穿戴防护服，包括铅眼镜、铅围裙和铅手套。

我们已经采用 4D-CT 对肱二头肌远端肌腱部分撕裂的患者进行了检查。肱二头肌肌腱部分撕裂的患者的主要临床表现是疼痛而不是肌力的减弱，虽然肌腱在肘窝处可被触及，但是在影像学上却可能表现为完全断裂 [6]。病因可能是急性的创伤或潜在的退行性改变。MRI 的特征性表现包括信号强度异常、肱二头肌桡骨附着处滑囊炎和桡骨结节的微撕脱骨折。然而，我们在临床实践中常常会忽略这些表现。

我们发现桡骨结节明显隆起的患者，会出

现肱二头肌远端肌腱部分撕裂和外翻不稳定（图 7-1~7-5），这个隆起是我们在手术中发现的，可能是解剖学上的变异、骨质增生、骨赘或继发于肌腱本身的退变。在手术时，我们切除这个桡骨结节隆起，使得在前臂旋前和旋后的过程中尺、桡骨不发生撞击，切除骨刺还可以保护修复的肌腱。

4D-CT 可以用于肘关节动态病变的评估。我们已经发现了一些无法用其他影像学方法做出诊断的病例。在这些复杂的病例中，4D-CT 有助于准确诊断和制订手术计划。

双（光谱）能量 CT 使用两种能量不同的射线源使一些物质（如碘和钙）得以区分，从而可以分辨出一些软组织内的细微结构。这项技术对识别尿酸具有高敏感性，这意味着我们现在可以不通过活检确诊痛风[8]。此外，它还可以更好地减少金属伪影，将骨质通过减影的方法去除，使血管造影显示得更为清楚。这项技术可以在较低的辐射条件下进行，并有可能大幅度发展，从而得到更广泛的应用。

动态 MRI 现在也可以用于对骨和软组织的评估。关节的活动可以评估滑囊、滑膜、肌腱和其他软组织的位置变化（图 7-6，7-7）。

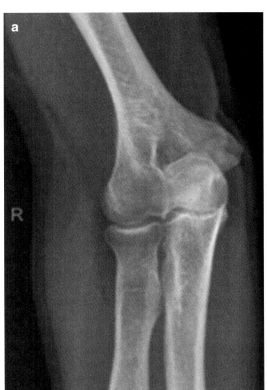
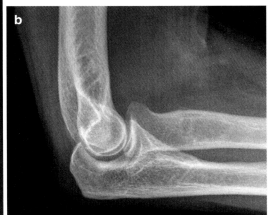

图 7-1　a 和 b. 患者 1，肘关节正、侧位 X 线片，未发现明显异常

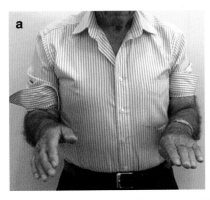
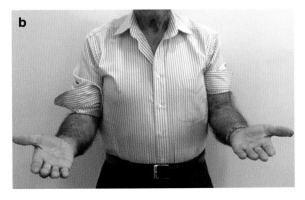

图 7-2　a 和 b. 患者 1，临床照片显示前臂旋前受限

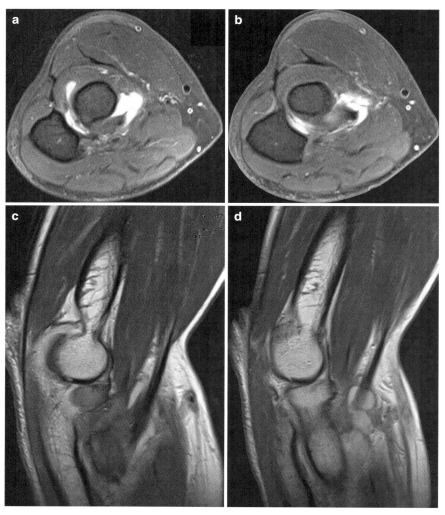

图 7-3　患者 1，MRI 显示肘关节在最大旋前和旋后位时的横断面图像（a~d），注意突出的桡骨粗隆在旋前终止时发生撞击（a）

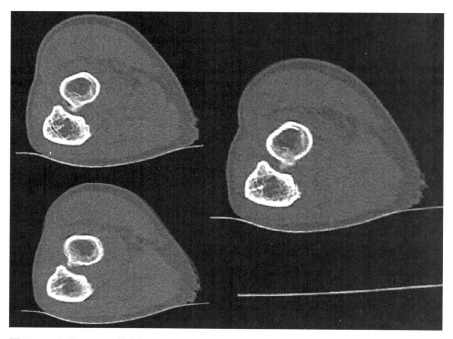

图 7-4　患者 1，CT 横断面显示增大的桡骨结节导致近端桡尺骨撞击

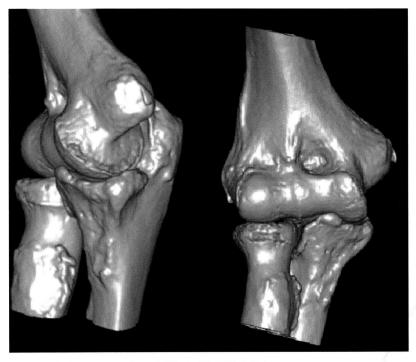

图 7-5　患者 1，3D 重建 CT 图像显示桡骨结节扩大

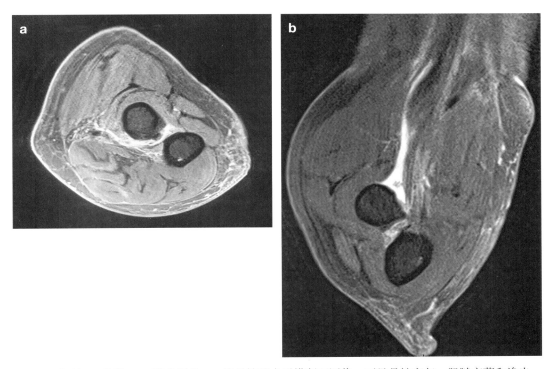

图 7-6　患者 2，前臂 MRI 静态图像。a. 桡骨结节水平横断面图像，可见骨性突起、肌腱变薄和渗出。
b. FABS 体位下肌腱变薄和局部积液

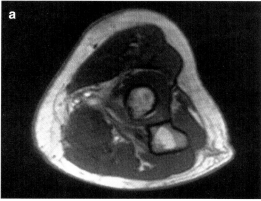

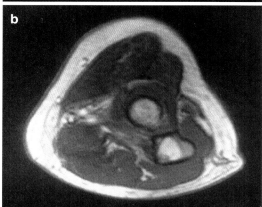

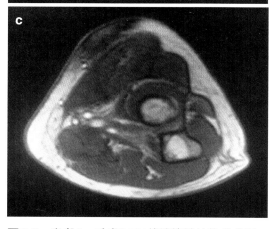

图 7-7　患者 2，动态 MRI 前臂旋转的静态截图，
肘关节旋前受限，肱二头肌肌腱在近端桡尺间隙内
受到撞击（a）完全旋前（b），旋前中段肱二头肌
远端肌腱的空间减小（c），前臂完全旋后

参考文献

[1] Wassilew GI, Janz V, Heller MO, et al. Real time visualization of femoroacetabular impingement and subluxation using 320-slice computed tomography. J Orthop Res. 2013;31(2):275–81. https://doi. org/10.1002/jor.22224.

[2] Demehri S, Hafezi-Nejad N, Morelli JN, et al. Scapholunate kinematics of asymptomatic wrists in comparison with symptomatic contralateral wrists using four-dimensional CT examinations: initial clinical experience. Skeletal Radiol. 2016;45(4):437–46. https://doi.org/10.1007/s00256-015-2308-0.

[3] Garcia-Elias M, Alomar Serrallach X, Monill Serra J. Dart-throwing motion in patients with scapholunate instability: a dynamic four-dimensional computed tomography study. J Hand Surg Eur Vol. 2014;39(4):346–52. https://doi. org/10.1177/1753193413484630.

[4] Alta TD, Bell SN, Troupis JM, Coghlan JA, Miller D. The new 4-dimensional computed tomographic scanner allows dynamic visualization and measurement of normal acromioclavicular joint motion in an unloaded and loaded condition. J Comput Assist Tomogr. 2012;36(6):749–54. https://doi.org/10.1097/RCT.0b013e31826dbc50.

[5] Kakar S, Breighner RE, Leng S, et al. The role of dynamic (4D) CT in the detection of scapholunate ligament injury. J Wrist Surg. 2016;5(4):306–10. https:// doi.org/10.1055/ s-0035-1570463.

[6] Bain GI, Krishna S, MacLean S, Carr R, Slavotinek J. Locked scapholunate instability diagnosed with 4D computed tomography scan. J Wrist Surg. 2019; https://doi. org/10.1055/s-0039-1679937.

[7] Carr R, MacLean SBM, Slavotinek J, Bain GI. Fourdimensional computed tomography scanning for dynamic wrist disorders: prospective analysis and recommendations for clinical utility. J Wrist Surg. 2019;8(2):161–7.

[8] Metzger SC, Koehm M, Wichmann JL, et al. Dual-energy CT in patients with supected gouty arthritis: effects on treatment regimen and clinical outcome. Acad Radiol. 2016;23(3):267–72.

第 8 章　肘部影像新技术：SPECT-CT

Rasmeet Singh Dhaliwal, Kym Phuong Huynh, Simon Bruce Murdoch MacLean, and Gregory Bain

汪益　译

8.1　引言

运动员经常出现的肘部疼痛，可能是由急性损伤或者慢性疲劳性损伤所导致。在临床上，采用多种的影像学检查手段进行综合评估是非常关键的，我们可以从中得到准确诊断，并做出具有针对性的治疗方案。

X 线片是筛查重症的首选方法。二线检查包括超声（US）、MRI、CT 和骨扫描（BS）。超声可以动态地评估软组织结构，如韧带、肌腱和关节周围肿胀等。CT 既可以完美地显示细微的骨质结构，利于发现骨折和骨病等变化，还可以用于制订手术计划。MRI 可以评估关节周围软组织和骨病。特别适用于软组织水肿和肿瘤。而骨扫描对鉴别骨病很敏感[1]。

8.2　SPECT-CT

SPECT-CT 是一种新的成像方式，是核素扫描和 CT 的结合。它在骨病的评估中特别有用，与单纯的核素扫描相比具有更高的敏感性和特异性[2]。

静脉注射的锝 -99m 羟甲基二磷酸（Tc-99m HDP）可被成骨细胞吸收，因此可用于骨代谢的

功能评估。其他化合物如放射性镓标记的白细胞可用于感染的定位[3]。计算机软件将核医学图像与 CT 图像叠加，生成二维和三维 SPECT-CT 图像。这不仅提供了核素扫描的功能评估，还提供了优秀的 CT 解剖分辨率[2]。当 SPECT-CT 结合 MR 表现时，比单独使用两种方式更加灵敏[4]。

放射性核素扫描包括使用 SPECT-CT 成像的三相骨显像，目前的设备是在 CT 的基础上增加了一台伽马照相机，二者结合可以确保 SPECT 图像和 CT 图像更好地匹配，也更方便处理。放射性核素是通过静脉注射入体内的。伽马照相机用于探测来自放射性核素的辐射。然后使用伽马照相机探测放射性核素在体内的动态分布情况，2 分钟动态采集血流灌注相，以评价软组织的血供情况，接下来继续采集 4 分钟获得血池相，随后再通过 3~5 分钟的采集获得感兴趣区域的早期图像，在 2~4 小时采集获得该区域的延迟图像。SPECT 图像和 CT 图像融合，形成了多平面（横向位、冠状位和矢状位）重建的图像（1.25mm）。

SPECT-CT 在评估恶性骨病变、类风湿关节炎、骨关节炎、缺血性坏死和应力性骨折方面较敏感。这项技术的应用已变得越来越普遍，最近已应用于评估腕关节紊乱[5]。

8.3　SPECT-CT 的适应证

SPECT-CT 不是首选的影像学检查方法，而是与常规影像学检查方法［XR、US、MR 和（或）CT］联合使用的三线影像学检查方法。

8.3.1　风险和禁忌证

Tc-99m HDP 的 半 衰 期（$t_{1/2}$） 为 4~12 小时，最后经肾脏排出 [2]。然而，肾功能损害并不是 SPECT-CT 的禁忌证，妊娠及哺乳期才是。检查存在的实际问题包括幽闭恐惧症、肥胖（227kg），以及在获取图像时无法保持俯卧。检查的辐射剂量为 5~6mSv。

8.4　临床病例

8.4.1　肌腱病变

病例 1：38 岁男性，慢性肘关节后方疼痛。MRI（图 8-1a）作为二线影像学检查方法，初步诊断为普通伸肌肌腱病变。由于疼痛的病因还不能完全确定，故进行了 SPECT-CT 检查（图 8-1b），显示了 MRI 上没有显示的病变。SPECT-CT 显示在肱三头肌附着处有摄取，最终诊断为常见的伸肌肌腱病和肱三头肌肌腱病。这个病例强调了 SPECT-CT 对肌腱病变的鉴别能力，而这点在一、二线检查中可能被忽略。

病例 2：37 岁男性，肘关节后内侧疼痛。MRI 发现肌腱远端（图 8-2a）肌腱病，SPECT-CT 显示尺骨鹰嘴骨软骨撞击（图 8-2b），这与 MRI 的诊断结果不同。在这个病例中，SPECT-CT 的价值在于帮助做出明确的诊断。这有助于为患者制订正确的治疗计划。

病例 3：47 岁男性，在超负荷顶举后出现肘关节部疼痛。X 线片未显示任何异常。MRI（图 8-3a）显示肱二头肌远端肌腱轻度增厚。SPECT-CT（图 8-3b）显示在桡骨结节处 Tc-99m HDP 摄取增高，从而改变了原有诊断。与病例 1

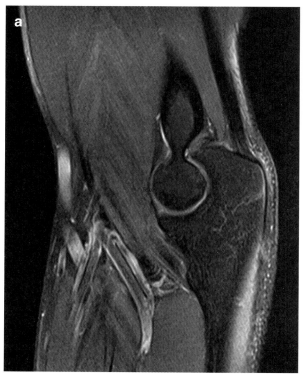

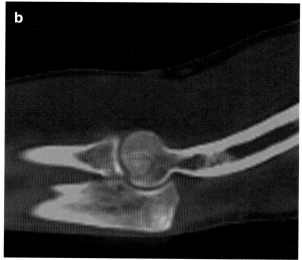

图 8-1　38 岁男性，慢性肘关节后方疼痛，无外伤史。a. MRI 表现为常见的伸肌腱炎。b. SPECT-CT 显示右侧伸肌肌腱病 / 肌腱炎及肱三头肌附着处的摄取增高

相似，SPECT-CT 提供了功能和解剖学信息，有助于诊断和后续处理。

8.4.2　撞击

病例 4：49 岁患者，桡骨头及冠突骨折伴肘部疼痛。SPECT-CT（图 8-4）显示，在桡骨

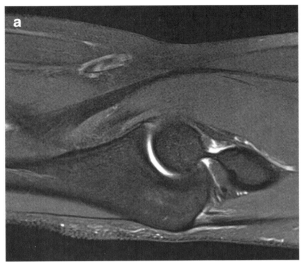

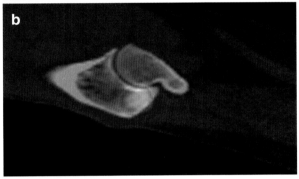

图 8-2　37 岁男性，肘关节后内侧疼痛，有尺神经移位病史。a. MRI 显示肱三头肌附着处轻度肌腱病。b. SPECT-CT 显示尺骨鹰嘴骨软骨撞击

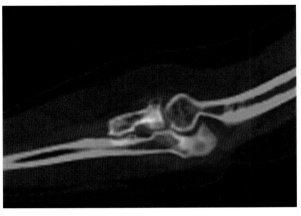

图 8-4　49 岁患者，桡骨头和冠突骨折后出现肘关节疼痛。SPECT-CT 显示桡骨粗隆与尺骨鹰嘴之间的撞击和骨质重塑

粗隆和邻近的尺骨近端有 Tc-99m HDP 的摄取增加。该表现与桡骨粗隆和邻近尺骨之间的撞击和骨质重塑是一致的。SPECT-CT 显示了更多的病变，并解释了持续的疼痛症状。

8.4.3　先天性关节病

病例 5：27 岁男性，肘关节疼痛。CT 显示没有明显的病理变化，因此不能诊断（图 8-5a）。SPECT-CT 显示包括肱桡关节、肱尺关节和近端

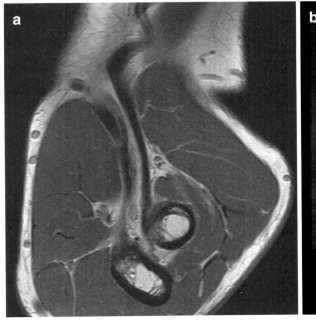

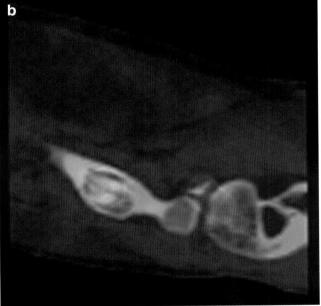

图 8-3　47 岁男性，在超负荷顶举后出现肘关节疼痛。a. MRI 显示肱二头肌附着处增粗和信号不均。b. SPECT-CT 显示肱二头肌远端肌腱炎

桡尺关节的摄取增多（图 8-5b）。该表现提示可能存在一些未知的病变和轻度的滑膜炎或关节炎。

8.5　总结

SPECT-CT 是一种三线影像学检查方法，能够同时提供功能和解剖的信息。我们认为对疑似由肌腱病变、撞击、感染和转移导致的肘部疼痛，可以采用 SPECT-CT 进行检查。此外，我们也用 SPECT-CT 来评估创伤较大的全肘关节置换术（TEA）。我们的评估方案有助于评估肘关节疼痛（图 8-6）。

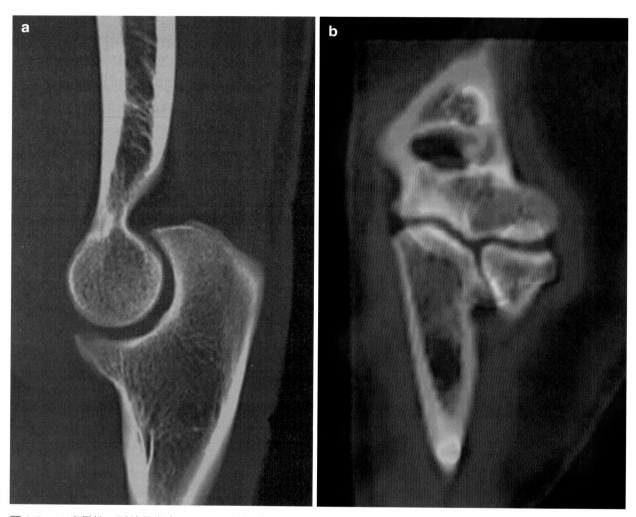

图 8-5　27 岁男性，肘关节疼痛。a. CT 未见异常。b. SPECT-CT 显示为滑膜炎或关节炎

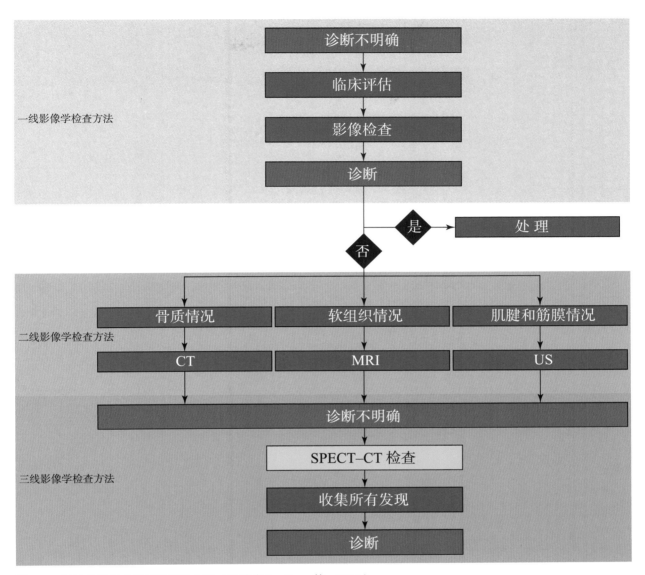

图 8-6　肘关节疼痛的影像学评估方案（改编自 Le Corre 等，2016）

参考文献

[1] Arican P, Okudan B, Kodaloglu N. Bone SPECT-CT for assessment of extremities and joints. Ann Orthop Rheumatol. 2016;4(2):1070.

[2] Buck AK, Nekolla S, Ziegler S, Beer A, Krause BJ, Herrmann K, et al. SPECT-CT. J Nucl Med. 2008;49(8):1305–19.

[3] Gnanasegaran G, Ballinger JR. Molecular imaging agents for SPECT (and SPECT-CT). Eur J Nucl Med Mol Imaging. 2014;41(Suppl 1):S26–35.

[4] Huellner MW, Strobel K. Clinical applications of SPECT-CT in imaging the extremities. Eur J Nucl Med Mol Imaging. 2014;41(Suppl 1):S50–8.

[5] Corre AL, Huynh KP, Dhaliwal RS, Bain GI. Development of a protocol for SPECT-CT in the assessment of wrist disorders. J Wrist Surg. 2016;05(04):297–305.

第三部分
手术入路

第 9 章　肘关节入路 / 71

第 10 章　保留肱三头肌的关节外阶梯状尺骨鹰嘴截骨术 / 86

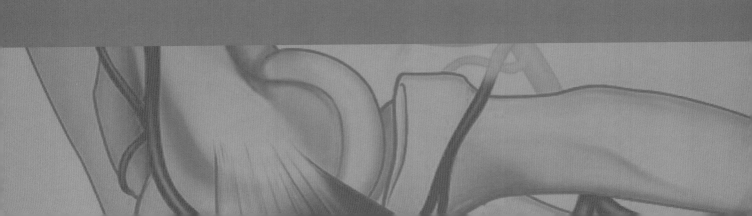

第9章 肘关节入路

Gregory Bain, Janak A. Mehta, and Tendai Mwaturura

张宇 译

9.1 外科入路

肘关节的手术入路可分为后侧入路[1-6]、前侧入路[7]、外侧入路[8-9]、内侧入路[2,10]，以及内侧和外侧联合入路。图 9-1 显示了肘部的横截面，这使外科医师能够了解不同的手术入路。

肘部手术的基本原则包括了解皮神经、神经平面、主要神经血管结构的处理、扩大入路显露范围的方法，以及维持肘关节稳定性的方法。在后文中将详细介绍这些内容。

9.1.1 皮神经

使用肘关节内侧[3,8]入路和外侧[1]入路都有损伤浅表皮神经的风险。与内、外侧入路相比，使用后正中入路损伤皮神经的风险较小。皮神经和皮下血管丛[11]位于皮下脂肪层中（图 9-2）。如果在深筋膜掀起全层筋膜皮瓣，可以使这些神经血管结构不受损伤。我们建议在复杂的肘关节手术中采用后正中入路[12]。将患者置于侧卧位并给予妥善衬垫，以避免压迫健侧神经血管结构。肘部上方使用无菌止血带，将手臂置于臂托上，使肘部可以不受限地伸直。将切口置于鹰嘴的侧面，以使术后肘部在休息位时不会直接压迫手术瘢痕（图 9-3）。整个肘部，包括前方部分，

都可以通过后正中切口显露。在使用此入路的过程中，我们没有观察到发生皮肤坏死的病例。通过局部入路可有效地完成较小的外科手术，如肱骨外上髁松解术或单纯性桡骨头骨折的切开复位内固定。但是，在此类手术的局部切口中，术者必须注意保护皮神经[1-3,8]。

本章省略了其他肘部入路皮肤切口的细节内容，除非该切口与后正中入路相比有显著的优势。

9.1.2 神经平面

在由不同运动神经支配的肌肉之间存在一个神经平面。在外科手术中选择该平面进行操作可降低运动神经损伤的风险，运动神经损伤可导致肌肉失神经支配和伴随的功能丧失。此类平面的示例如下。

- 前侧 Henry 入路。在入路的近端，神经平面位于肱桡肌（桡神经）和肱肌（肌皮神经）之间；在入路的远端，在肱桡肌（桡神经）和旋前圆肌（正中神经）之间存在神经平面。
- 外侧 Kocher 入路的神经平面位于肘肌（桡神经）和尺侧腕伸肌（骨间后神经）之间。
- 后外侧 Boyd 入路。神经平面在尺侧腕屈肌（尺神经）与肘肌（桡神经）和旋后肌

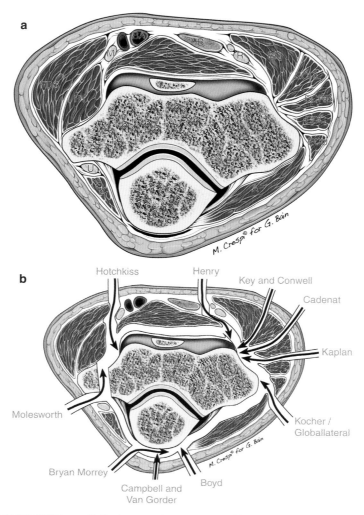

图 9-1　肱骨髁上水平的肘部解剖图。a. 横截面。A—肘肌，ECU—尺侧腕伸肌，FCU—尺侧腕屈肌，EDC—指伸肌，ECRB—桡侧腕短伸肌，ECRL—桡侧腕长伸肌，BR—肱桡肌，B—肱肌，PT—旋前圆肌，FDS—指浅屈肌，BT—肱二头肌，R—骨间后神经，M—正中神经，U—尺神经，BA—肱动脉。b. 手术入路的名称（版权所有：Gregory Bain 博士和 Max Crespi）

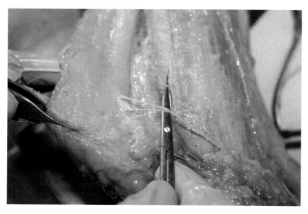

图 9-2　该图展示了皮神经及其分支。注意神经位于深筋膜的浅层（版权所有：Gregory Bain 博士）

（PIN）之间

- 内侧 Hotchkiss 入路。利用了屈肌 – 旋前肌肉群（正中神经）与肱肌和肱二头肌（肌皮神经）之间的神经平面。

但是，神经平面并非总是能提供最佳的手术区域。在这种情况下，将考虑其他的手术入路。例如，尺骨鹰嘴截骨术仍然可以创建一个神经平面。

9.1.3　主要神经血管结构的处理

需要保护肱动脉和主要神经。

在复杂的肘关节手术过程中，需要松解尺神经并对尺神经加以标记，以不断提醒术者避免损

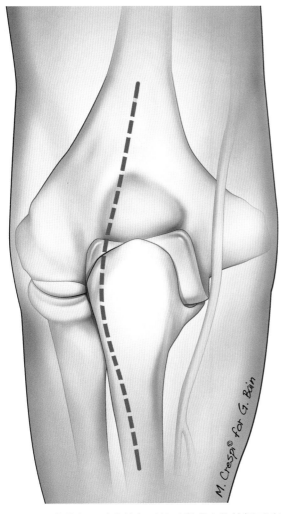

图 9-3　后中线切口（虚线）延伸至鹰嘴尖的外侧面（版权所有：Gregory Bain 博士和 Max Crespi）

伤尺神经。应避免钳夹标记带，以免意外牵拉神经造成损伤。如果需要将尺神经移位，则需要保护尺侧副血管。如果尺神经位置不稳定或软组织床被破坏，应进行尺神经移位。为了使尺神经移位，需要松解肘管支持带，并切开内侧肌间隔。由于尺侧副血管在内上髁近端 2cm 处穿过内侧肌间隔，因此在切开肌间隔时应注意保留该部分的完整，以保护血管及神经的分支。

骨间后神经在肘关节外侧的解剖过程中很容易受损，因为它位于肘关节前外侧关节囊上，并且与环状韧带远端的桡骨骨皮质紧密相关。使用外侧入路时可通过旋前前臂来保护骨间后神经。

相反，使用前侧入路时旋后前臂可保护骨间后神经免受伤害。

9.1.4　扩大入路的显露范围

在理想情况下，手术入路的显露范围应该是可以通过向近端和远端延伸切口进行扩大的。一个很好的例子是前侧入路的 Henry 切口，该切口可以延伸到肩部和腕部。而大多数其他手术入路的显露范围只具有有限的可扩展性。

9.1.5　维持肘关节稳定的结构

获得并保持肘关节的稳定对于早期运动和康复，以及降低肘关节挛缩的风险至关重要。如果需要松解对于维持肘关节稳定性发挥重要作用的韧带，则必须对其进行修复或重建，以确保关节的稳定。

9.2　后侧入路

在选择各种后侧手术入路时，外科医师必须了解肱三头肌的多种处理方式（图 9-4）。可以将肱三头肌的远端部分纵行劈开[2]，形成舌状瓣后向远端牵开[3]，然后向内侧翻转[8] 或向外侧翻转[5]，也可以向近端掀起[6,13]。另外，可以行尺骨鹰嘴关节外截骨术或尺骨鹰嘴关节内截骨术[4,14]。

保持"肱三头肌附着"有助于术后康复和肘关节稳定，但肱三头肌可能会限制显露的范围。因此，对于关节外侧髁上骨折，肱三头肌翻转的手术入路可以提供理想的显露范围。但此入路很难处理关节内髁上骨折，因为骨折的显露必须尽量充分。在肘关节置换术中可以选择纵行劈开肱三头肌，而肱三头肌挛缩才是肱三头肌舌状瓣入路的适应证。

9.3　劈肱三头肌入路[2]

该入路沿中线纵行劈开肱三头肌，并沿着尺

骨的皮下缘向远端延伸。需要松解肱三头肌在尺骨鹰嘴上的附着，并保持肱三头肌肌腱与前臂筋膜的连续性，以保留肱三头肌的内侧头、外侧头和伸肘装置（图 9-4a）。其他肌肉（肘肌和尺侧腕屈肌）、关节囊、屈肌和伸肌总腱的起点都在骨膜下剥离。这样可以显露肱骨远端和肘关节的后部。该入路适用于全肘关节置换术和肱骨远端关节外骨折的固定。术中需要使用粗的不可吸收的骨缝合线在鹰嘴上修复肱三头肌伸肘装置。如果肱三头肌肌腱不能在尺骨鹰嘴上愈合，将导致肱三头肌在修复后形成扣眼畸形。Gschwend 对此入路进行了改良，包括使用骨刀将肱三头肌从尺骨鹰嘴的附着点进行骨皮质下剥离。由于肱三头肌腱膜深部带有薄的片状骨质，因此更容易与尺骨鹰嘴愈合 [15]。

如果仅显露尺骨鹰嘴窝，可以选择劈肱三头肌入路（图 9-5）。该入路有助于鹰嘴窝的清创。

9.3.1　肱三头肌舌状瓣入路 [2]

该入路需要在肱三头肌肌腱上切取舌状筋膜瓣（图 9-4b）。重要的是要认识到，筋膜是从肱三头肌的长头和外侧头的总腱表面切取的，因此腱性结构切开的部位应在总腱的外周部分，以便后期的肱三头肌修复。向远端掀起舌腱膜后，向近侧劈开肱三头肌肌腱，并向深部于中线劈开深

部的肌性结构，直达肱骨和尺骨鹰嘴。Campbell 建议仅在肱三头肌挛缩时选择此入路。然后可以使用 V–Y 缝合法延长肱三头肌。该种方法最多可增加 40° 的肘关节屈曲度 [4]，但会导致肱三头肌无力 [5]。

9.3.2　牵开肱三头肌入路 [6, 13]

这需要在肱三头肌的一侧或两侧进行解剖，同时保持肱三头肌的连续性。从内侧和外侧松解肱三头肌，并分别从内、外侧肌间隔上将肱三头肌掀起。在此入路中，尺神经和桡神经都需要进行显露。然后将肱三头肌牵开，以显露肱骨远端（图 9-4c）。牵开肱三头肌入路适用于成人关节外肱骨骨折的治疗。

9.3.3　翻转肱三头肌入路（由内侧向外侧）[5]

在此入路中，需要松解尺神经，然后掀起肱三头肌起点并从内侧将其翻转。松解的范围为肱骨至内侧肌间隔，最后直达后方关节囊水平。然后沿着尺骨近端的内侧切开约 6cm 长的前臂深筋膜。至此，肱三头肌及与其保持连续的前臂深筋膜作为一个整体自骨膜下从内侧向外侧翻转（图 9-4d）。肱三头肌止点和尺骨骨膜交接的内侧部分是此肌 – 骨膜瓣的最薄弱部分，因此需要小心操作。Bryan 和 Morrey[5] 建议在进行骨膜

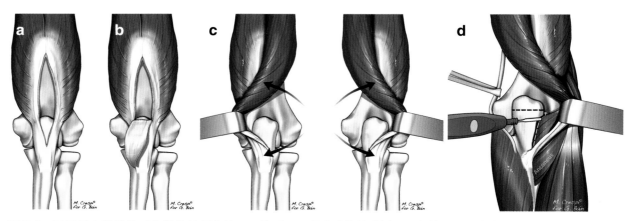

图 9-4　经后侧入路的肱三头肌的处理方法。a. 劈开。b. 形成舌状筋膜瓣。c. 翻转。左图为向尺侧翻转，右图为向桡侧翻转。d. 从内侧向外侧翻转（版权所有：Gregory Bain 博士和 Max Crespi）

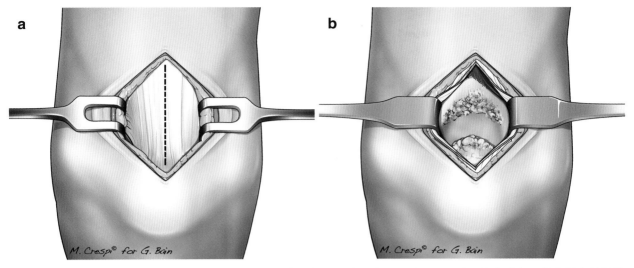

图 9-5　显露肱骨鹰嘴窝的劈肱三头肌入路。a. 沿虚线纵行切开肱三头肌肌腱。b. 显露尺骨鹰嘴窝。将内侧和外侧肱三头肌肌腱向两侧牵开（版权所有：Gregory Bain 博士和 Max Crespi）

下解剖时屈肘 20°~30°，以减轻组织瓣的张力。可以从尺骨近端骨膜下掀起肘肌以显露桡骨头。后方关节囊通常与伸肘装置一同被掀起。可以通过鹰嘴尖的截骨显露滑车。在行 TEA 时，可以通过锐性解剖肘关节内侧副韧带复合体以增加显露。

　　该入路适用于复位和固定远端肱骨骨折、TEA，以及其他可能需要在肘关节内侧进行广泛显露的情况。

　　该入路的显露需在近端行肱骨骨膜下剥离，在远端沿尺骨皮下部的骨膜下显露。Bryan 和 Morrey 建议使用 5 个十字交叉的穿骨缝合线使骨膜和肱三头肌肌腱重新附着在尺骨近端。另一根横向缝合线用于将肱三头肌肌腱固定到鹰嘴尖。肱三头肌止点修复失败可能会导致伸肘装置滑动，使肘部疼痛和无力。肘关节内侧副韧带复合体和覆盖前臂尺侧腕屈肌的深筋膜也应给予修复。

　　由于该入路可导致肱三头肌功能不全，因此笔者不再于 TEA 中使用该入路。针对此问题，Wolfe 和 Ranawat 对该入路进行了改良。笔者使用类似骨皮质下剥离的方法将伸肌装置连同一薄层骨片从尺骨上掀起，以加快伸肌装置的愈合。

9.3.4　外侧尺骨鹰嘴旁入路

　　外侧尺骨鹰嘴旁入路[16]适用于 TEA，该入路包括内侧和外侧关节切开术。先松解尺神经，切开内侧肌间隔，切断内侧副韧带后束，并将屈肌总腱起点和内侧副韧带前束从内上髁剥离。然后，从肱骨的前表面仔细解剖前方关节囊和肱肌。在关节外侧，于尺骨鹰嘴外缘沿肘肌在尺骨上的起点的方向纵行劈开肱三头肌肌腱。通过在骨膜下剥离肘肌形成肘肌 – 肱三头肌瓣并将肘肌 – 肱三头肌瓣牵向外侧，同时保留大部分肱三头肌在尺骨近端上的附着。最后，将外侧副韧带从外上髁剥离以使肱骨远端从内侧或外侧关节切开处（"窗口"）显露。

　　手术完成后，修复、闭合切口，并用经骨缝合线将韧带重新固定于肱骨远端（图 9-6a~d）。

9.3.5　Boyd 入路

　　Boyd 描述了一种后外侧入路，用于处理孟氏骨折 – 脱位、桡骨头骨折和环状韧带重建（图 9-7）[1]。将该入路的切口沿着肱三头肌的外缘延伸，并沿着尺骨的皮下缘向远端继续延伸 6cm。然后，把尺骨外侧附着的肌肉（肘肌、尺侧腕伸肌和旋后肌）从骨膜下掀起并牵向桡侧，以显露

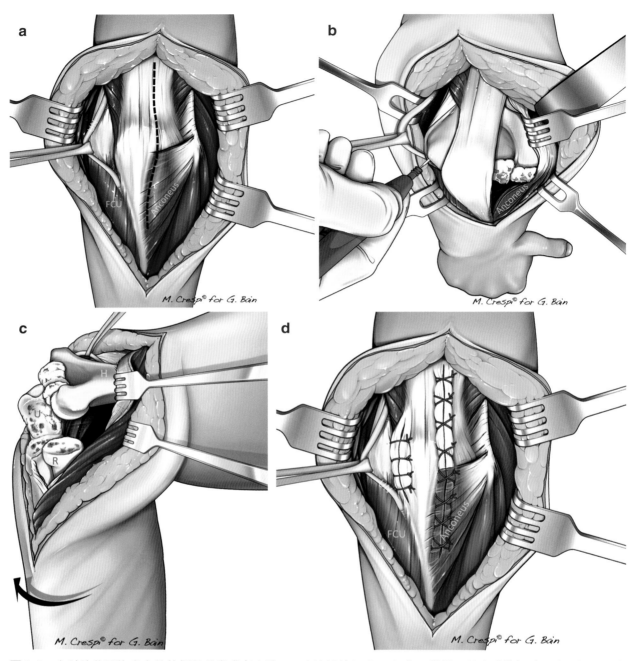

图 9-6 全肘关节置换术中的外侧尺骨鹰嘴旁入路。a. 确认尺神经（UN）位置并沿尺骨鹰嘴外侧肱三头肌切开（虚线）。FCU—尺侧腕屈肌。b. 松解尺神经。切开内、外侧肘关节囊，松解屈肌总腱止点。c. 前臂旋转可显露桡骨头（R）和尺骨近端（U）关节面。H—肱骨远端。d. 深层缝合。Anconeus—肘肌

桡骨头和桡骨颈表面的关节囊。由于该关节囊包含肘关节外侧韧带复合体，因此松解该复合体可能导致 PLRI。在向近端解剖时，骨间后动脉受旋后肌保护。

该入路可以通过从尺骨的皮下缘和骨间膜掀起尺侧腕伸肌、拇长展肌和拇长伸肌来向远端延

长。操作时，可能需要结扎骨间返动脉，但必须避免损伤骨间后动脉。在切口缝合过程中，我们强烈建议将外侧韧带复合体重新固定在旋后肌嵴上，以防止 PLRI。最后，缝合深筋膜。由于使用 Boyd 入路可能导致 PLRI 和尺桡骨融合。因此，我们建议外科医师保留 Boyd 入路用于尺桡

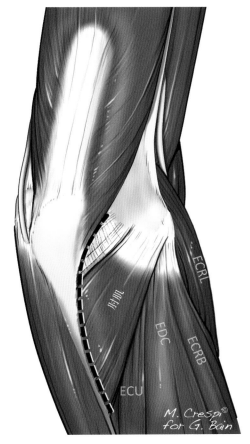

图 9-7　Boyd 入路。虚线表示肱三头肌和肘肌之间的解剖平面。ECU—尺侧腕伸肌，EDC—指伸肌，ECRB—桡侧腕短伸肌，ECRL—桡侧腕长伸肌（版权所有：Gregory Bain 博士和 Max Crespi）

骨融合切除术或成形术。

　　在治疗孟氏骨折时，建议经 Kocher 切口显露桡骨头（肱肌和尺侧腕伸肌之间），经骨膜下入路显露尺骨[17]。这样可以减少与 Boyd 入路相关的潜在并发症。

9.3.6　尺骨鹰嘴截骨入路

　　尺骨鹰嘴截骨入路[4]（图 9-8）适用于肱骨远端关节内骨折（AO C₃ 骨折）的固定。经骨膜下显露尺骨鹰嘴后预先钻孔。先将肘肌从尺骨鹰嘴上掀起。然后，用一个大的 AO 点式复位钳夹持尺骨近端，向后方牵拉肱尺关节以显露和确定尺骨鹰嘴的关节面裸区。实施 Chevron 截骨术需要先使用薄摆锯截骨，再用薄刃骨刀完成前方骨

皮质的截断。将尺骨鹰嘴连同一肱三头肌伸肌装置掀起以显露肱骨远端及其关节面。Chevron 截骨术既增加了骨愈合面积，也为肘关节提供了一些固有的旋转稳定性。Chevron 截骨术的尖端指向远端，因此侧副韧带附着在桡骨轴段，这种操作降低了截骨过程中尺骨鹰嘴粉碎的风险。通过该入路可以将肱三头肌从肱骨远端骨膜下掀起以使显露范围向近端延伸，同时从尺骨近端骨膜下掀起肌肉可以使显露范围向远端延伸。Zumstein 描述了一种尺骨鹰嘴关节外截骨术的改良技术（请参见下一章）。

　　尺骨鹰嘴通过内固定重新固定。我们使用了长螺纹、大直径的 AO 空心螺钉，以帮助复位尺骨鹰嘴。将导针插入空心钻头中并置入尺骨骨髓腔内。用持骨钳控制尺骨鹰嘴截骨块的旋转幅度并进行骨折块之间的加压。并发症包括鹰嘴截骨不愈合（5%），侧副韧带损伤后的韧带不稳，以及由鹰嘴截骨块旋转和（或）过度加压所导致的肘部骨关节炎。

9.4　外侧入路

　　肘部外侧有很多入路。入路的选择要根据需要显露的区域决定。Kocher 入路（肘肌 /ECU）可以显露整个外侧肘部。由于 ECU 覆盖并保护了 LUCL，因此一些外科医师更喜欢采用 Kaplan 入路。无论要对上臂外侧进行何种外科操作，都必须清楚骨间后神经的位置，并且了解骨间后神经在前臂旋前时会向内侧平移约 1cm（图 9-9）[9]。

　　另一种选择是 Boyd 入路，该入路涉及从尺骨的皮下缘掀起肘肌和 ECU。该入路可用于 Monteggia 骨折 – 脱位损伤。但在孟氏骨折 – 脱位损伤中，它可能导致 PLRI 和尺桡骨融合。

9.4.1　外侧 Kocher 入路

　　外侧 Kocher 入路（图 9-10a）[8]可用于肱骨远端和桡骨头骨折的固定、桡骨头置换、游离体

摘除、软组织挛缩的松解、外侧副韧带的修复或重建，以及肘关节置换。

　　该入路的切口从肱骨外侧髁上嵴向远端延伸至桡骨头远端 5cm 处。在以肱三头肌为后界、肱桡肌和桡侧腕长伸肌为前界的间隙中向深部解

剖，显露出肱骨远端外上髁和外侧关节囊。在桡骨头远端，扩大尺侧腕伸肌与肘肌之间的间隙，并可以将伸肌总腱的起点向前方掀起以完成外侧关节囊及外侧关节的显露。Morrey 的改良方法是在外侧尺骨副韧带的前方切开外侧关节

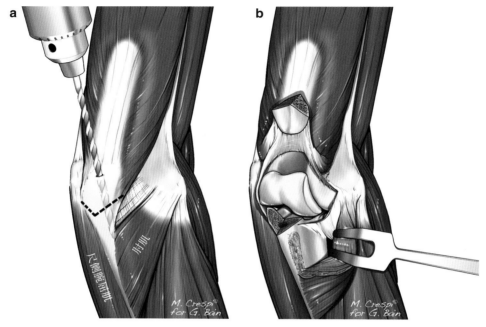

图 9-8　尺骨鹰嘴截骨术。a. 在进行 Chevron 截骨术（虚线）之前进行预先钻孔。b. 截骨术后显露的肱骨关节面（版权所有：Gregory Bain 博士和 Max Crespi）

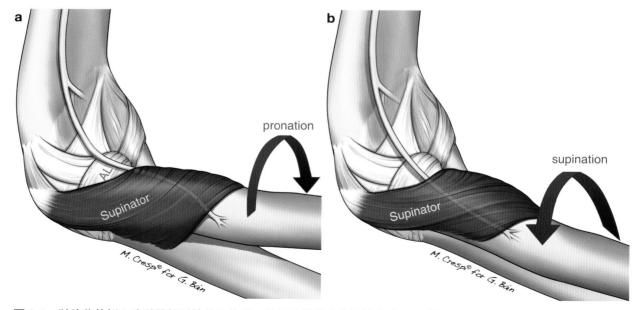

图 9-9　肘关节外侧入路时骨间后神经的位置。通过使前臂充分旋前（a），可降低骨间后神经受伤的风险，与旋后位（b）相比，前臂旋前时骨间后神经向内侧平移约 1cm（Supinator—旋后肌，pronation—旋前，supination—旋后，AL—环状韧带）（版权所有：Gregory Bain 博士和 Max Crespi）

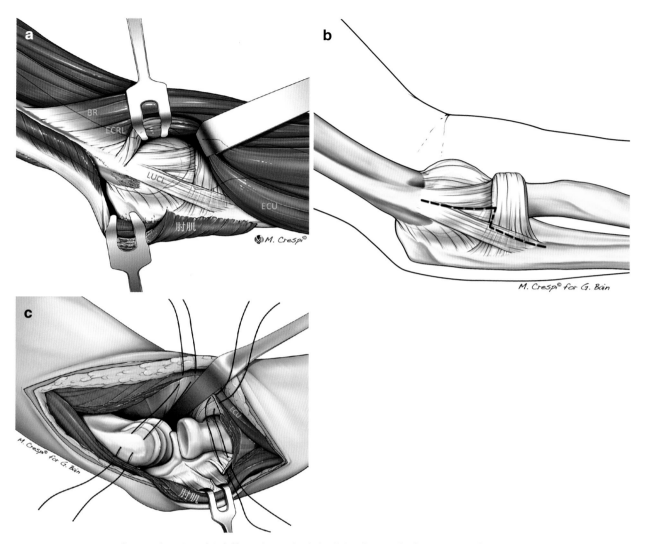

图 9-10　Kocher 入路。a. 肘肌和尺侧腕伸肌（ECU）之间的间隙，它在肱三头肌、肱桡肌（BR）及桡侧腕长伸肌（ECRL）之间的间隙向近端延伸。LUCL—外侧尺骨副韧带。b. Bain 改良的关节囊 Z 形切开术。在桡侧副韧带和尺侧副韧带前方阶梯式切开环状韧带（虚线）。c. 松解后方关节囊使关节半脱位并插入金属桡骨头假体（版权所有：Gregory Bain 和 Max Crespi）

囊，目的是防止出现肘关节 PLRI[12]。我们对该入路的改良包括在外侧尺骨副韧带前方对环状韧带 Z 形切开（图 9-10b）。改良后的入路保留了尺侧副韧带，并使环状韧带易于修复且不会过度紧张。改良后的入路适合于桡骨头骨折的切开复位。然后，必须从外上髁松解包括桡侧副韧带和尺侧副韧带在内的后方关节囊，以便于插入金属桡骨头假体（图 9-10c）。然后必须用经骨缝合线缝合修复。

显露区域可以根据需要向近端或远端延伸，以分别提供肱骨和尺骨的更大显露区域。先在尺骨鹰嘴上由外向内掀起肘肌 – 肱三头肌肌瓣，再将内侧副韧带作为铰链使肘关节脱位。此外，还可以松解内侧副韧带使肘关节完全松解。

用不可吸收的经骨缝合线间断缝合，并仔细修复外侧韧带复合体，对于防止 PLRI 是必不可少的。尺神经在操作过程中易被小的骨刺损伤，这种情况常发生于类风湿关节炎患者的内侧副韧带尺骨附着处 [15]。使用该入路可尽量避免损伤骨间后神经。如果需要显露整个肱骨远端，可以将该入路转换为后外侧入路。

9.4.2 直接外侧入路

Kaplan[9] 描述的直接外侧入路利用了指伸肌和桡侧腕短伸肌之间的间隙（图 9-11a）。在此入路中，建议将前臂完全旋前，以将骨间后神经和桡神经向内侧平移 1cm（图 9-9）。图 9-11b 描述了 Kocher 入路和 Kaplan 入路之间的异同。

Patterson 及其同事描述了肘部的整体入路[13]。这种入路在内外侧联合入路部分中进行了更全面的描述。

9.5 内侧入路

需要在尺神经和尺侧腕屈肌周围进行肘关节内侧入路的操作。有如下选择。

（1）从尺骨上松解尺侧腕屈肌的尺骨头和整个内侧肌群，以显露整个肘内侧（图 9-12a）。尺神经可以保留在尺侧腕屈肌中，但通常需要松解。

（2）劈开尺侧腕屈肌（图 9-12b）。

（3）松解尺侧腕屈肌之前的肌肉（Hotchkiss 过顶入路）（图 9-12c）。在这种情况下，不会显露内侧副韧带，不触及尺神经。可以显露冠突、内侧副韧带、前方关节囊和前方关节。

（4）内上髁截骨术是另一种选择。由于尺神经位于手术区域，因此必须对尺神经加以保护并考虑松解或移位。而正中神经主要有牵拉损伤的风险。

9.5.1 Molesworth 内侧入路

Molesworth[10] 描述了一个肘关节内侧入路（图 9-12b），该入路的适应证是肱骨内上髁 / 内髁骨折和肘部骨折 – 脱位，以及肘关节游离体的移除。切口中心位于内上髁上方。分开尺侧腕屈肌的尺骨和肱骨头，显露了受其保护的尺神经。然后保留尺神经的肌支，牺牲关节支。做一平行于内侧副韧带前束的切口并在其后方切开关节囊。于肱骨内上髁处钻孔后并由远及近地在紧邻滑车内侧非关节面处进行截骨。在从内上髁松解内侧肌间隔后，将旋前圆肌从内侧肌间隔分离出来。

先将肱骨内上髁与屈肌总腱的起点和内侧副韧带连成一体，然后将其一起牵向远端。从冠突和鹰嘴窝分别掀起前方关节囊和后方关节囊以显露关节。Molesworth[10] 尚未详细说明这种入路的可扩展性。但是，肱骨可以通过骨膜下剥离向近端扩大显露。对于切口的远端，除非内侧副韧带的远端止点被松解，否则其显露范围是有限

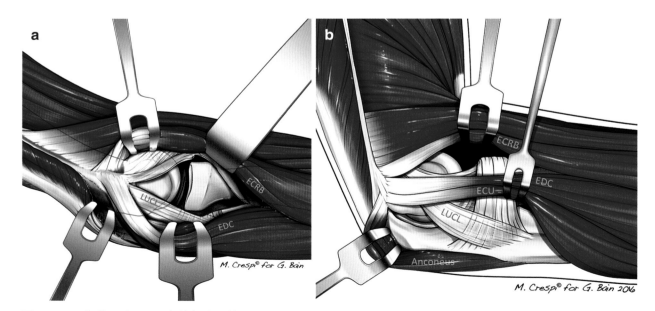

图 9-11 a. 指伸肌（EDC）与桡侧腕短伸肌（ECRB）之间的间隙。b. Kaplan 入路，前窗和 Kocher 入路之间的异同

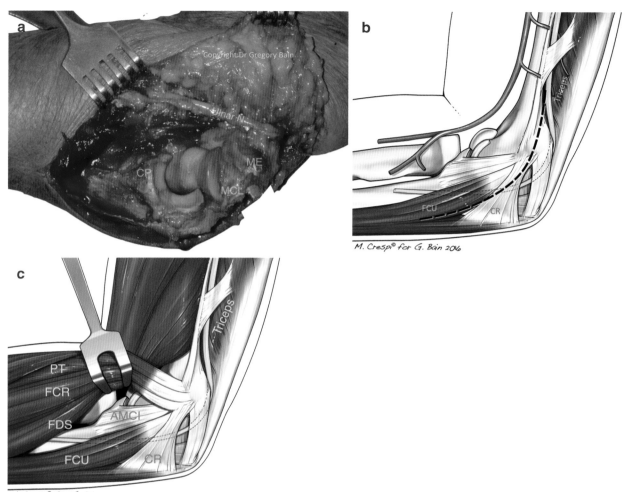

图 9-12　肘关节内侧入路。a. Jobe 内侧入路。将屈肌总腱掀起后向远端牵开。切开关节囊以显露关节。ME—内上髁，MCL—内侧副韧带，CP—冠突。b. Molesworth 入路。以内上髁（虚线）为中心，以 FCU 的尺骨和肱骨头之间的间隙的皮肤切口显露尺神经。CR—肘管支持带。c. Hotchkiss 过顶入路。该入路选择在 FCU 和 FDS 之间的神经平面。部分屈肌总腱的起点和旋前圆肌一起松解，以提供肘关节前部的"过顶"视野。内侧副韧带前束（AMCL）位于屈肌 – 旋前圆肌的深处。该入路使尺神经、MCL 和 FCU 的两个头部保持完整。并保留了部分筋膜用于缝合切口。FCR—桡侧腕屈肌，PT—旋前圆肌，CR—肘管支持带

的。Molesworth 报告说，Molesworth 入路可以显露整个肘关节。

完成手术后，用螺钉将内上髁复位固定并修复切开的关节囊。Molesworth 建议将肱三头肌缝合至肱肌。为最大限度地减少或预防该入路的并发症，必须保护支配旋前圆肌和屈肌总腱的正中神经的分支，以免其受到牵拉损伤。必须内上髁解剖复位并牢固固定，以最大限度地减少截骨处骨不连的风险。如果截骨的位置不正确，可能会导致内侧副韧带不稳定。

9.5.2　Campbell 改良内侧入路

Campbell[2] 对 Molesworth 入路的改良是改为沿前后方向进行内上髁截骨。

9.5.3　Hotchkiss 过顶入路 [18]

该入路适用于肘部的软组织松解或 MCL 复合体的重建。该入路的优点是可以在不破坏尺神经或 MCL 的情况下进行操作。软组织分离在屈肌 – 旋前圆肌（正中神经）与肱二头肌和肱肌（肌皮神经）之间的神经平面内进行。应当保护

前臂内侧皮神经。

先沿 FCU/FDS 间隙劈开屈肌 – 旋前圆肌的肌纤维（图 9-12c）。然后从肱骨远端掀起其余的屈肌总腱和旋前圆肌起点以显露肱肌。肱肌深处是可扩张的关节囊外间隙，间隙内有肱骨远端、前方关节囊和冠突。牵开肱肌将使整个前方关节囊显露。

活动肘部时在触摸到并确定冠突（CP）的位置后进行关节囊切开，将一个长的钝头拉钩置于关节囊深处和冠突前面，以允许从"过顶"的位置观察关节。当显露韧带复合体后，即可以在距高耸结节 1cm 以上的位置开始软组织分离。

由于软组织分离处位于肘关节前方，因此不需要扰动尺神经，除非存在尺神经病变。此外，该入路保留了内侧副韧带止点以保持关节的稳定性促进康复。

当需要向后方进入关节时，可以从肱骨远端掀起肱三头肌。Hotchkiss[18] 建议将尺神经完全松解并向前移位，以切除后内侧骨赘和异位骨化，或切断紧张的内侧副韧带后内侧束和关节囊。如果需要尺神经移位，则要将内侧副韧带的内上髁近端 5cm 以内的部分切除。

9.5.4　Jobe 内侧入路

该入路适用于 MCL 重建和肱骨内上髁炎的治疗（图 9-12a）[19]。在内上髁的前方做一弧形皮肤切口，并在术区小心地识别和保留前臂内侧皮神经的分支。从内上髁上切开屈肌总腱起点，以便后期修复。然后将附着的肌肉向远端掀起，以显露内侧关节囊和韧带。

9.6　内外侧联合入路

某些情况下需要使用内外侧联合入路。比如在固定桡骨头、冠突或桡骨头复杂骨折，以及松解软组织挛缩时。我们建议外科医师使用后正中

皮肤切口，而不要使用两个单独的皮肤切口。

9.6.1　全局入路

通过切开肘管支持带和松解尺侧腕屈肌筋膜来松解尺神经（图 9-13a）。然后，对尺骨近端内侧的肌肉，包括 FCU 和 FDP，行骨膜下松解，保留部分深筋膜供后期缝合修复（图 9-13b）。牵开肌肉可显露内侧副韧带和前方关节囊（图 9-13c）。再在内侧副韧带前束的前方切开关节囊。屈肌总腱起点和内侧副韧带仍保持完整。但是，如果有需要，可以将屈肌总腱起点和内侧副韧带从内上髁松解（图 9-13d）。

外侧显露始于肘肌和尺侧腕伸肌之间的间隙（图 9-13e）。通过触诊和观察，在远侧比在近侧更容易通过识别薄脂肪条来定位该间隙。牵开肘肌和尺侧腕伸肌，显露前外侧关节囊，将肱三头肌从肱骨远端牵开可以显露鹰嘴窝（图 9-13f）。在环状韧带上做一个阶梯状切口，以便在手术完成时解剖修复环状韧带。

外侧显露也可以通过对外上髁实施截骨术来实现。钻孔后行 Chevron 截骨术，以使整个伸肌起点与截骨块被一起牵开。将外侧髁上附着的肌肉于骨膜下掀起。因为与外上髁保持连续，避免了尺侧副韧带的损伤（图 9-13g）。

外侧显露沿桡骨近端延伸至桡神经穿出外侧肌间隔处，远端延伸至桡骨近端 1/3。旋前前臂以使骨间后神经远离手术区域，从而增加了安全区域。将旋后肌从旋后肌嵴松解，并与骨间后神经一起掀开，从而显露桡骨。可能需要结扎骨间后动脉。该入路可以显露肱骨远端、肘关节、桡骨近端和尺骨。

内侧副韧带和屈肌总腱起点的修复或重建应使用经骨缝合线。外上髁截骨用螺钉固定。

此入路的潜在并发症包括外上髁截骨后骨不连、PLRI 和异位成骨。

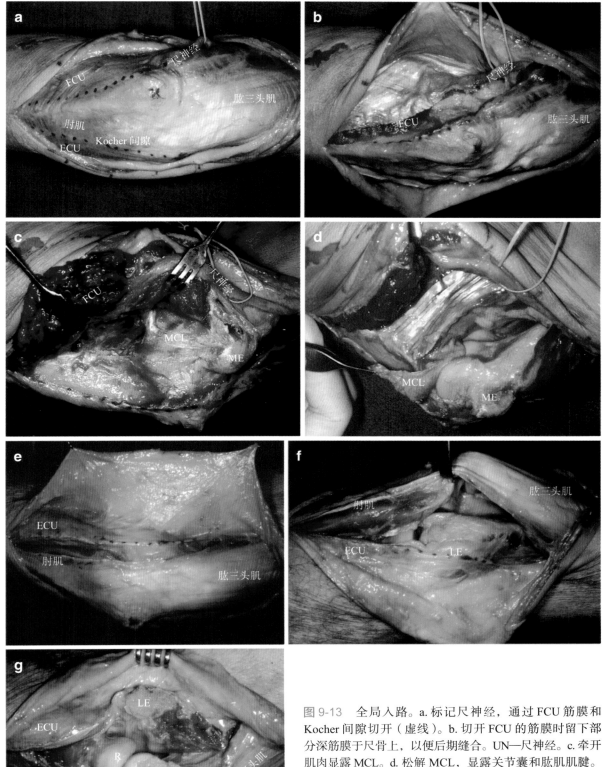

图 9-13 全局入路。a. 标记尺神经，通过 FCU 筋膜和 Kocher 间隙切开（虚线）。b. 切开 FCU 的筋膜时留下部分深筋膜于尺骨上，以便后期缝合。UN—尺神经。c. 牵开肌肉显露 MCL。d. 松解 MCL，显露关节囊和肱肌肌腱。e. 外侧显露，在肘肌和 FCU 之间进行显露。f. 牵开肱三头肌进一步显露关节。g. 行外上髁截骨术，从而允许更大的肘部外侧显露。可见肱骨小头和桡骨头。FCU—尺侧腕屈肌，ECU—尺侧腕伸肌，MCL—内侧副韧带，ME—内上髁，LE—外上髁，R—桡骨头，C—肱骨小头

9.7 前侧入路

9.7.1 Henry 入路

Henry 入路[7] 也许是肘关节最有用，且用途最广泛的前侧入路，该入路可用于关节挛缩的前方松解、肱二头肌肌腱的修复和延长、桡骨近端骨折和冠突骨折的固定、桡神经和正中神经减压，以及肘窝肿瘤的切除。此外，也可以用于筋膜切开。

切口开始于肘前屈曲折痕近端一掌宽处，位于肱二头肌肌腱外侧一指处。然后，皮肤切口经过肘部折痕，并沿着移动肌块（臂桡肌和桡侧腕长伸肌和短伸肌）的尺侧向远端延伸（图9-14a）。需要注意保护前臂的头静脉和外侧皮神经。

肱二头肌肌腱是一个重要的标志（当其未断裂时），可用作垂直分隔物将近端肘窝分为"危险"的内侧区和相对"安全"的外侧区[7]。需要切开肱二头肌肌腱外侧的深筋膜。Henry 建议外科医师用手指沿着肱二头肌肌腱的外侧缘穿过"脂肪堆"，直到遇到桡动脉返支发出的"血管束"（图9-14b）。桡动脉返支是呈扇形分布的走向近端的血管，该血管呈多层分布，所有分支均应被游离和结扎。如果需要进一步的显露，还可将桡动脉的肌支游离并结扎。牵开可移动肌群，并屈肘90°以显露旋后肌。桡神经仅在外侧有分支，因此，它可以与肱桡肌一起安全地被从内向外牵开。

然后沿着肱二头肌肌腱解剖至桡骨结节和肱二头肌滑囊处。在切除滑囊后，将旋后肌从桡骨的尺侧行骨膜下掀开，骨间后神经被夹持在旋后肌两层之间。然后将前臂完全旋后以保护骨间后神经。该入路可以向远侧延伸至桡骨茎突，显露近端桡骨、肱桡关节和肱骨前外侧。

此入路可能发生的并发症包括骨间后神经麻痹和桡神经浅支损伤。此外，桡动脉返支出血可能会引起骨筋膜室综合征。

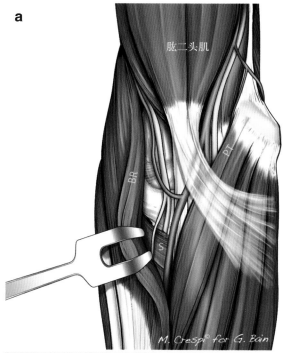

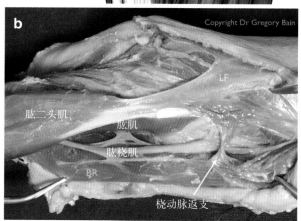

图 9-14 Henry 入路。a. 肘关节前方的示意图，向桡侧牵开肱桡肌（BR）可显露深部桡神经及进入旋后肌（S）的骨间后神经和桡动脉。PT—旋前圆肌。b. 照片显示 Henry 入路在肱二头肌肌腱外侧且邻近桡神经。BR—肱桡肌，LF—肱二头肌腱膜

9.8 总结

了解肘部外科解剖学和入路对于安全、有效地实施肘部的外科手术至关重要。我们相信本章将帮助读者理解肘部手术的原理和实践方法。我们已经确定了一些入路（表9-1），这些入路基

于良好手术入路的原则：利用神经平面，确保血管神经安全，切口可扩展和维持肘关节稳定。

表 9-1　笔者青睐的入路

指征	笔者青睐的入路	备用入路
软组织松解	全局（内侧和外侧）入路	Kocher 入路和 Hotchkiss 入路
冠突骨折和内侧副韧带重建	尺侧腕屈肌入路	Hotchkiss 入路
肱骨干骺端骨折	Alonso-Llames 入路	肱骨前外侧入路
肱骨髁上关节内骨折	尺骨鹰嘴截骨入路	
桡骨头 / 肱骨小头骨折	Kocher 入路	Kaplan 入路
孟氏骨折 – 脱位损伤	Kocher 入路和尺骨直接入路	
尺桡骨融合	Boyd 入路	Kocher 入路
全肘关节置换术	外侧尺骨鹰嘴旁入路	Bryan–Morrey 入路，Campbell，Zumstein

参考文献

[1] Boyd HB. Surgical exposure of the ulna and proximal third of the radius through one incision. Surg Gynecol Obstet. 1940;71:86–8.

[2] Campbell WC. Incision for exposure of the elbow joint. Am J Surg. 1932;15:65–7.

[3] Van Gorder GW. Surgical approach in supracondylar "T" fractures of the humerus requiring open reduction. J Bone Joint Surg. 1940;22:278–92.

[4] MacAusland WR. Ankylosis of the elbow: with report of four cases treated by arthroplasty. JAMA. 1915;64:312–8.

[5] Bryan RS, Morrey BF. Extensive posterior exposure of the elbow. A triceps-sparing approach. Clin Orthop. 1982;166:188–92.

[6] Alonso-Llames M. Bilaterotricipital approach to the elbow. Its application in the osteosynthesis of supracondylar fractures of the humerus in children. Acta Orthop Scand. 1972;43:479–90.

[7] Henry AK. Extensile exposure. 3rd ed. Edinburgh: Churchill Livingstone; 1995. p. 95–107.

[8] Kocher T. Textbook of operative surgery. 3rd ed. London: Adam and Charles Black; 1911. p. 314–9.

[9] Kaplan EB. Surgical approach to the proximal end of the radius and its use in fractures of the head and neck of the radius. J Bone Joint Surg. 1941;23:86–92.

[10] Molesworth HWL. An operation for the complete exposure of the elbow-joint. Br J Surg. 1930;18:303–7.

[11] Pearl RM, Johnson D. The vascular supply to the skin: an anatomical and physiological reappraisal—Part I. Ann Plast Surg. 1983;11:99–105.

[12] Dowdy PA, Bain GI, King GJW, et al. The midline posterior elbow incision. An anatomical appraisal. J Bone Joint Surg. 1995;77B:696–9.

[13] Patterson SD, Bain GI, Mehta JA. Surgical approaches to the elbow. Clin Orthop. 2000;370:19–33.

[14] Zumstein MA, Burki A, Massy AS, Zysset P, Moor BK. Extra-articular step osteotomy of the olecranon: a biomechanical assessment. Clin Biomech (Bristol, Avon). 2015;30(10):1043–8. https://doi. org/10.1016/j.Clinbiomech.2015.09.009.

[15] Gschwend N, Simmen BR, Matejovsky Z. Late complications in elbow arthroplasty. J Shoulder Elbow Surg. 1996;5:86–96.

[16] Studer A, Athwal GS, MacDermid JC, Faber K, King GJW. The lateral para-olecranon approach for total elbow arthroplasty. J Hand Surg. 2013;38A:2219–26.

[17] Gordon ML. Monteggia fracture. A combined surgical approach employing a single lateral incision. Clin Orthop. 1967;50:87–93.

[18] Hotchkiss RN, Kasparyan NG. The medial "over the top" approach to the elbow. Tech Orthop. 2000;15(2):105–12.

[19] Jobe FW. Surgical anatomy of the elbow. In: Jobe FW, editor. Operative techniques in upper extremity sports injuries. St. Louis, MO: CV Mosby; 1996. p. 405.

第 10 章　保留肱三头肌的关节外阶梯状尺骨鹰嘴截骨术

Johannes Weihs, Lilianna Bolliger, Michael O. Schär, and Matthias A. Zumstein
张宇　译

10.1　引言

　　肱骨远端关节内骨折的治疗依然很有挑战性。充分显露关节内骨折是成功治疗肱骨远端关节内骨折的前提，尤其是在粉碎性骨折中。对于简单的骨折，经肱三头肌入路或肱三头肌旁入路可以提供充分的显露。肱三头肌翻转入路可以提供更好的显露效果，但使用液入路的手术术后肱三头肌功能不全的风险增加 [1-2]。

　　然而，对于更复杂的骨折，则需要更大的显露范围。例如，尺骨鹰嘴入路就可以充分显露肘关节。在此类患者中，尺骨鹰嘴 V 形截骨术（CO）（图 10-1）依然是充分显露手术入路的金标准 [3-5]。尽管一些笔者报道行 CO 后的截骨块的愈合率高达 100%[6]，但其他研究者也报道了与 CO 相关的并发症，如截骨块的早期移位、延迟愈合、不愈合或固定失败 [1-2,7]。

　　关节外截骨术是尺骨鹰嘴截骨术的一个替代方法。斜形截骨术（OOT）和保留肱三头肌的阶梯状鹰嘴截骨术（SCOOT）（图 10-1）所提供的显露范围几乎与常规的尺骨鹰嘴 V 形截骨术相同。而关节外截骨术还有其他优点，即与经典的尖端指向远侧的尺骨鹰嘴 V 形截骨术相比，其固定失效载荷更高 [8-9]。而尺骨鹰嘴 V 形截骨

术需要经过肘关节的软骨接触面，而此处的剪切力反折并且弯矩最大 [8-9]。行 SCOOT 时可避免经过肘关节软骨接触面，从而改善肘关节的生物力学性能。保留肱三头肌的 SCOOT，通过斜形截骨增加了对牵张力的对抗，进一步地提高了固定的稳定性。而将截骨面改为阶梯状，还能将张力带固定中肱三头肌收缩产生的牵张力转换为对阶梯状截骨面的压缩力。而截骨端在阶梯状截骨面处的齿合效应还可以增加截骨术后固定的旋转稳定性，并且可以中和肱三头肌收缩产生的剪切力 [8-9]。与 V 形截骨术相比，长斜阶梯状截骨术使骨接触面积增加了 2.6 倍，因此可以提高截骨块的愈合率 [8-9]。此外，SCOOT 还消除了掀起肱三头肌舌状瓣所带来的肱三头肌功能不全的风险，因为尺骨鹰嘴上的肱三头肌附着点是完整的，而在全肘关节置换术中也可以行 SCOOT。

10.2　外科技术

10.2.1　截骨前准备

　　SCOOT 是在侧卧位下进行的，需要术中透视检查。使用肘后侧入路的皮肤切口，松解尺神经，直至找到通向尺侧腕屈肌的第一个运动支。如果要使神经移位，则要切开上臂内侧肌间隔。

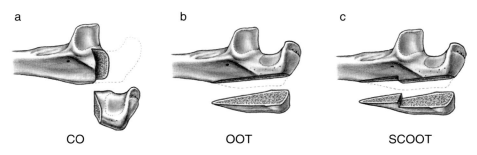

图 10-1　尺骨鹰嘴截骨术的选择。a. 关节内 V 形截骨术（CO）。b. 关节外斜形截骨术（OOT）。c. 改良关节外阶梯状鹰嘴截骨术（SCOOT）

将尺侧腕屈肌的尺骨附着点从尺骨近端掀起，以便放置定制的关节外阶梯状截骨术的截骨导向器（图 10-2）。

　　肘肌的顶点位于尺骨皮下部分、鹰嘴尖远端 9~10cm 处。当确认肘肌的顶点后，可以通过观察肘肌与 ECU 之间的脂肪条纹来确定 Kocher 间隔，将 Kocher 间隔切开后即可向近端掀起肘肌肌瓣。如果将肘肌肌瓣完全掀开以最大限度地显露肘关节，则可在肘肌和 ECU 之间的远端部分看到骨间后动脉的返支，此时需要将骨间后动脉的返支结扎。然后，将肘肌从 ECU 的内侧筋膜下和尺骨骨膜上由远及近地掀起，直至完全显露预计的截骨平面为止。在此过程中要注意保留肱桡关节囊、环状韧带、尺侧副韧带、近端的神经血管蒂，以及进入肘肌的内侧副动脉和神经。

10.2.2　阶梯状截骨

　　截骨的起点位于鹰嘴尖近端 12mm 处（图 10-3），从而保留了肱三头肌肌腱的附着点。截骨方向的向后远端设计，相对于尺骨近端后侧骨皮质成角约 20°。

　　我们使用了一种特殊的截骨导向器，该导向器在截骨面的中间部分向掌侧方向形成一个高 2mm 的台阶（图 10-2，10-3）。将截骨导向器放置在尺骨近端鹰嘴内侧，注意保护松解后牵开的尺神经（图 10-4a、b）。在透视下确定截骨导向器的位置（图 10-4c）。先使用摆锯完成两个长臂的关节外截骨，最后在 2mm 的阶梯处将剩余的

骨锯断（图 10-4d、e）。尺骨鹰嘴截骨块不仅与肱三头肌相连，还包含了从肱骨远端后侧掀起的肱肌肌瓣，当屈肘至最大角度时，可以充分地显露肱骨远端的关节面（图 10-4f~h）。如非必要，可以保留肘肌在尺骨上的部分附着，将尺骨鹰嘴

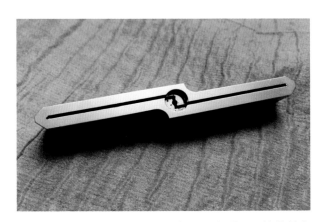

图 10-2　阶梯状鹰嘴截骨术的截骨导向器可以使截骨术标准化

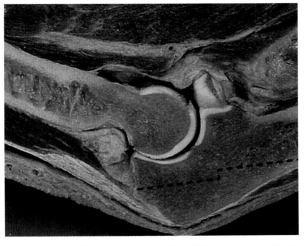

图 10-3　改良的尺骨鹰嘴关节外斜形截骨术，设计了高度为 2mm 的阶梯

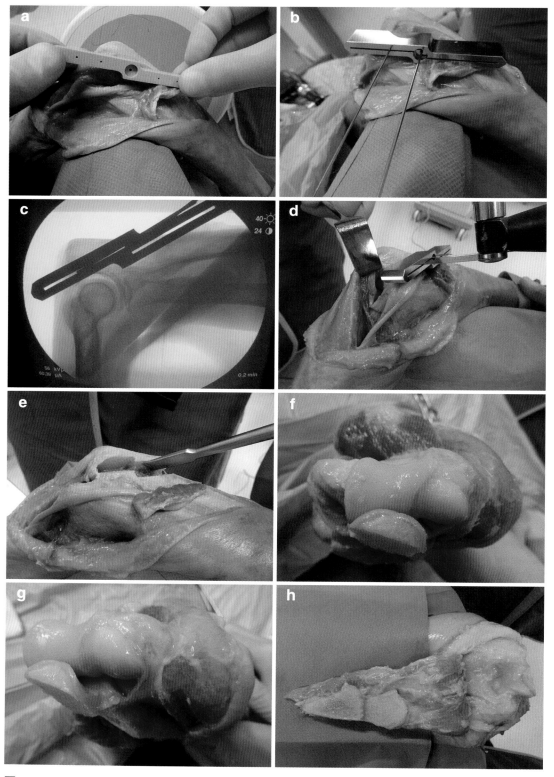

图 10-4   a 和 b. 用克氏针将截骨导向器固定在尺骨近端内侧。注意保护尺神经和尺侧腕屈肌。c. 在透视下确定截骨导向器的位置。d 和 e. 截骨起点的方向与 OOT 相同，位于距鹰嘴尖近端 12mm 处。相对于尺骨近端的后方骨皮质，截骨方向的后倾角为 20°。先用摆锯开始截骨，完成两个长臂的关节外截骨，再将阶梯处的骨松质锯断。f~h. 然后将尺骨鹰嘴截骨块和肱肌肌瓣从肱骨后部掀起，并保持与肱三头肌的连续性，以显露肱骨远端

连同附着的肌瓣向桡侧翻转也可显露肘关节。

10.2.3　尺骨鹰嘴截骨块的固定

在对原始骨折进行解剖重建后，使用张力带技术固定尺骨鹰嘴截骨块。经截骨面和平行尺骨长轴置入两根 1.6mm 克氏针，针尖穿出对侧骨皮质。入针点为尺骨鹰嘴后缘近端 10mm 处，出针点在对侧皮质距冠突基底部 10mm 处[10]。在与出针点相同的平面上，用 2mm 钻头在尺骨前后径的内 1/3 处钻一个水平孔，然后将 1.25mm 的不锈钢环扎钢丝穿过该水平钻孔。以 8 字形的方式将钢丝两端在尺骨的背面交叉。钢丝的近端部分围绕突起的克氏针在肱三头肌肌腱下方穿过。同时拧紧 8 字形的固定环直到线圈旋转两圈。或者，也可以在尺骨截骨处使用 3.5mm 螺钉或不锈钢环扎钢丝进行固定（图 10-5）。

10.3　术后康复

在术后，早期肘关节活动是在不负重的情况下，通过主动辅助下的物理疗法进行的。到术后

第 6 周时，肘关节活动范围不再受限制。术后第 6~12 周，允许患者逐渐增加负重。术后第 3 个月时，患者可以完全负重训练。术后第 6 周及术后第 3、6 个月时，定期进行 X 线片随访。

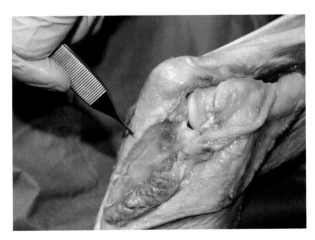

图 10-5　术后，将截骨处重新复位并固定

参考文献

[1] Holdsworth BJ, Mossad MM. Fractures of the adult distal humerus. Elbow function after internal fixation. J Bone Joint Surg Br. 1990;72(3):362–5.

[2] Sane AD, Dakoure PW, Dieme CB, Kinkpe CV, Dansokho AV, Ndiaye A, Seye SI. Olecranon osteotomy in the treatment of distal humeral fractures in adults: anatomical and functional evaluation of the elbow in 14 cases. Chir Main. 2009;28(2):93–8. https://doi.org/10.1016/j.main.2008.12.004.

[3] Dakoure PW, Ndiaye A, Ndoye JM, Sane AD, Niane MM, Seye SI, Dia A. Posterior surgical approaches to the elbow: a simple method of comparison of the articular exposure. Surg Radiol Anat. 2007;29(8):671–4. https://doi.org/10.1007/s00276-007-0263-8.

[4] Jupiter JB, Neff U, Holzach P, Allgower M. Intercondylar fractures of the humerus. An operative approach. J Bone Joint Surg Am. 1985;67(2):226–39.

[5] Wilkinson JM, Stanley D. Posterior surgical approaches to the elbow: a comparative anatomic study. J Shoulder Elbow Surg. 2001;10(4):380–2. https://doi.org/10.1067/mse.2001.116517.

[6] Ring D, Gulotta L, Chin K, Jupiter JB. Olecranon osteotomy for exposure of fractures and nonunions of the distal humerus. J Orthop Trauma. 2004;18(7):446–9.

[7] Sodergard J, Sandelin J, Bostman O. Postoperative complications of distal humeral fractures. 27/96 adults followed up for 6 (2-10) years. Acta Orthop Scand. 1992;63(1):85–9.

[8] Zumstein MA, Burki A, Massy AS, Zysset P, Moor BK. Extra-articular step osteotomy of the olecranon: a biomechanical assessment. Clin Biomech (Bristol, Avon). 2015;30(10):1043–8. https://doi.org/10.1016/j.clinbiomech.2015.09.009.

[9] Zumstein MA, Raniga S, Flueckiger R, Campana L, Moor BK. Triceps-sparing extra-articular step-cut olecranon osteotomy for distal humeral fractures: an anatomic studies. J Shoulder Elbow Surg. 2017;26:1620–8. https://doi.org/10.1016/j.jse.2017.03.008. pii: S1058-2746(17)30153-2

[10] Weber B, Vasey H. Osteosynthese bei Olecranonfraktur. Z Unfallmed Berufskr. 1963; 56:90–6.

第四部分

关节镜检查

第 11 章　肘关节镜入路和诊断 / 93

第 12 章　肘关节镜手术的并发症 / 103

第 13 章　肘关节镜手术并发症的预防 / 110

第 11 章　肘关节镜入路和诊断

Michael T. Freehill, Gary G. Poehling, and Gregory Bain
顾海峰　译

11.1　引言

　　肘关节镜技术的持续发展使得我们能够以更小的创口到达更多以前比较难以到达的区域。最早提出肘关节镜的手术入路和步骤的是 Andrews 和 Carson，手术时患者取仰卧位，首先建立的是前外侧入路[1]。Poehling 和 Whipple 最早提出在俯卧位下行肘关节镜手术的观点，首先建立近端内侧入路[2]。近端内侧入路被认为是最重要的入路，因为能够更容易、安全、重复地进入关节腔。麻醉完毕后，取侧卧位，但是关节镜入路还是一样的。

　　肘关节镜诊断的目的是评估肘关节前方间室和后方间室内的所有结构，包括肱骨、尺骨和桡骨头的软骨面及韧带和关节囊等软组织结构。进一步处理肘关节病变的肘关节镜手术技术将会在本书的专门章节中介绍。接下来的部分我们将介绍肘关节镜的诊断技术。

11.2　适应证

- 骨关节炎的清理。
- 化脓性关节炎的清理。
- 滑膜炎滑膜切除术（尽管抗风湿药物已经减少了这类病的发生率）。
- 软骨损伤或骨软骨缺损。
- 局部骨赘（运动员做过顶运动时肘关节后内侧发生撞击）。
- 游离体的取出。
- 关节挛缩的松解。
- 适合做肘关节镜的某些骨折或关节不稳。
- 肱骨外上髁炎的松解。
- 滑膜皱襞的切除。

11.3　禁忌证

- 广泛的异位骨化或关节炎（解剖异常，无法建立安全的入路，需要关节囊外松解）。
- 先前做过尺神经转位（皮下或者肌肉下）（注：这条可能会修改）。先建立近端外侧入路，如果需要建立前内侧入路的话，先做个小切口找到尺神经。

11.4　器材

　　标准的 30°关节镜。

　　无侧开口的套管，因为带侧开口的套管会导致液体渗到外面。

交换棒、探钩、抓钳及篮钳。

拉钩（用来拉开阻挡视线的软组织）。

射频刀和刨削器。

11.5 手术技术

11.5.1 准备

无菌止血带——放置在肘关节的高位（上肢根部）。有可能行开放手术的复杂病例需要准备无菌止血带。

11.5.2 体位

大量不同的手术体位已经被报道，包括仰卧位（手无牵引和有牵引）、俯卧位和侧卧位。每一种体位都有各自的优缺点。笔者比较喜欢侧卧位，因为侧卧位比较容易进入后方间室，方便麻醉和气道维护（图11-1a、b）。但是如果术者需要切开进入前方间室，那么患者可以选择仰卧位，患臂跨过胸部放置，当要进入肘关节前方间室时，只需要将患臂伸直放在桌子上。肘关节就像一个盒子一样，关节镜和器械可以从不同的角

度插入，使得术者可以从不同的角度观察手术部位，并进行操作（图11-2）。

11.5.3 首选的侧卧位技术

- 嘱患者仰卧位，进行全身麻醉。
- 建议不要进行神经阻滞麻醉，以便在术后第一时间准确评估运动功能。
- 将患者摆放为侧卧位，患肢在上，腋下垫腋窝卷。
- 确保所有骨性突起处垫有衬垫。
- 改良式带软垫的手臂固定器。
- 肩关节外展90°，肘关节屈曲90°。
- 上臂根部放置止血带（根据术者喜好，也可以不放置止血带，限制止血带使用时间，止血带压力不超过250mmHg）。
- 用弹力绷带包裹前臂，防止关节镜手术术中水流进前臂。

11.5.4 体表解剖

在体表做标记既有助于理解体表解剖，也有助于辨别体表解剖和神经血管的关系。

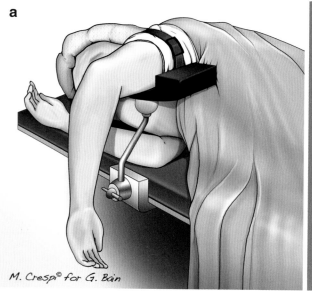
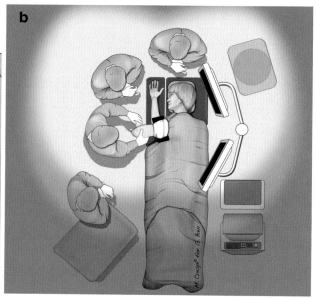

图11-1 侧卧位。a. 使用改良的手臂固定器，维持肩关节外展90°，肘关节屈曲90°。b. 手术室里的站位。麻醉师在患者头侧。术者面向患者和患肢，并且能够从不同角度屈曲和伸直患者的肘关节。显示器在患者后方（版权所有：Gregory Bain 博士和 Max Crespi）

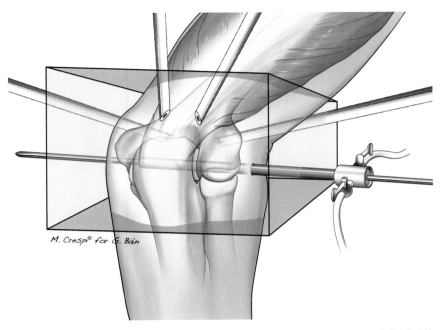

图 11-2 肘关节盒子。肘关节就像一个盒子一样，是关节镜和环绕在关节周围的工作通道的组合（版权所有：Gregory Bain 博士和 Max Crespi）

- 肱骨内上髁、内侧肌间隔及尺神经。
- 尺骨鹰嘴。
- 肱骨外上髁、桡骨头及软点。

11.5.5 关节腔扩张

关节腔扩张后增加了神经血管与关节面的距离。将液体注射进关节腔使关节囊膨胀，可以增加关节面与神经、血管的距离，但是没有改变关节囊与神经、血管的距离（图 11-3，11-4）。

在关节囊周围操作时必须十分小心，因为关节囊与神经、血管之间的距离并没有增加。

- 将 18G 穿刺针穿入肘关节的软点（位于肱骨外上髁、桡骨头及尺骨鹰嘴之间）。
- 注射 20~30ml 生理盐水。
- 拔除穿刺针针头观察液体的回流。

11.5.6 手术入路

我们喜欢先建立一个前内侧入路，先进入前方间室。因为相较于肘关节外侧入路，前内侧入路更安全，神经、血管的位置更容易预测。运用逐步扩大技术建立手术入路，用手术刀做浅表切口穿过真皮层，用血管钳钝性扩大皮下组织，以最大限度地减少浅表神经损伤的风险。在肘关节内侧和外侧还可以建立多个入路（图 11-5，11-6）。

11.6 "2cm 原则"（表 11-1）

主要的手术入路是位于骨性突起近端 2cm 处的入路。

肘关节前方间室的工作入路包括近端前外侧入路和近端前内侧入路，分别位于肱骨外上髁近端 2cm 处和肱骨内上髁近端 2cm 处。肘关节后方间室的工作入路包括后外侧入路和后正中入路，后正中入路位于尺骨鹰嘴近端 2cm 处。辅助入路包括前内侧入路、前外侧入路及软点入路，分别位于肱骨内、外上髁远端 2cm 处。

11.6.1 前方间室

建立两个入路就可以对前方间室进行彻底的评估。

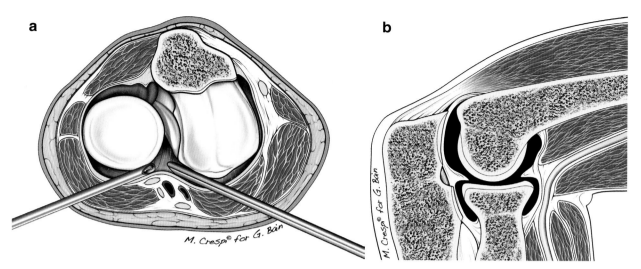

图 11-3　扩张前的肘关节关节囊。内侧为观察入路，外侧为工作入路。发现神经、血管距离器械十分近。a. 轴位观。b. 外侧观（版权所有：Gregory Bain 博士和 Max Crespi）

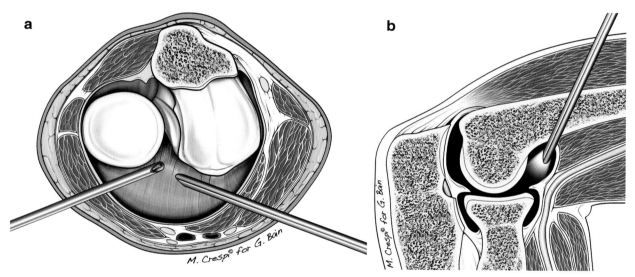

图 11-4　扩张后的肘关节。发现神经、血管与器械之间的距离增大。值得注意的是，神经、血管与关节囊之间的距离没有变。a. 轴位观。b. 外侧观（版权所有：Gregory Bain 博士和 Max Crespi）

　　术者必须先确定尺神经位置，才可以做皮肤切口。在建立近端内侧入路时可能会损伤到尺神经，任何情况下建立内侧入路都可能损伤尺神经，特别是尺神经转位以后。尺神经通常可以在肱骨内上髁后方触及（图 11-7a）。当尺神经处于半脱位时，应该先将尺神经复位于肱骨内上髁的后方，然后用标准技术建立近端内侧入路（图 11-7b）。当尺神经不能被清楚找到时，比如之前做过尺神经手术，就需要在内侧做一个小切口，再建立内侧入路（图 11-7c）。

- 近端前内侧入路（上内侧入路）。[2]
  - 肱骨内上髁上方 2cm 处。
  - 紧贴肌间隔前方（保护前方肱骨骨皮质和肱肌之间的正中神经和肱动脉）。
  - 必须安全地处理尺神经[3]。尺神经在内侧肌间隔后方（图 11-7a）。检查半脱位的尺神经（图 11-7b）。如果尺神经不稳定，则用拇指复位尺神经，然后在拇指的前方建立入路（图 11-7c）。如果尺神经无法触及，就需要在内侧做一个小切

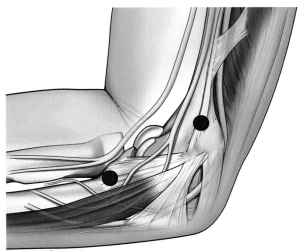

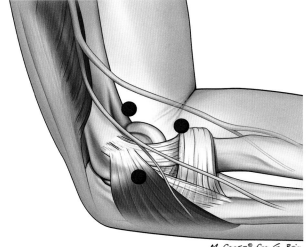

M. Crespi© for G. Bain

M. Crespi© for G. Bain

图 11-5　内侧入路。近端前内侧入路和前内侧入路。（版权所有：Gregory Bain 和 Max Crespi）

图 11-6　外侧入路。近端前外侧入路、前外侧入路及软点入路（版权所有：Gregory Bain 和 Max Crespi）

表 11-1　肘关节镜入路：2cm 原则

入路	位置	可视区间	风险
工作入路	骨性突起近端 2cm 处	大部分关节面	最安全的入路
近端前内侧入路	肱骨内上髁近端 2cm，内侧肌间隔前处	前外侧关节	尺神经
近端前外侧入路	肱骨外上髁近端 2cm 处	前内侧关节	桡神经
后正中入路	鹰嘴尖近端 2cm 处	后方关节	尺神经
后外侧入路	鹰嘴外侧近端 2cm 处	后方关节和外侧沟	无
辅助入路	辅助工作入路处		
软点入路	软点，位于桡骨头、肱骨小头和尺骨鹰嘴之间	肱桡关节	桡神经
前内侧入路	肱骨内上髁远端 2cm，前方 2cm 处	前外侧关节	正中神经
前外侧入路	肱骨外上髁远端 2cm，前方 2cm 处	前内侧关节	桡神经、骨间后神经

口找到尺神经。

– 尖刀片不能穿透皮下组织。

– 只能使用圆锥形、钝头的套管。

• 关节镜诊断。

– 将关节镜插入并使其朝向肱桡关节，以评估前方间室。

– 先找到肱骨小头和桡骨头关节面（图 11-8）。

– 旋转前臂，使术者可以观察到整个桡骨头的关节软骨面。

– 慢慢后退关节镜，改变视角，观察前方

和外侧的关节囊（这里可以观察到关节囊区域外面紧贴的就是伸肌腱止点）。

– 旋转镜头，使术者能够观察到冠突、冠突窝及滑车（图 11-8b）。

– 也通过该入路观察内侧沟（彻底探查内侧沟十分重要，因为内侧沟是游离体藏匿的部位）。

• 近端前外侧入路。

– 肱骨外上髁近端 2cm 处。

– 紧贴肌间隔和肱骨前方。

– 采用"由内向外"技术，用钝头的交换

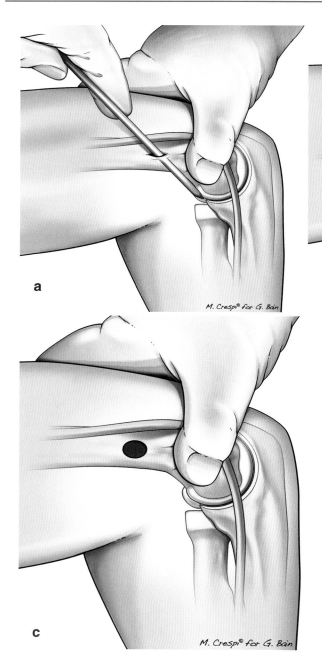

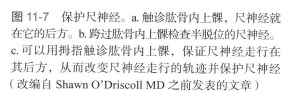

图 11-7　保护尺神经。a. 触诊肱骨内上髁，尺神经就在它的后方。b. 跨过肱骨内上髁检查半脱位的尺神经。c. 可以用拇指触诊肱骨内上髁，保证尺神经走行在其后方，从而改变尺神经走行的轨迹并保护尺神经（改编自 Shawn O'Driscoll MD 之前发表的文章）

棒（可以通过建立可预测的入路最大限度地减少桡神经损伤）。

– 套管朝向冠突方向，沿着肱骨前表面滑行，刺破肱桡肌和外侧关节囊。

· 前外侧入路。

– 肱骨外上髁前方 2cm、远端 2cm 处。

– 采用"由外向内"技术建立入路。用穿刺针在关节腔内建立入路（这样可以在切皮前确定入路和方向，避免损伤外侧结构）。

– 关节镜朝向冠突方向插入，刺穿桡侧腕短伸肌和旋后肌。

– 该入路可以观察内、外侧前方间室。

– 在肱骨小头和桡骨头之间插入关节镜。

– 该入路有损伤桡神经、骨间后神经及前臂后侧皮神经的风险。

· 前内侧入路（辅助内侧入路）。

– 不常用。

– 有价值，可作为第二个内侧入路，提供

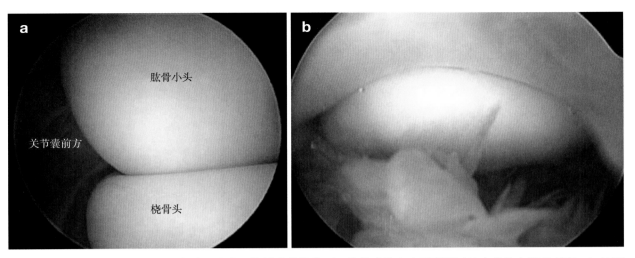

图 11-8　a. 从近端前内侧入路观察肱骨小头和桡骨头的关节面。关节囊前方也可以通过这个优势入路来观察。b. 从近端前内侧入路观察正常的前方间室的解剖（冠突、冠突窝及滑车）

观察外侧关节和近端关节囊附着点的良好的视野。
– 肱骨内上髁前方 2cm，远端 2cm 处。
– 采用"由内向外"技术，从前外侧入路引入交换棒（图 11-9）。
– 有损伤前臂内侧皮神经的风险。
– 肘关节屈曲时建立更安全，因为肘关节

完全伸直时正中神经距离关节镜很近。
• 中间外侧入路（软点入路）。
– 软点入路位于肱骨外上髁、桡骨头及尺骨鹰嘴围成的三角区域内。
– 腰椎穿刺针定位在软点附近，即肘背侧、肱桡关节下方。
– 可以观察到肱骨小头的下方和后方及桡

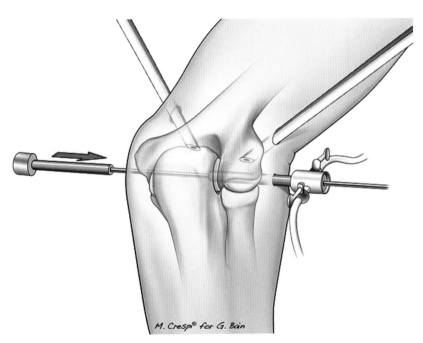

图 11-9　从前外侧入路插入交换棒，采用"由内向外"技术建立前内侧入路。前外侧入路位于肱骨外上髁远端 2cm 处，肱桡关节的前方。采用"由内向外"技术可以提高安全性，避免损伤桡神经

尺关节（图 11-10）。

- 可以观察到背侧肱尺关节，其基底部是正常的裸区，但缺乏关节软骨。
- 慢慢伸直肘关节，将关节镜向上伸入鹰嘴窝。可以将此入路作为鹰嘴窝的观察入路。

11.6.2 后方间室

建立两个入路就可以完全评估后方间室。通常，为了能够充分地观察肱桡关节后方和下方及桡尺关节的方法，我们选择建立中间外侧入路，也就是软点入路。

- 后正中入路（直接后方入路）。
  - 位于鹰嘴尖近端 2cm 处，常需要刺破腱 – 肌结合部。关节腔内脂肪可能挡住视野，常要做一个清理。
  - 可以观察到整个鹰嘴窝和内、外侧沟（图 11-11）。
- 近端后外侧入路。
  - 位于鹰嘴近端 2~3cm 处，即肱三头肌外侧缘连线处。
  - 将套管朝向鹰嘴窝插入。
  - 可以观察鹰嘴尖、鹰嘴窝及后方滑车。

- 此入路不能清楚地观察到肱骨小头的下方和后方。

11.7 提示和技巧

- 摆体位时注意患者腹侧须尽量靠近床边缘，以便肘关节在改良的手臂支撑板上充分活动。术者能够使患者肘关节从完全伸直到屈曲 110°。这一步可以让操作更容易，减少活动关节时的阻碍。
- 在做皮肤切口前，常规从软点注射大约 30ml 生理盐水，从而使关节腔膨胀。如此，可以使手术更安全，不容易损伤血管和神经，而且可以更容易地进入关节腔。
- "2cm 原则"。工作入路位于肘关节骨性突起近端 2cm 处。
- 先建立近端前内侧入路（上内侧入路），这是最安全的、最不容易损伤血管神经的入路，也是最容易进入关节腔的入路。
- "逐步扩大"技术，可以在建立入路时最大限度地减少皮神经损伤。
- 采用"由内向外"技术建立前外侧入路是一种安全有效的办法，有助于最大限度地

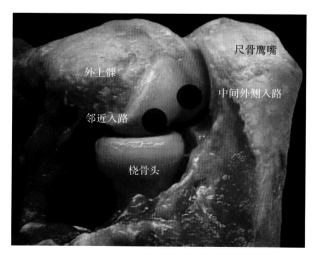

图 11-10 大体解剖显示中间外侧入路，也就是软点入路，该入路既可以评估肱骨小头的下方和后方，也可以评估桡尺关节的下方

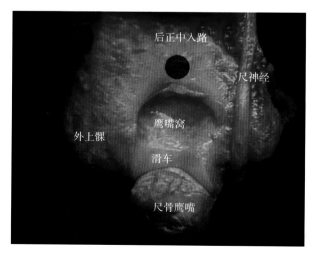

图 11-11 大体解剖显示后正中入路。该入路可以评估完整的鹰嘴窝和内、外侧沟

降低损伤肘关节外侧神经的可能性。

- 桡侧入路建立得越远，桡神经损伤的可能性越大。
- 在一部分手术中，如关节松解术，使用牵开器可以获得更好的视野，以减少神经损害。
- 手术开始时，使用干的关节镜既可以获得更好的关节镜诊断，还可以确保周围软组织不会被液体充满 [4]。

11.8　陷阱

- 使用圆锥形的钝头套管。
- 术中保持肘关节屈曲 90°，可以增加神经与关节囊之间的距离。
- 局部麻醉切口周围会导致神经功能障碍，影响术后评估。
- 视野差的时候，可以短时间使用止血带及增加水泵压力。
- 刨削器的吸力不要太大，会将关节囊吸进刀头，增加神经损伤的风险。
- 需要在关节镜下识别神经的手术要特别小心。

11.9　术后管理、康复和重返运动

术后处理、康复和随后的重返运动要根据不同的疾病来决定。特定损伤的术后处理会在本文后进一步深入讨论。常规的肘关节镜手术，如清创术和游离体取出术，我们建议采用以下处理流程。

- 使用悬吊带。
- 术后第 1 天开始被动活动。
- 在可以忍受的情况下逐步开始主动活动。
- 活动度恢复后开始力量训练。
- 术后第 2~3 周开始特定的运动。

11.10　并发症

文献报道肘关节镜并发症的发生率可以达到 14%，主要并发症的发生率为 0.5%~4.8%[5]。然而，一项美国手外科学会的调查研究显示，在 5 年内发生主要神经损伤的病例共 222 例，提示文献报道的并发症发生率可能被低估了 [6]。

尽管神经损伤症状常常是短暂的，但仍然是一种令人恐惧的并发症 [7]。一项包含 473 个病例的研究报道显示，所有与肘关节镜相关的主要神经和皮神经都有损伤的风险，其中尺神经损伤的风险最大 [7]。尺神经损伤主要继发于建立入路时的直接损伤，或器械压迫，或肘关节镜手术中液体渗出压迫。正中神经损伤和骨间前神经损伤主要发生在建立前内侧入路时。桡神经及其浅支与骨间后神经的损伤主要发生在建立前外侧入路时。损伤肘关节周围皮神经会导致形成神经瘤。

其他并发症包括感染、异位骨化及关节挛缩。Nelson 等人研究发现，在关节腔注射类固醇激素会提高感染率。类风湿关节炎和创伤后的病例并发症的发生率高 [5,7]。

11.11　结果

目前，各种研究报道支持肘关节镜可以被广泛应用，然而，这些文献的质量往往比较一般或者比较差 [8]。还有报道指出，在肘关节骨关节炎的一组病例中，通过肘关节镜松解术可以显著扩大关节活动度，减轻疼痛，提高梅奥功能指数的评分 [9]。

参考文献

[1] Andrews JR, Carson WG. Arthroscopy of the elbow. Arthroscopy. 1985;1(2):97–107.

[2] Poehling GG, Whipple TL, Sisco L, Goldman B. Elbow

arthroscopy: a new technique. Arthroscopy. 1989;5:222–4.

[3] O'Driscol S, Sahajpal DT, Bionna D, et al. Anteromedial elbow arthroscopy portals in patients with prior ulnar nerve transposition or subluxation. Arthroscopy. 2010;26(8):1045–52.

[4] Phadnis J, Bain G. Dry arthroscopy of the elbow. Arthrosc Tech. 2015;4:e335–9.

[5] Nelson GN, Wu T, Galatz LM, Yamaguchi K, Keener JD. Elbow arthroscopy: early complications and associated risk factors. J Shoulder Elbow Surg. 2014;23:273–8.

[6] Desai MJ, Mithani SK, Lodha SJ, Richard MJ, Leversedge FJ, Ruch DS. Major peripheral nerve injuries after elbow arthroscopy. Arthroscopy. 2016;32(6):999–1002.

[7] Kelly EW, Morrey BF, O'Driscoll SW. Complications of elbow arthroscopy. J Bone Joint Surg Am. 2001;83(1):25–34.

[8] Yeoh KM, King GJ, Faber KJ, Glazebrook MA, Athwal GS. Evidence-based indications for elbow arthroscopy. Arthroscopy. 2012;28(2):272–82.

[9] Adams JE, Wolff LH 3rd, Merten SM, Steinmann SP. Osteoarthritis of the elbow: results of arthroscopic osteophyte resection and capsulectomy. J Shoulder Elbow Surg. 2008;17(1):126–31.

第 12 章　肘关节镜手术的并发症

Braden Gammon and Graham J. W. King

顾海峰　译

12.1　引言

随着技术的发展和适应证范围的扩大，关节镜手术已成为治疗各种肘关节内和肘关节周围病变的主要方法。虽然手术安全、疗效可靠，但医师必须充分认识这种治疗方式的相关缺陷。本章概述了各种与肘关节镜手术相关的罕见的、常见的并发症，以及减少并发症风险和避免并发症的方法和步骤。

12.2　神经损伤

肘关节镜手术最严重的并发症之一是神经损伤，从神经外膜到神经轴等各种形式的神经损伤都有报道（图 12-1）。根据系列研究和适应证的不同，文献中报道的神经损伤的发生率为 0~14%，而且幸运的是，大多数都是一过性症状[1]。神经损伤可继发于器械压迫或直接损伤、关节过度扩张，以及侵入性操作或术后持续被动运动（CPM）[1]。局部麻醉通常用于肘关节镜术后镇痛，包括关节内注射、局部臂丛神经阻滞及入路周围皮肤浸润麻醉。但是直到局麻药失效前，其引起的短暂性神经麻痹会影响术后的神经功能评估，所以一些专家不推荐使用[1]。

但不幸的是，也可能发生更严重的部分或完全的神经损伤。Leong 等[2] 对 6268 例肘关节镜手术超过 5 年的研究报告指出，1.26% 的患者因明显的神经病变需要再次手术。在一项对 ASSH（美国手外科学会）成员的调查中，在超过 5 年的时间里报告了 222 例主要的周围神经损伤（38% 尺神经、22% 桡神经、19% 骨间后神经、11% 正中神经、5% 骨间前神经及 5% 前臂内侧皮神经），这些损伤需要进行直接修复、神经移植或神经转位[3]。这些损伤可能是由关节镜入路建立时的直接损伤或关节镜器械的机械损伤或热损伤引起的。肘关节镜检查的每个入路都存在一定的特异性神经损伤的风险，具体如下。

在建立入路的过程中可能发生皮神经损伤，一些报道已对前臂内侧皮神经和桡神经浅支损伤进行了描述[1,4]。解决方式是，在建立入路时沿着与手臂纵轴平行的方向只切开真皮，然后使用止血钳等钝性工具将皮下组织和筋膜组织向下分离并穿过关节囊，就可以使这些损伤最小化。

在建立入路时应谨慎，因为之前的多项解剖研究已经证明关节镜入路非常接近周围的神经血管结构[5-6]。在肘关节前方间室的关节镜检查中，桡神经的骨间背支和正中神经是最容易损伤的，其与关节囊之间的距离可能仅 6mm[5]。术中，肘

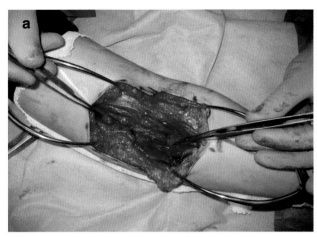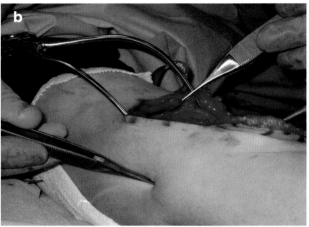

图 12-1　a. 关节镜下挛缩松解术后正中神经损伤发生功能障碍的案例，该患者有单纯性肘关节脱位史。需要注意的是肱肌的缺损增加了正中神经损伤的风险。b. 显示了神经和近端前内侧入路的紧密相邻。利用腓肠神经进行移植重建

关节腔应被灌满液体，使关节囊扩张，使神经血管结构远离关节。这增加了骨骼与神经之间的距离和手术的可操作空间，降低了关节镜器械进入关节时神经损伤的风险。尽管如此，关节囊和神经血管结构之间的固定距离并没有改变，这使得在关节内使用器械时，神经损伤的风险持续存在[6]。可以通过保持肘关节 90° 屈曲，建立更近端的前内侧入路和前外侧入路，来增加手术入路与神经之间的距离[5-6]。笔者使用小口径钝性交换棒碰触关节腔，一旦感觉到器械在关节内，就可以将关节镜套管通过交换棒引入关节内，这样可以避免将关节镜套管插到关节囊外引起神经损伤。

在更换手术入路时，应使用交换棒和套管以减少插入时神经损伤的风险。在肘部实施手术操作时，应尽量保持关节囊的完整性。在肱桡关节侧，骨间后神经位于前方关节囊下桡骨颈侧。如果将手术入路定位在距外上髁过远的前方和（或）远侧，就有因压力而引起短暂性神经麻痹的危险。通过将套管置于交换棒上、肘关节屈曲至 90°、前臂旋前和关节内灌注等措施来保护骨间后神经。切除滑膜、肱桡关节滑膜皱襞或位于桡骨头前方的关节囊时要小心。骨间后神经不能被吸引刨刀、机械冲击器或射频刀头损伤或切断[7]。电刀头应该是绝缘的、单向的，

因为热量传递到非靶向组织可能会导致神经损伤[8]。电刀头只能在短时间内连续使用，以便在关节镜排水中散热。近端前外侧入路应取外上髁近端 2cm，前方 1cm 处，因为该入路远离骨间后神经，因此比远端前外侧入路更安全。在需要多个前外侧入路的情况下，也可以使用中间前外侧入路，比如在需要使用牵开器时。该技术一般是通过一根锐性交换棒由内向外操作实现的。

关于骨间前神经和正中神经的短暂性神经麻痹已经有相关报道，后者是在通过近端前内侧入路摘除游离体后发生的[9]。正中神经和尺神经的直接损伤的损伤机制与骨间后神经的损伤机制相似。因此保护肘前部正中神经的方法与保护骨间后神经的方法相似。笔者使用了近端前内侧入路，即在距内上髁近端 1cm 和前方 1cm 处建立入路，避免了使用远端入路，肘关节保持屈曲，同时应用套管。清除肱骨前区滑膜、骨赘及粘连组织等组织结构时，术者必须注意不要穿破关节囊，因为可能导致骨间前神经[10]和正中神经损伤[5]。与外侧入路一样，可以采用由内向外的技术建立中间前内侧入路，这个入路必要时可作为使用牵引器时的辅助入路。

当关节镜切换到后方间室时，套管最好从前侧入路中去除。在大多数情况下，在对关节后方

进行关节镜检查的过程中，伸展肘部以保护滑车软骨，并使骨赘容易从鹰嘴上被去除。肘关节伸展可导致桡神经、正中神经和前方套管之间产生压力，诱发神经失用[6]。通常，笔者在后方操作关节镜时会在近端前内侧入路中留置一个引流套管，因为正中神经似乎不易发生神经失用这种并发症。然而，在所有的前方套管被移除之前，应避免肘部完全伸展。

尺神经损伤可在多种情况下发生。外科医师必须注意避免尺神经的过度活动或半脱位，这可能会导致在建立前内侧入路时出现尺神经挫伤或撕裂。如果在皮下尺神经转位术后盲目地建立入路，也可能发生医源性损伤[11]。尺神经半脱位或先前转位术曾被认为是肘关节镜检查的相对禁忌证，但一些笔者对经验丰富的肘关节镜医师提出了一些手术策略，可降低直接损伤的风险[12]。在建立近端前内侧入路时将交换棒插入关节内，可使尺神经复位于内上髁后方。在先前存在尺神经转位的情况下，尺神经的位置可能不确定。如果能摸到神经的位置，笔者建议不需要辨别尺神经，做一个 1cm 切口并且钝性分离至关节囊即可（图 12-2）。相反，如果无法辨别尺神经的位置，则应做一个 2~4cm 的切口，识别并保护神经，之后，建立一个通向关节囊的入路[12]。

然而，即使位于尺神经沟中，尺神经也可被超过内上髁近端 2cm 处的近端前内侧入路损伤到，因为在该处尺神经失去了内侧肌间隔的保护[13]。在进行关节镜后方间室检查及清理内侧沟的过程中，尺神经受损伤的风险最高。关于在肘关节附近的神经损伤已被报道[14]，因此，笔者在使用吸引器及清理内侧沟时要非常谨慎。这些器械须戴着保护头，始终远离尺神经，保持邻近的关节囊完好无损。

12.3　异位骨化

肘关节镜检查的另一个风险是术后的异位骨

化[15]（图 12-3），异位骨化的症状可以表现为不同程度，即从周围软组织中的散在无症状沉积到需要开放性切除的失功能性强直[15]。异位骨化发生的危险因素包括近期手术史、既往异位骨化病史、相关烧伤和创伤、弥漫性特发性骨质增生症（DISH）、中枢神经系统病变及骨形态生成蛋白代谢异常。行骨赘清除术后，若无医疗禁忌证存在，常规预防异位骨化。吲哚美辛（口服 25mg，每日 3 次）应用 3 周，联合使用质子泵抑制剂保护消化道。

在高危患者中，也可以考虑给予一定剂量的放射治疗，但是由于明确的异位骨化发病率未知，并且发生的可能性很低，所以我们没有将放射治疗作为初步预防措施。我们根据术后 6 周的影像学表现来评估异位骨化的迹象，并相应调整其物理治疗。

12.4　感染

与所有手术一样，肘关节镜手术存在浅表感染和深部感染的风险。多位笔者报告了手术入路延长引流和（或）蜂窝织炎经口服抗生素治疗后得到好转的病例[1]。遗憾的是，也有发生深部感染的情况，有时候需要进一步的外科冲洗和清创来控制[1]。深部感染的发生与关节镜检查时关节内注射类固醇有关，所以应避免使用类固醇。笔者在行肘关节镜手术前常规给患者静脉注射单剂量抗生素。

12.5　术后挛缩

关节镜检查后可出现顽固性肘关节僵硬。肘关节创伤术后发生肘关节僵硬的风险似乎最高，可发生于关节镜下挛缩松解和关节镜辅助骨折处理[1,16]。通常肘关节镜术后关节的主动运动、辅助主动运动和被动运动的幅度练习及夹板疗法会有助于缓解术后肘关节僵硬。笔者经常使用一个

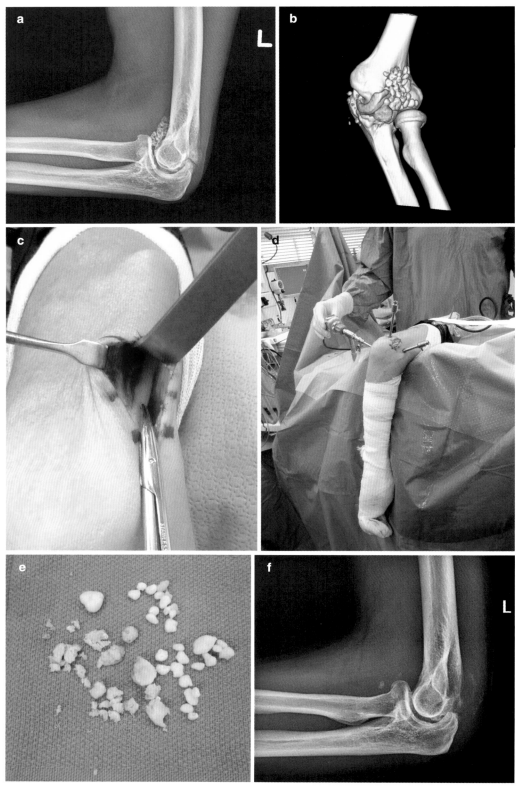

图 12-2　a. 49 岁男性的肘关节的侧位 X 线片，临床表现为肘关节炎、游离体及相关的尺神经病变。
b. 同一肘关节的三维 CT 重建。c. 在肘关节镜检查前行尺神经原位减压术，以便行关节内清理和清除
游离体。d. 显示近端前内侧入路和前外侧手术入路，后正中引流入路与原位尺神经减压有关。e. 关
节镜下肘关节清理术中取出的游离体和骨赘碎片。f. 术后复查的肘关节侧位 X 线片，显示已成功清
除骨赘和游离体

可以屈曲的袖带和夜间伸直位夹板，以帮助恢复在这种情况下的最终屈曲和伸直角度。如果恢复进展缓慢或停滞，也可以附加使用带有螺丝扣的静态渐进式夹板。但遗憾的是，在极少数情况下，对于翻修性的挛缩松解术，再次手术是必要的[16]，而且当出现相关的关节退行性改变时，这一风险似乎更高，这可能是因康复期间关节疼痛限制运动所致[16]。

12.6　罕见并发症

肘关节镜检查还曾报道过其他罕见的并发症。例如，可能会出现游离体残留，并伴有撞击症或交锁症[4]。如果进行的是单室关节镜检查，则发生这种情况的可能性要高得多。因此，如果手术干预主要是为了摘除游离体，则应常规评估前方间室、后方间室和外侧间室。内侧沟和外侧沟是游离体的常见漏诊部位。此外，游离体的数量也起着一定的作用，因此应该向患者说明这一风险，特别是在对可能存在数百个游离体的滑膜骨软骨瘤病进行肘关节镜检查的情况下。

12.7　高级别的关节镜操作与学习曲线的接受

我们的教育体系是基于能力的学习计划不断发展的。我们必须认知到我们的手术技术是不断提高的。对于已经在实践中的外科医师来说，将肘关节镜作为一项技术仍然必须以渐进的方式进行实践。Claessen 等[17]指出尽管有教学和尸体解剖学习的程序，新手关节镜医师建立手术入路时的并发症发生率为30%，也许没有什么可以理想地替代肘关节镜检查的经验和临床研究。其他降低风险的建议包括使用标准化的体位、器械操作和入路建立[18]。关节镜手术专家也提出了肘关节镜检查的适应证指南，指导原则是根据操笔者的经验水平进行分级[19]。O'Driscoll 等建议

外科医师的临床实践不能超过他们所学到的技能，并保持他们的技术水平和手术复杂度之间的安全余量[20]。

在肘部解剖结构严重变形的情况下，新手关节镜医师应谨慎操作。例如，对类风湿关节炎或创伤后挛缩的患者行关节镜手术导致神经损伤的风险会变得更高[1]。肥胖也被认为是神经系统并发症的独立危险因素[21]。在关节镜下类风湿关节炎滑膜切除术中，在前方间室进行清创时应谨慎操作关节内牵开器，因为关节囊很薄，不能起到保护正中神经和骨间后神经的作用[10]。当关节镜医师选择行挛缩松解术时，首先应将关节囊直接从肱骨一侧的骨头上松解出来[5]，因为神经结构可能会在关节囊前方留下瘢痕粘连。随着操笔者技术水平的提高，可以考虑在横轴上切开关节囊。为了安全地执行此操作，需要使用鸭嘴剪将关节囊剪开一个窗口。然后可以看到肱肌，将肱肌与前方神经血管结构分开。一旦它们被安全地探查和识别到，就可以切开剩余的关节囊[1]。最后，有经验的关节镜医师可以选择关节镜下囊外切除技术，该技术允许更大范围的囊外切除，同时使用牵开器将桡神经和正中神经保持在安全距离[1]。只有经验丰富的医师才可以尝试行挛缩松解术，在次优越的条件下尝试行挛缩松解术存在着成倍增加神经损伤的风险[22]。

12.8　总结

肘关节镜是一种安全有效的技术，可以用于各种关节内和关节周围病变的手术治疗。虽然存在潜在的并发症，但其风险可以因本文所提出的策略降低。特别是要在外上髁的近端建立前内侧入路和前外侧入路时，以减少医源性神经损伤的风险。建立前侧入路应使肘部弯曲，在关节腔内注入无菌液体，同时在外侧入路操作时肘关节要旋前。小口径交换棒应首先放置在关节内，以减少从关节囊外插入的风险。关节腔灌注液体可以

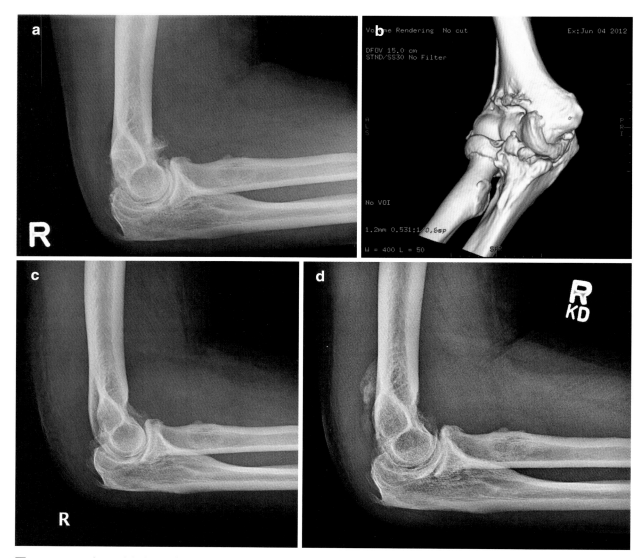

图 12-3　a. 一名 74 岁男性患肘部骨关节炎伴撞击症的侧位 X 线片。b. 同一肘关节的三维 CT 重建。c. 关节镜术后第 10 天复查的肘关节侧位 X 线片，显示已成功清除骨赘和游离体。d. 术后第 6 周的侧位 X 线片，显示肱骨后部异位骨化。老年患者存在胃肠道溃疡的风险，抗炎药物对老年患者的心脏也产生一定的副作用，因此未给予药物预防

依靠液体重力或者使用水泵进行低压灌注，以防止关节囊过度膨胀，并应同时使用流出套管进行排水。电刀应谨慎使用，仅用于短时间烧灼。前室手术时应充分使用牵开器，尽可能保持关节囊完整，以减少神经损伤的风险。在关节后方清理时应注意内侧沟，避免抽吸，防止医源性尺神经损伤。最重要的是，外科医师应该沿着关节镜技术学习曲线慢慢地提升手术技能，只有在通过简单的手术获得足够的经验后，才能开始实践复杂的手术。

参考文献

[1] Kelly EW, Morrey BF, O'Driscoll SW. Complications of elbow arthroscopy. J Bone Joint Surg Am. 2001;83-A(1):25–34.

[2] Leong N, Cohen J, Lord E, Wang J, McAllister D, Petrigliano F. Demographic trends and complication rates in arthroscopic elbow surgery. Arthroscopy. 2015;31(10):1928–32.

[3] Desai M, Mithani S, Lodha S, Richard M, Leversedge F, Ruch D. Major peripheral nerve injuries after elbow arthroscopy. Arthroscopy. 2016;32(6):999–1002.

[4] Ogilvie-Harris DJ, Schemitsch E. Arthroscopy of the elbow

for removal of loose bodies. Arthroscopy. 1993;9:5–8.

[5] Miller C, Jobe C, Wright M. Neuroanatomy in elbow arthroscopy. J Shoulder Elbow Surg. 1995;4(3):168–74.

[6] Unlu M, Kesmezacar H, Akgun I, Ogut T, Uzun I. Anatomic relationship between elbow arthroscopy portals and neurovascular structures in different elbow and forearm positions. J Shoulder Elbow Surg. 2006;15(4):457–62.

[7] Gupta A, Sunil TM. Complete division of the posterior interosseous nerve after elbow arthroscopy: a case report. J Shoulder Elbow Surg. 2004;13(5):566–7.

[8] Park JY, Cho CH, Choi JH, Lee ST, Kang CH. Radial nerve palsy after arthroscopic anterior capsular release for degenerative elbow contracture. Arthroscopy. 2007;23(12):1360.e1–3.

[9] Kim SJ, Kim HK, Lee JW. Arthroscopy for limitation of motion of the elbow. Arthroscopy. 1995;11:680–3. 10. Ruch DS, Poehling GG. Anterior interosseus nerve injury following elbow arthroscopy. Arthroscopy. 1997;13:756–8.

[10] Ruch DS, Poehling GG. Anterior interosseus nerve injury following elbow arthroscopy. Arthroscopy. 1997;13:756–8.

[11] Gay DM, Raphael BS, Weiland AJ. Revision arthroscopic contracture release in the elbow resulting in an ulnar nerve transection: a case report. J Bone Joint Surg Am. 2010;92:1246–9.

[12] Sahajpal D, Blonna D, O'Driscoll S. Anteromedial elbow arthroscopy portals in patients with prior ulnar nerve transposition or subluxation. Arthroscopy. 2010;26(8):1045–52.

[13] Dumonski ML, Arciero RA, Mazzocca AD. Ulnar nerve palsy

after elbow arthroscopy. Arthroscopy. 2006;22(5):577. e1-3.

[14] Hahn M, Grossman JA. Ulnar nerve laceration as a result of elbow arthroscopy. J Hand Surg Br. 1998;23:109.

[15] Gofton W, King G. Heterotopic ossification following elbow arthroscopy. Arthroscopy. 2001;17:E2.

[16] Timmerman LA, Andrews JR. Arthroscopic treatment of posttraumatic elbow pain and stiffness. Am J Sports Med. 1994;22:230–5.

[17] Claessen F, Kachooei A, Kolovich G, Buijze G, Oh L, van den Bekerom M, Doornberg J. Portal placement in elbow arthroscopy by novice surgeons: cadaver study. Knee Surg Sports Traumatol. 2015;. Arthrosc Jun E-pub.

[18] Marti D, Spross C, Jost B. The first 100 elbow arthroscopies of one surgeon: analysis of complications. J Shoulder Elbow Surg. 2013;22:567–73.

[19] Savoie FH 3rd. Guidelines to becoming an expert elbow arthroscopist. Arthroscopy. 2007;23(11):1237–40.

[20] Blonna D, Moriatis-Wolf J, Fitzsimmons J, O'Driscoll S. Prevention of nerve injury during arthroscopic capsulectomy of the elbow utilizing a safety-driven strategy. J Bone Joint Surg Am. 2013;95:1373–81.

[21] Werner B, Fashandi A, Chhabra B, Deal N. Effect of obesity on complication rate after elbow arthroscopy in a medicare population. Arthroscopy. 2016;32(3):453–7.

[22] Haapaniemi T, Berggren M, Adolfsson L. Complete transaction of the median and radial nerves during arthroscopic release of post-traumatic elbow contracture. Arthroscopy. 1999;15:784–7.

第 13 章　肘关节镜手术并发症的预防

Davide Blonna and Enrico Bellato

顾海峰　译

肘关节镜检查是一种重要的临床手段，但仍存在一些发生并发症的风险。在过去的 10 年里，我们在肘关节镜检查方面已经取得了很大的进展，并且已经做出了很大的努力来避免潜在的并发症。本章将回顾一些基本策略，以避免可预测的并发症。

13.1　患者选择

在某些情况下，发生关节镜并发症的风险比较高，包括创伤后关节僵硬、畸形愈合、异位骨化、冠突骨折固定，以及类风湿关节炎的滑膜切除。

13.2　患者体位

外科医师必须对患者采取适当的摆放体位。重要的是避免压力，特别是在腋下（图 13-1）。

13.3　灌注液体的管理

肿胀是一个主要的危险因素，尤其是在关节镜检查持续的时间超过 60 分钟时。如果手术时间超过 120 分钟，就有发生止血带性麻痹的危险。肿胀会导致周围软组织的塌陷，从而降低镜下视觉效果。如果外科医师需要转为开放手术，那么因为解剖结构的改变导致操作也更加困难，可能会出现伤口难愈合的问题。无论如何管理液体（例如，液体泵、重力系统及改良的脉冲系统），都应将其设置为尽可能低的压力或关闭液体。关节内电凝控制出血能够减少对高压力的需要。此外，对液体的流入和流出进行适当的管理，可以使用或不使用套管。抽吸会增加出血，并会将神经血管结构吸引到切除管口。我们在整个手术中使用 30mmHg 的液体泵，并采用大的关节镜入路来增加关节内液体的流出。

13.4　笔者偏爱的渐进式技术

Shawn O'Driscoll[1] 提出了一种渐进式的技术，目的是减少并发症，特别是避免神经的损伤。我们在 107 例复杂病例中遵循了这些原则并且无一例发生神经麻痹。关节镜检查从后方间室开始，然后是侧沟，最后是前方间室。我们从后方间室开始手术，因为它比前方间室体积小、关节囊薄，这使得它更容易发生肿胀。从后面开始手术可以减少肿胀的风险，从而避免手术操作空间的减小。此外，灌注液体渗漏到前方间室会增加手术入路与神经之间的液体，因此术前在关

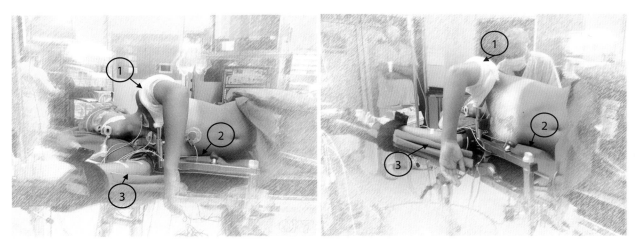

图 13-1　患者取侧卧位，在位于止血带水平处放置手臂支架。①在手臂支架和止血带周围缠上弹性绷带，以防止术中手臂位置的变化。②在胸部下方放置一个 10cm 的软垫，以防止对侧肩承受过大的压力。③对侧肩轻微内旋

腔内注射生理盐水通常是不必要的 [2]。

13.5　尺神经的切开、识别与松解

虽然尺神经松解不被认为是必须执行的，但在大多数情况下强烈建议进行尺神经松解 [3-4]，因为它具有以下优点。

- 切开并识别尺神经使外科医师得以确定神经是否稳定，以及在建立近端前内侧入路和后方关节镜检查时明确尺神经的位置（图 13-2a、b）。

- 尺神经的识别和松解可降低迟发性尺神经病变（DOUN）的风险，DOUN 是关节镜下肘关节僵硬松解术后潜在的严重并发症。已有关于肘关节屈伸功能恢复后发生 DOUN 的报道（图 13-3a、b）。由于这是

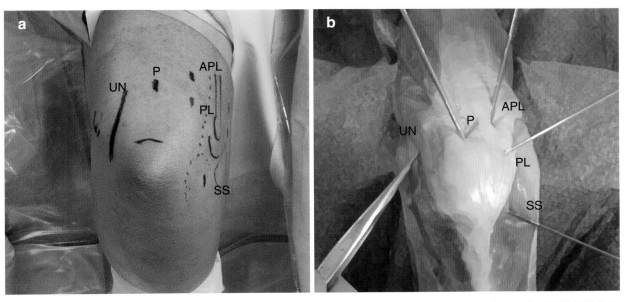

图 13-2　不稳定尺神经接近近端前内侧入路。a. 皮肤移除前的照片。b. 皮肤移除后的照片，建立入路时越靠近前方和远端，前臂内侧皮神经损伤的风险越大。正中神经受肱肌保护，但使用更多的远端入路时，安全距离会减小。UN—尺神经，P—后侧入路，APL—辅助后外侧入路，PL—后外侧入路，SS—软点入路

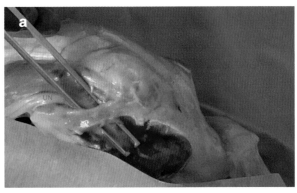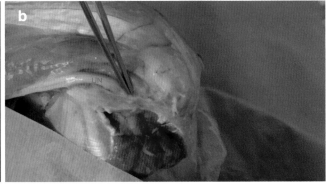

图 13-3 尺神经（UN）卡压。a.显示肘关节屈曲 45°，尺神经在肘管内不受压。b.显示在屈曲 90°时，尺神经在肘支持带下方受到压迫

不可预测的，笔者强烈建议预防性地进行尺神经松解。

- 通常，3~4cm 的尺神经松解就足够了。对于先前就存在尺神经病变的情况，可以建议进行更广泛地减压。关节镜检查时不要打开后内侧角的关节囊，因为这样会降低关节内的压力。

13.6 关节镜后入路

一般认为肘关节镜检查后入路更加安全，因为距离尺神经 2~3cm，通常不存在损伤的危险（图 13-2a、b）。软组织肿胀会使尺神经损伤的风险增大，尤其是在尺骨鹰嘴窝内侧使用刨削刀时。

如果后外侧入路太偏外或软点入路太靠近尺骨，肘肌的运动支就有危险（图 13-4a、b）。

13.7 关节镜前内侧入路

尺神经的暴露和识别可显著降低尺神经损伤的风险（图 13-5）。前内侧入路的选择应该靠近近端（距内上髁前方 1~2cm），以便更好地观察前方间室，该选择比经典的前内侧入路更安全。前内侧入路的建立有时需要用到牵开器。一旦尺神经的位置明确，外科医师用拇指将神经复位在内上髁后方保护尺神经，以防止其向前方发生半脱位，并将近端前内侧入路置于距内上髁近端 2~3cm、前方 1cm 处（图 13-6）[1]。15 号手术刀刀片仅用于切开皮肤，以减少前臂内侧皮神经损伤的风险（图 13-2）。一般认为，在肘关节屈曲 90°时，将前内侧入路放置于更接近内侧肌间隔的位置是安全的。

紧贴肌间隔前方用一根钝性交换棒插入关节内。关节镜镜鞘轻轻地经过交换棒插入。对于内侧肌间隔不易识别的病例（如急性创伤后的病例）应谨慎处理。

13.8 关节镜前外侧入路

桡神经可能是关节镜手术中损伤风险最高的神经。因为它非常靠近关节囊前方和前外侧的手术入路。近端前外侧入路与前内侧入路相似，且更安全。图 13-7 显示了 3 种不同的前外侧入路及其与桡神经的关系。考虑到桡神经损伤的高风险，应避免使用经典的前外侧入路（距外上髁远端 3cm，前方 1cm）。近端前外侧入路和辅助近端前外侧入路更安全。我们使用一种由外向内的技术（插入腰穿针）来建立近端前外侧入路，同时辅助近端前外侧入路用来放置牵开器。

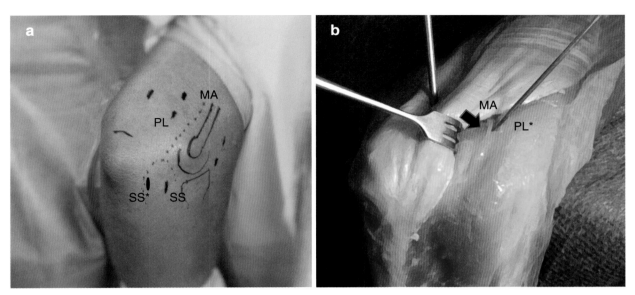

图 13-4　后入路。a. 临床病例。b. 尸体标本。尺神经（UN）远离后侧入路。MA—肘肌的运动支

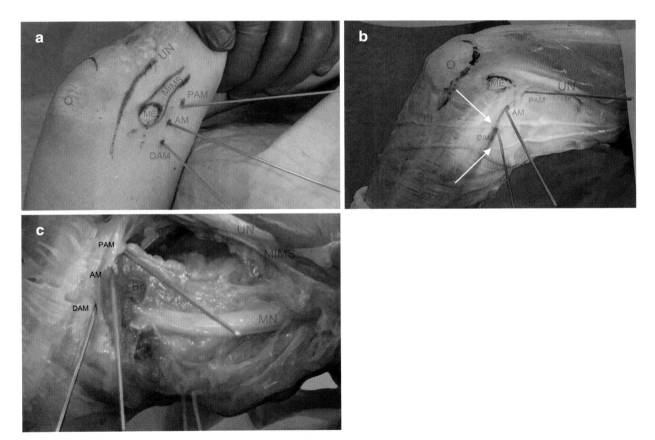

图 13-5　a. 前内侧入路。所有的入路都可以进入肘关节前方。显示皮肤表面解剖标记和入路。b. 在皮肤切除后，可以看到皮肤神经直接毗邻手术入路。c. 随着屈肌总腱起点的松解和前方关节囊的暴露，可以看到正中神经和肱肌的毗邻关系。PAM—近端前内侧入路，AM—前内侧入路，DAM—远端前内侧入路，UN—尺神经，MN—正中神经，ME—内上髁，O—尺骨鹰嘴，MIMS—内侧肌间隔，BR—肱肌

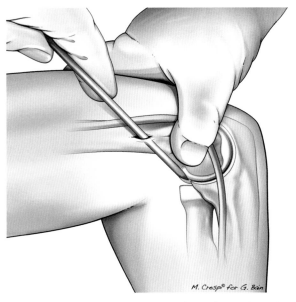

图 13-6　当器械进入近端前内侧入路时，拇指托着尺神经复位，使其远离危险的位置。该概念最初来自 O'Driscoll

13.9　牵开器

牵开器增加了手术的操作空间，保护桡神经免受刨削刀或磨钻的直接伤害，从而降低了并发症的风险。牵开器可用于后方间室（通过近端后外侧入路）或前方间室（通常通过辅助近端前外侧入路）。注意应避免过度压迫神经[5]。

13.10　桡神经和前方关节囊

桡神经非常靠近前方关节囊，这使得该神经在前方关节囊切除术 / 切开术中有很大的损伤风险（图 13-8）。桡神经位于前方关节囊附着于桡骨头中部水平的位置。经验不足的外科医师应避免在这一区域行关节囊切开术或关节囊切除术。考虑使用牵开器，并在使用电动器械时避免使用吸引器。

13.11　其他考虑

肘关节镜术后应避免广泛血肿，因为它会

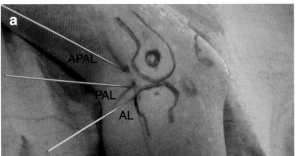

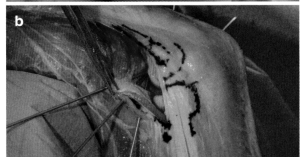

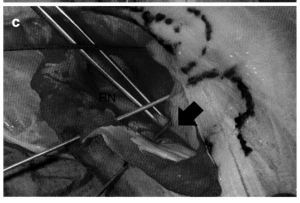

图 13-7　a. 不同的前外侧入路。b. 所有的入路都可以进入关节前方。c. 远端的入路更容易损伤桡神经（图中黑箭头所示）。AL—前外侧入路，PAL—近端前外侧入路，APAL—辅助近端前外侧入路，RN—桡神经

增加发生感染、复发性僵硬和异位骨化的风险。术后伤口可行 24 小时的引流。在止血带放气前，关节内注射 1g 氨甲环酸（10ml），可减少术后血肿。

异位骨化的病因尚不清楚，其发生仍不可预测。因此，我们预防性使用吲哚美辛，每次 50mg，每天 2 次，持续 3 周。

编者注：笔者强调了迟发性尺神经炎和术后

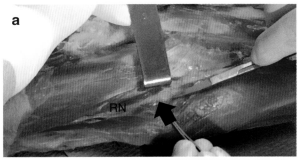

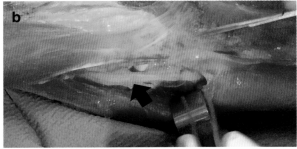

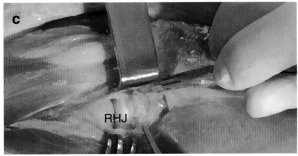

图 13-8　桡神经和肘关节前方的解剖。a. 将肱肌和肱二头肌向内侧牵引、肱桡肌向外侧牵引，显露桡神经（RN，黑箭头所示）。b. 桡神经周围的软组织被切除，以显示关节囊下方桡骨头。c. 牵拉桡神经外侧以暴露桡肱关节（RHJ）

异位骨化的重要性。编者认为对于高危患者，即术前有尺神经症状、挛缩松解术史和需要广泛后内侧手术的患者，应预防性行尺神经松解。编者认为，预防性抗炎药物只应用于那些有异位骨化高风险的患者，如有异位骨化病史，以及容易形成异位骨化的情况，如 DISH 和痉挛。对于非甾体抗炎药副作用发生风险高的患者，如影响胃、肾和出血的情况，应避免使用非甾体抗炎药。

感谢 Shawn W. O'Driscoll 医生，他是一位很有耐心的老师，在教授笔者的过程中，他付出了时间和关注。

参考文献

[1] O'Driscoll SW, Blonna D. Osteocapsular arthroplasty of the elbow: surgical technique. Essential Surgical Techniques. 2013;3:e15 11.

[2] Dodson CC, Nho SJ, Williams RJ 3rd, et al. Elbow arthroscopy. J Am Acad Orthop Surg. 2008;16:574–85.

[3] Blonna D, Huffmann GR, O'Driscoll SW. Delayed-onset ulnar neuritis after release of elbow contractures: clinical presentation, pathological findings, and treatment. Am J Sports Med. 2014;42:2113–21.

[4] Blonna D, O'Driscoll SW. Delayed onset ulnar neuritis after release of elbow contracture: preventive strategies derived from a study of 563 cases. Arthroscopy. 2014;30:947–56.

[5] Blonna D, Moriatis Wolf J, Fitzsimmons JS, et al. Prevention of nerve injury during arthroscopic capsulectomy of the elbow utilizing a safety-driven strategy. J Bone Joint Surg Am. 2013;95:1373–81.

第五部分

关节镜技术发展

第 14 章 干性肘关节镜 / 119

第 15 章 肘关节镜下切除鹰嘴滑囊及骨赘 / 123

第 16 章 全肘关节置换术后的关节镜检查 / 128

第 17 章 联合肱骨及尺骨髓腔内关节镜技术的全肘关节置换术 / 132

第 18 章 关节镜下筋膜室减压治疗前臂慢性骨筋膜室综合征 / 137

第 19 章 经皮肘肌减压治疗肘肌间室综合征 / 141

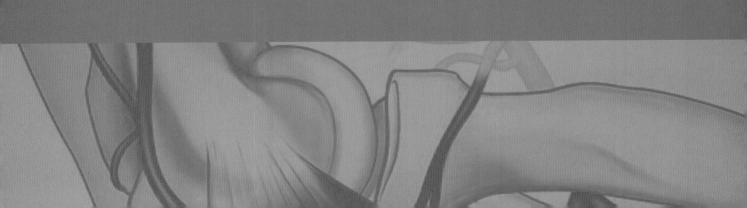

第 14 章　干性肘关节镜

Gregory Bain, Joideep Phadnis, and Tendai Mwaturura

丁文鸽　译

14.1　引言

　　关节镜是研究和处理肘关节疾病的成熟工具。与其他部位的关节镜手术一样，肘关节镜手术也是采用关节腔持续灌注生理盐水的方法进行操作的。鉴于在肩关节和腕关节的干性关节镜手术中展现出来的优点[1-2]，如改良的视觉深度和图像清晰度，运动医学医师们将这项技术运用到肘关节，并取得了良好的效果。

14.2　适应证

　　干性肘关节镜的适应证与湿性肘关节镜相同。相对禁忌证包括局部解剖变异和尺神经移位[3]。

14.3　外科步骤

14.3.1　技术方法

　　干性肘关节镜手术的设备及实施过程和湿性肘关节镜手术相似（表 14-1）。术者把患者摆放在侧卧位，用支架固定患者上肢使得肘关节可以弯曲 90°。手术侧上肢使用无菌止血带，并在肘关节皮肤上识别并标识解剖标志。将无菌止血带

充气，使用注射器经鹰嘴、桡骨头和外上髁之间的软点向关节腔内注入 20ml 空气或生理盐水。笔者更喜欢用生理盐水，因为它可以更可靠和更安全地扩张肘关节腔，以增加操作器械和前方神经血管结构之间的安全距离。在内上髁近端 2cm 和内侧肌间隔前方建立前内侧入路，仅在皮肤上做一小切口，然后在内侧肌间隔前方用小的弯血管钳进行钝性穿刺，但不穿破关节囊。使用钝性的穿刺器和套管穿过关节囊，而后将直径 4mm 的 30° 关节镜置入关节腔。

　　首先，采用由外向内的方法建立外侧入路，并检查前方间室。所有发现的病变均需按要求处理（图 14-1）。我们常使用牵引器（如小 Hohmann）来维持工作空间和保护桡神经。

表 14-1　干性关节镜所需器械

设备	必需 / 最好能有
Low-profile 上肢支架	必需
4mm 鞘管	必需
30°关节镜	必需
4mm 可调吸引刨削器	必需
关节镜牵开器（小 Hohmann）	必需
灌洗液	必需
无菌止血带	最好能有
射频消融探针	最好能有
金属的窄口径流出管	最好能有

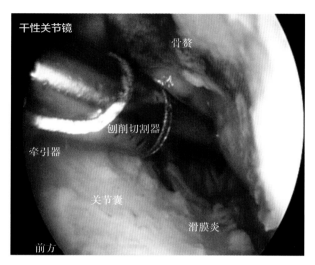

图 14-1　干性肘关节镜下切除桡骨近端的骨赘

然后，注意力转向后方间室。通过在鹰嘴尖近端 2cm 处切开皮肤和肱三头肌肌腱来建立一个后正中观察入路。在关节镜插入后，在肱三头肌外缘建立后外侧入路，并使用软骨刀清除鹰嘴窝滑囊以暴露鹰嘴窝。在前臂旋后、肘关节屈伸时给予内翻应力，通过观察肘关节外侧关节间隙的大小来评估外侧副韧带的张力。在前臂旋前、肘关节屈伸时给予外翻应力，通过观察肘关节内侧关节间隙的大小评估内侧副韧带张力。

14.3.2　干性和湿性关节镜

在同一病例中，我们通常同时使用干性和湿性关节镜。生理盐水对清除关节和刨削刀上的碎屑很重要，还能使烧灼物冷却。如果有出血，加入生理盐水可以清除血液。所以，用吸引器吸出关节腔内液体后转变为干性关节镜的手术也很常见。

14.3.3　技巧

- 不能使用压力泵将空气泵入关节腔，因为这会导致关节内压力过高，可能会导致空气栓塞，这可能是致命的。使用充气止血带，每次手术前在关节腔注入 20ml 空气

可以最大限度地降低发生空气栓塞的风险。引起无症状栓子所需的最小空气体积是 50ml[4]。

- 由于关节与关节镜之间存在温度差异，在将关节镜置入关节后不久可能会出现关节镜镜头起雾。为了减少这种情况，可以在将关节镜置入关节腔之前放入热的生理盐水中预热。在手术中，关节镜的镜头可以轻轻触碰滑膜或脂肪以消除镜头雾化。也可以将关节镜从关节中取出，用酒精纱布擦拭镜头。

- 为了清除手术过程中产生的血液，需要使用短时低压吸引器来清理关节腔。生理盐水也可以被注入和吸出。

- 使用软骨刀时，应注意刀头旋转的方向，使刀头远离关节镜，以防血液和碎屑积聚在关节镜镜头，影响视野。

- 射频探头在生理盐水中效果更好。如果使用干性关节镜，为了防止软骨热损伤，在使用射频探头时需要缩短触发时间并降低功率。为了清除关节内烟雾，打开关节镜鞘上的活瓣阀门，或者使用吸引器，或者将生理盐水注入关节腔，然后抽吸。

- 经辅助入路放置牵开器可以防止软组织遮挡视野。

表 14-2 总结了干性肘关节镜相关的技巧和陷阱。

14.4　优势

与湿性关节镜相比，干性关节镜的主要优点是获得了更高质量的图像（图 14-2）。关节软骨和滑膜上空气 – 液体界面存在光线的反射，由此产生更好的清晰度和景深感，以方便观察细微的软骨和滑膜病变。在湿性关节镜检查中，缺少这样的界面，由于滑膜和碎片悬浮在水中，导致图像质量进一步下降（图 14-3，14-4）。

在湿性关节镜检查中，液体压力会使软组织中的小血管塌陷。相比之下，在气压状态下进行干性关节镜检查，血管清晰可见且保持其自然颜色。

由于在干性关节镜检查中极少使用液体，避免了液体外渗相关的上肢肿胀、疼痛和骨筋膜室综合征等并发症。根据术者的经验，较轻的患肢水肿减轻了患者的术后不适，从而更有利于患者早期康复和快速恢复。作为一项预防措施，为了防止发生空气栓塞，骨折患者应避免使用干性关节镜技术。

与湿性关节镜相比，干性关节镜对组织界面的干扰较小。因此，转化为开放手术的特点是更容易解剖。

表 14-3 总结了干性关节镜和湿性关节镜检查的各自优点。

表 14-2　干性肘关节镜相关的技巧和陷阱

技巧	理由
在关节腔内注射肾上腺素及利多卡因	分开关节囊与神经，减少出血
不要使用血管钳穿透关节囊来建立入路	保护好关节囊的密封性以防止空气逸出
使用牵开器	保护安全的操作空间
刨削器远离镜头	保护关节镜镜头
间断灌洗和吸引	清理碎屑和出血
在使用射频后及时灌洗关节腔	清理烟雾和防止热损伤
如果保持关节镜的干燥很困难，那就转换成湿性关节镜	流动液体可以膨胀关节，冲掉积血和碎屑
陷阱	**理由**
不要尝试建立多个入路	会造成关节腔空气逃逸
骨折患者不要使用干性关节镜	会造成空气栓塞
不要使用强负压吸引	会造成工作空间塌陷，神经血管束及组织被吸入刨削器

表 14-3　干性关节镜和湿性关节镜检查的优点

名称	优点
干性关节镜	更好的清晰度和景深感（软骨的表面，滑膜及血管）
	渗出液少，较轻的术后肿胀、术后不适和骨筋膜室综合征
	在获取微生物学和组织学标本的同时可避免液体的污染
	更好识别解剖标志
	更容易转换成开放手术
	更便宜
	更为熟悉的技术
湿性关节镜	关节腔持续膨胀
	灌洗和关节冷却
	使关节腔游离体悬浮

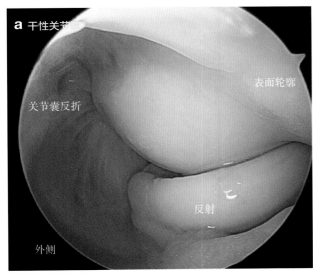
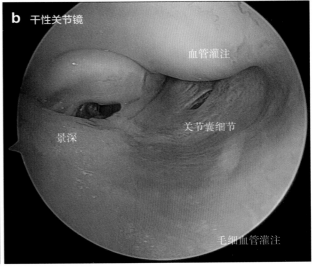

图 14-2　干性关节镜置于肘关节前方间室内。a. 注意肱桡关节软骨表面由于存在空气－液体界面反射光线而很好地显示出了软骨的细节。b. 由于没有液体压力，关节囊及软骨周围血管很容易辨识（版权所有：Gregory Bain 博士）

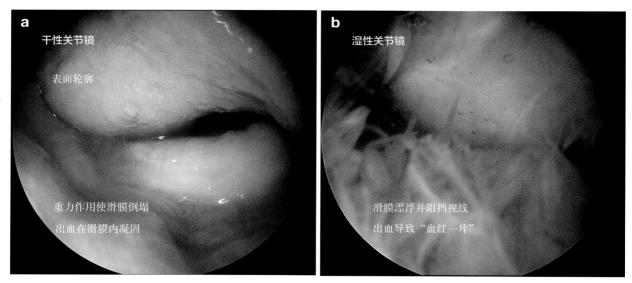

图 14-3　关节镜下观察到的肘关节骨关节炎合并滑膜炎。a. 在干性关节镜下观察到滑膜由于重力作用合并在底部，医师可以清楚地看到不规则的磨损的关节软骨。b. 在湿性关节镜下，液体的浮力使滑膜漂浮遮挡了软骨，遮挡了骨关节炎发病部位（版权所有：Gregory Bain 博士）

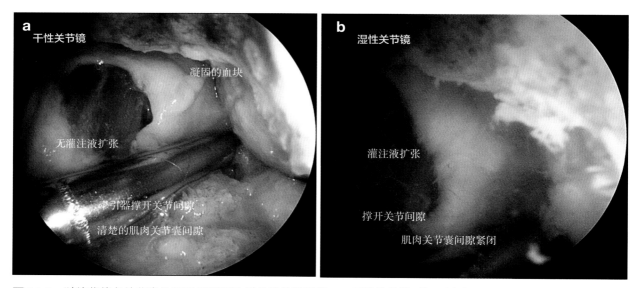

图 14-4　肘关节前方关节囊松解及骨赘切除后的关节镜图像。a. 干性关节镜下视野清晰。b. 湿性关节镜下因为骨赘碎片悬浮于液体中而视野模糊（版权所有：Gregory Bain 博士）

14.5　总结

　　虽然仍有可能必须借助湿性关节镜技术，但通过干性关节镜检查获得了优质的图像质量，同时能够获得未被冲洗液冲洗的关节内标本的优势，这些可以用来准确评估肘关节的解剖和病变。

参考文献

[1] del Piñl F, García-Bernal FJ, Pisani D, Regalado J, Ayala H, Studer A. Dry arthroscopy of the wrist: surgical technique. J Hand Surg Am. 2007;32:119–23.

[2] Rupenian P. Dry arthroscopy of the shoulder. Arthrosc Tech. 2013;2:e437–40.

[3] Phadnis J, Bain GI. Dry arthroscopy of the elbow. Arthrosc Tech. 2015;4:335–9.

[4] Young TJ, Rossberg MI, Hutchins GM. Volume of air in a lethal venous air embolism. Anesthesiology. 2001;94:360–1.

第 15 章　肘关节镜下切除鹰嘴滑囊及骨赘

Vikas Singh and Gregory Bain

丁文鸽　译

15.1　鹰嘴滑囊炎

15.1.1　引言

鹰嘴滑囊是覆盖于鹰嘴突的正常结构，其作用是提供一个缓冲面，从而减少皮肤和邻近组织的损伤。鹰嘴滑囊炎可以继发于感染、外伤或晶体沉积造成的局部炎症。

炎症可以继发于肘关节周围擦伤所导致的感染，但更多的是继发于运动过程中的急性损伤（如直接撞击到肘后部），自身免疫性疾病（如类风湿关节炎）或晶体沉积性疾病（如痛风或假性痛风）。糖尿病、尿毒症、静脉药物滥用、酗酒，以及滥用或长期使用类固醇的患者患病风险增加[1]。

2/3 的鹰嘴滑囊炎是无菌性滑囊炎，1/3 的病例是金黄色葡萄球菌造成的败血症，这种情况需要细菌培养，引流局部脓液，冲洗关节腔和使用抗生素[2]。这两种鹰嘴滑囊炎需要通过临床体格检查来鉴别，通常仅在非手术治疗失败以后采取手术治疗。湿、干性关节镜技术均可以用来治疗鹰嘴滑囊炎，关节镜切口必须远离鹰嘴尖，以便患者术后快速康复及降低再手术的概率[3]。

15.1.1.1　临床体格检查

在患鹰嘴滑囊炎的患者中，常有肘关节局部反复或直接外伤史。患者可能会主诉肘关节后部肿胀，当肘关节过度屈曲或者压力增高时常伴有疼痛加重（图 15-1）。感染和创伤常导致症状急性发作，而自身免疫性疾病、晶体沉积和慢性刺激常导致症状慢性发作。然而，在患慢性疾病时患者可出现肘关节无痛性肿胀。

对患有鹰嘴滑囊炎的患者进行体格检查时常常可以发现鹰嘴突后方有波动感。特别是急性发作时触诊可能有压痛。皮肤检查可能会发现磨损或局部感染、类风湿结节或痛风石。肘关节的活动范围通常是正常的，但症状较重的患者可能会有关节活动减少。检查还应关注是否有肘关节手术史。肘关节周围的严重的瘢痕增生往往不是肘关节镜手术的理想适应证。

15.1.1.2　影像学

超声检查可能对鹰嘴滑囊炎的评估有所帮助，因为该技术能显示关节积液、局部炎症或关节游离体。

传统的手术方法是切开滑囊切除术，手术切口跨过鹰嘴尖。然而，因为切口横跨皮肤，伤口愈合可能成为一个现实的问题。但关节镜手术可以很好地克服这一点，促进患者术后更快愈合，并获得良好的临床疗效。

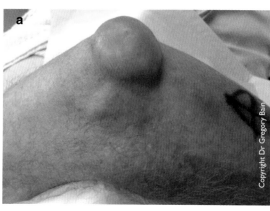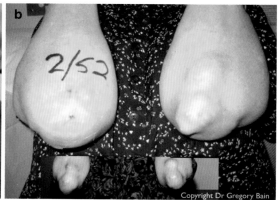

图 15-1　肘关节鹰嘴滑囊炎病例。a. 创伤后滑囊炎。b. 类风湿滑囊炎（版权所有：Gregory Bain 博士）

15.1.2　适应证

（1）症状持续时间大于 6 个月。

（2）疼痛。

（3）交锁。

急性感染需要充分的引流，这可以通过肘关节镜来进行，避免在鹰嘴突部位做切口。然而，如果外科医师不熟悉肘关节镜技术，还是应该采用标准的开放手术来治疗鹰嘴滑囊炎。

15.1.3　禁忌证

开放有渗出的滑囊。

15.1.3.1　湿性关节镜与干性关节镜的比较

湿性关节镜通过生理盐水灌注扩张和一个关节镜鞘管来保持液体压力（图 15-2）。镜头可以从关节腔进入鹰嘴滑囊，自内向外切除滑囊组织直至看到正常组织层面。应该注意保护上方的皮肤，避免任何皮肤穿透伤，这些穿透伤都有可能发展为窦道。

资深术者偏爱的技术是干性关节镜技术[1]，使用前文提到的 Storz 内镜设备（图 15-3）。在鹰嘴滑囊远端做一个 2cm 的切口以置入头端带兜帽的关节镜，皮下组织被从滑囊和鹰嘴上分离。头端带兜帽的关节镜可以制造一个工作空间，类似于帐篷支柱。单独做一个近端入路作为关节镜下置入和操作器械（如剪刀、咬骨钳和射频刀头）的工作入路（图 15-2）。

15.1.4　操作技术

患者体位：侧卧位，将患肢放在软垫上，在患肢近端绑止血带。采用全身麻醉或者局部麻醉。

（1）铺单后标记关键的解剖结构——尺神经、滑膜囊和内上髁。

（2）在滑囊的远端做一个 2cm 的切口，使用梅氏（Metzenbaum）剪或改良的隧道钳在皮下脂肪和深筋膜之间创造一个界面。

（3）打开剪刀、血管钳来分离深筋膜表面的脂肪，创造一个工作空间。将头端带兜帽的关节镜引入工作空间，并用兜帽悬吊皮下组织维持工作空间。

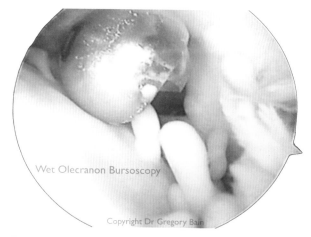

图 15-2　湿性关节镜下操作器械在滑囊内切除滑膜（版权所有：Gregory Bain 博士）

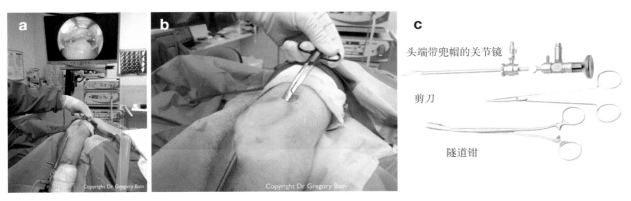

图 15-3　a 和 b. Storz 内镜设备。c. 操作器械（版权所有：Gregory Bain 博士）

（4）在滑囊近端 1~2cm 处建立一个近端入路，并在直视下将两个切口之间的皮下空间连通起来。

（5）分离界面的时候从近端入路使用隧道钳

帮助回退，同时明确滑囊的边界。

（6）当完整分离滑囊后，使用剪刀、咬骨钳和刨削器来完整切除滑囊，但是要清楚地分辨尺神经（图 15-4）。

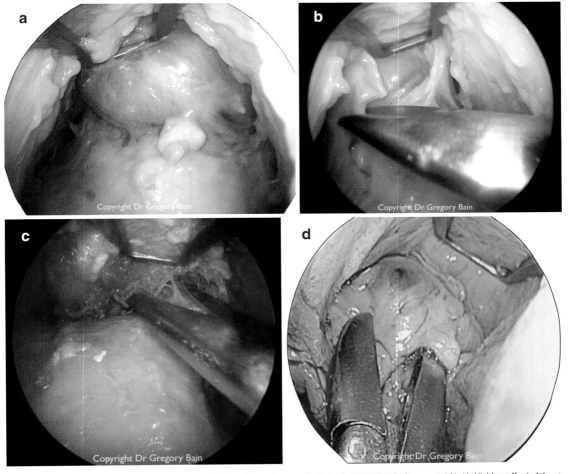

图 15-4　关节镜下从滑囊外切除尺骨鹰嘴滑囊。建立工作空间行滑囊切除术。a. 用拉钩维持工作空间。b 和 c. 剪刀松解和游离滑囊。d. 用髓核钳进行片状切除（版权所有：Gregory Bain）

（7）操作完成后松止血带，在关节镜监视下烧灼止血，用生理盐水冲洗关节腔。

（8）缝合入路，包扎敷料。肘关节屈曲90°，手臂放在宽的吊带上，这个体位可以消除潜在的无效腔。

15.2 鹰嘴骨刺

鹰嘴骨刺是一种形成于肱三头肌肌腱止点中间的浅表部位的骨性外生物，其向后方突出。30%~50% 肱三头肌肌腱止点肌腱炎的患者中肱三头肌止点处存在骨刺。鹰嘴骨刺通常见于有炎性疾病的患者，如肱三头肌肌腱炎、鹰嘴滑囊炎和痛风。鹰嘴骨刺也出现在肘关节外伤患者、手部劳动者和体育运动员等需要反复用力伸展肘关节的人群。此外，鹰嘴骨刺与年龄有关，多在体检时被偶然发现。应该注意鉴别鹰嘴骨刺与鹰嘴骨赘，后者见于鹰嘴尖的后外侧或后内侧关节边缘 [4-5]。

鹰嘴骨刺位于肱三头肌肌腱止点的表面，常明显表现为局部压痛伴水肿（图 15-5）。肱三头肌远端肌腱压痛提示伴有肌腱炎。固定的

10°~20° 的肘屈曲挛缩提示关节内病变。

鹰嘴骨刺能在关节镜下被切除，先通过 X 线透视确定鹰嘴骨刺的位置，然后使用高速磨钻切除鹰嘴骨刺 [6]。手术的原则与鹰嘴滑囊切除术类似。用 X 线透视来确保完全切除（图15-6）。

15.2.1 术后管理、康复和恢复运动

（1）术后将手臂置入宽吊带上维持屈肘90° 1 周，以此来消灭无效腔和促进组织愈合。

（2）如果局部有血肿形成，需要穿刺抽吸。

（3）术后允许主动进行轻柔的关节活动。

（4）术后 1 周后到诊所检查伤口。

（5）术后 1 个月内，患者禁止重体力劳动，同时避免在鹰嘴局部施加压力。

15.2.2 并发症

（1）皮肤穿孔导致窦道形成，并持续存在。

（2）肘关节内侧的尺神经存在着损伤风险，在切开皮肤前需要触及并在皮肤上标记尺神经，以提醒术者。

（3）类风湿关节炎和痛风患者术后容易复发。

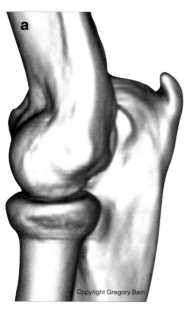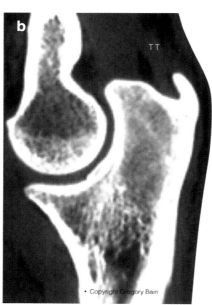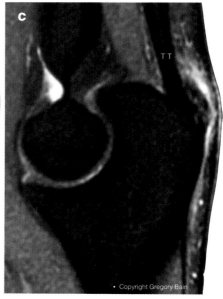

图 15-5　a. 三维 CT 图像，显示骨刺的形状和位置。b. 矢状位 CT 图像，显示肱三头肌肌腱在鹰嘴骨刺的深面。c. MRI，显示鹰嘴骨刺水肿信号和肱三头肌肌腱（TT）炎（版权所有：Gregory Bain 博士）

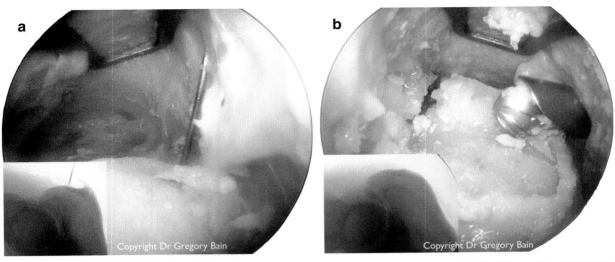

图 15-6　鹰嘴骨赘。a. CT 上观察到的骨赘。b. 术中透视以明确骨赘的位置，并且术后确保骨刺完全切除（版权所有：Gregory Bain 博士）

15.3　结果

相较于传统的开放手术，关节镜下鹰嘴滑囊切除术使患者具有更快的恢复速度，更低的再手术率，大大缩短了住院天数[3,7]。笔者使用了以上所描述的技术，发现患者术后康复较快。有些患者术后会出现伤口渗出，这时往往需要进行伤口局部引流[1]。

参考文献

[1] Tu CG, McGuire DT, Morse LP, Bain GI. Olecranon extrabursal endoscopic bursectomy. Tech Hand Up Extrem Surg. 2013;17(3):173–5.

[2] Stell IM. Septic and non-septic olecranon bursitis in the accident and emergency department—an approach to management. J Accid Emerg Med. 1996;13(5):351–3.

[3] Ogilvie-Harris DJ, Gilbart M. Endoscopic bursal resection: the olecranon bursa and prepatellar bursa. Arthroscopy. 2000;16(3):249–53.

[4] Alvi HM, Kalainov DM, Biswas D, Soneru AP, Cohen MS. Surgical management of symptomatic olecranon traction spurs. Orthop J Sports Med. 2014;2(7):2325967114542775.

[5] Reilly D, Kamineni S. The olecranon spur. J Shoulder Elbow Surg. 2015;24(6):980–7.

[6] Singh VR, Bain GI. Endoscopic extrabursal excision of olecranon spur. Arthrosc Tech. 2018;7:e893–8.

[7] Kerr DR, Carpenter CW. Arthroscopic resection of olecranon and prepatellar bursae. Arthroscopy. 1990;6(2):86–8.

第 16 章　全肘关节置换术后的关节镜检查

Gregory Bain, Joideep Phadnis, and Vikas Singh

丁文鸽　译

16.1　引言

全肘关节置换术后疼痛并不少见。鉴别全肘关节置换术后感染和假体无菌性松动是制订治疗方案的关键因素（图 16-1）。然而，获得正确的微生物学和机械力学诊断可能很困难。肘关节组织样本的微生物培养是诊断感染的最佳方法。其他的传统方法都不太可靠，如血常规、X 线片、核素扫描和关节腔穿刺抽吸。因为肘关节镜可以获得新鲜的组织标本，所以可用于诊断感染。此外，全肘关节置换术的机械力学的各个方面都需要被评估。

肘关节镜可以用于观察滑膜炎、肉芽组织和关节面对合情况（图 16-2）。对于全肘关节置换术后的患者，肘关节镜可以用于评估机械轴和聚乙烯材料的状态，也可以用于观察骨 / 骨水泥 / 假体界面的情况。关节镜下还可以观察关节运动情况以判断关节功能是否良好。此外，可以对关节轻轻施加压力，以评估机械轴的特性和判定假体界面是否存在松动。

关节镜下可以获得多个靶向组织的活检标本，然后进行微生物学和组织学检查。在送检 2 周后就可以得到细菌学结果。如果检查结果提示是无菌性松动引起的疼痛，那么一期假体翻修手术就可以解决问题。如果是感染，那么就需要知道感染细菌的类型和药物敏感性，然后由微生物学家会诊来确定治疗方案。对于年纪较大的患者，需要抗感染治疗。对于年轻的患者，一期翻修或者二期翻修都可以。

16.1.1　微生物学诊断

准确的微生物学诊断至关重要，确保在组织学活检后使用抗生素。获取多个靶向组织的活检标本，包括关节内的肉芽组织、骨水泥界面处，以及任何关节内暴露的骨组织，例如，肱骨和尺骨（图 16-3）。

使用非接触技术来获取活检标本，该技术包括使用关节镜塑料鞘管，在干性关节镜下每个样本均使用单独的器械来获取。我们建议匹配微生物学检查和组织学检查的样本，这样任何标本出现阳性都可以诊断为被污染了[1]。我们让病理学家评估每个高倍镜视野的中性粒细胞（PMN）计数。如果仅仅有一个样本为阳性，且该样本里没有中性粒细胞，那么很有可能是污染造成的。

此外，肘关节镜还可以观察肘关节置换轴承的情况，包括聚乙烯材料的磨损（图 16-4）。

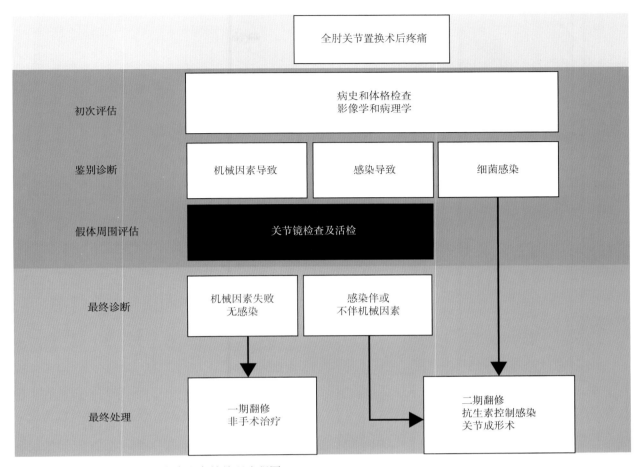

图 16-1　全肘关节置换术后疼痛患者的处理流程图

16.2　骨水泥和骨界面

肉眼很难区分骨水泥和自然骨组织的界面。而关节镜的放大作用能够提供帮助。骨水泥是均匀的，而骨组织会有点状出血。骨水泥经常会碎裂形成锋利的边缘。如果有疑问，外科医师可以刮除表面组织来进一步明确。当使用刮匙刮除骨组织时，骨组织会脱落并露出下方的出血面。然

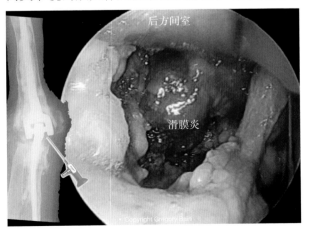

图 16-2　全肘关节置换术后后方间室的关节镜下情况。注意局部的滑膜炎，并取该处滑膜组织进行微生物学和组织学评估

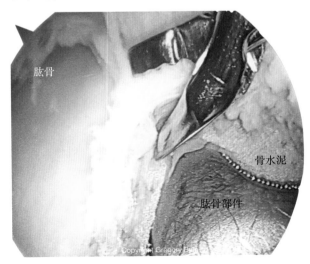

图 16-3　关节镜下使用篮钳取骨水泥界面组织送活检

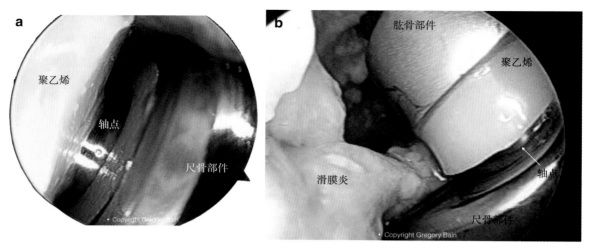

图 16-4 关节镜下评估假体关节面的对合情况。a. 聚乙烯轴承和轴芯。b. 聚乙烯材料的磨损情况

而骨水泥很硬，刮匙只会在其表面上滑动，无法切割它。

16.2.1 评估假体松动

术者先抓住患者的前臂并做轻柔的活动，然后在关节镜下观察骨 – 骨水泥界面和骨水泥 – 假体界面的情况（图 16-5）。再使前臂做活塞（纵向）运动及旋转运动，分别评估假体是否有纵向不稳或旋转不稳。在患者的前臂做活塞运动时，有时可以利用组织抓钳跨过假体深入关节深处抓取组织送活检（图 16-6）。

16.3 去除骨水泥

有时我们可以很幸运地仅使用组织抓钳清除松动的骨水泥。然而，大多数情况往往比较棘手，在这种情况下需要使用特殊的器械来清除骨水泥，如在髋关节翻修术中使用的一些特殊器械。

16.3.1 感染

对于假体周围感染的病例，治疗的关键是选用特效抗生素。在大多数情况下，笔者会选择二期假体翻修术。在一期手术中，笔者会去除假体、所有的骨水泥，以及肉芽组织。

如果在一期手术中发现无法直接去除所有

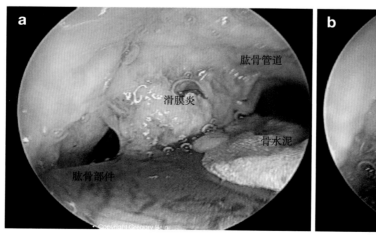
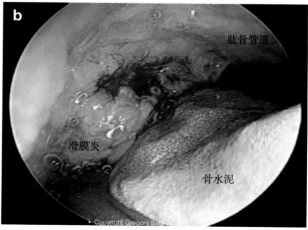

图 16-5 肱骨通道下观察肱骨假体。a. 肱骨骨内膜表面和假体之间的肉芽组织。b. 前臂纵向和旋转运动可以确定假体是否存在纵向不稳或旋转不稳

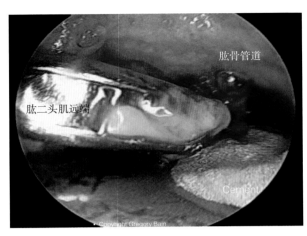

图 16-6　干性关节镜肱骨骨内膜表面和假体之间的肉芽组织的针对性活检

的骨水泥和肉芽组织，那么需要采用截骨术来确保其完全清除。如果是假体感染，作者会在翻修术中选用带抗生素骨水泥的铰链假体（PROSTALAC），采用抗生素骨水泥关节置换术 [2]。静脉注射抗生素往往和含抗生素的骨水泥一起使用。一旦一期关节成形术后关节稳定无感染，便可以进行二期翻修术。

16.3.2　维修

如果发现了机械问题，那么有时关节镜下也可以进行简单的机械修理，包括去除凸出鹰嘴突表面的用来修补肱三头肌肌腱的锚钉（图 16-7）。

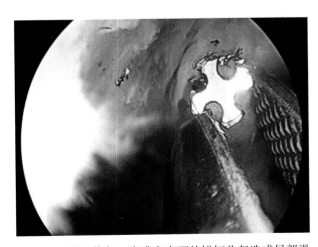

图 16-7　镜下修复。鹰嘴突表面的锚钉凸起造成局部滑囊水肿。肘关节镜下行滑膜切除术并取出锚钉。镜下取滑膜送活检确定没有感染

笔者以前发现了 1 例螺钉从假体上松动的病例，并且在关节镜下去除了该螺钉，同时更换了新的螺钉。

16.4　提示和技巧

肘关节镜采用干性或湿性两种技术均可。干性关节镜技术提供的镜下分辨率远远高于湿性关节镜。干性关节镜通道内的液体提供了一个反光的空气 – 液体界面，以提供更好的分辨率和景深感 [3]。此外，笔者还担心湿性关节镜有可能将皮肤表面和关节腔的液体和细菌冲入髓腔。

在干性关节镜检查中，起雾可能会影响视野。为了避免这种情况，可以将甘油涂抹在镜头上。此外，还有其他方法，包括用关节镜镜头擦拭视野内的脂肪组织，这种方法可以清除关节镜镜头上的碎屑，而且能够有效地防止镜头再次起雾。

16.5　陷阱

因为有损伤神经血管的风险，所以笔者往往在肘关节后方进行操作。湿性关节镜有可能会造成肘关节肿胀及骨筋膜室综合征。

众所周知，肘关节镜手术有可能会造成窦道形成。这种情况将是一场灾难。为了避免这种情况，在缝合伤口后用石膏固定肘关节。在取活检后必须使用抗生素。

参考文献

[1] Phadnis J, Bain GI. Arthroscopic management of the painful total elbow arthroplasty. Shoulder Elbow. 2016;8:41–7.

[2] Williams K, MacLean S, Jupiter J, Bain GI. An articulating antibiotic cement spacer for 1st stage reconstruction for infected total elbow arthroplasty. Tech Hand Surg. 2017;21:41–7.

[3] Joideep Phadnis J, Bain G. Dry arthroscopy of the elbow. Arthrosc Tech. 2015;4(4):e335–9. https://doi. org/10.1016/j.eats.2015.03.006.

第 17 章 联合肱骨及尺骨髓腔内关节镜技术的全肘关节置换术

Gregory Bain, Adam C. Watts, and Vikas Singh

丁文鸽 译

17.1 引言

行肘关节置换翻修术时，可能需要去除髓腔内的骨水泥，并且会增加骨穿孔和假体周围骨折的风险。我们通过联合肱骨及尺骨髓腔关节镜技术进行检查，作为肘关节置换翻修术中诊断和治疗的主要方式。

17.2 适应证

关节镜检查的适应证是肘关节置换术后疼痛需要行人工关节置换翻修术的患者。引起术后疼痛的可能原因是无菌性松动，确诊或疑似感染，以及假体周围骨折。

诊断性关节镜检查部位包括可视化骨膜内骨、骨水泥和肉芽组织。关节镜可视化技术使术者能够收集需要检查的活检标本，进行微生物学和组织学诊断。

在髓腔内，特别是在肱骨植入物的近端，去除骨水泥覆盖层可能是一项具有挑战性的操作。该操作的目的是清除所有肉芽组织、骨水泥和骨性死骨。但此操作有骨穿孔和骨干骨折的风险。而使用关节镜技术可以更彻底地清创，同时将可能导致持续感染的碎屑遗留的风险降至最低，并避免行肱骨干截骨术[1]。

17.3 步骤

17.3.1 肘关节镜设备

将患者置于侧卧位，上臂使用止血带固定。尽可能地使用保留肱三头肌的方法，沿先前的后正中切口切开瘢痕。使用一组带有双孔金属套管的直径 4mm、30°的关节镜，以便同时进行冲洗和抽吸操作（图 17-1），这样可以更有效地清除碎屑。

17.3.2 器械

传统设计的用于清理滑膜和游离体的关节镜

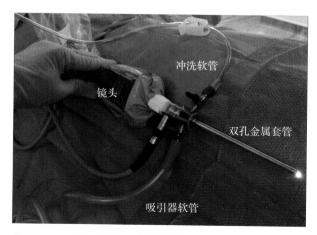

图 17-1　带双孔金属套管的关节镜，可同时进行冲洗和抽吸，以提高手术效率（版权所有：Adam Watts 博士）

持物钳使用起来非常有效。然而，髋关节置换翻修术工具是更理想的选择，因为这些器械是专为从骨膜内通道去除骨水泥而设计的，包括长柄刮匙、反向刮匙、凿子和髓核钳。

关节镜刨削器和磨钻在髓腔内也同样有效。术者可以在关节镜旁插入一个长 80mm 直径 5mm 的圆头磨钻，以清除骨水泥。X 线透视可以识别出骨水泥和器械的相对位置。

17.4　关节镜诊断

将关节镜置入髓腔中，可以观察到骨周围组织。我们始终使用干性关节镜系统，以最大限度地减少对手术区域的污染并避免软组织肿胀。

17.4.1　微生物学诊断

鉴于准确的微生物学诊断的重要性，请确保在获得活检标本之后再使用抗生素。多点标本的采集部位包括关节内、肉芽组织、骨 – 骨水泥界面，以及肱骨髓腔和尺骨髓腔。

17.4.2　假体松动评估

握住前臂并轻柔地牵引，同时在关节镜下观察骨 – 骨水泥界面和骨水泥 – 假体界面。将前臂沿长轴做活塞样运动，然后旋转，以分别查看假

体是否有纵向不稳或旋转不稳。通过手臂的活塞样抽插运动，有时可以将持物钳越过假体，以收集更深处的活检标本。

17.4.3　骨水泥和骨组织

有时，术者可能难以确定骨水泥与骨组织之间的差异。通过关节镜的放大，可以看到骨水泥的表面是均匀同质的，而骨组织会出现点状出血。此外，骨水泥常呈块状并带有锋利的边缘。如果难以判断，术者可以轻刮表面。骨组织的表面会先出现一些渗出，继而出现渗血。但是，骨水泥是坚硬的，因此刮匙只会在表面滑动而不会切入。高速磨钻可与具有冲洗和抽吸作用的双孔关节镜套管一起使用（图 17-2）[2]。

17.5　关节镜治疗

17.5.1　骨水泥的去除

虽然可使用持物钳去除松散的骨水泥，但骨水泥通常并不松散，这就需要使用专用工具来破碎和清除骨水泥。

假体可能会侵蚀肱骨前方的骨皮质。我们能够相对轻松地去除松动的假体和一些骨水泥。通过使用关节镜技术，术者能够识别出肱骨髓腔内残余的骨水泥覆盖物。在关节镜观察下，术者可

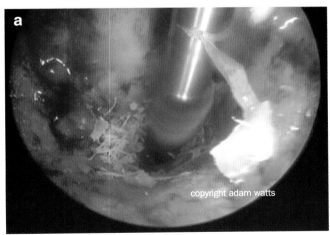
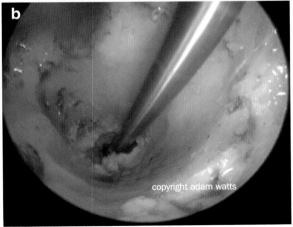

图 17-2　a 和 b. 关节镜下使用高速磨钻去除骨水泥（版权所有：Adam Watts 博士）

以将钻头精准地放置在骨水泥基底的中心并钻入骨水泥中（图 17-3）。而缺少了关节镜视野，钻头可能会误入别处，钻穿较软的骨质。这将导致骨水泥外渗，并有潜在的神经损伤和骨折的风险。

对于黏附在骨质下层的骨水泥，骨水泥劈凿可能是最有用的（图 17-4a、b）。骨水泥劈凿锋利，可击碎骨水泥，而后可以用带曲度的圆凿从骨质中刮出骨水泥。最后，用持物钳去除所有松动的骨水泥（图 17-4c）。还可以用反向刮匙去除任何残留的肉芽组织或骨水泥（图 17-4d）。

在去除所有骨水泥之后，术者通过关节镜获得了肱骨髓腔内的新视角，类似于带有真假管的双管霰弹枪，可见假体已在骨干处穿孔（图 17-4e）。在这种情况下，术者需要正确定位放置翻修假体的位置。关节镜的使用有助于正确放置假体。

如果难以去除所有的骨水泥和肉芽组织，则可以行截骨术以确保其彻底清除。如果认为假体已受到感染，可以使用带抗生素骨水泥的铰链假体行人工全肘关节置换术[3]。将亚甲基胶添加到骨水泥中，以便在二期关节置换时轻松识别骨水泥。同时，还可以适当地静脉滴注抗生素。一旦关节感染得到控制，就可以进行二期关节置换术。

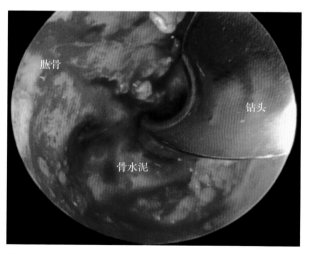

图 17-3 缓慢推进钻头以便在靠近肱骨的骨水泥基底部钻孔（版权所有：Gregory Bain 博士）

17.5.2 二期关节置换术

去除抗生素骨水泥假体，并在关节镜下评估肱骨髓腔和尺骨髓腔。如前文所述再次收集活检标本，去除所有的骨水泥和肉芽组织（图 17-5），然后便可以置入最终的假体。

17.6 提示和技巧

此项操作可以作为干性关节镜或湿性关节镜的检查程序。干性关节镜所提供的分辨率明显优于湿性关节镜。在干性关节镜检查中，髓腔内表面的液体提供了一个反射光的空气 – 液体界面，从而提供了更佳的清晰度和景深感[4]。我们倾向于尽量减少液体，因为它会将皮肤和关节腔中的细菌冲至髓腔和伤口的其余部分。

使用干性关节镜检查时，雾气会影响视野。为此，可以将甘油擦拭在关节镜镜头上。而其他方法还包括在脂肪或滑膜上擦拭关节镜镜头，以避免任何碎屑和雾气。

17.7 陷阱

在髓腔内使用关节镜，镜下操作似乎便成了全部的操作重点。但情况显然并非如此，因为术者仍需行关节置换术。我们要求护理人员将关节镜手术开始的时间写在白板上，以便记录时间。如果遇到不可预期的困难并由此引起延误，则应改行常规手术。长时间的关节镜操作可能导致液体外渗到组织中，并可能诱发骨筋膜室综合征。

高速磨钻会造成热损伤。应短时间使用磨钻，并用生理盐水冲洗以清除碎屑和降低组织温度。

因为有形成窦道的风险，所以我们在手术缝合伤口后将肘关节用石膏固定。

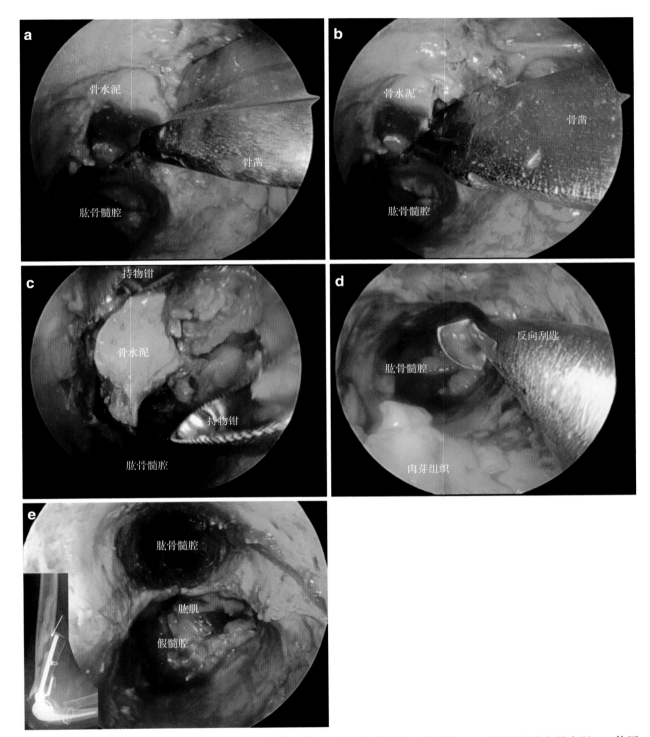

图 17-4　关节镜下使用髋关节置换翻修工具去除骨水泥。a. 准确地放置骨水泥劈凿。b. 推进骨凿分离骨水泥。c. 使用持物钳清除骨水泥碎屑。d. 使用反向刮匙，以便从髓腔内去除肉芽组织和骨水泥。e. 肱骨髓腔的双管霰弹枪外观。箭头所指是真正的肱骨前方骨皮质（版权所有：Gregory Bain 博士）

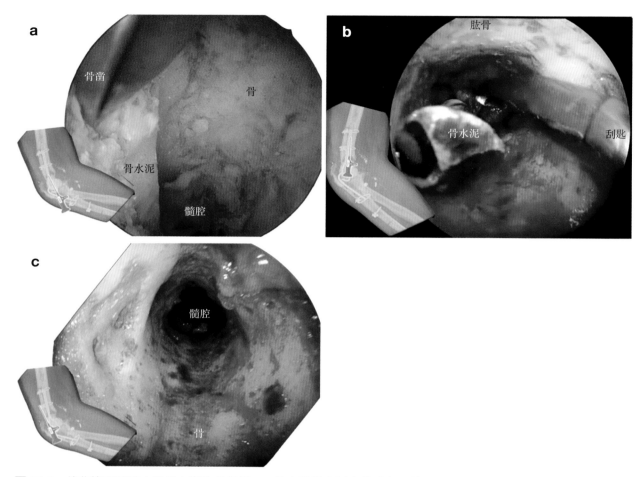

图 17-5　关节镜下髓腔内的骨水泥和骨组织。a. 骨水泥没有固定的形态，其中没有血管存在。如果骨水泥碎裂，则将形成光滑且锋利的边缘。将骨凿准确置于骨水泥和骨组织之间，将骨水泥从骨组织表面剥离。b. 在二期关节置换术中，用刮匙去除"蓝色的抗生素骨水泥"抗生素骨水泥假体。c. 清理后的肱骨髓腔内骨组织形态不规则，存在小血管和点状出血（版权所有：Gregory Bain 博士）

参考文献

[1] Phadnis J, Bain GI. Arthroscopic management of the painful total elbow arthroplasty. Shoulder Elbow. 2016;8(1):41–7.

[2] Reilly P, Rees J, Carr AJ. An aid to removal of cement during revision elbow replacement. Ann R Coll Surg Engl. 2006;88(2):231.

[3] Williams KE, MacLean S, Jupiter J, Bain GI. An articulating antibiotic cement spacer for first-stage reconstruction for infected total elbow arthroplasty. Tech Hand Up Extrem Surg. 2017;21(2):41–7.

[4] Phadnis J, Bain G. Dry arthroscopy of the elbow. Arthrosc Tech. 2015;4(4):e335–9.

第 18 章　关节镜下筋膜室减压治疗前臂慢性骨筋膜室综合征

Elizabeth A. Miller, Anna L. Walden, and Tyson K. Cobb

丁文鸽　译

18.1　引言

慢性骨筋膜室综合征（CECS）是一种发生于运动员的由重复和（或）持续高强度肌肉运动所导致的运动相关性疼痛，并且休息后疼痛可缓解。CECS 的间室内压力达到导致严重疼痛的病理水平，类似于急性创伤性间室综合征。其症状表现包括前臂疼痛、无力，以及手和手指的感觉异常。自行车运动员骑行 5~15 分钟后即可能出现该症状。他们骑行得越激烈，则起病越快，症状越严重。由于骑行运动需要骑手双侧手臂高强度的运动，所以骑手通常双侧同时起病。而当骑手选择更大、更重的自行车时，症状通常更严重。

无论是在运动前、运动过程中和运动结束后，或是在出现阳性症状后，都可以通过测量间室内压力的方法来确诊 CECS。间室内压力测量满足下列任一标准，即可认为是 CECS 阳性。

- 静息状态下间室内压力达到或超过 15mmHg。
- 运动后 1 分钟间室内压力仍高于 30mmHg。
- 停止运动后 5 分钟测量间室内压力仍达到 20mmHg[1-2]。

然而，在 2012 年发表的一篇系统性综述中，学者分析了 38 项研究，并以此评估现有的 CECS 诊断标准的有效性。除了静息状态下间室内的压力外，目前诊断 CECS 的标准与正常健康受试者存在较多重叠区间。有几项研究指出，尽管受试者并没有报告任何阳性症状，但平均压力提示阳性。在非手术治疗失败后，笔者推荐临床医师使用特定协议的置信上限以指导诊断[3]。

在越野摩托车社区中，通常骑手都会被告知有关 CECS 诊断和可用治疗方案的全面信息。尽管没有明确的证据支持其疗效，但非手术治疗仍是治疗的第一选择。非手术治疗包括运动调节、冷冻疗法、按摩、口服抗炎药物和拉伸运动。但是，由于非手术治疗并不总能获得成功，当骑手经历了手臂疼痛和无力后，控制摩托车的能力会下降，并存在安全问题。那些患有 CECS 的职业摩托车骑手常常会寻求外科治疗。对于这些运动员来说，手臂肌肉泵可能会成为决定比赛胜负的关键。

CECS 的开放的筋膜间室松解术是一种行之有效的治疗方法，通常通过多个大切口完成。而与之相比，关节镜下间室内减压则使用关节镜套管仅用单一小切口即可完成。这种微创手术为骑手提供了更快的康复速度，使他们能够早日恢复运动。根据我们的经验，患者能够在手术后的第 7~10 天恢复骑行[4]。

18.2　适应证

- 手术干预适用于功能严重受限且非手术治疗失败的患者。

18.3　禁忌证

- 处于感染的活动期是此项手术的禁忌证。
- 如果怀疑存在除 CECS 以外的诊断（如应力性骨折和神经压迫症状），则应先行鉴别诊断，如 MRI 检查或电生理检查。

18.4　手术解剖

前臂的间室分别为屈肌掌侧间室，伸肌背侧间室和游离的外侧间室。屈肌掌侧间室可分为深部和浅部。根据我们的经验，当发生 CECS 时，仅需减压屈肌间室和伸肌间室。

通过单一尺侧入路即可进入掌侧间室和背侧间室进行减压，因为它们仅通过狭窄的尺骨来连接。

18.5　外科技术

18.5.1　患者体位

患者仰卧位于手术台，肩关节外展、外旋，将上肢置于托手板或者手桌上。将填充良好的无菌止血带绑在上臂近端。

18.5.1.1　手术流程

在预期切开部位的近端和远端注入含肾上腺素的 0.25% 的布比卡因，使之浸润掌侧间室和背侧间室的皮下组织。在尺骨鹰嘴和尺骨茎突连线的中点，沿着尺骨体表投影做一个 2~3cm 的切口。

在切口近端和远端两个方向上，将皮肤、皮下组织和神经以全厚皮瓣的方式提起，使之与深筋膜分离。

沿前臂的掌侧和背侧向近端和远端游离皮肤，以便通过此单一的通道松解前臂掌侧间室和背侧间室。使用一个直径 4mm、30°的关节镜来观察并完成操作（图 18-1）。

将关节镜套管置入筋膜下方的间隙内，并允许与之连接的牵开器沿着深筋膜的表面滑动，以保护皮下神经。

一旦识别并分离出深筋膜，术者便可通过推刀在关节镜直视下切开筋膜行间室内减压（图 18-2）。术者亦可使用关节镜松解套件中的带槽刮刀来引导推刀操作（图 18-3）。

总共需要进行 4 次减压：在切口近端和远端的背侧间室，以及切口近端和远端的掌侧间室。

然后通过沿尺侧缘横向"T"形切开掌侧和背侧筋膜打开各个间室。

18.5.2　切口缝合

先用 3-0 缝合线缝合皮下组织，再用外科免缝合胶带关闭切口。以 4×4s 堆叠敷料和 ACE 弹力绷带包裹前臂。用 ACE 弹力绷带从手腕缠绕至肘关节，以此提供适当的加压包扎，并尽可能地减少肿胀。

18.6　提示和技巧

- 在减压完成后，掌侧的肌肉相对于背侧更明显地膨出间室。因此，如果先减压背侧

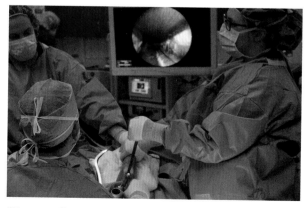

图 18-1　使用直径 4mm、30°的关节镜观察并暴露前臂筋膜

间室则更容易观察到压力的释放。

- 一旦肌肉组织开始膨出间室，就很难在极近端和极远端观察到压力的释放。因此，在减压开始之前，套管或压板的放置应尽可能地靠近需要减压间室的两端，以确保间室内远近两端的压力得到完全的释放。

- 由于许多 CECS 患者都是专业运动员，他们可能自外地前来就医，并且比赛间或赛季间的休息时间非常有限，因此需在一次手术中行双侧的关节镜下减压手术。在这种情况下，我们建议患者带一位同伴在手术后为他们提供帮助。

18.6.1　陷阱

- 术后患肢抬高的高度不足。这可以通过术后淤斑的位置来确定。术后早期，整个前臂到

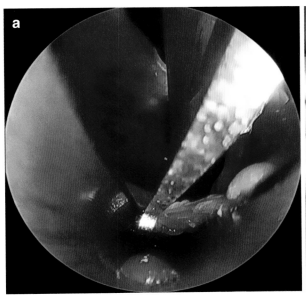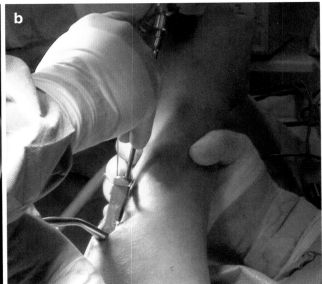

图 18-2　a 和 b. 在关节镜直视下用推刀将筋膜分开

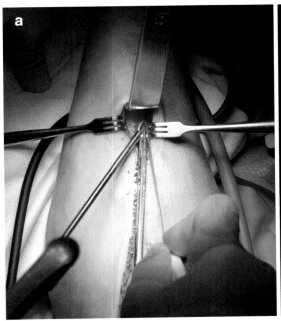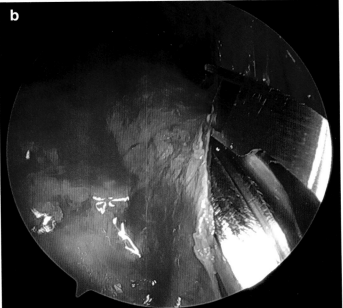

图 18-3　a 和 b. 在某些情况下，使用带槽刮刀（关节镜松解套件中提供的）代替套管引导推刀可能更加方便

肘部都出现淤斑是正常的。但是，如果淤斑更多地集中在手部而不是上臂，则提示患肢抬高的高度不足。此类现象说明进一步研究适度抬高患肢的技术是很有必要的。

- 术后患肢加压包扎程度不足。虽然术后早期肿胀和起水疱的情况并不少见，但是，进行性的肿胀和水疱的增加会增加血肿和感染的风险。患者出院时应携带足够的ACE 弹力绷带并学会如何正确地加压包扎。如果一卷 ACE 弹力绷带的包扎仍不能控制肿胀，则应加用第 2 卷，从而完成进一步的压迫。

18.6.2 术后管理、康复和重返运动

患者在第 1 周应始终佩戴压缩性 ACE 弹力绷带。出于自我护理和卫生需求，患者可以取下绷带，但在那之后应立即重新包扎。

术后，鼓励患者开始进行在可忍受范围内的轻度活动，并进行手指、腕部和肘部运动。鼓励他们在大约 10 天的时间内逐渐恢复体育活动。

术后，如果患者无法顺利恢复骑行，应指导患者在术后几周内进行举重锻炼，以增加前臂肌肉量。这一过程使得被切开的筋膜层在愈合阶段得到适度的伸展和扩张。

对于需要外出旅行的患者，我们建议他们在术后第 3~5 天通过信息或电子邮件的方式发送患肢照片，沟通和汇报患肢的情况。此后患者如有任何疑问或疑虑，可与他们交流。

18.7 并发症

迄今为止，在对 12 例患者进行的 23 例手术中尚未观察到严重的术后并发症。

- 术后，手术切口处出现血肿[1]。术后恰当使用压缩性 ACE 弹力绷带可以防止此类情况发生。
- 有一位患者术后 1 周骑自行车摔倒导致切口裂开[1]。

- 很显然，在术后早期，骑行锻炼要谨慎进行，尤其是此类患者大多来自激进冒险的人群，医师应更加谨慎地指导患者逐渐恢复锻炼，并且鼓励患者采取适当的保护措施，例如，使用前臂护具，直至患处痊愈。
- 由于患者通常渴望尽早回到泥泞的赛道上，因此术后预防性使用抗生素的门槛应适当降低。
- 虽然在某些情况下出现继发于水肿的水疱是正常现象，但如果水疱破溃有渗液，医师应开一个疗程的口服广谱抗生素，并指导患者每天使用碘伏揭开水疱皮消毒 2次（允许伤口自然晾干），然后再应用ACE 弹力绷带加压包扎患肢。

18.8 结果

- 迄今为止，我们对 12 例患者实施了 23次手术，平均随访 6 个月，最长随访 3.5年。所有患者都回到了越野摩托车赛场。除 2 例患者外，所有患者的症状均已得到完全缓解，并且在此文发表时，所述这 2位患者的随访时间还未到术后 2 个月。没有已知的复发。所有患者均对治疗结果表示满意。

参考文献

[1] Fronek J, Mubarak SJ, Hargens AR, et al. Management of chronic exertional anterior compartment syndrome of the lower extremity. Clin Orthop Relat Res. 1987;(220):217–27.

[2] Mubarak SJ, Pedowitz RA, Hargens AR. Compartment syndromes. Curr Orthop. 1989;3:36–40.

[3] Roberts A, Franklyn-Miller A. The validity of the diagnostic criteria used in chronic exertional compartment syndrome: a systematic review. Scand J Med Sci Sports. 2012;22(5):585–95. https://doi. org/10.1111/j.1600-0838.2011.01386.x.

[4] Miller EA, Cobb TK, Walden AL. Endoscopic fascia release for forearm chronic exertional compartment syndrome: case report and surgical technique. Hand (N Y). 2017;12:NP58–61.

第 19 章　经皮肘肌减压治疗肘肌间室综合征

Gregory A. Hoy

丁文鸽　译

19.1　背景

肘肌起源于肱骨外上髁的后部，止于鹰嘴突和背侧关节囊，它被认为是一块可以将肘关节锁定在完全伸展位的"拧紧"的肌肉。桡骨头位于肘关节囊的前方靠近肘肌上部，当桡骨头向后外侧旋转时会撞击肘肌并压迫其间室。

肘肌呈金字塔形并被坚韧的筋膜所包裹，以肱骨后外侧边界为顶点，紧贴在伸肌总腱起点的后方，同时紧邻外侧尺侧副韧带"复合体"[1]。

尽管在游泳和划船运动员中也有过报道，但上肢肌肉间室综合征主要还是发生于与越野摩托车运动相关的屈肌间室。肘肌间室综合征无论是在职业运动或是业余运动中都极少发生。而我们记录的几个病例发生在优秀的体操运动员和游泳运动员中 [2]。

该病的机制尚不清楚，但可能是由于肘关节处于完全伸直位时，作为"辅助稳定结构"控制负重手臂旋转的肘肌本身过度肥大所致。我们观察到所有体操运动员都抱怨赛前鞍马训练加重了肘部的症状。

对肘肌的解剖学研究表明，肘肌间室内容积约为 70cm³。而对健康志愿者的间室压力研究显示，由于间室容积相对较小，测得的间室内压力通常不稳定。检测的内容应包括重复多次测量的间室内压力水平，同时观察测量峰值的下降。

19.1.1　评估

肘肌间室综合征相对罕见，因此需要排除其他更常见的肘关节外侧疾患的诊断。根据我们的经验，肘肌间室综合征的患者通常有慢性病史，并且在重大比赛前增加了训练时间。因而，缺乏单一的外伤史对于鉴别诊断十分重要。

19.2　适应证 / 禁忌证

我们已经观察到 4 例发生于优秀运动员的类似而罕见的案例（3 名体操运动员和 1 名游泳运动员都同时出现双侧症状）。在压力测试中，所有受试者的肘部都存在一定程度的旋转不稳定，但缺乏影像学证据。通过测量间室内压力明确诊断，患者的职业目标也纳入了对其治疗的考量。对于 2 位近期都有参加国际比赛需求的体操运动员患者，我们施行了经皮减压手术来缓解症状，使他们能够达到参赛的要求。这 2 位运动员在后期都进行了手术，以纠正肘关节不稳。如果患者的症状是由于整体的后外侧旋转不稳定引发的，无论间室内压力测试结果如何，都应考虑直接行韧带重建手术。

19.3　外科技术

（1）如果对局部解剖学不够了解，应用记号笔勾画出肘肌的轮廓。

（2）在肘肌一端做一个小切口（我个人倾向从近端向远端切开减压）（图 19-1）。

（3）用解剖剪将深筋膜从切口位置切开减压（图 19-2）。

19.4　提示和技巧

• 可在超声引导下行肘肌内压力测试（图 19-3a、b）。

19.5　陷阱

• 需完全松解深筋膜以防止由部分松解导致的肘肌膨出。

• 在手术结束后，对肘关节的不稳定程度的检查十分重要，因为如果是由于明显的肘关节不稳定而导致的肘肌间室综合征，则需

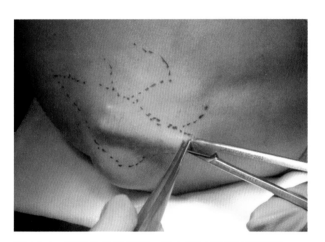

图 19-1　肘肌的体表标记。做小切口暴露肘肌筋膜

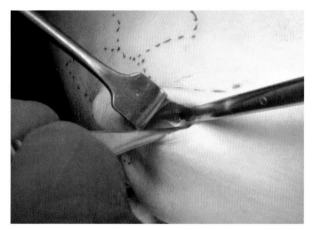

图 19-2　切开肘肌筋膜

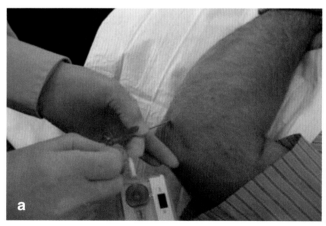

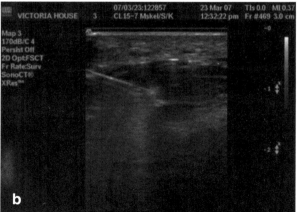

图 19-3　对肘肌进行超声检查。a. 超声引导下置入史赛克压力检测探头的针尖。b. 超声引导

要通过完善的重建手术才能回到运动场。

19.6　术后管理、康复和重返运动

- 术后第 1 天即开始早期大范围的肘关节活动。
- 术后第 7 天开始力量训练，包括负重训练，术后 2 周后恢复至全范围的活动。

参考文献

[1] Molinier F, Laffosse JM, Bouali O, et al. The anconeus, an active lateral ligament of the elbow: new anatomical arguments. Surg Radiol Anat. 2011;33(7):617–21.

[2] Hoy G, Jarman P. Anconeus compartment syndrome and posterolateral elbow instability. Shoulder Elbow. 2011; 3:253–73.

第六部分

关节炎与关节挛缩

第 20 章　肘关节僵硬的分类与治疗方法 / 147

第 21 章　关节镜下关节囊松解与骨关节炎清理术：我是如何做的 / 154

第 22 章　关节镜下肘关节松解术：我是如何做的 / 158

第 23 章　拳击肘：冠突和鹰嘴突的内撞击 / 162

第 24 章　肱尺关节成形术（OK 技术）/ 166

第 25 章　肘关节滑膜软骨瘤病和色素沉着绒毛结节性滑膜炎 / 170

第 20 章　肘关节僵硬的分类与治疗方法

Enrico Guerra, Francois M. Kelberine, Alessandro Marinelli, Roberto Rotini, and Gregory Bain
顾海峰　译

20.1　引言

　　肘关节活动对于上肢完成手部在空间中的定位至关重要。肘部运动是由一系列的解剖区域产生的，这些解剖区域使"肘部机器"得以活动（图 20-1）。

　　肘关节的正常生理运动上限是屈曲 140°，伸展 150°，旋前 140° 及旋后 150°。这一生理运动上限是完成手部在空间中定位所必需的条件。

　　肘关节僵硬是肘关节外科门诊中最常见的主诉。这是因为肘关节在受伤或手术后容易僵硬，并且相邻关节代偿运动有限。因此，即使轻度 / 中度的肘部运动功能减退也被认为是可致残的（图 20-2）。

　　Morrey 提出日常生活的大多数活动都可以在肘部屈曲 100°（30°~130°）和前臂旋转 100°（旋前 50° 和旋后 50°）以内的范围内完成。

　　但是，出于个人卫生、穿衣、饮食、将手机放在耳边和打字所需，可能需要更大的肘关节活动度。

　　一般认为屈曲或旋后的不足更难以代偿，为了拿到、抓住和操作物体，可通过肩关节外展部分代偿旋前不足，通过使物体靠近身体部分代偿肘关节伸直受限。没有足够的屈曲，我们就无法把手伸向嘴，无法自行喂食或上卫生间。没有肘关节旋后，我们将无法收集硬币，也很难抬起肘关节。

20.2　病因与发病机制

　　多种肘部疾病会导致关节僵硬，最常见的是创伤。我们还可以将烧伤、头部受伤和肘部手术归于此类。但是，肘关节僵硬也可能是非创伤性病因引起的，如骨关节炎、炎性关节病、感染、代谢性疾病（如血友病）和先天性疾病（如关节挛缩）。

　　首先会出现早期损害，如关节形态的损伤[1]。之后可出现愈合（关节囊、韧带和肌肉的软组织挛缩），然后是继发性改变（缺血性坏死和变性），所有这些过程都会影响肘关节僵硬的最终结局。异位骨化会影响关节活动度或压迫尺神经。术者要意识到疾病从发生到发展的完整时间线的重要性，它涵盖了从损伤、愈合到继发性改变的整个时间段。最后的常见结局是出现肘关节退行性关节炎。所有这些因素构成了患者的主诉。这些因素在 ISAKOS 的"肩关节僵硬的发病机制和分类"中都有很好的阐述[1]。

　　了解上述所有因素有助于判定自然病程和手

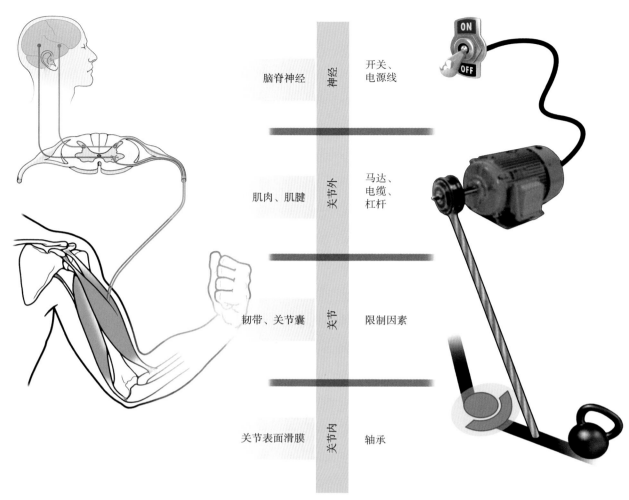

图 20-1 肘关节机器演示了肘关节如何运动。它显示了 4 个不同的解剖区域，任一区域的病变都可能影响肘部运动

术干预后的结果。

20.3 影像学

影像学评估旨在了解以下内容。

- 关节对合。
- 关节间隙和关节退变。
- 异位骨化。
- 骨畸形和不愈合。
- 内固定装置的定位。

CT 检查可提供更高的骨结构分辨率，因此对于制订手术计划非常有用。特别是轻度的关节对合不良，关节退变，关节内游离体，骨赘的形态（包括大小、形状）和位置，以及它们与肘部的前、后侧的凹陷的毗邻关系——异位骨化的有无及其与神经血管结构的毗邻程度等均可通过二维 CT 和三维 CT 扫描重建得到精确评估（图 20-3 ）。

20.4 分型

对于肘关节僵硬已有多种分型。我们将回顾部分分型并着重强调其临床实用性。

20.4.1 运动平面

单纯屈伸范围和旋前 – 旋后范围都存在僵

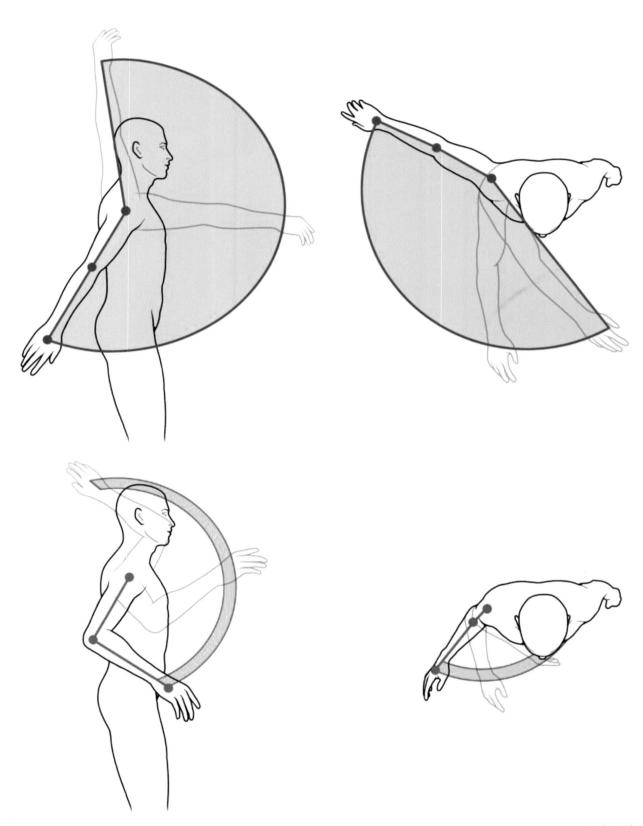

图 20-2　肘关节僵硬：一种失能状态。蓝色区域是在肩和肘关节活动度完全正常的情况下手可触及的范围。红色区域表示肩关节活动度正常，但肘关节屈曲 90°挛缩时手可触及的区域明显下降

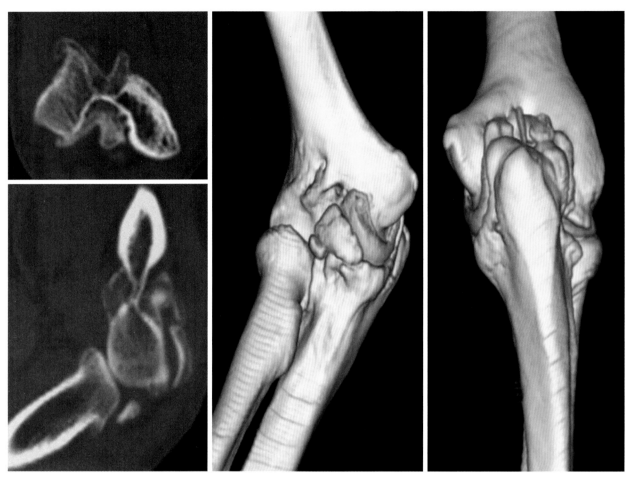

图 20-3 横断位、二维 CT 和三维 CT 扫描重建可让外科医师确定影响肘关节运动的骨性原因，完善手术计划，预测术中风险、难点，规划手术流程

硬。这一分型对于评估患者损伤程度和手术规划很实用（图 20-4 ）。

20.4.2 严重性

肘关节挛缩的严重性可根据肘关节屈伸运动受限程度分为如下等级。

- 正常 0°~140°。
- 轻度 >1°。
- 中度 61°~90°。
- 严重 31°~60°。
- 非常严重 <30°。

这种分类方法既简单又实用，有助于术前的评估、预后和手术适应证的把控。它也可以用于评估损害和改善的程度。

20.4.3 解剖位置

20.4.3.1 肘关节僵硬的 Morrey 分型

Morrey 根据疾病的解剖学位置和病因将肘关节僵硬分为 3 类：外因导致的肘关节僵硬、内因导致的肘关节僵硬和混合因素导致的肘关节僵硬 [2]。到目前为止，这仍是最常用的肘关节僵硬分类方法。

- 外因（即关节外因素）导致的肘关节僵硬，此类患者的关节间隙完好，主要病变包括关节囊 – 韧带挛缩、肌肉 / 肌腱回缩、尺神经病变、异位骨化和皮肤挛缩。
- 内因（即关节内因素）导致的肘关节僵硬，包括关节内的粘连或畸形，软骨病变，游离体和骨赘撞击。

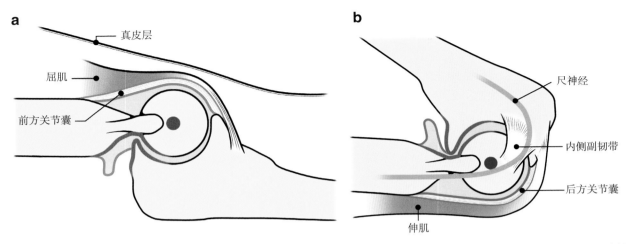

图 20-4　可以限制伸展（a）和屈曲（b）的解剖因素。如果伸展受限，则可能需要松解前方挛缩的软组织（前方关节囊、屈肌及真皮层）和（或）切除后部骨性撞击部分。在屈曲受限的情况下，可能需要松解后方挛缩的软组织（内侧副韧带后束、后方关节囊及肱三头肌）和（或）切除前方骨性撞击部分

– 混合因素（即内因与外因联合）导致的肘关节僵硬。

20.4.3.2　肘关节僵硬的 Bain 分型

2010 年，Watts 和 Bain[3] 提出由于关节囊是独立的解剖结构，且这一解剖结构损伤具有不同的治疗方案和预后，所以应将关节囊源性肘关节僵硬归为单独的类别。在肘关节僵硬中，关节囊挛缩通常是要解决的主要问题。由于关节囊位置独特，可与关节内因素和关节外因素相互作用，再加上神经性因素，故 Bain 等提出了一个全面的新分型（表 20-1）。这一分型在 2015 年 ISAKOS 的肩关节僵硬分型的制订中得到了进一步的完善[1]。

在新的分型中，肘关节僵硬的病因分为以下 4 类（图 20-3）。

（1）关节内因素。

（2）关节囊因素。

（3）关节外因素。

（4）神经性因素。

这项分型相较于其他分型的优点是更为全面，囊括了肘关节僵硬的所有病因，而不仅仅是创伤后来源的。而且，这一分型通过明确每个区域中存在的病理过程，使得外科医师可以解决每一部分单独的问题并制订合适的治疗方案。

关节内病变（如软骨脱落、游离体、骨赘撞击或滑膜炎等）可通过关节镜检查处理。在关节内病变晚期病例中，简单的清创术不太可能取得满意的疗效，在这种情况下需要行关节置换术。

关节外病变（如异位骨化、尺神经病变及肌肉/肌腱挛缩）通常通过开放手术切除或松解病变组织结构来治疗。通过关节镜治疗上述病变具有一定的可行性，但治疗方法仍在研究中。

由于病因、治疗和预后的不同，关节囊病变应单独阐述。单纯的关节囊挛缩可能是由关节制动固定或关节血肿所致。医师可以通过开放手术或关节镜下松解或切除来治疗关节囊挛缩，通常效果良好。此外，关节囊挛缩在关节内病变的病例中也很常见。

基于 ISAKOS 肩关节僵硬分型，我们建立了全面的肘关节僵硬病理解剖分型（表 20-1）。

正如 Morrey 所强调的，有些病例是由混合因素所致。对于混合因素所致的病例，要求医师对各个区域都针对性地予以处理。

20.4.3.3　ISAKOS 肘关节僵硬分型

2015 年，ISAKOS 出版了一本名为《肩关节僵硬：当前的概念和思考》的书[1]，介绍了肩关节并提出了肩关节僵硬的病理解剖分型。我们学习了这些概念并将其应用于肘关节。肘关节和全面的肘关节僵硬病理解剖分型如下（表 20-1）。

表 20-1　全面的肘关节僵硬病理解剖分型

关节内（轴承）	关节囊 （限制因素）	关节外 （马达、电缆、杠杆）	神经源性 （控制装置、电路、传感器）
关节面 骨软骨缺损 退变	韧带： 挛缩 钙化	肌肉： 肌病 脂肪浸润	中枢性： 行为性 肌张力障碍和痉挛
软骨下发育异常 骨折 缺血性坏死 退变	关节囊： 挛缩 钙化	肌腱和滑囊： 撕裂、钙化、退变和滑囊炎	周围性： 尺神经、桡神经和正中神经 皮神经炎或皮神经病
滑膜 炎性反应 晶体关节置换	对合问题： 半脱位 脱位	其他（肘关节以外）： 骨折、恶性肿瘤、异位骨化和 皮肤挛缩	感受器与自主神经： 沙尔科关节（Charcot 关节） 复杂性局部疼痛综合征

注：肘关节僵硬的类型与严重程度和患者的年龄都是影响手术方式的因素。

20.5　评估

1998 年，Kay[4] 根据关节囊挛缩、关节骨折和异位骨化这 3 个导致肘关节僵硬的最常见因素的存在与否和严重程度，提出了一种实用的创伤后肘关节僵硬分类方法，分别对应 5 种临床情况。

我们科室（Roberto Rotini，Alessandro Marinelli 和 Enrico Guerra）通过与梅奥诊所的 Shawn O'Driscoll 博士合作，建立了一种新的肘关节僵硬分型和影响因素（STIF）分型（表 20-2）[5-6]。这一分型最早于 2017 年在博洛尼亚的 Rizzoli 肘关节课程中提出。

此分型不仅强调了导致肘关节僵硬的 5 个常见疾病和 6 个通常会影响治疗和预后的因素，还强调了尺神经在肘关节僵硬中的重要影响。尺神经可被瘢痕组织或异位骨化夹在肘管内，并容易

表 20-2　STIF 分型：肘关节僵硬的 5 个常见类型和 6 个治疗与预后的影响因素

肘关节僵硬的常见类型	治疗与预后的影响因素
软组织挛缩	尺神经症状
关节炎	硬件条件 / 前期手术史
异位骨化	LCL/MCL 钙化
畸形愈合 / 骨不连	皮肤挛缩
慢性半脱位	关节痛
	游离体

因肘关节僵硬手术而受到损伤。

20.5.1　预后

Jupiter 等将创伤后肘关节僵硬分为单纯和复杂两种 [7]。单纯创伤后肘关节僵硬的特点是轻度至中度的挛缩（关节活动度 >80°），无手术史，异位骨化程度较低，并且保留了良好的骨性解剖结构。复杂的肘关节僵硬多伴有神经功能障碍、神经移位手术史、硬性结构、明显的异位骨化、关节不协调，以及关节活动度 <80°。这种分类对评估手术治疗的风险和收益非常有用，因为复杂手术的并发症的发生率更高，并且需要更多的专业支持。

20.5.2　治疗选择

利用 STIF 分型，我们提出了一种基于疾病严重程度的治疗选择方法，用以指导外科治疗和决定手术方式（开放手术或关节镜手术）（表 20-3）。

20.6　总结

在过去的 20 年中，我们见证了肘关节僵硬治疗方法的巨大变化。了解肘关节所涉及的运动平面，肘关节僵硬的严重程度和病因至关重要。评估骨性疾病的方法（二维 CT 和三维 CT）和

表 20-3　肘关节僵硬的 STIF 分型治疗策略

肘关节僵硬的常见类型	手术	方式
软组织挛缩	一松解 一松解（column 手术）	关节镜手术 开放手术
关节炎	轻、中度关节炎 一骨 - 关节囊（关节）成形术	关节镜手术和开放手术联合开放手术
	重度关节炎 一生物干预 / 撑开牵引关节成形术（外固定） 一全肘关节置换术（患者年龄大于 70 岁）	
异位骨化	一移除	开放手术
畸形愈合骨不连	切开复位内固定 / 截骨术 全肘关节置换术（患者年龄大于 70 岁）	开放手术
慢性半脱位	桡骨头 / 冠突 /recensir 韧带 / 外固定 全肘关节置换术（患者年龄大于 70 岁或无法重建）	开放手术

表 20-4　评估肘关节僵硬时要考虑的要素

患者：

年龄、并发症、需求、期望及依从性

肘关节：

屈曲 / 前臂旋转情况

僵硬 / 改善的持续时间

关节稳定性 / 对合情况

疼痛

神经系统症状

手术史 / 内固定情况

皮肤条件

手术史

邻近关节：

手 / 肩 / 颈部功能

手术技术的发展（开放手术和关节镜手术）已经取得了进展。肘关节机器演示图有助于外科医师了解肘关节的活动方式，理解肘关节僵硬的原因。肘关节僵硬的新分型强调了解病因的重要性，并有助于外科医师更好地了解自然病史，指导手术及解释可能的临床预后。

还存在其他影响决策、治疗和预后的重要因素，包括患者尺神经的状况、手术室硬件和患者手术史（表 20-4）。

参考文献

[1] Bain GI, Clitherow HDS. The pathogenesis and classification of shoulder stiffness. In: Itoi E, et al., editors. Shoulder stiffness: current concepts and concerns: ISAKOS; 2015.

[2] Morrey BF. The posttraumatic stiff elbow. Clin Orthop Relat Res. 2005;431:26–35.

[3] Watts AC, Bain GI. New techniques in elbow arthroscopy. In: Savoie FH, Field LD, editors. AANA advanced arthroscopy: the elbow and wrist. Philadelphia: Saunders-Elsevier; 2010. p. 124–31.

[4] Kay NR. Arthrolysis of the post-traumatic stiff elbow. In: Stanley D, Kay NR, editors. Surgery of the elbow. London: Arnold; 1998. p. 228–34.

[5] Marinelli A, Rotini R, Guerra E, O'Driscoll S. The S.T.I.F classification: a new classification for elbow stiffness, considering Stiffness Types and Influencing Factors. Presented at the Rizzoli Elbow Course, Bologna, Italy; 2017.

[6] Marinelli A, Bain GI. The stiff elbow: classification and treatment algorithm. ISAKOS Newsletter. 2018;2:18–21.

[7] Jupiter JB, O'Driscoll SW, Cohen MS. The assessment and management of the stiff elbow. Instr Course Lect. 2003;52:93–111.

第 21 章　关节镜下关节囊松解与骨关节炎清理术：我是如何做的

L. A. Pederzini and F. Di Palma

顾海峰　译

21.1　关节清理术的适应证

关节清理术的适应证包括疼痛，无法进行功能性活动，非手术治疗 6 个月后效果不佳[1]，以及由关节游离体导致的关节交锁或卡住。

关节囊松解的适应证包括关节挛缩累及关节的正常功能范围（肘关节屈曲 30°~130°，前臂旋前 50° 至旋后 50°）。

21.2　手术步骤

针对肘关节僵硬的关节镜检查的主要步骤包括去除游离体，切除前方关节囊和后方关节囊，去除肘关节前方与后方的骨赘，部分滑膜切除术或全部滑膜切除术，以及桡骨头切除术。所有这些步骤均旨在增加肘关节活动度。

21.3　肘关节僵硬涉及的神经及其处理方式

肘关节僵硬行关节镜手术时，会导致神经损伤的风险增加，尤其是骨间后神经和尺神经。

由于挛缩的关节不会正常扩张，因此神经血管组织不会像在正常关节那样，具有顺应性，可

在扩张后被推离关节表面。

在以下情况中，我们先进行尺神经的松解[2]：

（1）如果术前关节屈曲小于 100°，我们会在操作关节镜前预先通过一个 2cm 的皮肤小切口行开放手术下的神经松解（图 21-1）。

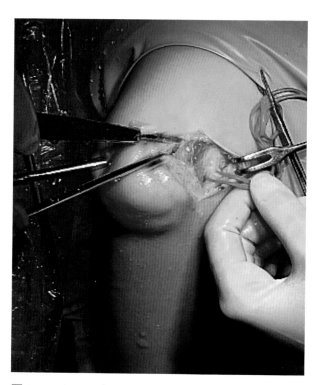

图 21-1　经 2cm 长的皮肤切口行尺神经松解

（2）对于创伤后关节炎或存在肘关节手术史的患者，尺神经沟可能被瘢痕组织覆盖。

（3）患者若术前存在尺神经相关症状，我们会在操作关节镜前预先通过 2cm 的皮肤小切口行开放手术下的神经松解。

由于外侧入路靠近骨间后神经，所以我们倾向于使用由内向外技术建立前上外侧入路。当通过过度增生的关节囊和骨赘推进套管针时，需要注意不要引起附加损伤。对于严重的病例，可能需要在肱肌和关节囊之间松解并暴露出组织层次，然后切开并切除关节囊。

21.4　手术技术

肱骨外上髁、桡骨头和鹰嘴三者围成的三角形中央为一软点，用一枚 18 号针头插入软点，并经针头注入生理盐水充盈关节。挛缩的肘关节的扩张程度比正常关节的小 15%，并且会处于 85° 的角度。扩张关节有助于使前方的神经血管结构远离关节软骨。始终使用 5 个入路（3 个后侧入路和 2 个前侧入路）操作（图 21-2）。

我们首先检查肱桡关节，因为我们认为这是关节镜的安全置入区域。通过后外侧软点入路置入直径为 4.5mm 的 30° 关节镜，然后在第 1 个入路近端 1.5cm 处建立第 2 个入路，以评估和清理桡骨头及肱骨头的后部。一旦能完整看到尺桡关节的近端后侧，就可将第 3 个后侧入路放置在鹰嘴窝靠近肱三头肌内侧缘、距鹰嘴尖 2~3cm 处。此时可以彻底地清理鹰嘴窝及其侧壁，并去除鹰嘴外侧和鹰嘴窝的游离体。

在僵硬的肘关节中，尽管解剖结构发生了变化，但肱骨内上髁和内侧肌间隔仍可作为前侧入路的解剖标志。近端前内侧入路位于肱肌的偏后上方，多通过由外向内技术建立。

根据骨赘的大小和与尺神经的毗邻程度，我们在后内侧入路使用不同的方法进行操作。在通过后外侧入路插入关节镜后，我们需要先评估骨

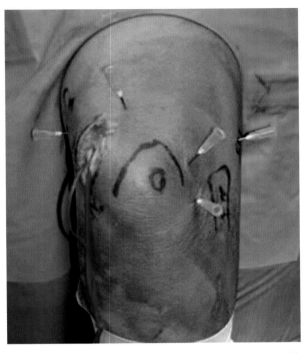

图 21-2　有体表标记的患者。定位针位于后侧入路和前上内侧入路

赘的大小（图 21-3a、b）。如果它们很小，我们可以通过放置在辅助入路、尺神经稍后方的牵开器来保护尺神经，然后在关节镜下去除骨赘。对于非常大的骨赘，我们更倾向于在手术结束后做一个小切口以去除骨赘，从而避免在关节镜检查期间出现液体渗出。开放手术为纵向切口，需要切开肱三头肌。使用 Langenbeck 牵开器可直视暴露鹰嘴窝。此外，我们也会在需要行复杂的前侧入路手术时使用这种技术。

增生或挛缩可能会遮挡骨间后神经，从而增加操作外侧入路时的风险。使用前上外侧入路结合由内向外技术可降低骨间后神经损伤的风险。在挛缩的肘关节建立入路需要谨慎地透过皮肤和关节囊插入套管。骨赘和过度增生的软组织可在置管过程中导致关节镜鞘移位。对于严重的病例，有必要在肱肌和关节囊之间建立组织平面，然后可以切开并切除关节囊。上述操作可以通过关节镜或开放手术来完成。

此外也可使用由内向外技术将交换棒放在肱骨外上髁近端 2cm、前方 1cm 的位置建立前外

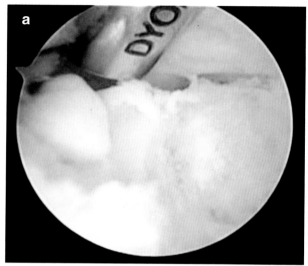
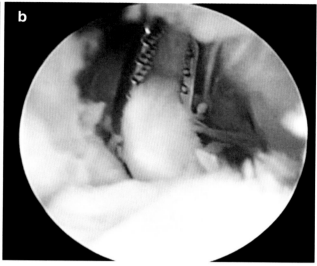

图 21-3　a 和 b. 关节内骨赘的清理与切除

侧入路。将塑料鞘管插在交换棒上，经鞘管插入刨削器并行前方关节囊清理术。在关节囊松解和切除过程中，外科医师必须考虑神经血管结构的毗邻关系。在前方间室中，肱肌位于关节囊和前方神经血管结构（正中神经、桡神经和肱动脉）之间。因此，关节镜下关节囊松解和切除应在关节内进行，直到看到肱肌纤维，但绝不能越过肱肌纤维（图 21-4）。切割工具要始终保持在肱骨附近并避免向前方操作，否则可能会穿透肱肌，损伤神经血管结构（图 21-4）。

放置保护性牵开器，有助于使肱肌和前方的神经血管结构远离手术区域，从而预防潜在的神经血管并发症的发生。骨间后神经恰与前方关节囊紧密相邻，位于桡骨头的前方。创伤后瘢痕组织和过度增生的关节囊可能会包绕骨间后神经，易使骨间后神经在松解过程中受伤。在这些情况下，应先识别并牵开保护神经，然后再继续向远端切除（图 21-5）。在确认神经位置之前，关节囊切除的范围应保持在桡骨头的近端水平。

对于具有较厚的前方关节囊的患者，如创伤

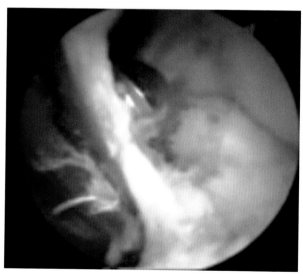
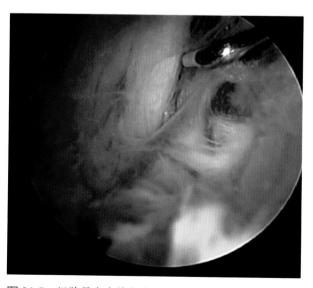

图 21-4　关节镜下的关节囊松解和切除应在关节内进行，直到看到肱肌纤维，但绝不能越过肱肌纤维

图 21-5　经肱骨小头前方关节囊缺损处显示骨间后神经

后病例，可能需要行前方关节囊切除术。首先，用刨削器清理肱骨近端关节囊。然后，用篮钳在冠突顶点近端 1cm 处行完整的前方关节囊切除术。总的顺序为先由外到内，再由内到外。完成关节囊切除后可能会在桡骨头前方触及骨间后神经。

21.4.1　术后管理

术后第 1 天，我们采用缓慢的 CPM 训练，每天 4 次，每次 10 分钟，切口处一般留置 2 根引流管和 1 根周围神经阻滞置管。在术后第 2 天，CPM 训练强度提高，并增加理疗和自主运动。在术后第 3 天移除局部神经镇痛导管，在术后第 4 天移除引流管。患者在术后第 5 天出院，在出院前接受 20 天的康复教育计划，同时出院带药（15 天剂量的吲哚美辛）。术后 20 天后移除夹板，整个康复计划将持续 3~5 个月。

21.4.2　技术诀窍[3-4]

牵开器对于保护神经血管结构和最大限度地减少神经血管结构的损伤非常重要。在对肘关节后内侧进行清理的过程中，必须小心取出鹰嘴内侧骨赘。有针对性地放置牵开器对手术帮助较大，但是如果有顾虑，应行开放手术。经小切口尺神经松解能直视操作并使尺神经得到更精确的保护。前方关节囊切除术的关键点是保护肱肌，保护了它也就保护了主要的神经血管结构。由于肌肉萎缩，肘关节僵硬患者的肱肌通常比正常人的更薄。任何累及肱肌的操作都会导致出血并影响疗效。

参考文献

[1] Gundlach U, Eygendaal D. Surgical treatment of posttraumatic stiffness of the elbow, 2-year outcome in 21 patients after column procedure. ActaOrthop. 2008;79:74–7. https://doi.org/10.1080/17453670710014798.

[2] Gelberman RH, Yamaguchi K, Hollstien SB, Winn SS, Heidenreich FP, Bindra RR, et al. Changes in interstitial pressure and cross-sectional area of the cubital tunnel and of the ulnar nerve with flexion of the elbow. An experimental study in human cadavera. J Shoulder Elbow Surg. 1998;80(4):492–501.

[3] Pederzini LA, Nicoletta F, Tosi M, Prandini M, Tripoli E, Cossio A. Elbow arthroscopy in stiff elbow. Knee Surg Sports Traumatol Arthrosc KSSTA. 2014;22:467–73. Ed. Springer.

[4] Pederzini LA, Tripoli E, Tosi M, Nicoletta F, Scuccimarra T. Tricks in elbow arthroscopy. Sport Injures. 2014;2014:1–14.

第 22 章　关节镜下肘关节松解术：我是如何做的

Francois M. Kelberine

顾海峰　译

22.1　评估

影像学检查包括拍摄前后位 X 线片及侧位 X 线片。在我们的实践中，肘关节 CT 检查或 MRI 检查是必需的，因为它们有助于确定骨性解剖形态和操作空间的范围，以及关节内容物［骨赘、游离体、骨性和（或）纤维性瘢痕］（图 22-1）。

22.2　手术准备

为了使患者和术者都更舒适，我们倾向于选择全身麻醉。我们不喜欢任何联合的区域阻滞，因为它可能影响术后对神经功能的评估。

患者取侧卧位，患肢用 U 形支架支撑，前臂屈曲 90°悬挂于支架上，支架尽量置于肢体近端，使肘关节能够自由活动。关节镜系统在手术操作台的对侧，术者面朝患侧肘关节后侧（图 22-2a）。

22.3　关节镜下肘关节松解技术

基本的肘关节镜操作已经在之前的章节中描述过了[1]。

对于肘关节松解术，我们先从后方间室开始[2-3]（图 22-2b）。一旦肘关节注水充盈后，第 1 个建立的入路就是近端后外侧入路。

第 2 个建立的入路是经肱三头肌入路，在肌腱的同一方向，可以看到针头在视野前方。用刨削器扩大操作空间，去除游离体以进一步增大操作空间。一旦看到鹰嘴尖沿着肱骨滑车滑动，就能通过这些可互相切换的入路清理后方间室。先用磨钻去除鹰嘴尖的骨刺，再用磨钻或者刮匙去除鹰嘴窝的骨刺。

从直接后侧入路向远端滑动到后外侧角以去除外侧沟的骨刺，外侧沟通常充满了骨刺、游离体或滑膜。一旦进行松解，就能显露出来肱桡关节和桡尺关节面的后部。

切除内侧沟的骨赘时必须十分小心，需要通过辅助入路用牵开器或钝性套管针将尺神经推向内侧。并且使用磨钻时必须关掉吸引器。

在后方间室的下一步操作是在前后窝之间进行钻孔开窗（图 22-3a~c）。肘关节屈曲 90°，通过肱三头肌入路轻轻地推进磨钻钻头，然后逐渐增大钻头的直径（3.5~14mm）。在这一步操作中，将通过开窗到达前方间室（游离体、关节囊及冠突尖）。

下一步是肘关节前方间室的松解。通过开窗

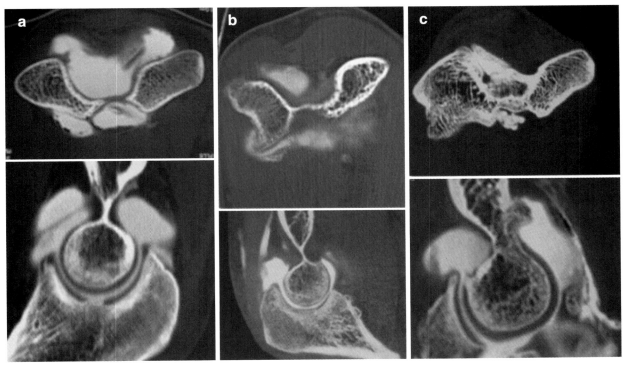

图 22-1　肘关节 CT：矢状位和轴位。a. 正常。b. 鹰嘴窝内纤维化显著。c. 鹰嘴窝内充满骨赘。我们发现该检查对于判断肘关节病变程度很有用

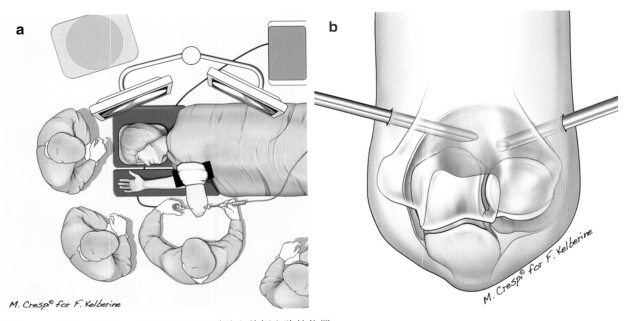

图 22-2　手术室设置。a. 房间布局。b. 手臂和前侧入路的位置

进行观察、监视，并建立前外侧入路。首先从外向内用穿刺针定位，再在皮肤上做一个与前臂纵轴成 45°，且与桡神经走行平行的小切口（图

22-4）。随后钝性分离至关节囊。再将套管针通过扩张的关节囊朝前方间室的中间移动。

通过从前外侧入路置入交换棒来建立内侧入

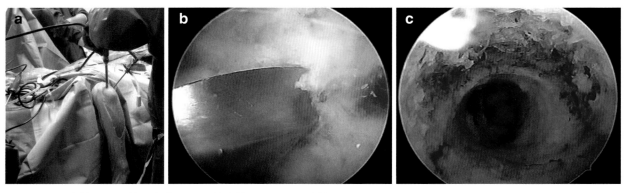

图 22-3　开窗钻孔。a. 外面大体观。b. 钻孔镜下观。c. 开窗镜下观

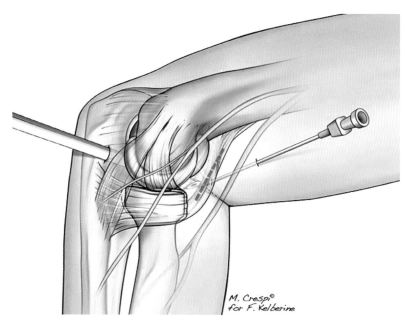

M. Crespi©
for F. Kelberine

图 22-4　前外侧入路。保持和桡神经浅支平行

路。而光影的透照可以帮助避免损伤头静脉。

　　在前方隐窝，操作程序包括去除游离体，切除冠突骨刺，以及相较于切除肱骨前方骨赘更容易的扩大开窗。

　　如果必要，可以切除桡骨头直到尺骨关节面和桡骨颈能完全显露（图 22-5）。最后再进行前方关节囊的切除，以避免由关节外软组织的肿胀所导致的操作空间的塌陷。前方关节囊切开的操作平面要尽可能高，以避免骨间后神经损伤（甚至可以用射频或骨膜剥离器分离肱骨）。

22.4　陷阱

　　注意前侧入路的方向。将器械置入关节内时，必须十分小心，以防损伤位于关节囊前方桡骨头水平的骨间后神经。

22.5　提示和技巧

－ 保护尺神经：关注既往手术史，不做后内侧入路，不要在内侧沟使用吸引器，用牵开器推开神经。

– 保护桡神经：做平行于桡神经浅支的 45° 的切口（图 22-5）。不要在桡骨头前方做关节囊切开，因为此处靠近桡神经深支。

22.6　术后管理、康复和重返运动

术后不使用局部麻醉、夹板及 CPM。

术后第 1 天开始的康复锻炼以无须局部按摩的关节活动为主。术后冰敷 1 周（术后出血的时间点）。根据疼痛症状给予镇痛药或非甾体抗炎药物。

术后 45 天（炎症反应的时间点），患者重新开始轻度活动，术后 3 个月可恢复剧烈活动和体育运动。

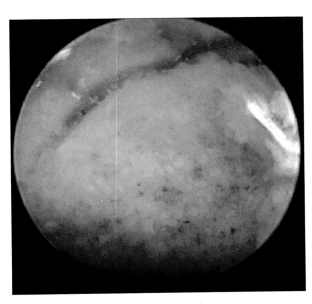

图 22-5　从软点入路行桡骨头切除术

22.7　结果

对于创伤后肘关节僵硬，特别是在创伤后 2 年内进行手术的，我们已经报道了较好的中期结果 [4-5]。骨关节炎病例通常可以通过手术获得疼痛和交锁症状的缓解，但关节活动仍然受限。导致预后不良的因素是骨软骨缺损和先前潜在的肘关节不稳。

与开放手术相比，关节镜手术具有疼痛较轻和康复时间短的优点。术后肘关节不稳、出血及僵硬复发的风险较低。假使术后复发肘关节僵硬，再次手术也比传统开放手术更容易 [2]。

22.8　总结

关节镜下的肘关节松解术是一项有效的技术。切除挛缩和交锁的组织相当于开放手术，包括游离体的摘除，骨赘的切除，桡骨头的切除，前、后凹之间增厚骨的开窗，以及关节囊的切除。

参考文献

[1] Kelberine F. Elbow arthroscopy. Surgical techniques in orthopæics and traumatology, 55-220-C-20. Elsevier Ed; 2002.

[2] Bonnomet F, Kelberine F, Société Française d'Arthroscopie (2006). L'arthroscopie du coude. Rev Chir Orthop 92 (8): 32–45.

[3] Kelberine F, Clouet d'Orval B. Traitement arthroscopique des raideurs et de la pathologie synoviale du coude. In: Arthroscopie by SFA. Elsevier Ed; 1999. p. 406–411.

[4] Kelberine F, Landreau P, Cazal J. Arthroscopic management of the stiff elbow. Chir Main. 2006;25(suppl):108–13.

[5] Ogilvie-Harris DJ, Gordon R, Mackay M. Arthroscopic treatment for posterior impingement in degenerative arthritis of the elbow. Arthroscopy. 1995;11(4):437–43.

第 23 章　拳击肘：
冠突和鹰嘴突的内撞击

Paul M. Robinson and Adam C. Watts

顾海峰　译

23.1　引言

区别对待肘关节前、后部是非常有用的，因为它们的损伤机制、症状和治疗方法是不同的。

23.1.1　后方间室

后外侧撞击的机制是，在用拳猛击的过程中，肘关节伸展过度伴随前臂旋前导致的反复创伤。假设的理论是：在击空的过程中，肘关节承受过伸性创伤，骨的稳定结构的紧张度超过周围软组织结构。强迫性过伸引起的微创伤导致了软骨软化、继发性肥厚性骨刺，以及骨赘和游离体的出现。这种反复的肘关节伸展过度常见于手球守门员、体操运动员和举重运动员[1-3]。

击空后可能出现肘关节和前臂的急性疼痛。这种情况可能非常严重，可使手臂暂时失去功能，拳击运动员可能会抱怨手臂"死了"并可能伴随着关节肿胀、后外侧关节线处有压痛，以及肘关节伸直受限等表现。反复损伤时，通常会出现固定的屈曲畸形。

23.2　前方间室

据推测，拳击运动员出现前方撞击是因为在扭打、推搡或防守过程中，肘部被迫过度屈曲所造成的。肘关节被迫过屈，造成冠突在肱骨的冠突窝里发生前撞击，此时前臂可以旋前也可以旋后。

临床上，拳击运动员可能会注意到手臂"僵死"的情况，出现暂时性功能丧失，特别是在强迫屈肘之后。反复发作可能会导致屈曲活动度丢失。

与退变性关节改变相关的游离体出现可能导致关节交锁或机械症状，这些症状可伴有或不伴有疼痛。患者可能需要将肘部移动到特定位置，以便"解锁"并恢复肘关节的活动。

放射学显示骨赘在后外侧鹰嘴和相应的鹰嘴窝里。骨赘也可能出现在冠突尖或者冠突窝中。关节间隙通常得以保留（图 23-1）。CT 关节造影有助于医师了解骨赘和游离体的分布。MRI 也能强化显示滑膜炎、骨软骨损伤和骨水肿的区域。

23.3　治疗方法及手术适应证

首先推荐非手术治疗，包括休息、减少拳击运动、肘关节冰敷和加压包扎及抬高肢体。关节内注射皮质类固醇也可以缓解滑膜炎症状。非手术治疗可以使用理疗和胶带法。

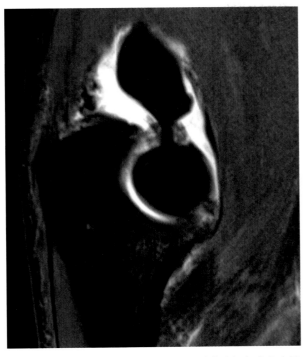

图 23-1　MRI 显示骨赘位于冠突尖，同时在鹰嘴尖有撞击性改变

手术适应证为非手术治疗失败及肘关节症状加重。

23.4　手术技术

关节镜清理术用于治疗滑膜炎、松解挛缩的关节囊、去除游离体及清除骨赘。关节镜入路的选择因人而异。下面是一个高年资术者偏爱的手术技术。

该手术技术采取的是标准肘关节镜检查。鹰嘴窝和鹰嘴突通过直接后侧入路和辅助后外侧入路进行观察和清理。在关节镜下伸直肘关节进行监视，以确认鹰嘴窝的后外侧撞击（图 23-2~23-4）。在撞击部位被清理后，肘关节伸直受限得到了改善（图 23-5）。后方关节囊和脂肪垫也要用软组织切除器（刨削器）清除干净。

通过软点入路进入外侧间室，工作入路建在软点入路的远端。可通过这些入路对外侧关节腔进行观察和操作，同时取出游离体。

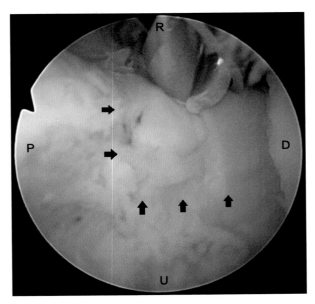

图 23-2　关节镜图像显示鹰嘴窝后外侧撞击病变（黑色箭头）。R—桡侧，U—尺侧，P—近端，D—远端

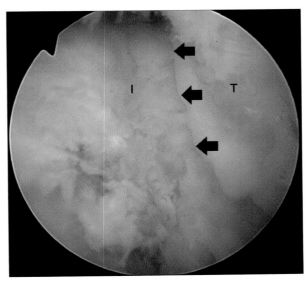

图 23-3　鹰嘴窝后外侧撞击病变（I），鹰嘴尖撞击（T）（黑色箭头）

建立前内侧入路和前外侧工作入路，使用软组织切除器（刨削器）清理滑膜和附着在滑膜上的游离体。

前撞击的病灶位于冠突尖和冠突窝之间（图23-6）。在前方间室，磨钻可用来从冠突上去除骨赘（图 23-7），关节镜上翘咬钳用来去除冠突尖的病损。冠突窝的骨赘能够通过鹰嘴窝底部开窗术来清理。开始的时候从后方间室观察，一旦磨钻穿透鹰嘴窝底部，就能够从前方间室观察，同时磨钻从后侧入路插入进行操作。

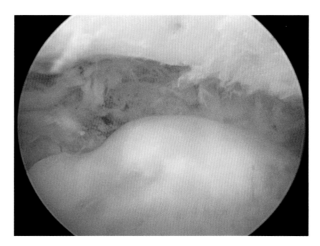

图 23-4   位于鹰嘴尖的鹰嘴窝撞击病变

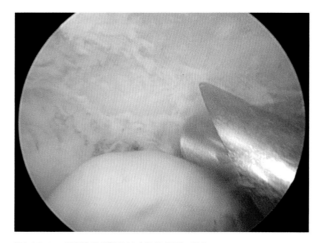

图 23-5   用关节镜磨钻行鹰嘴清理术

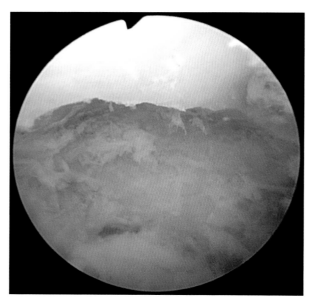

图 23-6   关节镜下清创后的鹰嘴窝的情况

23.5   提示和技巧

关节内用罗哌卡因浸润鹰嘴窝，在缝皮之前给予良好的预先镇痛将提供术后镇痛作用。

用磨钻磨除骨赘后，关节镜上翘咬骨钳或椎体咬骨钳用来去除冠突的最后一部分骨赘。

23.6   陷阱

通常，在鹰嘴窝切换观察和操作入路是观察鹰嘴窝两侧的最佳方式。磨穿鹰嘴窝底部时要仔细操作，使钻头正好穿过冠突窝的中心（而不是任何一侧，否则容易导致关节面损伤）。真正的鹰嘴窝底部及其内外侧边界可以通过骨结构的改变来识别（骨赘通常包含骨松质，而真正的皮质由较硬的骨皮质构成）。

23.7   术后管理、康复和重返运动

不固定肘关节，在术后 48 小时后去除绷带。患者在术后可以立即开始康复治疗，不受任何限制。在理疗师的监督下，患者在可耐受疼痛时重返拳击运动。

23.8   并发症

在肘关节镜手术中，所有穿过肘关节的主要神经和皮神经的操作都会存在损伤神经的风险，所以应该强调安全入路的建立。

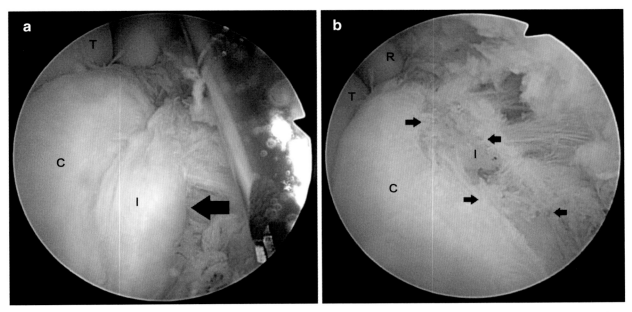

图 23-7　关节镜下用刨削刀切除冠突唇部前（a），冠突唇部切除后（b）。黑色箭头代表冠突撞击的部位，T—滑车，C—冠突，I—撞击处，R—桡骨头

23.9　结果

　　资深笔者已经用关节镜清理术（游离体摘除或无须摘除）治疗了 7 位职业拳击运动员[4]，他们的平均年龄为 29 岁（25~32 岁）。所有的拳击运动员都经历了疼痛，并且肘部症状影响了他们的成绩。其中一人 2 年后不仅需要进一步的关节镜下清理，还需要在关节内注射类固醇激素。

　　所有的拳击运动员都使用正统的姿势，他们的左手为优势手。在大部分病例中，左肘均为病态肘，只有一个病例除外，这个病例的关节间隙狭窄仅仅出现在右肘，关节镜下可以看见肱桡关节的骨关节炎。

　　根据术后报道，所有患者的症状都得到了明显改善，并且都作为职业拳击运动员重返赛场，达到了先前的运动水平，没有出现手术并发症。

　　我们发现在拳击运动员中前肘疾病的发生率很高，并推测这是由于拳击运动员与对手扭打或近距离搏斗被推开时发生被动屈肘所致。在正统的姿势下，拳击运动员的左手作为优势手，最容易受伤。

参考文献

[1] Maffulli N, Chan D, Aldridge MJ. Derangement of the articular surfaces of the elbow in young gymnasts. J Pediatr Orthop. 1992;12(3):344–50. Epub 1992/05/01. PubMed PMID: 1572999.

[2] Popovic N, Lemaire R. Hyperextension trauma to the elbow: radiological and ultrasonographic evaluation in handball goalkeepers. Br J Sports Med. 2002;36(6):452–6. https://doi.org/10.1136/bjsm.36.6.452. Epub 2002/11/28. PubMed PMID: 12453841; PubMed Central PMCID: PMCPmc1724571.

[3] Valkering KP, van der Hoeven H, Pijnenburg BC. Posterolateral elbow impingement in professional boxers. Am J Sports Med. 2008;36(2):328–32. https://doi.org/10.1177/0363546507308937. Epub 2007 Nov 6. PubMed PMID:17986634.

[4] Robinson PM, Loosemore M, Watts AC. Boxer's elbow: internal impingement of the coronoid and olecranon process. A report of seven cases. J Shoulder Elbow Surg. 2016; https://doi.org/10.1016/j.jse.2016.09.035. pii: S1058-2746(16)30475-X. [Epub ahead of print] PMID: 27876362.

第 24 章 肱尺关节成形术（OK 技术）

Ilse Degreef and Luc De Smet
顾海峰　译

24.1 引言

肱尺关节成形术最早由 Outerbridge 提出，1978 年时被 Kashiwagi 推广开来，该技术是经鹰嘴窝将肱骨远端开窗。因此该项技术又称 Outerbridge-Kashiwagi（OK）技术。而 1992 年，OK 技术第一次能够通过一个小的后方切口来清理前方肘关节腔，这个后侧入路后来又被改良为微创的劈肱三头肌入路[1]。在同一年，关节镜版本的 OK 技术也被报道了[2]。

在早期的肘关节骨关节炎患者中，OK 技术可以使患者减轻疼痛，减少交锁症状，并增加关节活动度。这主要通过清理术本身实现的，使用关节镜技术甚至可以不做肱骨开窗。而且与单纯清创术相比，关节镜 OK 技术可以更有效地缓解疼痛，并增加患者满意度。这其中的原因可能是肱骨远端开窗术增强了减压效应，减少了冠突和鹰嘴与肱骨的撞击次数。

24.2 适应证

肘关节骨关节炎，仅限于肱尺关节。症状包括游离体卡压和交锁。这些患者常常有鹰嘴或者鹰嘴窝骨赘形成，撞击导致的肘关节疼痛及伸直受限。

24.3 禁忌证

骨质疏松，因为增加了骨折风险。

24.4 手术技术

24.4.1 小切口

患者取侧卧位，上肢根部上止血带，肘关节支撑在 90°。切口取后正中位，从鹰嘴尖向近端做长 4~6cm 的切口。术者沿中线行后方肱三头肌劈开术，切开关节囊，暴露肘关节后方间室，可以行游离体和滑膜清理术。用骨刀切除鹰嘴窝和鹰嘴尖的骨赘（图 24-1）。

鹰嘴窝开窗术是用一个直径 4mm 的高速磨钻，穿过鹰嘴窝中心，与肱骨干呈 90°打磨。用科里森咬骨钳将钻孔扩大至 10~15mm。进入前方间室，用咬骨钳将游离体和冠突骨赘咬除。之后，缝合肱三头肌筋膜和皮肤，术后鼓励患者立刻开始主动活动。

24.4.2 关节镜

关节镜 OK 技术也是使用类似的方法（图 24-2）。首先，通过近端内侧入路和中间外侧入路清理前方间室。然后，使用后外侧入路作为观

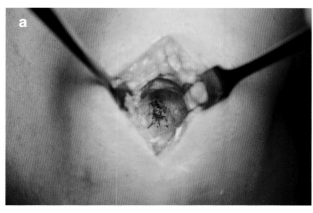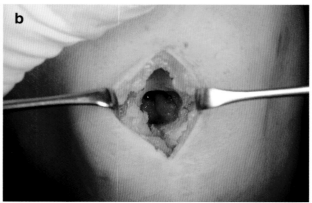

图 24-1　开放手术 OK 技术。a. 后侧入路显露尺骨鹰嘴。b. 劈开肱三头肌暴露鹰嘴窝。肱骨远端环行钻孔直径超过 1.5cm

察入路，通过直接后侧入路清理后方间室。使用直径 4mm 的关节镜磨钻将鹰嘴窝打穿，再使用科里森咬骨钳将孔扩大至 10~15mm，这个孔的体表标志就是肱骨内外上髁的中点。

24.5　提示和技巧

- 鹰嘴窝往往比我们想象的更厚、更硬，所以在开窗时要保持耐心。
- 在开窗前，相比钻头，我们更喜欢用磨钻去减少鹰嘴窝的厚度，因为这样有助于科里森咬骨钳扩大孔的直径。
- 开放手术 OK 技术，打磨时需要经常冲洗和吸引关节腔内碎屑，以使器械冷却，视野变得比较清晰。
- 术中使用头灯可以使得小切口的视野更加清楚。
- 手术结束后要冲洗关节腔，把碎屑冲干净，不然会影响术后康复，并可能导致异位骨化。

24.6　陷阱

- 关节镜水压要低，稍大的手术入路有利于

减轻术后肿胀，以及清理关节腔中的碎屑。
- 极少见到先天的鹰嘴窝穿孔。
- 不要将器械猛地通过开窗进到前方间室去，否则会损伤到主要的神经血管。
- 开窗时避免倾斜，否则可能会减弱肱骨髁柱的结构强度。
- 开窗时不要用力过度，否则可能导致医源性肱骨髁上骨折。

24.7　术后管理

术后加压包扎 5 天，然后鼓励主动进行康复锻炼和物理治疗。术后 6 周内禁止参加对抗性运动，避免发生肱骨髁上骨折。

24.8　并发症

患者术后可能发生肱骨髁上骨折，特别是在参加竞技体育活动时。尸体标本上的生物力学研究显示：骨折往往发生在关节内，做了开窗术的患者发生骨折所需的应力比未行开窗术的患者少 40%。术后 6 周内，放射学显示骨重塑十分明显，尽管肱骨穿孔仍然存在（图 24-3）。目前，还没有行关节镜 OK 技术后发生骨折的病例。

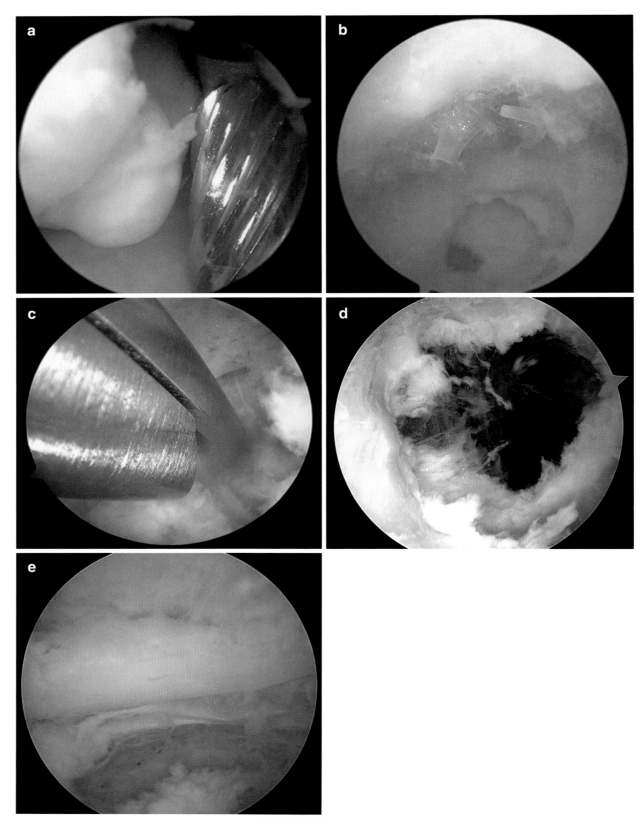

图 24-2　关节镜 OK 技术。a. 使用磨钻清理后方间室。b. 在鹰嘴窝中心用环锯钻孔。c. 用科里森咬骨钳使通道扩大。d. 在前方间室，切除关节囊后可以看到肱肌。e. 高度屈曲肘关节时，冠突和肱骨开窗对线良好

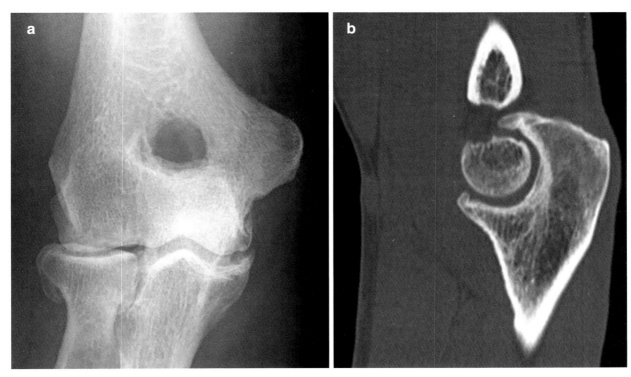

图 24-3　关节镜 OK 技术和肱骨远端、鹰嘴尖及冠突减压术后肘关节前后位 X 线片和 CT 片。a. 术后 X 线片显示肱骨远端穿孔。b. CT 片显示肘关节伸直时，鹰嘴尖在开窗里自由活动

24.9　结果

过去 30 年的报道显示：开放手术的成功率可以达到 75%~87%[3-5]，并且在减轻疼痛、提高满意度和增加关节活动度等方面取得了进步。

关节镜手术 OK 技术术后康复更容易，更快速。而且，在减轻疼痛、提高满意度和增加关节活动度方面可以取得和开放手术 OK 技术类似的结果。

Cohen 比较了开放手术 OK 技术和关节镜 OK 技术，认为开放手术 OK 技术有助于增加关节活动度，而关节镜 OK 技术更有助于减轻疼痛。这可能是因为开放 OK 技术手术可以更大范围地清理后方间室。

24.10　总结

本章介绍了一种进入肘关节前方间室和后方间室的微创技术，关节镜下已经能成功实施 OK 技术。因为远端肱骨开窗技术可以实现减压，从而减轻疼痛，增加关节活动度和减少交锁症状。这种技术在运动员重返对抗性运动时，有发生骨折的风险[6]。

参考文献

[1] Morrey BF. Primary degenerative arthritis of the elbow. Treatment by ulnohumeral arthroplasty. J Bone Joint Surg. 1992;74-B:409–13.

[2] Cohen AP, Redden JF, Stanley D. Treatment of osteoarthritis of the elbow. a comparison of open and arthroscopic debridement. Arthroscopy. 2000;16:701–6.

[3] Degreef I, Samorjai N, De Smet L. The Outerbridge-Kashiwaghi procedure in elbow arthroscopy. Acta Orthop Belg. 2010;76(4):468–71.

[4] Kashiwagi D. Osteoarthritis of the elbow joint. Intra-articular changes and the special operative procedure, Outerbridge-Kashiwagi method. In: Kashiwagi D, editor. Elbow joint. Amsterdam: Elsevier Science Publishers; 1985. p. 177–8.

[5] Vingerhoeds B, Degreef I, De Smet L. Debridement arthroplasty for osteoarthritis of the elbow (Outerbridge-Kashiwagi procedure). Acta Orthop Belg. 2004;70:306–10.

[6] Degreef I, Van Audekercke R, Boogmans T, De Smet L. A biomechanical study on fracture risks in ulnohumeral arthroplasty. Chir Main. 2011;30(3):183–7.

第 25 章　肘关节滑膜软骨瘤病和色素沉着绒毛结节性滑膜炎

Tendai Mwaturura and Gregory Bain

顾海峰　译

25.1　引言

25.1.1　滑膜软骨瘤病

　　滑膜软骨瘤病是一种以单关节滑膜上皮化生为特征的少见疾病。这种病可以出现在关节内或关节外的滑囊中。相较于膝关节和髋关节，肘关节滑膜软骨瘤病比较少见。典型的肘关节受累的症状包括进行性肿胀，咬合，锁定，伸直进行性受限，滑囊炎，以及周围神经卡压综合征（尺神经和骨间后神经）。极少数的病例会演变成恶性的软组织肿瘤，如滑膜肉瘤[1]。

　　虽然已经在一组病例中发现了 6 号染色体的突变[2]，但滑膜软骨瘤病的病因仍然未知。滑膜成纤维细胞发生变化并产生软骨和（或）骨，导致结节的形成。有些结节会破裂形成游离体，即产生机械交锁卡压症状的原因。在放射学上，肘关节骨关节炎与滑膜软骨瘤病的游离体的形状、大小相似（图 25-1）。MRI 有助于这类疾病的诊断，因为 MRI 能够发现普通 X 线片上不能发现的软骨来源的游离体。

　　来自苏黎世的一系列报道中提到，无论是关节镜手术还是开放手术，术中只要能够充分地切

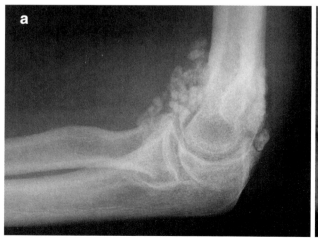
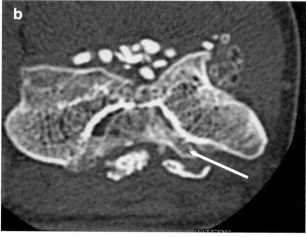

图 25-1　肘关节滑膜软骨瘤病的影像学。a. 侧位 X 线片可见位于肘关节前、后方间室，局限在关节囊内大小相似的表面光滑的多个骨软骨颗粒。b. 肘关节轴位 CT 检查显示多个游离体，箭头所示为肘关节后方融合的游离体

除滑膜，清理干净游离体，中期研究还没有发现复发的病例[3]。

然而，我们从膝关节和肩关节的相关文献中发现，游离体复发和进展为骨关节炎的情况却很普遍。更值得关注的报道是，最初组织学诊断为滑膜软骨瘤病的几个病例发展为软骨肉瘤[4]，这些都出现在没有彻底切除滑膜的病例中。而报道仅仅包含一个肘关节，这仍然是滑膜软骨瘤病的一个重要特征。

尽管普遍认为用放射性元素钇治疗滑膜软骨瘤病或色素沉着绒毛结节性滑膜炎（PVNS）是一个理想的选择，但我们担心这些良性的病变也会发展成恶性的。

25.1.2　PVNS

肘关节 PVNS 也是一种病因学不确定的罕见疾病，其症状包括疼痛、关节肿胀和关节活动度减少。MRI 诊断结果是依据来自病变内含铁血黄素的特征性改变。有复发的报道，尤其是在结节型 PVNS，以及滑膜切除不彻底的情况下[5]。对于肘关节 PVNS，可选择开放手术或关节镜手术（图 25-2）。

25.2　手术步骤

手术主要针对有机械症状和功能活动度丢失的患者。可以行关节镜手术或开放手术，手术主要目的是取出关节内的游离体，同时行滑膜切除术。关节镜手术的优点是软组织损伤小，恢复快[3]。

25.2.1　关节镜手术

使用标准的肘关节镜技术治疗这类疾病。一开始用干性关节镜技术来诊断，它的优点可参考干性关节镜技术这一章节。接下来开始灌水行关节镜操作（图 25-3），使用由外向内技术建立前外侧入路，放置器械。这个入路必须足够大，以便取出游离体。在手术过程中，由于器械的反复进出会造成液体渗入邻近的软组织，导致进一步的软组织损伤，因此要把关节镜的套管放入关节内。打开套管的阀门，使其稳定地出水，这可以帮助去除多个游离体（图 25-4）。触动软组织可帮助活动游离体，再通过灌注液体将游离体带出

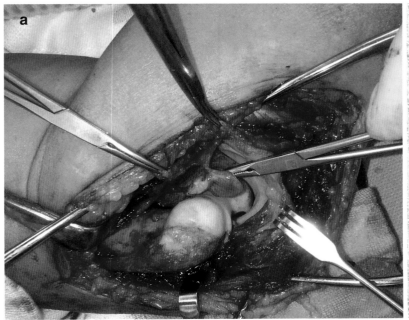
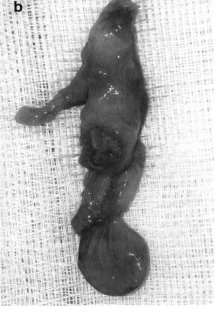

图 25-2　PVNS 术中照片。a. 病灶切除前。b. 病灶切除后

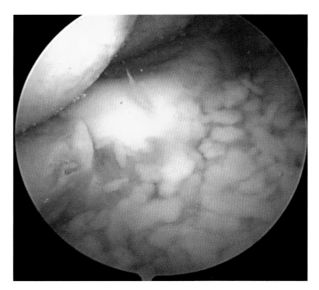

图 25-3　前方间室的关节镜图像（前内侧入路）。多个游离体附着于粉红色的滑膜上

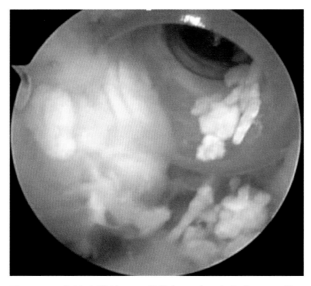

图 25-4　大的套管放置于前外侧入路，阀门打开以利于多个游离体排出关节外

关节腔。关节镜探钩也有利于松解疏松的黏附在滑膜上的碎屑。根据需要可以使用软骨刀和关节镜组织抓钳（图 25-5）。当使用关节镜组织抓钳时，最好是沿短轴方向抓住游离体，使其在被抓出时长轴不垂直于入路，这样更有利于游离体的取出。我们努力进行根治性的滑膜切除术，同时清除包括内外侧沟和桡骨头周围的游离体。在切除尺神经和骨间后神经附近的滑膜时不使用吸引器。在切除滑膜时也会用到关节镜穿刺器。彻底切除滑膜的标准是见到正常的脂肪和肌肉。

　　经后侧入路行鹰嘴窝的清理和肱三头肌下鹰嘴滑囊的切除。当后内侧沟及后外侧沟被充盈开时，可以注入灌注液，以便于取出游离体。关节镜下游离体的取出和滑膜切除术的技术要点被概括在表 25-1 中。

　　PVNS 滑膜切除术类似于滑膜软骨瘤病的滑膜切除术。受累的滑膜具有金黄色的外观，并且通常位于滑膜的局部或者更广泛的区域。手术的关键点是去除所有的 PVNS 组织，因为切除复发的病变组织比它更困难。

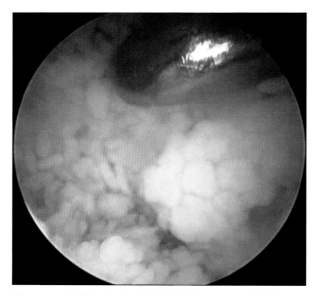

图 25-5　关节镜下组织抓钳从前方间室取出游离体

25.2.2　开放手术

　　首选的入路主要取决于关节的哪一侧需要显露和清理。无论是进入前方间室还是后方间室都可以使用仰卧位，不像其他体位仅方便进入一个间室，而进入另一个间室就不太便利。每个手术入路的详细操作见手术入路的章节（第 9 章）。

表 25-1　关节镜下游离体的取出和滑膜切除术的技术要点

技术要点	理由
先做干性关节镜	有利于观察
再做湿性关节镜	游离体可从滑膜和关节囊深部漂浮起来
使用大号的关节镜套管	游离体容易通过入路，减少反复器械操作引起的损伤
抓住游离体的短轴	方便使用器械取出游离体
滑膜切除时避免吸引	避免骨间后神经和尺神经被吸入吸引器的孔中

前臂放在胸口，后方间室使用正中劈肱三头肌小切口入路，取出游离体，切除滑膜。关节镜可以用来显示内、外侧沟，用生理盐水将游离体冲洗出来。

然后将上肢放在一个桌子上，显露前方间室。入路的选择取决于症状和周围神经卡压的位置。Henry 前侧入路提供了安全和广泛的前方间室的显露，可以显露桡神经和骨间后神经。

如果术前考虑的是尺神经症状，内侧入路，如 Molesworth 入路会被用于切开关节显露神经。外侧入路（Kocher 入路或 Kaplan 入路），被用于显露和充分清理外侧间室。

手术标本送组织病理学检查以利于评估。

参考文献

[1] De Smet L. Synovial chondromatosis of the elbow presenting as a soft tissue tumour. Clin Rheumatol. 2002;21:403–4.

[2] Buddungh EP, Krallman P, Neff JR, Nelson M, Liu J, Bridge JA. Chromosome 6 abnormalities are recurrent in synovial chondromatosis. Cancer Genet Cytogenet. 2003;140(1):18–22.

[3] Flury MP, Goldhahn J, Drerup S, Simmen BR. Arthroscopic and open options for surgical treatment of chondromatosis of the elbow. Arthroscopy. 2008;24(5):520–5.

[4] Bertoni F, Krishnan K, Beabout JW, Sim F. Chondrosarcomas of the synovium. Cancer. 1991;67(1):155–62.

[5] DiCaprio MR, Damron TA, Stadnick M, Fuller C. Pigmented villonodular synovitis of the Elbow: a case report and literature review. J Hand Surg Am. 1999;24A:386–91.

第七部分

肘关节不稳

第 26 章　肘关节不稳的临床评估与分类 / 177

第 27 章　关节镜下肘关节不稳的评估和处理：单纯性脱位的
手术时机和方式 / 182

第 28 章　急性肘关节脱位关节镜下稳定术 / 187

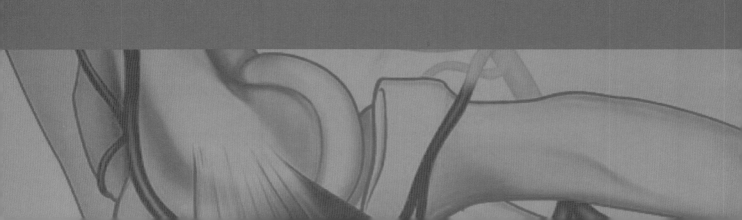

第 26 章　肘关节不稳的临床评估与分类

Roger P. van Riet

袁鹏　译

26.1　引言

　　肘关节不稳在临床上可通过多种方式进行分类：急性不稳或慢性不稳；内侧不稳或外侧不稳；骨性不稳或软组织不稳，肘关节不稳的分型治疗很重要。运动员发生肘关节不稳的原因可能是单一（急性）事件或创伤，也可能是由于长期过度使用肘关节而导致的韧带不稳。投掷运动员最常见的类型是内侧不稳，事实上，肘关节内侧症状是这类运动员肘关节问题的主要表现。并且，是否有受伤史非常重要。急性创伤患者的治疗方法不同于长期不稳或肘部疼痛的患者。治疗除了应针对运动种类和最近的技术变化而调整治疗，还应关注训练常规或训练设施的调整。

26.2　急性脱位

　　区分简单不稳和复杂不稳很重要。合并骨折的复杂脱位往往需要手术治疗，简单脱位是否需要手术，则取决于临床的检查结果，包括体格检查和辅助检查。复位前 X 线片可以明确闭合复位是否可行和脱位的方向，以及合并骨折的情况（图 26-1）。大多数简单脱位是近端尺骨移位至肱骨后方（图 26-2）。我们更倾向于在全身麻醉

的情况下进行肘关节复位，肘关节屈曲约 70°，握住鹰嘴，拇指放在肘关节凹陷处，轴向牵引，将冠突从滑车后方牵引至前方，从而进行肘关节的复位。通常情况下，用较小的力即可复位。然

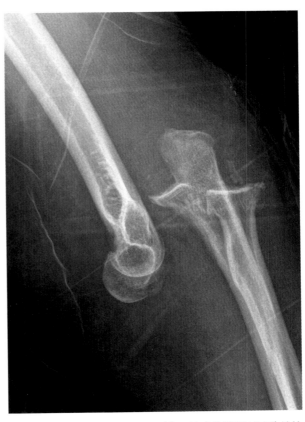

图 26-1　X 线片显示肘关节后脱位。注意前臂相对于肱骨的旋转。可见桡骨头微小骨折（版权所有：MoRe Foundation）

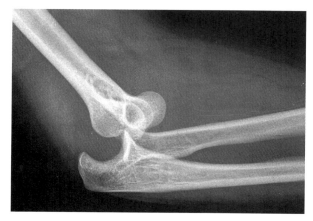

图 26-2　肘关节侧位 X 线片显示肘关节后脱位。冠突位于滑车上（版权所有：MoRe Foundation）

后，从屈曲位伸直以检查肘关节是否有整体的不稳。如果已复位，则肘关节活动度恢复正常。在 X 线透视下对肘关节施加外翻应力或内翻应力，并根据肘关节内、外侧关节的开放程度，分析肘关节损伤的机制和受损的结构。复位后复查 X 线片很重要，因为复查的 X 线片可以显示在原始 X 线片中不可见的小骨折，或显示骨折块移位程度（图 26-3）。注意评估关节的匹配度，关节间隙增大可能是由韧带张力不足或骨折块的嵌顿所导致。在复杂脱位或 X 线片不清晰的情况下，建议使用 CT 结合三维重建。

26.3　侧方不稳

由 RCL 断裂造成的单纯内翻不稳是罕见的。较常见的是最初由 O'Driscoll 等描述的后外侧旋转不稳定（PLRI）[1]。当患者摔倒时，如果手处于伸展位、前臂处于旋前位、肘部轻度弯曲，则会引起 PLRI。当身体从固定的前臂旋转时，外侧副韧带复合体受伤，其损伤的主要结构是 LUCL，致使前臂相对于肱骨向外旋转，导致桡骨头向后半脱位或脱位。PLRI 根据损伤严重程度分为 3 度。1 度损伤，肘关节半脱位，LUCL 和 RCL 撕裂；2 度损伤，合并前、后方关节囊撕裂；3 度损伤，肘关节脱位，可分 2 个亚型，3A 型的特点为内侧副韧带前束保持完整，

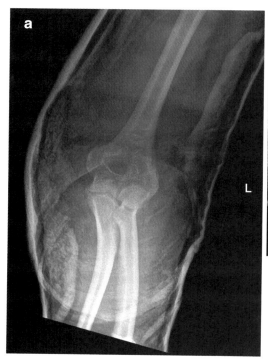
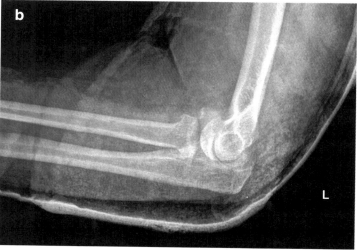

图 26-3　a. 肘关节脱位复位后正位 X 线片（版权所有：MoRe Foundation）。b. 肘关节脱位复位后侧位 X 线片（版权所有：MoRe Foundation）

3B 型的特点为整个内侧副韧带复合体撕裂[2]。

遗憾的是，医源性外侧副韧带的损伤往往并不罕见。由可的松注射过量或骨软骨炎与骨折或内上髁外上髁炎的侧方手术引起。

前面已经讲述了多种用于检查侧向不稳的测试方法：肘关节内翻应力可检测 RCL（图 26-4）。如果桡侧副韧带已经从肱骨外上髁撕脱，那么当给予内翻应力时，外侧关节间隙将打开。重要的是注意桡侧副韧带和尺侧副韧带有一个共同的止点，因此不可能出现一个撕脱而另一个保持完整的状况。对于侧方不稳的患者，应注意经常检查是否存在 PLRI。内翻应力测试应在不同的肘关节屈曲角度下重复进行。外侧副韧带复合体的作用在肘关节伸直位更加明显。其他结构，尤其是内侧滑车侧面、冠突内表面和前方关节囊，共同限制肘内翻。

患者清醒时，由于疼痛和恐惧，导致肌肉强力收缩，将肘关节维持于一个相对固定的状态，所以很难进行 PLRI 检查。因此，应该使用多个测试检查 PLRI。现有的测试包括轴移试验[1]、后抽屉试验、桌面试验、俯卧撑试验和椅子试验等[3]。

轴移试验，患者仰卧，肩部抬高，检查者将患者前臂抬高，施加轴向负荷和外翻应力，同时将肘关节从伸直位转变到屈曲位（图 26-5），如在桡骨头后方出现凹陷，则试验阳性，当肘关节屈曲超过 40°时，半脱位的桡骨头会复位。出现疼痛或恐惧也意味着试验阳性。

后抽屉试验，患者肘关节屈曲至 40°，检查者对患者桡骨头施加从前往后的应力，同时触诊患者肱桡关节间隙，如桡骨头出现相对于肱骨头的后方移位则试验阳性[3]。

俯卧撑试验、椅子试验和桌面试验是同一测试的不同形式，其原理都是将肘关节屈曲 90°，前臂旋后，嘱患者做伸展动作，如果患者肘关节不能完全伸直，则测试为阳性，这是由于半脱位的桡骨头的阻挡，导致患者无法完全伸直肘关节。这些测试非常敏感，特别是在各种测试联合

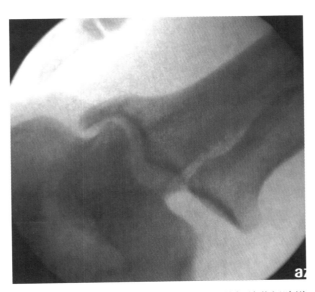

图 26-4　术前 X 线透视显示内翻应力下外侧关节间隙增大（版权所有：MoRe Foundation）

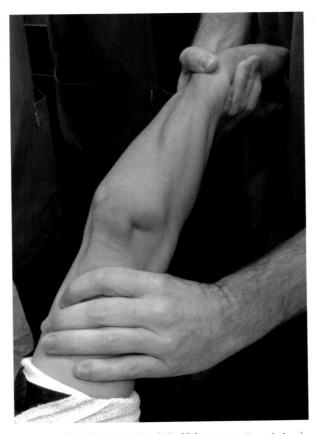

图 26-5　肘关节轴移试验（版权所有：MoRe Foundation）

使用时。在桌面试验中，检查者在测试过程中对桡骨头前方施加压力，以防止桡骨头半脱位，肘部则可顺利伸展[3]。

26.4 内侧不稳

内侧副韧带复合体，尤其是内侧副韧带前束，是外翻应力的主要稳定因子。一种损伤机制是在外伤性脱位中受损，非手术治疗的结果初期往往显示有效，但在长期随访中，约有一半的患者会出现内侧松弛。另一种损伤机制是内侧稳定结构的长期超负荷，这种情况最常见于投掷运动员，也会发生于其他运动员，如排球运动员、手球运动员和网球运动员等。它可导致慢性内侧副韧带功能不全，在某些情况下可出现慢性损伤的急性发作。

前面已描述了多种试验来评估内侧不稳。检查时，内侧疼痛或恐惧感具有重要的临床意义。在测试中发现，内侧副韧带前束的完全断裂只能使内侧关节间隙张开 1~2mm[4]，而且由于内侧关节间隙有肌肉组织覆盖，所以难以通过触诊内侧关节间隙来确定是否存在内侧不稳。

外翻稳定性应在不同的屈曲角度下进行测试，因为不同的结构会使关节在不同的位置稳定。

在挤奶试验中，将患者肩关节外展 90°，肘关节屈曲 90°，检查者通过拉动患者的拇指施加外翻应力来进行测试[5]。而运动外翻应力试验是一种动态试验：再次将患者的肩关节置于 90° 外展位，并通过对肘关节施加外翻应力使其向外旋转。肘关节从完全弯曲变为伸展 30°，当患者感受到肘关节内侧疼痛并在肘关节弯曲到 80°~120° 时出现恐惧感，则该检测呈阳性。这个角度称为剪切角，类似于肩部疾病中的疼痛弧。

外翻应力试验中，肘关节伸直，外翻应力作用于肘关节，如果患者内侧副韧带功能不全，尺骨鹰嘴的后内侧尖与肱骨内侧柱发生碰触，将会引起疼痛，称为外翻伸展过载试验阳性。

26.5 多向不稳

多向不稳应与良性活动过度和胶原蛋白疾病（如埃勒斯 – 当洛斯综合征或马方综合征）区分开。通常可以通过询问患者的病史来加以鉴别。

前面所述的用于测试侧方不稳和内侧不稳的试验均可用于检查多向不稳的患者。检查时需要注意检查这些患者的非损伤侧（对照侧），因为对于韧带过度松弛的患者，这类检查可出现非病理性的假阳性结果。

有文献记载过 Wynne-Davies 关节过度松弛症，其症状主要表现为膝关节、肘关节和手指各关节伸展过度，以及踝关节、腕关节的关节活动度增大。

在多向不稳的患者中，影像学检查不可或缺，因为这类患者往往会出现关节的骨性结构病变。

26.6 影像学检查

X 线片可以评估关节的骨性结构和关节的匹配度。在侧位 X 线片上可看到分离征。此外，还可观察到韧带病变的间接征象，如肱骨外上髁或内上髁的钙化及撕脱性骨折块。此外，还应注意肘关节的继发性退变。超声可以显示（部分）韧带撕裂，不过这依赖于超声检查操笔者的水平。MRI（图 26-6）是确定韧带损伤的最敏感的方法，但在一些已经愈合和（或）由于慢性损伤导致韧带变薄的慢性病例中可出现假阴性。

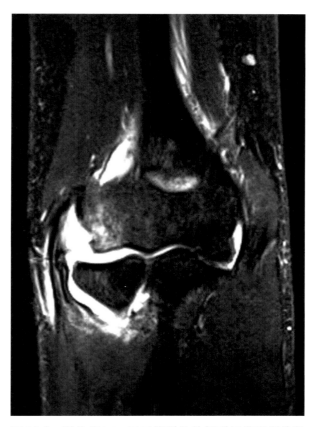

图 26-6　肘关节 MRI 显示撕脱的外侧副韧带和指伸肌腱（版权所有：MoRe Foundation）

参考文献

[1] O'Driscoll SW, Bell DF, Morrey BF. Posterolateral rotatory instability of the elbow. J Bone Joint Surg Am. 1991; 73(3):440–6.

[2] O'Driscoll SW, Morrey BF, Korinek S, An KN. Elbow subluxation and dislocation. A spectrum of instability. Clin Orthop Relat Res. 1992;(280):186–97.

[3] O'Driscoll SW. Classification and evaluation of recurrent instability of the elbow. Clin Orthop Relat Res. 2000;370: 34–43.

[4] Field LD, Altchek DW. Evaluation of the arthroscopic valgus instability test of the elbow. Am J Sports Med. 1996;24(2):177–81.

[5] Veltri DM, O'Brien SJ, Field LD. The milking maneuver: a new test to evaluate the MCL of the elbow in the throwing athlete. In: 10th Open Meeting of the American Shoulder and Elbow Surgeons: American Academy of Orthopaedic Surgeons; 1994.

第 27 章　关节镜下肘关节不稳的评估和处理：单纯性脱位的手术时机和方式

Roger P. van Riet

袁鹏　译

27.1　手术适应证

　　单纯性肘关节脱位首选闭合复位。在肘关节复位后再次评估肘关节稳定性。将肘关节从屈曲位伸至伸直位，不施加内翻应力或外翻应力，如果肘关节在此操作过程中发生脱位，则提示需要进行手术治疗[1]。

　　对撕脱韧带手术复位的适应证还存在争议。虽然超过一半的患者在非手术治疗后会发生韧带退化加速或残留韧带松弛。但长期随访后发现，没有证据表明手术治疗会有更好的结果。在一项随机研究中，非手术治疗和手术治疗的结果[2]之间没有差异。因此，是否需要实施手术需要制订个体化方案。一般来说，如果肘关节在从完全伸展转换为屈曲 30°的过程中发生脱位，则手术适应证明确[3]。如果肘关节在简单的伸展和屈曲过程中保持稳定，则要从多方面考虑是否需要手术复位撕裂韧带。对于需要继续参加竞技运动的运动员，任何程度的肘关节不稳都需要手术。对相当多的体育运动而言，韧带的绝对稳定性是必要的，特别是在一些运动中，如网球、排球等或其他类似运动，在比赛一段时间后，由于肌肉疲劳，因此对关节的约束会减少，此时对前臂的突发冲击力会对韧带产生很大的应力。如果投掷运动员的韧带质量差，可能有长期的内侧不稳，易发生急性撕裂或慢性损伤急性断裂。此外，这些运动员中有许多人会发生肘关节退变。大多数投掷运动员在非手术治疗后无法重返赛场，所以往往需要手术治疗。如果肘关节在屈伸过程中保持稳定，那么可以通过内翻试验和外翻试验，以及旋转稳定性试验进行测试，可能会显示整体不稳定。这表明，除了有韧带撕脱，还可能存在屈肌 – 旋前肌复合体或伸直肌群起点实质性损伤。手术时不仅可以进行韧带复位，还可进行撕裂肌腱的修复。例如，对于游泳运动员、柔道运动员及拳击运动员等人群来说，需要的是进行肌肉止点的修复，而非重建绝对稳定的韧带。

27.2　手术技术

　　可以根据外科医师和患者的喜好，在局部麻醉或全身麻醉下进行手术。如果计划进行关节镜手术治疗，我们倾向于使用全身麻醉。在给予适当的麻醉后，再次对每位患者进行稳定性检查：内、外翻稳定性测试和旋转稳定性测试。X 线透视检查可用于更细微的不稳定性的检查。

27.2.1　关节镜下评估和处理

关节镜可用于对急、慢性病例等很多情况下的肘关节不稳的评估。除了评估肘关节不稳的严重程度和机制外，关节镜在包括滑膜炎、软骨损害、骨赘或一些急性骨折等在内的相关关节内病变的治疗方面尤其有用。

标准的关节镜技术已经在前面的章节中详细描述过了。

镜头置入后，先探查后方间室，尺侧沟处可见肱尺关节间隙。此时，可以识别出内侧副韧带，内侧副韧带后束可以从后壁直接看到[4]。随着肘关节屈曲程度的逐步增加，可以对肘关节施加侧方应力，注意内侧关节间隙受力时不应张开。如果 MCL 前束功能不全，关节可张开 1~2mm（图 27-1），如果关节能张开 4mm 以上，则提示内侧副韧带完全失效（图 27-2）。肘关节弯曲 60°~75° 时，内侧关节间隙的开口最明显。

鹰嘴尖或鹰嘴窝内的骨赘可用磨钻或骨凿去除。注意尺骨内侧不要切除太多，否则可能会降低肘关节的稳定性。

对于急性损伤病例，关节积血会使视野模糊，故应先清除。视野清晰后可以看到内侧副韧带（图 27-3）和（或）外侧副韧带（图 27-4）从其附着点撕裂，通常还伴有关节囊撕裂。肘关节受到附加应力影响时可发生脱位，一定要重视脱位的机制，因为这可能有助于决定哪些韧带需要修复。

关节镜镜头随后从肱桡关节间隙置入，对肱尺关节进行评估，为防止医源性损伤，置入关节镜时应避免暴力，并进行"通过试验"的评估。此时，通常会出现 2 种阳性体征：如果内侧副韧带不完全损伤，则关节镜可以很容易地放置在尺骨和肱骨之间，甚至进入内侧沟（图 27-5）；在侧方不稳的患者，关节外侧也会明显打开，尺骨会因肱骨旋转脱位，关节镜镜头甚至可以到达内侧，但如果内侧副韧带完好，则内侧关节不会打开。

侧方的稳定性还可以通过向肘关节施加内翻应力并通过关节镜下旋转不稳定性试验（ARI）进行测试：前臂完全旋后位，肘关节承受内翻

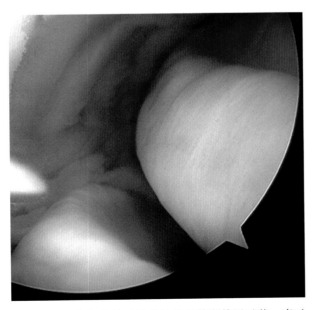

图 27-1　一位职业棒球运动员患有外翻伸展过载，当对肘关节施加外翻应力后，内侧肱尺关节打开约 2mm，说明内侧副韧带前束功能不全（版权所有：MoRe Foundation）

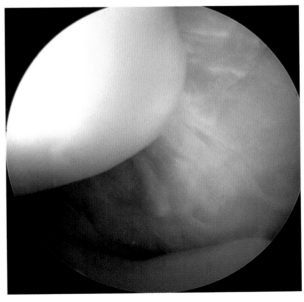

图 27-2　一位体操运动员，对肘关节施加外翻应力后，内侧关节间隙打开约 1cm，这说明内侧副韧带复合体完全失效（版权所有：MoRe Foundation）

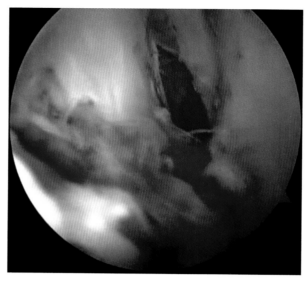

图27-3 一例严重三联损伤的骑自行车摔伤患者，内侧副韧带从内上髁附着处撕脱（版权所有：MoRe Foundation）

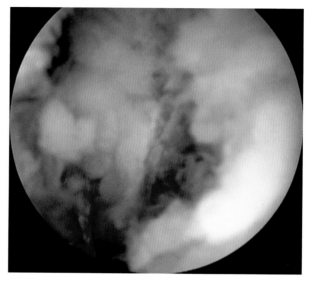

图27-4 一例严重三联损伤的骑自行车摔伤患者，外侧副韧带从外上髁附着处撕脱（版权所有：MoRe Foundation）

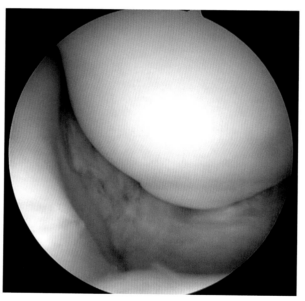

图27-5 关节镜可以从外侧沟到内侧沟，即"通过试验"阳性（版权所有：MoRe Foundation）

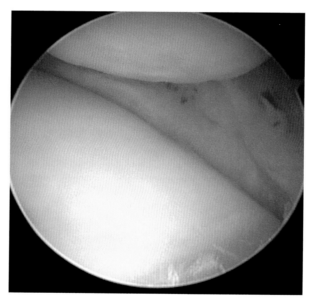

图27-6 关节镜旋转不稳定试验阳性时，施加内翻应力和轴向牵引力及极度旋后可使肱桡关节间隙张开并可见桡骨头后移（版权所有：MoRe Foundation）

应力，同时前臂施加轴向牵引力，如果肱桡关节张开，桡骨向后方发生移位，则为阳性[5]（图27-6）。

一旦决定进行外侧副韧带修复，可以通过关节镜手术或开放手术来完成。关节镜手术将在下一章中描述。我们推荐采用开放手术进行内侧副韧带修复。

27.2.2 开放修复术

可以采用单一的后切口同时修复内侧和外侧副韧带复合体，也可以使用单独的内侧切口和外侧切口来修复相应韧带。患者取仰卧位，手臂放在手臂台上。使用止血带。如果是在关节镜检查评估后进行开放手术，患者可以继续保持侧卧位。

27.2.3　外侧副韧带

在桡骨头和肱骨外上髁之间做一个 2~3cm 的外侧切口，可见伸肌起点撕脱。在这些病例中，常出现纵向撕裂，严重者可接近关节。如果伸肌腱群完整，会在前方与外侧副韧带复合体平行的位置形成一个尖锐的裂口。打开关节囊，冲洗关节排出关节内积血。视野清晰后，可见外上髁及易于撕脱的外侧副韧带止点，撕脱的外侧副韧带复合体位于伸肌腱深部（图 27-7），可能会有一定程度的回缩，但不会超过环状韧带，环状韧带一般都会保持完好。确认好韧带，无须将其从伸肌腱上分离，带线锚钉或者骨隧道都可以用来重建韧带，在外侧副韧带复合体的修复重建中，我们更喜欢使用带线锚钉复位韧带，并将韧带与伸肌腱群一起安全地固定于肱骨外上髁（图 27-8），缝合分裂的伸肌群，关闭切口。

27.2.4　内侧副韧带

在整个手术过程中，需要注意尺神经的触诊和保护。做一个内侧弧形切口。避免直接在内上髁做切口以防止产生疼痛性瘢痕。如果不能确定神经的位置，或肘关节弯曲时，神经有半脱位的倾向，那么就应该放宽微小松解的适应证范围，以寻找和牵拉神经。如果屈肌 – 内旋肌群被撕脱，可以通过这个内侧弧形切口暴露内侧副韧带，否则，可以部分切断屈肌腱，从内上髁开始，并向远处延伸，可发现内侧副韧带前束的前方关节囊撕脱的韧带（图 27-9）。打开关节囊，可看到从内上髁底部撕脱的韧带。注意沿着韧带向远处延伸观察，直至看到高耸结节上的止点，因为韧带也可能向远处撕裂。将带线锚钉固定在内上髁底部，然后重建韧带。如果韧带的中部撕裂，或者韧带从尺侧附着处撕脱，可在高耸结节上放置第 2 枚锚钉。可将近端缝合线和远端缝合线绑在一起，当韧带愈合后作为内支撑。

27.3　提示和技巧

– 单纯性肘关节脱位闭合复位后，应立即检查屈伸时的肘关节稳定性，这将在很大程度上决定手术修复的适应证。

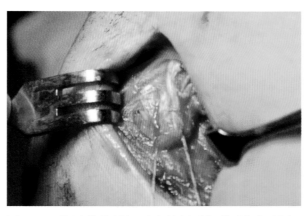

图 27-8　使用带线锚钉固定外侧副韧带（版权所有：MoRe Foundation）

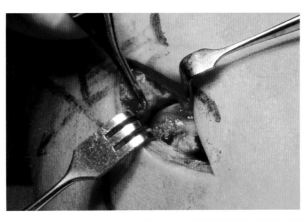

图 27-7　外侧副韧带复合体位于伸肌腱群深部（版权所有：MoRe Foundation）

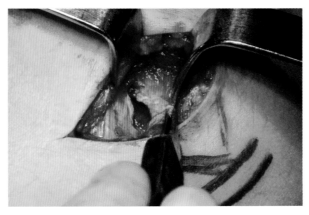

图 27-9　内侧副韧带从内上髁撕脱。在内侧副韧带的前束前可见纵向撕裂（版权所有：MoRe Foundation）

– 同时修复外侧副韧带复合体和伸肌腱群，可以提高固定强度。

27.4 陷阱

– 通过试验阳性可能是由后外侧旋转不稳或内侧副韧带功能不全引起的。
– 修复内侧副韧带时需要保护尺神经。
– 修复内侧副韧带可能导致肘关节僵硬。

参考文献

[1] van Riet RP. Elbow dislocation. Current Orthop Prac. 2008;19(6):616–20.

[2] Josefsson PO, Gentz CF, Johnell O, Wendeberg B. Surgical versus non-surgical treatment of ligamentous injuries following dislocation of the elbow joint. A prospective randomized study. J Bone Joint Surg Am. 1987;69(4):605–8.

[3] Tashjian RZ, Wolf BR, van Riet RP, Steinmann SP. The unstable elbow: current concepts in diagnosis and treatment. Instr Course Lect. 2016;65:55–82.

[4] Field LD, Callaway GH, O'Brien SJ, Altchek DW. Arthroscopic assessment of the medial collateral ligament complex of the elbow. Am J Sports Med. 1995;23(4):396–400.

[5] Vandenberghe M, van Riet R. The unstable elbow: from open ligamentoplasty to arthroscopic techniques. In: Barco Laakso R, Antuna SA, editors. Techniques in elbow surgery; 2015.

第 28 章　急性肘关节脱位关节镜下稳定术

Paul M. Robinson and Adam C. Watts

袁鹏　译

28.1　引言

　　肘关节脱位是成人大关节中第 2 常见的关节脱位，发生率为 2.9~5.21 例 /（10 万人·年）。据报道，非手术治疗后的长期恢复效果良好，不过，有一小部分患者确实需要进行手术干预，大约 8% 的单纯性肘关节脱位的患者在非手术治疗后会出现持续肘关节不稳的症状。

28.2　适应证 / 禁忌证

　　O' Driscoll 等描述了软组织损伤是从肘关节外侧到内侧依次发生的，并称之为 "Horii 圆"[1]。然而，也有学者提出肘关节脱位时，软组织损伤始于内侧，Schreiber 等发表的研究支持了这一观点，他们通过对 15 例单纯性肘关节脱位患者和 19 例单纯性韧带受伤但没有脱位的患者的肘关节 MRI 图像进行分析，结果发现，肘关节后外侧脱位的患者，往往存在非常严重的内侧软组织损伤（图 28-1）[2]。影像学表现为 MCL 和覆盖的肌肉有巨大的位移和信号改变。在极少数的肘关节后脱位中，外侧软组织存在严重的损伤（图 28-2）。笔者经验：通过一系列连续性的影像学检查证明，单纯性肘关节脱位表现与早期 MRI 检查结果是一致的，随后外侧脱位加重，可见一系列软组织损伤，损伤的阶梯性表现以内侧韧带撕脱为起始，随着能量的增加，延伸至伸肌共同起点的完全撕脱（图 28-3）。

28.3　诊断

　　在大多数情况下，骨科医师在急诊室给患者进行肘关节复位后，会在急诊室进行患者的首次复诊，肘关节复位时的稳定性检查会为指导治疗提供重要信息，但这些信息并非都有用。应当尽可能地明确脱位的确切机制（撞击时肢体的位置）和跌倒损伤时的方向，同时还必须询问患者是否合并有神经损伤症状。

　　应检查肘关节是否有内侧淤青，侧面淤青提示严重外侧筋膜断裂，临床上，急性损伤时，由于疼痛的保护性抑制，往往难以检测韧带的完整性。应要求患者尽可能地活动肘关节，患者疼痛拒动则提示可能存在严重的软组织损伤。同时也要对远端神经血管进行彻底评估，并记录在案。

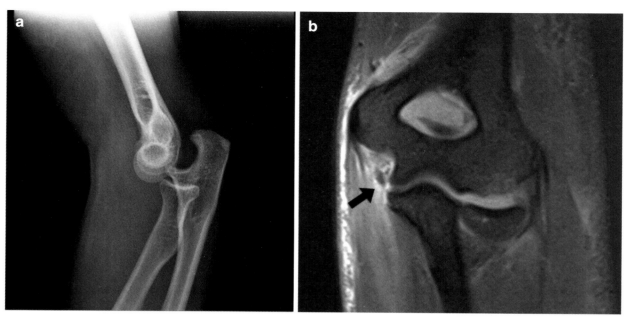

图 28-1　肘关节脱位 X 线片（a）及 MRI（b）显示孤立的内侧韧带撕脱（箭头），外侧结构完整

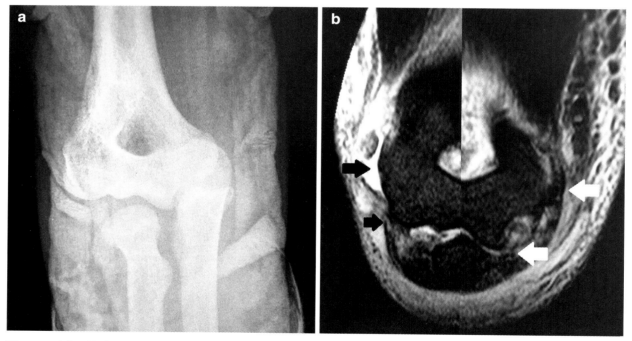

图 28-2　罕见的肘关节后内侧脱位。X 线片（a）及 MRI（b）显示内侧结构完整（白色箭头示屈肌共同止点及 MCL），外上髁所有软组织结构完全撕脱（黑色大箭头示伸肌总腱起点，黑色小箭头示外侧韧带复合体）

28.4　影像学检查

28.4.1　X 线片

　　拍摄前后位 X 线片和侧位 X 线片以确定复位的疗效，并排除是否存在明显的骨折。

28.4.2　磁共振成像

　　笔者（Adam C.Watts）倾向于使用 MRI 来判断单纯性肘关节脱位后的损伤程度，其结果如表 28-1 所示。应注意内侧副韧带前束、内侧副韧带后束、屈肌 / 旋前肌、外侧副韧带复合体和伸肌

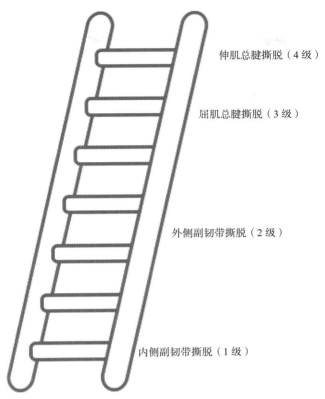

伸肌总腱撕脱（4 级）

屈肌总腱撕脱（3 级）

外侧副韧带撕脱（2 级）

内侧副韧带撕脱（1 级）

图 28-3　比较常见的单纯性肘关节后外侧脱位的损伤等级阶梯。损伤从内侧开始。手术的目的是通过降低损伤等级来降低慢性肘关节不稳的风险——把患者"拉下阶梯"

表 28-1　单纯性肘关节脱位的 MRI 表现

磁共振的发现							级别	方向
内侧韧带		屈肌附着点	前侧关节囊	外侧韧带	伸肌附着点			
前束	后束							
+	+	−	−	−	−		4	后外侧
+	+	+	−	−	−		2	后外侧
+	+	+	+	−	−		1	后外侧
+	+	+	+	+	−		3	后外侧
+	+	+	+	+	+		1	后外侧
+	−	−	+	+	+		1	后内侧
内侧				外侧				

止点的完整性（图 28-4）。MRI 在诊断中的作用存在争议，其检查结果需结合临床综合考虑。

28.4.3　超声

　　副韧带和常见的屈、伸肌也可以用超声动态观察，但检查可能受限于软组织肿胀和患者不适感。

28.5　麻醉下检查

　　麻醉下检查（EUA）适用于 3 级损伤和 4 级损伤，或临床怀疑有高级别软组织损伤的病例。在 X 线透视下，对肘关节完全伸展、30°屈曲、完全旋前和旋后，以及内翻应力和外翻应力进行

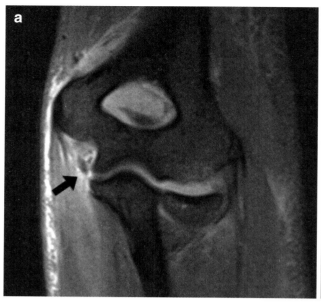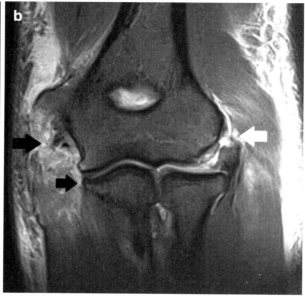

图 28-4　肘关节后外侧脱位复位后的 MRI 显示较低水平的损伤。a. 孤立的内侧结构破坏，高水平的损伤。b. 所有内侧结构（黑色大箭头示屈肌止点，黑色小箭头示 MCL）和外侧结构（白色箭头）均被破坏。注意肘关节内侧的软组织损伤更加广泛

评估，在最大内翻和外翻应力下，测量肱骨远端关节线和尺桡骨近端关节线之间的夹角。肘关节在检查中再次脱位则定义为重度不稳。而轻度和中度不稳是由应力测试角度位移决定的[3]，10°或 10°以下的角度位移称为轻度不稳，10°以上的称为中度不稳（图 28-5）。Schnetzke 等的研究表明，那些中度不稳和重度不稳患者的 Mayo 肘关节功能评分较差，肘关节伸展明显受限，如果不治疗，再手术的概率非常高。

28.6　治疗

28.6.1　非手术治疗

　　一项关于 100 名患者的多中心随机试验（FuncSiE）将单纯性肘关节脱位复位后石膏固定 3 周的患者与复位后早期活动患者进行比较，结果显示，仅在 6 周时，早期活动组患者的上肢功能障碍评分（QuickDASH）和屈伸活动度明显优于对照组。异位骨化的影像学表现无显著差异，未发现残余不稳、半脱位或继发性脱位，并且早期活动组返回工作岗位的时间也更早（中位

数是 10 天，而不是 18 天）。

28.6.2　手术治疗

　　手术治疗急性肘关节脱位的作用是有争议的，但却得到了最新研究的支持，手术的目的是降低严重不稳或中度不稳患者的损伤等级。急性修复术可在开放手术或关节镜下用带线锚钉固定外侧韧带和伸肌共同起点。只有当外侧结构处理后仍然存在不稳时，才可进行开放手术下的内侧面稳定术。

28.7　手术技术

　　标准的肘关节镜检查是在患者取侧卧位，使用止血带的情况下进行的。如前所述行麻醉下检查，扩张关节，并通过标准的前内侧入路置入直径 4mm、70°关节镜，检查关节并评估外侧韧带。最常见的是外侧韧带从肱骨止点撕脱，也可出现关节囊撕裂。

　　从外上髁外后侧插入导针，使器械通过肱骨和撕脱的外侧韧带之间（图 28-6）。使用 3.5mm

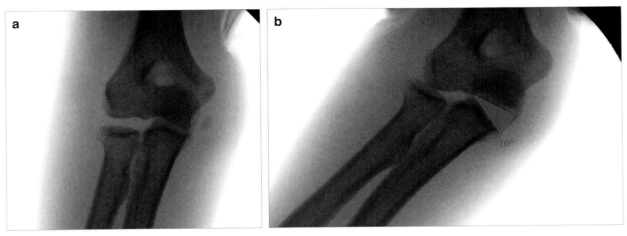

图 28-5　X 线透视显示不稳定程度。a. 轻度（关节间隙≤10°）。b. 中度（关节间隙 >10°）

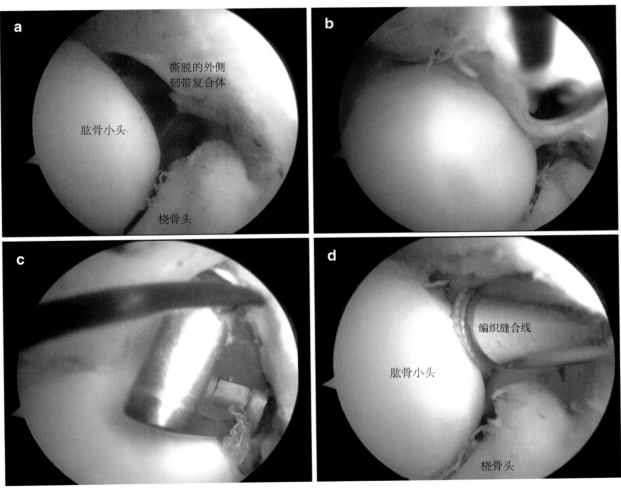

图 28-6　关节镜下外侧韧带修复的关键手术步骤。a. 用 70°关节镜从前内侧入路观察外侧韧带损伤，并建立外侧辅助入路，在外上髁与撕脱的韧带之间置入手术器械，外上髁可用软组织刨削器清理。b. 将皮下注射针穿过撕脱韧带并带入 PDS 缝合线。c. 通过外侧辅助入路抓住 PDS 缝合线，将 PPS 缝合线末端送至外上髁与撕脱韧带之间。d. 穿入一根 2 号编织缝合线，使用 PDS 缝合线进行合成编织缝合，然后在更向后的位置进行重复穿刺，行横褥式缝合，最后加载到锚钉上

刨削器清理足印区，用皮下注射针在距离游离缘约 5mm 处穿过桡骨头和肱骨小头之间的外侧副韧带复合体，将 0 号 PDS 缝合线穿过缝针，然后取下针头，再用抓线器经辅助入路取出缝合线。另一根 2 号 ORTHOCORD 缝合线（Depuy, Synthes）从辅助入路经 PDS 缝合线外侧引出关节囊。皮下注射针再次通过 ORTHOCORD 缝合线出口穿刺点进入皮肤，从距原韧带复合体进针点背侧 5~10mm 处穿入。用同样方法，将 ORTHOCORD 缝合线另一端从辅助入路引出，如此，通过辅助入路将外侧韧带复合体与外侧韧带止点进行褥式缝合，将这条缝合线安放在一个 2.9mm PEEK pushlock 锚钉（Arthrex, Naples）上，将 Arthrex 关节镜下的钻孔器放置于肱骨外上髁外侧韧带复合体的止点处，钻孔，该止点通常紧挨着韧带的起点，可以通过观察外上髁上的结节来确定，用探针在距肱骨小头关节线 10mm 处测量中心点并用电刀或 X 线透视标记（图 28-7）。在关节镜下将锚钉插入钻孔，保持手的张力，前臂保持内旋，不可有内翻力矩。缝合线的多余部分可以在关节镜下用剪刀剪断或用手术刀切断，再次评估稳定性，如果仍然不稳，则很可能是有常见的旋前肌屈肌腱全层缺损，须处理内侧结构，可在直视下显露内侧韧带，并用合成编织丝线缝合和 2.9mm PEEK pushlock 锚钉固定。应注意了解内侧韧带损伤的种类——韧带有时从尺骨撕脱，有时从肱骨撕脱，偶尔会出现 "Z" 形撕裂，从肱骨和尺骨部分撕脱，以及纵向撕裂。

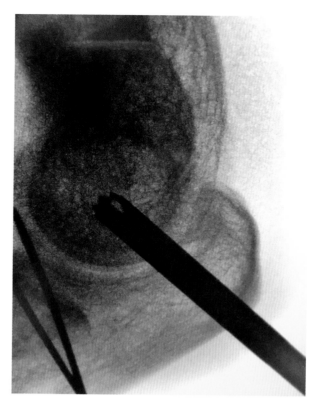

图 28-7 借助 X 线透视可以方便地放置锚钉，以确保旋转轴的中心得到恢复

在外上髁轴线中心。

28.9 陷阱

锚钉固定时如果复位不充分会导致修复后的韧带张力不合适。

28.10 术后管理、康复和重返运动

患者术后 1 周内可进行过顶康复训练：取仰卧位，肩关节屈曲至 90°，内收，呈旋转中立位，进行简单的肘关节屈伸康复训练。这个姿势可以最大限度地减少重力的影响，减少后方的应力，消除肱二头肌的过度紧张，并使肱三头肌起到稳定肘关节的作用。训练的极限取决于患者的忍耐力。

复查侧位 X 线片，如果关节匹配良好且肱

28.8 提示和技巧

- 使用 70° 关节镜有助于从前内侧入路或前外侧入路观察外侧韧带足印区。
- 使用皮下注射针选择外侧辅助入路和外上髁的最佳位置，以便在骨和撕脱的外侧韧带之间进行器械操作。
- X 线透视可以用来确保锚钉被正确地放置

二头肌张力恢复正常，则可以进行立位康复训练，进而逐步过渡到体育训练。

28.11 并发症

如果手术延迟（非手术治疗后），可能会出现肘关节僵硬，因为关节固定会增加肘关节异位骨化和关节内密集瘢痕形成的风险。持续性肘关节不稳或复发性肘关节不稳很少见，但其是导致肘关节持续疼痛、僵硬或闭锁的原因。前内侧入路有损伤尺神经的危险。

28.12 结果

通常认为单纯性肘关节脱位非手术治疗的远期功能恢复良好。Josefsson 等的研究表明，单纯性肘关节脱位后随访时间为 24 年（15~38 年），尽管有 8 个肘关节发生外翻不稳，但无再发性脱位。1 例患者由于肘关节极度外翻不稳并伴有 30° 屈曲挛缩而被迫改变职业[4]，2 例患者在休息时感到疼痛，3 例患者在工作时感到疼痛。大多数患者的肘关节活动度有所减少。

Anakwe 等在平均 88 个月的随访中报告了 110 例单纯性肘关节脱位的不良结果。85% 的患者的肘关节被固定 1~3 周。他们报告的平均 DASH 评分为 6.7，平均 OES 评分为 90.3，客观肘关节不稳定为 88%，主观不稳定为 8%。56% 的患者感到肘关节僵硬，62% 的患者残留疼痛。在参加体育运动的 54 例患者中，19% 的患者要么放弃运动，要么因为肘部的原因不得不调整运动技巧。独立的肘关节屈曲度降低预示着

较差的 DASH 和 OES 评分。无复发性脱位，但有 2 例患者因肘关节不稳需要进行韧带重建。

Eygendaal 等对 41 例患者进行了平均 9 年的评估。其中，24 例在应力片上有内侧不稳的证据，这与 HSS 评分较差及肘关节的退变和持续性疼痛相关。一项回顾性研究表明，那些在压力测试中关节间隙大于 10° 的患者，再手术治疗和非手术治疗的风险增加。

关节镜下韧带修复已被证明在大多数情况下效果良好。

患者可恢复到接近正常的肘关节活动度，主观上肘关节稳定，所有 14 名职业运动员在 1 个系列赛中恢复到受伤前的活动水平[5]。

参考文献

[1] O'Driscoll SW, Morrey BF, Korinek S, An KN. Elbow subluxation and dislocation. A spectrum of instability. Clin Orthop Relat Res. 1992;(280):186–97. PMID:1611741

[2] Schreiber JJ, Potter HG, Warren RF, Hotchkiss RN, Daluiski A. Magnetic resonance imaging findings in acute elbow dislocation: insight into mechanism. J Hand Surg Am. 2014;39(2):199–205. https://doi. org/10.1016/j.jhsa.2013.11.031. PMID:24480682

[3] Schnetzke M, Aytac S, Studier-Fischer S, Grützner PA, Guehring T. Initial joint stability affects the outcome after conservative treatment of simple elbow dislocations: a retrospective study. J Orthop Surg Res. 2015;10:128. https://doi.org/10.1186/s13018-015-0273-x. PMID:26289111

[4] Josefsson PO, Johnell O, Gentz CF. Long-term sequelae of simple dislocation of the elbow. J Bone Joint Surg Am. 1984;66(6):927–30. PMID:6736093

[5] O'Brien MJ, Lee Murphy R, Savoie FH 3rd. A preliminary report of acute and subacute arthroscopic repair of the radial ulnohumeral ligament after elbow dislocation in the high-demand patient. Arthoscopy. 2014;30(6):679–87. PMID:24795269

第八部分

内侧不稳

第 29 章　急性尺侧副韧带修复 / 197

第 30 章　尺侧副韧带重建技术 / 201

第 31 章　股薄肌腱移植重建尺侧副韧带 / 207

第 32 章　外翻伸展过载 / 210

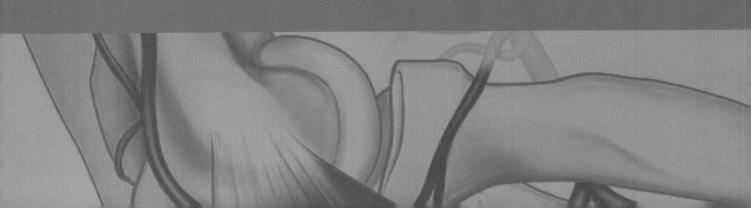

第 29 章 急性尺侧副韧带修复

Yoav Rosenthal and Mark I. Loebenberg

袁鹏 译

29.1 引言

复杂的肘关节骨折脱位的治疗具有独特性和挑战性，因为如果治疗不当，会引起肘关节僵硬、韧带功能不全、关节炎和慢性疼痛等并发症。了解损伤的结构和病理机制是成功治疗的必要条件。

普遍认为，大多数遭受严重三联损伤的患者都需要进行手术固定，这一点已经得到了很好的证实。手术固定通常包括桡骨头固定 / 置换术、冠突固定和外侧尺骨副韧带（LUCL）修复。手术的目的是建立足够的肘关节稳定性，以便进行早期活动 [1]。

对于内侧尺骨副韧带（MUCL）修复的适应证存在争议，因为在复杂的肘关节不稳的病例中，有 56% 的病例发现 MUCL 被破坏 [2]。

Forthman 等通过手术治疗了 22 例严重三联损伤患者，方法为：固定或置换桡骨头，用缝合线或螺钉固定冠突，行 LUCL 修复。即使没有行 MUCL 修复，仍有 77% 的患者恢复结果为优或良，笔者推断急性 MUCL 修复在严重三联损伤的治疗中是不必要的 [3]。Hatta 等比较了 7 例行 MUCL 修复和 7 例未行 MUCL 修复的病例（在非随机试验中），MUCL 修复对肘关节功能和活动范围的改善不明显，但在未行 MUCL 修复组中确实显示骨关节炎发生率的增加 [4]。

McKee 等 [5] 据此制订了一种治疗严重三联损伤的手术方案。其目的是通过 20°~130° 的屈伸弧来达到维持肱桡关节和肱尺关节的同心稳定性，以便患者早期活动。他们的原则如下。

（1）通过固定或前方关节囊的修复来恢复冠突的稳定性。

（2）桡骨头的骨折固定或桡骨头置换术。

（3）LUCL 修复。

（4）内侧副韧带（MCL）修复，如果不可行，可使用外固定支架。

MCL 修复通常以经骨修复或带线锚钉的方式进行。Pichora 等报道了以上两种方式的初始修复强度相当，但失效模式不同。带线锚钉失效是由于缝合线断裂，而经骨修复则是由于韧带的被动延长或撕裂导致缝合线相对被拉长而失效 [6]。

29.2 适应证 / 禁忌证

目前，还没有文献和明确的证据支持急性 MUCL 修复。然而，如果在进行其他骨固定 / 重建手术（如桡骨头 ORIF/ 置换术、冠突 ORIF、前方关节囊修复和 LUCL 修复）后仍不能获得

完全的肱桡关节和肱尺关节复位，则应考虑急性
MUCL 修复（图 29-1）[5]。

29.3 手术技术

肘关节内侧可以通过一个单一的后正中切口
暴露，该切口也可同时暴露肘关节外侧，或者通
过第 2 个内侧"迷你过顶"入路暴露肘关节外
侧，这种方式由 Hotchkiss 最先提出。以上两种
方式中，我们更喜欢采用双切口入路，因为该方
式可以缩短切口长度，减少软组织损伤。

29.3.1 手术方法和尺神经的游离

患者取仰卧位，患肢置于搁手台上，触诊尺
神经并加以标记，应用止血带，在内上髁后方的
皮肤做一个方向向后的弧形切口，保护前臂皮神
经。沿 Struthers 弓解剖出尺神经，直至 FCU，
血管环对解剖很有用。将尺神经临时置于前方。

在保护神经的同时，鉴别出关节囊，并将屈
肌 – 旋前肌群从前方关节囊游离，暴露内上髁的
MUCL。撕脱伤很少发生于尺骨高耸结节处，其
显露方式是将屈肌群抬高，可在插入点将其与
MUCL 分离。另一种方法是在 FDS、FCU 与肱
骨头之间使用肌肉分离入路（图 29-2）。

29.3.2 锚钉修复

首先，将用于固定的 Krackow 缝合线置入
MUCL（图 29-3），然后将其修复到撕脱韧带的解
剖足印区，这在急性手术中很容易识别（图 29-
4）。不要过度绷紧韧带，否则会导致关节内翻畸形。

29.3.3 骨隧道修复

第 2 种固定方式是骨隧道修复。抬高肱三头
肌的内侧，显露肱骨内上髁的后部。在撕脱处钻
一条骨隧道，穿过内上髁底部，在髁上嵴上的两
个钻孔处退出，将固定 MUCL 的缝合线穿过骨
隧道，拉紧并打结（图 29-5）。

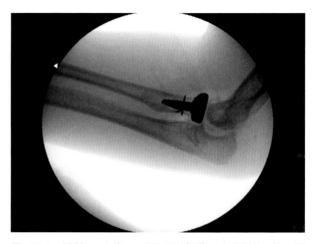

图 29-1 男性，19 岁，严重三联损伤，行冠突固定、桡
骨头置换术及 LUCL 修复。MUCL 不稳定的肱尺关节脱
位将需要长期进行屈曲旋前位的夹板固定。这可能会导
致肘关节僵硬

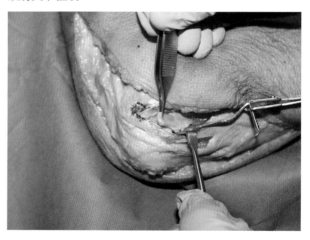

图 29-2 FDS 与 FCU 之间的肌肉分离入路，进入内上
髁 MUCL 起点。在这具尸体标本上，MUCL 已被撕脱
并准备进行修复

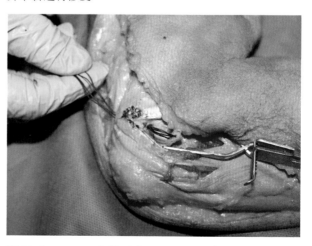

图 29-3 MUCL 中的两条 Krackow 缝合线通过内上髁
的两个钻孔进入肱骨后皮质层

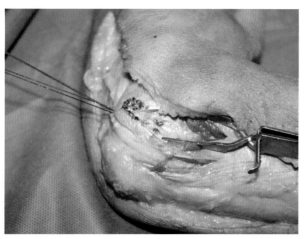

图 29-4　将缝合线拉紧，用简单的外科结或 Endobutton 固定，以增强修复的强度

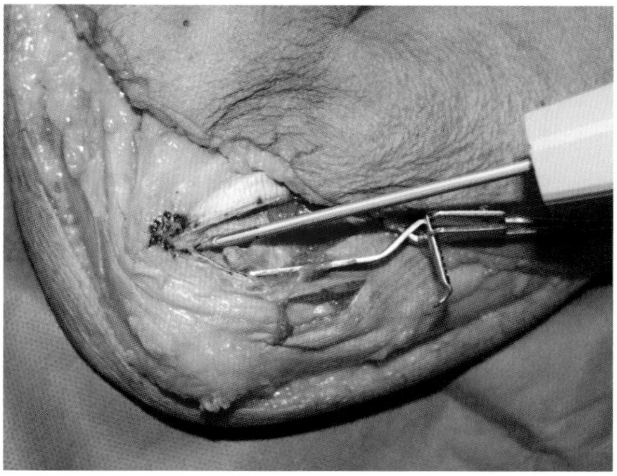

图 29-5　也可以选择在原点处放置带线锚钉，而不是利用骨隧道。修复时应注意不要过度缩短韧带

29.3.4　确认复位

MUCL 重建后，在 X 线透视下评估整个运动过程，以及肱尺关节和肱桡关节是否匹配。

复位尺神经。

29.4　提示和技巧

MCL 锁定缝线的预收紧可增加初始修复的强度[7]。

29.5　陷阱

（1）修复后的韧带过紧可能导致肘内翻。20~40N 的韧带修复与完整的 MCL 相似，而60N 的韧带修复则会导致肘内翻畸形[6]。

（2）可将尺神经从 Struthers 弓游离至远端屈肌群。根据我们的经验，应避免神经移位。

29.6　术后管理

肌肉激活和前臂旋后可稳定 MUCL 功能障碍的肘关节，因此，应在前臂保持旋后位时[7]，进行肘关节的康复治疗。然而，MUCL 修复通常与 LUCL 修复同时进行（前臂旋前最稳定），

在这些情况下，用夹板将前臂固定于 90° 屈曲位和旋转中立位 7 天。

术后 1 周后，取下夹板，评估被动活动范围，并拍摄 X 线片。如果患者病情稳定，则指导其进行全面的肘关节被动活动，避免肘外翻、肘内翻和肘关节持重。手臂用悬吊带悬吊 3 周，以减少肘关节的内翻应力和外翻应力。术后 6 周后开始强化训练，术后第 4~6 个月后恢复正常活动。

29.7　并发症

与肘关节外伤一样，可能发生肘关节僵硬、挛缩和尺神经卡压。

在接受 MUCL 修复或 MUCL/LUCL 联合修复[8]的患者中，45% 的患者出现异位骨化。然而，异位骨化的临床意义不大[1]。

参考文献

[1] Mathew PK, Athwal GS, King GJ. Terrible triad injury of the elbow: current concepts. J Am Acad Orthop Surg. 2009;17(3):137–51.

[2] McKee MD, Schemitsch EH, Sala MJ, et al. The pathoanatomy of lateral ligamentous disruption in complex elbow instability. J Shoulder Elbow Surg. 2003;12(4):391–6.

[3] Forthman C, Henket M, Ring DC. Elbow dislocation with intra-articular fracture: the results of operative treatment without repair of the medial collateral ligament. J Hand Surg Am. 2007;32(8):1200–9.

[4] Hatta T, Nobuta S, Aizawa T, Sasajima K, Nakajima S, Honda M, Oki G, Yamanaka Y, Itoi E. Comparative analysis of surgical options for medial collateral ligament repair in terrible triad injury of the elbow. Orthop Rev (Pavia). 2016;8(3):6666. eCollection 2016.

[5] McKee MD, Pugh DM, Wild LM, Schemitsch EH, King GJ. Standard surgical protocol to treat elbow dislocations with radial head and coronoid fractures. Surgical technique. J

Bone Joint Surg Am. 2005;87(Suppl 1(Pt 1)):22–32.

[6] Pichora JE, Furukawa K, Ferreira LM, Faber KJ, Johnson JA, King GJ. Initial repair strengths of two methods for acute medial collateral ligament injuries of the elbow. J Orthop Res. 2007;25(5):612–6.

[7] Pichora JE, Fraser GS, Ferreira LF, Brownhill JR, Johnson JA, King GJ. The effect of medial collateral ligament repair tension on elbow joint kinematics and stability. J Hand Surg Am. 2007;32(8):1210–7.

[8] Jeon IH, Kim SY, Kim PT. Primary ligament repair for elbow dislocation. Keio J Med. 2008;57(2):99–104.

第 30 章　尺侧副韧带重建技术

Andrew B. Ebert and James R. Andrews
袁鹏　译

30.1　引言

肘关节内侧尺骨副韧带的损伤对于投掷运动员的职业生涯来说是毁灭性的。因为在投掷或投球比赛中，疼痛会导致投掷运动员的投掷速度下降，最终输掉比赛。那些通过肘部负重的运动员（体操运动员和竞技啦啦队队员等）也有这种损伤的症状出现。UCL 重建被 Frank Jobe 医师所推广，因为他在 1974 年在洛杉矶道奇队（Los Angeles Dodgers）的投手 Tommy John 身上完成首例手术，故又称该手术为 Tommy John 手术。

30.2　适应证 / 禁忌证

UCL 重建适用于由于 UCL 损伤而出现肘关节内侧不稳症状的运动员。这种损伤通常通过肘关节的 X 线片（包括应力位片）和 MRI 来确认。

UCL 重建的相对禁忌证是运动员不再渴望进行高水平竞技运动，以避免产生疼痛和关节不稳。

职业运动员的适应证与业余运动员相似。如果需要恢复到与损伤前运动水平相当的水平，但由于肘外翻负荷过重导致内侧疼痛而无法实现，则需要进行 UCL 重建。与投手或接球手相比，

内场手或外场手的非手术治疗可能更有效，这包括延长休息时间和康复训练，有时注射富血小板血浆（PRP）和纠正投掷力学机制也有效。

如果一名球员或投手在一次投球中发生急性损伤，是否需要急诊手术取决于许多因素。与非投手运动员相比，我们对投手的急诊手术更为积极。当然，是否进行急诊手术不仅依赖于球员的愿望，也取决于职业球员每年的比赛时间。不过，也有部分患者采取非手术治疗。

30.3　手术技术

我们倾向于使用同侧掌长肌腱自体移植，若患者的同侧掌长肌腱长度不足，则可使用对侧掌长肌腱或股薄肌腱来完成自体移植。

患者仰卧，手臂放在搁手台上，采用止血带充气。

预先取下掌长肌腱。

然后在肘关节内侧做一切口。以内上髁为参照点，向远端延伸 6cm，近端延伸 3cm，形成“V”形切口（图 30-1）。切口的近段应直接位于内上髁的正上方。识别并标记好前臂内侧皮神经，使用数个橡胶环加以保护（图 30-2）。如果是为了更好的活动和充分显露 UCL，可就近切

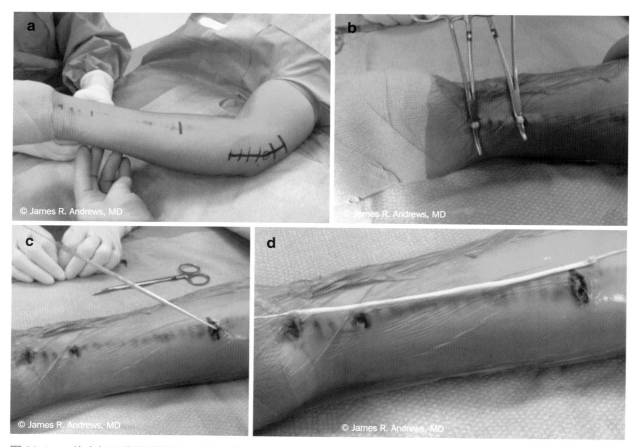

图 30-1　a. 从小切口获取移植物，于内上髁上略尖的 V 形切口进行重建。b. 两端肌腱均被证实为掌长肌腱。c. 将肌腱拉出近端切口。d. 准备好移植物进行重建

断前臂内侧皮神经分支。

　　我们倾向于通过游离和前置尺神经来充分暴露 UCL。识别尺神经，并在其周围放置橡胶环。然后沿屈肌筋膜切口向远端游离 3~4cm。再用一个小骨膜剥离子将 FCU 的两个头直接分

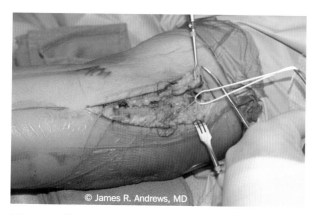

图 30-2　前臂内侧皮神经分支的识别和保护

开，游离尺神经并显露 UCL（图 30-3）。操作过程中注意识别和保护尺神经前、后运动支，然后在近端切口确定内侧肌间隔的位置，并在内上髁近端 4cm 处切开，切口向远端延伸，软组织可作为手术结束时尺神经复位后的稳定吊索。

　　将 FCU 尺侧附着点从高耸结节剥离，然后，将 FDS 从 UCL 的远端锐性剥离，并从远端向近端剥离至内上髁（图 30-4）。然后在尺骨顶部放置一个小 Hohmann，充分暴露高耸结节。必须注意不要牵拉过度，以防止损伤尺神经运动支。此时 UCL 已充分暴露。然后在韧带中线切开前束。显露底面受伤的韧带与肱尺关节（图 30-5）。

　　暴露并检查韧带前束后，制作移植物骨隧道。根据移植物选用制造骨隧道的钻头。掌长肌

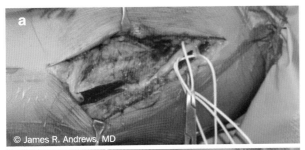

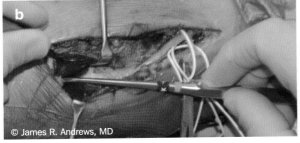

图 30-3　a. 正中屈肌共同筋膜切口。b. 直接劈开 FCU
的两个头

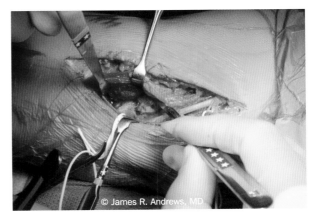

图 30-4　UCL 外的 FDS 锐性剥离

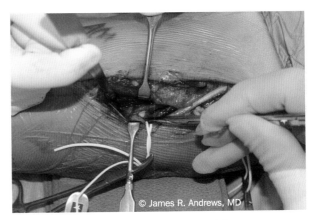

图 30-5　在韧带中线切开前束，显露关节

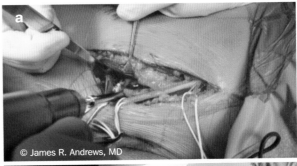

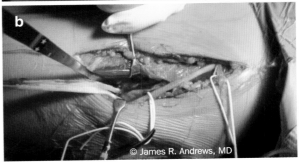

图 30-6　a. 第 1 个钻孔位于高耸结节稍后方、关节远端
5mm 处。b. 2 个远端钻孔均已钻出，移植物已通过

腱的移植使用 3.5mm 的钻头，股薄肌腱的移植
使用 4mm 的钻头。第 1 个钻孔位于关节远端约
5mm 处，高耸结节稍后方，在钻孔中放置一个
弯止血钳，以帮助连接到第 2 个钻孔。然后在高
耸结节的偏前方，对准弯止血钳的尖端钻孔。接
着使用弯头刮匙拓宽骨隧道，进而创造一个更弯
曲的骨隧道。然后弯曲缝合导引器，以适应骨隧
道的走向。协助移植物的一端通过骨隧道。在缝
合线通过骨隧道后，在远端形成等长的前、后
支（图 30-6）。用 0 号 Ticron 缝合线缝合之前在
前束上做的切口，由远端开始，直至内上髁远端
约 3mm 处，缝合线不打结备用。这可与即将通
过的移植物结合。然后在前束近端附着处钻一个
孔，放置直刮匙，制作 2 个独立的钻孔，与前方
空间形成 Y 形的骨隧道。第 1 个钻孔在内上髁
和内侧髁上嵴的交界处。第 2 个钻孔在内上髁下
约 2cm 处，稍后方一点。两者都指向直刮匙，
通过不断移动直刮匙以反复确认骨隧道方向，
并使用直刮匙和弯头刮匙拓宽骨隧道。然后在 Y
形骨隧道的远端放置冲洗球，清理骨隧道中的碎
片，并确认远端骨隧道与近端骨隧道的连接。接

着对缝合通道进行整形以匹配近端骨隧道。最后移植物通过近端连接的钻孔并从近端骨隧道引出。后支通过上骨隧道，前支通过下骨隧道近端，形成一个 8 字形（图 30-7）。

接着将肘部置于 15°~30° 的屈曲位置。随着移植物张力的增加，可以使用 0 号 Ticron 缝合线进行多个简单的侧侧缝合（图 30-8）。这样就可以使内上髁后方的两个肌腱的末端形成侧侧吻合。然后将移植物的前、后支和固有韧带多次缝合，进一步将移植物与固有韧带结合在一起（图30-9）。

然后用 0 号 Vicryl 缝合线修复包括普通的屈肌筋膜在内的筋膜，在筋膜上留下一个 2cm 的开口，以便移位的尺神经重新进入到尺侧腕屈肌两个头之间。然后将尺神经前置，用 4-0 Ticron

缝合线将内侧肌间隔的近端固定在筋膜上，形成尺神经悬吊（图 30-10）。在缝合筋膜和吊索时均需注意，要确保尺神经不被卡压。止血带放气，彻底止血。术后肘关节屈曲 90°，夹板固定。

30.4　提示和技巧

- 在患者清醒时标出掌长肌的走向，以帮助寻找肌腱。
- 无菌矿物油可用来帮助移植物的通过。
- 如果移植物有多余的部分，可以通过上髁骨隧道返回，进一步加强重建。

如果患者关节后内侧有骨赘，在移植物通过前，可以通过小切口从后内侧关节囊切开，直接去除骨赘。

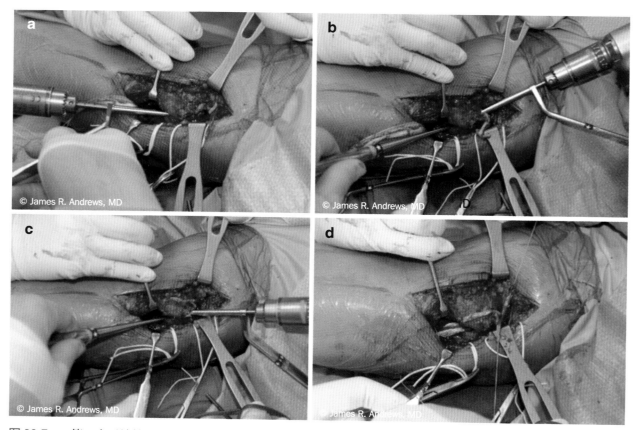

图 30-7　a. 第 1 个近端钻孔位于 UCL 的近端附着处。b. 第 2 个钻孔位于内上髁与内侧髁上嵴交界处。c. 第 3 个钻孔位于第 2 个钻孔的稍后方，上方约 2cm 处为内上髁。这样就形成了一条 Y 形的骨隧道。d. 移植物已通过，并被拉紧

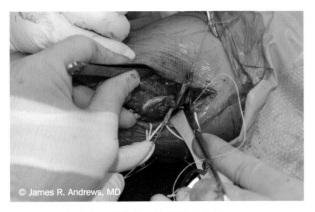

图 30-8　肱骨内上髁背部两侧行端侧固定

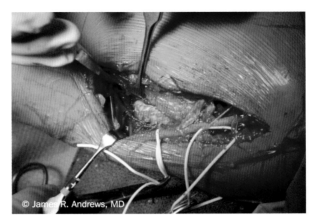

图 30-9　完成 UCL 重建

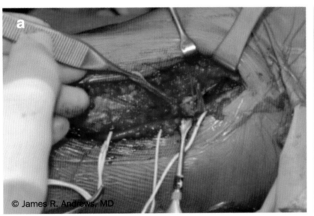

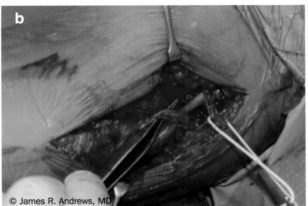

图 30-10　a. 内侧肌间隔，近端切口 4cm，远端切口对称。b. 尺神经前置后用作尺神经悬吊后使用筋膜作为隔膜

30.5　陷阱

- 在钻孔时必须选择合适的骨桥，否则会有骨折的风险。
- 小 Hohmann 拉钩的过度牵开会损伤尺神经的一个运动支，尤其是第 1 个前运动支。
- 缝合屈肌筋膜和使用屈肌筋膜制作隔膜悬吊时务必小心，不要压迫尺神经。隔膜吊索必须在神经上保持极度松弛，因为它会随着愈合而自然收缩和收紧。
- 缝合皮肤前需要彻底止血，以避免形成血肿。

30.6　术后管理、康复和重返运动

　　患者在术后用夹板固定 5~7 天。拆除夹板后，使用非锁定的铰链式肘关节支具进行保护，允许立即活动腕关节和肘关节。支具持续保护到术后第 4~6 周。术后第 6 周时，开始投掷者的十项训练计划。术后第 12 周时，开始运动专项和间歇击球项目训练，如果进展顺利，可以在术后第 16 周开始间歇投掷训练。直到术后第 30~32 周，才开始逐渐向竞技投掷训练过渡。术后第 9~12 个月才可完全恢复体育运动。

30.7 并发症

回顾我们的 743 例 UCL 重建患者，其并发症发生率为 20%。发生并发症的患者中的绝大多数（82%）为轻度尺神经失用。随访中，除 4 例患者表现为持续性和顽固性失用外，其余大部分患者的并发症症状在 6 周内消退。4% 的患者有移植部位并发症，最常见的是皮肤表面感染，可通过口服抗生素解决。5 例患者术后第 6~18 个月出现内上髁撕脱骨折，需要行切开复位内固定[1]。

30.8 结果

我们发现，利用 UCL 重建技术，83% 的运动员能够重返赛场，参加之前的比赛或更高水平的比赛。运动员从手术到完全回归比赛的平均时间是 11.6 个月。

参考文献

[1] Cain EL, Andrews JR, Wilk KE, et al. Outcome of ulnar collateral ligament reconstruction of the elbow in 1281 athletes: results in 743 athletes with minimum 2-year follow-up. Am J Sports Med. 2010;38:2426–34.

第 31 章　股薄肌腱移植重建尺侧副韧带

L.A. Pederzini and F. Di Palma
袁鹏　译

31.1　手术技术

　　首先评估患者是否存在双侧掌长肌腱。注意，掌长肌腱单侧缺失率为 12%，如果一侧的掌长肌腱缺失，则对侧掌长肌腱也缺失的概率为 67%[1]。如果掌长肌腱缺失，可以使用股薄肌腱或第 4 趾伸肌腱替代。为了便于获取，我们选择使用同侧股薄肌腱，跟腱移植是一种替代方案。患者仰卧在有软垫的手术台上，上臂捆绑止血带，手放在搁手台或臂板上。麻醉下的检查可以用来确认肘关节内侧不稳的诊断。对同侧大腿使用止血带，并使用侧板作为支点来维持膝关节的位置。通过内侧切口，用肌腱剥离器将股薄肌腱剥离。移植物两端用 2 号 Ticron Krackow 缝合线缝合备用。通过肌肉分离入路显露内侧副韧带（图 31-1）。在高耸结节处钻一个直径 7mm 的孔，朝向尺骨后外侧，远离近端桡尺关节（图 31-2）。不穿透远端皮质层。将移植物对折，然后用一根穿过对面皮质层的缝合线将移植物引入钻孔。保证至少有 1cm 的移植物位于钻孔内（图 31-3）。钻孔内放置 6~7mm 的生物可吸收界面螺钉，以稳定移植物（图 31-4a、b）。在内上髁前下表面的 MCL 前束等距点钻一个 7mm 的孔。同样地，

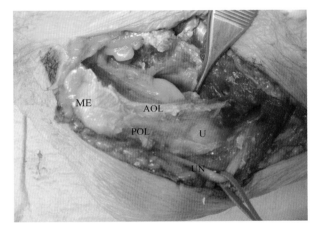

图 31-1　内侧副韧带复合体及尺神经。ME—内上髁，AOL—前斜韧带，POL—后斜韧带，U—尺骨，UN—尺神经

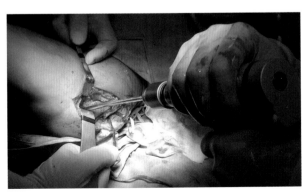

图 31-2　一个 7mm 的钻孔，指向尺骨后外侧皮质的高耸结节，远离近端桡骨。不穿透远端皮质层

不穿透远端皮质层，钻孔并朝向前上方，以避开尺神经。然后在内上髁上表面做两个 4.5mm 钻孔，钻孔方向指向 7mm 钻孔，注意保护并避开尺神经。肌腱的两端一起穿过 7mm 的肱骨钻孔，然后通过单独的 4~5mm 的钻孔引出每一束（图 31-5）。随后，在不同屈曲角度缝合肌腱，前束在 30°而后束在 70°，然后将深筋膜覆盖在肌腱移植物上（图 31-6）。肘关节在术后用支具固定 6 周，术后 2 周后开始康复治疗。术后第 3~4 个月开始体育运动训练，术后第 6~8 个月允许恢复比赛。

31.2　结果

据报道，UCL 重建手术的结果总体有效，在我们的研究中，90 名运动员中的 85% 能够恢

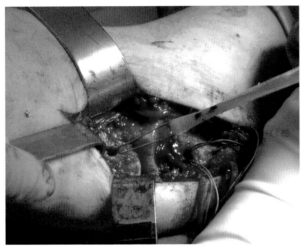

图 31-3　带缝合线的移植物经钻孔推进

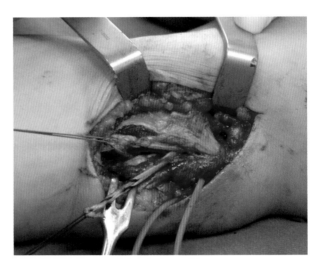

图 31-5　移植物有两条尾端，然后向远端固定

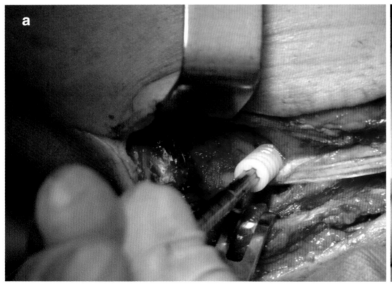

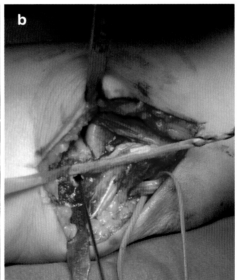

图 31-4　移植物的固定。a. 钻孔内放置 6~7mm 生物可吸收界面螺钉。b. 稳定肌腱移植物

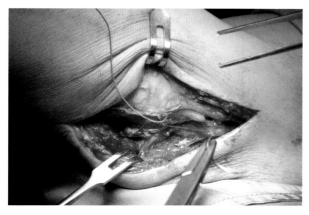

图 31-6　在肌腱移植物上修复深筋膜

复到以前或更高的竞技水平[2]。最常见的并发症是暂时性的，包括尺侧神经功能障碍或前臂内侧神经功能障碍。较少见的并发症包括肘关节僵硬、内上髁骨折和非特异性肘关节疼痛。

参考文献

[1] Vanderhooft E. The frequency of and relationship between the palmaris longus and plantaris tendons. Am J Orthop. 1996;25(1):38–41.

[2] Pederzini L, Prandini M, Tosi M, Nicoletta F. The acute lesions of the medial collateral ligament of the elbow S14 GIOT Agosto. GIOT. 2012;38(Suppl 2):14–8.

第 32 章 外翻伸展过载

Nick F. J. Hilgersom, T. David Luo, Rens Bexkens, Michel van den Bekerom, Denise Eygendaal, and Michael T. Freehill

袁鹏 译

32.1 引言

肘关节外翻伸展过载（VEOLS）是投掷运动员常见的病症。这种情况是由反复的外翻应力和肘关节内侧松弛所导致的过度的剪切力和后内侧的鹰嘴和鹰嘴窝之间的关节过度受压产生的（图 32-1）。因此，在鹰嘴后内侧或鹰嘴窝可有骨赘增生，以代偿肘关节的不稳定性。在对职业棒球运动员行肘关节开放手术或肘关节关节镜手术时发现，骨赘最常见于此位置。随着肘关节矫形器械和矫形技术的不断发展，通过手术治疗肘关节外翻伸展过载可取得相应疗效。在投掷动作中，肘部承受的最大应力（包括在击发和加速阶段的外翻应力）可达 64N/m，在加速阶段肘部以超过 2300°/s 的速度延伸时，内侧剪切力为 300N，减速阶段的侧向压缩力可达 900N[1]。

在后期跨步期和加速早期产生的外翻应力对肘关节内侧产生抗拉应力。外翻伸展过载或反复的外翻应力可导致 UCL 损伤、旋前屈肌群损伤或内上髁撕脱性骨折（起源于 UCL 和旋前屈肌群）。

减速阶段的侧向压缩力将桡骨头与肱骨小头挤压在一起。在年轻运动员中，高频投掷运动可导致应力过载，进而产生肱桡关节微损伤，造成

骨软骨骨折或者桡骨头剥脱性软骨炎，并最终导致游离体形成。

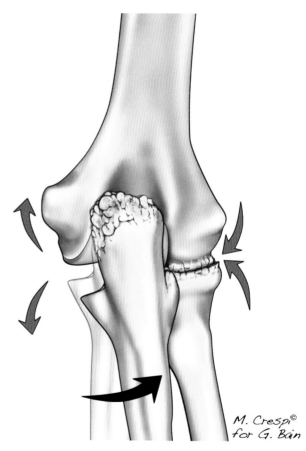

图 32-1　外翻伸展过载时肘关节内侧拉力、桡骨头压缩力和后内侧剪切力示意图（版权所有：Gregory Bain 博士和 Max Crespi）

32.2　手术适应证

（1）有症状的肘关节后内侧疼痛经非手术治疗无效时可应用手术治疗。如果运动员出现孤立的外翻伸展过载而 UCL 完整，则首选非手术治疗，避免投掷或其他引起症状加重的活动。首次出现这种情况的运动员，建议休息 2 周后再开始物理治疗，然后进行间歇性投掷训练。物理治疗的目标是减轻症状和提高功能性旋前屈肌群的肌力[2]。

（2）评估和改善投掷技术可有效防止症状恶化。虽然物理治疗不能治愈外翻伸展过载，但对运动员的整体康复仍有价值。如运动员没有明显的症状缓解，无法恢复到以前的比赛水平时，则考虑手术干预。

（3）采取充分、适当的非手术治疗后，在肘关节伸直位附加外翻应力（即刺激试验）时疼痛仍然存在。体格检查时，在投掷运动员肘关节屈曲 20°~30°时施加外翻应力，可诱发肘关节后内侧疼痛[3]。相反地，施加内翻应力可以缓解疼痛（图 32-2）。

（4）鹰嘴或鹰嘴窝有骨赘改变或游离体形成，导致投掷不能进行，需二次锁定或者握持肘关节方可继续投掷：后骨赘通常阻碍关节的伸展，此外，关节内游离体、鹰嘴窝内侧的软骨瓣和骨软骨的损伤可能是反复的微损伤所致。肘关节 X 线片，如前后位 X 线片、侧位 X 线片、斜位 X 线，能够鉴别这些特殊的病变，而 CT 有助于进一步了解解剖变化（图 32-3），同时 MRI 可评估 UCL 的完整性、骨水肿、骨软骨缺损、应力骨折和滑膜皱襞等情况（图 32-4）。

32.3　禁忌证

手术治疗外翻伸展过载的禁忌证主要是肘关节内侧主要稳定结构 UCL 的不完整。据推测，鹰嘴的后内侧端骨赘的形成是一种维持肘关节稳定性的代偿机制。

较少见的情况，包括尺神经移位，以及其他创伤引起的症状。

32.4　手术技术

（1）沿肱三头肌近端肌腱外缘建立后外侧入路，上臂后侧皮神经和前臂后侧皮神经距此入路约 25mm，此区域较为宽大，从而有很大的安全区来建立入路。

（2）后外侧入路或后侧入路均可作为观察入

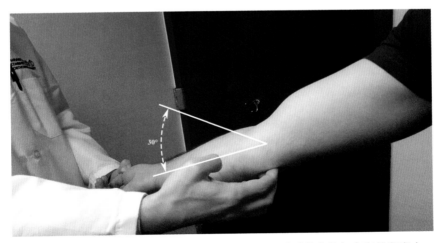

图 32-2　外翻伸展过载试验或快速外翻伸展试验。对肘关节施加中度外翻应力，同时触诊肘关节后内侧鹰嘴，将肘关节从屈曲 30°伸至完全伸直。如果后内侧鹰嘴部有压痛，则试验阳性，可能会触及游离体

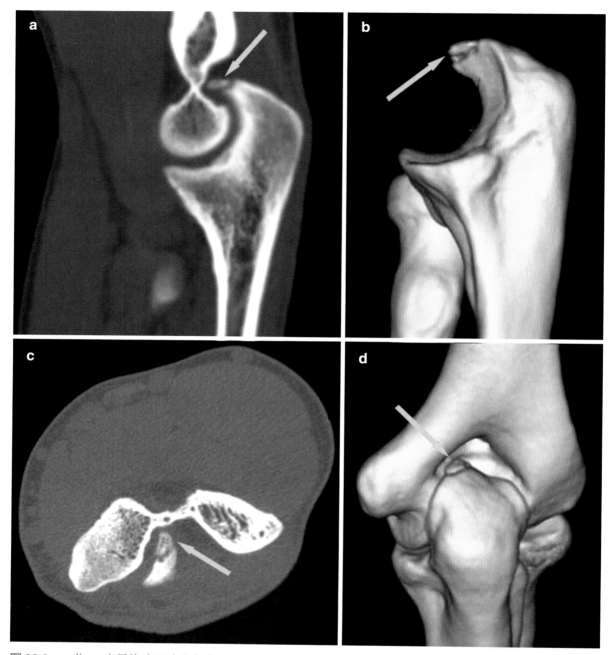

图 32-3   一位 20 岁男棒球运动员鹰嘴骨赘骨折（黄色箭头）的 CT 图像。a. 矢状位视图。b. 三维 CT 重建的内侧视图。c. 轴向视图。d. 三维 CT 重建的后视图（版权所有：Michael T. Freehill）

路。另一个区域可以用作操作入路以放置抓线器和刨削器等器械。

（3）尺神经位于关节囊表面的后内侧沟中。应注意避免在此进行吸引和操作，防止继发的近段尺神经二次损伤。

（4）肘关节清理术应该局限于病理性骨赘，不能损伤自体骨，因为过度切除超过 4mm 的鹰嘴可能会对 UCL 造成进一步的压力，使肘关节不稳。仔细地去除骨屑和游离体，同时检查滑膜，以防止有游离体残留。在完成骨赘清理后，仔细检查滑车软骨表面和鹰嘴窝有无游离体、对合不良或骨软骨缺损。

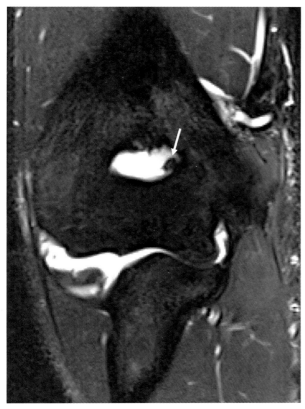

图 32-4　与图 32-3 为同一患者，冠状位 MRI T2 加权显示完整的 UCL，内侧鹰嘴窝存在骨赘改变

32.5　提示和技巧

（1）为了保护位于关节囊后内侧沟上的尺神经，建议使用一种弯曲的牵开器，该牵开器可以通过后外侧入路。此外，为保护软组织，注意使用刨削器保护套，尽量减小吸引器吸力。

（2）骨赘常在尺侧和肱骨侧形成（图 32-5）。手术切除骨赘后应进行关节活动度的测试，以确定关节活动度是否恢复。

（3）必要时应将操作器械从后侧入路转至后外侧入路，以清除残留的骨赘或游离体。

（4）术中应仔细评估 UCL 和内侧韧带的松弛情况，以判断它们是否存在功能不全，UCL和内侧韧带功能不全是外翻伸展过载的病理表现之一。

32.6　陷阱

（1）不能将外翻伸展过载与其他可能导致肘关节后侧疼痛的疾病相混淆。在投掷运动员中，详细的病史和体格检查是区分外翻伸展过载与其他肘关节疾病的必要条件。具体来说，疼痛可局限于鹰嘴的后内侧。UCL 的病损表现为后期跨步期和加速早期的肘关节内侧疼痛，而肘关节后内侧疼痛是外翻伸展过载的典型表现，主要为末端伸展和减速期球脱出时的肘关节后内侧疼痛。运动员的症状可在投掷活动之外重复出现。而肘关节后内侧疼痛伴伸展受限可能与肱三头肌远端肌腱的肌腱炎有关[3]。

（2）骨赘的过度切除可将先前无症状的 UCL 闭锁不全转化为有症状的 UCL 松弛[4-5]。

32.7　并发症

VEOLS 发生在关节后内侧腔室，医源性尺神经损伤虽然不是 VEOLS 特有的，但却是该综合征一个重要的并发症。过度切除鹰嘴后内侧可能导致 UCL 松弛。关节纤维化常见于过顶投掷运动员，可与 VEOLS 同时出现。由于术后早期残留屈曲挛缩是一种严重的并发症，因此应在诊断性关节镜检查中进行评估，并相应地进行关节囊松解。

32.8　结果

Andrews 和 Timmerman 报道了 72 名职业棒球运动员接受肘关节镜手术或肘关节开放手术的情况[6]。最常见的诊断为鹰嘴后内侧骨赘（65%）和 UCL 损伤（25%）。受伤运动员在一个赛季内的整体回归率是 80%。关节镜下切除鹰嘴后内侧骨赘组的术后复发率为 68%。开放手术组 13 例，再手术率为 41%，手术方式多为再次摘除鹰嘴骨赘或 UCL 重建。整体再手术率为 32%，其中 25% 接受 UCL 重建。

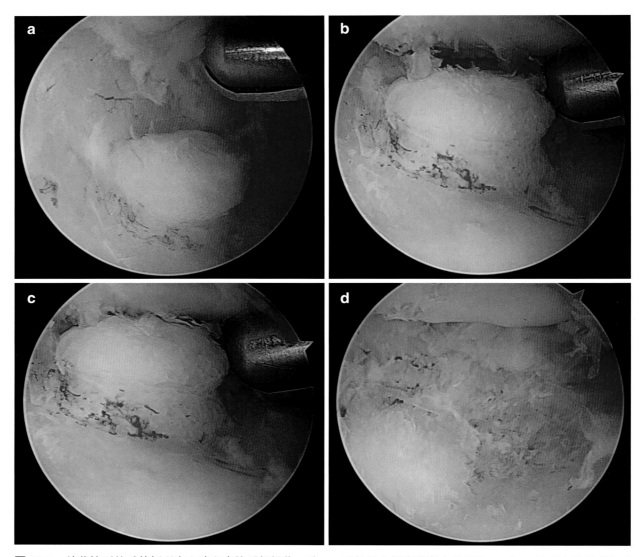

图 32-5 关节镜下的后外侧观察入路和直接后侧操作入路。a. 可触及内侧鹰嘴窝内的骨赘。b 和 c. 清理内侧鹰嘴窝时的活动范围的进展视图。d. 清理后的内侧鹰嘴窝（版权所有：Michael T. Freehill）

Redcly 发表了样本量最大的报道，包括 172 名患者的 187 例关节镜手术，其中有 103 名患者是棒球运动员，这表明大多数病例与 VEOLS 有关。有 104 例患者获得随访，87% 的患者在随访时称术后效果良好或极好。接受随访的 55 名棒球运动员中有 85% 的人能够恢复到受伤前的水平 [7]。

参考文献

[1] Fleisig GS, Escamilla RF. Biomechanics of the elbow in the throwing athlete. Oper Tech Sports Med. 1996;4:62–8.

[2] Byram IR, Kim HM, Levine WN, Ahmad CS. Elbow arthroscopic surgery update for sports medicine conditions. Am J Sports Med. 2013;41(9):2191–202.

[3] Dugas JR. Valgus extension overload: diagnosis and treatment. Clin Sports Med. 2010;29(4):645–54.

[4] Kamineni S, ElAttrache NS, O'Driscoll SW, et al. Medial collateral ligament strain with partial posteromedial olecranon resection. A biomechanical study. J Bone Joint Surg Am. 2004;86-A:2424–30.

[5] Ahmad CS, Park MC, Elattrache NS. Elbow medial ulnar collateral ligament insufficiency alters posteromedial olecranon contact. Am J Sports Med. 2004; 32:1607–12.

[6] Andrews JR, Timmerman LA. Outcome of elbow surgery in professional baseball players. Am J Sports Med. 1995;23:407–13.

[7] Reddy AS, Kvitne RS, Yocum LA, Elattrache NS, Glousman RE, Jobe FW. Arthroscopy of the elbow: a long-term clinical review. Arthroscopy. 2000; 16:588–94.

第九部分

外侧不稳定

第 33 章　外侧尺骨副韧带的重建（双对接法）/ 217

第 34 章　外侧韧带的重建 / 222

第 35 章　关节镜下外侧副韧带叠合 / 225

第 36 章　肘关节后外侧旋转不稳的关节镜下处理 / 230

第 37 章　关节镜下外侧桡骨侧副韧带的皱缩术 / 237

第 33 章　外侧尺骨副韧带的重建（双对接法）

Yoav Rosenthal and Mark I. Loebenberg
冯仕明　译

33.1　引言

外侧尺骨副韧带（LUCL）损伤是导致肘关节脱位的常见原因，可导致临床症状性的 PLRI。临床上，可通过外侧轴移试验、内翻应力试验、扶椅上推试验和患者对后外侧活动的恐惧感[1]来进行评估。

33.1.1　解剖

LUCL 是构成外侧韧带复合体的四个结构之一，另外三个是桡侧副韧带、环状韧带和一个不固定的外侧副韧带。LUCL 起源于尺骨外上髁，与环状韧带纤维连接，止于尺骨嵴的旋后肌。LUCL 的手术修复可有效解决肘关节不稳和恢复肘关节功能[1]。

到目前为止，LCL 重建主要有以下几种技术：对接技术 / 骨隧道，直接缝合，带或不带内支撑的带线锚钉技术，界面螺钉技术，张力滑动技术（TST），骨桥缝合，以及干扰结固定。

33.1.2　LUCL 重建技术

一项大型回顾性研究评估了慢性 PLRI 的韧带修复和重建[1]，并且研究了各种技术：韧带修复技术（主要用于肱骨止点的撕脱损伤），采用

或不采用肌腱移植加强技术，以及对接技术。笔者们认为，重建 LLC 以消除 PLRI，并采用加强韧带重建的肌腱移植技术，可以提供更好的整体效果。

33.2　手术适应证

（1）急性复杂性肘关节脱位无法行 LUCL 修复者。

（2）慢性症状性外侧副韧带复合体功能不全（例如，早期关节脱位或不稳定的残留症状，或网球肘松解的医源性损伤并发症）者。

（3）LUCL 修复手术失败者。

33.3　手术技术

33.3.1　LUCL 重建的移植物选择

我们行双对接技术的 LUCL 重建时，采用自体（通常是半腱肌）移植、同种异体移植物或人工韧带（聚乙烯对苯二甲酸酯，LockdownTM，Redditch，UK）。

33.3.2　手术入路

采用肘肌和尺侧腕伸肌之间的改良 Kocher

入路，以更好地显露从旋后肌嵴近端几厘米到肱骨外上髁近端的视野范围。通常，肱骨上的伸肌总腱止点部分需要先进行部分切开，以更好地显露肱骨髁上的中心点。术中可发现外侧副韧带松弛或缺失，可通过轴移试验进行确认。所有可见的肘关节囊都应予以保留，因为韧带重建是关节外操作。

33.4 通道定位

33.4.1 肱骨

一般，LUCL 的重建是在肱骨小头的等距点上进行的。当通过关节活动度来评估移植物拉长（章）时，肱骨旋转中心始终是最等距的。桡侧副韧带是等距的，而尺侧副韧带不是。尺侧副韧带在伸肘时松弛，屈肘时紧张。建议将 LUCL 移植物起点的等距点置于肱骨小头的近端约 2mm 处 [2]。

33.4.2 尺骨

在许多情况下，旋后肌结节因不够突出而不能被清楚地识别，并且旋后肌嵴从桡骨头近端延伸到桡骨颈远侧的水平，因此，在 LUCL 重建过程中，尺骨骨隧道的解剖定位是一个挑战。幸运的是，在 LUCL 重建过程中，尺骨骨隧道的定位不像肱骨那么严格，只要尺骨骨隧道位于桡骨头颈交界处或其远端，就可以合理地实现肘关节后外侧旋转的稳定 [3]。

33.5 通道建立

肱骨：在肱骨远端建立两个相通的骨隧道。用一个 3.2mm 的导向钻在肱骨小头旋转中心的外侧面钻孔，孔与侧副韧带复合体的等距点最接近。这一点可以通过 X 线透视或粗略地估计来定位。导向钻透过单皮质，方向为外侧柱的内侧对角线的倾斜方向，深度约为 2cm（图 33-1）。

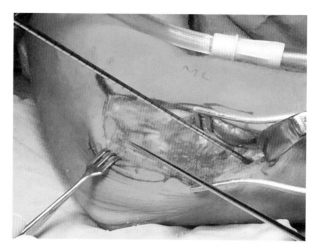

图 33-1 在肱骨小头旋转中心外侧进行肱骨近端骨隧道钻孔

如前所述，应使用空心钻头扩大骨隧道，以更好地适应移植物。骨隧道直径通常约 6mm，但也可以大到 8mm，这取决于患者肱骨和移植物的大小。为了引入肱骨小头端缝合线，从肱骨小头的后侧钻一个小的 2.5mm 的骨隧道，朝向肱骨远端，以便建立移植物缝合线的近端通道（图33-2）。

尺骨：使用 3.2mm 导向钻在旋后肌嵴后方创建一个尺骨远端双皮质通道（图 33-3）。该骨隧道应倾斜到尺骨的表面，从近端外侧到远端内侧，这将允许在随后的手术中牵拉滑动时产生直

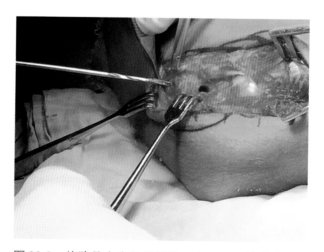

图 33-2 从肱骨小头的后侧钻一个 2.5mm 的隧道，向前对准对接通道的远端，为移植物缝合线创造一个通道

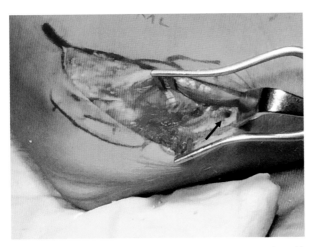

图 33-3 尺骨远端双皮质通道。注意通道到尺骨表面的倾斜方向，从近端外侧到远端内侧（黑箭头）

接的拉力。然后像在肱骨上建立的程序一样，使用 3.2mm 的导针钻孔，并使用空心钻扩孔，以形成单皮质扩大的通道。

33.6 移植物的准备和放置

肱骨： 首先，移植物的近端用一根 2 号的 Fiberloop（Arthrex™，Naples，FL）进行锁边缝合。使缝合线从近端穿过先前的缝合线，然后锁定缝合线。如果使用自体移植物或同种异体移植物，移植物通常是双股对折的，以便为重建结构提供额外的强度，肌腱的折叠端位于近端。而对于合成韧带，我们只放置单层的。在 Fiberloop 的靠近针的一端切开，形成双股缝合线，然后通过过线器（例如，Endo Close™）将以上缝合线经对接骨隧道从后侧骨隧道的近端穿出。一股缝合线穿过 Endobutton 的一侧，并从另一侧穿回。然后，在确保缝合线不打结的情况下，另一股缝合线从 Endobutton 的另一侧以同样的方式（穿线顺序与第 1 股相反）进行穿线。将缝合线打结，这将把移植物静态固定在近端的骨隧道。或者，在双股缝合线穿过 Endobutton 后，双股缝合线可经后侧骨隧道穿入，经近侧骨隧道穿出。如果需要的话，这个额外的步骤将有利于后

续拉紧肱骨侧移植物。

尺骨： 一旦移植物被放置并固定在肱骨骨隧道中，肌腱就会被拉紧并暂时放置在尺骨骨隧道中。对移植物进行测量和修剪，以使移植物的末端约 1.5cm 的部分进入尺骨骨隧道。移植物远端用第 2 个 2 号 Fiberloop（Arthrex™，Naples，FL）进行锁边缝合，制备方法与肱骨端相同（图 33-4，33-5）。

在保持双侧张力的同时，使用导向器将 Endobutton 插入并穿过尺骨远端的双侧皮质。退出 Endobutton 插入器后端的把手，以使尺骨背面的 Endobutton 展开。此时应进行 X 线透视检查，以确认 Endobutton 的位置。一旦 Endobutton 固

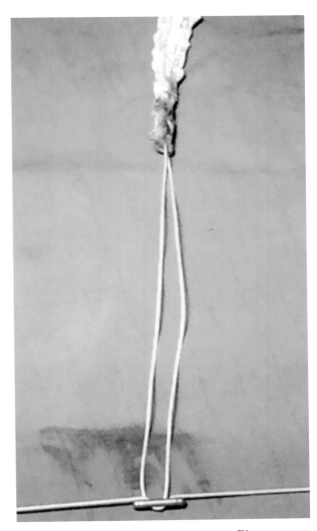

图 33-4 移植物单侧锁边缝合于 Fiberloop™ 上

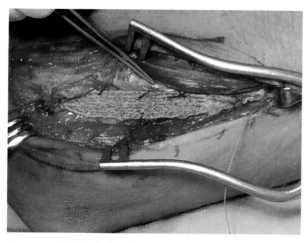

图 33-5　先用纽扣钢板拉紧移植物，再用 Vicryl 缝合线沿着移植物的边缘缝合，将其固定在周围的软组织上，防止其自身折叠

定，须同时牵拉其上的两股牵拉缝合线，并缓慢地将移植物固定到尺骨骨隧道中。以上操作应在肘关节屈曲 30°和完全旋前位的情况下进行。如果肱骨侧的移植物用了张力滑动技术，移植物也同样可以被拉紧。在移植物两侧达到所需的张力后，用空针将一股缝合线穿过移植物，打结固定并保持张力。如果移植体旁边的对接通道有空间，则可以放置皮质界面螺钉。

最后，用一根 2-0Vicryl 缝合线，沿着移植物的边缘将其固定在周围的软组织上，防止其自身折叠。

33.7　提示和技巧

（1）在肘关节不稳的情况下，为了确定对接通道的正确位置，应将肘关节屈曲 90°，并将尺骨压向肱骨以消除肘内翻和肘外翻的角度。

（2）移植物被拉紧的前提是，在对接通道内具有足够的空间，以便移植物继续被拉入骨隧道中更深的地方。骨隧道末端至少需要有 0.5~1cm 的空间供移植物推进。张力滑动技术通过牵拉缝合线来增加张力。

（3）如果需要增加移植物的张力，可以通过

将移植物简单地缝合到关节囊上，或在移植物轨迹后方放置一个小的带线锚钉作为另一个固定点，以增加移植物的张力。

33.8　陷阱

（1）为了获得合适的修复张力，选择正确的移植物长度至关重要。如果肌腱在对接通道中无法充分紧张，则移植物无法提供足够的张力以恢复稳定性。

（2）对接通道同样要足够宽，以允许移植物在通道内滑动，从而获得所需的张力。如果通道太宽，可以加用皮质界面螺钉，以提高骨隧道内移植物的固定强度。使用宽隧道比使用窄隧道所遇到的问题少得多。因为每根骨头上只钻一个骨隧道，所以钻一个相对于其他技术更大的骨隧道，是可以接受的。

33.9　术后管理

将手臂置于长夹板中，屈曲 90°和完全旋前。在 1 周时去掉夹板，评估被动活动范围，并拍摄 X 线片。如果肘关节是稳定的，那么将对患者开始进行物理治疗，并指导患者进行被动的全范围活动，避免任何内翻压力或负重。手臂放在悬吊带中 3 周，以帮助减少肘关节内翻应力。强化训练从术后第 6 周开始，术后第 3 个月时可允许肘关节内翻，术后第 4~6 个月时可恢复完全活动。

33.10　并发症

这个过程中主要需要关注的问题是，可能将肘关节不稳转化成了肘关节僵硬。虽然不过度推荐过早去除夹板，但应加强控制，以避免出现肘关节内翻应力，损害肘关节稳定性并造成肘关节不稳的复发。

33.11 结果

总的来说，LUCL 重建的结果是非常好的。Nestor 等报告了 11 例病例，其中优为 7 例，良为 1 例[2]。Sanchez 等进行了 32 例韧带重建，46% 的患者获优，31% 的患者获良，15% 的患者获中，6% 的患者获差[4]。

Tawari 等[3] 报道了 10 例后外侧旋转不稳患者行经骨隧道植入合成聚酯（移植物）的重建手术，获得了满意的稳定性。

参考文献

[1] Sanchez-Sotelo J, Morrey BF, O'Driscoll SW. Ligamentous repair and reconstruction for posterolateral rotatory instability of the elbow. J Bone Joint Surg Br. 2005;87(1):54–61.

[2] Moritomo H, Murase T, Arimitsu S, Oka K, Yoshikawa H, Sugamoto K. The in vivo isometric point of the lateral ligament of the elbow. J Bone Joint Surg Am. 2007;89(9):2011–7.

[3] Tawari GJK, Lawrence T, Stanley D. Surgical reconstructions for posterolateral rotatory instability of elbow using a synthetic ligament. Should Elb. 2013;5:251–5.

[4] Kim HM, Andrews CR, Roush EP, Pace GI, Lewis GS. Effect of ulnar tunnel location on elbow stability in double-strand lateral collateral ligament reconstruction. J Shoulder Elbow Surg. 2017;26(3):409–15.

第 34 章　外侧韧带的重建

Lawrence Camarda and Gregory Bain
冯仕明　译

34.1　适应证 / 禁忌证

当肘关节因外侧韧带损伤而出现症状性不稳时，应对外侧韧带复合体进行手术稳定。对于急性损伤，通常组织结构状态良好，直接修复就足够了。然而，如果没有足够的组织进行修复，那么就需要进行重建，例如，存在延迟诊断或延迟治疗，以及组织过薄（如韧带松弛或既往手术失败）。

外侧韧带稳定技术需要复位和固定桡骨头或假体置换后的完整有效的桡骨近端支撑。对于儿童骨骺开放损伤或合并肘关节炎的患者，外侧韧带重建是禁忌的。全身广泛韧带松弛症是一种相对禁忌证[1-2]。

全身麻醉后，手术开始前，应进行 X 线透视下肘关节稳定性的评估，以确定肘内翻和肘关节后外侧不稳。

34.2　手术技术

34.2.1　外侧韧带修复

急性外侧韧带修复适用于伤后最初几周内的急性期损伤。外上髁软组织撕脱伤的解剖修复可以通过骨缝合线（1 号编织非吸收缝线）或带线

锚钉来完成（图 34-1）。将缝合线放置在撕脱的 LCL 复合体中及 LUCL 的直线上。

通常在肱骨外上髁，LUCL 的解剖止点处，有个小结节，将带线锚钉置入。我们使用了可调节张力锚钉，这可以让韧带复合体以可控的方式进行拉紧[3]。

几个月后，肘关节外侧可能有明显的瘢痕组织，关节囊组织会收缩，在这种情况下，重建可能比直接修复要好。

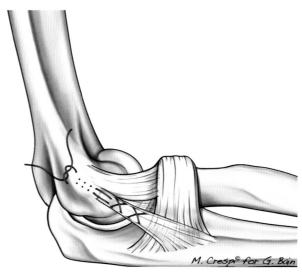

图 34-1　显示外侧韧带修复的肘部外侧观。将缝合线放置在 LUCL 中，通过旋转中心的钻孔推进至后外侧髁（版权所有：Gregory Bain 和 Max Crespi）

34.2.2 外侧韧带重建的移植物选择

许多移植技术和移植物的选择已经被描述。笔者更喜欢使用自体半腱肌移植，因为自体半腱肌韧带强韧并可提供所需要的长度（15~20cm）。然而，如果同种异体移植可行的话，将是一个有着同等效果的合理选择。

34.2.3 手术入路

通过外侧切口确定肘肌和尺侧腕伸肌之间的外侧 Kocher 间隙。肘肌向后分离，尺侧腕伸肌和伸肌束向前分离，露出覆盖在旋后肌嵴上的筋膜。

34.2.4 骨隧道的建立

在尺骨旋后肌嵴的 LUCL 插入点，钻两个完整的 4.5mm 的钻孔，这两个钻孔位点正好分别位于尺骨 LUCL 插入点的近端和远端、关节囊附着的远端。具体来说，就是在旋后肌嵴附近钻一个钻孔。在其近端约 1.5cm、靠近环状韧带处钻另一个钻孔。钻孔的出口位于尺骨内侧，故需要将尺侧腕伸肌从皮下的尺骨边缘进行松解，以显露尺骨的内侧边缘。一些笔者喜欢将钻孔连接在外侧，以避免任何内侧的暴露。但我们更喜欢把骨髓道打穿，通到内侧，这样移植物便可以在固定前被拉紧。

在肱骨侧钻两个 4.5mm 完整的孔。在外侧肱骨髁上找到 LUCL 复合体起点的等距点。从外侧面看，它位于肱骨小头的中心点。在其近端 2mm 的位置，钻两个 4.5mm 完整的孔。第一个孔按照从前到后的方向，在肱骨小头后上方穿出。第二个孔的方向为从等距点到肱骨后下方的皮质。

然后用刮匙清理孔的入路，以确保移植物能够顺利通过。由于尺骨皮质特别坚硬，所以我们经常会"螺纹化"这些孔，这样螺钉就不会切断移植物。

34.2.5 移植物的移植和固定

移植物的两个游离端分别用不可吸收的缝合线进行缝合，以利于移植物顺利穿过骨隧道及被拉紧。移植物被从近端拉向远端，使近端肌腱移植物完整地包裹在整个肱骨外上髁上。之所以按照以上方向，是因为外侧韧带复合体失效通常发生于肱骨侧附着点，所以我们想加强这个附着点。

移植物的一端通过过线器从肱骨的后下侧骨隧道穿入，在肱骨外上髁前方骨隧道穿出。我们发现使用带线圈的导针是一种通过骨隧道运送移植物的好方法。

同样，移植物的另一端从肱骨后上方的骨隧道穿入，从肱骨前方穿出。这样，移植物就可以环绕在肱骨后方周围，形成一个非常稳定的结构。

每个移植物的末端从尺骨骨隧道的外侧穿到内侧。

通过拉紧移植物，使肘关节在一定的活动范围内活动，以评估肘关节的稳定性。

用界面螺钉将移植物固定在骨隧道内。我们通常使用 5.5mm 的界面螺钉固定肱骨，使用

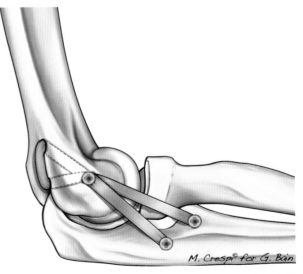

图 34-2 肘关节 LCL 重建外侧观。注意骨隧道是在外上髁旋转中心和旋后肌嵴的近端及远端。移植物从近端到远端。最后，置入界面螺钉（版权所有：Gregory Bain 和 Max Crespi）

4mm 的界面螺钉固定尺骨（图 34-2）。第一个螺钉固定肱骨前方骨隧道。通过全范围运动施加荷载，再次拉紧移植物。在肘关节屈曲 30°、前臂被动旋前的体位下，再次拉紧移植物，并在尺骨的两处骨隧道内拧入界面螺钉。对于多余的关节囊，采用折叠缝合。

34.3　提示和技巧

拧入界面螺钉时，如果过紧，可能会切断肌腱。为了防止这种情况发生，用刮匙或攻丝进行骨隧道入路的钝化。对于这种情况，该操作可能较为特殊，但确实非常有用。如果有顾虑，可先单独拧入界面螺钉，然后再拧出，最后插入肌腱并用界面螺钉固定。

在最后的尺骨界面螺钉固定中，手臂应完全处于旋前、屈曲 30° 和一定程度的肘外翻的状态下。

34.4　陷阱

我们经常使用 peak 螺钉，因为它们不那么硬，也不太可能切断移植物。如果骨隧道很窄，则螺钉会变形，然后无法拧入。如果螺钉完全变形，请将其拆下，用攻丝钻孔后，拧入一枚新螺丝。

34.5　术后管理、康复和重返运动

术后，将肘关节置于石膏板中，肘关节屈曲 90° 并保持前臂旋前位 1 周，以保护重建的组织。然后佩戴铰链式支具 4 周，关节活动度限制在屈曲 30°~90°。在术后前 3 个月，应避免伴有

前臂旋后的肘关节完全伸展，肘关节内翻应力和负重活动。患者可以在术后 6 周后恢复轻度工作，而体育运动建议在术后 4~6 个月后恢复。

34.6　并发症

如果肘关节没有达到有效稳定，或者患者在愈合前肘部负荷过重，复发性不稳定仍然可能发生。常见 10°~15° 屈曲挛缩。

34.7　结果

关于 LCL 重建的手术结果，目前的数据还不充分。Nestor 报道了使用 8 字重建技术的患者获得了成功的功能结果[4]。Sanchez-Sotelo 等报道了 45 例（12 例修复，33 例重建）接受手术治疗的 PLRI 患者的结果。5 名患者（11%）仍存在进一步的不稳定，27% 的患者获得了中或者差的结果[5]。然而，笔者注意到使用肌腱移植重建的患者比使用韧带修复的患者的恢复效果好。

参考文献

[1] Mehta JA, Bain GI. Posterolateral rotatory instability of the elbow. J Am Acad Orthop Surg. 2004;12(6):405–15.
[2] Heo YM, Yi JW, Lee JB, Lee DH, Park WK, Kim SJ. Unstable simple elbow dislocation treated with the repair of lateral collateral ligament complex. Clin Orthop Surg. 2015;7(2):241–7.
[3] Lee YC, Eng K, Keogh A, McLean JM, Bain GI. Repair of the acutely unstable elbow: use of tensionable anchors. Tech Hand Up Extrem Surg. 2012;16(4):225–9.
[4] Nestor BJ, O'Driscoll SW, Morrey BF. Ligamentous reconstruction for posterolateral rotatory instability of the elbow. J Bone Joint Surg Am. 1992;74(8):1235–41.
[5] Sanchez-Sotelo J, Morrey BF, O'Driscoll SW. Ligamentous repair and reconstruction for posterolateral rotatory instability of the elbow. J Bone Joint Surg Br. 2005;87(1):54–61.

第 35 章　关节镜下外侧副韧带叠合

Roger P. van Riet

冯仕明　译

35.1　适应证

1~2 期后外侧旋转不稳者。

35.2　特殊禁忌证

严重的后外侧旋转不稳和骨性不稳定，应采用更常规的稳定治疗方法者。

35.3　手术技术

关节镜手术的第一步是在患者全身麻醉后进行检查，检查内容包括运动范围、内翻应力、外翻应力、轴移试验（图 35-1）和后抽屉试验，并记录在案[1-2]。使用标准的关节镜技术。标记出外上髁的中心和 LUCL 的方向（图 35-2）。对肘关节施加外翻应力有助于识别 LCL 复合体及其止点。

可以往关节腔注入生理盐水以扩张关节腔（图 35-3），或使用牵开器进行"干性"手术操作[3]。我们倾向于从前内侧入路开始，先检查关节前方间室。

有时可以看到环状韧带的下垂，这是肘关

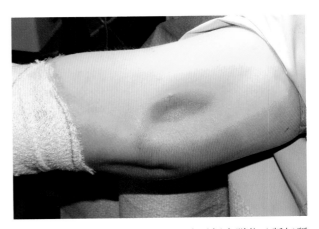

图 35-1　轴移试验阳性，伴桡骨头后侧半脱位（版权所有：MoRe Foundation）

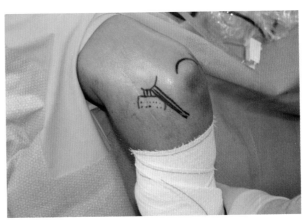

图 35-2　肘关节外面观，LUCL 的方向已在皮肤上标出（版权所有：MoRe Foundation）

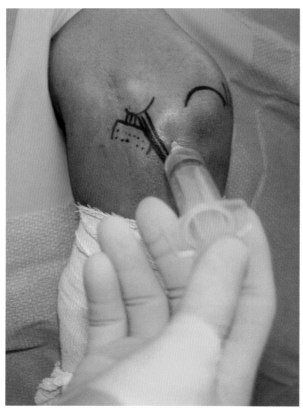

图 35-3　在关节的软点插入一枚针头，注入生理盐水以扩充关节（版权所有：MoRe Foundation）

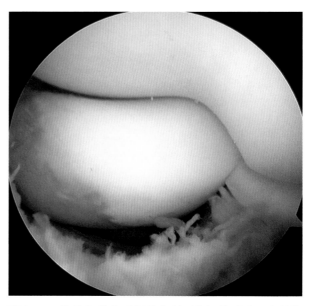

图 35-4　从肱桡关节后侧观察到环状韧带下垂，这是外侧松弛的间接征象（版权所有：MoRe Foundation）

外侧松弛的间接征象（图 35-4）。可以建立一个外侧操作入路来置入牵开器或行滑膜切除术，以及移除游离体等。

在鹰嘴的外侧顶端建立后外侧入路，关节镜下显露后方间室。关节镜下首先看到的是尺骨沟。同时，也能够看到 MCL 后束的一部分。在一些患者中，可以看到前束的一部分。在直视关节内侧沟的情况下施加外翻应力。如果 MCL 完好无损，则内侧关节间隙不会打开。可以看到鹰嘴尖和鹰嘴窝。如果有其他病理改变，可以辅助增加一个后侧中央入路。在运动员中，我们不推荐使用后侧中央入路，以免损伤肌腱形成肌腱瘢痕。如果有需要，可在肱三头肌肌腱的外侧，后外侧入路近端约 3cm 处建立一条操作入路，以降低肱三头肌肌腱炎的发生率。

然后将关节镜移到肱桡关节沟。可制作一个软点入路，来移除遮挡视线的滑膜。ARI 试验是通过完全旋后前臂和施加内翻应力来完成的。肱桡关节将要打开时，桡骨头后侧移位[4]。纵向牵引前臂可见到肱桡关节间隙增大（图 35-5）。一旦确认以上适应证，我们将进行以下操作。将 PDS II 缝合线装入 14G 针头中。然后，将针头插入外上髁的中心（图 35-6）。针尖指向肱桡关节间隙，缝合线在直视下穿入关节。用抓线钳经软点入路拉出缝合线，取下针头并重新装入 PDS II 缝合线。触摸皮下尺骨边缘。LUCL 起于旋后肌嵴，经桡骨头底部走行。触摸皮下尺骨边缘并将针头插入其中，且停留在骨头上，针头方向为 LUCL 止点上方往肱桡关节间隙的方向（图 35-7）。再次从软点入路拉出 PDS II 缝合线。此时，有两根 PDS II 缝合线，第一根是在外上髁进入皮肤，它深入到关节囊和 LCL 复合体并进入肱桡间室，后经软点入路穿出皮肤。第二根从尺骨边缘皮下组织进入，即 LUCL 附着点的远端（图 35-8），深入到肘肌、关节囊和 LUCL（图 35-9），同样经软点入路穿出皮肤。将在软点入路处穿出的两股缝合线打结（图 35-10），并向近端或远端拉动，使线结进入皮下，仅留下

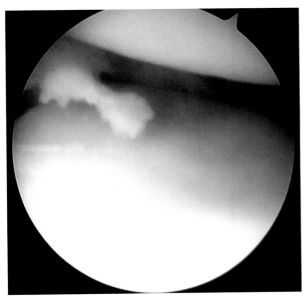

图 35-5　关节镜下的旋转试验阳性，可见到肱桡关节间隙增大，桡骨头后侧半脱位（版权所有：MoRe Foundation）

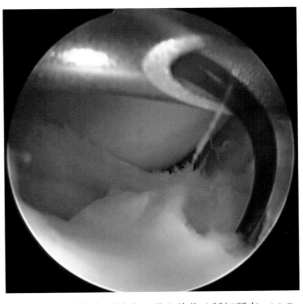

图 35-7　缝合线穿过针头，进入关节（版权所有：MoRe Foundation）

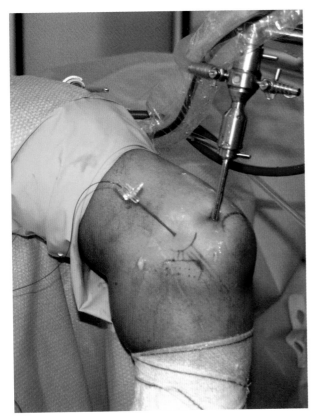

图 35-6　在 LCL 复合体附着处插入一根装有 PDS Ⅱ 缝合线的 14 G 针头，针头指向肱桡关节间隙（版权所有：MoRe Foundation）

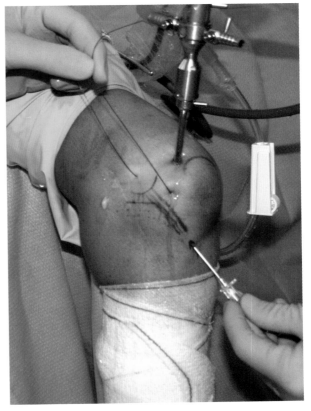

图 35-8　第二根装有 PDS Ⅱ 缝合线的 14 G 针头，置于尺骨的皮下边缘。针头方向为通过在旋后肌嵴处的 LUCL 附着点，指向肱桡关节（版权所有：MoRe Foundation）

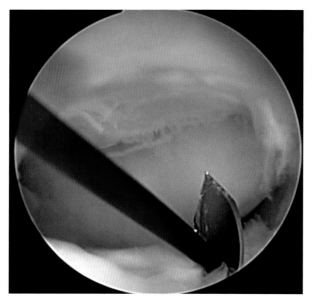

图 35-9　在第二根缝合线进入关节后，撤回针头。将缝合线末端从软点入路处拉出（版权所有：MoRe Foundation）

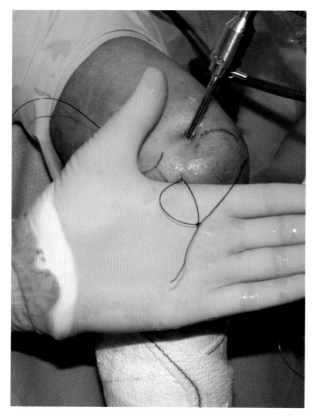

图 35-10　缝合线末端打结，以形成一个从深层穿过 LUCL、关节囊和肘肌的单股缝合线（版权所有：MoRe Foundation）

一条缝合线经过外上髁、关节内，缝合线远端从尺骨边缘的皮下部位穿出。再用一根 PDS Ⅱ 缝合线重复以上缝合操作。用一个小血管钳使两根四股缝合线通过皮下，从软点入路穿出（图 35-11）。在缝合线松弛和拉紧的情况下分别重复 ARI 试验（图 35-12）。拉紧缝合线时应拉紧肱桡关节，并且 ARI 试验应为阴性。然后将关节镜撤掉，以最大限度地拉紧外侧结构。两根缝合线分开打结，埋结。再用缝合线收紧 LCL 复合体、外侧关节囊和肘肌。缝合所有入路，使用后侧夹板进行固定。

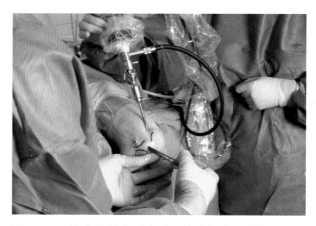

图 35-11　缝合线从皮下穿过，并从软点入路拉出（版权所有：MoRe Foundation）

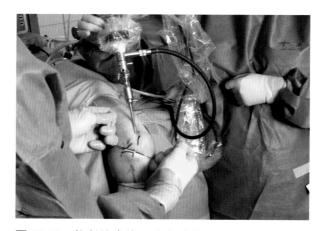

图 35-12　拉紧缝合线以稳定肘关节外侧（版权所有：MoRe Foundation）

35.4　术后管理

从术后第 1 天起，使用动力支具固定 6 周。术后前 2 周，可允许肘关节伸直 60°，接下来的 2 周为 30°。从术后第 4 周开始，允许全范围伸直活动。

35.5　提示和技巧

- 治疗可能导致肘关节不稳定的相关病变。
- 使用远端后外侧入路以增加视野范围。
- 关节镜下用 ARI 试验测试肘关节稳定性。
- 在缝合前移除关节镜，以利于完全的复位。
- 将两根缝线分开打结，以减少线结刺激的发生机会。

35.6　陷阱

对于严重的肘关节不稳患者，本技术尚没有被证实有效。

线结刺激症状较为常见。

参考文献

[1] Savoie FH 3rd, O'Brien MJ, Field LD, Gurley DJ. Arthroscopic and open radial ulnohumeral ligament reconstruction for posterolateral rotatory instability of the elbow. Clin Sports Med. 2010;29(4):611–8.
[2] O'Driscoll SW, Morrey BF, Korinek S, An KN. Elbow subluxation and dislocation. A spectrum of instability. Clin Orthop Relat Res. 1992;280:186–97.
[3] Phadnis J, Bain G. Dry arthroscopy of the elbow. Arthrosc Tech. 2015;4(4):e335–9.
[4] Vandenberghe M, van Riet R. The unstable elbow: from open ligamentoplasty to arthroscopic techniques. In: Barco Laakso R, Antuna SA, editors. Techniques in elbow surgery. 2015.

第 36 章　肘关节后外侧旋转不稳的关节镜下处理

Felix H. Savoie III and Michael J. O'Brien
冯仕明　译

36.1　适应证 / 禁忌证

后外侧旋转不稳（PLRI）修复的适应证包括韧带结构近端 1/2 的急性损伤和亚急性损伤或慢性损伤[1-2]。禁忌证主要是韧带质量难以修复，如韧带有多处损伤，需要进行移植物重建。在高年资的笔者看来，所有的原始损伤和多数的翻修，都可以通过使用关节镜来解决，主要的禁忌证是翻修，因为韧带可能在先前的翻修中被切开。

36.1.1　手术技术

36.1.1.1　关节镜修复

对于急性 PLRI 或慢性 PLRI，关节镜下修复撕裂的桡尺肱韧带复合体是非常有效的。严重损伤的肘部的关节镜检查需要技巧和精准性，因为撕裂的关节囊会导致液体外渗和关节囊肿胀。使用干性关节镜会延长手术时间。必须制订具体的术前计划，并根据关节镜检查情况进行调整（图 36-1）。

首先，建立一个近端前内侧入路，并进行前方间室的关节镜检查。我们使用的入路比通常描述的要向前 3mm，以便更加容易地进入整个前方间室，鉴别桡骨头骨折或冠突骨折。急性损伤者的关节内可见到大量血肿填充，撕裂的前方关节囊很容易被发现，故经常可以通过撕裂的关节囊看到损伤的肱肌。必要时，可以建立一个近端

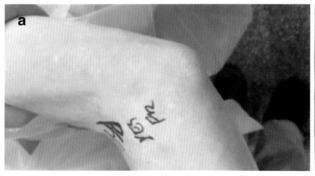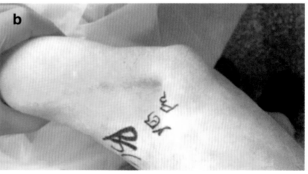

图 36-1　进行 PLRI 俯卧外侧轴移试验时的临床照片。肘关节复位后先屈曲肘关节至 90°（a），在对肘关节施加轴向负荷和外翻应力的时候保持肘关节旋后。在肘关节被动伸直约 40°的位置可观察到桡骨头往后外侧半脱位（b），同时可以看到一处凹陷以证实肱桡关节的脱位

前外侧入路，但通常应避免建立该入路，以防造成外侧的过度肿胀。

肘关节外侧的环状韧带和 LCL 复合体的松弛可在每例患者中见到（图 36-2）。偶尔，LCL 复合体会被翻转到肱桡关节头关节。重要的是要查看环状韧带是否有损伤，必要时可将其缝合。外翻负荷和前臂旋后显示后外侧旋转不稳，同时桡骨头半脱位离开肱骨小头，提示 RUHL 损伤。在内侧，可采用改良的近端前内侧入路的关节镜下外翻应力试验，以评价内侧尺骨副韧带的功能障碍。在血肿清除过程中，注意不要损伤或切除 LCL 复合体。

然后将关节镜置入后侧正中入路，并通过近端后外侧入路对所有的骨碎片或血肿进行清理。这两个入路需要相对靠近近端，以便于后续的韧带修复，通常在距离鹰嘴顶端的近侧至少 3cm 的位置。从内侧沟水平，可以观察到出血，偶见内上髁后部附近的关节囊撕裂。

一个常见的发现是，可将置于后外侧沟的关节镜从后侧中央入路置入，直接穿过肱尺关节面到达内侧间隙。这种操作在稳定的肘部是不能实现的，被称为"肘关节的穿行征"（图 36-3），类似于肩部不稳定的"穿行征"。如果能完成以上操作，则证明 PLRI 患者的韧带松弛达到行关节镜重建手术的程度，这也是判断关节镜重建手术的关键点之一。

通过将关节镜向外侧沟推进来评估外侧沟和关节囊。由于撕裂的韧带和骨碎片可能会往远端移位并停留在肱尺关节内，所以镜头靠近尺骨是非常重要的（图 36-4）。在肱桡关节的后方可见到韧带撕脱后的肱骨区域，即裸露的肱骨外上髁后外侧 LCL 复合体的起点部位（图 36-4）。在许多情况下，撕脱的附着部分一直剥离到肱骨鹰嘴窝中心稍下方的区域。

一旦确定了损伤区域，可将第一枚双线锚钉放置在肱桡头关节上方肱骨头外侧的肱骨上（图 36-5）。缝合线穿过 RUHL 复合体，从前方开始，绕过肱桡头关节的"拐角处"，形成 LCL 和 RUHL 到外上髁的双层褥式修复（图 36-5）。此时，可以在关节镜下将第二枚双线锚钉置入肱骨损伤部位（图 36-5），使用过线器通过软点入路经皮下取回穿过 RUHL 复合体近端的缝合线，

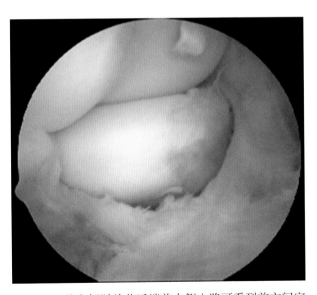

图 36-2　从右侧肘关节近端前内侧入路可看到前方间室内的肱桡关节和松弛的环状韧带。环状韧带下垂至桡骨颈，环状韧带与桡骨头间有间隙，表明 RUHL 复合体功能不全。所有的 PLRI 病例中都会出现这种情况。环状韧带的收紧是修复成功的标志之一

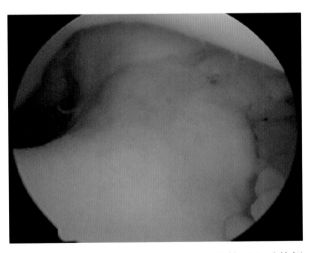

图 36-3　肘关节的穿行征是通过将关节镜置入后外侧沟，并将其直接穿过肱尺关节进入内侧沟来实现的。在此图中，关节镜从后侧经肌腱入路进入肱尺关节面，图像顶部是肱骨远端，图像底部是鹰嘴关节软骨

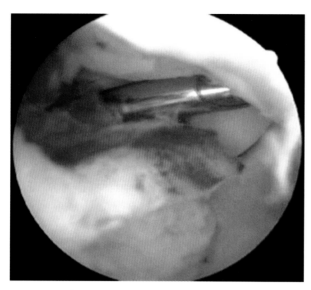

图 36-4　左侧肘关节，经后侧肌腱入路进入后外侧沟的视图，显示从肱骨外上髁撕脱的 RUHL 位于肱桡关节后方。撕裂的韧带在图像的中心。刨削刀是从软点入路置入的。使用刨削刀时必须非常小心，以免损坏或切除 RUHL

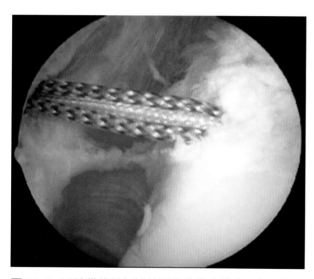

图 36-5　远端带线锚钉被放置在肱桡头关节上方的外上髁上。经皮下在肱骨外上髁后部的 RUHL 撕脱处放置带线锚钉。RUHL 韧带的肱骨起点位于肱骨鹰嘴窝的远端外侧。关节镜经后侧肌腱入路放置在左侧肘关节内

通过韧带的非损伤部位建立另外两个横褥式缝合（图 36-6）。如果是骨性撕脱伤，则将一股缝合线放在骨碎片周围，另一股缝合线放在骨碎片的远端。当用关节镜向下观察外侧沟时，缝合线被拉紧，当张力施加到 LCL 复合体时，应

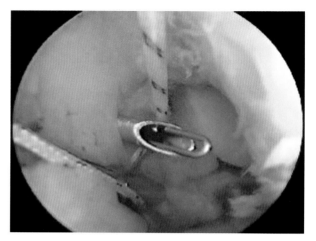

图 36-6　在关节镜修复术中，穿过 RUHL 健康部分的缝合线。视野为左侧肘关节，从后侧经肌腱入路下看到后外侧沟，过线器经软点入路进入，穿过韧带的健康部分

具有将关节镜推出外侧沟的效果。肘关节伸展至约 30°，缝合线固定在肘肌下，拉紧韧带。使用关节镜在前方间室检查肘关节的关节活动度和稳定性，以确认环状韧带的张力已经恢复（图 36-7）。

第二种修复方法是先完成远端修复，再将缝合线放置在无结锚钉中，并将无结锚钉放置在原点的近端范围内以完成修复。

36.1.1.2　关节镜折叠术

Smith 及其同事在 2001 年描述了关节镜下治疗慢性 PLRI 的进展[1]。在麻醉下和关节镜检查中更容易发现慢性肘关节后外侧不稳。当从近端前内侧入路观察时，尺骨和桡骨头可在轴移试验中表现为后外侧半脱位。在近端桡尺关节沿着肱骨进行移动的过程中，环状韧带通常是完整的。

关节镜下治疗后外侧旋转不稳有两个关键特点：折叠复合体的两个主要部分及修复连接肱骨的 LCL 复合体[2]。如果有足够的韧带和关节囊组织，这两个部分都可以在关节镜下处理。这种评估，在某种程度上是由术前评估决定的，包括对重建区域结构的触诊、既往手术次数和磁共振关节造影情况。

如果有足够多的外侧组织存在，关节镜下进

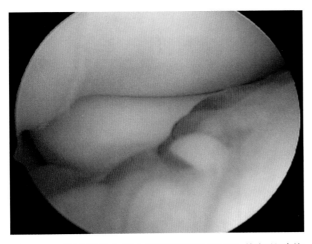

图 36-7　从近端前内侧入路观察到的 RUHL 修复的肱桡头关节的前面，可以看到环状韧带的张力已经恢复。关节镜应在修复后放回前方间室，以确认环状韧带有足够的张力

行后外侧沟内组织的评估，并准备好刨削刀或锉刀。然后从附着在尺骨上的 RUHL 复合体最远端开始斜向放置 4~7 根可吸收缝合线。通过 18 号硬膜外穿刺针沿着尺骨的桡侧边缘将缝合线送到外侧沟内。第一条缝合线通过环状韧带的中部进入关节。随后的缝合线逐步以更加靠近的位置被放到关节中。然后用过线器将关节内的每根缝合线从肱骨外上髁的后外侧面穿出（图 36-

8a）。重要的是过线器应从整个 RUHL 的肱骨近端附着处的底部穿过。

　　一旦所有的缝合线均被放置好，便可以将其从现有的皮肤入路经皮下取出，并可拉紧缝合线以评估折叠（图 36-8b）。如果修复可以完成，且组织足以进行折叠的话，在张力逐渐加大时，关节镜可被从外侧沟中挤出。取出关节镜，肘关节伸直，将缝合线从远端到近端逐个打结。保留缝合线的尾端，并放入锚钉中，以进一步加强修复。

　　再次进行关节镜下肱桡头关节检查，先将关节镜经后侧正中入路置入，然后经近端前内侧入路置入，同时进行轴移试验以评估修复程度。如果缝合线拉紧后仍存在松弛或半脱位，则可以在肱骨外上髁的等距点放置一枚锚钉，以进一步地将 LCL 复合体固定到肱骨上。在急性修复中放置一枚锚钉，将缝合线中的一股穿过所有进行折叠的缝合线环，然后取回折叠的缝合线环，将整个折叠的复合物拉近到肱骨。这通常被认为是术前计划的一部分，需在缝合线打结前完成。

　　对于翻修，或残存组织部分无法完成修复者，可以通过自体掌侧韧带移植或股薄肌移植来

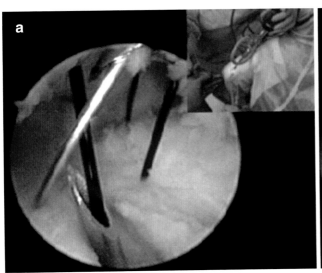
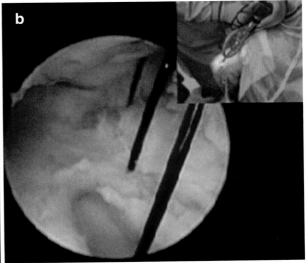

图 36-8　从后侧观察入路看到通过折叠 RUHL 复合体治疗慢性 PLRI 的肘关节后外侧沟的视图。可吸收缝合线从环状韧带的远端开始斜向近端（a）。缝合线使用逆行回线器沿着外上髁的后侧和 RUHL 复合体底部近端穿过。随着缝合线拉紧（b），可以评估重建的修复程度

重建外侧韧带复合体。该操作可以由关节镜辅助进行，在桡骨颈的后侧、尺骨的旋后肌嵴放置一枚远端锚钉。经 X 线透视确认置入位点。利用锚钉上的缝合线将移植物的中段固定在尺骨上。然后，将移植物游离的两端拉向近端，一头通过环状韧带底部，一头在韧带上部，再用第二枚锚钉将它们固定在肱骨外上髁后侧面的等距点（图 36-9）。移植到环状韧带下的一股肌腱更加接近解剖性重建，可增加近端桡尺关节的稳定性。移植物应在肘关节伸直时略显松弛，屈曲时收紧。

36.2　手术步骤

（1）进行关节镜检查并确定损伤程度。

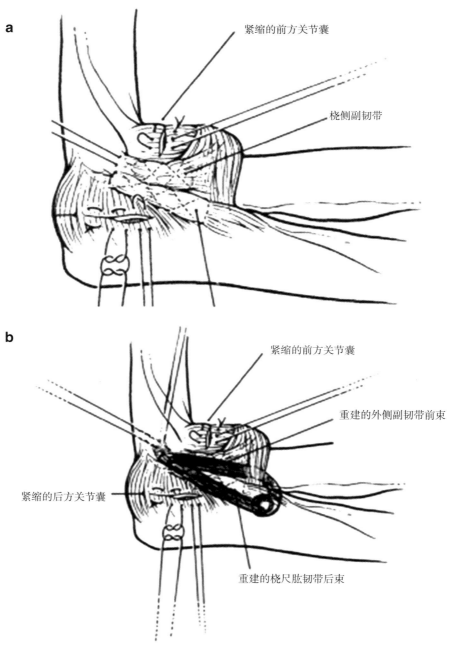

图 36-9　a. 肘部慢性 PLRI 的折叠与修复图解。b. 如果折叠不能使 LCL 复合体恢复足够的张力，可以用移植物进行解剖性韧带重建

（2）从后上入路向下观察外侧沟，将关节镜下滑到外侧沟，清理韧带起点。

（3）将远端锚钉直接置于肱桡头关节上方的肱骨外侧。

（4）取回所有 4 条缝线，从前面开始，穿过 LCL 和 RUHL 复合体的 RUHL 正常的部分。

（5）所有褥式缝合均打结固定，以完成远端的修复。

（6）放置第 2 枚锚钉，并通过 RUHL 复合体的较近端部分取出缝合线，然后将它们打结以完成修复，可以将远端锚钉处保留的缝合线放入无结锚钉中，并放置到附着位点的近端。

36.3　提示和技巧

当关节镜位于后方间室时，可通过近端前内侧入路保持灌注以使外侧间室远离关节镜。有时，70°关节镜能够更好地观察韧带远端部分。如果手术时，外科医师不便使用过线器，可以通过使用硬膜外穿刺针和单股缝线来导引锚钉上的缝合线。

36.4　陷阱

最常见的问题是无法保持足够的视野。第二个常见的问题是不能识别环状韧带的合并损伤，不能在这条韧带上放置折叠缝合线，也不能确保在修复时前面的缝合线穿过韧带下方和韧带。第三个常见的问题是过度拉紧韧带时会导致肘关节屈曲功能丧失。

36.4.1　术后处理

在急性修复和慢性重建后，应立即将患者的肘关节放置在夹板或铰链式支具中，使肘关节保持约 60°屈曲状态以减轻缝合的张力。术后采取 X 线透视或放射学检查以确认夹板或支具固定后的复位情况，因为额外的屈曲可能有助于收

紧重建并复位关节。第一次术后访视通常在术后第 3~5 天进行，患者的手臂被放置在铰链式支具内，可以进行舒适地活动，活动范围通常为 30°~60°。允许进行肩部、肩胛周围、手腕和手部的锻炼，只要它们不引起肘部疼痛。对于我们的运动员患者，他们在这个时候开始增强下肢力量和核心力量。

术后，每隔 2 周观察一次患者，随着疼痛和肿胀程度的减轻，肘关节运动角度可每周增加 10°~20°。术后第 4~8 周时，可在支具保护下增加肘关节的治疗，术后第 8 周时可进行肘关节全范围活动。术后第 8 周，我们开始进行综合康复治疗，包括在支具的保护下进行强化训练和 PNF 模式锻炼。术后第 12 周，随着康复治疗的继续，用加压套取代支具。在去掉支具之前，他们必须能够在支具内无痛地完成所有加强锻炼。在急性修复的情况下，患者能够在术后 2 周内迅速恢复运动，并在术后第 8~12 周去除支具获得完全恢复。对于慢性重建患者，恢复运动可能需要 12~16 周。

36.5　并发症

主要的并发症是在修复的过程中因无法辨识韧带而导致的复发性肘关节不稳。不过，必须强调的是，一个类似的问题可能是移植物重建过早。第二个常见的问题是由于不正确的韧带拉紧造成的屈曲丧失而导致的肘关节僵硬。

36.5.1　患者数据结果

Smith 等[1]报道了 20 多名关节镜下应用 RUHL 复合体折叠治疗慢性 PLRI 患者的满意结果。Savoie 等[2-3]回顾性分析了 54 例经手术修复治疗的 PLRI 患者。其中，41 例（关节镜手术 20 例，开放手术 21 例）采用折叠和修复技术，10 例（关节镜手术 6 例，开放手术 4 例）行急性修复术或亚急性修复术治疗复发性肘关节不稳，3 例（全

开放手术）采用游离肌腱移植重建。平均随访 41 个月（12~103 个月）。开放手术修复的结果与关节镜手术修复的结果无统计学差异。

我们最近报道了 14 例在肘关节脱位后的急性期（少于 3 周）或亚急性期（少于 3 个月）使用相同手术技术进行全关节镜 RUHL 修复的病例 [4]。这些患者要么是体育运动员，要么是高需求的专业人士，他们不能长时间离开自己的专业领域。所有 14 位患者均在关节镜下通过在肱骨上进行锚钉固定来修复 RUHL。所有 14 位患者的梅奥功能评分（MEPS）均为优。急性修复组的运动员恢复活动的速度比高需求专业人员快（分别为 2 周和 4 周）。亚急性修复组的 7 名患者在平均 4.6 周（4~6 周）获得支具保护下的完全活动，在平均 8.9 周（6~12 周）去除支具，

获得完全活动状态。所有的患者都重返赛场或恢复其以往的专业水平，没有一位患者残留不稳。

参考文献

[1] Smith JP, Savoie FH, Field LD. Posterolateral rotatory instability of the elbow. Clin Sports Med. 2001;20(1):47–58.

[2] Savoie FH 3rd, Field LD, Gurley DJ. Arthroscopic and open radial ulnohumeral ligament reconstruction for posterolateral rotatory instability of the elbow. Hand Clin. 2009;25(3):323–9.

[3] Savoie FH 3rd, O'Brien MJ, Field LD, Gurley DJ. Arthroscopic and open radial ulnohumeral ligament reconstruction for posterolateral rotatory instability of the elbow. Clin Sports Med. 2010;29(4):611–8.

[4] O'Brien MJ, Murphy RL, Savoie FH III. A preliminary report of acute and sub-acute arthroscopic repair of the radial Ulnohumeral ligament in the high-demand patient. Arthroscopy. 2014;30(6):679–87.

第 37 章　关节镜下外侧桡骨副韧带的皱缩术

Paolo Angelo Arrigoni, Riccardo D'Ambrosi, Davide Cucchi,and Pietro Simone Randelli

冯仕明　译

37.1　引言

肘外侧疼痛有时是由网球肘以外的其他疾病引起的。肘关节外侧轻微松弛的表现，结合其他关节内病变，支持症状性轻微肘关节外侧不稳（SMILE）的诊断[1-2]，可通过外侧桡骨副韧带（RLCL）皱缩手术来减少外侧松弛以进行治疗。

37.2　解剖学和生物力学

RLCL 是 LCL 复合体的一部分，LCL 还包括外侧尺骨副韧带（ULCL）和环状韧带。

LCL 是肘关节外旋和内翻应力的主要限制因素[3]。在尸体模型中完整切除 LCL 时，可导致肘内翻和肘关节后外侧旋转不稳，并伴有后侧桡骨头半脱位。当对尸体模型进行环状韧带和LUCL 切除时，如果环状韧带完好无损，则只会产生轻微的不稳。一般来说，LUCL 和 RLCL 都需要切除，以产生明显的后外侧旋转不稳和内翻不稳。

37.3　适应证

- 顽固性肘关节外侧疼痛，至少需要 6 个月的非手术治疗（包括冰敷、非甾体抗炎药、拉伸、类固醇注射、透明质酸或PRP 注射和物理治疗）。
- 肘关节功能要求高的活动人群。
- 关节镜下证实需要至少存在两个肘关节外侧松弛病变信号或一种外侧松弛病变信号合并一种关节内病变。外侧松弛病变信号见表 37-1。

37.3.1　外侧松弛病变信号

表 37-1　肘关节外侧松弛病变信号

名称	特征
环穿行征（ADT）（图 37-1）	外科医师用拇指向前推桡骨头后部，通过关节镜的后外侧入路观察。如果这个动作允许一个 4.2mm 的刨削刀通过软点入路在桡骨头和环状韧带之间滑动，并且没有或仅有很小的阻力，则 ADT 被认为是阳性的
松领征（LCS）（图 37-2）	屈曲 90°时，环状韧带的一个特征是位于桡骨头下方，从前内侧入路可以清晰地观察到桡骨颈暴露在软骨部分之下
RLCL 上拉征（RPS）（图 37-3）	当从前内侧入路观察并从前外侧入路插入组织抓钳时，可以将 RLCL 拉至肱骨小头外侧，并获得一个垂直（远端到近端）约 1cm 的位移

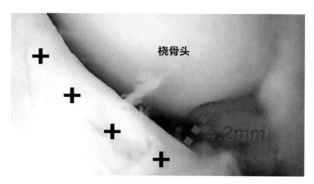

图 37-1　环穿行征。使用 30°关节镜从后外侧入路观察。在这个位置，可以通过中外侧入路在桡骨头和环状韧带（黑色加号）之间轻松地插入一个 4.2mm 的刨削刀

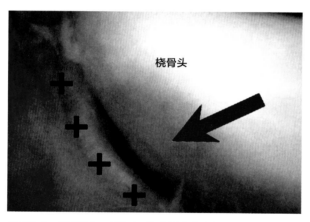

图 37-2　松领征。环状韧带（黑色加号）的松弛使得从前内侧入路观察时，桡骨颈（箭头）在肘关节弯曲 90°时暴露于桡骨头软骨部分之下

37.3.2　关节内发现的病变

（1）前侧滑膜炎或者前内侧滑膜炎（图 37-4）。

（2）桡骨头软骨病变。

（3）肱骨小头外侧部分的软骨病变。

（4）前外侧关节囊失效或者撕裂（图 37-5）。

37.3.3　禁忌证

- 既往有外伤或严重肘关节不稳的表现，如后外侧抽屉试验、后外侧轴移试验或内翻/外翻应力试验阳性。

- MRI 或 X 线片显示早期或晚期骨关节炎。

- 已经接受肱骨外上髁炎手术治疗的患者。

37.4　手术技术

患者取侧卧位，建立鹰嘴尖和肱骨外上髁之间的后外侧入路[4]。切开皮肤和软组织直达鹰嘴窝的外侧面。然后，沿着骨缘，钝性分离关节囊，关节囊可以直接"落入"鹰嘴窝。为了建立中外侧入路，需要触及桡骨头并屈肘 90°。推荐采用由外向内技术插入手术器械，平行或略倾斜于桡骨头。从后外侧入路插入关节镜，并从中后

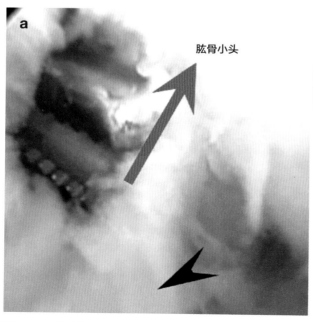
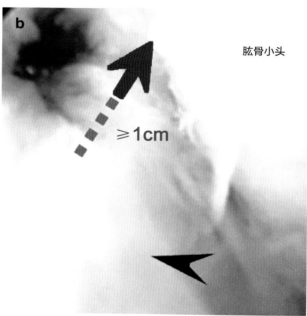

图 37-3　前内侧入路的 30°关节镜下观。RLCL 上拉征（RPS）。在关节镜下，可通过前外侧入路插入一个组织抓钳，从而轻松地将 RLCL/ 环状韧带（箭头）拉近肱骨小头（长箭头）约 1cm。虚线箭头代表拉紧的 RLCR

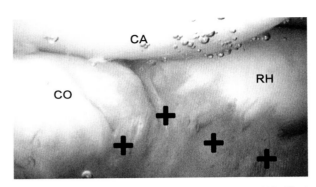

图 37-4　滑膜炎可延伸至关节前内侧，并从环状韧带延伸至乙状切迹（黑色加号）。右肘，前内侧观。CA—肱骨小头，RH—桡骨头，CO—冠突

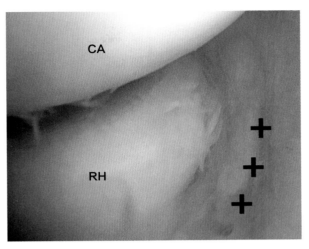

图 37-5　前内侧入路的 30°关节镜下观。黑色加号所标注的是关节面外侧的关节囊撕裂。CA—肱骨小头，RH—桡骨头

侧入路插入刨削刀，可显露肱桡关节头。一旦所有的入路都建立起来，可通过中外侧入路在环状韧带和桡骨头之间插入一个 4.2mm 的刨削刀来进行 ADT 试验。ADT 被认为是松弛病变或轻微不稳的标志。在内上髁近端 2cm、肌间隔前方 1cm 处建立近端前内侧入路。建立前，必须定位内侧肌间隔，并沿着它轻轻地往前端移动，直至肱骨前表面。器械可以在肱骨骨骺上滑动，并到达关节的前外侧部分，朝向桡骨头，由于存在尺神经损伤的风险，因此避免刺穿肌间隔是很重要的（神经识别是使这个入路更安全的一种选择）。同样需要注意的还有，器械在肱肌下滑动时需尽量靠近骨表面，以防止正中神经和血管组织的医源性损伤。可从前内侧入路插入 30°关节镜来评估前方间室。在肱骨外上髁的近端 1.5~2cm、前侧 1cm 处建立前外侧入路，器械可通过此入路插入。由于骨间后神经位于关节囊的桡骨头水平，因此在建立前外侧入路时有损伤的危险。出于这个原因，我们推荐在 RLCL 的前侧近端采用由内向外技术来建立此入路 [5-6]。然后从前外侧入路检查关节的桡侧部分，在 RLCL 的肱骨投影点进入建立骨隧道，并拧入可吸收锚钉（图 37-6）。使用经皮穿针技术及 18 号针头和 PDS 缝合线（图 37-7）。理想的进针点应在略接近肱桡头关节的水平，旨在进入桡骨头的中、前 1/3 的关节部分。针的方向为从后外侧到前内

侧。从前外侧入路取回 PDS 缝合线。随后将锚钉的缝合线穿过韧带（图 37-8）。这个操作重复两次后，将后侧的缝合线从前外侧入路经皮下取出。然后用标准的滑结技术固定缝合线。此时，RLCL 被固定在骨头上（图 37-9）。通过观察肘关节的后侧部分，可以评估 ADT 是阴性的[7]。

37.4.1　提示和技巧

通过前内侧入路将关节镜置入关节内，可以观察到整个桡骨头、肱骨小头和外侧关节囊。

使用一个近端辅助入路（内侧入路或外侧入路）和牵开器有时有助于保持关节囊扩张。

以髁间为参考，正确地将锚钉插入肱骨小头的外侧端以上。

近端前外侧辅助入路作为前外侧入路的替代，用于回拉 PDS 缝合线。

用一根硬膜外穿刺针携带缝合线经皮插入，方向为后外侧到前内侧角。

经皮下取出缝合线。

37.5　术后处理、康复和恢复运动

建议使用铰接式支具，以避免内翻应力。上

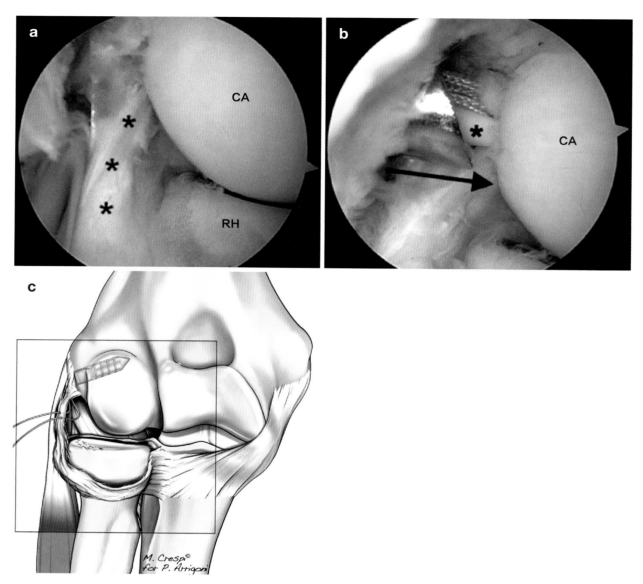

图 37-6　前内侧入路的 30°关节镜下观。a. 星号表示 RLCL。b. 通过前外侧入路将一个专用的生物可吸收带线锚钉插入 RLCL 在肱骨头上的位点。锚钉的轴线与髁间线（箭头）成角大约 45°。CA—肱骨小头，RH—桡骨头。c. 锚钉置入示意图

肢固定，限制肘关节 30°伸直 2 周。在术后第 3 周和第 4 周，仍然建议使用抗内翻支架，但不限制活动范围。术后约第 6 周，患者可以开始加强锻炼。术后第 3 个月允许恢复接触性运动。

37.6　并发症

　　一般风险是关节镜下肘关节手术操作的标准，更具体地说，与入路的管理有关。很重要的是通过建立中外侧入路，将套管针指向桡尺关节而不是肱桡头关节，以减少软骨的医源性损伤。由于前外侧入路靠近桡神经和关节囊，因此建立时有医源性损伤的危险。最后，缝合时必须小心谨慎，以免肌肉和腱膜被夹住[8-9]。为了避免术后发生医源性肘关节僵硬，应将 RLCL 的折叠限制在 1cm 以内。

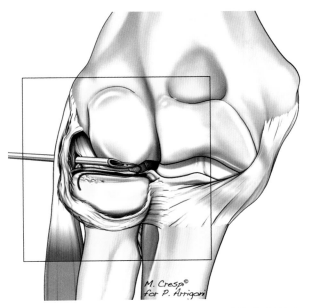

图 37-7　经皮穿针技术，采用 18 号硬膜外穿刺针和 PDS 缝合线。理想的进针点是在肱桡头关节的水平，旨在进入桡骨头中、前 1/3 的关节部分。将缝合线从前外侧入路取出

图 37-9　从前外侧入路经皮下取出缝合线，将外侧桡骨副韧带固定于骨头上

37.7　结果

对平均年龄为 47.1 岁（20~60 岁），患有顽固性肘关节外侧疼痛的 35 例患者，行关节镜检查以评估关节内病变，发现存在外侧韧带松弛病变征象（ADT、LCS 和 RPS）和 5 种特殊的病理发现（后皱襞、前滑膜炎、CLAC 损伤、肱桡头关节的关节囊撕裂及桡骨头软骨病变）。在研究中，48.6% 的患者至少有一种外侧韧带松弛征象，85.7% 的患者至少有一种关节内异常发现。

在 27 例（平均年龄 45.5 岁）非手术治疗失败、需行 RLCL 皱缩术的顽固性外侧肘疼痛患

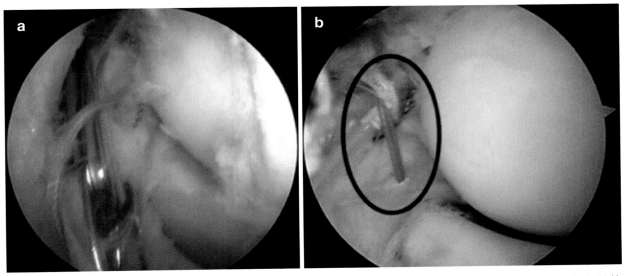

图 37-8　a. 通过前外侧入路，将锚钉的一条缝合线与先前用硬膜外穿刺针置入的 PDS 缝合线一起取出。b. 锚钉的第二条缝合线通过经皮入路穿过 RLCL

者的术前诊断性关节镜检查中发现，这些患者至少存在一种外侧韧带松弛病变征象和一种关节内异常。

在中位随访 2.1 年后，单次评估数值（SANE）从术前中位数 30 分（前三四分位数：2~40 分）提高到最终随访中位数 90 分（第一三四分位数：80~100 分）（P<0.0001）。牛津肘关节评分（OES）和快速 DASH（手臂、肩膀及手的残疾）得到了良好的功能结果评分，其中中位数分别为 42 分（第一三四分位数：34~48 分）和 9.1 分（第一三四分位数：0~25 分）。术后屈曲角度中位数为 145°（第一三四分位数：135°~145°），伸直角度中位数为 0°（第一三四分位数：0°~20°）。在最后的随访中，只有 59% 的患者关节活动度完全恢复，7 例术后屈曲受到限制，8 例术后伸直受限。所有患者中有 96.3% 的人认为结果是好或优。

参考文献

[1] Arrigoni P, Cucchi D, D'Ambrosi R, Butt U, Safran MR, Denard P, Randelli P. Intra-articular findings in symptomatic minor instability of the lateral elbow (SMILE). Knee Surg Sports Traumatol Arthrosc. 2017;25(7):2255–63. https://doi.org/10.1007/s00167-017-4530-x.

[2] Arrigoni P, Cucchi D, Menon A, Randelli P. It's time to change perspective! New diagnostic tools for lateral elbow pain. Musculoskelet Surg. 2017;101(S2):175–9.

[3] Bryce CD, Armstrong AD. Anatomy and biomechanics of the elbow. Orthop Clin North Am. 2008;39(2):141–54, v. https://doi.org/10.1016/j.ocl.2007.12.001.

[4] Adams JE, King GJ, Steinmann SP, Cohen MS. Elbow arthroscopy: indications, techniques, outcomes, and complications. Instr Course Lect. 2015;64:215–24.

[5] Arrigoni P, Cucchi D, Guerra E, Marinelli A, Menon A, Randelli P, Pederzini L. Distance of the posterior interosseous nerve from the radial head during elbow. Arthroscopy: an anatomical study. Joints. 2017;05(3):147–51.

[6] Arrigoni P, Cucchi D, Menon A, Guerra E, Nicoletti S, Colozza A, Luceri F, Pederzini LA, Randelli PS. The posterior interosseous nerve crosses the radial head midline and increases its distance from bony structures with supination of the forearm. J Shoulder Elbow Surg. 2019;28(2):365–70.

[7] Arrigoni P, D'Ambrosi R, Randelli P. Arthroscopic treatment of annular drive through and radial lateral collateral ligament articular-side tear of the elbow. Arthrosc Tech. 2015;4(6):e647–50. https://doi.org/10.1016/j.eats.2015.07.001.

[8] Arrigoni P, D'Ambrosi R, Guerra E, Randelli P. Anatomy at risk, portals, and relevant attentions to reduce the risk of nerve injury of the elbow. In: Arthroscopy – basic to advanced. Berlin: Springer Berlin Heidelberg; 2016. p. 683–9. https://doi.org/10.1007/978-3-662-49376-2_54.

[9] Arrigoni P, Cucchi D, Guerra E, Luceri F, Nicoletti S, Menon A, Randelli P. No neurovascular damage after creation of an accessory anteromedial portal for arthroscopic reduction and fixation of coronoid fractures. Knee Surg Sports Traumatol Arthrosc. 2019;27(1):314–8.

第十部分

冠突骨折

第38章　肘关节恐怖三联征（骨折 - 脱位）/ 245

第39章　冠突骨折和接骨板固定 / 253

第40章　慢性肘关节不稳的治疗：桡骨头和尺骨鹰嘴骨软骨

　　　　移植重建冠突 / 262

第41章　冠突重建 / 267

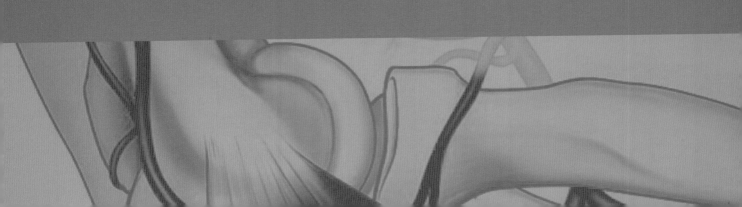

第 38 章　肘关节恐怖三联征（骨折 – 脱位）

Job N. Doornberg, David Ring, and Gregory Bain

汤继磊　译

38.1　正常解剖和稳定性

38.1.1　冠突解剖

冠突参与构成肱尺关节和近端桡尺关节（PRUL），并且共同形成滑车切迹（半月切迹）。冠突对肘关节的稳定起着关键作用，在肘关节轴向负重活动中作为主要的稳定因素，以防止肘关节后脱位。同时，它和鹰嘴在协作肘关节内外翻和旋转活动中发挥着重要的稳定作用。冠突在微型 CT 上表现为较厚的软骨下骨板，和来源于前方皮质的骨小梁垂直相交（图 38-1）。这些影像数据突出了冠突在肘关节承载和稳定性方面的重要性。

冠突和周围韧带紧密协作以稳定肘关节，这些韧带包括内侧副韧带前束和外侧韧带复合体，后者由环状韧带和方形韧带构成（图 38-2）。

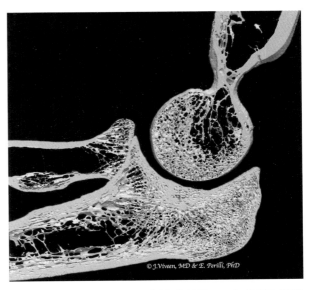

图 38-1　肘关节显微 CT：冠突在显微 CT 上表现为较厚的软骨下骨板，和来源于前方皮质的骨小梁垂直相交。这些特点突出了冠突作为肘关节前方突起支撑结构在关节稳定和承载方面的重要性（版权所有：Jetske Viveen 和 Egon Perilli）

38.1.2　肘关节稳定原理

38.1.2.1　骨性因素

生物力学研究表明冠突骨折会对肘关节的动力学和稳定性造成显著的影响，而且骨折块越大，影响也越严重：根据"经典"的体外数据结果，建议在外侧副韧带和内侧副韧带功能不全的情况下，将所有的冠突骨折修复固定，包括冠突

尖部骨折（Ⅰ型骨折）。许多报道指出，肘关节后脱位合并Ⅱ型骨折（高度达 50%），外翻和内外旋转损伤后关节仍然稳定，肘关节生物力学结构利用完整的侧副韧带尽量减少冠突在肘关节稳定性中的作用。从骨性因素出发，冠突作为骨性稳定结构抵抗内翻应力并阻止过度内旋，同时无论冠突是否完整，桡骨头都是对抗肘关节外翻的

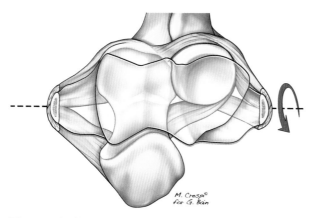

图 38-2　冠突解剖（肱骨远端视图）：尺骨冠突参与构成肘部 3 个关节中的 2 个。冠突尖、前内侧面和基底部参与构成肱尺（滑车）关节。冠突半月切迹参与构成近端桡尺关节。骨性解剖为内侧副韧带前后束，外侧尺骨副韧带和环状韧带为稳定关节提供支架（版权所有：Gregory Bain 博士和 Max Crespi）

最重要的骨性稳定结构。

　　然而，冠突骨折形态[1]（不是尺寸）能反映相关损伤类型。从生物力学角度考虑，冠突骨折块较小时，其影响或许不是很大，但是也有可能意味着是一种更不稳定的损伤类型。

38.1.2.2　韧带因素

　　当肱骨远端撞击桡骨头和冠突尖部时，可导致尺骨异常外旋半脱位伴肱骨滑车外翻移位，即恐怖三联征。此时，可以单独切断桡侧副韧带和尺侧副韧带，而不会造成肘关节后外侧旋转不稳。

　　肘关节只有在外侧副韧带完全损伤的情况下，才会发生内外旋转不稳和内外翻松弛。最终，当冠突前内侧面骨折时，外侧副韧带会在后内侧内翻旋转损伤中作为重要的限制结构对抗内翻应力和半脱位。

38.2　病理解剖和不稳

38.2.1　骨折分型

　　基于冠突骨折形态和大体损伤类型，O'Driscoll 分型[1]将冠突骨折分为以下几种类

型（图 38-3a、b）。

- Ⅰ型：冠突尖部骨折。
- Ⅱ型：冠突前内侧面骨折，相对于经典的尺骨近端图谱，前内侧面在解剖学上更为重要[2]。
- Ⅲ型：冠突基底部大骨折块。

38.2.2　冠突骨折病理解剖

　　虽然冠突骨折地图反映出的骨折类型与 O'Driscoll 分型一致，但是也出现了更为复杂的粉碎性骨折类型（图 38-4）[3]。冠突骨折的三维 CT 定量分析显示，不同的骨折类型和损伤类型的骨折块的特点大相径庭。相对于骨前内侧面和骨基底部骨折，冠突尖部骨折（合并恐怖三联征）骨折块最小但不是很碎，而基底部骨折（合并尺骨鹰嘴骨折 – 脱位）常常涉及到关节面的较大的骨折块。

38.2.3　骨折 / 不稳分型

38.2.3.1　合并冠突骨折的肘关节不稳的大体分型

　　根据基于冠突骨折形态的 O'Driscoll 分型，相应地对创伤性肘关节不稳进行分类[3]。

- Ⅰ型：冠突尖部骨折—恐怖三联征。
- Ⅱ型：冠突前内侧面骨折—后内侧内翻不稳，包括伴有外侧副韧带肱骨外上髁撕脱性骨折的肘关节半脱位损伤。
- Ⅲ型：大块基底部骨折—鹰嘴骨折 – 脱位损伤。

　　第一种（恐怖三联征）类型可能被认为是肘关节脱位，而后两种肘关节损伤类型可被定义为撕裂型，这取决于是否合并相关韧带损伤。

冠突尖部—Ⅰ型：恐怖三联征

　　冠突尖部骨折与肘关节脱位、桡骨头骨折和明确的外侧副韧带损伤有关（所谓的肘关节恐怖三联征）[4]。O'Driscoll[1]描述了一种后外侧旋转不稳的损伤机制：外侧韧带复合体撕脱起源于肱骨外上髁，接着桡骨头被肱骨小头撞击造成骨

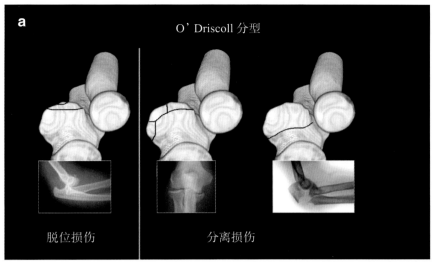

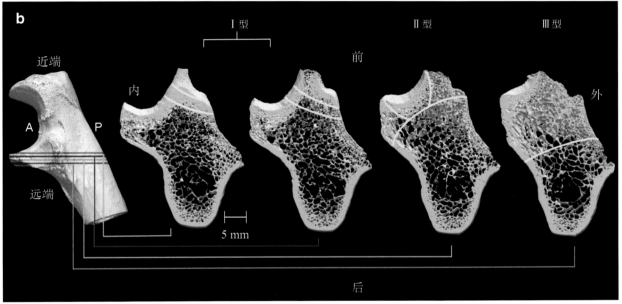

图 38-3　O'Driscoll 分型：冠突骨折分型。a. O'Driscoll 分型利用骨折地图使复杂的冠突骨折类型简化、可视化。Ⅰ型，冠突尖部骨折；Ⅱ型，冠突前内侧面骨折；Ⅲ型，冠突基底部骨折（版权所有：Doornberg 和 Ring）。b. Ⅰ型、Ⅱ型和Ⅲ型骨折均可在微型 CT 图像上表现出来（版权所有：Jetske Viveen 和 Egon Perilli）

折，然后滑车直接冲击导致冠突导致后者尖部撕脱骨折或前方关节囊撕裂。这些横行的冠突尖部骨折块无不包括前方关节囊附丽点，骨折块的实际尺寸会大于 X 线片上所呈现的，这点可以用 CT 定量分析证实 [3,5]。

一个研究报道了 107 例肘关节骨折脱位恐怖三联征，通过桡骨头固定或置换，外侧副韧带修复和冠突缝合技术治疗的病例，术后效果令人满意。大的横行骨折块可以用螺钉固定 [5]。

冠突前内侧面—Ⅱ型：后内侧旋转不稳

位于尺骨近端干骺端内侧的冠突前内侧面，更易于受到内翻外力的损伤 [2]。来源于内翻后内侧旋转外力撞击内侧面，造成前内侧面骨折和半脱位而不是脱位（争议类型）。冠突前内侧面的压缩性骨折如果没有得到有效复位和支撑固定将会很快导致关节退变。这种类型的冠突骨折经常合并外侧副韧带损伤，所以治疗上建议复位、支撑、接骨板固定和外侧副韧带修复。

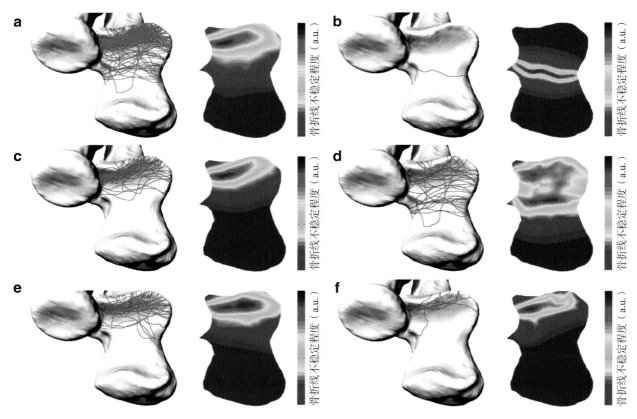

图 38-4 冠突骨折地图：冠突骨折地图显示相应不稳的频谱。O'Driscoll 分型与肘关节损伤类型相对应：对应的骨折和热点图显示不同骨折类型和相应的不稳定损伤类型。骨折，红线；骨折强度，热点图。a. 大体类型。b. 前方鹰嘴骨折 – 脱位。c. 恐怖三联征骨折 – 脱位。d. 后方鹰嘴骨折 – 脱位。e. 内翻后内侧旋转不稳。f. 后方孟氏骨折合并恐怖三联征骨折 – 脱位（版权所有：Mellema 和 Doornberg）

冠突前内侧面骨折也可以合并鹰嘴骨折，在这种骨折 – 脱位类型中，冠突前内侧面骨折块可以是单块的或粉碎性的。很小的前内侧骨折块作为肘关节完全脱位的一部分常常是不稳定性肘关节脱位的标志。

冠突基底—Ⅲ型：鹰嘴骨折 – 脱位 [6-7]

Ⅲ型大块冠突基底部骨折常出现在经鹰嘴肘关节前或后脱位损伤类型中，通常使用 1~2 块接骨板和螺钉固定，辅助以缝合修补，内侧接骨板固定，必要时需要使用铰链式外固定支架或内固定装置。

前方（经）鹰嘴的肘关节骨折 – 脱位比较少见，通常由直接作用在肘关节的高能量外力促使肱骨远端撞击鹰嘴所致，因此肘部有时会有伤口。

肘关节后脱位病例全部伴有桡骨头骨折，经

常合并有较大的冠突（基底部）粉碎性骨折，2/3 合并有外侧副韧带损伤。

38.3 治疗

38.3.1 适应证 / 禁忌证

手术方法原理：McKee 及其同事给出了他们针对合并桡骨头和冠突骨折的肘关节脱位的手术方法步骤 [8]，以及恐怖三联征骨折的改良治疗策略。步骤如下。

（1）桡骨头骨折块小于 3 块，复位固定。大于 3 块，则行桡骨头置换术。

（2）重建外侧副韧带。

（3）冠突骨折固定或不固定。

（4）通过上述处理，肘关节仍然半脱位或者脱位时，可以考虑修复内侧副韧带。

关于第 3 点，目前仍然对固定冠突骨折块是否有确切的好处存在争论，因为骨折块的大小似乎和肘关节的半脱位和再脱位的关系不大。手术顺序是从里到外（比如先固定冠突，然后固定桡骨头或行桡骨头置换术，再修复外侧副韧带），人们认为不管冠突骨折块的大小如何，最安全的做法还是固定横行的冠突尖部骨折块。

按照这种治疗策略，可以将 2 周内的急性损伤的半脱位或再脱位率降至 1%。冠突尖部骨折可以通过缝合或螺钉固定。较大的冠突前内侧面和冠突基底部骨折（恐怖三联征中少见）的治疗将在第 39 和第 40 章中进行介绍。

38.3.2　冠突尖部骨折的显露：缝合固定

肘关节脱位后，外侧副韧带、腕伸肌和总肌腱从肱骨外上髁附丽点处撕脱，留下一个"裸区"，通过外侧入路显露裸区，可以较容易地进入关节内。大多数情况下可以发现筋膜内有个被血肿和关节液填充的间隙，辨认这个间隙有助于医师暴露关节。

通过深筋膜下的一条间隙（指总伸肌和桡侧腕短伸肌的肌间隙）显露深层。将桡侧腕长伸肌的止点自肱骨髁上嵴剥离抬起，从肱骨前缘剥离肱肌，并在肱骨上放置牵开器。

切开环状韧带和旋后肌近端，向上牵拉显露桡骨头。移开或去除桡骨头骨折块可以充分显露关节前部结构。

通常，也可以采用单独的肱骨内上髁上切口，通过肘关节内侧入路显露冠突。后方正中皮肤切口作为肘关节手术的通用切口，可以显露肘关节的内外侧结构，适用于复杂病例，但是更多的标准病例推荐使用单独切口，以避免过多的软组织剥离。经内侧入路于皮下组织中游离尺神经，在尺侧腕屈肌的两个头之间暴露冠突。也可以从尺骨皮下边缘剥离尺侧腕屈肌两个头或使用过顶入路（见手术入路章节）。

38.3.3　冠突尖部骨折：缝合固定

用不可吸收缝合线缝合冠突尖部和前方关节囊附丽处。将 ACL 导向器尖端放置于骨折处（图 38-5）。先通过导向器从后向前打入钻头，移除导向器，然后建立第二个骨隧道，穿过两个骨隧道可以提高固定的稳定性。使过线器从后向前穿过骨隧道，将缝合关节囊的不可吸收缝合线通过过线器拉到尺骨背侧。拉紧缝合线，下拉冠突尖部和关节囊，并在尺骨背侧打结。

38.3.4　冠突尖部骨折手术技术：内固定

对于质量较好的较大骨折块，可以在复位后用点氏钳维持其位置，使用接骨板或螺钉固定骨折块。放置在前方的接骨板可提供更好的稳定性并重塑前侧支撑（图 38-6a、b）。用带垫圈螺钉从前向后固定和支撑冠突。用螺钉从后向前固定骨折块较难，且稳定性稍差。空心螺钉和钢丝固定也是一种方法，可以使用 ACL 导向器辅助固定。

更为广泛的前方关节囊松解后，可以将喙突固定在冠突尖部，而不需要切除桡骨头（图 38-7）。

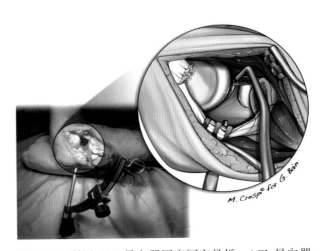

图 38-5　利用 ACL 导向器固定冠突骨折：ACL 导向器可以复位骨折和维持骨折块的位置，并且允许从后方的尺骨皮质向前方的冠突基底部钻洞。移除导向器，建立第二个骨隧道，过线器从后向前通过建立好的两个骨隧道（版权所有：Gregory Bain 和 Max Crespi）

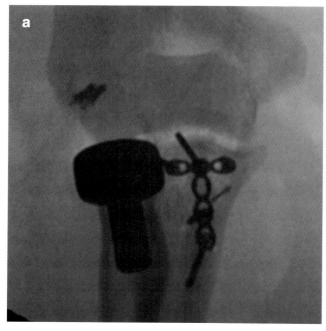
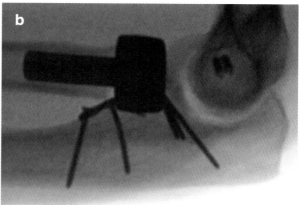

图 38-6　使用接骨板固定冠突骨折：质量较好的较大骨折块，可以在复位后用点氏钳维持其位置，使用接骨板或螺钉固定骨折块。放置在前方的接骨板可提供更好的稳定性并重塑前侧支撑。1 枚小的可塑形 T 型接骨板通过内侧切口用于冠突前方。前后位 X 线片（a）和侧位 X 线片（b）（版权所有：Gregory Bain）

38.3.5　提示和技巧

- 恢复冠突前侧骨性支撑后，需要固定桡骨头或行桡骨头置换术，以及修复外侧副韧带和伸总肌腱。
- 前臂中立位重力伸展试验可评估肘关节的稳定性。
- 屈曲肘关节时出现捻发音或金属声，侧位 X 线片显示关节半脱位，这些都提示肘关节不稳。对于这些肘关节不稳的病例，还需要用进一步的措施加强肘关节的稳定。这些措施包括：修复内侧副韧带，静态或铰链式外固定支架，内固定稳定装置和经肱尺关节克氏针或跨关节接骨板临时固定 3 周。本书详细介绍了各种技术。

38.3.6　陷阱

- 肘关节持续不稳。手术医师需要细心地评估肘关节不稳程度，并尽力解决。

38.3.7　术后管理

术后几天可以用夹板保护肘关节，然后开始主动锻炼手部日常活动。肘关节支具可以为患者提供帮助。术后 1 个月内避免内翻动作（肩外展），术后 3 个月后自由活动，术后 1 年内关节活动度和舒适度明显改善。

38.3.8　并发症

- 再脱位 / 持续不稳定。
- 关节退变。
- 尺神经病变、僵硬。
- 异位骨化。
- 对于晚期出现的或严重的冠突粉碎性骨折，需要重建冠突。

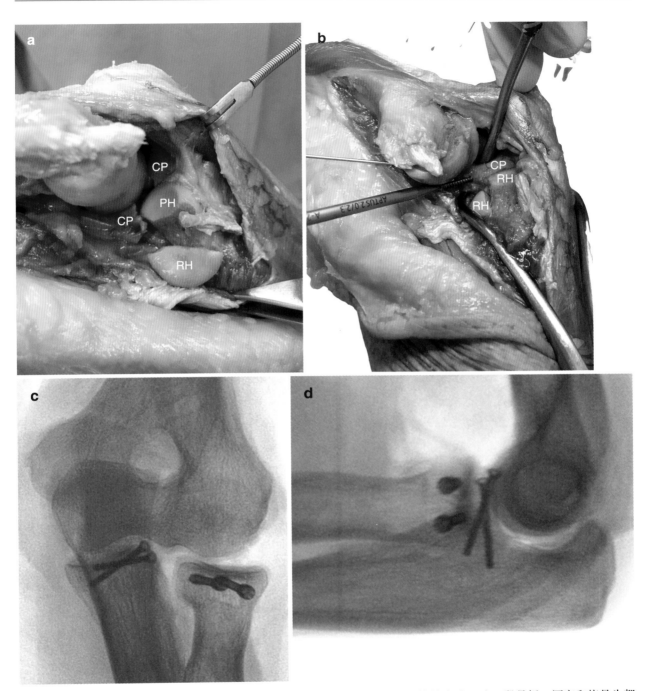

图 38-7　接骨板固定冠突：恐怖三联征骨折 – 脱位，冠突（CP）2 段骨折，桡骨头（RH）2 段骨折。冠突和桡骨头都可以通过外侧入路显露和内固定。用带垫圈的螺钉从前向后固定和支撑冠突。a 和 b.用点氏钳维持骨折位置，用 2 枚螺钉固定。c 和 d.随访时的 X 线片（版权所有：Gregory Bain 博士）

参考文献

[1] O'Driscoll SW, Jupiter JB, Cohen MS, Ring D, McKee MD. Difficult elbow fractures: pearls and pitfalls. Instr Course Lect. 2003;52:113–34.

[2] Doornberg JN, de Jong IM, Lindenhovius AL, Ring D. The anteromedial facet of the coronoid process of the ulna. J Shoulder Elb Surg. 2007;16(5):667–70.

[3] Mellema JJ, Doornberg JN, Dyer GS, Ring D. Distribution of coronoid fracture lines by specific patterns of traumatic elbow instability. J Hand Surg Am. 2014;39(10):2041–6.

[4] Ring D, Jupiter JB, Zilberfarb J. Posterior dislocation of the elbow with fractures of the radial head and coronoid. J Bone Joint Surg Am. 2002;84-A(4):547–51.

[5] Doornberg JN, van Duijn J, Ring D. Coronoid fracture height in terrible-triad injuries. J Hand Surg Am. 2006;31(5):794–7.

[6] Doornberg J, Ring D, Jupiter JB. Effective treatment of fracture-dislocations of the olecranon requires a stable trochlear notch. Clin Orthop Relat Res. 2004;429:292–300.

[7] Doornberg JN, Ring D. Coronoid fracture patterns. J Hand Surg Am. 2006;31(1):45–52.

[8] McKee MD, Pugh DM, Wild LM, Schemitsch EH, King GJ. Standard surgical protocol to treat elbow dislocations with radial head and coronoid fractures. Surgical technique. J Bone Joint Surg Am. 2005;87:22–32.

第 39 章　冠突骨折和接骨板固定

Joideep Phadnis, and Adam C. Watts

汤继磊　译

39.1　固定的适应证

冠突是维持肘关节稳定的主要结构。是否需要固定冠突，与骨折的类型和肘关节的稳定性有关。冠突骨折的形态可以反映肘关节不稳定的类型，提醒外科医师注意潜在的损伤。

早期根据侧位 X 线片上骨折块的大小对冠突骨折进行分型，后来将肘关节是否脱位作为改良分型的决定因素[1]。基于 CT 的 O'Driscoll 冠突骨折分型可以提供冠状面骨折形态分析，更重要的是它将骨折分型和肘关节不稳的分型对应联系起来[2]。

笔者推荐根据三维 CT 评估和分型（图 39-1），并将冠突骨折分为以下几种类型。

（1）前内侧面骨折。

（2）前外侧面骨折。

（3）内外侧面和基底部骨折。

麻醉状态下 X 线透视检查，用诱发试验判断肘关节是否有后外侧外翻不稳和后内侧内翻不稳（图 39-2）。

前内侧面骨折　可能包括高耸结节，和后内侧内翻不稳有关，后者造成的轻微持续的内翻半脱位和关节相容性差会很快导致肱尺关节炎。进行重力辅助内翻应力试验时，若出现半脱位和捻

发音则可以确定内翻旋转半脱位（图 39-3）。合并内侧副韧带后束损伤时会发生旋前不稳[3]。

没有半脱位的情况下，不需要固定小于 5mm 的骨折块。如果在标准应力位出现可重复性的半脱位或重力辅助内翻应力试验阳性，则建议固定小于 5mm 的前内侧面骨折块[4]。所有大于 5mm 的骨折块都要固定。

前外侧面骨折　常常由后外侧外翻不稳造成，在恐怖三联征中合并桡骨头骨折和外侧副韧带撕脱。恐怖三联征中，如果桡骨头骨软骨骨折和外侧韧带复合体处理得当，合并小的冠突前外侧骨折不需要固定。然而，如果恐怖三联征合并冠突内外侧面或基底部骨折，为了达到肘关节稳定，冠突骨折常常需要固定[5]。

内外侧面和基底部骨折　比较复杂，常合并尺骨鹰嘴骨折 – 脱位，也可以出现在后内侧内翻不稳和后外侧外翻不稳的损伤类型中（图 39-4）。不管是什么损伤类型，基底部骨折都需要手术。

39.2　禁忌证

- 创伤后关节炎。
- 肱骨远端或鹰嘴较大骨软骨缺损。

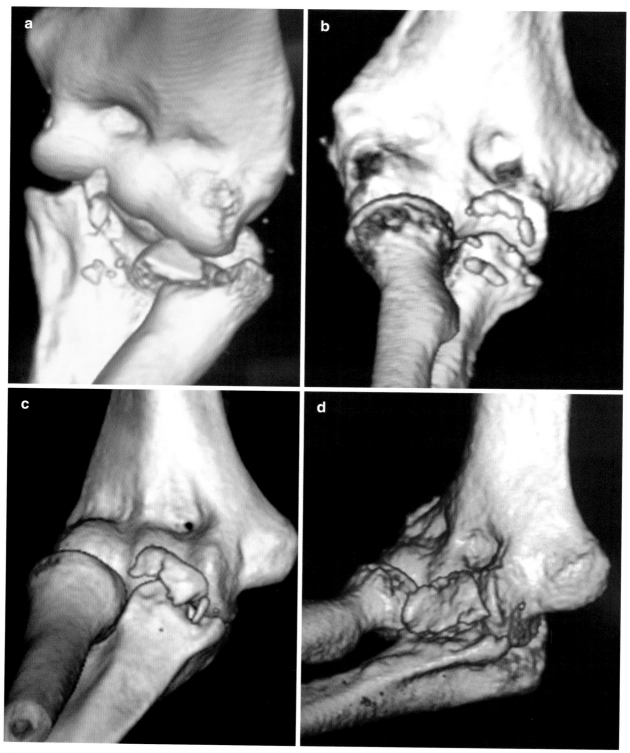

图 39-1　三维 CT 显示冠突骨折类型。a. 恐怖三联征合并前外侧面骨折。b. 前内侧面骨折合并后内侧内翻不稳。c. 内外侧面骨折。d. 基底部骨折（版权所有：Adam Watts）

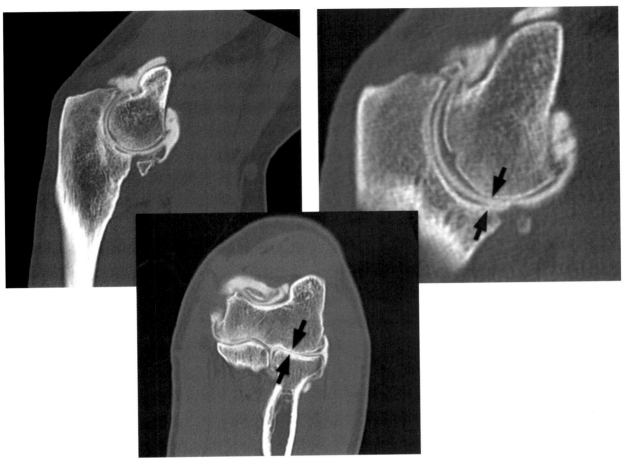

图 39-2　后内侧内翻不稳损伤 10 个月后，CT 检查发现关节前内侧面和肱桡关节的内侧出现明显退变（黑色箭头）（版权所有：Adam Watts）

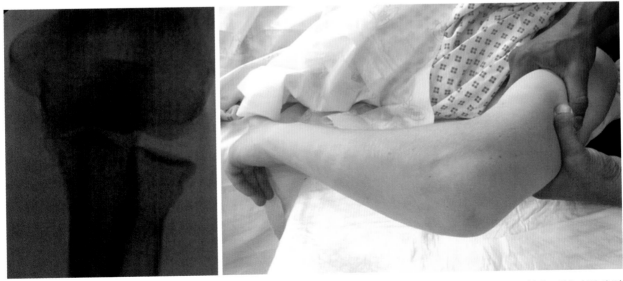

图 39-3　麻醉状态下重力辅助后内侧内翻应力试验。肩关节外展，重力提供前臂内翻应力。在这个体位下被动活动肘关节，此时可因内翻半脱位出现捻发音。同一位患者的 X 线片上显示内翻半脱位（版权所有：Joideep Phadnis）

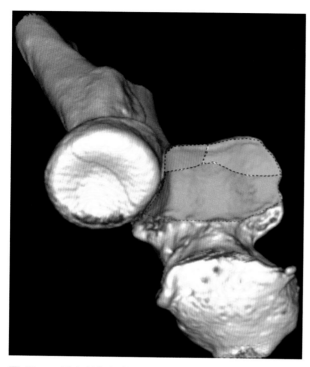

图 39-4　冠突骨折的简化分型。包括前内侧面（绿色）和前外侧面（蓝色）。内外侧面骨折和基底部骨折（红色）包含前内侧面和前外侧面。基底部骨折常合并鹰嘴骨折（版权所有：Adam Watts）

39.3　用接骨板固定的原因

由于冠突骨折是剪切骨折脱位，因此非常不稳定。而接骨板有助于支撑、稳定冠突和整个关节。接骨板既可以单独使用，也可以作为辅助装置保护和固定骨折块间的螺钉。

39.4　接骨板固定的手术入路

39.4.1　患者体位

对于复杂性肘关节不稳，往往需要固定冠突骨折。患者取仰卧位，前臂放置于支架上，以允许前臂自由活动，并且有助于显露肘关节的每一个部位。特殊情况下，有利于冠突接骨板固定，而侧卧位或俯卧位较难完成。

对于冠突骨折合并尺骨鹰嘴骨折 – 脱位的患者，可以取仰卧位或者侧卧位，因为可以通过尺骨鹰嘴骨折显露冠突。但是如果打算使用支撑接骨板的话，还是建议取仰卧位，此时，可以将前臂放置于胸部上方处理尺骨鹰嘴骨折。

39.4.2　皮肤切口

对于旋转不稳的损伤类型，单独的内、外侧切口可以在不需要皮瓣分离的情况下达到很好地显露。经典方法是先处理外侧损伤。内侧皮肤切口以内上髁近端为中心，向远端平行延伸，止于尺神经的前方，以保护内侧前臂皮神经。

后方皮肤切口位于内、外侧切口中间，用于治疗尺骨鹰嘴骨折 – 脱位和损伤（图 39-5）。

39.4.3　冠突接骨板固定的深层入路

冠突接骨板固定需要使用内侧入路或前侧入路。根据骨折特点及深度不同，首选内侧入路。更多细节见第 9 章的手术入路。

游离尺神经并牵向后方，暴露肘管底部至远端的冠突骨折处。

3 种通过屈肌旋前肌群暴露冠突的方法如下。

（1）在皮下尺骨鹰嘴边缘处松解尺侧腕屈肌[6]。此入路最具有延展性。

（2）在尺侧腕屈肌两头之间，游离尺神经并牵向后方显露肘管底部。此入路是前内侧面骨折和高耸结节骨折的首选入路。保留尺侧腕屈肌第一个运动支，牺牲关节支。由远端至近端，由前方至后方逐渐抬起尺侧腕屈肌肱骨头和肱肌，以显露高耸结节、内侧副韧带前后束和前方关节囊。辨认出内侧副韧带前束后，可以充分显露骨折线。可在远端前方肌肉下面看到正中神经（图39-6）。

（3）Hotchkiss 过顶入路[7]，此入路需要劈开尺侧腕屈肌前方的屈肌旋前肌群，顺着肌间隔向近端延长。将掌长肌、桡侧腕屈肌和旋前圆肌拉向外侧，以显露冠突前方。抬起尺侧腕屈肌显

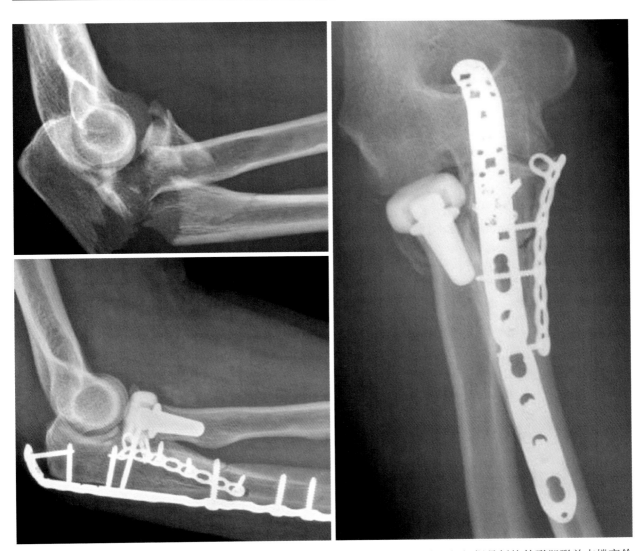

图 39-5　尺骨鹰嘴骨折 – 脱位合并冠突前内侧面骨折。使用一块 2.4mm 微型接骨板根据骨折块外形塑形并支撑高耸结节。骨折块之间的固定，使用接骨板为螺钉提供支架以稳定冠突骨折块（版权所有：Joideep Phadnis）

露内侧副韧带前束或高耸结节，并小心保护尺神经。此入路很难显露内侧副韧带后束。

　　可以通过使用牵开器和将屈肌旋前肌群从内上髁和肱骨髁上松解的方法，增加显露范围。为了便于闭合切口，可以通过在尺骨和（或）肱骨上保留一些组织，以便缝合屈肌总腱。

　　注意尽量保留关节囊和韧带在冠突的附着，以保证骨折块血供和帮助复位。

39.5　接骨板固定

　　我们推荐使用 2mm 预成形冠突接骨板（图 39-7），也可以选择手足的 T 型接骨板（图 39-5，39-8，39-9a）。我们建议用接骨板紧贴骨皮质并应用不同的角度固定螺钉。接骨板可以根据需要塑形并修剪，以更好地贴合骨折块外形。

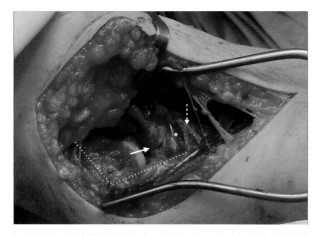

图 39-6　经内侧过顶入路到达冠突。虚线表示位于尺侧腕屈肌前方的旋前屈肌被劈开后的走行。冠突骨折（实线箭头）、肱肌肌腱（星号）和正中神经分支（虚线箭头）出现在显露区域的远端。抬高肱肌以保护正中神经和肱动脉（版权所有：Adam Watts）

39.5.1　骨折复位

骨折复位较难，因为骨折块附着于关节囊，所以骨折块常向近端移位和收缩。

为了减少移位趋势的外力影响，可以松解部分关节囊或内侧副韧带前束。肘关节屈曲使肱尺关节保持在正常位置，缝合线可帮助骨折块复位，确保关节面的解剖复位。可以借助微型工具帮助骨折块复位，然后使用克氏针临时固定。

39.5.2　接骨板的应用

如果骨折累及高耸结节，可将接骨板放置于尺骨的前内侧边缘并塑形，以更好地贴合结节骨皮质和起到支撑作用（图 39-5，39-9b）。如果未累及高耸结节，则接骨板应尽量放置于前方以更好地支撑（图 39-8，39-9a）。冠突有个陡峭的斜坡，较薄，近端主要是软骨。接骨板需要尽可能地放置于近端，这样才能起到满意的支撑作用，但是要注意避免将螺钉穿入肱尺关节或近端桡尺关节内。首先拧入靠近冠突尖部的螺钉（远端最靠近骨折线的螺钉），这是一枚双皮质螺钉，用于限定接骨板的位置。收紧接骨板，对骨折块加压。其他皮质骨螺钉在骨折远端拧入，最大限度地加压和防止接骨板旋转。然后在接骨板上拧入

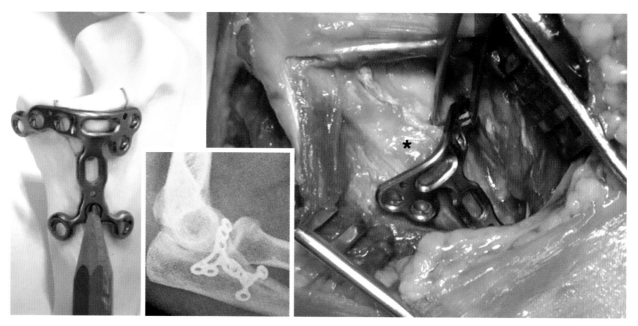

图 39-7　预成形冠突接骨板（Medartis）被放置在高耸结节上起到支撑作用。累及高耸结节的骨折首选尺侧副韧带劈开入路（版权所有：Adam Watts）

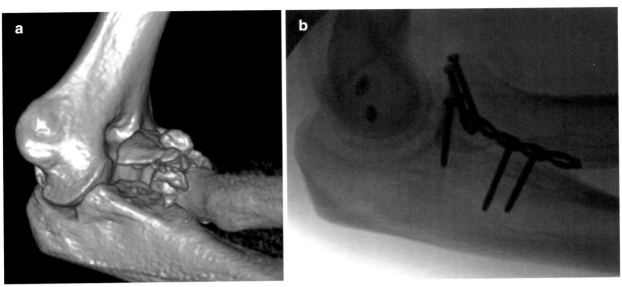

图 39-8 累及冠突前方斜坡的内外侧面粉碎性骨折，未累及高耸结节。使用 2mm 微型接骨板支撑固定，骨折块单独用螺钉固定（版权所有：Joideep Phadnis）

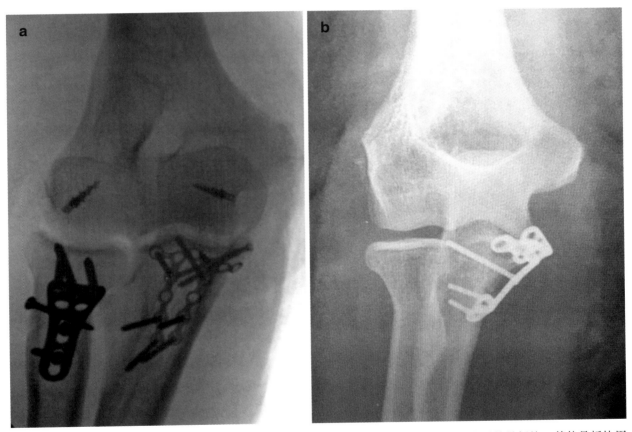

图 39-9 a. 未累及高耸结节的冠突内外侧面骨折，使用 2 块 2mm 微型接骨板支撑固定主要的骨折块，其他骨折块用螺钉固定（版权所有：Joideep Phadnis）。b. 累及高耸结节的冠突前内侧面骨折，解剖冠突接骨板置于结节上方以固定骨折块（版权所有：Adam Watts）

锁定螺钉。同时，除非冠突近端有足够的位置留给螺钉，否则尽量不要在近端打入螺钉。

通常不需要拉力螺钉穿过接骨板，因为冠突骨质较疏松，可以通过支撑钢板来完成加压。如果确实需要更多的螺钉来固定骨折块，可以在接骨板外单独使用（图 39-8，39-9a）。X 线透视下确认复位质量、关节稳定性和关节内是否有螺钉穿入。

关节镜检查既可以验证两部分骨折断端复位的准确度，也可以为其他损伤提供诊断和治疗方案。但是，仍然需要通过 X 线透视确认复位质量和骨折力线（图 39-10，39-11）。

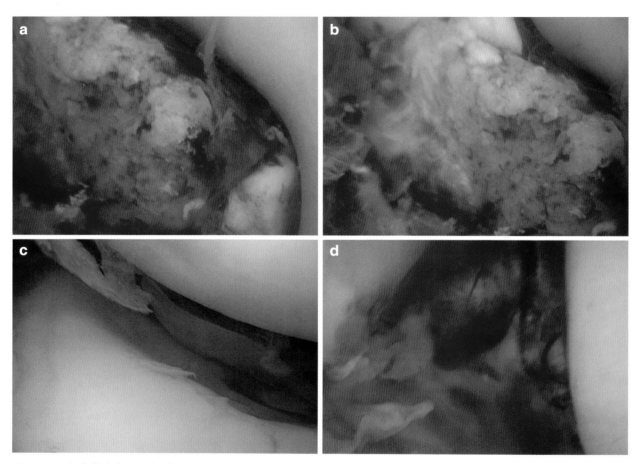

图 39-10　冠突前内侧面骨折关节镜下表现。a 和 b. 未累及高耸结节的冠突前内侧面骨折。c. 继发于半脱位的软骨损伤。d. 典型的外侧副韧带肱骨附丽点呈袖状撕裂，伸肌总腱完整（版权所有：Joideep Phadnis）

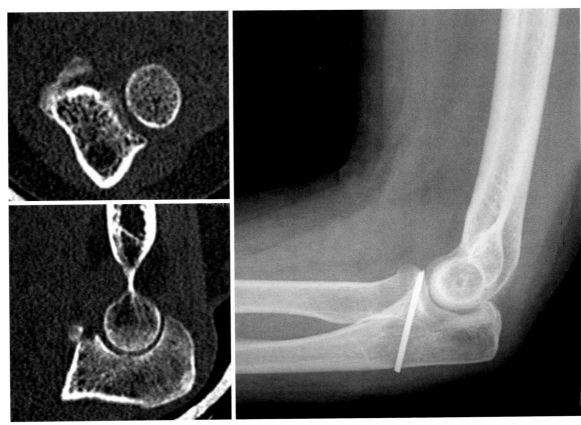

图 39-11 关节镜麻醉下检查，小于 5mm 冠突前内侧面骨折合并内翻不稳和半脱位，关节镜辅助下复位固定和确认。修复外侧副韧带（版权所有：Adam Watts）

39.6 提示和技巧

提示和技巧	理论依据
所有冠突骨折术前都需要完善三维 CT 检查	详细解读骨折和分型
前内侧面骨折需要手术治疗	持续半脱位导致关节退变
麻醉状态下，重力位加强内翻应力试验	研磨动作诱发内翻不稳损伤模式
后外侧外翻不稳损伤类型的前外侧面小骨折不需要固定	在桡骨头和（或）外侧副韧带处理恰当的前提下，前外侧面骨折块对关节稳定的作用很小
过顶入路适用于未累及高耸结节的骨折	暴露冠突尖部前方
尺侧腕屈肌劈开入路适用于累及高耸结节的骨折	可以暴露内侧副韧带和高耸结节
支撑接骨板用于延伸到冠突前方斜坡的骨折	相对于单独的螺钉或钢丝，支撑接骨板可以更好地纠正剪切力
避免接骨板放置过于靠近近端	螺钉可能穿入关节内
支撑接骨板紧贴骨皮质	最大限度地加压
关节内和干骺端骨折的解剖复位	骨折精确复位和关节稳定
如果需要，接骨板外可以额外使用螺钉	优化骨折固定

参考文献

[1] Regan W, Morrey B. Fractures of the coronoid process of the ulna. J Bone Joint Surg Am. 1989;71:1348–54.
[2] O'Driscoll SW, Jupiter JB, Cohen MS, Ring D, McKee MD. Difficult elbow fractures: pearls and pitfalls. Instr Course Lect. 2003;52:113–34.
[3] Pollock JW, Brownhill J, Ferreira LM, McDonald CP, Johnson JA, King GJ. Effect of the posterior bundle of the medial collateral ligament on elbow stability. J Hand Surg Am. 2009;34:116–23. https://doi.org/10.1016/j.jhsa.2008.09.016.
[4] Rhyou IH, Kim KC, Lee J-H, Kim SY. Strategic approach to O'Driscoll type 2 anteromedial coronoid facet fracture. J Shoulder Elb Surg. 2014;23:924–32. https://doi.org/10.1016/j.jse.2014.02.016.
[5] Papatheodorou LK, Rubright JH, Heim KA, Weiser RW, Sotereanos DG. Terrible triad injuries of the elbow: does the coronoid always need to be fixed? Clin Orthop Relat Res. 2014;472:2084–91. https://doi.org/10.1007/s11999-014-3471-7.
[6] Taylor TK, Scham SM. A posteromedial approach to the proximal end of the ulna for the internal fixation of olecranon fractures. J Trauma. 1969;9:594–602.
[7] Hotchkiss RN, Kasparyan NG. The medial "over the top" approach to the elbow. Tech Orthop. 2000;15(2):105–12.

第 40 章　慢性肘关节不稳的治疗：桡骨头和尺骨鹰嘴骨软骨移植重建冠突

James M. Saucedo, Carlos Kalbakdij, Raul Barco, and Samuel Antuna
汤继磊　译

40.1　引言

合并肘关节脱位的冠突骨折是造成关节持续不稳的一个重要因素。2004 年，Schneeberger[1] 发现在冠突缺损 50% 或 70%，桡骨头缺失和外侧副韧带完好时，仅靠桡骨头置换术是无法稳定肘关节的，需要重建冠突以达到稳定。

冠突重建有多种选择，包括自体桡骨头移植、鹰嘴移植和髂骨移植[2]，以及肋软骨移植[3]。异体骨移植也有报道，但是预后欠佳[2]。

2014 年，Kataoka 等[4] 比较了 3 种自体骨软骨移植重建冠突的疗效：鹰嘴尖、外侧桡骨头或近端桡骨头。他们得出的总结是鹰嘴尖移植最适用于累及冠突尖端的冠突的重建，近端桡骨头移植最适用于累及冠突内侧缘的冠突的重建。鹰嘴尖移植可以提供更高的"覆盖率"，仅仅需要大约 14% 的鹰嘴尖就可以重建约 50% 的冠突高度，而且可以避免骨缺损造成的肘关节不稳。

我们建议根据是否可以利用桡骨头来选择自体移植物的来源。当冠突骨折无法复位固定时，如果可以利用桡骨头，则倾向于将其作为移植物来源。如果不可以利用桡骨头，比如桡骨头置换术后或桡骨头严重粉碎，我们推荐选择鹰嘴尖作为供体来源。

40.2　适应证 / 禁忌证

外科医师应该首先考虑是肘关节的稳定性，而不是专注于根据骨折分型来决定"哪种"类型需要手术。如果肘关节不稳，存在超过一半高度的冠突骨折未得到处理，即使桡骨头和韧带处理恰当，冠突还是需要修复或重建。

修复还是重建，取决于外伤后的时间。一般情况下，早期处理后 4~6 周，冠突骨折如果可以有效固定还是建议内固定和前方关节囊修复。Ring 等[5] 认为对于外伤后超过 4 周的肘关节脱位或半脱位病例，很难修复冠突。也有人建议尽早进行冠突重建（冠突骨折 – 脱位），超过 7~8 周时预后较差。

40.2.1　冠突重建适应证
- 冠突缺损，桡骨头和韧带修复后肘关节持续不稳。
- 无法固定的粉碎性冠突骨折。
- 冠突丢失。
- 可获得作为供体的桡骨头或鹰嘴尖。

40.2.2　冠突重建禁忌证
- 明确的继发性关节炎。

- 肱骨远端或鹰嘴大的软骨缺损。
- 肱骨远端粉碎性骨折合并骨质疏松[1]。
- 合并鹰嘴骨折[2]。
- 明确感染。

如果桡骨头可以利用，还是用桡骨头作为供体。如果没有可利用的桡骨头，鹰嘴尖也可以作为供体，只要小心地固定好鹰嘴骨折和恢复伸肌装置，即使发生了鹰嘴骨折也可以利用鹰嘴尖。

40.3　手术技巧

我们通常使用实用的后方皮肤切口，并提起全层筋膜皮瓣。这个入路可以根据手术需要显露肘关节内侧，以便于冠突骨折的前后螺钉的放置和（或）缝合固定，同时方便骨移植。

40.3.1　技巧：桡骨头

通过创伤造成的裂隙、Kaplan 间隙或 Kocher 间隙，从侧方进入肱桡关节。当桡骨头骨折块数量大于等于 3 块时，需切除桡骨头，以充分暴露冠突。一旦决定重建，我们就可以根据冠突骨折范围的大小选择合适的桡骨头骨折块作为供体。

Kataoka 等[4] 建议用桡骨头外侧缘再造冠突的凸面和近端，用桡骨头的凹面重建骨折的前内侧面。然而，实际上，我们发现很难找到可利用的桡骨头。因此，我们寻求重建骨支撑，并使关节软骨尽可能朝向滑车（图 40-1，40-2）。

我们制造一个平坦的骨松质外露的平面作为冠突骨折床（清除血肿肉芽组织）。然后我们将桡骨头移植物设计成与骨折床外形相匹配的形状，保留头颈宽度至少 50%。桡骨头近端（或桡骨头外侧）朝向滑车。用口腔科微型器械（或大的点状复位钳）维持移植骨块的位置，并用 1 枚克氏针从后向前临时固定。X 线透视和直视下

确认移植物安放位置，满意后用 1 枚 2.7mm 或 3.5mm 螺钉从后向前固定。如果需要，也可以通过骨折块缝合线加强固定。图 40-3 显示的临床病例就是用桡骨头外侧缘重建肘关节不稳的冠突。

40.3.2　技巧：鹰嘴尖

如果无法利用桡骨头，我们推荐将鹰嘴尖作为供体，Kalbakdij 等对此有详细介绍[2]。切除 50% 的鹰嘴尖也可能不会影响肘关节的稳定性，但是 Kataoka 等[4] 发现只需要约 14% 的鹰嘴尖就可以重建冠突 50% 的高度。因此，鹰嘴尖可以为冠突重建提供足够的移植物而不影响维持肘关节的稳定性（图 40-4）。

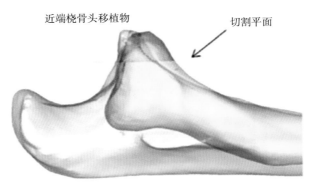

图 40-1　用于冠突重建的桡骨头移植物。笔者倾向于将软骨面朝向滑车（版权所有：Kataoka 等[5]）

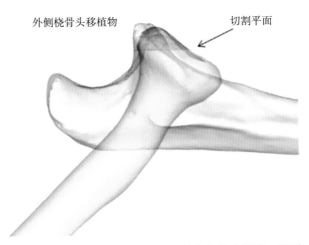

图 40-2　另一种选择是将桡骨头外侧缘指向滑车，以重建冠突的凸面（版权所有：Kataoka 等[5]）

1　全肘关节置换术会是更好的选择。
2　相对禁忌。

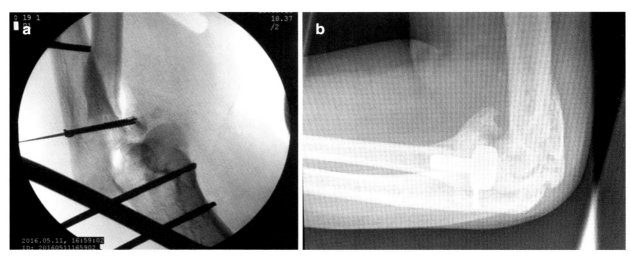

图 40-3 临床病例：桡骨头骨折块重建冠突。外伤后第 6 周，肘关节脱位，无法重建修复的桡骨头缺损。a. 术中左侧肘关节斜位 X 线片显示桡骨头重建冠突。术者将桡骨头外侧缘朝向滑车以重建冠突的凸面。冠突重建后行桡骨头置换术。b. 同一位患者术后 6 个月随访的 X 线片。患者出现异位骨化后，切除异位骨化，并松解挛缩组织。肱尺关节和肱桡关节保持复位稳定

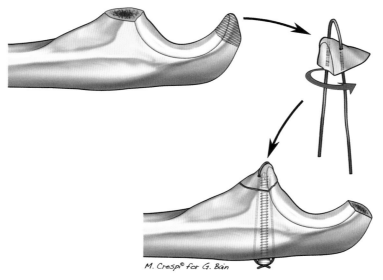

M. Cresp© for G. Bain

图 40-4 自体鹰嘴尖冠突重建技术

通过肘关节后方皮肤切口，从鹰嘴尖近端 2~3cm 至远端 1~2cm 劈开肱三头肌，以显露鹰嘴尖。根据肉眼观察和 X 线透视判断所需要鹰嘴尖骨块的大小，直径一般约 1.5cm。垂直于关节面，用直骨刀凿掉鹰嘴尖，并修复劈开的肱三头肌。

按照上述方法准备冠突骨折基底骨床，平坦的表面更容易匹配移植物的基底部。在移植物上间隔约 1cm 处用 1.0mm 钻头钻出 2 个骨隧道。

在尺骨后方间隔约 2cm 处钻出 2 个通过冠突骨折基底骨床的直径 1.5mm 的骨隧道。1 根牢固的不吸收缝合线作为"牵引缝合线"穿过移植物并加强固定。移植物的软骨面朝向滑车，缝合线通过冠突骨折基底骨床的骨隧道到尺骨近端的背侧。

当缝合线被拉紧，用口腔微型器械（或大的点状复位钳）维持移植物位置，并用 1 枚克氏针

从后向前临时固定。通过 X 线透视和肉眼观察确认移植物位置满意后，使用 1 枚 3.5mm 皮质骨拉力螺钉固定移植物，也可以使用空心螺钉固定移植物。然后，在尺骨背侧骨桥上将缝合线打结（图 40-4）。

用桡骨头或鹰嘴尖重建冠突后，按照标准方法置换切除的桡骨头，修复外侧副韧带，在 X 线透视和肉眼观察下评估和确认肘关节稳定性。

40.4　提示和技巧

后侧入路很实用，比较容易到达肘关节的内外侧和后侧，可以满足各种手术需求。

偶尔，韧带无法修复时，外科医师必须准备进行韧带重建。当需要同种异体移植时，我们发现肱三头肌腱是可靠的局部来源，特别是在截断鹰嘴尖后。

我们需要在桡骨头固定或桡骨头置换术后，以及韧带修复后，判断冠状突是否需要重建。活动肘关节，并用肉眼观察和 X 线片侧位检查肘关节的稳定性，任何角度的不稳定都需要重建冠突（软骨不可修复）。

冠突重建后，再次评估肘关节稳定性。如果仍然不稳，则外固定是可靠的应急方案。比如内固定效果不好和广泛关节囊松解需要复位固定时，可以考虑外固定支架。铰链式外固定支架和静态外固定支架都可以使用，不过我们推荐铰链式外固定支架，因为这样可以主动或被动地活动肘关节。将铰链式外固定支架活动度调整到合适范围，允许逐渐 ROM，以避免肘关节僵硬，使肘关节稳定和活动良好。

40.5　陷阱

常见的错误是低估冠突的损伤及其稳定肘关节的作用。另一个错误是高估冠突重建后固定的

稳定性。持续 X 线透视下活动肘关节并对冠突施加一定的压力以判断肘关节稳定性，从而避开这个陷阱。

移植物和骨床接触面积较大及固定稳定时，移植物可正常愈合。但是，接触面积不足、移植物太小和固定不充分，往往会导致移植物愈合失败。

40.6　术后管理、康复和重返运动

如果复位良好和固定稳定，患者需在肘关节后方佩戴塑形的夹板 3~5 天，以便伤口愈合。然后尽早将患肢置于铰链式外固定支架中，保护 ROM。我们倾向于使患者在仰卧位时进行锻炼，以避免内、外翻应力。

当内固定不稳或肘关节不稳时，建议使用外固定支架 4~6 周。鼓励早期在保护下主动和辅助 ROM。X 线片显示持续同心圆性复位时，术后第 6 周开始被动活动，术后第 12 周开始负重锻炼。术后 5~6 个月后临床表现和影像学证实愈合后，患者可以重返运动。

40.7　结果

Ring 等 [5] 报道了 13 例肘关节骨折后持续肱尺关节不稳，患者接受冠突重建、肱桡关节和外侧副韧带修复及铰链式外固定支架固定的病例。这组病例平均 MEPS 评分为 89 分，屈伸范围为 99°。并发症包括钉道感染、需要松解的挛缩和持续不稳。

Papandrea 等 [6] 报道了 21 例冠突骨折经过初始治疗后肘关节仍然不稳，平均术前时间为外伤后 11 周，患者接受冠突重建、外侧副韧带修复和外固定的病例。平均 MEPS 评分为 71 分，屈伸范围 96°。并发症发生率为 71%，包括持续脱位、半脱位、感染和挛缩。

参考文献

[1] Schneeberger AG. Coronoid process and radial head as posterolateral rotatory stabilizers of the elbow. J Bone Joint Surg Am. 2004;86A:975–82.

[2] Kalbakdij C, Saucedo JM, Barco R, Antuna SA. Treatment of the chronically subluxated elbow (persistent elbow instability). In: Tashjian RZ, editor. The unstable elbow. Cham: Springer; 2017. p. 191–202.

[3] Silveira GH, Bain GI, Eng K. Reconstruction of coronoid process using costochondral graft in a case of chronic posteromedial rotatory instability of the elbow. J Shoulder Elb Surg. 2013;22:e14–8.

[4] Kataoka T, Moritomo H, Miyake J, Murase T, Sugamoto K. Three-dimensional suitability assessment of three types of osteochondral autograft for ulnar coronoid process reconstruction. J Shoulder Elb Surg. 2014;23:143–50.

[5] Ring D, Hannouche D, Jupiter JB. Surgical treatment of persistent dislocation or subluxation of the ulnohumeral joint after fracture-dislocation of the elbow. J Hand Surg. 2004;29A:470–80.

[6] Papandrea RF, Morrey BF, O'Driscoll SW. Reconstruction for persistent instability of the elbow after coronoid fracture-dislocation. J Shoulder Elb Surg. 2007;16(1):68–77.

第 41 章　冠突重建

Gregory Bain, and Job N. Doornberg
汤继磊　译

41.1　引言

　　冠突是肘关节稳定的主要装置，复杂骨折的治疗比较棘手，手术难度较大。冠突处理不好会造成肘关节持续不稳和活动受限。针对肘关节疼痛、僵硬和不稳的治疗，绝对是骨科领域的一个挑战。

41.2　适应证 / 禁忌证

　　延迟治疗可能会导致冠突基底部骨缺损或无法被修复固定（图 41-1a~c）。如果认为冠突重建

有助于半脱位或再脱位[1]，可以考虑将鹰嘴尖[2]、桡骨头[3]或肋软骨作为移植物[4-5]（图 41-2）。也有使用同种异体骨作为移植物的病例，不过不排除被吸收的可能。而冠突假体还处于设计阶段。本部分讲述通过使用骨软骨重建冠突，以使骨愈合，从而恢复关节面和肘关节稳定的方法。

41.3　手术技巧

41.3.1　肋软骨移植

　　患者取仰卧位，分别准备好肘关节和获取肋软骨的胸部手术区域[4]。在内侧入路或通用入

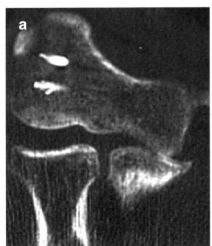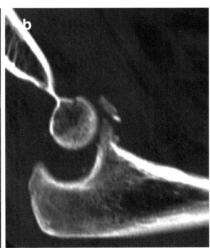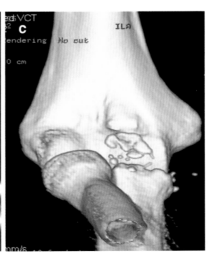

图 41-1　肘关节脱位初次切开修复失败后，修复外侧副韧带。a~c. 术后 6 个月后在门诊复查时发现肘关节持续不稳

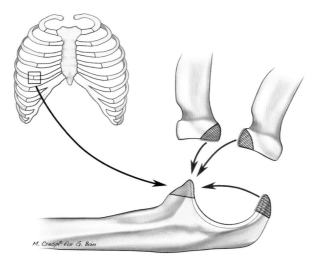

图 41-2　冠突重建供体的选择包括桡骨头、鹰嘴尖、肋骨、髂嵴和同种异体骨（版权所有：Gregory Bain 博士和 Max Crespi 博士）

路，通过桡骨头、鹰嘴和外侧副韧带断裂部位的引导，显露冠突。在冠突基底部建一个骨槽，以保护尺神经[4]。这个骨槽需要选择可精确匹配的肋软骨移植物。一般选择第 5 或第 6 肋骨的骨软骨部分，这部分大小合适，包括骨和透明软骨[4]（图 41-3a、b）。移植物骨性部分放置在尺骨骨槽内，软骨部分做成光滑连续的软骨面以匹配滑车切迹（图 41-4a~d）。将关节面之间的压力调整到合适的水平，应用克氏针提供初步固定（图 41-5）。将一枚小的万向锁定接骨板放置在克氏针上方，稳定移植物。最后，塑形软骨，以匹配冠突窝和滑车软骨面。评估内侧副韧带，必要时重建。我们发现用此方法治疗复杂病例效果较好（图 41-6a~d）。

此外，也可以把肋骨横放，上方用接骨板固定[5]（图 41-7a~g）。

41.3.2　同种异体冠突重建

同种异体冠突也可以作为供体进行冠突重建。尺骨近端根据需要塑形，以制造出合适大小的匹配移植物的接触面（图 41-8a~g）。

41.4　提示和技巧

前面描述的冠突骨折类型的病理和解剖机制可帮助我们预测相关韧带损伤，重视所有骨性和

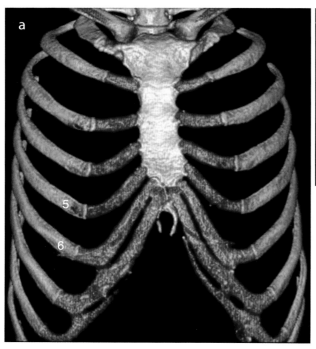

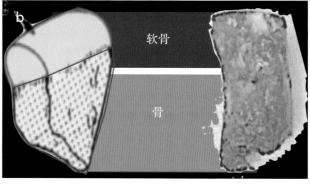

软骨

骨

图 41-3　肋软骨移植。a.获取第 5 或第 6 肋骨，包括骨和透明软骨（b）（版权所有：Gregory Bain 博士）

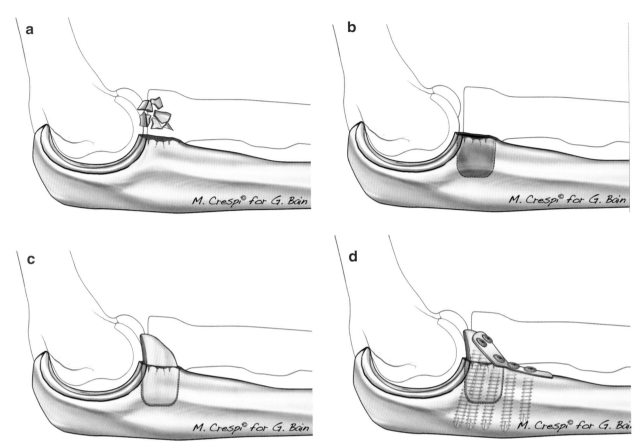

图 41-4　肋软骨移植的应用原则。a. 清理碎骨块。b. 制造容纳移植物的骨槽。c. 将移植物稳定地放入骨槽。d. 用一枚 T 型锁定接骨板固定移植物（版权所有：Gregory Bain 博士和 Max Crespi）

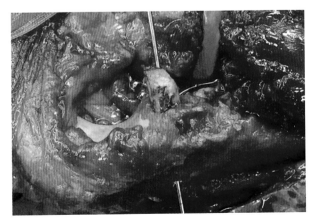

图 41-5　肋软骨移植物放置在位，用克氏针临时固定，塑形软骨和应用 T 型接骨板

韧带损伤，以获得关节稳定。在后外侧旋转损伤或后内侧内翻旋转损伤类型中，只单独（延迟）重建冠突而没有重视韧带损伤，会导致同种异体冠突重建失败。

41.4.1　陷阱、术后管理、康复和重返运动

术后 6 周内允许非负重轻柔活动，术后 6 周后逐渐进行负重锻炼，随访至骨愈合，之后可以重返运动。

41.4.2　并发症

移植物特有的并发症包括气胸、肋骨移植物骨不连、肘关节持续不稳和早期关节病。

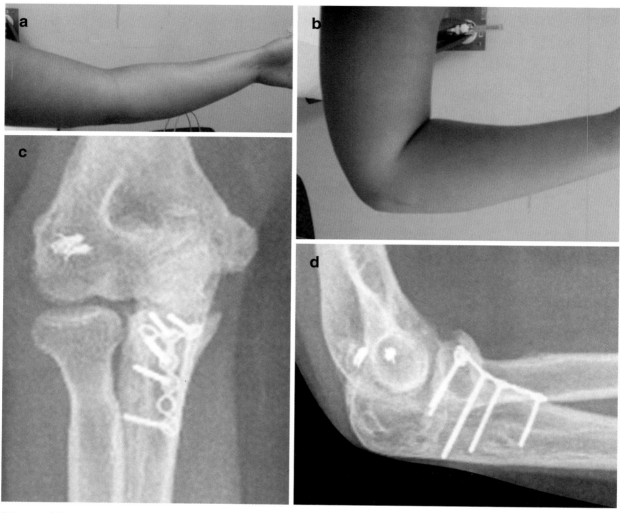

图 41-6　图 41-1 显示的病例，术后 20 个月复查。a 和 b. 肘关节无不适，保留功能活动范围。c 和 d. X 线片显示移植物复位满意和关节稳定

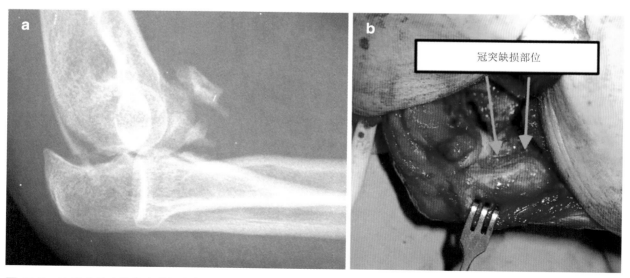

图 41-7　48 岁女性多发伤合并冠突粉碎性骨折。a. 三维 CT 显示严重的冠突粉碎性骨折。b. 于内侧入路显露清理碎骨块之后的冠突

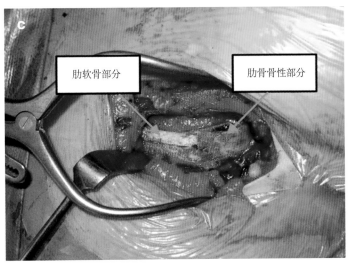

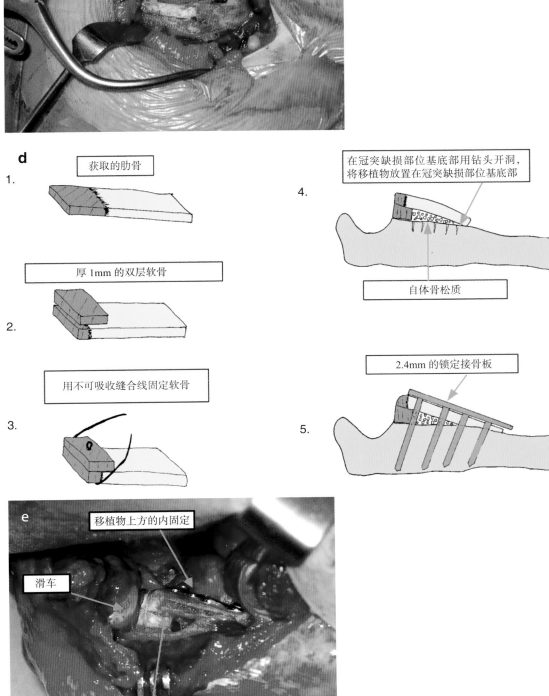

图 41-7（续）　c. "躺下" 的肋软骨移植物。d 和 e. 接骨板稳定

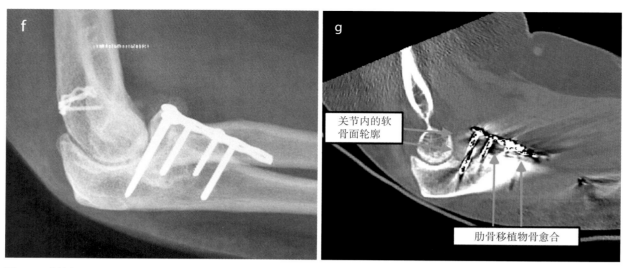

图 41-7（续）　f 和 g. 随访影像学图片（版权所有：AAOS）[5]

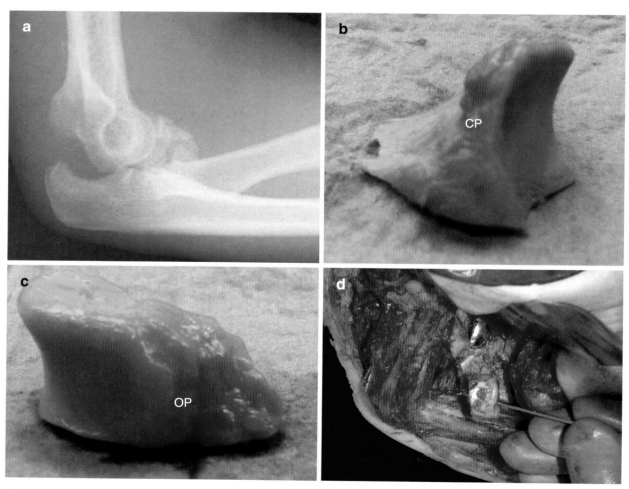

图 41-8　34 岁男性骑自行车时摔伤，冠突粉碎性骨折和桡骨头骨折。a. 侧位 X 线片显示同种异体冠突重建。b 和 c. 冠突和鹰嘴的同种异体移植

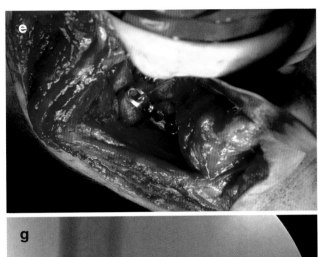

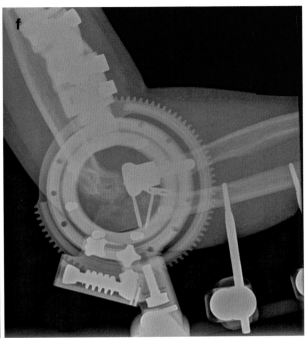

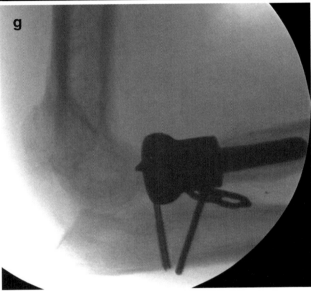

图 41-8（续） d 和 e. 将同种异体冠突放在缺损部位，用克氏针临时固定并用支撑接骨板固定。f 和 g. 外固定支架作为保护装置，在 6 周后移除。CP—冠突，OP—鹰嘴（版权所有：Hill Hastings 博士）

41.5　结果

虽然，关于此种方法的报道较少，但是如果愈合良好，关节稳定，则可以期待得到令人满意的结果[2]。

参考文献

[1] Ring D, Jupiter JB. Reconstruction of posttraumatic elbow instability. Clin Orthop Relat Res. 2000;370:44–56.

[2] Alolabi B, Gray A, Ferreira LM, Johnson JA, Athwal GS, King GJ. Reconstruction of the coronoid process using the tip of the ipsilateral olecranon. J Bone Joint Surg Am. 2014;96(7):590–6.

[3] Bellato E, Rotini R, Marinelli A, Guerra E, O'Driscoll SW. Coronoid reconstruction with an osteochondral radial head graft. J Shoulder Elb Surg. 2016;25(12):2071–7.

[4] Silveira GH, Bain GI, Eng K. Reconstruction of coronoid process using costochondral graft in a case of chronic posteromedial rotatory instability of the elbow. J Shoulder Elb Surg. 2013;22(5):e14–8.

[5] Damiani M, King GJ. Coronoid and radial head econstruction in chronic posttraumatic elbow subluxation. Instr Course Lect. 2009;58:481–93.

第十一部分

肘关节不稳 – 高级技术

第 42 章　肘关节不稳的环周移植 / 277

第 43 章　内固定器治疗肘关节不稳 / 281

第 44 章　肘关节不稳的外固定技术 / 286

第 45 章　铰链式外固定支架治疗急性肘关节损伤 / 289

第 46 章　肘关节的桥接钢板固定 / 295

第 47 章　经肱肌扣锁不可复位的桡骨头前内侧脱位 / 300

第 48 章　前臂不稳定的骨间膜重建 / 304

第 42 章　肘关节不稳的环周移植

Lawrence Camarda, Roger P. van Riet, and Gregory Bain
胡军　译

42.1　引言

对于肘关节内侧不稳和肘关节外侧不稳的患者，可以进行环周移植。与内侧重建和外侧重建相比，这种方法的主要优点在于简化了骨隧道的建立和移植物的固定的操作步骤。

42.2　适应证 / 禁忌证

适应证包括肘关节内侧不稳和肘关节外侧不稳。在特定的情况下，软组织损伤并不局限于关节的内侧或外侧，而是表现为肘关节多向不稳伴整个副韧带功能不全。患者通常表现为肘关节反复的、伴痛性的"咔嗒"声或肘关节交锁的轻度或重度肘关节不稳[1]。对于这些患者来说，单一环周肌腱移植的微创重建技术既可解决肘关节内侧和外侧不稳的问题[2]，也可用于骨折固定后存在残余不稳定的复杂骨折脱位或严重肘关节三联损伤的患者。当骨折固定和韧带修复无法恢复稳定性时，这也可以作为动态或静态外固定的替代方法。最后，在严重肘关节僵硬的情况下，存在韧带的异位骨化，需要切除异位骨化以恢复运动，但会损害韧带的功能，此时，我们可以考虑使用环周移植。

如果存在骨性结构功能不全，如冠突骨折，则禁行环周移植。在这种情况下，应当先处理骨折再行韧带重建。其他禁忌证包括年幼、广泛韧带松弛、肘关节炎和手术区处于感染活动期。此外，如果患者的精神状态不能支持术后功能康复，也应禁行环周移植[2]。

42.3　外科技术

在环周移植中，可以根据肘关节不稳的严重程度选择单环技术或双环技术[2]。大多数情况下使用单环技术，重建内侧副韧带和外侧尺侧副韧带前束，可提供足够的肘关节稳定性。而双环技术的重建更加彻底，只应用于最严重的情况。它重建了所有的 4 条韧带（外侧尺骨副韧带、后外侧关节囊、内侧副韧带前束和后束）[3]。

42.4　移植物的选择

自体肌腱移植是进行环周移植的首选方法，需选择长度大于 20cm 的相当强韧的半腱肌。此外，也可以选择异体肌腱进行移植。然而，如果不能获得同种异体移植，人工韧带增强可能是一种合理的替代选择。

42.5 手术方法

首选后正中切口，因为从该切口能够进入肘关节的内侧和外侧结构。形成全层筋膜皮瓣并牵开，以显露肘关节的内侧或外侧。

在肘关节内侧，可以使用屈肌群的肌间隙入路。暴露内上髁和内侧尺骨近端。注意可能需要游离并牵开尺神经。触及尺骨内侧的高耸结节后，清理软组织。

在肘关节外侧，选择肱桡肌和尺侧腕伸肌间的 Kocher 入路，以暴露外侧关节囊和韧带复合体，包括肱骨小头和外上髁。然后，在尺骨近侧，暴露外侧关节囊和旋后肌嵴。

42.6 单环技术

42.6.1 骨制备

在肱骨侧钻一个完整的 4.5mm 的孔。首先，从外上髁穿一根 2mm 的导丝到内上髁的前下侧。可以借助前交叉韧带钻孔导向器（图 42-1）。通过等距点确定肘关节的旋转轴。确定导丝位置后，使用 4.5mm 空心钻建立连接内侧和外侧等距点的骨隧道。

在尺骨上钻一个 4.5mm 的孔，从内侧的高耸结节通到外侧的旋后肌嵴。

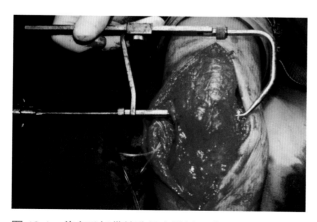

图 42-1　前交叉韧带钻孔导向器用于建立从内上髁的下侧面至外上髁的肱骨隧道

钻孔的入路用刮匙扩大，以便肌腱移植物顺利地通过。

42.6.2 移植物的移植和固定

移植物的游离端用不可吸收缝合线缝合，以便于移植物的移植和拉紧。

移植物借助过线器通过肱骨骨隧道，在内、外侧被分别用 5.5mm 的界面螺钉固定。在此阶段，应注意在内侧和外侧留下足够的肌腱长度。

然后，肌腱的两端通过尺骨骨隧道，重建内侧韧带和外侧韧带。拉紧移植物，进行一系列运动和稳定性评估。在肘关节 30°屈曲和被动旋前时，用 4mm 的界面螺钉牵拉移植物并固定在尺侧（图 42-2）。

修复旋前屈肌，关闭 Kocher 间隙（版权所有：Gregory Bain 博士和 Max Crespi 博士）。

42.7 双环技术

42.7.1 骨制备

该技术与单环技术类似（图 42-2）。但双环技术还包括内侧副韧带后束和外侧韧带复合体后束的重建。因此，需要在尺骨上制造第二个钻孔，以建立从内侧副韧带后束的附着处至旋后肌嵴的后部的骨隧道。

由于需要重建 4 条韧带，因此需要移植一个厚的半腱肌或两个腘绳肌肌腱。在这种情况下，同种异体移植成了更有吸引力的选择。

肱骨上可能需要制造一个更大的钻孔（5mm或 6mm）来适应较厚的肌腱移植。

42.7.2 移植物的移植和固定

腘绳肌移植物需通过肱骨的钻孔。然后将移植物的游离端纵向切开，形成两个大小相等的游离尾部。

一条尾部通过尺骨后钻孔，另一条尾部通过尺骨前钻孔。

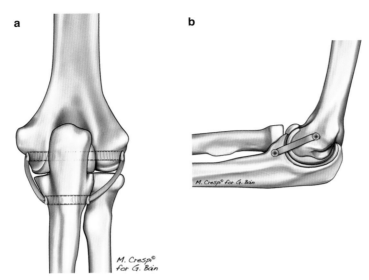

图 42-2　单环环周移植物重建时肘关节前后（a）和内侧（b）视图

肘关节在移植物紧张状态下依次通过一系列的运动和稳定性评估。在肱骨的内侧和外侧均使用两个界面螺钉将移植物固定到骨上，通常需用 5.5mm 螺钉。

用 4mm 的界面螺钉在尺侧固定移植物。

闭合方法与单环技术相同。

42.8　提示和技巧

内侧副韧带和外侧副韧带复合体的解剖插入位置应在钻孔前确定。因此，在骨完全暴露之前，应先定位残余韧带附着点。前交叉韧带钻孔导向器可以用于定位 MCL 和 LCL 的附着点，以确保肱骨骨隧道位于正确的位置。

钻孔的准备非常重要，尤其是尺骨。孔的边缘应钝化，以便肌腱通过。如果骨头坚硬，那么更应该评估这个洞的大小，以便以后插入螺钉。

细的手术钢丝有利于肌腱的通过。当插入螺钉时，如果螺钉非常紧，并且发出吱吱声，则应非常小心地推进螺钉。可加入生理盐水作为润滑剂，将螺钉向前推进半圈，然后退 1/4 圈。随后重复此步骤，直到螺钉牢牢地固定在骨头上。用于最终固定的界面螺钉直径应与钻头直径大致相同（例如，4mm 及 5.5mm）。

在移植物穿过骨隧道之前，应确认可轻松地拉紧移植物。在此阶段，肘关节必须完全复位，然后再进行单独地移植物尾端的固定。

42.9　陷阱

在尺侧应注意保护尺神经，并在两个骨隧道之间留够足够的骨桥，以防止移植物固定失败及由此导致的外科手术重建。如果挤压螺钉不能使移植物获得足够的稳定性，则考虑使用较大的螺钉或皮质固定装置，如 Endobutton。这项技术通常用于成人，但也可用于骨骼未发育成熟、症状非常严重的青少年（图 42-3）[4]。

42.10　术后管理、康复和重返运动

术后采用石膏固定肘关节，90°屈曲放置 1~2 周，前臂中立位。患者可在术中稳定性评估的基础上，在术后第 2 周时进行肘关节支具辅助下的主动和被动活动。术后 3 个月内避免内外翻应力和任何形式的负重。术后第 6~8 周可开始轻度活动，术后第 4~6 个月可恢复重度体力活动并恢复运动。

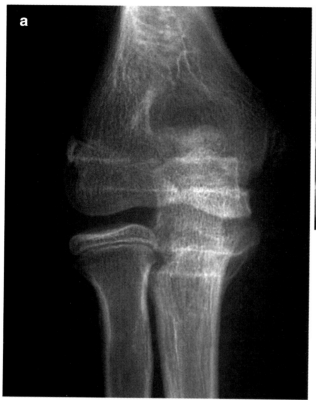
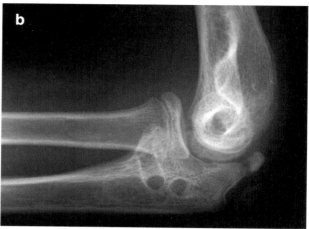

图 42-3　一例青少年临床病例的正位 X 线片（a）和侧位 X 线片（b）（版权所有：Gregory Bain 博士）

42.11　并发症

潜在的并发症包括尺神经和骨间后神经损伤。如果神经不稳定，或处于危险的基床上，建议行尺神经转位术。其他的潜在并发症包括残留的肘关节不稳、肘关节僵硬和钻孔骨折。

42.12　结果

文献中关于外侧副韧带和内侧副韧带同时重建的临床结果的数据有限 [4]。最近，Finkbone 和 O'Driscoll 报道了一个回顾性病例研究的临床结果，其中 14 名患者使用了他们的"盒子技术"[5]。在平均 64 个月的随访中，他们报道了该技术的优良的临床结果。然而，这项技术与我们在 2006 年描述的环周技术基本相同。就像环周技术首次被描述时那样，我们将继续使用最初的术语"环周（circumferential）"。

参考文献

[1] Mehta JA, Bain GI. Posterolateral rotatory instability of the elbow. J Am Acad Orthop Surg. 2004;12:405–15.

[2] van Riet RP, Bain GI, Baird R, Lim YW. Simultaneous reconstruction of medial and lateral elbow ligaments for instability using a circumferential graft. Tech Hand Up Extrem Surg. 2006;10:239–44.

[3] McGuire D, Bain GI. Medial and lateral collateral ligamnent repair or reconstruction of the elbow. Oper Tech Orthop. 2013;23:205–14.

[4] van Riet RP, Lim YW, Baird R, Bain GI. Ligamentous reconstruction of the elbow in a 13-year old using a circumferential technique. Injury Extra. 2008;39:256–9.

[5] Finkbone PR, O'Driscoll SW. Box-loop ligament recon- struction of the elbow for medial and lateral instability. J Shoulder Elb Surg. 2015;24:647–54.

第 43 章　内固定器治疗肘关节不稳

Jorge L. Orbay and Hari O. Gupta
胡军　译

43.1　适应证

当需要临时稳定肘关节时，可使用关节内稳定器（内固定器）（图 43-1），它可以提高急、慢性创伤或术后肘关节不稳的治疗效果，为肘关节的主动活动提供了初始的稳定性。一旦肘关节在骨折和（或）韧带愈合后，恢复了稳定性，就可以移除内固定器。

临床适应证如下。

- 不稳定的单纯性脱位。
- 恐怖三联征（图 43-2）。
- 不稳定的冠突骨折。
- 病态肥胖患者的肘关节不稳。
- 外侧副韧带或内侧副韧带重建。
- 广泛的关节周围软组织的松解。

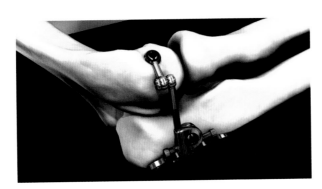

图 43-1　内固定器在骨骼模型上的演示

- 异位骨切除。

43.2　禁忌证

肱骨远端骨量少和感染是使用内固定器的禁忌证。

43.3　手术技术

43.3.1　植入

43.3.1.1　安装

在应用内固定器之前，所有被破坏的解剖结构（如桡骨头和冠突）都应被固定修复到正常状态。如果肘关节在达到可接受的伸展度（与完全伸直成 30°角）之前仍然不稳定和（或）脱位，则必须考虑使用内固定器。使用内固定器时，患者通常取仰卧位或侧卧位，并使用止血带。切口位于外上髁和鹰嘴之间。通过已知的肌肉间隙（Kaplan 间隙或 Kocher 间隙）到达肘关节。

43.3.1.2　插入轴针

第一步是定位肱尺关节的旋转轴，以便正确地插入旋转轴针（图 43-3）。旋转轴是通过在外侧面上标记肱骨小头的曲率中心来定位的，曲率中心与外侧副韧带的起点重合。在这一步中，外

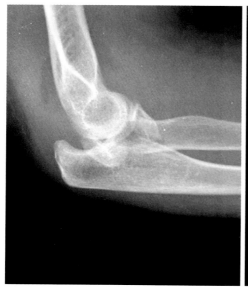
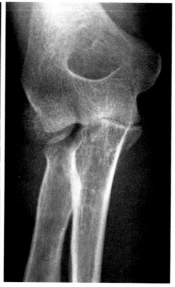

图 43-2　Ⅲ型冠突骨折伴桡骨头骨折及肘关节半脱位

上髁和肱骨小头的完全可视化非常关键。接下来，由定位内侧滑车曲率中心的一个中心导向器在内侧滑车上确定第二个点（图 43-4）。通过这两个点确定了旋转轴，并用导向器沿着旋转轴插入一枚克氏针。在肘部施加内翻应力，以便于克氏针的插入。将克氏针插入肱骨，在靠近内侧皮质的地方停止插入，并通过测量克氏针未没入骨中的长度计算其进入骨中的深度。然后，使用空心钻钻到所计算的深度，为轴针创建 2.7mm 的导向孔。

43.3.1.3　构建内固定器结构

将钢板置于尺骨近端，并用 2~3 枚 3.5mm 的螺钉固定。复位肘关节，在尺骨基板与轴鞘之间安装连接臂。为保证最佳的复位，将肱骨垂直放置。在肘部屈曲 90° 时，用尺骨抵住肱骨，将手放在无菌单上画着嘴的位置上，以消除关节处的旋转应力（图 43-5）。这个动作保证了肩部回旋肌处于平衡状态，并消除了关节上的被动扭力。然后，用固定器将所有关节都锁定，以保持关节永久复位（图 43-6）。通过 X 线透视确认肘关节

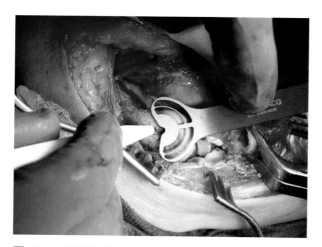

图 43-3　通过在外侧面上标记肱骨小头的曲率中心来定位肱尺关节的旋转轴，曲率中心与外侧副韧带的起点相重合

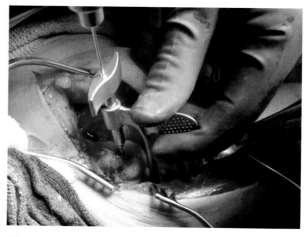

图 43-4　沿着内侧滑车的曲率中心使用中心导向器确定肱尺关节的旋转轴。通过这个导向器导管插入一根克氏针，将克氏针插入肱骨，在靠近内侧皮质时停止插入

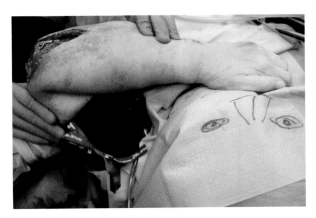

图 43-5　为保证最佳的复位，将肱骨垂直放置。在肘部弯曲 90°时，用尺骨抵住肱骨，手放在无菌单上画着嘴的位置上，以消除关节处的旋转应力

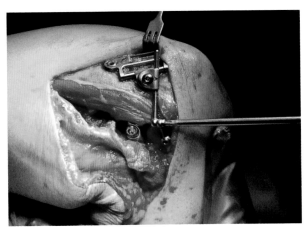

图 43-6　肘关节屈曲，关节复位，收紧并锁定所有关节，以保持关节永久复位状态

在整个活动范围内都保持在复位状态后，使用断针器，去除连接臂上突出于尺骨的多余部分。关闭切口并在 90°屈曲时包扎切口（图 43-7，43-8）。

43.3.2　移除

在初次手术的 6~8 周后移除内固定器，以便让已稳定的组织愈合并得到巩固。做两个新的小切口比用原切口更为容易。触摸外上髁，标记轴针的头部。利用 X 线透视检查，在标记区域内做切口，并移除轴针。接下来，在尺骨后方单独做一个切口，以取出螺钉、基板和连接臂。在 X 线透视下评估关节的稳定性。按常规方式缝合

和包扎切口。

43.3.3　提示和技巧

- 正确定位肱骨小头外侧的旋转中心是非常重要的。使用导向器和辨认出侧副韧带的起点有助于定位。
- 在处理桡骨头或冠突之前，应先沿旋转轴插入克氏针，以便于更好地暴露中心导向。
- 小心地在克氏针和导向孔上钻孔（前后反复逐步钻孔），这有助于保护内侧皮质。
- 将中心导向器推到肱骨内侧滑车膨大处，并定位其中心点。不要让导向器的近端靠近外侧皮质，以便于瞄准（图 43-9）。
- 必须使近端的连接臂关节的螺钉头部指向近端，以允许锁定关节。
- 在插入和拧紧轴针及连接臂关节时，使用持针器或反扭矩工具。

43.3.4　陷阱

- 当为轴鞘打孔时，不要试图徒手操作，应使用导向器以确保正确定位轴鞘。
- 放置轴鞘时，穿透肱骨内侧皮质可能损伤尺神经。
- 螺钉误穿肱尺关节或近端桡尺关节：确定正确的关节力线和进行 X 线透视，以避

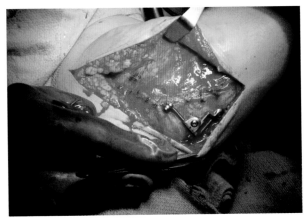

图 43-7　正确安装内固定器后，关闭深筋膜

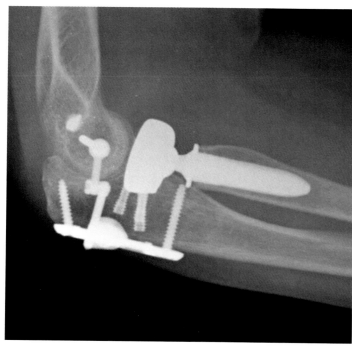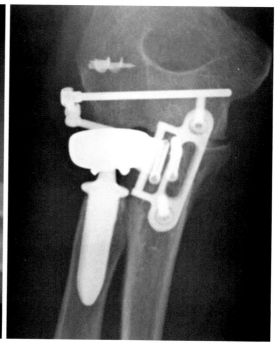

图 43-8　恐怖三联征修复术后的 X 线片。肘关节完全复位并由内固定器支撑，用无头加压螺钉固定冠突，并置换无法修复的桡骨头

免误穿。

- 冠突若不能被固定或重建，将会导致肘关节在移除植入物后再次出现不稳定。

43.3.5　术后管理、康复和重返运动

使用内固定器有助于早期康复。术后立即使用肘关节屈曲 90°包扎切口，约 1 周后去除。术后第 1 次复诊时，改用可拆卸的热塑夹板固定肘关节，并开始肘关节的屈伸运动和旋前 – 旋后运动。建议患者不要从事重物搬运活动。依据损伤的性质，在术后第 12 周时开始力量训练，术后 6 个月后可以恢复运动。

43.3.6　并发症

冠突缺损可导致肘关节持续不稳。

43.3.7　结果

在一项前瞻性多中心研究 [1] 中，23 例患者的 24 例肘关节保持同心复位。1 例患者冠突缺

损，肘关节不能保持同心复位。在这例患者的最后一次随访中，肘关节屈伸活动度为 119°，前臂旋转活动度为 151°。在类似的研究 [2-3] 中，12

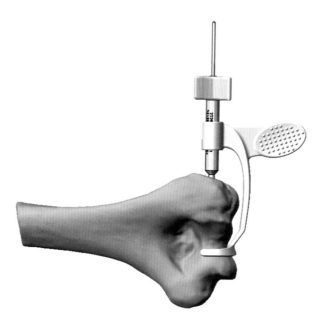

图 43-9　为了在侧面正确定位轴针的位置，将导向器推到肱骨内侧滑车膨大处，定位其中心点

例患者使用了内固定器，并且肘关节全部成功地获得了稳定。

内固定器和外固定支架都需要进行二次手术移除，但内固定器可改善患者的切口美观度，且对于患者和外科医师，内固定器相对没有那么笨重。此外，如骨折累及肱骨远端和合并有严重的开放性伤口，仍是使用外固定支架的适应证。

43.4　总结

我们认为该项技术是治疗复杂性肘关节不稳的另一个有价值的手术选择。内固定器能在维持肘关节复位和肘关节稳定性的同时，允许肘关节的早期功能活动。

参考文献

[1] Orbay JL, Ring D, Kachooei AR, Santiago-Figueroa J, Bolano L, Pirela-Cruz M, Hausman M, Papandrea RF. Multicenter trial of an internal joint stabilizer for the elbow. J Shoulder Elb Surg. 2017;26(1):125–32.

[2] Orbay JL, Mijares MR. The management of elbow instability using an internal joint stabilizer: preliminary results. Clin Orthop Relat Res. 2014;472(7):2049–60.

[3] Shukla DR, Hausman M. Surgical management of congenital elbow instability: a case report. J Shoulder Elb Surg. 2016;25:e104–9.

第 44 章　肘关节不稳的外固定技术

Alexander W. Aleem, Matthew L. Ramsey, and Joseph A. Abboud
胡军　译

44.1　引言

　　外固定在急性、慢性和复杂性肘关节不稳的治疗中至关重要[1-4]。为了保持肘关节的运动功能，外科医师往往选择铰链式外固定支架，以弥补静态外固定的不足之处。因为静态支架虽然更容易操作，但其固定螺钉易松动，故使用寿命有限。铰链式外固定支架基于人体的肱尺关节运动学机制，以期能更加接近简单铰链式关节。目前，市场上已有各种可用的铰链式外固定支架（图 44-1）。而本章将重点介绍肘关节静态外固定支架的适应证和操作方法。

44.2　适应证

- 在骨和韧带修复后仍持续不稳定的急性肘关节不稳。
- 因多发伤或躯体疾病而无法进行广泛重建的急性肘关节不稳。
- 复杂性肘关节创伤患者，在转科前需要稳定肘关节。
- 所有骨和韧带均已重建，仍有慢性持续性肘关节不稳。
- 罕见的全肘关节成形术后的慢性肘关节不稳。

44.3　手术操作（图 44-2）

　　大多数外科医师推荐放置 2 个肱骨骨针和 2 个尺骨骨针[1]。

　　最常使用的是肱骨外侧骨针。

- 基于体位，安放更容易。
- 一般最先放置。
- 使用骨针穿透双侧皮质。
- 需在开放切口下小心地放置肱骨近端外侧骨针，以避免损伤邻近的桡神经。
- 如果需要放置肱骨内侧骨针，必须行开放切口以保护尺神经。

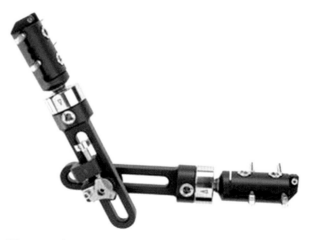

图 44-1　常用的肘关节铰链式外固定支架

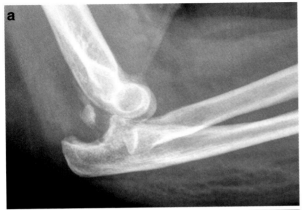

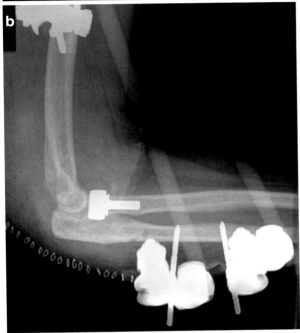

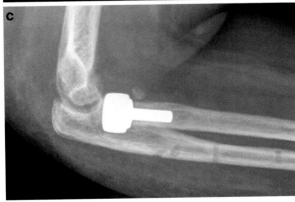

图 44-2　使用外固定治疗肘关节不稳的案例。a. 损伤的 X 线片表现。b. 术后即刻 X 线片显示的外固定情况。c. 术后最终的 X 线片

使用尺侧支架前确保肘关节已复位。

尺骨骨针的进针可为由背侧至掌侧，也可为由外侧至内侧。

- 肘关节同心复位后放置骨针。
- 半针应穿透双层皮质。

将支架固定在半针上，并使肘关节同心复位且处于稳定位置（通常为屈曲 90° 和旋前位）。

- 确保支架不过于沉重，骨针 / 支架没有突出，以使患者可以舒适地放松肘部。
  - 如果关节高度不稳定，则考虑临时使用克氏针固定关节。

44.4　提示和技巧

44.4.1　静态外固定支架

- 首先放置肱骨骨针。
- 使用外侧小切口放置肱骨近端骨针，以辨认和保护桡神经。
- 使用内侧骨针时，行开放切口以保护尺神经。
- 钻孔和插针时，应用水冲洗以防止因钻孔和插针所产生的高温引起组织坏死。
- 骨针需要穿透双层皮质，以确保骨针穿过远端皮质，从而维持足够的把持力。
  - 不推荐使用自攻针，因为不容易把控进针深度。
- 使用羟基磷灰石涂层的骨针可降低骨针松动和感染的风险。
  - 由于价格更加昂贵，如果只是短期使用，可能会获得较大的收益。
- 一般不推荐使用动态外固定支架（例如，环形固定架）进行肘关节不稳的固定，因为肘关节是非承重关节。
- 在放置尺骨骨针之前，请确保肘关节已经同心复位。
  - 尺骨骨针可由背侧插入掌侧或由外侧插入内侧。

- 在拧紧支架前，请确保肘关节已同轴心复位。

44.5 陷阱

- 神经血管结构（特别是接近肱骨外侧进针处的桡神经和接近肱骨内侧进针处的尺神经）容易受损。如担心损伤，可行小切口以显露并保护这些结构。
- 在肘关节同心复位前，外固定支架容易被拧紧和固定。
- 随着时间的推移，复位功能可能会丧失，患者应每周或每隔1周进行一次X线检查，以确保复位功能没有丧失。
- 确保支架和（或）骨针不影响肘关节进行X线检查，以明确肘关节的同心复位。
- 长时间固定可能导致肘关节僵硬，因此，应该在术后2~3周后去除骨针。持续的僵硬可能需要进行粘连部位的松解。
- 由于肘部的动态应力，骨针可能断裂，因此应严格随访和监测。
- 因骨针松动可导致骨针/骨界面发生骨质分解，故应行X线透视监测。

44.6 术后管理

需要每周进行X线检查，以确保肘关节维持在同心复位位置。肘关节固定后可能很难拍摄肘关节前后位X线片，因此有必要密切检查侧位X线片以确定复位的一致性。如果有疑问，可行CT检查。

临床医师应每天用棉签蘸取经生理盐水稀释的过氧化氢消毒针道，并嘱患者穿弹力衣以减少骨针的活动。在术后2~3周后持续进行针道冲洗，以防止移除骨针后发生肘关节深部感染。

术后，为了防止关节僵硬和骨针断裂，静态外固定支架一般会保持2~3周。骨针移除后，应根据骨和韧带的稳定性改善情况考虑何时开始运动。大多数笔者推荐术后持续使用吲哚美辛2~6周，以预防异位骨化。

44.7 已报道的结果/并发症

大多数研究报道了肘关节不稳患者使用外固定支架的结果。报道数据虽然有限，但仍然十分可贵。此类患者的并发症包括骨针的松动、针道感染、针道骨折、复发性肘关节不稳，以及神经血管损伤。

参考文献

[1] Aleem AW, Ramsey ML, Abboud JA. External fixation in the setting of elbow instability. In: Tashjian RZ, editor. The unstable elbow. Cham: Springer International Publishing; 2017.

[2] Iordens GI, Den Hartog D, Van Lieshout EM, Tuinebreijer WE, De Haan J, Patka P, et al. Good functional recovery of complex elbow dislocations treated with hinged external fixation: a multicenter prospective study. Clin Orthop Relat Res. 2015;473(4):1451–61.

[3] Jupiter JB, Ring D. Treatment of unreduced elbow dislocations with hinged external fixation. J Bone Joint Surg Am. 2002;84-A(9):1630–5.

[4] Sorensen AK, Sojbjerg JO. Treatment of persistent instability after posterior fracture-dislocation of the elbow: restoring stability and mobility by internal fixation and hinged external fixation. J Shoulder Elb Surg. 2011;20(8):1300–9.

第 45 章 铰链式外固定支架治疗急性肘关节损伤

Konrad Mader, Mark Flipsen, Elena Dobre-Sima, Sebastian Klötzer, Dominik Seybold, and Karl-Heinz Frosch
胡军 译

45.1 适应证 / 禁忌证

"肘关节固定装置"这个概念是最近 10 年提出的，用于严重肘关节创伤的稳定治疗（图 45-1，45-2[1-2]）。通常，在存在肘关节高能量损伤和骨折 – 脱位所导致的内外侧韧带复合体、关节囊和潜在的第三稳定结构（即旋前肌、旋后肌和肱肌）损伤的情况下，即使修复了骨与韧带，仍可残留肘关节不稳。由于每个个体的旋转轴存在差异，所以铰链式矫形器的应用非常有限，仅

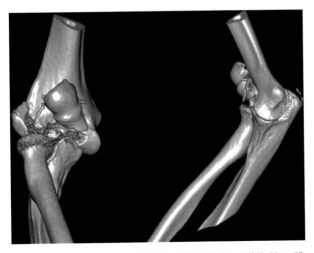

图 45-1 一名 32 岁的滑冰运动员的骨折 – 脱位的三维 CT 显示，复杂的外上髁肱骨小头 / 滑车剪切骨折、外上髁撕脱骨折和肱尺关节尺侧移位。在处理了骨和韧带的不稳定性后，该患者仍残留肘关节的持续不稳定

在周围软组织条件差时使用，因此，使用肘关节固定装置主要有如下 4 个适应证。

- 重建或修复骨和韧带的损伤后仍残留肘关节的持续不稳（图 45-3）。
- 作为复杂性肘关节不稳重建手术的保护措施。
- 手术后的肘关节不稳或再脱位。
- 作为控制损伤的初始稳定装置。

绝对禁忌证包括关节内感染或周围感染。此外，该装置不应用于依从性差的患者。最后，不熟悉该装置的操作方法可能会使患者产生严重的并发症。

45.2 手术技术

45.2.1 器材

建议外科医师术前学习固定装置制造商提供的操作手册。以下被列举的是一种最常用的铰链式外固定支架的组成部分：钻头 4.8mm，钉尾 6mm，以及螺纹 30mm 的 100/30 × 2mm 或 110/30 × 5mm 的肱骨螺钉；钻头 3.2mm，钉尾 4.5mm 的 2 × 3.5mm 尺骨螺钉；作为轴线及跨关节的临时固定的 2mm 克氏针。

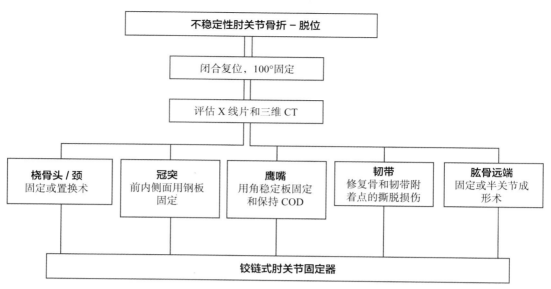

图 45-2 "肘关节固定装置"的概念流程图。COD—冠突到鹰嘴尖的距离

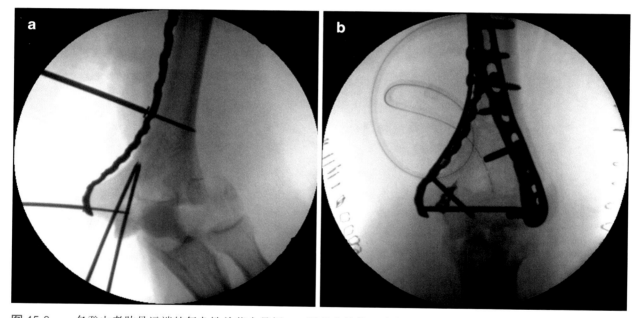

图 45-3 一名登山者肱骨远端的复杂性关节内骨折。a. 肘关节整体不稳定的 X 线透视图像。b. 内外侧韧带复合体固定后，仍存在持续的肘关节半脱位

45.2.2 克氏针定位旋转轴中心

安装外固定支架时，从手臂外侧将螺钉插入近端的肱骨和远端的尺骨。第一步，也是最为重要的一步，确认肱尺关节的旋转轴并穿入一根 2mm 的克氏针（图 45-4）。由于肘关节旋转轴在冠状面和矢状面都存在倾斜度，且倾斜度存在个体差异性，因此使得旋转轴中心的识别变得困难[1,3-4]。此时，需要使肘关节和外固定支架均

达到 120°的活动度，且不发生碰撞或机械性阻挡。患者肘关节的旋转中心应与外固定支架的机械旋转中心相匹配。调整 X 线影像增强器的位置，以获得一个准确的侧位 X 线透视图像，此时可见肱骨小头和滑车形成了一个完美的圆形。将一根 2mm 的克氏针的尖端固定在这个圆形的中心，从外侧将克氏针钻过肱骨髁。同时，为了保护尺神经，应避免穿透内上髁（图 45-5）。

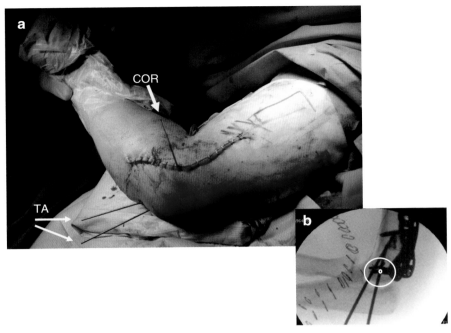

图 45-4　两根经关节的克氏针在关节解剖复位（TA）后提供临时固定。a. 第三根克氏针穿过肱骨远端旋转中心（COR）。b. 准确的侧位 X 线透视图像，肱骨小头和滑车的圆形是重合的

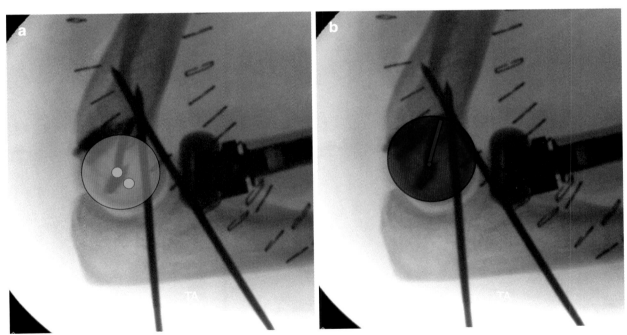

图 45-5　X 线透视图像强调了关键的步骤：铰链的机械旋转中心和肘关节的旋转中心相匹配。a. 克氏针的尖端必须位于"牛眼"的中心（中心绿圈），而平移误差会导致外固定支架出现明显的活动障碍。b. 紫色条带显示克氏针没有对准旋转轴

45.2.3　肱骨外固定支架的放置

　　将外固定支架安装在克氏针旋转轴上（图 45-6）。为了充分保护桡神经，可在侧方通过小切口置入肱骨螺钉，并使用钻头导向器以保护软组织。螺钉的最佳放置点在三角肌止点处[5]。此时，安装在该处区域的两颗肱骨螺钉都位于桡神

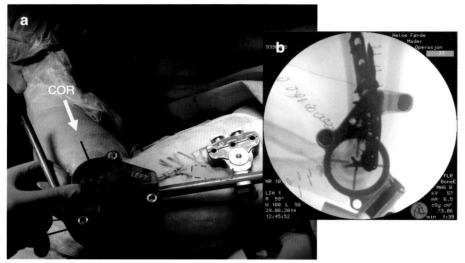

图 45-6 在克氏针旋转轴上（COR）安装外固定支架，然后安装肱骨端固定夹。a. 通过小切口置入肱骨骨针，以保护桡神经（蓝色阴影区域）。b. 在外固定支架目标区域进行 X 线透视，确定关节已完全复位，克氏针和固定支架的旋转中心重合

经的近端。螺钉应穿透两层皮质，而外固定支架与皮肤间应保留 2cm 的间隙，以适应术后的软组织肿胀。随后将肱骨支架连接器固定于碳棒上，以最大限度地减少克氏针的应力和移位。

45.2.4　完成外固定支架

从外侧将远端螺钉置入尺骨。再次以外固定装置为模板，先放置最远端的支架固定夹（图45-7）。置入远端螺钉后，在一定范围内轻柔地活动外固定支架，以检查外固定支架和肘关节的活动度。然后，置入第二颗尺骨螺钉（图 45-8）。外固定支架的安装大致需要 30 分钟。再旋开支架中央部分，以便减轻软组织肿胀，从而松开外固定支架。

在需要观察的复杂情况下，外固定支架可用于辅助维持关节的稳定性。同时保持关节的持续牵引（图 45-8）。即使是在这些复杂情况下，仍然需要强调关节重建和稳定的基本原则。

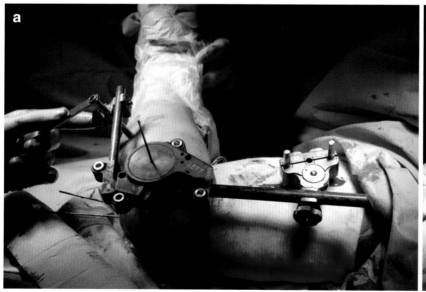
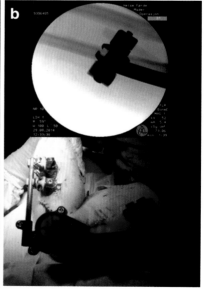

图 45-7　a. 第一颗尺骨螺钉通过直切口和螺钉导向器置入。X 线透视检查证实了螺钉在尺骨的正确位置。然后取出经关节的克氏针并活动关节。b. 如果关节活动顺畅，置入第二颗尺骨螺钉，将外固定装置在屈曲 90°时锁定

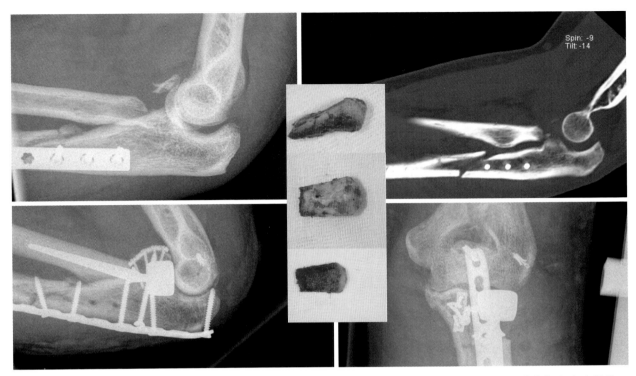

图 45-8　一名 35 岁的山地自行车运动员，肘关节长期不稳定，活动范围 0°~75°。3 次手术后，关节仍存在半脱位，伴有桡骨头切除，冠突后侧功能丧失及尺骨连续性中断。重建手术包括软组织松解、尺骨假关节再固定、桡骨头假体植入和冠突的髂骨移植重建。为了保持关节的稳定性，使用了铰链式肘关节外固定支架

45.3　提示和技巧

- 在使用固定器之前，应遵守关节重建和稳定的所有原则。
- 确保关节完全复位，然后经关节置入克氏针，以维持复位。
- 确认肱尺关节的旋转中心，并置入一根克氏针。
- 在位于旋转中心的克氏针周围构建支架。
- 使用小切口，以确保桡神经不受损伤。
- 在皮肤与外固定支架间预留 2cm 间隙，以适应肿胀的软组织。

45.4　陷阱

　　须确保肘关节完全复位，因为肘关节半脱位可导致伴有肘关节疼痛、僵硬的进展性骨关节炎。此外，经皮置入螺钉有损伤神经的风险。

45.5　术后管理、康复和重返运动

　　术后，外固定支架会固定在屈曲 90° 的位置，并持续 6~10 天，以便软组织恢复。患者术后可以立即做旋前 – 旋后运动。每周进行 3 次物理治疗。为避免肘关节异位骨化并减轻疼痛，可服用消炎镇痛药 4~6 周（每次 50mg，bid，同时进行护胃治疗），于术后第 1 日、术后第 7 日、术后第 28 日及拆除外固定支架前行影像学检查。在术后最初几周每周 3 次，随后每周 1 次，用无色消毒剂（Octenisept®, Schülke & Mayr GmbH, Norderstedt, Germany）和纱布护理螺钉固定部位。术后第 6 周时，患者可在门诊取出外固定装置，无须局部麻醉。随后，继续予以物理治疗 3 周。

45.6　并发症 [2,6]

- 螺钉部位感染。
- 肘关节持续不稳。
- 神经（桡神经、正中神经及尺神经）损伤。
- 经外固定装置部位的医源性骨折。
- 异位骨化。

45.7　结果

　　铰链式外固定支架是治疗复杂性肘关节骨折 – 脱位的有力工具。它应该在专科中心与手术、并发症监测和结构化的术后护理联合应用。在骨损伤重建和韧带损伤重建（由深到浅）后，使用这种器械会获得良好的功能。如果患者的肘关节仍旧不稳定，肘关节外固定支架可有助于改善这种情况。尽管采取了预防措施，仍有高达20% 的患者会出现异位骨化，并发生运动障碍。

参考文献

[1] Mader K, Dargel J, Gausepohl T. Fracture dislocations of the elbow: the elbow fixator concept. In: Bentley G, editor. Effort. Berlin, Heidelberg: Springer-Verlag; 2014. isbn:978-3-642-34745-0.

[2] Kloen P, Koslowsky TC, Mader K. Fractures of the olecranon, coronoid, radial head and neck. The elbow fixator concept. In: Bentley G, editor. Effort. Berlin, Heidelberg: Springer-Verlag; 2014. isbn:978-3-642-34745-0.

[3] Mader K, Gausepohl T, Heck S, Mueller L, Pennig D. Hinged elbow fixation: results from a prospective database with 950 consecutive patients. Strategies in Trauma and Limb Reconstruction (in revision) JSES 2019 (submitted).

[4] Wiggers JK, Streekstra GJ, Kloen P, Mader K, Goslings JC, Schep NW. Surgical accuracy in identifying the elbow rotation axis of fluoroscopic images. J Hand Surg. 2014;39:1141–5.

[5] Gausepohl T, Koebke J, Pennig D, Hobrecker S, Mader K. The anatomical base of unilateral external fixation in the upper limb. Injury Suppl. 2000;1:11–20.

[6] Iordens GI, Den Hartog D, van Lieshout EMM, Tuinebreijer WE, De Haan J, Patka P, Verhofstad MHJ, Schep NWL, Dutch Elbow Collaborative. Good functional recovery of complex elbow dislocations treated with hinged external fixation: a multicentre prospective study. Clin Orthop Relat Res. 2015;473:1451–61.

第 46 章　肘关节的桥接钢板固定

Graham J. W. King, George S. Athwal, and Gregory Bain
胡军　译

46.1　背景

对于复杂的肘关节骨折、脱位和骨折－脱位的处理十分具有挑战性。损伤发生后，静态的或动态的肘关节外固定作为一种常见的维持肘关节稳定性的手术方式可促进韧带和骨折愈合。但外固定支架的并发症发生率较高（11% 为主要并发症，15% 为次要并发症）[1]。最近的一系列报道表明，外固定的并发症发生率（37%）比经关节固定的并发症发生率（10%）更高[2]。最近，出现了一种可供选择的关节内固定器，但是尚没有得到广泛应用，且临床结果数据有限[2]。

46.2　适应证

笔者在肘关节持续不稳的情况下，采用桥接钢板固定，尤其是在老年、存在认知障碍和（或）肥胖的患者中，因为他们发生钉道感染和继发骨髓腔感染的风险较高。预先使用外固定支架会增加作为老年患者骨折－脱位补救措施的全肘关节成形术的感染风险。此外，这项技术不适用于瘦弱或后方软组织状况较差的患者，因为此类患者的软组织皮下钢板区域容易出现愈合不良。

46.3　手术技术

根据外科医师的判断或治疗合并损伤的要求，患者取侧卧位或手臂置于胸前的仰卧位。为避免切口直接横跨在皮下钢板上，在鹰嘴内侧或外侧做一后正中切口。骨折固定后，依据临床表现在桥接钢板固定前或固定后修复韧带，在桥接钢板固定前修复桡骨头和冠突是合适的，因为肘关节不稳常有利于显露和固定桡骨头与冠突。

分离肱三头肌，以便在肌肉深层放置钢板，同时保留鹰嘴上的大部分肱三头肌附着点。如果使用的钢板较长，或者患者较矮，则近端的桡神经有损伤的风险。因此，建议仔细分离肱三头肌并显露肱骨，以确保桡神经无损伤。需要时，可剥离鹰嘴和尺骨近端的软组织，使钢板紧贴骨皮质，因为此区域钢板外突的问题最严重。

我们通常使用 4.5mm 的窄 LC-DCP 锁定钢板进行肘关节上、下 8 层皮质的固定。对于体重较轻的患者，由于皮下组织较少，可选用小的、3.5mm 的钢板和外固定夹板。钢板的外形与尺骨近端轮廓相匹配是十分重要的，而对于肱骨侧的精准匹配的要求则没有那么严格。建议使用锁定钢板，以减少在固定钢板时肘关节半脱位的可能。如果使用非锁定钢板，则其外形与骨的解剖形态不能很好地匹配，常会导致肘部的移位。

将 10~14 孔的钢板弯曲至 90°，以确保有足够多的螺钉可以被安装至尺骨和肱骨。钢板尺侧部分的外形依照正常尺骨的近端背侧角进行预弯，弯曲角度一般为 5°，但这一角度存在高度变异 [3]。用 X 线透视检查肘部的复位情况和钢板外形的贴合情况。尺骨螺钉要透过双层皮质。偏心钻孔可能导致骨折。钢板的尺侧固定后，在

确保桡神经没有被压在钢板下或不会被钻头损伤的情况下安装肱骨侧螺钉。

X 线透视下确认螺钉长度和肘关节的复位情况。依次修复韧带，闭合肱三头肌间隙。通过修复尺侧腕伸肌和尺侧腕屈肌的筋膜，可以将钢板覆盖到尺骨远端。位于尺骨近端和鹰嘴的钢板靠近皮下。需要仔细缝合皮下组织和皮肤，以确保钢板得到良好的覆盖（图 46-1）。

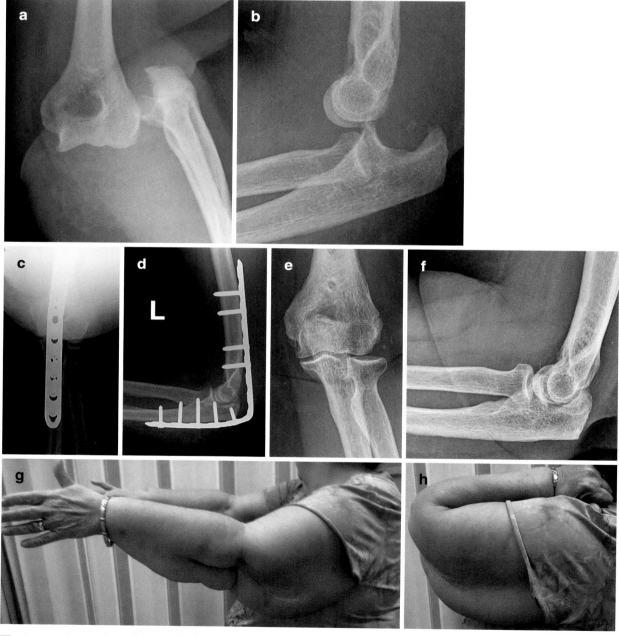

图 46-1　一名 67 岁妇女持续性肘关节不稳。a. 脱位最初。b. 脱位 3 周后，2 次闭合复位后仍然持续不稳定。c 和 d. X 线片显示，经桥接钢板固定和外侧韧带修复后，肘关节复位良好。e~h. 术后 3 年后取出钢板并行后方关节囊切除术，此时肘关节稳定，运动功能正常

术后，使用一块大且柔软的敷料，以确保鹰嘴覆盖良好。如果要使用辅助夹板，应将玻璃纤维夹板安放在肘关节前方，避免对肘关节后方产生直接压迫。在术后早期，鼓励患者进行肩关节、前臂、腕关节和手的活动，从而避免关节僵硬。

依据骨折和关节的稳定情况，通常在术后 4~8 周取出桥接钢板。打开后方切口，分离钢板上方的肱三头肌。仔细保护桡神经，尤其是最初手术时在近端已看见桡神经的情况。取出螺钉，评估肘关节的稳定性。若肘关节仍不稳定，则需重新放置钢板。可通过肱三头肌入路切除肘关节的后方关节囊，以改善肘关节的屈曲功能。应小心锻炼肘关节，以逐渐改善其伸展功能，且锻炼时应谨慎，避免再次出现肘关节不稳或钉道骨折。同时，可通过夹板治疗恢复运动功能（图 46-1）。

46.4　结果

目前，Neuhaus 等报道，仅有一个在术后取得了良好结果的病例，该患者有亚急性肘关节脱位，采取了韧带修复和 3.5mm LC-DCP 桥接钢板的固定处理[4]。术后 4 周后取下桥接钢板时，患者的肘关节屈曲完全恢复，仅有 20°的屈曲挛缩。

迄今为止，我们有限的经验证明，并发症的发生率很低。我们尚未发现存在尺骨伤口裂开的问题，并且将这项技术主要用于肥胖患者。我们有一例跌倒后致尺骨骨折的病例，在这例病例中，螺钉偏心穿过了骨皮质层（图 46-2）。单皮质骨螺钉被认为可以降低骨折风险。我们一直认为，桥接钢板固定系统在处理持续不稳定的肘关节方面有其独特作用，尤其在肥胖患者和老年患者中，因为这些患者使用外固定支架会有更高的并发症发生率。关节内固定装置的出现，将来可能会减少对桥接钢板固定的需求。

46.5　采用 Masquelet 技术的桥接钢板

介绍一个我们使用了 Masquelet 技术来重建骨性缺损，并用桥接钢板来维持中立状态的病例。一名在高速公路骑摩托车时发生事故的 19 岁男性患者，入院时肘关节由一静态外固定支架固定，伴有皮肤、软组织和近端尺骨的大量缺损（图 46-3a、b）。外科医师对伤口进行了广泛清创，并使用了桥接钢板。采用 Masquelet 技术，使用抗生素骨水泥填充尺骨缺损处[5]（图 46-3c~e）。当骨水泥硬化时，用手术刀切除骨水泥，松开螺钉使其不附着骨水泥（图 46-3c~e），并用背阔肌游离皮瓣覆盖创面。

术后 8 周后，重新打开伤口，去除骨水泥，将网状骨松质移植到尺骨缺损处。小心保留骨水泥周围形成的骨膜，以使移植物上形成血管。一旦骨缺损处愈合，即去除桥接钢板。

46.5.1　技巧和注意事项
- 清理用于放置骨水泥和骨移植物的基床，直到能见到健康的血管组织。
- 在骨水泥拉丝期时注入，以避免骨水泥进入关节内或神经周围。
- 小心去除骨水泥以保护骨膜。

46.5.2　总结
桥接钢板和 Masquelet 技术都是不断发展的技术。然而，在骨缺损处填补骨水泥，随后去除骨水泥。用骨移植物替换的理念是基本原则。需要保护好骨水泥周围形成的骨膜，因为它是新生骨骨膜形成的关键。

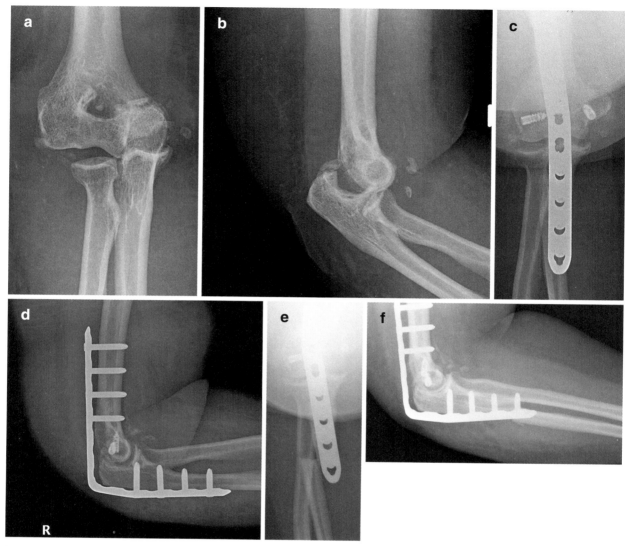

图 46-2　一名 46 岁女性患者持续性肘关节不稳。a 和 b. 肘关节内侧脱位闭合复位后 2 周仍持续半脱位。c 和 d. 桥接钢板固定和外侧韧带修复后 6 周 X 线片显示肘关节完全复位。e 和 f. 在桥接钢板固定后 8 周，患者跌倒并在远端螺钉钉道处出现骨折。桥接钢板被拆除，尺骨用钢板重新固定

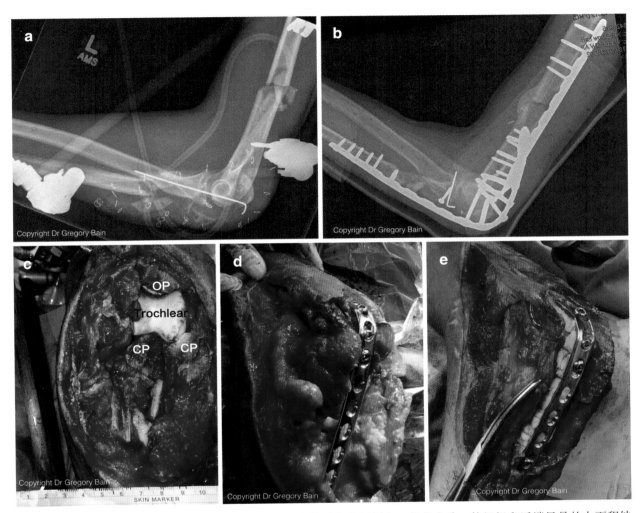

图 46-3　一名外院转来的 19 岁男性患者，肘部用静态外固定装置固定，伴有皮肤、软组织和近端尺骨的大面积缺损。a 和 b. 只剩下部分鹰嘴和冠突。c 和 d. 清创后使用桥接钢板固定。用骨块间螺钉固定冠突，克氏针固定桡骨头。Trochlear—滑车，OP—鹰嘴，CP—冠突。e. 用骨水泥填充尺骨缺损处。术后 1~2 个月后取出骨水泥，用网状骨松质移植填充（版权所有：Gregory Bain）

参考文献

[1] Neuhaus V, Alqueza A, Mudgal CS. Open reduction and temporary internal fixation of a subacute elbow dislocation. J Hand Surg Am. 2012;37(5):1011–4.

[2] Orbay JL, Ring D, Kachooei AR, Santiago-Figueroa J, Bolano L, Pirela-Cruz M, et al. Multicenter trial of an internal joint stabilizer for the elbow. J Shoulder Elb Surg. 2017;26(1):125–

32. https://doi.org/10.1016/j.jse.2016.09.023.

[3] Rouleau DM, Faber KJ, Athwal GS. The proximal ulna dorsal angulation: a radiographic study. J Shoulder Elb Surg. 2010;19(1):26–30.

[4] Cheung EV, O'Driscoll SW, Morrey BF. Complications of hinged external fixators of the elbow. J Shoulder Elb Surg. 2008;17(3):447–53. https://doi.org/10.1016/j.jse.2007.10.006.

[5] Micev AJ. Masquelet technique for treatment of segmental bone loss in the upper extremity. J Hand Surg. 2015;40(3):593–8.

第 47 章　经肱肌扣锁不可复位的桡骨头前内侧脱位

Shawn W. O'Driscoll, Maegan N. Shields, Christopher L. Camp,and Gregory Bain
胡军　译

47.1　引言

单纯性桡骨头前内侧脱位通常表现为慢性不可复位性脱位（图 47-1）。尽管有人认为它可能是先天性脱位，但过去几年的经验使我们确信，无论是急性的还是慢性的桡骨头前内侧脱位，都是一种严重的肘关节损伤。

最近，我们描述了在体操运动中侧手翻时桡骨头发生前脱位的损伤机制[1]。在轴向载荷的作用下，肘关节过度伸展，可能在肘关节处有一定程度的旋转扭矩，导致桡骨头向前内侧移位，从

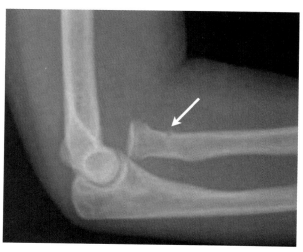

图 47-1　侧位 X 线片显示桡骨头前脱位。箭头标示由前方关节囊撕裂导致的桡骨颈微小缺损

而破坏了环状韧带。由于骨间膜将桡骨束缚在尺骨上，因此，当前臂旋前时，桡骨头向内侧翻转，而我们则将这些脱位称为前内侧脱位，而不是前侧脱位。发生这种前内侧脱位时，桡骨头位于肱肌的内侧和前方。当肘关节屈曲时，肱肌会阻碍桡骨头的复位，并滑到桡骨颈水平。外科医师可能会本能地用拇指将桡骨头复位到乙状切迹中。肘关节屈曲 90°时，肱肌不会绷紧，桡骨头可能会复位到乙状切迹处。当肘部伸展时，即使只是伸展至 45°，肱肌也会绷紧，并将桡骨头顶出使其再次脱位。

一项由 Leonello 等进行的解剖研究显示，肱肌有 2 个截然不同的头部，大的叫浅头，为一个插入尺骨结节的粗圆形肌腱，小的叫深头，呈扇形，直接插入冠突并伴有广泛腱膜（图 47-2）[2]。浅头的形状类似于肱二头肌肌腱，而深头则是一块"前肘肌"（请参见解剖学章节）。粗绳状的浅头肌腱非常结实，被腱膜所包裹。由于深头是伴有腱膜的肌肉，因此可能会发生挫伤，易发生异位骨化。

我们在一例儿童急性肘关节损伤中证实了这一机制，随后，在患有慢性桡骨头前脱位的儿童和成人及一名孟氏骨折－脱位的成年患者中发现了相同的机制。很多病例报道，慢性前脱

位也无法进行复位，即使进行切开复位也是如此，其机制与肱肌阻碍桡骨头复位的机制相一致[1]。部分笔者报道了因肱二头肌肌腱缠住了桡骨颈，导致桡骨头前脱位不能复位[3-4]。这些资深笔者最初被欺骗了，直到确定桡骨粗隆是正常的，并且中间的肌腱附着在尺骨上。既往的报告也提示桡骨头脱位受到环状韧带、前方关节囊、肱二头肌肌腱和肱肌的干扰[4-5]。最常见的情况是伴有肱二头肌肌腱插入的桡骨头脱位，我们认同 Cates 等人的观点，肱二头肌肌腱常被误认为是肱肌肌腱[5]。

我们在尸体解剖中发现，过度伸展和内旋易使桡骨头在肱肌外侧缘的肌腱前内侧脱位。Cates 等人通过实验证实了这一损伤机制[5]。

尚未见到这种情况的诊断性影像学证据的报道。然而，根据我们的经验，MRI、超声或 CT 检查可能有助于这种情况的诊断。通过轴向 MRI 或 CT 图像，可以观察到从肱骨部至肘部方向，正常肱肌的外缘开始转向内侧并接入尺骨的附着点。肱肌的外缘在桡骨头中心的内侧。脱位的桡骨头位于乙状切迹的前内侧，而肱肌的外缘则仍位于桡骨头的外侧（图 47-3）。在前后位 X 线片上，桡骨颈侧面的肱肌椭圆形软组织轮廓影是提示存在肘关节异常的特殊表现。

47.2　治疗方案

47.2.1　闭合复位

虽然非手术（闭合）复位不常见，但基于我们目前的理解和在尸体解剖中学到的知识，我们假设如下，在患者处于麻醉时，轻柔地重建最初的损伤机制，即将肘部置于旋后位并将其过度伸展，从而使卡住的肱肌松开。肘部屈曲，并进行 X 线透视检查，以确保在屈曲 45°时桡骨头仍然维持复位。

标准位透视法也用于评估桡骨头的稳定性。如果复位不一致，则表示需要进行切开复位。

适应证：无明显的关节内阻碍复位的因素，不能闭合复位的桡骨头前内侧脱位。我们建议在闭合复位或开放复位之前进行 CT 或 MRI 检查，以确定肱肌是否阻碍了复位。

禁忌证：依据最新发现，在患者存在放射学异常，但无严重症状的情况下，最好进行非手术治疗。

47.3　手术技术

急性损伤：患者取仰卧位，将手臂置于搁手台上，在肘关节外侧做一个切口，以显露深筋

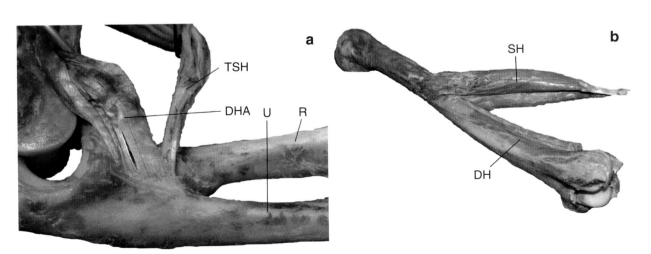

图 47-2　肱肌。a. 肱肌走形内侧视图。b. 肱肌外侧视图，显示分离后两个头的走向。TSH—浅头肌腱，DHA—深头腱膜，U—尺骨，R—桡骨，SH—浅头，DH—深头

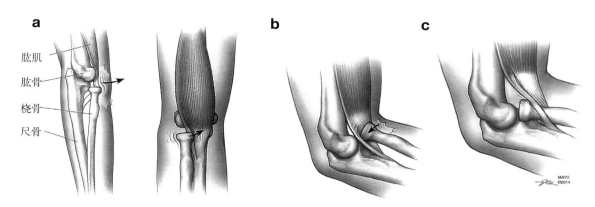

图 47-3 肘关节过度伸展时，桡骨头脱位于肱肌前（a），肘关节屈曲旋转时，桡骨头穿入肱肌（b），并被肌腱外侧卡压，阻碍复位（c）（版权所有：Mayo Foundation）

膜。然后，确定受伤区域，利用这一点来确定肱肌和桡骨头。切开 LCL 尺侧前方的关节囊，暴露出肱骨小头和桡骨头的常规解剖部位。此时，可能会发现严重损伤的软组织，包括从桡骨剥离的关节囊，以及从乙状切迹前部和（或）后部附着处断裂或撕裂的环状韧带。

将桡骨头和桡骨颈显露至肱二头肌粗隆水平。肱肌浅头因包裹着桡骨颈，故一开始可能被认为是肱二头肌肌腱。此时，过度伸展肘部，以使桡骨颈周围的肱肌复位。

复位后，测试轴向稳定性。识别环状韧带并修复，或使用带线锚钉将其重新固定到桡切迹。必要时修复外侧副韧带复合体的所有损伤。常规关闭深部和浅部组织。

陈旧性损伤：在关节外侧的软组织可能已经愈合的情况下，很难找到损伤区，并且探查时有损伤桡神经的风险。建议采用常规的桡神经入路，以确保桡神经安全。然后显露肘关节前方、肱二头肌肌腱、肱肌和前方关节囊。再进行关节切开术，复位肱肌，并清除可能阻碍复位的肉芽组织。肱肌和关节囊可能会有严重的瘢痕，以至于难以松解。复位桡骨头，并修复关节囊及环状韧带。

47.4 提示和技巧

- 对所有桡骨头前脱位的患者都要怀疑这一损伤机制，包括孟氏骨折患者。
- 用 MRI 或超声评估前内侧脱位的桡骨头。
- 抬高伸肌腱，以暴露并保护桡神经。
- 若需更多地暴露，可从髁上嵴和关节囊松解桡侧腕长伸肌。
- 如果已经开始愈合，则撕脱的环状韧带可能已经附着到桡骨颈，导致桡骨头前内侧半脱位伴旋前。

47.5 陷阱

- 显露桡骨头、桡骨颈时注意桡神经。
- 桡骨头的持续不稳。
- 异位骨化可导致骨连接。我们怀疑这是一种神经源性机制，因为脱位的桡骨头可能会刺激桡神经，从而导致软组织骨化。
- 通过比较双侧前臂 X 线片来排除隐匿的尺骨孟氏骨折。

47.6　术后管理、康复和重返运动

用软敷料和肘后侧石膏托固定 2~4 天，然后在可移动夹板的保护下进行 30°范围内的关节活动练习。恢复运动是在术后第 3~6 个月时，关节稳定后开始的。

47.7　并发症

早期复位是预防慢性桡骨头脱位可能产生的后遗症的关键。进展性疼痛、关节僵直、神经病变、近端桡尺发育不良、异位骨化和创伤后关节炎已在文献[1]中记录。切开复位时需要对桡神经进行特殊保护，而修复后仍有可能存在持续的不稳定。在这两份报告中，切开复位效果良好，肘关节活动几乎不受限且无疼痛[1,5]。初始损伤后的异位骨化可能会降低最终的关节活动度。

因为考虑到单纯性肱桡关节脱位较为罕见，所以仔细评估并排除其他骨折和韧带损伤是很重要的。

47.8　预后

这是一种罕见的损伤，目前还不完全清楚。需要注意的是，桡骨头的前脱位涉及骨间后神经和桡神经浅支的基床。桡神经穿过旋后肌的头部，而旋后肌将桡神经拉向桡骨颈。所以桡神经麻痹可能与以下原因有关。

（1）初始损伤。

（2）神经被重置，因此它有可能在自动复位或闭合复位时被带牵拉损伤。

（3）在手术过程中，神经将靠近脱位的桡骨头，有医源性损伤的危险。

肘关节确实可能存在持续的不稳定。在急性期，撕裂的关节囊、环状韧带、肱肌或骨折片都可能会介入。此外，稳定性也可能受到乙状切迹边缘骨折、环状韧带再次撕裂或桡骨头软骨骨折的影响。在亚急性期，需要移除乙状切迹内的肉芽组织以便关节复位。在后期，肘部出现了继发性的变化，如桡骨头变成圆形、软组织挛缩和异位骨化。

参考文献

[1] Camp CL, O'Driscoll SW. Transbrachialis buttonholing of the radial head as a cause for irreducible radiocapitellar dislocation: a case report. J Pediatr Orthop. 2015;35(7):e67–71.

[2] Leonello DT, et al. Brachialis muscle anatomy. A study in cadavers. J Bone Joint Surg Am. 2007;89(6):1293–7.

[3] Climent-Peris VJ, Sirera-Vercher J, Sanz-Amaro MD. Irreducible anteromedial dislocation of radial head with biceps tendon interposition. Case Rep Orthop. 2016;2016:5812353.

[4] Upasani VV, et al. Anteromedial radial head fracture-dislocation associated with a transposed biceps tendon: a case report. J Shoulder Elb Surg. 2011;20(4):E14–8.

[5] Cates RA, Steinmann SP, Adams JE. Irreducible anteromedial radial head dislocation caused by the brachialis tendon: a case report. J Shoulder Elb Surg. 2016;25(8):e232–5.

第 48 章　前臂不稳定的骨间膜重建

Adam C. Watts
胡军　译

48.1　引言

前臂是双髁关节，髁间包含十字韧带（图 48-1）。因为前臂的运动为手部提供了充分的旋前和旋后范围，所以灵长类动物的上肢比其他动物的上肢更灵活。近端桡尺关节由桡骨头和尺骨近端的乙状切迹构成，尺骨头和远端桡骨乙状切迹构成远端桡尺关节。桡骨通过 IOM 坚韧的中央密集体（CC）悬吊在尺骨上，围绕固定的尺骨干旋转，近端由环状韧带和近端斜行 IOM 纤维控制，远端由桡尺韧带和远端斜行 IOM 纤维控制。CC 斜行于伸肌和屈肌之间，自尺骨茎突近端约 6cm 处的尺骨桡侧缘走行至距桡骨茎突约 12cm 的桡骨尺侧缘[1]。CC 将桡骨悬吊在尺骨上并使二者被束缚在一起，通过近端桡尺关节和远端桡尺关节平衡传导力量。突然高能量的前臂轴向负荷会使前臂 IOM 撕裂，并通常伴有桡骨头骨折。1951 年，Peter Essex-Lopresti 发表了两例这种损伤类型的报告，并引用了来自爱丁堡的 Curr 和 Coe 的一份较早的报告（1946），报告中提到他们发现这种损伤将导致 IOM 的破坏[2-3]。德国科隆的 L Muller 教授最近的研究（私人信件）提出，损伤从 CC 远端前臂 IOM 的破坏开始，然后依次是桡骨头骨折、CC 破裂和远端桡尺关节破坏。以上损伤部位构成了前臂不稳定的范围。

根据前臂不稳定的方向、是否可以复位和是否合并关节疾病，可以对损伤进行分类（表 48-1）。假性不稳定，多数由无 IOM 损伤的桡骨头切除或骨折引起，易与纵向不稳定相混淆，因为即使 CC 完好无损，桡骨近端也可移动 2.7mm（图 48-2）。这不是用 CC 重建治疗，而是用桡骨头内固定或置换。这是由于 CC 失去了与肱桡关节的接触，基于前臂的"方盒"理论，桡骨干和桡骨头形成的"L"形，通过 CC 悬吊和由尺骨干和尺骨头构成的另一个"L"形构成一个"方盒"。如果桡骨"L"形的短臂（桡骨头）被切除，那么长臂就会向尺骨塌陷，向近端移位并悬吊在 CC 上（图 48-3）。这导致了桡侧明显地缩短。然而，如果桡骨头重建修复，桡骨就会回到受伤前的位置。

真正的 Essex-Lopresti 损伤表现为从单纯性纵向不稳定转变为纵向合并矢状面不稳定，再到不稳定合并关节病变。

创伤性纵向不稳定的传统治疗方法是固定或更换桡骨头，通过使用两根 2mm 克氏针在桡尺关节的近端进行穿桡骨和尺骨的全部 4 个皮质层固定，如此，若针在尺桡骨之间断裂，可方便取

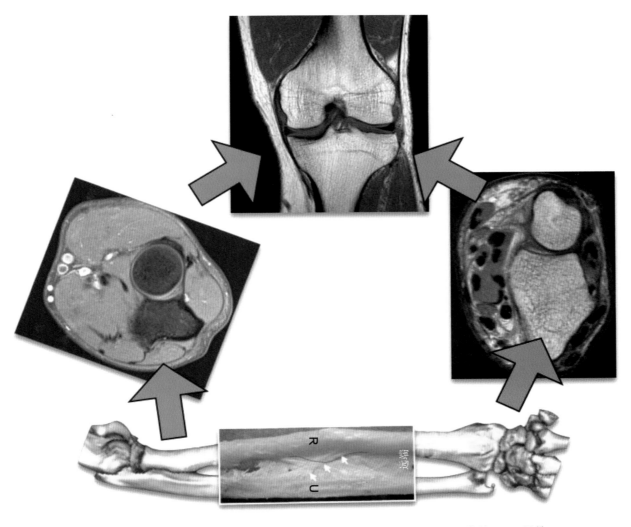

图 48-1　前臂关节由 2 个髁关节和 1 个髁间的十字韧带组成，结构类似于膝关节。R—桡骨，U—尺骨

表 48-1　核心技术及基本原理

核心技术	基本原理
通过超声和 X 线透视评估 IOM 的完整性	最好通过实时成像来评估动态不稳定性。不能复位的桡骨脱位可能需要额外的手术
考虑可能需要的额外程序	如果之后需要缩短尺骨，那么需要在尺骨骨隧道远端留下足够的尺骨
辨认尺骨和桡骨的 CC 的起点和止点	精准定位的骨隧道将提供更加准确的解剖重建
助手在手部做纵向牵引，保持肘部屈曲 90° 和前臂中立位的旋转，在肱骨做对抗牵引	复位桡骨，以便于使其悬吊在尺骨上，从而确保移植物具有适当的张力
在尺骨上的纽扣构建两个锁缝结	当一个锁缝结被固定后，通过纵向牵引打结另外一个锁缝线，可以确保产生一个强有力的四线修复并维持移植物固定时的最大张力
仔细评估 CC 重建后的远端桡尺关节的稳定性	Essex-Lopresti 损伤是一系列不稳定的病变，在最极端的情况下会出现远端桡尺关节的矢状位不稳定，必须加以处理，以避免"剪切"桡骨和尺骨

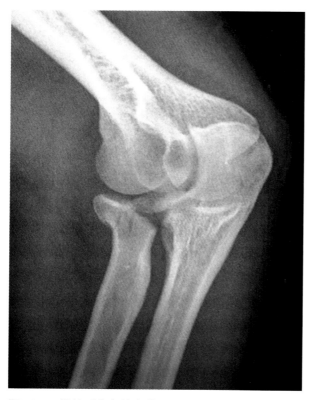

图 48-2　假性不稳定是由单纯性桡骨头骨折导致的桡骨近端移位的表现，这种移位导致肱桡关节联系的丢失及桡骨近端和尺骨近端的靠近

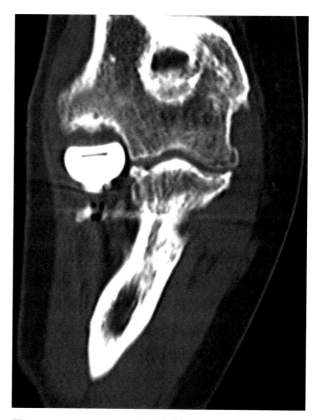

图 48-4　Essex-Lopresti 损伤的传统治疗方法失败，原因是置换的桡骨头侵入肱骨小头

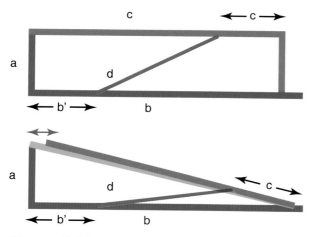

图 48-3　前臂的"方盒"概念可以解释假性不稳定中出现的一些移位现象

出。然而，在去除克氏针后，随着时间的推移，桡骨仍有继续向近端移动的趋势。这将导致桡骨头固定失败或桡骨头在关节成形术后松动、脱位

或侵犯肱骨小头（图 48-4）。持续的桡骨近端移位将使腕部产生痛性尺骨腕骨撞击。

　　许多患者将经历桡骨头切除、尺骨短缩截骨术和翻修桡骨头置换术等手术，并被进一步地将尺骨缩短，以解决不断移位的桡骨可能造成的进展性疼痛。通常，将单骨前臂成形术作为挽救性手术，以尝试恢复稳定性并减轻疼痛，但代价是丧失前臂旋转功能。

48.2　基本原理

　　传统的治疗方法并不成功，是因为人们没有处理好 Essex-Lopresti 损伤中的软组织部分。虽然前臂骨间膜可能会出现瘢痕，但瘢痕不像韧带那样，在持续负荷下被拉伸并不断地引起桡骨近端移位。下文描述了一些处理 Essex-Lopresti 损

伤中的软组织部分的方法。当 CC 在骨骺处撕脱时，有可能可以直接修复，但大多数损伤被认为是 CC 中部撕裂。肌腱移植术后会出现塑性变形。有报道表明，骨 – 髌腱 – 骨移植具有良好的效果，但它是易碎的、非解剖型的，并且存在较高的供区发病率。

重建的目的是减轻桡骨纵向不稳定的疼痛，同时保留前臂的运动功能，通过解剖复位 IOM 的 CC，构建稳定、强大、持久的结构[4]。下面的技术满足了这些要求：用 Endobutton（Smith 和 Nephew）经骨隧道将 IOM 的 CC 固定在桡骨和尺骨[5] 的足印区。

48.3　适应证

急性或慢性纵向前臂不稳定，伴前臂高能量损伤导致 IOM 的 CC 功能不全所引起的肘关节和腕关节疼痛的患者，可有下列症状之一。

- 桡骨头骨折，伴有桡骨颈与肱骨小头接触，但肱尺关节稳定。
- 超声显示，在尺桡骨掌侧施压，可在前臂中央密集区见到屈肌群肌疝，同时出现尺桡骨分离（图 48-5）。
- X 线透视下，手动纵向拉伸和压缩前臂（推拉试验）时，出现桡骨异常移位（>5mm）。
- 在接骨或行置换术时，用持骨钳夹住桡骨颈向外拉，桡骨颈异常侧向移位（操纵杆动作）。

MRI 检查发现在 IOM 周围有血肿的迹象时并不能诊断 CC 的功能不全，因为实验室研究表明，在 CC 损伤之前，低能量损伤就可以引起 IOM 的非功能部分撕裂，导致 IOM 周围有血肿而无 CC 功能的丧失（图 48-6）。而 IOM 重建技术旨在重建 IOM，使其与正常 IOM 相似（图 48-7）。

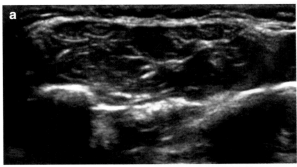
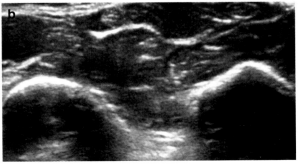

图 48-5　超声图像显示，完整的 CC（a）为连接桡骨与尺骨的白线，破裂的 CC（b），CC 显示不清，在掌侧施加压力，桡骨与尺骨出现分离

48.4　禁忌证

以下为相对禁忌证。

- 近端桡尺关节和远端桡尺关节的矢状面不稳定，如桡骨剪切尺骨。此时，可能需要额外进行远端桡尺关节稳定手术。
- 对于远端桡尺关节或近端桡尺关节的痛性关节病，可能需要行关节成形术。
- 可能需要在 IOM 重建前进行动态牵引以固定桡骨近端移位，否则重建 IOM 时需要同时进行尺骨短缩截骨术和肱骨小头切除术。

当有感染、尺骨或桡骨不愈合、并发肢体复杂性区域疼痛综合征或严重的危及手或手臂功能的神经损伤时，禁止进行 IOM 重建。

假性不稳定是 IOM 重建的禁忌证。

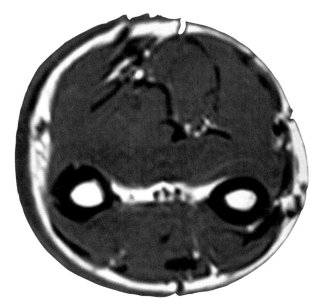

图 48-6　MRI 显示 IOM 上有血肿，但无 CC 功能丧失

48.5　手术技术

这项技术使用了 LAC 20 LARS 韧带（Corin），2 个 12mm×4mm 的不带环的 Endobuttons（Smith 和 Nephew），2 个 2 号 Orthocord 缝合线（Depuy-Synthes），以及 1 个 2.5mm 的钻头和 1 个 3.5mm 的钻头。

48.5.1　方案

患者取仰卧位，前臂放在手术侧台上。预先使用抗生素以防止感染，上臂使用止血带，并将止血带压力调整为 250mmHg。通过区域神经阻滞减轻术后疼痛。

48.5.2　手术入路

手术通过 2 条入路进行；掌侧 Henry 入路以尺骨茎突近端 12cm 处为中心，另一条入路沿尺骨的皮下边界切开，以尺骨茎突远端 3cm 处为中心（图 48-8，48-9）。

Henry 入路是一条沿前臂内旋时的肱桡肌和 FCR 肌间隙至桡骨的手术入路，将 FDS 和拇长屈肌（FPL）的肌纤维分离，以显露 CC 的足印

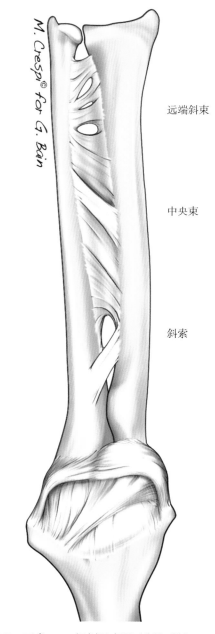

远端斜束

中央束

斜索

图 48-7　正常 IOM 解剖示意图（版权所有：Gregory Bain 博士和 Max Crespi）

区。在 IOM 深部与骨间前神经之间进行钝性分离，以建立直达尺骨的通道，分离时注意保护骨间前神经。

建立尺骨入路时，经尺骨上 ECU 和 FCU 之间狭窄的间隙进行锐性分离，要避免损伤经过尺骨茎突尖端的尺神经背侧支。抬高旋前方肌及 FDP，直至显露尺骨上的 CC 足印区。这两条入路现在可以通过先前创建的通道连接起来。

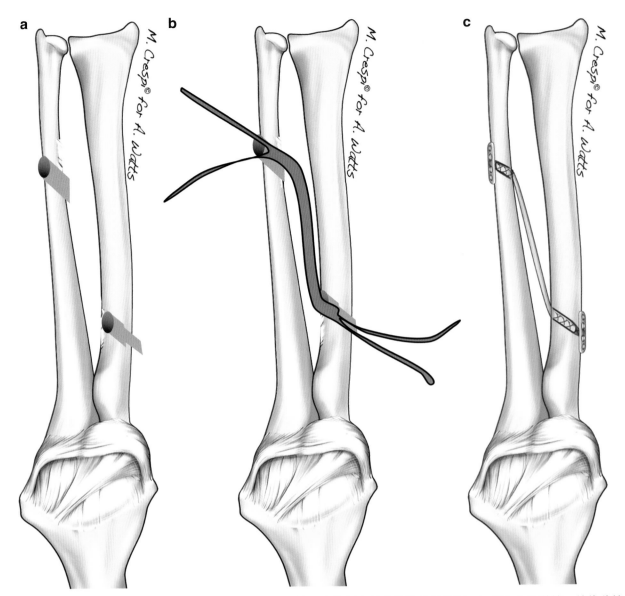

图 48-8　IOM 重建的关键步骤。a. 依据 IOM 正常解剖位置在桡骨和尺骨钻孔的示意图。b. 打 2 个外科结，并将移植物剪成一定长度，以便植入尺骨。c. 复位桡骨，并将移植物捆绑 Endobutton 固定到尺骨上

48.5.3　复位和固定

　　前臂在最大旋后位时，通过 Henry 入路在桡骨 CC 足印区上钻一个 3.5mm 的骨髓道。然后，前臂旋前，从对面的骨皮质使用 2.5mm 的钻孔与 3.5mm 的骨髓道相连。将过线器从 2.5mm 的钻孔插入，从 3.5mm 的骨髓道穿出。再将 LARS 韧带的缝合端装入过线器穿过桡骨，随后把韧带固定在 3.5mm 的骨髓道内，并绑在桡骨的桡侧 Endobutton 上。

　　通过尺骨入路，在尺骨上斜行建立一个 3.5mm 的骨髓道，自尺骨桡侧的 CC 足印区穿出。将过线器小心地穿过这条骨髓道，穿向桡侧切口，并确保骨间前神经在过线器表面，将 LARS 韧带的游离端装入过线器后，退出过线器，使 LARS 韧带穿过尺骨骨髓道。用标记笔在韧带上做好手术标记，并使部分韧带从掌侧伤口退出。从标记近侧 5mm 开始，使用 2 号 Orthocord 缝合线在 LARS 韧带上打外科结。LARS 韧带保留至外科

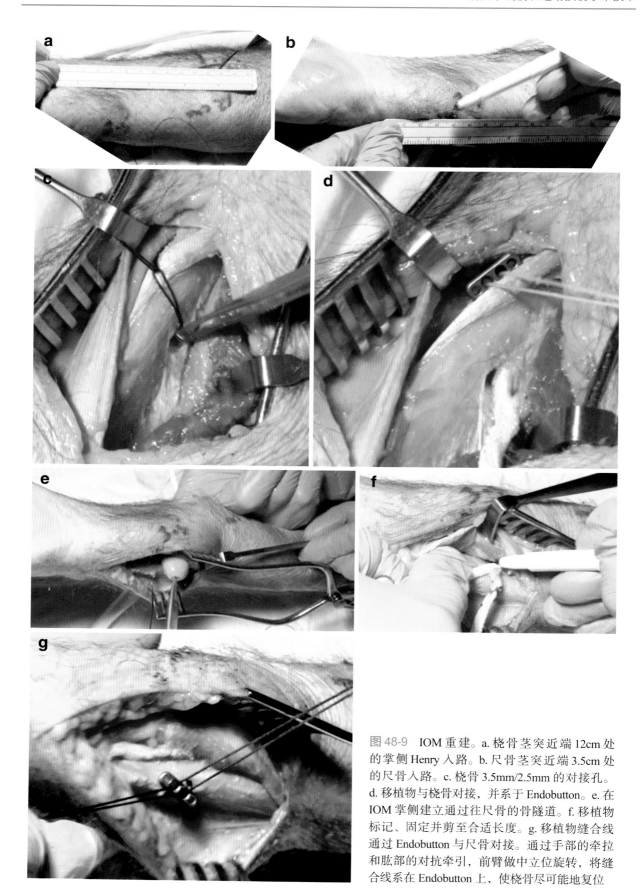

图 48-9　IOM 重建。a. 桡骨茎突近端 12cm 处的掌侧 Henry 入路。b. 尺骨茎突近端 3.5cm 处的尺骨入路。c. 桡骨 3.5mm/2.5mm 的对接孔。d. 移植物与桡骨对接，并系于 Endobutton。e. 在 IOM 掌侧建立通过往尺骨的骨隧道。f. 移植物标记、固定并剪至合适长度。g. 移植物缝合线通过 Endobutton 与尺骨对接。通过手部的牵拉和肱部的对抗牵引，前臂做中立位旋转，将缝合线系在 Endobutton 上，使桡骨尽可能地复位

结远端的长度后切除多余部分，而 Orthocord 缝合线像之前一样穿过尺骨，并固定到 Endobutton 上。

通过助手在患者前臂中立位旋转时的牵拉，使患者前臂近端做对抗牵引运动从而使桡骨复位，然后使患者前臂做中立位旋转和近端回拉。在肱桡关节放置撑开器有助于复位桡骨。第二个助手先通过在远侧牵拉一个 Orthocord 缝合线的外科结来获得移植物的张力，再将缝合线的另一端固定在 Endobutton 上。然后像打第一个外科结那样打好第二个外科结，并将其固定到 Endobutton 上，形成一个四边结构（图 48-10）。应评估四边结构的张力，并在腕部进行 X 线透视，以确保维持住了桡骨的复位状态（图 48-11）。

切口用皮下可吸收缝合线缝合，术后第 1 周可使用高分子夹板让患者适应固定。

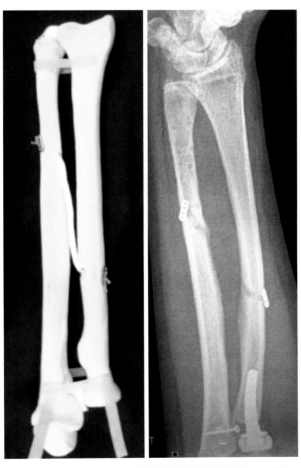

图 48-10　一个临床病例的最终的骨模型构图和 X 线片

48.6　其他治疗方案

治疗方案取决于前臂关节不稳定的类型（表 48-2）。不可复性不稳定或僵硬性不稳定可能需要同时行尺骨短缩截骨术和 CC 重建。合并纵向不稳定和矢状位不稳定可以通过在 CC 重建后重建 IOM 的远端斜束（DOB）或重建桡尺韧带（Brian Adams 程序）来处理。如果存在关节病变，可能需要行关节成形术。

48.7　康复

允许肘关节即刻进行屈伸活动，但术后前 2 周需要限制前臂旋转，术后 2 周后在不负重的情况下开始前臂主动旋转活动。如果患者没有感到不适，可以在术后 6 周后开始负重活动。术后每 2 周进行 1 次 X 线检查以评估复位、异位骨化和骨折的情况。

48.8　疗效

这项技术没有出现过严重的术后并发症，但是很多患者之前都有过几次手术，所以存在感染、神经损伤、复杂性区域疼痛综合征和伤口问题的风险。早期需要关注的并发症是异位骨化和骨折，但至今没有这两种并发症的相关报道。同时，也要注意 AIN 损伤的风险。

该手术已在 15 例慢性不稳定患者中实施。大多数患者在接受 IOM 重建之前都经历了许多治疗。问卷调查显示，这些患者的肘关节评分，术前为 79 分，在术后 12 个月下降到 56 分，在平均 46 个月的随访中，下降到 58 分。这些患者中没有人需要实施作为挽救性手术的单骨前臂成形术，也没有发生严重的并发症，尤其是骨折、滑膜粘连或神经损伤。

影像学检查显示桡骨近端移位没有复发。

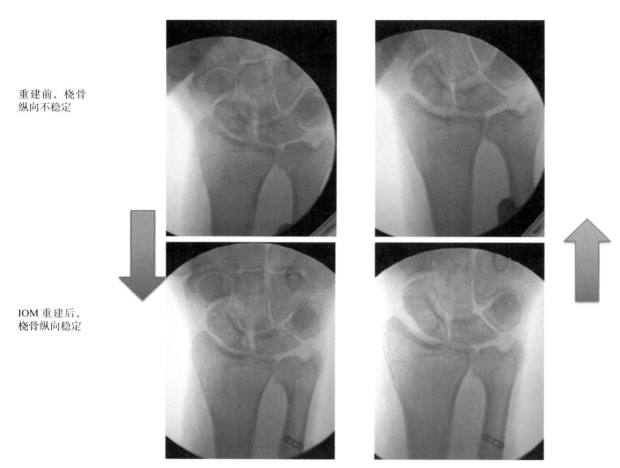

重建前，桡骨
纵向不稳定

IOM 重建后，
桡骨纵向稳定

图 48-11 X 线片显示 IOM 重建前、后进行推拉试验时的桡骨纵向稳定性

表 48-2 前臂关节不稳定的分类

分组	亚组	类型	处理
1		假性不稳定	桡骨头内固定或置换术
	a	可复性矢状位不稳定	DOB 重建
2	b	僵硬性矢状位不稳定	切开复位 + DOB 重建
	c	矢状位不稳定伴关节炎	DOB 重建和远端桡尺关节置换术
	a	可复性纵向不稳定	CC 重建
3	b	僵硬性纵向不稳定	CC 重建 + 尺骨短缩 ± 肱骨小头切除术
	c	矢状位不稳定和纵向不稳定	CC 重建和 DOB 重建
	d	纵向不稳定 + 关节病	IOM 重建 + 关节成形术或单骨前臂成形术

参考文献

[1] Noda K, Goto A, Murase T, Sugamoto K, Yoshikawa H, Moritomo H. Interosseous membrane of the forearm: an anatomical study of ligament attachment locations. J Hand Surg. 2009;34(3):415–22.

[2] Essex-Lopresti P. Fractures of the radial head with distal radio-ulnar dislocation; report of two cases. J Bone Joint Surg Br. 1951;33B(2):244–7.

[3] Curr JF, Coe WA. Dislocation of the inferior radio-ulnar joint. Br J SurgBr J Surg. 1946;34:74–7.

[4] Pfaeffle HJ, Stabile KJ, Li Z-M, Tomaino MM. Reconstruction of the interosseous ligament restores normal forearm compressive load transfer in cadavers. J Hand Surg. 2005;30(2):319–25.

[5] Sabo MT, Watts AC. Reconstructing the interosseous membrane: a technique using synthetic graft and endobuttons. Tech Hand Up Extrem SurgTech Hand Up Extrem Surg. 2012;16(4):187–93.

第十二部分

肱骨外上髁炎

第 49 章　肌腱病变及滑膜皱襞综合征 / 315

第 50 章　难治性肱骨外上髁炎的关节镜下治疗 / 321

第 51 章　自体肌腱移植治疗肱骨外上髁炎 / 329

第 52 章　超声引导下经皮肌腱切开治疗慢性难治性肱骨外上髁炎 / 335

第 53 章　肱桡关节的关节镜下治疗 / 342

第 54 章　使用肘肌转位术治疗失败的肱骨外上髁炎手术 / 345

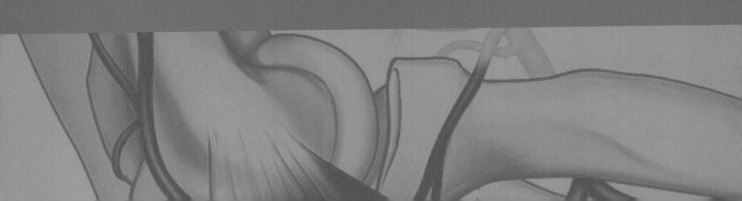

第 49 章　肌腱病变及滑膜皱襞综合征

Mustafa Kaynak, Denise Eygendaal,and Bertram The

魏利成　译

49.1　肱骨外上髁炎（网球肘）

49.1.1　引言

肱骨外上髁炎是最常见的引起肘外侧疼痛的肌肉骨骼疾病。目前，其确切的发病机制仍不明确。附着于肱骨外上方的前臂伸肌（腱）参与手指和腕的背伸运动，而该运动与外上髁炎的发生密切相关。参与该运动的肌肉（腱）中，桡侧腕短伸肌因其解剖位置特殊，故最为重要。桡侧腕短伸肌位于桡骨头的内上方，即肌腱最容易受损的位置。伸肘时，肌腱的下表面与桡骨头发生摩擦，同时上方紧贴的桡侧腕长伸肌更加剧了其与桡骨头之间的压力。外上髁炎并无炎性反应过程却被认为是一种肌腱疾病（肌腱的退行性病变），是因为其组织中存在成纤维细胞、血管增生及胶原紊乱，而这些极有可能是肌腱在微小撕裂后发生退变和再生失败的结果。

患者的典型症状表现为肘关节外侧压痛同时放射至前臂并随时间的推移加重，挥手及抬重物时更加明显。疼痛点可于桡侧腕短伸肌起点远端约 1.5cm 处触及。

另外，已知一些体格检查（诱发试验）可诊断或排除外上髁炎：Maudsley 试验（中指背伸抗阻），Cozen 试验（腕关节背伸抗阻同时伸肘并腕关节桡偏），Mill 试验（按压外上髁并在伸肘的同时旋前腕关节）。据报道，前两种方法的敏感度约为 85%，但特异性差，而 Mill 试验的敏感度虽然约为 50%，但特异性极高。通过上述体格检查结合临床症状和病史，可明确绝大多数网球肘的诊断。

当临床症状不太明确或需要排除其他肘外侧疾病时，影像学检查有助于进一步地明确诊断。X 线检查可用于排除其他原因引起的肘外侧疼痛，如剥脱性骨软骨炎。MRI 检查是诊断外上髁炎及评估其严重程度的可靠方法（图 49-1）。然而由于 MRI 检查费用较高，因此我们常把检查费用低、操作方便的超声作为首选检查方法。

导致肘外侧疼痛的其他原因包括滑膜皱襞综合征、肱桡关节炎、肱骨小头剥脱性骨软骨炎、肘外侧副韧带复合体损伤、旋后肌综合征，以及累及 C6 的神经根型颈椎病。

49.1.2　适应证及禁忌证

80%~90% 的患者采用非手术治疗即能取得良好的疗效，这也是现在很少采用外科手术干预的原因。这些非手术治疗包括活动方式的改变、抗炎药的使用、物理治疗和各种形式的封闭治疗。患者因素、病理学因素及外科医师因素均可

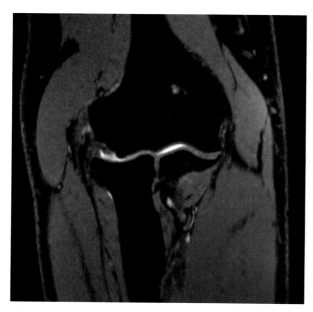

图 49-1　滑膜皱襞的 MRI 图像

导致非手术治疗效果欠佳。

患者因素——患者的需求、工伤赔偿、既往注射史、心理因素和既往骨科手术史。

病理学因素——一个合理的假设是：外上髁炎的严重程度越高、范围越广，非手术治疗失败的风险就越高。尽管现在仍缺乏支持以上理论的证据，但我们知道部分无症状患者也会出现一些改变，例如，桡侧腕短伸肌起点肿胀甚至撕裂（虽然该类患者多是纵向的腱内撕裂）。所以尽管许多人认为影像学检查是有意义的，但没有明确的证据显示影像学检查可以对自然病程产生影响，或对手术结果有预后价值。

外科医师因素——近期的研究明确指出外科医师在注射治疗时常常忽视桡侧腕短伸肌起点。

手术治疗的适应证如下。

- 排除其他病因引起的肘外侧疼痛，并且在初次采用严格的非手术治疗后，症状持续超过 6~12 个月。
- 虽然初次非手术治疗效果良好，但肘部疼痛再次复发。
- 不能完成日常（运动）活动和（或）工作。

此外，推荐对运动员进行早期手术干预，以使其尽快重返赛场。

- 如果所有治疗肘外侧疼痛的非手术治疗方式均无效或效果欠佳，那么需要在决定进行手术治疗前排除其他可能导致肘外侧疼痛的原因。这些原因与外上髁炎类似，包括：旋后肌综合征、剥脱性骨软骨炎、C6 和 C7 神经根病变，以及肘外侧副韧带损伤。
- 患者合并内科疾病有可能增加手术与麻醉的并发症的发生率。

49.1.3　手术技术：关节镜

通常采用近端内侧入路行诊断性关节镜检查，对软骨进行分级，并在伸肘时进行滑膜皱襞的探查。如果发现反应性滑膜组织，则可予以清理。然后，通过观察前间隔的其余组织以完成肘关节内情况的评估。

刨削器可以通过近端外侧操作入路清除过多的滑膜组织。然后，切开外侧关节囊，直到可以看见桡侧腕短伸肌的关节外起点，在肘关节外上方沿着肌腱起点找到桡侧腕短伸肌肌腱，切断桡侧腕短伸肌肌纤维并显露其上方的桡侧腕长伸肌。此时可以看到关节的后侧及后外侧部分，在关节的后外侧部分我们可以显露滑膜皱襞并将其切除。

49.1.4　提示技巧

尽可能使止血带靠近肘部，这样不仅使手术操作时更加方便，也使肘关节神经血管结构仍保持在安全的位置。如果挤压神经血管结构，则可能会在探查关节或操作刨削器时对受压的神经血管结构造成损伤。

只要在肱桡关节中线近端松解桡侧腕短伸肌，就可以避免损伤外侧副韧带。

由于桡侧腕长伸肌与桡侧腕短伸肌存在肌腹及肌腱外形方面的差异，因此两者很容易被区分。

将前臂置于内旋位可以使骨间后神经远离外

侧入路。

从近端中间入路进入关节后，可以通过前臂的内外旋运动看到完整的桡骨头及其他可能存在的病变，如软骨软化。

注意不要松解外侧副韧带，以避免造成医源性后外侧旋转不稳。

49.1.5　陷阱

在建立入路时向关节腔注射盐水以扩张关节囊，从而使神经血管结构进一步地远离肘关节，但不远离关节囊本身[1]。

切记在定位好尺神经后建立手术入路，否则可能会造成神经损伤。

49.1.6　术后管理、康复和重返运动

在术后第 1 周内，患者可以佩戴悬臂吊带，在没有其他不适的情况下鼓励患者多进行手臂的活动。可以使用非甾体抗炎药减轻疼痛。在术后第 1~4 周，患者继续进行提高肘关节活动度的主被动锻炼及肌肉的等张收缩锻炼。从术后第 5 周开始，患者可开始进行力量锻炼及功能性锻炼并准备恢复运动，约在术后 8 周后可以开始做高强度活动锻炼。

49.1.7　手术技巧：开放手术

以外上髁远端边缘为中心做一长 4~5cm 的弧形切口。切开皮肤及皮下组织并牵开至两侧可见指总伸肌，而桡侧腕长伸肌附着于指总伸肌的前方（图 49-2）。切断桡侧腕长伸肌并将其从外上髁剥离。松解指总伸肌肌腱起点以进一步地暴露下方的桡侧腕短伸肌。此时，除可见桡侧腕短伸肌的起点外，还可以观察到桡侧腕短伸肌肌腱及外上髁前方的退行性改变。松解桡侧腕短伸肌并将退变组织清除。去除表层皮质（在骨上钻 2~3 个孔）可以刺激此区域的血液流出。

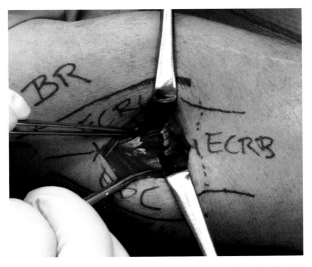

图 49-2　桡侧腕短伸肌肌腱和指总伸肌肌腱延长术，肌肉仍保持完整

49.1.8　提示技巧

做切口时稍微靠近远端更有利于显露肌腱之间的间隙。

因桡侧腕短伸肌附近有外侧桡（尺）骨副韧带，故松解分离时务必谨慎。

49.1.9　陷阱

在术后将桡侧腕短伸肌缝合至指总伸肌可能导致伸肘受限。

49.1.10　并发症

手术中可能会损伤外侧副韧带复合体。

49.1.11　手术技巧：肌腱微延长术[2]

以外上髁远端 1.5cm 处为中心做一 5cm 长的纵向直切口，在切开皮下组织后放置自动拉钩，即可看见指总伸肌及桡侧腕长伸肌。在指总伸肌上做一纵向小切口即可暴露桡侧腕长伸肌与指总伸肌之间的间隙。然后用剪刀及锉刀分离肌肉与肌腱。将肌肉组织牵开可见桡侧腕短伸肌。然后，可同时松解桡侧腕短伸肌和部分显露的旋后肌，但是如果有明显的骨间后神经卡压症状，

则更适宜采用桡管松解。

用同样的方式将指总伸肌肌腹向上牵开，以进一步地松解指总伸肌余下的腱性组织。

将指总伸肌表面的桡侧腕短伸肌肌纤维推至手术视野中，并松解剩下的组织。

最后用可吸收缝合线缝合皮下组织，关闭切口。

49.1.12　提示技巧

指总伸肌的上缘和下缘在切口远端更容易被分辨。

49.1.13　陷阱

通过不同的肌间隙进行手术更容易造成旋后肌综合征。

49.1.14　总结

所有手术技术均有优劣，没有哪一种有绝对的优势。因此，只有完成了大量的前瞻性研究及随机对照试验，才能根据术者的经验和习惯选择最恰当的手术技术[3]。

49.2　肱骨内上髁炎

49.2.1　引言

肱骨内上髁炎也就是我们常说的高尔夫球肘，是一种累及旋前圆肌及桡侧腕屈肌等肌肉的内上髁腱性疾病。内上髁炎的疼痛点位于肱骨内上髁处，在抵抗前臂内旋及屈腕时此处疼痛加重。主要依靠对以上两种肌肉施加足够应力后的抗阻实验所引起的疼痛症状来确诊高尔夫球肘。

内上髁炎的诊断标准与外上髁炎相似，主要依赖于患者的病史及临床检查。但是影像学检查可以排除部分肘内侧疼痛的其他病因，特别是已经行充分的非手术治疗但仍无法缓解的患者。

肘内侧疼痛的其他病因包括外翻伸肘过度负荷综合征、肱尺关节骨关节炎、肘内侧副韧带复合体损伤、尺神经炎、肱三头肌弹响综合征和累及 C8 神经根的神经根病变。

49.2.2　适应证与禁忌证

内上髁炎的手术适应证和手术禁忌证与外上髁炎的完全一致[4]。但必须排除其他肘内侧疼痛的病因，如肘管综合征、颈椎神经根病变、外翻过度负荷综合征、肘内侧副韧带复合体损伤。有些病例甚至不排除有两种及两种以上的病理状态存在。

49.2.3　手术技术：开放手术

患者保持前臂旋后位时，可见尺神经在内上髁后方。尺神经的不稳定可能导致术中医源性神经损伤，因此评估其稳定性至关重要。这种情况下，应该考虑松解并游离尺神经，以使外科医师在术中可以看见并保护尺神经。在内上髁上做一4~5cm 的皮肤切口，并注意保护皮神经。在屈肌总腱上做一纵向切口，切除深层的退变腱性组织。注意保护内侧副韧带的股骨起点，它位于屈肌/旋前肌腱起点深部。同外上髁炎的手术方式一样，也可以选择性地使用钻孔去皮质。

49.2.4　提示技巧

可以在内上髁的近端及远端找到前臂皮神经及其分支。

尺侧副韧带位于屈肌–旋前圆肌复合体深面，可同时检查其可能存在的病理改变。

49.2.5　陷阱

由于大多数的病变组织被正常组织覆盖，因此碰到病变肌腱时，容易误以为是正常肌腱而漏切。

切断屈肌总腱时注意保护内侧副韧带，以避免损伤。

49.2.6　并发症

最常见的并发症是残端痛。另外也存在尺神经、内侧皮神经分支或内侧副韧带复合体损伤的风险。

49.2.7　总结

总的来说，对于内上髁炎，开放手术是一种改善症状、恢复功能的可靠方式。

49.3　滑膜皱襞综合征

49.3.1　引言

肘关节滑膜皱襞综合征，也称肘后外侧撞击征，是由滑膜皱襞的炎症所引起的。滑膜皱襞是关节形成过程中能引起肘关节疼痛等症状的胚胎残余物[5]，主要发生在那些喜欢高尔夫和网球运动的青少年及青年人群中。滑膜皱襞最常见的地方是肱桡关节后外侧滑膜反折处。皱襞多起于肱桡关节前方，但通常在后外侧面。

滑膜皱襞综合征的特点是肘（后）外侧疼痛，以及在肘关节屈伸时伴有弹响感及交锁征。造成外侧弹响感的其他原因如环状韧带或肱三头肌弹响（后者常发生于内侧）。超声和 MRI 是最好的诊断方式。虽然超声能够鉴别弹响征，但 MRI 能更准确地排除其他病变。

有一些肘外侧疼痛的滑膜皱襞综合征的患者并无特殊弹响痛或屈伸肘时的交锁感。那么其鉴别诊断应该包括：外上髁炎（患者有局部压痛）、游离体、旋后肌综合征，剥脱性骨软骨炎和神经根型颈椎病。

49.3.2　适应证和禁忌证

一些非手术治疗方法对滑膜皱襞综合征是有效的，但问题在于是否能够保证至少 6 个月的非手术治疗，以及早期手术治疗是否合理。滑膜皱襞综合征可以引起关节软骨的破坏，但仍缺乏明确的证据。

49.3.3　手术技术：关节镜手术

在关节镜下，通过近端前内侧入路，可以观察和评估肘关节前外侧面的情况并进行滑膜炎和皱襞的清理（图 49-3），也可以采用后外侧入路清除不正常（肥厚和增生）的皱襞组织。

49.3.4　提示和技巧

结合使用前侧入路和软点入路可以更完整地切除滑膜皱襞。

49.3.5　注意事项

注意避免损伤滑膜皱襞表面的外侧尺骨副韧带。

49.3.6　总结

关节镜下炎性滑膜皱襞切除术远期效果良好。

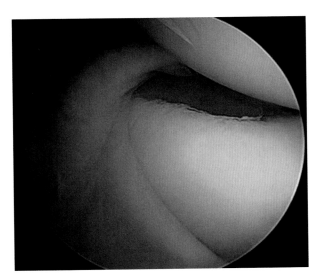

图 49-3　关节镜下可见滑膜皱襞，注意桡骨头边缘上方的软骨改变

参考文献

[1] Keijsers R, van den Bekerom MP, Koenraadt KL, Bleys RL, van Dijk CN, Eygendaal D, Elbow Study Collaborative. Injection of tennis elbow: hit and miss? A cadaveric study of injection accuracy. Knee Surg Sports Traumatol Arthrosc. 2017;25(7):2289–92. [Epub ahead of print].

[2] Wang AW, Erak S. Fractional lengthening of forearm extensors for resistant lateral epicondylitis. ANZ J Surg. 2007;77(11):981–4. https://doi. org/10.1111/j.1445-2197. 2007.04294.x.

[3] Lo MY, Safran MR. Surgical treatment of lateral epicondylitis: a systematic review. Clin Orthop Relat Res. 2007;463:98–106. https://doi.org/10.1097/BLO.0b013e3181483dc4.

[4] Vinod AV, Ross G. An effective approach to diagnosis and surgical repair of refractory medial epicondylitis. J Shoulder Elb Surg. 2015;24(8):1172–7. https://doi. org/10.1016/j.jse.2015.03.017.

[5] Antuna SA, O'Driscoll SW. Snapping plicae associated with radiocapitellar chondromalacia. Arthroscopy. 2001;17(5):491–5. https://doi. org/10.1053/jars.2001.20096.

第 50 章 难治性肱骨外上髁炎的关节镜下治疗

Deepak N. Bhatia

魏利成　译

50.1 引言

外上髁炎是一种常见的因桡侧腕短伸肌使用过度所致的肌腱疾病，极少有顽固性无力及疼痛的情况。如果非手术治疗无效的话，开放手术或关节镜手术治疗可以提供必要的帮助。关节镜手术使我们对关节内外的病理情况有了更深入的理解，并有以下优点：①松解和切除桡侧腕短伸肌时不会破坏正常的指总伸肌起点；②可以在评估相关的关节内病理情况（滑膜炎、滑膜皱襞及软骨磨损）的同时进行治疗；③指总伸肌起点处的钙化沉积物可在关节镜下清除；④当不需要进行指总伸肌的修复和保护时，也就意味着可以进行早期活动。

50.1.1 相关的临床解剖

桡侧腕短伸肌的外侧伸肌起点与指总伸肌的起点非常接近[1-2]。桡侧腕短伸肌的足印区是以肱骨小头近侧缘为中心不断变化的。指总伸肌的足印区在桡侧腕短伸肌的远端（图 50-1）。关节镜下，桡侧腕短伸肌与肱骨小头相毗邻，二者被关节囊所包裹并固定于起点上。桡侧腕短伸肌可以通过其腱性结构与桡侧腕长伸肌相鉴别。在足印区松解并剥离桡侧腕短伸肌后，才能看见位于外上髁的指总伸肌附着点。旋后肌的附着点及外侧副韧带复合体位于桡侧腕短伸肌足印区的远端前方，在此操作过程中是无法看到的。肘关节囊与桡侧腕短伸肌肌腱融合并附着于外上髁。然而，在外上关节囊与桡侧腕短伸肌／桡侧腕长伸肌之间有一纤维脂肪组织平面，在关节镜手术中可以通过该平面进行关节外操作。

50.2 适应证／禁忌证

对于非手术治疗（物理治疗、类固醇注射和 PRP 注射）无效的持续 6~8 个月以上的外上髁炎患者，则可以采取手术治疗方式。干扰睡眠及经非手术治疗无缓解的无力性疼痛是早期手术的相对适应证。一些近期的研究结果表明早期手术治疗（<6 个月）具有一定的优势。在外上髁炎伴有肘关节不稳的情况下，只进行关节镜下松解是不够的，还需要在手术中评估并处理肘关节不稳的问题。桡侧腕短伸肌和指总伸肌的肌腱位于关节外，并在近端与桡神经及其分支相邻，而外科医师经验不足也是相对禁忌之一。如要前置尺神经，那么切记须在手术入路处保护好尺神经，以避免医源性损伤[3]。

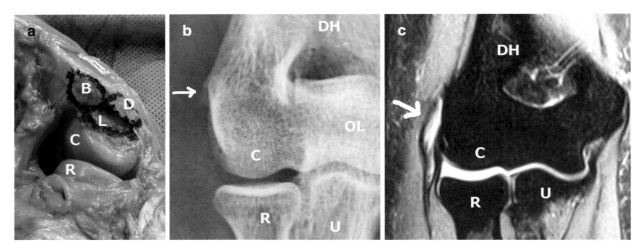

图 50-1　a. 左肘外上髁解剖图。标本显示桡侧腕短伸肌足印区（B）和指总伸肌足印区（D）。桡侧腕短伸肌足印区一直延伸至肱骨上关节缘近端。指总伸肌足印区位于桡侧腕短伸肌远端，外上髁的一个小平面。旋后肌和外侧副韧带复合体（L）附着于桡侧腕短伸肌远端的前方。R—桡骨头，C—肱骨小头。b. 肱桡关节处的影像学显示外上髁的钙化沉积物。R—桡骨头，C—肱骨小头，OL—尺骨鹰嘴，U—尺骨，DH—股骨远端。c. 肘关节 MRI 显示桡侧腕短伸肌部分撕裂（箭头处）。R—桡骨头，C—肱骨小头，U—尺骨，DH—股骨远端

50.3　手术技术

肘关节镜手术患者一般取侧卧位。

入路：近端前内侧入路作为探查入路贯穿手术始终，此入路不同于标准前内侧入路，一般位于内上髁近端前方 1cm 处以及内侧肌间隔的前方（图 50-2）。由于此入路紧邻肱动脉、正中神经和尺神经，因此为避免医源性损伤，应使用钝头套管紧贴肱骨面前方通过。而近端前外侧入路主要作为操作入路使用，不同于标准的前外侧入路，近端前外侧入路一般位于外上髁近端前方 1cm 处及外侧肌间隔前方。此入路紧邻前臂外侧皮神经及桡神经，为避免医源性损伤，近端前外侧入路通常采用由外向内的技术（下文详述）。直接外侧入路（DL）通常用于大量清除病变组织或牵拉软组织，DL 位于外上髁的正前方，紧邻前臂外侧皮神经和桡神经[4]。

诊断性关节镜检查：可以通过前内侧入路评估肱尺关节及肱桡关节内的损伤情况。关节镜下评估的 5 个要点如下。

（1）肱桡关节。可在关节镜下直接观察桡骨头和肱骨关节面，活动（旋转及屈伸）肘关节有

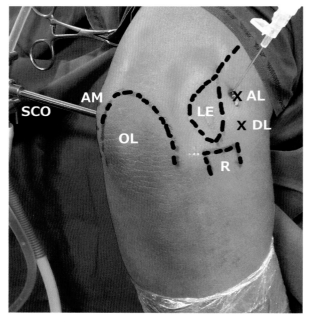

图 50-2　将患者置于侧卧位，在关节镜下进行右肘关节外上髁炎松解及剥离时，关节镜设备的放置与入路。关节镜位于近端前内侧入路（AM），将注射器置入近端前外侧入路（AL）。DL—直接外侧入路，R—桡骨头，OL—尺骨鹰嘴，SCO—关节镜，LE—外上髁

利于扩大观察视野和评估局部软骨磨损及一般退行性病变。对肘关节施加内翻应力以评估外侧关节间隙的异常增宽[5]（图 50-3a）。

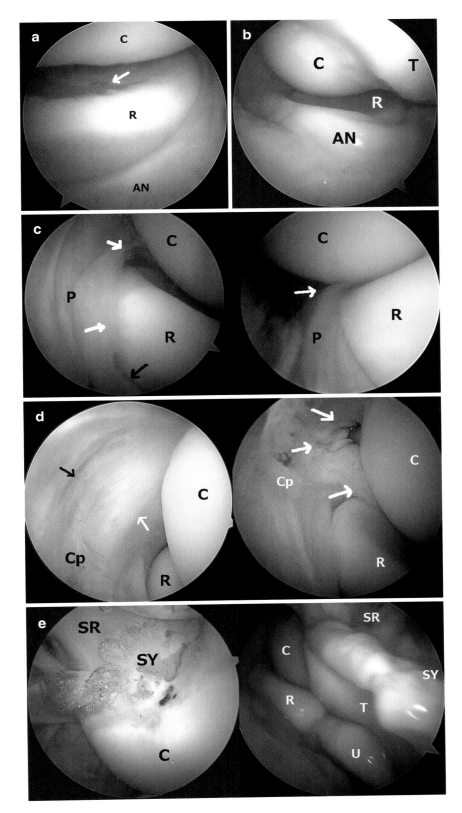

图 50-3　a. 关节镜显示肱桡关节内桡骨头（R）外侧软骨损伤（箭头处）。可见肥厚、圆形的环状韧带（AN）。C—肱骨小头。b. 关节镜显示桡骨头（R）上环状韧带（AN）弹响。T—滑车，C—肱骨小头。c. 关节镜显示皱襞位于桡骨头（R）外侧面的前上方（白色箭头，左图）。右图显示皱襞与肱桡关节相撞击。d. 关节镜显示前外侧关节囊（Cp）的囊内线性撕裂（黑色箭头，左图）。关节镜下可见外侧副韧带复合体位于肥厚增生的关节囊后方（白色箭头），此处不可切除。右图显示关节囊全层撕裂，撕裂的关节囊的残端脱位于肱桡关节内。R—桡骨头，C—肱骨小头。e. 关节镜显示肘关节上隐窝（SR）。左图显示肱骨小头（C）边缘滑膜增生（SY），右图显示滑车（T）处的滑膜炎。R—桡骨头，U—尺骨

（2）环状韧带及外侧关节囊皱襞。环状韧带通常包裹于桡骨头的中下段，并且几乎不会在旋转活动时向近端移位。完全包裹桡骨头的环状韧带极少出现发生弹响，活动肘关节不仅可以诱发弹响（图50-3b），通常还可以使滑膜皱襞卡压于肱桡关节中（图50-3c）。

（3）前外侧关节囊。可在邻近肱骨小头的肱骨附着点处近距离观察前外侧关节囊区域。而此区域的探查要点是关节囊局部是否有轻度或重度撕裂，以及是否有明显的撕裂残端在关节内的移位（图50-3d）。

（4）上隐窝。上隐窝是肱骨远端靠近肱骨小头关节面和滑车的裸区，此处可以观察到骨赘和关节滑膜增生，可同时予以清理或切除（图50-3e）。

（5）内外侧沟。通过70°关节镜观察内外侧沟可以增加手术视野，并且可以在这里观察到病变的滑膜和游离体，但是该区域常常会被忽略。

①关节内病变。沿着前外侧关节囊、外侧沟一直向内至尺骨-滑车关节行滑膜切除术。如果肱桡关节存在滑膜皱襞，可以使用3mm刨削器切除，注意避免损伤肘关节

外侧副韧带复合体（图50-4）。

②通过外侧入路进入伸肌起点。将3.5mm刨削器置入关节内，在前外侧关节囊与关节外肌群之间做一手术间隙，然后切开关节囊，显露桡侧腕短伸肌肌腹及肌腱（图50-5a）。外侧韧带复合体近端边界位于肱骨小头与桡骨头的中间，切开关节囊时不能跨过此处，以避免发生医源性肘关节不稳。

③关节镜下伸肌总腱起点的定位及肌腱病变的判断。通过切除关节囊有助于在关节外观察和辨别桡侧腕短伸肌和桡侧腕伸肌的起点（图50-5b）。关节囊切开后的术野下半部分可见亮白的桡侧腕短伸肌肌腱组织。关节镜探头经前外侧入路置入后，可以观察到肌腱的紧绷感，并可在肱骨小头上方附近探查其附着点。桡侧腕短伸肌起点的位置并不固定，可发现其起始或毗邻于肱骨小头上关节面同一水平（图50-5c）。相反，桡侧腕长伸肌可见于关节囊切除后术野的上半部分，探查时发现，桡侧腕长伸肌附着于髁上区域近端且很少

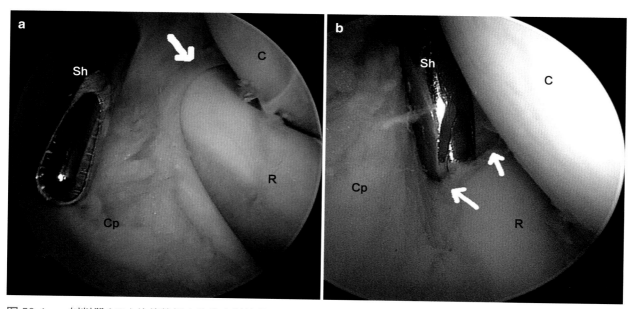

图50-4　a.刨削器（Sh）从前外侧入路进入肘关节腔内行滑膜切除术。可见一滑膜皱襞（箭头处）附着于肱桡关节内。R—桡骨头，C—肱骨小头，Cp—关节囊。b.切除皱襞时，应避免损伤邻近的关节囊

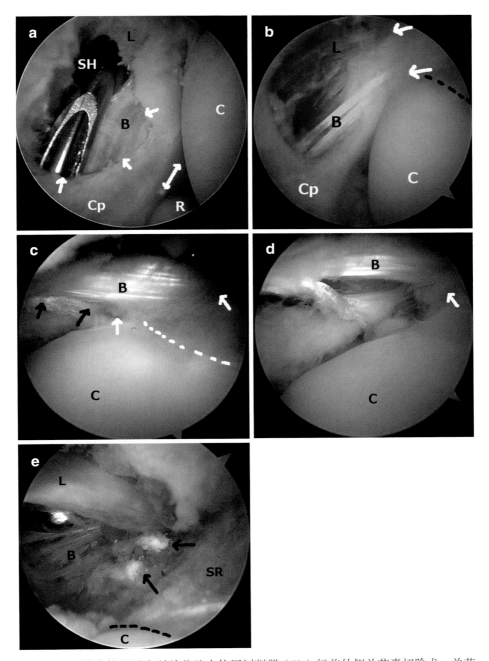

图 50-5 a. 关节镜显示在肘关节腔内使用刨削器（Sh）行前外侧关节囊切除术。关节囊入路处可见桡侧腕短伸肌（B）和桡侧腕长伸肌（L）的关节外部分。R—桡骨头，C—肱骨小头，Cp—关节囊。b. 关节镜显示肘关节腔内肱骨小头上关节面行前外侧关节囊切除术（箭头）的近端界限（虚线）。可见桡侧腕短伸肌（B）呈现出亮白的肌腱纤维，桡侧腕长伸肌（L）则表现为肌肉组织。C—肱骨小头，Cp—关节囊。c. 关节镜显示肘关节内桡侧腕短伸肌（B）的附着点。桡侧腕短伸肌常附着（白色箭头）于肱骨小头关节面上缘（虚线）。可见桡侧腕短伸肌下表面（黑色箭头）部分撕裂。C—肱骨小头。d. 关节镜显示肘关节内严重退行性病变及桡侧腕短伸肌（B）撕裂。C—肱骨小头，白色箭头—近端附着点。e. 关节镜显示肘关节内部分松解的桡侧腕短伸肌（B）足印区上方有突出的钙化沉积物（箭头）。L—桡侧腕长伸肌，SR—上隐窝，C—肱骨小头

有紧绷感。松解并切开桡侧腕短伸肌起点时可以观察到指总伸肌肌腱。桡侧腕短伸肌极少因为严重的肌纤维磨损而出现边界不清，但是可能因其潜在的病理过程而使其腱性组织不清晰（图 50-5d）。有时可见桡侧腕短伸肌肌腱内的钙化沉积物，可以使用钝头套管从肌腱内挤出这些沉积物（图 50-5e）。

50.3.1 桡侧腕短伸肌和指总伸肌的松解及剥离

使用钝性探钩将桡侧腕短伸肌与邻近组织分

开并显露。使用 70°关节镜的镜头可以更好地观察桡侧腕短伸肌肌腱和指总伸肌肌腱。首先，使用射频探头轻柔地将肌腱从起点处松解（图 50-6a）。向远端牵开肌腱并将其从肱骨远端足印区完全分离（图 50-1a~c，图 50-6b）。用钝头套管确认肌腱已完全松解后，将关节镜从关节囊入路处伸至肱骨小头上方，这时可观察到指总伸肌肌腱的近端附着点位于桡侧腕短伸肌下方（图 50-6c）。探查到肌腱后，用射频装置进一步地将肌腱从骨性附着点松解并剥离（图 50-6d）。松解后可在指总伸肌肌腱上方发现薄薄的鞘膜，注意保留鞘膜。无论是桡侧腕短伸肌还是指总伸肌的松

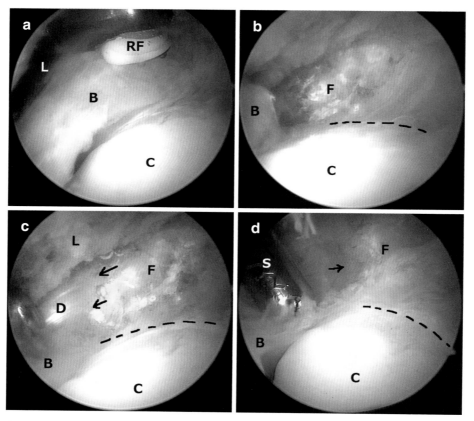

图 50-6 a. 70°关节镜显示：在肘关节腔内使用射频装置松解桡侧腕短伸肌起点。b. 70°关节镜显示松解后的桡侧腕短伸肌足印区。桡侧腕短伸肌肌腱位于足印区远端，虚线处为肱骨小头关节缘。c. 用探钩牵开桡侧腕短伸肌肌纤维后可见指总伸肌肌腱附着于桡侧腕短伸肌（箭头）足印区远端。桡侧腕短伸肌也位于足印区远端，虚线处为肱骨小头关节缘。d. 松解指总伸肌后，可见裸露的指总伸肌足印区（箭头）位于桡侧腕短伸肌足印区远端。桡侧腕短伸肌则位于足印区远端，虚线处为肱骨小头关节缘。S—刨削器，B—桡侧腕短伸肌，RF—放射装置，L—桡侧腕长伸肌，C—肱骨小头，D—指总伸肌肌腱，F—足印区

解过程均不能超过肱骨小头的中点，否则有可能造成外侧副韧带损伤。最后，用刨削器清理肌腱上附着的磨损处及残留的软组织，以完成进一步地剥离。

清理钙化沉积物和骨赘及钻孔：探查足印区以确定骨赘或残留的钙化沉积物，并进一步地切除所有的钙化组织，然后在关节镜下用磨锉去除骨赘及突起（图 50-7）。再使用关节镜设备行钻孔去皮质化操作，但该操作并非常规操作。

最终评估：关节镜撤回至关节腔内，充分冲洗关节以清理骨碎片。

50.4　提示和技巧

（1）正确的近端前内侧入路。近端前内侧入路一般在标准前内侧入路的下方稍微靠近前方的位置，该入路有利于镜下操作和观察肱骨小头上方的关节外间隙。

（2）干性关节镜及减少液体渗入组织的技巧。这些操作可以提供良好的手术视野并预防筋膜室综合征的发生。但暂时还没有关于空气栓塞风险的研究。在建立近端前外侧入路之前，用20ml 注射器将空气注入关节，为避免发生空气栓塞切记不可将空气泵入关节。使用关节镜时也

不将生理盐水泵入关节，并且要周期性地关闭鞘管，这些技巧都可以减少液体渗入前臂外侧组织间隙。

（3）关节囊切除术。此操作可能会损伤其毗邻的桡侧腕短伸肌或桡侧腕长伸肌，但可以使用锥形刨削器以避免这种情况的发生。将刨削器伸入关节内并避开肌肉组织，同时开启负压吸引并切除关节囊。只要在关节囊上打开一个通道，就可以用锥形刨削器在关节囊及关节外肌肉之间解剖出手术间隙。

（4）关节内的组织牵拉。滑膜炎、关节内液体溢出及撕裂的关节囊均可导致视野受限。置入钝性 Wissinger 棒可以牵开关节囊以避免视野受阻。

（5）钙化沉积物的辨别和切除。关节镜下很难辨别伸肌起点的钙化沉积物，有时术前影像学资料也未能显示伸肌起点的钙化沉积物。笔者发现的"挤牛奶操作法"对于识别潜在的钙化沉积物十分有效，从前外侧入路插入一根直径为4mm 的钝性套管，并由远及近地挤压关节外伸肌肌群。用此法将一些点状钙化物挤出并用刮匙去除。

（6）肌腱的充分松解。从肌腱附着点的最近端开始松解，并逐渐向远端延伸 8~10mm，直到

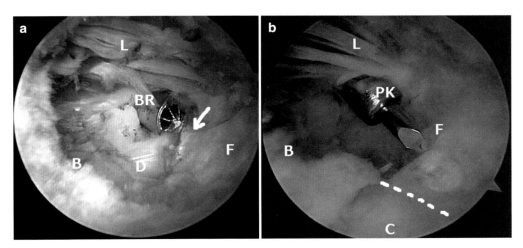

图 50-7　a. 在关节镜下使用磨锉（BR）进行骨赘切除（箭头）。b. 外上髁钻孔（PK）。B—桡侧腕短伸肌，L—桡侧腕长伸肌，D—指总伸肌，F—桡侧腕短伸肌足印区，C—肱骨小头

显露腱性部分，然后使其与足印区分离。使用钝性探钩评估桡侧腕短伸肌和指总伸肌的附着残端，并将它们松解。

50.4.1 陷阱

（1）神经血管损伤。由于前内侧入路靠近尺神经，因此肘关节屈曲时如果存在半脱位或弹响征则尺神经损伤的风险更高。在尺神经移位的情况下建立前内侧入路同样存在损伤风险。如前所述，建立前内侧入路时应用手指按住并保护尺神经以避免其滑出。前置尺神经时也可以如此操作，避免其位于前内侧入路的轨迹上。相反地，也可以按 Park 等所描述的，做一个前内侧小切口以进行钝性分离[5]。

（2）松解不充分。桡侧腕短伸肌肌腱与指总伸肌肌腱在指总伸肌肌腱起点处相遇，对于慢性顽固性外上髁炎患者，指总伸肌肌腱的病变也是导致其症状的部分原因。单纯松解桡侧腕短伸肌可能不足以缓解症状，对于慢性外上髁炎患者，笔者一般进行桡侧腕短伸肌和指总伸肌联合松解。可以保留部分指总伸肌，为外上髁提供肌肉覆盖。

（3）过度松解及不稳定。过度剥离及广泛松解可能导致外侧韧带复合体损伤。限制性松解肱骨小头中段和桡骨中段部分的前方可以避免造成肘关节不稳。如果怀疑过度剥离造成了医源性外侧韧带不稳，那就需要做一个外侧小切口，并用带线锚钉将过度剥离的肌腱重新固定在起点处。

50.4.2 术后管理、康复和重返运动

术后立即用大量的柔软敷料覆盖，并在术后第 4 天更换敷料。为使患者感到舒适，用吊带悬吊前臂。术后不限制肘关节活动及前臂旋转。建议患者不要进行握力训练和上举训练。肘关节活动度的锻炼持续 4~6 周。术后第 12 周开始进行力量训练，术后第 3~6 月可以开始竞技性体育运动。

参考文献

[1] Bunata RE, Brown DS, Capelo R. Anatomic factors related to the cause of tennis elbow. J Bone Joint Surg Am. 2007;89: 1955–63.

[2] Fairbank SM, Corlett RJ. The role of the extensor digitorum communis muscle in lateral epicondylitis. J Hand Surg (Br). 2002;27:405–9.

[3] Park SE, Bachman DR, O'Driscoll SW. The safety of using proximal Anteromedial portals in elbow arthroscopy with prior ulnar nerve transposition. Arthroscopy. 2016;32(6):1003–9. https://doi. org/10.1016/j.arthro.2015.12.043.

[4] Stothers K, Day B, Reagan WR. Arthroscopy of the elbow: anatomy, portal sites, and a description of the proximal lateral portal. Arthroscopy. 1995;11(4):449–57.

[5] Sasaki K, Onda K, Ohki G, Sonoda T, Yamashita T, Wada T. Radiocapitellar cartilage injuries associated with tennis elbow syndrome. J Hand Surg Am. 2012;37(4):748–54. https://doi.org/10.1016/j. jhsa.2012.01.005.

第 51 章　自体肌腱移植治疗肱骨外上髁炎

Allan Wang, Katherine Mackie, William Breidahl, and Ming Hao Zheng
魏利成　译

51.1　引言

通常认为，外上髁炎是由外上髁指总伸肌肌腱过度地、超负荷地反复使用所导致的。其中，桡侧腕短伸肌肌腱损伤占所有病例的 90% 左右。在一些严重的病例中，肌腱的自身修复能力被破坏，导致肌腱微撕裂后产生不成熟的异常修复反应。近期，大量病理研究表明，在外上髁肌腱病变中，这种异常修复反应导致活性腱细胞通过细胞凋亡[1]或自噬细胞凋亡的方式慢慢消失。

近年来，人们对肌腱疾病病理过程的认识不断加深，例如，在肌腱损伤处接种自体腱细胞以研究肌腱的内在修复方式。许多动物实验表明，肌腱干细胞可以合成 I 型胶原蛋白，并且在肌腱损伤处行腱细胞移植是有效的[2]。这些研究表明，体外扩增的自体腱细胞移植可以改善肌腱组织结构，并且促进肌腱修复。细胞检测的结果表明，植入细胞在活检和细胞增殖后仍可保留其自身的腱细胞表型。基于这些研究，有人提出假设：在肌腱损伤处恢复功能细胞合成细胞外基质的能力可能是一种有效的肌腱修复方式。

有人提出了一种基于潜在病理情况的外上髁炎的治疗方案[3]。以下是肌腱病变的 4 个阶段。

1 级——波浪形胶原纤维。

2 级——血管纤维母细胞增生、细胞增生、细胞核浓聚、胶原纤维紊乱、新生血管和肌腱肿胀。

3 级——细胞衰竭、基质被破坏，胶原蛋白断裂及部分小撕裂。

4 级——肉眼可见的撕裂及腱骨分离。

基于以上分级，自体腱细胞移植（autologous tenocyte implantation, ATI）用于 3 级肌腱病变，以补充活性腱细胞的缺失。研究显示，自体腱细胞可以合成 I 型胶原纤维以修复肌腱病变及少量的肌腱缺失。4 级肌腱病变则表现出肌腱全层撕裂，仅行腱细胞移植是不够的，可能需要进行手术治疗。

一套有效的 MRI 评分体系既可以用于评估外上髁炎的严重程度，也可以指导患者是否应选择采用自体腱细胞移植的治疗方式[4]。MRI 评分体系可用于肌腱病变程度的分级及外上髁指总伸肌肌腱起点的肌腱撕裂范围的判断。

51.2　适应证和禁忌证

- ATI 仅用于行组织活检的供者（并仅用于自体移植）。

- ATI 可用于伴或不伴部分肌腱撕裂（2 级

或 3 级）的症状严重，且非手术治疗无效的慢性外上髁炎患者。

- MRI 检查或超声检查可用于确诊肌腱病、肌腱退变及肌腱撕裂。而 X 线检查可用于排除其他引起肘关节疼痛的潜在疾病。
- ATI 不宜用于肉眼可见撕裂的 4 级肌腱病变患者。
- 根据澳大利亚 TGA 条例，以下检测结果呈阳性的患者不建议行 ATI 治疗，包括人类免疫缺陷病毒检测、乙型肝炎病毒检测、丙型肝炎病毒检测和梅毒螺旋体检测。
- ATI 不宜用于妊娠期及哺乳期的患者。
- ATI 不宜用于免疫功能不全的患者。

51.3　手术技术

ATI 共有两个步骤：首先从外上髁炎患者的髌韧带行穿刺活检提取腱细胞，然后将体外培养成熟的自体腱细胞在超声引导下一次性注射于肌腱损伤处。

髌韧带穿刺活检术一般在局部麻醉和超声引导下进行，使用 Temno Evolution 活检穿刺针（14 号 ×11cm；CareFusion Corp）。首先，从髌韧带上表面取下一条 3mm×1mm 的肌腱组织（图 51-1）。然后将取下的肌腱组织转送至 Orthocell Ltd.（珀斯，澳大利亚），在其下属的 GMP 标准实验室行腱细胞培养。按照部分 GMP 协议，在活检时同时留取 60ml 静脉血样本行传染病筛查，包括人类免疫缺陷病毒检测、梅毒螺旋体检测、乙型肝炎病毒检测和丙型肝炎病毒检测。只有以上检测结果呈阴性的患者才能继续进行治疗。

活检后约 3 周，将 2ml 自体腱细胞（2×10^6~5×10^6/ml）溶于 10% 自体血浆中，在超声引导下用 18 号注射器注入桡侧腕短伸肌肌腱病变位置（图 51-2）。

51.4　提示技巧

（1）对于一些运动员，为了避免髌韧带穿刺

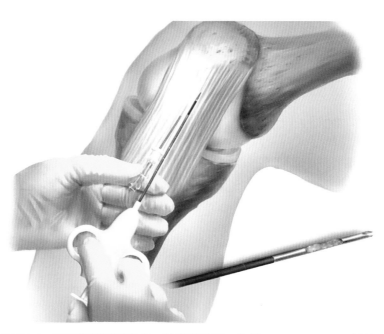

图 51-1　髌韧带穿刺活检术。局部麻醉后，使用 Temno Evolution 活检穿刺针（14 号 ×11cm）在髌韧带下 1/3 部分以 30°~45° 刺入。从髌韧带上表面取下一条 3mm×1mm 的肌腱组织

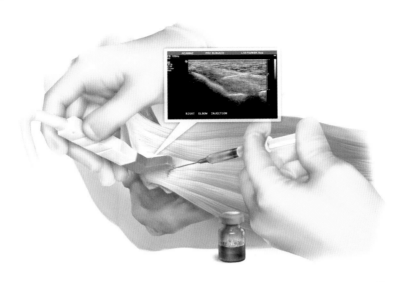

图 51-2　通过 ATI 将 2ml 自体腱细胞（$2 \times 10^6 \sim 5 \times 10^6$/ml）溶于 10% 自体血浆中，并在超声引导下用 18 号注射器将其注入肌腱病变位置

活检术导致的相关性疾病，可以在超声引导下对肱三头肌肌腱或掌长肌肌腱进行活检。

（2）根据肌腱病变的严重程度决定细胞注射量。因为腱内撕裂和纵行撕裂往往是敞开的，所以在注射时更容易确认。在损伤处注射后可以进一步地在腱骨表面单独注射。

51.5　陷阱

（1）较大的全层撕裂不适宜采用 ATI。注射后的细胞可能不在肌腱周围，而是渗入肘关节腔内或周围软组织。

（2）ATI 患者术后需要 3 个月才能完全康复，应该避免过早进行体力劳动、体育活动和肌腱过度负重。

51.5.1　术后管理、康复和重返运动

患者术后应用悬臂吊带保护患肢并休息 3 天。术后 4 周内可做一些较轻松的家务或工作。这段时间内，每天进行 4 次肘关节完全伸展。术后 4 周后，可以参加轻度的体力劳动及体育活动，并做一些肘关节离心性和向心性力量练习。术后第 3 个月，活动不受限制。

51.6　结果

有一项关于慢性严重外上髁炎非手术治疗效果欠佳的患者的初步研究，研究中的 16 名患者（男性患者 9 名，女性患者 7 名）被随访长达 5 年[5]。这些患者在治疗之前的症状持续时间平均为 31 个月。所有患者均有外上髁炎的临床症状，包括外上髁压痛点、伸腕抗阻痛及中指伸指抗阻痛。所有患者在完成 ATI 之前均进行视觉模拟评分（VAS）、前臂、肩膀和手的快速无力评分（QuickDASH），以及 Jamar 握力测试。然后，定期告知患者治疗方式并平均随访 4.5 年（3~5 年）。使用 Jamar 握力计（2 档）在伸肘 180° 并旋转前臂至中立位时测量握力。

治疗 1 个月后可以观察到临床评估结果明显改善。随访的 12 个月时间里，平均 QuickDASH 评分改善率为 91%，视觉模拟评分改善率为 86%，握力提升 133%（所有 $P<0.001$）（图 51-3）。采用有效的 MRI 评分系统，得分从治疗前的 4.3 降低至治疗后的 2.9，并且该评分与握力测量值显著相关（$P<0.05$）（图 51-4，51-5）。在平均 4.5 年的随访时间内，与治疗前相比，临床症状也明显改善（$P<0.001$）：VAS 改善率为

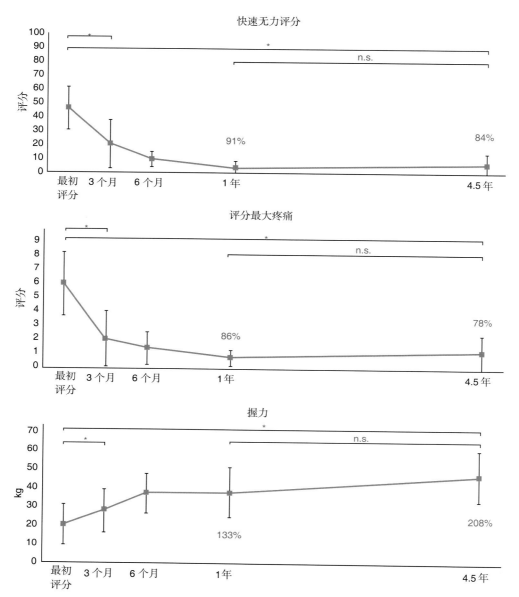

图 51-3　疼痛和功能性评估。评估日常工作能力，前臂、肩膀和手的快速无力评分（QuickDASH）显示，术后 1 年后平均改善率为 91%，并且在最终随访时改善率仍可维持在 84%。VAS 显示，术后 1 年后平均改善率为 86%，最终随访时改善率可维持在 78%。Jamar 握力测试的评分（kg）在术后 1 年后平均提升 133%，最终随访时平均提升 208%

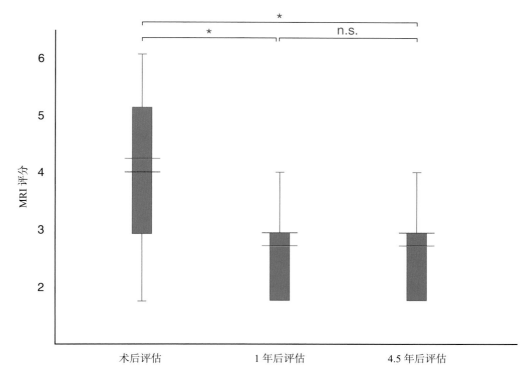

图 51-4 MRI 的结果。个体肌腱病变的 MRI 评分如上所绘，箱式图显示了 ATI 治疗前后评分的平均数（红线）、中位数（蓝线）、四分位间距（方框）和变化范围（晶须）。经治疗后评分显著改善（*$P<0.001$），并且该结果与临床结果显著相关（$P<0.001$）。* 指评分与基线相比差异显著（$P<0.001$），n.s. 指无显著性差异（$P>0.05$）

78%，QuickDASH 改善率为 84%，握力改善率为 208%。MRI 评分系统测试表明：指总伸肌肌腱病变分级的平均改善时间主要在随访的中期。在平均 4.5 年的随访时间内，93% 的患者对 ATI 治疗效果表示满意或非常满意。这项初步研究表明，定向自体肌腱干细胞移植对于严重慢性肌腱病变患者是一种很有前景的治疗方式。

51.7　并发症

髌韧带穿刺活检术相关的取腱点疼痛持续时间较短，回访时绝大多数患者表示术后 1 个月后仅有极轻微的局部症状。随访 12 个月后，取腱点未发现明显的残端痛或无力，注射部位无相关并发症，尤其是未发现感染、炎症反应或成纤维细胞反应发生。

对于严重的难治性外上髁炎，自体腱细胞移植是一种基于病理学研究（该研究显示功能性腱细胞在慢性肌腱病损处衰竭、消失）的新型细胞研究。初步临床研究表明：MRI 显示 ATI 改善了患者的肌腱组织，并且在临床症状及功能上持续改善。但仍需要进行随机双盲对照试验以进一步证明 ATI 的临床效果。

相比于其他注射治疗如注射 PRP（富血小板血浆），ATI 的相对成本（近 3000 美元）与效果需要被更进一步地评估。

51.8　结果

对于非手术治疗效果欠佳的严重慢性外上髁炎患者，ATI 是一种安全的、可耐受的治疗方式。术后第 1 年，患者表现出局部疼痛明显缓解，同时有肌力和功能的改善，并且有证据显示 ATI 治疗效果可持续到中期。

术后评估 1 年后评估

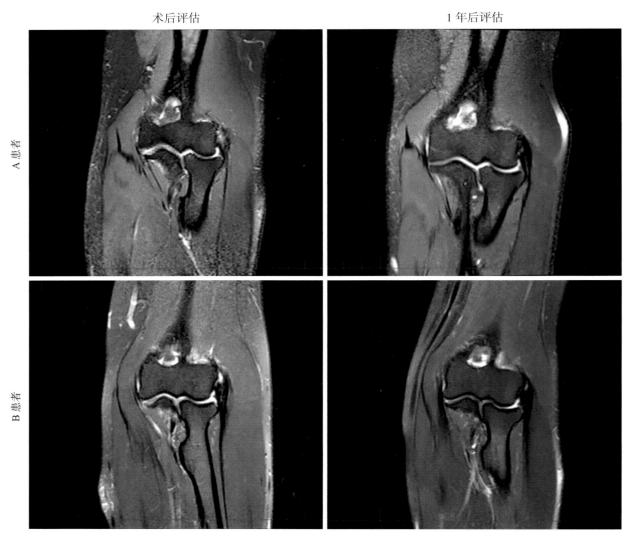

图 51-5　图示为两名患者行自体腱细胞移植的术前和术后 1 年的 MRI 结果。A 患者，术前 MRI 显示中度指总伸肌肌腱病变并伴有肌腱炎和部分肌腱撕裂。ATI 手术 1 年后，MRI 显示指总伸肌起点的损伤明显改善，中等信号及部分撕裂减少。B 患者，术前 MRI 显示严重指总伸肌病变伴有高强度信号及全层撕裂（包含桡侧腕短伸肌深部撕裂）。ATI 手术 1 年后可见指总伸肌肌腱病变范围明显缩小

参考文献

[1] Chen J, Wang A, Xu J, Zheng M. In chronic lateral epicondylitis, apoptosis and autophagic cell death occur in the extensor carpi radialis brevis tendon. J Shoulder Elb Surg. 2010;19(3):355–62.

[2] Chen J, Yu Q, Wu B, Lin Z, Pavlos NJ, Xu J, Ouyang H, Wang A, Zheng MH. Autologous tenocyte therapy for experimental Achilles tendinopathy in a rabbit model. Tissue Eng Part A. 2011;7(15–16):2037–48.

[3] Bhabra G, Wang A, Ebert JR, Edwards P, Zheng M, Zheng MH. Lateral elbow tendinopathy: development of a pathophysiology-based treatment algorithm. Orthop J Sports Med. 2016;4(11):2325967116670635.

[4] Walton MJ, Mackie K, Fallon M, Butler R, Breidahl W, Zheng MH, Wang A. The reliability and validity of magnetic resonance imaging in the assessment of chronic lateral epicondylitis. J Hand Surg Am. 2011;36(3):475–9.

[5] Wang A, Mackie K, Breidahl W, Wang T, Zheng MH. Evidence for the durability of autologous tenocyte injection for treatment of chronic resistant lateral epicondylitis: mean 4.5-year clinical follow-up. Am J Sports Med. 2015;43(7): 1775–83.

第 52 章　超声引导下经皮肌腱切开治疗慢性难治性肱骨外上髁炎

Bernard F. Morrey

魏利成　译

52.1　引言

　　肌腱病是美国人的常见疾病之一。根据 2013 年美国的 CPT 数据库统计，有超过 3000 万人患有此类疾病，肘关节是最好发肌腱病的部位之一。慢性难治性疾病是指标准化治疗持续时间超过 6 个月且症状无改善的疾病[1]（图 52-1）。难治性疾病通常需要通过手术治疗[2-3]。此章讨论的是使用 TX1 和 TX2 设备（Tenex Health, Lake Forest, CA）在超声引导下经皮肌腱切开的技术和经验。

52.2　基本原理

　　迄今为止，通过开放手术或关节镜手术切除病灶，刺激机体自我愈合的疗效确切[2]。现在，患者更希望早期就能获得确切的治疗方案。超声作为白内障的确切治疗手段（白内障超声乳化术）已经有 25 年的历史[4]。超声诊断肌腱病变的准确性也得到了很好的评价[5-7]。超声引导很好地提高了穿刺的准确性[8-9]。也有证据表明超声可以切开病变组织，且具有杀菌作用，同时

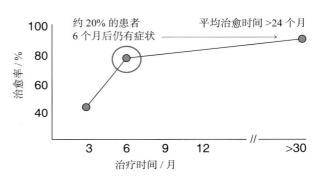

图 52-1　梅奥诊所的这项研究表明，慢性难治性肱骨外上髁炎的定义是：治疗 6 个月后症状持续存在，约 20% 的患者出现这种症状。在此之后，如果有 24 个月或更长时间没有进行明确治疗，症状也可改善

还能促进血管再生[10-11]。目前，已有动物研究证实了超声的上述特性[12]。由于超声微型探针治疗已被证明具有很好的安全性/有效性[13-14]。因此，该技术已被广泛应用于临床[10,13-16]。

　　此技术分 3 步：①超声的可视化、精准性和病理学特征；②使用 TX 微型探针在超声引导下精准定位病灶；③使用超声切割和切除病灶。由于手术是在局部麻醉下进行的，因此患者可以在门诊外科中心或床旁接受治疗。

52.3 适应证

- 慢性难治性症状，即症状持续时间超过 6 个月。
- 早期有效的干预。
- 期望快速康复者。

52.4 禁忌证

- 局部感染。
- 未进行标准化非手术治疗。
- 无法保证完全休息 3 周和自我保护（相对禁忌证）。

52.5 技术

52.5.1 设备要求

- 可靠的超声诊断设备。
- Tenex 超声控制台（图 52-2）。
- TX1 微型探针或 TX2 微型探针具有 3 种功能：传递超声波，冷却空心探针，抽吸被清除的病灶（图 52-3）。

52.5.2 体位

- 外上髁炎：取仰卧位，肘部屈曲到舒适的位置，用健侧手握住患侧腕关节（图 52-4）。

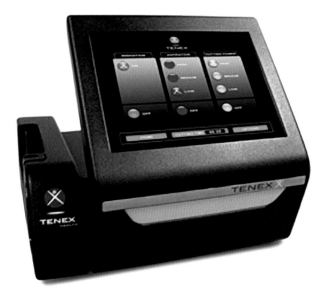

图 52-2 超声控制台具有最有效的超声、灌洗功能和抽吸功能，可冷却探针和清除病变组织。如果这些功能中的任何一个不能正常运行，则能量就会中断

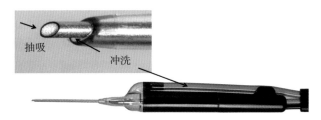

图 52-3 TX 超声探头由一个 18 号针大小的金属部件组成。外套管提供灌洗，以冷却探针，空心探针可抽吸并清除切除的病变组织

- 内上髁炎：取仰卧位，上臂置于同侧肩部上方，肘部弯曲，充分暴露肘内侧（图 52-5）。

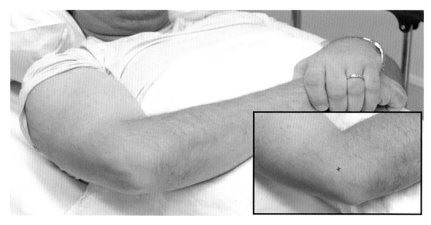

图 52-4 前臂置于胸部，显露肱骨外上髁。确定位置，标记最大压痛点

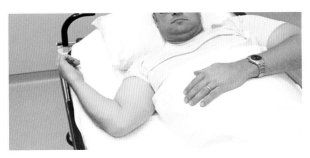

图 52-5　治疗肘内侧肌腱病时，肘部处于屈曲及极度旋后位。如果肘部屈曲时尺神经全脱位或半脱位，则将肘关节伸直以治疗内上髁炎

- 注意：仔细评估有无尺神经半脱位。如果有，则需充分伸展肘部，以确保尺神经位于内上髁的后方。

52.5.3　定位

最大压痛点的位置由患者确定，并由医师仔细确认。

注意：最大压痛点的定位是在确定屈肘位置之后进行的，随着肘关节屈曲程度的不同，定位

也会发生变化。

52.5.4　病理学检查

进行超声检查以评估最大压痛点。

从侧面看，桡骨头和外上髁的标志很容易辨认。桡侧腕伸肌附着区提示低回声，表现为超声图像变暗（图 52-6）。无低回声区提示外上髁软骨表面钙化和不规则[6]。

在内侧，病变常位于旋前肌和屈肌腱桡侧面之间。任何一个受累部位都可能存在钙化沉积（图 52-7）。

52.5.5　系统及患者的准备

超声控制台通过一次性暗盒所提供的灌洗液冷却探头并清除灌洗液和病变组织。系统被激活后发出声音，提示系统正常运行。

患者准备：上髁部用无菌毛巾铺成方形，操作过程就像静脉注射。

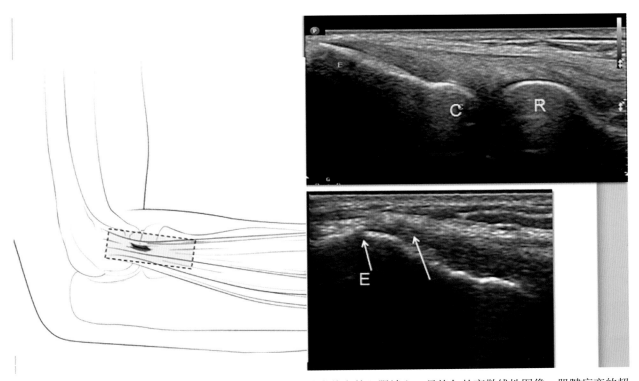

图 52-6　外上髁超声图像。肱桡关节可见。健康的伸肌腱附着在外上髁嵴上，呈均匀的离散线性图像。肌腱病变的超声图像显示为低回声区域，即暗黑色或黑色显影。外上髁嵴外观不规则，桡侧腕短伸肌附着点有典型的隆突
C—肱骨小头，R—桡骨，E—腕短伸肌

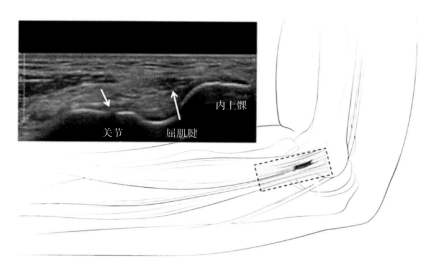

图 52-7   内上髁超声图像。屈肌腱与内上髁相连，两者之间的间隙是最常见的累及部位，该间隙与内侧关节（箭头）一起被识别出来

52.5.6   准备和明确诊断

将超声传感器置入无菌套管。

注意：在使用无菌套管前，必须在传感器上覆盖一层薄薄的耦合剂。

对最大压痛点进行超声检查，需再次确认其病理特征（图 52-8）。

以最大压痛点为穿刺点，使用速效局部麻醉药在穿刺点 1.5cm 直径范围内进行浸润。随后，使穿刺针穿破皮肤，进入最大压痛点。

注射 3~4ml 速效局部麻醉药。用一根针轻轻敲被麻醉的部位，以确定麻醉彻底，从而确保该区域在手术过程中无知觉。

注意：超声成像不一定能引导局部麻醉药注射，但局部麻醉药通常不会干扰病灶的超声成像。

52.5.7   治疗

以原发病灶最大压痛点远端约 1.5cm 处的皮肤为穿刺点，用 11 号刀片切开皮肤、皮下组织及筋膜，以便探针进入病灶。用脚踏开关激活超声探头，然后将超声探头伸入病灶（图 52-9），在超声激活期间，灌洗与乳化组织的抽吸同时进行。

注意：如果出现灌洗停止或抽吸通道堵塞，能量将自动中断，直到灌洗恢复。这一恢复过程通常需要 1~2 秒。

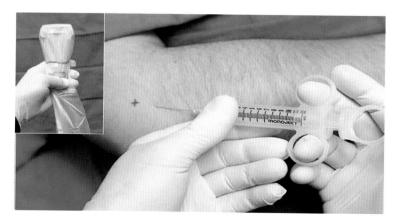

图 52-8   超声传感器被薄薄的耦合剂覆盖并被置于无菌套管中。在离最大压痛点约 1.5cm 处的皮下注射小皮丘。针头穿过皮肤，直接进入最大压痛点

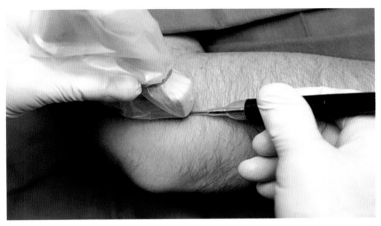

图 52-9　用 11 号刀片切开皮肤和浅筋膜。将探头直接置入高回声区，通过踩下脚踏板释放超声波。前后活动探头以治疗病灶

内、外上髁病灶的治疗方式相同。治疗内上髁时，必须先确定尺神经位置，根据我们的经验，低回声的损伤可能不明显。在探头以线性方式进出病灶的过程中，低回声区域在视觉上会发生改变，表明病灶得到有效治疗。轻拍外上髁肌肉附着部位会刺激该部位更快愈合。大多数情况下，约 60 秒的超声波就可以有效地治疗上髁炎。

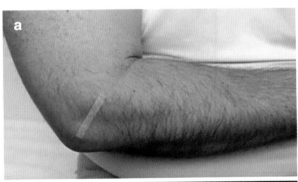

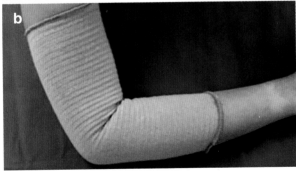

图 52-10　a. 伤口用免缝胶带固定，并用无菌敷料覆盖。b. 使用加压弹力袜是为了舒适

52.5.8　康复

伤口用免缝胶带固定，防水敷料包扎（图 52-10），弹力袜加压。术后 2 天内去除弹力袜，术后 5~7 天后去除免缝胶带。

建议患者在接下来的 1~2 天里尽量减少肘部活动。建议术后第 2~3 天使用冰敷和镇痛药。如果术后第 3 天仅有轻微症状，则允许恢复久坐活动。如果术后第 14~21 天仍仅有轻微症状，则患者可逐渐恢复正常活动。

术后 6 周后患者无不适感，则允许其进行常规工作和更频繁的活动。如术后 10~12 周后症状缓解或明显改善，则允许不受限制的正常活动（表 52-1）。

表 52-2 和表 52-3 分别列出了手术要点和注意事项。

表 52-1　术后管理

康复

- 冰敷 / 泰诺
- 休息—3 天
- 静态活动—3 周
- 恢复日常活动—6 周
- 完全活动—6 周后（跳跃膝—12 周后）
- 没有其他附加条件，门诊随诊，必要时进行检查和评估
- 1~3 周，1~3 个月，6 个月（电话随访）

表 52-2　手术要点

技巧
- 临床检查，标记最大压痛点
- 再次确定病灶位置
- 早期注射（注射类固醇）
- 局部麻醉，注射至骨面，避免麻醉范围太大
- 切开皮肤及筋膜
- 探头的前后运动范围：3~5mm
- 良好的可视性：正常回声
- 治疗时间越长，耐受性越好
- 不必切除钙化

表 52-3　注意事项
- 不足或不完整的功能锻炼
- 偶发患者的选择—诊断错误
- 不能确定最大压痛点
- 确定最大压痛点的位置后改变肘关节位置
- 未检查尺神经半脱位（内侧受累）
- 穿刺部位距病灶过远
- 可视区域不充分，治疗不充分
- 没有保证极度旋转位置
- 未解释治疗过程需要 3 个月

52.5.9　并发症

迄今为止，在至少 2 万多例肘关节治疗的病例中，还没有报道外上髁炎的相关并发症的病例。仅有 1 例尺神经损伤的病例，但此病例正在调查中。最常见的问题是疼痛，治疗后可能会持续几天，甚至几周。

52.6　结果

指南正在编制中。最确切的研究是 20 例患者在离散时间点随访至少 3 年[14]。这项研究是在新加坡进行的，对 20 例患者都进行了临床评估和超声治疗研究。术后 1 年，其中 19 例基本上完全恢复。术后 3 年，20 例均无疼痛且功能完全恢复（图 52-11）。有趣的是，超声监测显示病灶区域超声影像很大比例地完全恢复了（图 52-12）。Barnes 等在梅奥诊所的一项前瞻性研究中报告了类似的病例，并获得良好的疗效[13]。更多的研究正在进行中。到目前为止，正式和非正式的学术交流表明该技术有 85% 的成功率，侧方病理学显示预后较好。

52.7　总结

超声引导下经皮肌腱切开非常有效，且具有耐受性好及并发症发生率低的优点。可在门诊或床旁进行。预计该技术有效性为 85%~90%，并

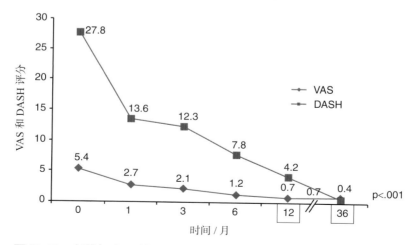

图 52-11　本研究对 20 例患者进行了关于视觉模拟评分（VAS）和上肢功能评分（DASH），两者都迅速下降并最终恢复到正常值，且结果维持 3 年（版权所有：Seng）

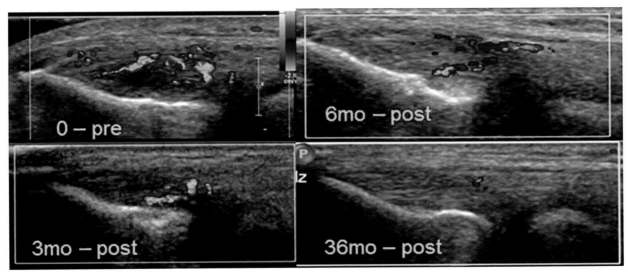

图 52-12 超声图像显示病灶术后 6 个月时的恢复情况和术后第 3 年时的完全恢复后的情况（版权所有：Seng）

发症发生率小于万分之一。Tenex 微型探针手术可以提供确切的手术方案，没有损耗或复发率，但存在注射困难。自采用该技术以来的 6 年时间里，笔者未进行过开放式或关节镜下的诊断。

参考文献

[1] Sanders TL Jr, Kremers HM, Bryan AJ, Ransom JE, Smith J, Morrey B. The epidemiology and health care burden of tennis elbow. A population-based study. AJSM. 2015;43(5):1066.

[2] Baker CL Jr, Baker CL 3rd. Long-term follow-up of arthroscopic treatment of lateral epicondylitis. Am J Sports Med. 2008;36(2):254–60.

[3] Morrey ME, Dean BJF, Carr AJ, Morrey BF. Tendinopathy: same disease different results—why? Op Tech Orthop. 2013;23:39–49.

[4] Kelman CD. The history and development of phacoemulsification. Int Ophthalmol Clin. 1994;34(2):1–12.

[5] De Zordo T, Lill SR, Fink C, et al. Real-time sonoelastography of lateral epicondylitis: comparison of findings between patients and healthy volunteers. Am J Roentgenol. 2009;193: 180–5.

[6] Jaén-Diaz JI, Cerezo-López E, López-de Castro F, et al. Sonographic findings for the common extensor tendon of the elbow in the general population. J Ultrasound Med. 2010;29:1717–24.

[7] Poltawski L, Ali S, Jayarem V, et al. Reliability of sonographic assessment of tendinopathy in tennis elbow. Skeletal Radiol. 2012;41:83–9.

[8] Finnoff JT, Hurdle MF, Smith J. Accuracy of ultrasound-guided versus fluoroscopically guided contrast-controlled piriformis injections: a cadaveric study. J Ultrasound Med. 2008;27(8):1157–63.

[9] McShane JM, Nazarian LN, Harwood MI. Sonographically guided percutaneous needle tenotomy for treatment of common extensor tendinosis in the elbow. J Ultrasound Med. 2006;25:1281–9.

[10] Kobayashi Y, Hayashi M, Yoshino F, Tamura M, Yoshida A, Ibi H, Lee MC, Ochiai K, Ogiso B. Bactericidal effect of hydroxyl radicals generated from a low concentration hydrogen perioxide with ultrasound in endodontic treatment. J Clin Biochem Nutr. 2014;54(3):161–5.

[11] Ramli R, Reher P, Harris M, Meghji S. The effect of ultrasound on angiogenesis: an in vivo study using the chick chorioallantoic membrane. Int J Oral Maxillofac Implants. 2009;24:591–6.

[12] Kamineni S, Butterfield T, Sinai A. Percutaneous ultrasonic debridement of tendinopathy—a pilot Achilles rabbit model. J Orthpo Surg Res. 2015;10:70.

[13] Barnes DE, Beckley JM, Smith J. Percutaneous ultrasonic tenotomy for chronic elbow tendinosis: a prospective study. J Shoulder Elbow Surg. 2015;24(1):67–73.

[14] Seng C, Mohan PC, Koh SBJ, Howe TS, Lim YG, Lee BP, Morrey BF. Ultrasonic percutaneous tenotomy for recalcitrant lateral elbow tendinopathy: sustainability and sonographic progression at 3 years. Am J Sports Med. 2016;44(2):504–10. https://doi. org/10.1177/0363546515612758.

[15] Elattrache NS, Morrey BF. Percutaneous ultrasonic tenotomy as a treatment for chronic refractory patella tendinopathy. Op Tech Orthop. 2013;23(2):98–103.

[16] Patel MM. A novel treatment for refractory plantar fasciitis. Am J Orthop. 2015;44(3):107–10. 17. Morrey BF. Percutaneous ultrasonic energy a novel treatment for epicondylitis. Tech Shoulder Surg. 2013;14:51–8.

第 53 章　肱桡关节的关节镜下治疗

In-Ho Jeon and Erica Kholinne
魏利成　译

53.1　摘要

弹响肘在日常矫形手术中并不常见，这是一种非常罕见的病理情况。弹响肘即肘关节在正常活动范围内活动时可发出咔嗒声。有报道认为滑膜襞松弛或环状韧带松弛是弹响肘发生的原因[1]（图53-1）。另一个可能的病因是肱桡关节肥厚性滑膜襞可能发生脱位[2]。但由于病例罕见，因此容易误诊。然而，外上髁炎可出现类似症状或同时发生此类疾病。

53.2　临床评价

必须通过详细地、系统地临床评估找到弹响肘的发病机制，因为很多解剖结构都可能引起弹响和疼痛。当肘关节屈曲90°时，连续旋前–旋后前臂通常可诱发弹响。为区分关节内病变和关节外病变，我们建议进行关节内局部麻醉药注射，如疼痛减轻则提示关节内病变。

53.3　适应证

- 非手术治疗失败，疼痛及弹响持续存在。
- 肱桡关节和外上髁压痛。

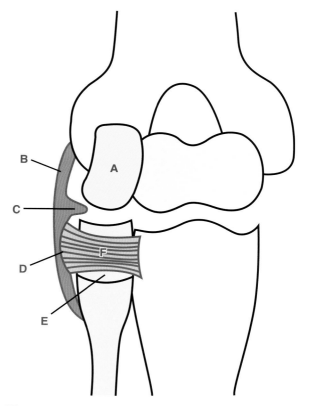

图53-1　解剖图显示复杂的肱桡关节囊结构肱骨小头（A），肘部部分关节囊（B），肱桡关节囊（C）符合复杂的月牙形增厚或滑膜襞，近端桡尺关节关节囊（D），桡骨头（E），以及环状韧带（F）

- 过度伸展时肘后外侧疼痛。
- 肘关节断端间组织与滑膜炎相关，导致桡骨头软骨软化[3]。

53.4　禁忌证

• 无症状的滑膜皱襞不需要手术治疗。

53.5　手术技术

我们建议对肘外侧撞击或弹响明显的病例进行关节镜下评估。关节镜下滑膜清理术需特别使用肘部近端前内侧入路以显露肱桡关节及充分暴露滑膜皱襞。依据 Mullett（图 53-2）[4] 对滑膜皱襞进行了识别和分类。外侧入路可以清理肘关节滑膜。当滑膜皱襞位于肘后侧时，后外侧入路可提供良好的镜下视野。可通过关节镜下屈伸活动观察肱桡关节是否有撞击。通过后外侧操作入路和前内侧观察入路清理滑膜皱襞，使桡骨头软骨面光滑。所有病例均使用骨膜牵开器向内牵开并保护尺侧副韧带。使用一个"L"形的钩头关节镜射频消融刀头和 4.5mm 关节镜刨削刀头切除关节囊。打磨完皱襞后，应检查桡骨头软骨软化情况。

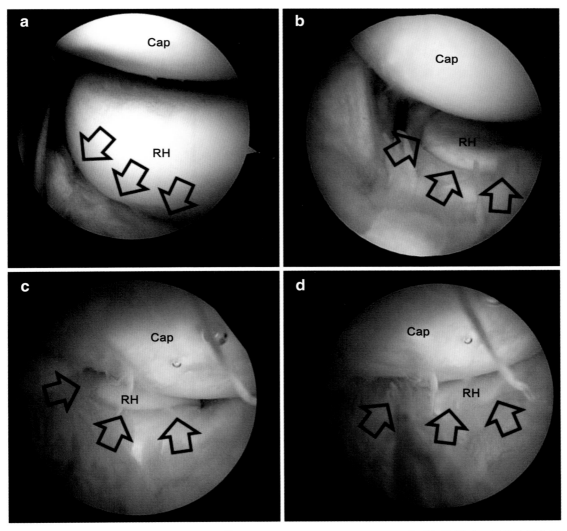

图 53-2　关节镜下肘关节的 Mullett 分型[4]。1 型，无撞击或遮挡。a. 2 型，当肘部伸展时，部分桡骨头被覆盖。b. 3 型，肘关节桡骨头被遮挡。关节囊边缘半脱位进入肱桡关节。c. 4 型，屈伸位时，桡骨头被完全遮挡。d. Cap—肱骨小头，RH—桡骨头

53.6 建议和技巧

70°斜角镜可在操作空间有限的关节腔内，提供有效的关节镜视野（图 53-3）。"L"形的钩头射频消融器为滑膜皱襞的切除提供良好的精准度。

53.7 注意事项

关节镜检查时滑膜皱襞可能正常。在这种情况下，需排除外侧撞击等其他原因。

应注意保护桡骨头软骨和外侧副韧带复合体。

53.8 术后管理、康复及功能恢复

- 术后前臂吊带悬吊 2~3 天。
- 关节镜下滑膜皱襞切除术后 2 周内症状缓解。
- 疼痛耐受情况下，患者可以不受任何限制地进行功能锻炼。

53.9 并发症

- 可能会造成外侧副韧带复合体断裂，从而导致肘关节不稳。

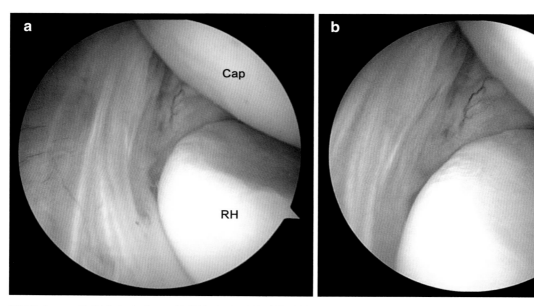

图 53-3 30°关节镜（a）和 70°关节镜（b）下的肱桡关节。RH—桡骨头，Cap—肱骨小头

参考文献

[1] Antuna SA, O'Driscoll SW. Snapping plicae associated with radiocapitellar chondromalacia. Arthroscopy. 2001;17(5):491–5.

[2] Aoki M, Okamura K, Yamashita T. Snapping annular ligament of the elbow joint in the throwing arms of young brothers. Arthroscopy. 2003;19(8):E4–7.

[3] Clarke RP. Symptomatic, lateral synovial fringe (plica) of the elbow joint. Arthroscopy. 1988;4(2):112–6.

[4] Mullett H, et al. Arthroscopic treatment of lateral epicondylitis: clinical and cadaveric studies. Clin Orthop Relat Res. 2005;439:123–8.

第 54 章　使用肘肌转位术治疗失败的肱骨外上髁炎手术

In-Ho Jeon, Erica Kholinne, and Kyoung-Hwan Koh
魏利成　译

54.1　引言

1977 年，Pankovich 在手外科中首次引入了肘肌皮瓣，以便进入肱桡关节区域[1]。使用带血管蒂的肘肌皮瓣，使更广泛地清除伸肌肌腱成为可能。Almquist 介绍了肘肌转位术可作为挽救外上髁炎手术失败的一种选择[2]。

54.2　临床评估

通过系统的临床评估来调查外上髁炎手术失败的原因。病灶切除不彻底是最常见的手术失败原因，同时过度地切除也可能导致手术失败。

54.3　适应证[3]

- 慢性的病灶残留和外上髁炎手术失败（图 54-1）。
- 术后出现窦道或关节感染。
- 注射类固醇引起的皮下组织营养不良。
- 既往手术造成的软组织缺损。

54.4　禁忌证[3]

- 肘肌缺失或失用。

54.5　手术技术[2]

近端捆绑止血带，以外上髁为中心做一 5cm 皮肤直切口，使用 Kocher 入路（图 54-2a、b），仔细地剥离皮下组织，以确定肘肌起点。由尺骨后缘和外上髁肘肌前缘之间进入。纵向切开表层腱膜，以显露深层结构。在伸肌肌腱起点处对原发病灶进行彻底地切除，向前至桡侧腕伸肌和指总伸肌肌腹边缘、桡骨头水平，后方是又薄又硬的尺侧腕伸肌腱膜。切除约 $4cm^2$ 的腱膜。如果上髁骨质硬化，则需用咬骨钳咬除硬化的骨质，直到显露骨松质。

剥离尺骨上肘肌起点，仔细地分离肘肌以保护其带血管蒂皮瓣（图 54-2c）。仔细地识别并结扎骨间后动脉的返支（图 54-3）。在尺骨处抬高肌纤维，使肌纤维进入血管束和神经。肘外侧肌的血供由起源于肱深动脉的中副动脉构成（图 54-4）。肘肌的神经起源于桡神经，正好位于环状韧带的近端和后方。在将肘肌后缘扩大 $5\sim7cm^2$ 后，把该组织旋转到切除伸肌起点所造

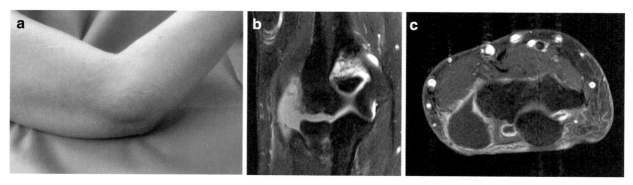

图 54-1　a. 1 例外上髁炎手术失败的案例，3 次手术失败导致肘外侧出现明显的假性囊肿。b 和 c. MRI 显示假性囊肿伴软组织缺损

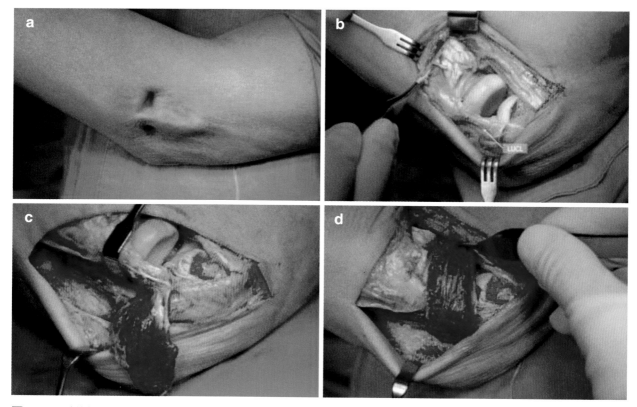

图 54-2　肘外侧区域有萎缩性内翻瘢痕，a. 既往手术留下的痕迹。术中暴露 ECU 和肘肌之间的 Kocher 间隔及肱桡关节。b. 术中图像显示外侧副韧带复合体缺失。c. 定位肘肌并保护带血管蒂皮瓣。d. 逆向置入皮瓣

成的缺损处（图 54-2d）。最后，将肘肌皮瓣缝合至新鲜骨床，达到肌骨愈合。松解止血带，重建肌肉血管分布。放置引流条，缝合伤口，用夹板固定。

54.6　提和技巧

松解止血带后，探查肘肌的血管分布，确定

有完整的血管蒂供应肌肉。肘肌的缺血性坏死可导致皮瓣坏死、感染或粘连。

54.7　陷阱

由于保护肘肌滋养动脉血供是手术成功的关键，故了解肘肌血管的解剖是至关重要的，但不需要对微血管进行解剖。

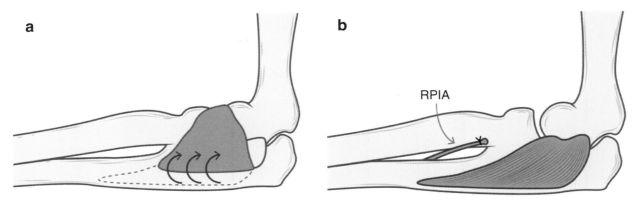

图 54-3　肘肌皮瓣转位到肱桡关节的手术说明。a. 肘肌识别和体表投影。b. 骨间后动脉返支（RPIA）的结扎

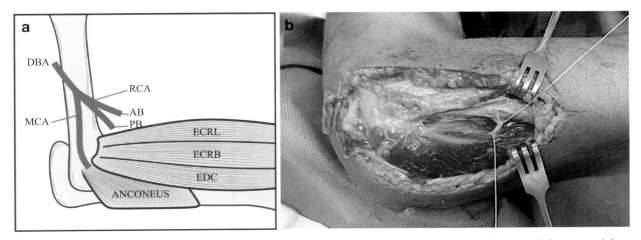

图 54-4　肘外侧肌的血供图解。a. DBA—肱深动脉，MCA—中副动脉，RCA—桡侧副动脉，AB—前支，PB—后支，ECRL—桡侧腕长伸肌，ECRB—桡侧腕短伸肌，EDC—指总伸肌，ANCONEUS—肘肌。b. 结扎骨间后动脉的返支

54.8　术后管理、康复和重返运动

术后第 3~4 天拔出引流管。用长臂夹板固定肘部 1 周。并且每天进行 3 次被动运动。在被动运动期间，患者的手臂被固定在肘部夹板中。术后 4 周后拆除夹板，进行轻微的非抗阻运动。术后第 6 周时开始抗阻运动。关于什么时候功能恢复没有达成共识。如要进行繁重的活动，则需要 12 周 [2-4]。

54.9　并发症

肘肌动脉血供损伤会导致肌肉坏死，从而造成感染或瘢痕形成。相关文献报道的其他并发症包括肘关节僵硬、外上髁炎病灶残留、感染、

前臂后皮神经的神经瘤、肌肉麻痹和肌疝 [3]。Necking 和 Almquist 的报道显示肘关节活动度丧失或肘关节伸展运动范围减少 [2]。但我们在临床实践中没有遇到任何并发症。

参考文献

[1] Almquist EE, Necking L, Bach AW. Epicondylar resection with anconeus muscle transfer for chronic lateral epicondylitis. J Hand Surg Am. 1998;23(4):723–31.

[2] Luchetti R, et al. Anconeus muscle transposition for chronic lateral epicondylitis, recurrences, and complications. Tech Hand Up Extrem Surg. 2005;9(2):105–12.

[3] Pankovich AM. Anconeus approach to the elbow joint and the proximal part of the radius and ulna. J Bone Joint Surg Am. 1977;59(1):124–6.

[4] Ruch DS, et al. A comparison of debridement with and without anconeus muscle flap for treatment of refractory lateral epicondylitis. J Shoulder Elb Surg. 2015;24(2):236–41.

第十三部分

肱二头肌腱

第 55 章　肱二头肌远端肌腱的外科解剖 / 351

第 56 章　肱二头肌远端的病理学 / 355

第 57 章　浅谈肱二头肌关节镜技术的原则及发展 / 364

第 58 章　肱二头肌远端关节镜检查 / 367

第 59 章　关节镜下肱二头肌远端修复术：干性技术 / 370

第 60 章　全关节镜下肱二头肌远端修复术：使用带线锚钉、袢钢板和
界面螺钉固定的关节镜技术 / 377

第 61 章　肱二头肌远端肌腱部分撕裂的手术松解及一期修复 / 386

第 62 章　单切口高性价比（SPOC）技术肱二头肌远端解剖修复 / 389

第 63 章　应用 Endobutton 技术修复肱二头肌远端肌腱 / 393

第 64 章　肱二头肌远端断裂：后方解剖附着点的修复 / 399

第 65 章　肱二头肌远端修复：袢钢板与界面螺钉 / 406

第 66 章　慢性肱二头肌远端断裂的手术修复 / 418

第 67 章　肱二头肌远端重建 / 421

第 68 章　肱二头肌远端肌腱慢性损伤的同种异体移植物重建 / 427

第 69 章　肱二头肌远端的生物支架 / 431

第 55 章　肱二头肌远端肌腱的外科解剖

Deepak N. Bhatia and Gregory Bain
胡丹　译

55.1　背景

　　肱二头肌远端肌腱（DBT）通常与前肘疼痛有关，肱二头肌相关病变一般无须进行开放手术或关节镜手术治疗。DBT 的外科解剖包括肱二头肌长头和短头，这两个头各有一条肌腱。这两条肌腱起源于上臂下段，穿过肘窝区域，并且在该区域被数个重要的神经血管结构包绕。DBT 的局部结构和止点的解剖很复杂，最近的研究已将其形态学参数及近端桡尺间隙的动态关系做了量化处理[1]。关节镜的使用改变了 DBT 病变的处理手段，外科解剖学知识对于理解入路的位置和关节镜下重建技术至关重要[2-5]。

55.2　结构解剖学：尺寸、范围和组成

　　DBT 起始于上臂肱二头肌的肌 - 腱交界处，穿过肘窝，止于前臂肱二头肌粗隆。肌腱的体表标志对于了解手术入路的位置很重要，肌腱起始于肘横纹近端约 3cm 处，并止于该横纹远端 3~5cm 处。肌腱的长度为 7~12cm（平均 9cm），肌腱与几个神经血管结构紧密接触[1,6]。肱二头肌腱膜是 DBT 内侧的膜结构，它将肌腱分为 3 个

区域（腱膜前区、腱膜区和腱膜后区）[5]。腱膜可保护肘窝的内侧神经血管结构，此外，它还可以防止断裂的 DBT 回缩，在撕裂而回缩的 DBT 中腱膜经常撕裂或被拉伸。肱二头肌有两个截然不同的肌腹，它们是肱二头肌近端长头肌腱和短头肌腱的延续。这两个肌腹可能在 DBT 起始处近端交错，然后以长头和短头两个部分共同向远端延伸[1,5]（图 55-1）。DBT 肌纤维旋转 90°，在桡侧肱二头肌粗隆上方呈扇形展开，形成一个宽阔的附着体（图 55-2）。长头止于足印区的近端，短头止于远端。对于某些个体，DBT 以单根肌腱的形式单独止于粗隆。DBT 附着在桡骨结节上形成 DBT 足印区，已经发现存在多种不同类型的足印区。

55.3　骨性解剖：粗隆、足印区和桡尺间隙

　　肱二头肌粗隆是桡骨近端的一个尺侧的突起，距桡骨头远端 3~4cm。肱二头肌粗隆是一个骨质粗糙区域，是 DBT 止点的标志。肱二头肌粗隆长约 23mm，宽约 13mm，平均厚度为 16mm[1]。Mazzocca 等的研究表明，88% 的标本在粗隆上存在不同类型的嵴，并且发现 DBT 止

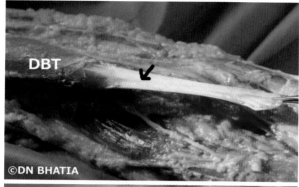

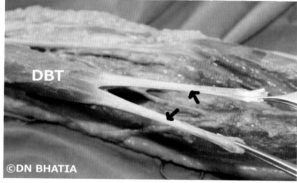

图 55-1　尸体标本显示肱二头肌远端肌腱（DBT）的组成。在整个过程中，长腱紧邻短腱，仔细观察可以看出两者的区别（箭头，上图）。下图显示 DBT 从起始到止点由两个独立的肌腱（箭头）组成

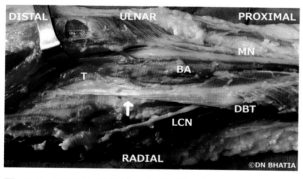

图 55-2　DBT 的尸体标本显示了肌腱纤维的方向和定位。注意，当肌腱穿过肘横纹时，肌腱纤维从冠状面移动到矢状面（箭头）。T—桡骨粗隆，LCN—外侧皮神经，BA—肱动脉，MN—正中神经，RADIAL—桡侧，ULNAR—尺侧，PROXIMAL—近端，DISTAL—远端

于嵴的尺侧[7]。Hutchinson 等将 DBT 的足印区描述为"半月形或椭圆形"，而 Mazzocca 等将其描述为"带状"[7-8]。Eames 和 Bain 描述足印区是由长头和短头止点组成[9]。在最近的一项研究中，Bhatia 等论述了 3 种 DBT 足印区变异，

同时引入了肱二头肌远端肌腱足印指数（DBFI）来量化附着区：1 型，显示长腱和短腱附着区几乎相等（DBFI 0.57）；2 型，显示附着区主要为短腱（DBFI 0.26）；3 型，显示足印区是单一的 C 形附着区[1]。

前臂旋转时，在狭窄的桡尺间隙内可能发生 DBT 的机械性撞击。术后肌腱增厚和附加固定 / 加强技术可能使 DBT 易于受到撞击和出现磨损。Bhatia 等对桡尺间隙进行了研究，发现从旋后位到旋前位，桡尺间隙明显变小，在粗隆的远端最为显著（图 55-3）。此外，旋前位时桡尺间隙因 DBT 逐渐增厚而变小。在临床中，可以通过避免增加肌腱厚度的技术和肌腱止点近端移位来预防术后 DBT 在桡尺间隙中的撞击[1]。

55.4　神经血管解剖学

肘关节和肘窝的神经血管解剖结构是多变的，在进行肱二头肌关节镜检查时，一些结构存在潜在的损伤风险[6]。在上臂远端，DBT 的外侧是安全侧，但头静脉和臂外侧皮神经靠近 DBT 的外上方。而桡神经更靠近外侧，在这个区域相对安全。DBT 的内侧有 3 个主要的神经血管结构：肱动脉、肱静脉和正中神经（图 55-4）。在前臂近端，DBT 在深部经过并且紧贴桡动脉。桡神经浅支和骨间后神经靠近 DBT 的外侧，尺动脉和桡动脉则在内侧走行（图 55-5，55-6）。在大多数标本中，有单条桡动脉返支经掌侧至肌腱（平均距离粗隆近端 4mm，掌侧 15mm）。在大约一半的标本中，起始于肱动脉的较小的返支经背侧至 DBT[10]。桡动脉本身可能在 DBT 的背侧[11]。

在最近的一项研究中，Bhatia 等评估了肘横纹上下 5 个可能的肘关节镜检查入路[6]。研究表明，使用肘横纹上方的前侧入路（肱二头肌肌腱旁入路）有助于保护神经血管结构，而肘横纹以下的 3 个不同水平的前侧入路与神经血管结

图 55-3　尸体标本显示近端桡尺间隙（＊）和肱二头远端肌腱的足印（F）。足印显示为 2 型，短头（S）占比大。但并不是说长头（L）在足印上的面积要小得多。从旋后到旋前位，在桡尺间隙的下部（箭头）可以看到桡尺间隙显著减小。U—尺骨，R—桡骨，C—肱骨小头，SUPINATION—旋后，PRONATION—旋前

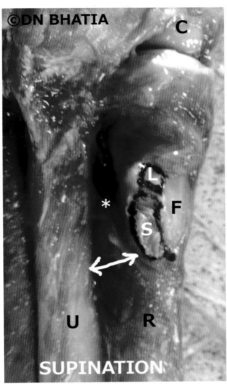
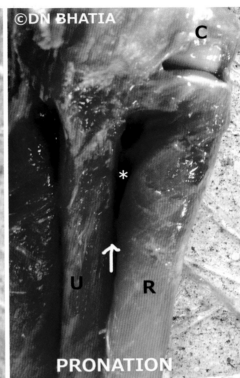

构的距离非常近。肌皮神经（平均 5mm）靠近肱二头肌肌腱旁入路并在其外侧行走，而头静脉（16mm）和桡神经（12mm）则更靠外。在进入前臂的过程中，肱二头肌肌腱旁入路靠近桡动脉返支（7mm）。

在前臂，肘关节镜入路位于 DBT 的 3 个区域；上方的 2 个入路对桡神经浅支和骨间后神经有潜在的损伤风险，而最远端的前侧入路可能会对桡动脉造成损伤。但位于粗隆水平的后侧入路应该是安全的[6]。使用该入路的理念与使用 Boyd-Anderson 双切口技术前置 DBT 的理念相同。入路可以用 Wissinger 棒从肘部前部切口[4]创建。

综上所述，行 DBT 周围的关节镜手术和开放手术前需要对肌腱及其周围的神经血管结构有深入的了解。在手术过程中必须预见和识别解剖学上的变异。关节镜手术时应考虑潜在的神经血管损伤风险。

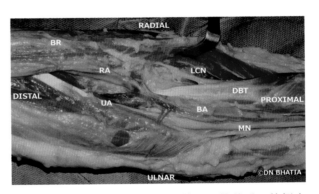

图 55-4　尸体标本显示 DBT 的神经血管关系。外侧皮神经于 DBT 与肌腱交界处穿出，内侧皮神经与肱动脉（BA）和正中神经（MN）走行相邻。注意 DBT 是如何通过背侧到达基底动脉分叉处的，并了解 DBT 与桡动脉（RA）和尺动脉（UA）的毗邻关系。LCN—外侧皮神经，BR—腕桡骨，RADIAL—桡侧，ULNAR—尺侧，PROXIMAL—近端，DISTAL—远端

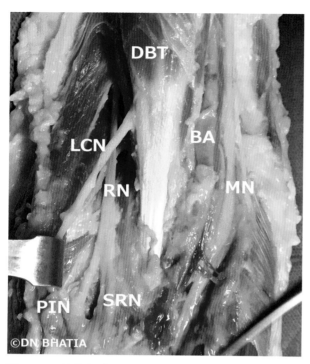

图 55-5 尸体标本显示 DBT 与桡神经（RN）的更深层的解剖关系。臂外侧皮神经（LCN）与 RN 和臂外侧 DBT 毗邻。DBT 的远端走行与桡神经浅支（SRN）和骨间后神经（PIN）有关。BA—肱动脉，MN—正中神经

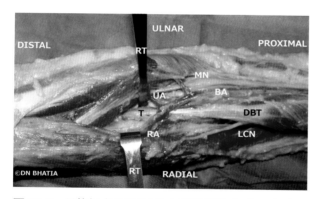

图 55-6 尸体标本显示 DBT 在桡骨粗隆（T）上的附着点处的毗邻关系。请注意，肌腱穿过桡动脉（RA）和尺动脉（UA）的背侧。放置在结节附近的拉钩（RT）可以保护血管结构，然而，开放手术中过度地牵开可能会导致血管损伤。BA—肱动脉，MN—正中神经，LCN—外侧皮神经，RADIAL—桡侧，ULNAR—尺侧，PROXIMAL—近端，DISTAL—远端

参考文献

[1] Bhatia DN, Kandhari V, DasGupta B. Cadaveric study of insertional anatomy of distal biceps tendon and its relationship to the dynamic proximal radioulnar space. J Hand Surg Am. 2017;42(1):e15–e23.

[2] Bhatia DN. Endoscopic distal biceps repair: endoscopic anatomy and dual-anchor repair using a proximal anterolateral "parabiceps portal". Arthrosc Tech. 2015;4:e785–93. https://doi.org/10.1016/j. eats.2015.07.031.

[3] Bhatia DN. Endoscopic repair of acute and chronic retracted distal biceps ruptures. J Hand Surg Am. 2016;41(12):e501–7. https://doi.org/10.1016/j. jhsa.2016.09.008.

[4] Phadnis J, Bain G. Endoscopic-assisted distal biceps footprint repair. Tech Hand Up Extrem Surg. 2015;19:55–9.

[5] Eames MJ, Bain GI. Distal biceps tendon endoscopy and anterior elbow arthroscopy portal. Tech Shoulder Elbow Surg. 2006;7:139–42.

[6] Bhatia DN, DasGupta B, Panjwani T. Cadaveric study of anterior and posterior elbow endoscopy portals for endoscopic distal biceps repair: comparative anatomy-at-risk. Surg Radiol Anat. 2016;38(7):781–91. https://doi.org/10.1007/s00276-016-1637-6. Epub 2016 Feb 9.

[7] Mazzocca AD, Cohen M, Berkson E, et al. The anatomy of the bicipital tuberosity and distal biceps tendon. J Shoulder Elb Surg. 2007;16(1):122–7.

[8] Hutchinson HL, Gloystein D, Gillespie M. Distal biceps tendon insertion: an anatomic study. J Shoulder Elb Surg. 2008;17(2):342–6.

[9] Eames MH, Bain GI, Fogg QA, et al. Distal biceps tendon anatomy: a cadaveric study. J Bone Joint Surg Am. 2007;89(5):1044–9.

[10] Zeltser DW, Strauch RJ. Vascular anatomy relevant to distal biceps tendon repair. J Shoulder Elb Surg. 2016;25:283–8. https://doi.org/10.1016/j.jse.2015.08.042.

[11] Honma S, Tokiyoshi A, Kawai K, Koizumi M, Kodama K. Radial artery running beneath the biceps tendon and its interrelation between the radial recurrent arteries. Anat Sci Int. 2008;83(4):232–8.

第 56 章　肱二头肌远端的病理学

Joideep Phadnis and Gregory Bain
胡丹　译

56.1　解剖

肱二头肌是主要的旋后肌，也是重要的屈肘肌。它以短头和长头的形式分别止于桡骨粗隆的尺侧，且短头足印区的位置位于长头的远端[1]。桡骨粗隆的大小和形状是多变的，而长头和短头的足印区的位置也是多变的。这使得一些人的尺骨在桡骨的反复旋转过程中更容易受到肱二头肌撞击。短头可能是肘部的主要屈肌，因为它的位置更远，且当前臂处于中立位或旋前位时，它可提供更大的旋后力[2]。这两个头大部分止于桡骨粗隆尺侧，如同上臂交错的肌腹一样，两者的间隔也存在较大的变异。

肱二头肌腱膜起源于肌腱与肌肉的交界处，为一主要源自长头的分层结构。肱二头肌腱膜完全包绕前臂近端屈肌，并附着在尺骨前方的内侧和外侧。在肱二头肌肌腱内侧，肱二头肌腱膜的纤维束在肘窝内的神经血管束上方形成穹顶样结构[1]。肱二头肌远端完全断裂时，腱膜的完整性会影响相应结构的回缩程度。

肱二头肌远端肌腱的血供来自近端的肱动脉和远端的桡动脉返支。在肌腱附着点附近发现的大小约 2.14cm^2 的乏血管区被认为是肌腱病和肌腱断裂的一个促成因素。

肱二头肌桡骨囊为泪滴状结构，位于肱肌和肱二头肌之间，环绕整个远端肌腱。肱二头肌桡骨囊附着在肌腱的尺侧，而其囊内的液体积聚在肌腱的桡侧。

56.2　组织病理学

肌腱病是一种临床表现为疼痛，但没有肌腱内炎症的组织病理学证据的疾病。常见的组织学表现为血管纤维母细胞增生、胶原纤维束紊乱、显微撕裂、基质金属蛋白酶（MMPs）生成增加、软骨化生和多种生长因子的表达。这些表现与其他肌腱疾病并无不同[3]。

传统的观念是重复过度使用是导致肌腱病的唯一病因。但现在，这一观念发生了改变。一些研究表明，肌腱的张力决定了增殖细胞的类型。最佳的应变环境刺激肌腱干细胞分化为维持正常肌腱稳态所需的有活力的腱细胞，而过度负荷或无负荷则会导致其分化为非腱细胞，并且可以引起黏液、脂质和钙的沉积[3]。

因此，肌腱病可以被认为是生物易感性肌腱在承受异常负荷和张力的情况下不能维持其正常稳态（愈合和修复）所导致的疾病。

56.3　疾病谱

以下为影响肱二头肌远端的疾病。

（1）肱二头肌桡骨囊炎。

（2）肱二头肌末端病。

（3）肱二头肌肌腱病。

（4）部分撕裂（内在或外在）。

（5）完全撕裂。

以上情况可能会共存，虽然直觉上认为可以从一种情况发展到下一种情况，但这一观点尚未得到证实。

在绝大多数情况下，在肱二头肌远端存在肱二头肌桡骨囊（图 56-1）。滑囊炎和积液的程度从肌腱止点周围的少量积液到大量的肌腱内积液、腱鞘积液和肘窝积液（图 56-2，56-3）。甚至有积液导致神经血管被压迫的相关报道。

肱二头肌肌腱病是肌腱的疾病，而末端病是肌腱止点的疾病。这两种疾病经常共存。部分撕裂的范围从微小撕裂到完全的单头撕裂。单头撕裂中最常见的是远端短头撕裂。这些情况较退化性撕裂而言都是相对独立的，而退化性撕裂是由

慢性肌腱病（内在）或增生的桡骨粗隆撞击尺骨（外在）所造成的（图 56-4）。

56.4　临床表现

完全撕裂有特征性病史，通常发生在肱二头肌离心收缩之后。患者有时自述肘部突发爆裂感，并因疼痛而被迫终止当时的活动。许多完全撕裂很可能发生在已存在病理改变的肌腱中。肌腱病患者通常描述肘前方有随活动加重的深部疼痛。患者可能有重复屈曲和旋后活动的病史，或

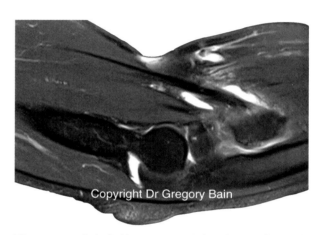

图 56-2　T2 加权矢状面 MRI 显示肱二头肌远端肌腱病伴肱二头肌桡骨囊炎和腱鞘积液（版权所有：Gregory Bain 博士）

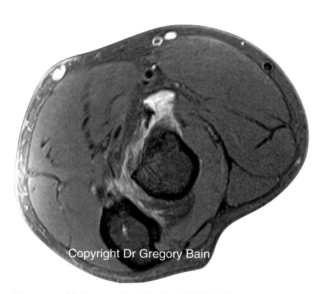

图 56-1　轴位 MRI 显示肌腱远端周围有肱二头肌桡骨囊积液，而且存在肌腱病，并伴有广泛的部分撕裂（版权所有：Gregory Bain 博士）

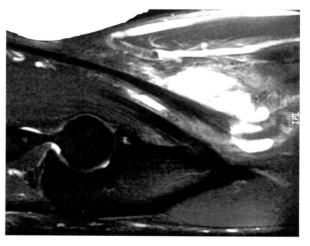

图 56-3　T2 加权矢状位 MRI 显示肱二头肌远端单头部分（短头）撕裂。注意肌腱鞘内和肱二头肌两头之间的积液（版权所有：Gregory Bain 博士）

有类似于完全断裂的单一刺激事件。肌腱病变和部分撕裂会导致明显的疼痛，而完全撕裂通常会导致剧烈的疼痛，但随着时间的推移疼痛会逐渐减轻直至消失，并以虚弱或抽筋为主要症状。肌腱病和部分撕裂引起的疼痛主要与继发性滑囊炎或突出的桡骨粗隆撞击尺骨有关（图 56-4）。

各种类型的肱二头肌远端疾病在男性中很常见。但在女性中，急性完全撕裂非常罕见，而部分撕裂和肌腱病则更为常见。在老龄患者中，女性的相关症状较男性更为隐匿，而且更常伴有潜在的代谢性疾病，如糖尿病、肾脏疾病或甲状腺功能减退 [4]。

56.5　肱二头肌远端肌腱疾病的诊断

56.5.1　体格检查

56.5.1.1　完全撕裂

急性疼痛和淤伤通常在受伤后的前 2 周内消退。最有用的检查是 hook 试验。该试验要求患者肩部外展，肘部屈曲至 90°，前臂完全旋后 [5]。检查者尝试通过从外侧到内侧触摸肘窝来勾住肱二头肌肌腱，同时嘱患者保持前臂旋后以抵抗阻力。当肱二头肌肌腱远端缺失，检查结果为阳性。如果操作正确，则这项检查具有高度的敏感性和特异性。患者会明显地无力抵抗旋后，但由于肱肌仍完整，故屈肘运动不会受到太大的影响。此外，有助于诊断完全撕裂的辅助检查还包括触诊皮肤下断裂的肌腱端，以及观察肱二头肌在主动或被动屈曲 / 伸展过程中与对侧手臂相比是否有正常、相等的升降范围。我们需要明白，尽管肌腱回缩程度和从发病到就诊的时间通常是相关的，但它们并不是相互独立的。肌腱回缩可能受到肌纤维的完整性或与周围组织粘连的限制，而这种粘连与时间无关。

56.5.1.2　肌腱病和部分撕裂

虽然 hook 试验并非为部分撕裂或肌腱病变所

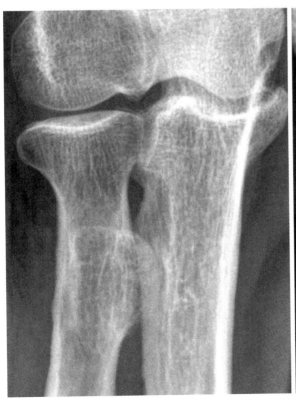
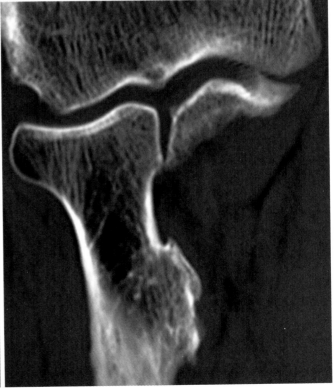

图 56-4　肱二头肌远端部分撕裂患者的正位 X 线片和冠状位 CT 图像。注意突出的桡骨粗隆在前臂旋转时容易撞击尺骨

设计的，但对于这些情况，它仍然是一种非常有用的检查。这些相关病变的 hook 试验的结果是异常的，但不能被称为阳性或阴性，因为检查者仍然可以"钩住"肱二头肌远端。与之相反的是，与对侧肱二头肌相比，肌腱在被钩住的情况下明显丧失了张力。这是因为尽管肌腱是连续的，但它仍存在力学异常。在肌腱病和部分撕裂病患者身上 hook 试验也会引起痛感。表 56-1 展示了如何使用 hook 试验来诊断肱二头肌远端病变。

表 56-1 hook 试验的解读

表现	分级	肌腱的特点
正常	N	紧绷，不易拉伸，与对侧手臂对称
异常	A1	紧绷，易拉伸，与对侧手臂不对称
异常	A2	松弛和不对称
异常	A3	没有肌腱

由于残余肌腱组织附着处的张力，患者可能会在对抗旋前阻力时在肌腱附着处出现疼痛和局部压痛。尺骨近端也可能有疼痛和捻发感，并伴有被动和（或）主动旋前，这是由突出的桡骨粗隆和肥大的滑囊撞击尺骨所致（图 56-4）。

与完全撕裂相反，部分撕裂或肌腱病在肘关节 90° 屈曲和完全前臂旋后的状态下检查时，患者通常保持足够的对抗旋后和屈曲的力量。对于部分撕裂或肌腱病的患者，在其肘关节完全屈曲、前臂旋后和肩关节 90° 屈曲时检查发现，其旋后力量存在部分削弱。此时，肱二头肌的肌腱单位处于最短的长度，这使得肌肉更难产生力量。这种检查方法会导致比传统检查方法更剧烈的疼痛（图 56-5）。

虽然少见，但是肘前窝仍可能会出现由大的黏液囊肿或腱鞘积液所导致的肿胀或肿块。应当谨慎应对这种情况以排除软组织肉瘤的可能，尽管据我们所知从未有相关病例被报道过。

56.6 先进的诊断方式

对于诊断急性肱二头肌远端完全断裂，影像学几乎没有作用，而肌腱病和部分撕裂在没有确切影像学证据的情况下很难明确诊断。

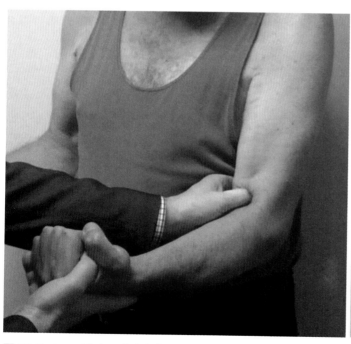
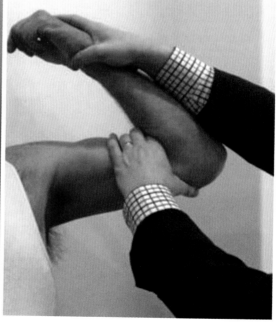

图 56-5 hook 试验，手臂在体侧，肩关节前屈外展，以缩短肱二头肌肌腱结构，使旋后更加无力和不适。hook 试验有助于诊断部分撕裂和肌腱病（版权所有：Gregory Bain 博士）

56.6.1　X 线检查

常规 X 线片可能显示异常大的桡骨粗隆（图 56-4），该结构可能导致尺骨受到机械性撞击，或者更常见的是导致肱二头肌足印附着处病变。当出现肌腱起、止点处病变时，可见钙化的毛刺。

56.6.2　超声检查

最好由专门的肌肉骨骼放射科医师进行。超声检查有助于动态评估撞击。目前，已有多种相关技术被报道（图 56-6）。

56.6.3　MRI 检查

屈曲、外展及旋后（FABS）位的 MRI 提供了对肱二头肌肌腱病理和走行的评价，在 MRI 图像上可以看到整个肌腱的长度和走行（图 56-7）。相关的软组织改变（如积液、腱内信号强度改变、滑囊炎和腱周神经节）可以很容易地被识

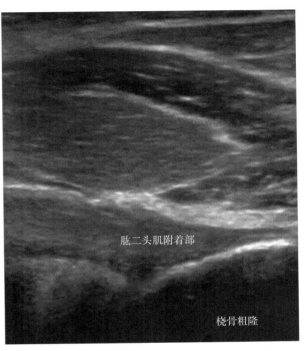

图 56-6　超声显示正常肌腱无撕裂迹象时，肱二头肌远端附着于桡骨粗隆

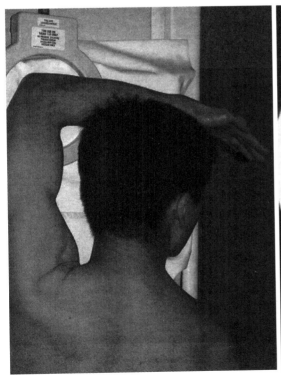
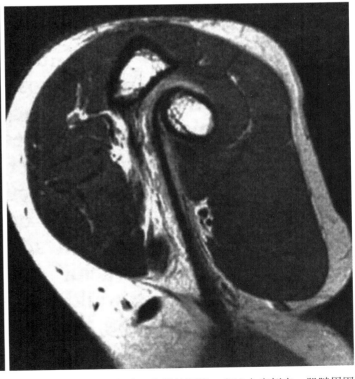

图 56-7　屈曲、外展及旋后（FABS）位的 MRI 在单层切面上提供了整个肱二头肌的图像。在这个病例中，肌腱周围为高信号，提示存在无撕裂迹象的肌腱病变

别出来（图56-2，56-3）。然而，MRI诊断部分肱二头肌撕裂的敏感性明显低于诊断完全撕裂的敏感性（59%∶100%），而用MRI量化撕裂的大小则更难实现[6]。

56.6.4 SPECT-CT检查

SPECT-CT可提供诊断桡骨粗隆撞击尺骨的证据。普通的CT图像可清楚地显示结节的骨质结构，而SPECT可以提示疼痛的主要来源是结节还是机械撞击。这些信息会影响患者的外科治疗方式的选择。

56.6.5 诊断性关节镜检查

虽然超声和MRI能够诊断肌腱病，但可能很难诊断部分撕裂的存在和程度。而关节镜检查既可以彻底地评估肌腱的完整性和质量，还可以评估肌腱的足印覆盖程度和张力。此外，滑囊炎、滑膜炎和部分撕裂都可以通过清创术或关节镜辅助下的肌腱修复来治疗（图56-8，56-9）。

56.7 肱二头肌远端肌腱损伤的病理分类

表56-2概述了肱二头肌远端肌腱损伤的分级系统。每个级别都有不同的临床、影像学和术中表现。0级为肌腱病和滑囊炎，1级（A~C）为肌腱部分撕裂。

我们通过这个系统处理所有的肱二头肌远端肌腱损伤，因为该系统为临床诊断、成像及患者的治疗方式的选择提供了帮助。

56.8 治疗原则

完全肌腱撕裂的患者需行急诊手术以修复其屈曲和旋后的功能。在一般情况下，对于肌腱病或部分撕裂，首先尝试物理治疗和运动疗法等非手术治疗方式。非手术治疗的时间尚未统一，但6个月是评估临床改善情况的合理期限。与那些存在疼痛但力量完好的患者相比，抗阻试验结果较差的患者对非手术治疗的反应可能较差。普遍

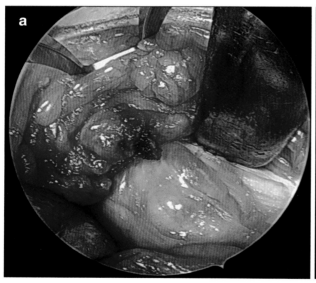
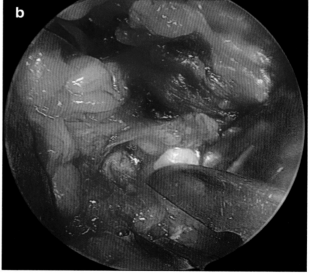

图56-8 肱二头肌肌腱病变的干性关节镜图像。a.肌腱附着处有滑囊炎和滑膜炎。b.用咬钳清理滑膜病变（版权所有：Gregory Bain博士）

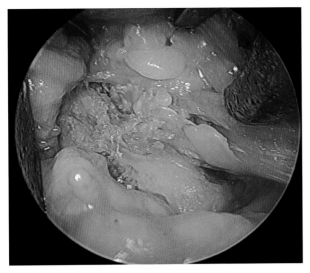

图 56-9　干性关节镜下肱二头肌远端肌腱病，伴有部分撕裂（版权所有：Gregory Bain 博士）

56.9　非手术治疗

物理治疗：局部治疗（例如，热疗、按摩和超声治疗）与康复训练相结合。

注射治疗：据报道，超声引导下注射皮质类固醇治疗肱二头肌肌腱病的时间平均为 23 个月（ $n=24$ ），73% 的病例的症状缓解（ $n=24$ ）[7]。最近对于使用富血小板血浆（PRP）治疗肌腱病的关注颇多。一项研究报告了用 PRP 结合干针治疗 6 例肱二头肌远端肌腱病[8]。术后第 6 周，所有患者的功能评分均有改善，无并发症，但有两名患者因症状持续发作而需要重复注射 PRP，其中一名患者的术前 MRI 显示有部分撕裂。

的观点是，手术是足印区裸露面积超过 50% 的患者的最佳治疗方式，但该观点尚无循证医学证据。如果有基本医疗保险，则可以进一步地优化治疗方案。

56.10　肌腱病或部分撕裂的手术治疗

对于那些为期至少 6 个月的非手术治疗失败

表 56-2　肱二头肌远端肌腱损伤的病理分类

分级	损伤	临床表现	hook 试验分级	MRI 表现	处理方法
0	肌腱病、滑囊炎	无损伤、触痛、肿胀，常见于患有并发症的老年女性	N	滑囊炎、积液、肌腱病	非手术治疗、滑囊切除术、活检
1A	低等级部分损伤（<50%）	对抗阻力时疼痛减轻、肌力减弱	N、A1	滑囊炎、渗出、足印不规则	清创术
1B	单纯头部断裂	对抗阻力时肌力减弱	A1	单纯头部撕脱	单纯头部断裂修复术
1C	高等级部分损伤（<50%）	对抗阻力时疼痛减轻、肌力减弱	A1	足印区部分分离	肌腱断裂修复术
2	完全性肌腱断裂，肱二头肌腱膜完整	明显地旋后无力	A2	鞘内完全性足印分离	修补
3	完全性肌腱和肱二头肌腱膜断裂伴回缩	肌肉回缩明显地旋后无力	A3	完全性足印分离，肌腱和肌肉回缩	修补
4A	慢性断裂	明显地旋后无力	A1、A2	鞘内肌腱完全脱离和挛缩（A2）假性肌腱可能将原肌腱桥接至足印（A1）	修补
4B	慢性断裂回缩	肌肉回缩明显的肌无力	A3	足印完整脱离肌腱伴随腱膜回缩	屈曲位修复或肌腱移植

的患者，建议行手术治疗。与起病隐匿或合并代谢性疾病的患者相比，明显无力且有明确创伤性病史的患者的手术适应证更明确。

　　急性单头撕裂可以原位修复，因为它们类似于急性完全撕裂。对于退行性部分撕裂的肌腱，建议先将其完全离断，再清理退变组织和桡骨粗隆部，然后重新固定肌腱。现有的证据支持这种做法。

56.10.1　外科技术

56.10.1.1　关节镜检查

　　关节镜技术将诊断和治疗功能结合为一体，有助于诊断和治疗部分肱二头肌撕裂，因为它可以对肌腱及其足印进行可视化和动态评估。此外，它还可以清理充满炎性分泌物的肱二头肌桡骨囊和磨损的肌腱边缘，以及松解肌腱后行开放式或关节镜辅助的足印区修复（图56-8，56-9）。

56.10.1.2　开放技术

　　开放技术仍然是解决肱二头肌远端病变的主要方法。开放技术为清理、松解和固定肱二头肌远端肌腱提供了一种安全、成熟和可靠的方法。它可以显示肌腱、腱周组织、假性肌腱和肱二头肌腱膜（图56-10~56-12）。

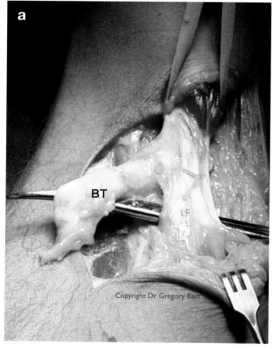

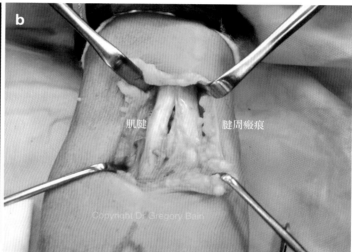

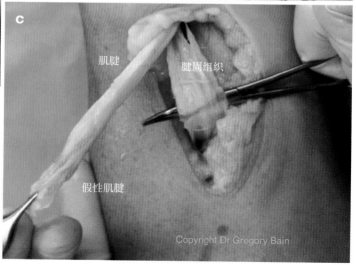

图56-10　肱二头肌远端肌腱慢性撕裂。a.慢性撕裂，肱二头肌腱膜（LF）完整，肌腱回缩，腱周有瘢痕。BT—肱二头肌。b.肌腱和伴有瘢痕的肱二头肌腱膜，后者可防止肌腱过度回缩。c.切开的肌腱、假性肌腱和腱膜（版权所有：Gregory Bain 博士）

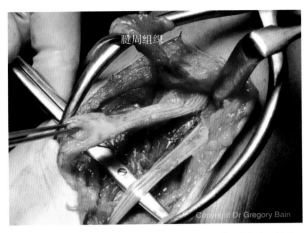

图 56-11　长头孤立断裂，短头完好无损（版权所有：Gregory Bain 博士）

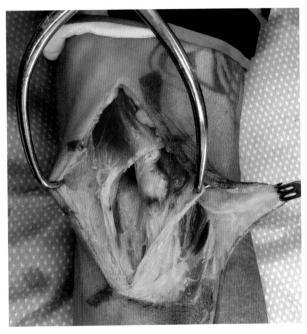

图 56-12　肱二头肌远端肌腱完全撕裂的延期处理。注意肌腱有瘢痕和回缩。肌腱周围是一层瘢痕增生所形成的腱鞘（版权所有：Gregory Bain 博士）

56.11　总结

肱二头肌远端有一系列病理改变，很难对其进行诊断和治疗，因为除了完全撕裂外，其他情况几乎没有确切的循证医学依据。必须明确可能的病变和诊断，以实现个体化治疗，从而达到最佳的预后。

参考文献

[1] Eames M, Bain GI, Fogg QA, van Riet RP. Distal biceps tendon anatomy: a cadaveric study. J Bone Joint Surg Am. 2007;89(5):1044–9. https://doi.org/10.2106/JBJS.0.02992.

[2] Jarrett CD, Weir DM, Stuffmann ES, Jain S, Miller MC, Schmidt CC. Anatomic and biomechanical analysis of the short and long head components of the distal biceps tendon. J Shoulder Elb Surg. 2012;21:942–8. https://doi.org/10.1016/j.jse.2011.04.030.

[3] Arnoczky SP, Lavagnino M, Egerbacher M, Caballero O, Gardner K. Matrix metalloproteinase inhibitors prevent a decrease in the mechanical properties of stress-deprived tendons: an in vitro experimental study. Am J Sports Med. 2007;35:763–9. https://doi. org/10.1177/0363546506296043.

[4] Jockel CR, Mulieri PJ, Belsky MR, Leslie BM. Distal biceps tendon tears in women. J Shoulder Elb Surg. 2010;19:645–50. https://doi.org/10.1016/j. jse.2010.01.015.

[5] O'Driscoll SW, Goncalves LBJ, Dietz P. The hook test for distal biceps tendon avulsion. Am J Sports Med. 2007;35:1865–9. https://doi. org/10.1177/0363546507305016.

[6] Festa A, Mulieri PJ, Newman JS, Spitz DJ, Leslie BM. Effectiveness of magnetic resonance imaging in detecting partial and complete distal biceps tendon rupture. J Hand Surg Am. 2010;35:77–83. https://doi. org/10.1016/j.jhsa.2009.08.016.

[7] Maree MN, Vrettos BC, Roche SJL, Osch GV. Distal biceps tendinopathy: conservative treatment. Shoulder Elbow. 2011;3:104–8. https://doi.org/10.1111/j.1758-5740.2011.00117.

[8] Barker SL, Bell SN, Connell D, Coghlan JA. Ultrasound-guided platelet-rich plasma injection for distal biceps tendinopathy. Shoulder Elbow. 2015;7:110–4. https://doi. org/10.1177/1758573214567558.

第 57 章　浅谈肱二头肌关节镜技术的原则及发展

Deepak N. Bhatia and Gregory Bain
胡丹　译

57.1　背景

肱二头肌关节镜检查主要通过肘关节肘窝处的特殊入路进行，通过标准关节镜对肱二头肌远端肌腱（DBT）进行可视化检查。肱二头肌关节镜检查最初被用于诊断和评估肱二头肌远端病变，后来发展成为滑囊炎 /DBT 部分撕裂和修复 DBT 断裂的治疗手段[1]。关节镜下肱二头肌远端病变的手术可以通过单一的前切口进入肱二头肌关节囊内进行，该技术可以扩大视野和改善DBT 的观察效果[2]。近来已有报道描述了肱二头肌在关节镜下的特殊的视野图像和操作入路。该技术的应用促进了 DBT 修复和重建的全关节镜技术的发展[3-5]。

57.2　适应证 / 禁忌证

肱二头肌关节镜检查可以作为一种诊断或治疗方法。

（1）笔者应用诊断性肱二头肌关节镜检查对有症状的存在肘关节影像学异常的 DBT 病变进行了评价。对于 DBT 和肱二头肌桡骨囊可以评估其滑囊炎、腱鞘炎和部分滑囊侧撕裂的情况。此外，肱二头肌关节镜检查能够很好地显示

DBT 断裂，偶尔可以识别和诊断独立的单头断裂。可以在诊断性的肱二头肌关节镜检查后通过开放技术或关节镜技术进行最终治疗。

（2）肱二头肌关节镜治疗技术已用于肱二头肌桡骨囊炎、腱鞘炎和 DBT 部分撕裂的清创[1]。急性和慢性回缩的 DBT 断裂可以通过在关节镜下使用不同的固定技术进行修复[4]。Bhatia DN 在关节镜下使用自体腘绳肌肌腱移植技术重建了慢性不可修复的 DBT 断裂。

禁忌证包括解剖结构异常或局部有手术史。没有这项技术的操作经验的外科医师在尝试活体手术之前，应在尸体上练习操作并接受技术培训。

57.3　外科技术

目前使用两种不同的技术进行肱二头肌关节镜检查。

（1）单入路技术。关节镜检查和操作采用单一前切口。通过切口的关节镜可以放大并清楚地观察解剖结构，同时彻底清创和修复肌腱。Sharma 和 MacKay 首先描述了一种关节镜辅助技术，他们通过肘横纹近端 5 cm 处的纵向正中切口找到撕裂的 DBT，然后牵拉回缩的肌腱以进行关节镜检查和修复。然而，实际的修复过程是在

X线透视引导下进行的，因为修复过程无法在关节镜下直接看到 [6]。类似地，Gregory 等在肘横纹内侧使用了一个 3cm 的切口 [7]。Eames 和 Bain 首次描述了在肘横纹远端 2cm 处使用一 2.5cm 的切口作为前侧入路对 DBT 进行关节镜检查 [1]。一项尸体研究表明，前侧入路极有可能损伤桡神经浅支和骨间后神经 [5]。然而，在使用该入路时可以配合使用拉钩，以降低神经血管结构损伤的风险。Phadnis 和 Bain 描述了目前关节镜辅助足印区修复的改进方法，即使用肘横纹远端两横指处的 3~5cm 纵向正中切口 [2]。单入路技术的一个缺点是观察和操作区域受限于切口的长度，这将限制其在回缩性撕裂患者中的应用效果（图 57-1）。

（2）全关节镜技术。全关节镜 DBT 修复技术由 Bhatia 等设计并描述。这项技术使用单独的关节镜入路进行检查和操作。肱二头肌旁入路（PBP）是全关节镜 DBT 修复技术的主要入路。该观察入路位于肘横纹的上方，而辅助操作入路位于桡骨粗隆水平。Bhatia 等研究测试了关节镜入路的潜在的神经血管损伤的风险，现在只使用安全的入路。注入液体以创造操作空间，并使用套管以保护前臂软组织。全关节镜技术可以使用带线锚钉、界面螺钉或者皮质骨螺钉。在桡骨粗

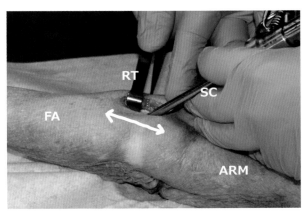

图 57-1　关节镜辅助技术的尸体操作演示。使用肘横纹远端 2.5~5.1cm 处的纵向切口（箭头）进行切开解剖以显露肱二头肌远端和桡骨粗隆。请注意，关节镜（SC）、拉钩（RT）和操作器械是通过同一前切口进入关节的。FA—前臂，ARM—上臂

隆的近端重新固定 DBT，以最大限度地减少术后桡尺骨撞击 [8]。这项技术可以用来修复急性非回缩的撕裂，而慢性回缩的断裂可以通过关节镜进行检查和修复 / 重建 [4]。全关节镜技术的优点是该方法仅需要最低程度的牵拉，由于基本上没有干扰滑囊壁，因此可以防止相关的并发症，如异位骨化和神经失用。全关节镜技术的缺点包括间室压力可能轻度升高和神经血管可能受到损伤 [9]（图 57-2）。

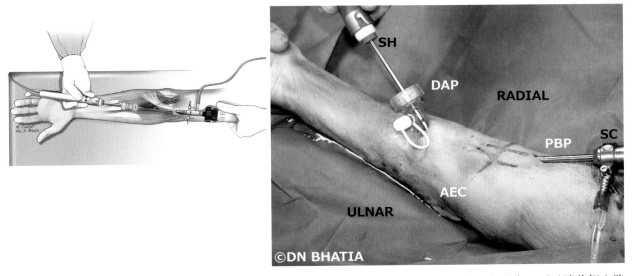

图 57-2　显示了全关节镜技术的尸体演示。肘横纹（AEC）上方的 PBP 用于关节镜（SC）观察，而远端前侧入路（DAP）用于置入操作器械（SH）。RADIAL—桡侧，ULNAR—尺侧

综上所述，关节镜是检查和治疗肱二头肌远端病变的重大技术进步。

参考文献

[1] Eames MJ, Bain GI. Distal biceps tendon endoscopy and anterior elbow arthroscopy portal. Tech Shoulder Elbow Surg. 2006;7:139–42.

[2] Phadnis J, Bain G. Endoscopic-assisted distal biceps footprint repair. Tech Hand Up Extrem Surg. 2015;19:55–9.

[3] Bhatia DN. Endoscopic distal biceps repair: endoscopic anatomy and dual-anchor repair using a proximal anterolateral "parabiceps portal". Arthrosc Tech. 2015;4:e785–93. https://doi.org/10.1016/j.eats.2015.07.031.

[4] Bhatia DN. Endoscopic repair of acute and chronic retracted distal biceps ruptures. J Hand Surg Am. 2016;41:e501–7. https://doi.org/10.1016/j.jhsa.2016.09.008.

[5] Bhatia DN, DasGupta B, Panjwani T. Cadaveric study of anterior and posterior elbow endoscopy portals for endoscopic distal biceps repair: comparative anatomy-at-risk. Surg Radiol Anat. 2016;38(7):781–91. https://doi.org/10.1007/s00276-016-1637-6. Epub 2016 Feb 9.

[6] Sharma S, MacKay G. Endoscopic repair of distal biceps tendon using an EndoButton. Arthroscopy. 2005;21(897):e1–4.

[7] Grégory T, Roure P, Fonte's D. Repair of distal biceps tendon rupture using a suture anchor: description of a new endoscopic procedure. Am J Sports Med. 2009;37:506–11.

[8] Bhatia DN, Kandhari V, DasGupta B. Cadaveric study of insertional anatomy of distal biceps tendon and its relationship to the dynamic proximal radioulnar space. J Hand Surg Am. 2017;42:e15–23.

[9] Bhatia DN, Kandhari V. Analysis of technical feasibility and neurovascular safety of endoscopic distal biceps repair: a cadaveric study. Journal of Shoulder and Elbow Surgery. 2018;27:2057–67.

第 58 章　肱二头肌远端关节镜检查

Pieter Caekebeke and Roger P. van Riet
胡丹　译

58.1　引言

　　肱二头肌远端关节镜检查可用于治疗肱二头肌远端完全断裂，但对部分撕裂的患者也非常有帮助。该技术可在不移动肌腱的情况下提供一个放大的视野。它最早是由 Eames 等描述的[1]。本章所描述的技术是原始技术的改进，适用于部分肌腱撕裂和急性完全肌腱断裂[2]。

58.2　技术

　　患者仰卧位，手臂放在手术桌上（图 58-1）。通过屈肘确定肘横纹的位置，并在肘横纹远端 3cm、前臂中央处做一个 2cm 的切口（图 58-2）。在整个手术过程中识别并保护前臂外侧皮神经。如果是肌腱部分撕裂，可以沿着肌腱止点触及肌腱撕裂部分。在整个手术过程中使用拉钩，以降低损伤前方神经血管结构的风险。可以直接或通过穿刺锥用鞘管在肱二头肌滑囊中做一个小的入路。关节镜可置于肱二头肌肌腱和肱二头肌粗隆之间（图 58-3）。可在此处评估撕裂程度（图 58-4）。此时肌腱的磨损会使视野变得模糊。将刨削器置入视野。最简单的做法是将其置于套管内并打开刨削器。将刨削器逐步移动到视

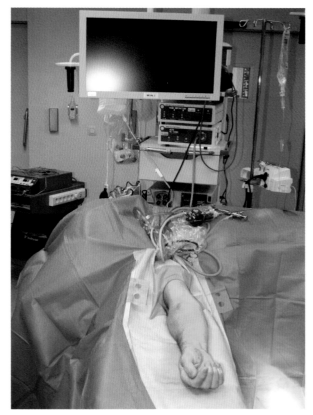

图 58-1　患者仰卧位，手臂放在手术桌上。关节镜屏幕放置在患者手术侧的对侧（版权所有：MoRe Foundation）

野中央。然后清理肌腱直至撕裂处视野清晰。我们已经制作了一套程序以指导进一步的治疗[2]。如果没有撕裂，但可能存在肌腱和滑囊的炎症，我们就可以切除滑囊。根据外科医师的个人偏

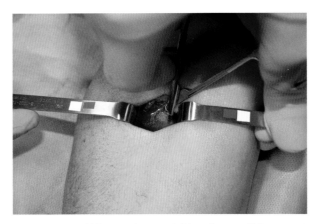

图 58-2 在肘横纹远端 3cm 处做一个 2cm 的切口，通过钝性分离暴露肱二头肌肌腱。拉钩用于保护前臂外侧皮神经（版权所有：MoRe Foundation）

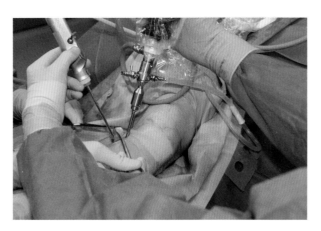

图 58-3 关节镜从肱二头肌肌腱和肱二头肌粗隆之间的间隙进入。在肌腱内侧使用拉钩保护前方的神经血管结构（版权所有：MoRe Foundation）

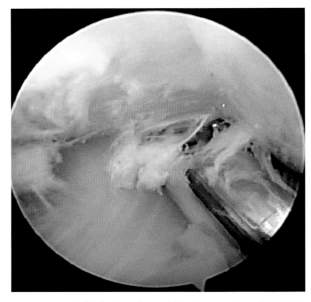

图 58-4 部分撕裂时，可以用刨削器清理肌腱。使用刨削器时用拉钩保护周围组织（版权所有：MoRe Foundation）

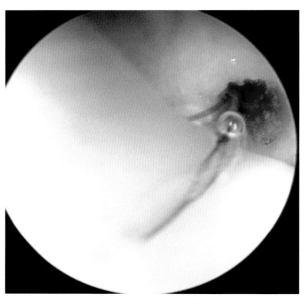

图 58-5 使用锚钉在关节镜下重新固定部分肱二头肌远端肌腱撕裂（版权所有：MoRe Foundation）

好，该操作可以通过入路在直视下完成，也可以利用关节镜技术使用刨削器进行。如果部分撕裂小于肌腱宽度的 25%，则仅对肌腱撕裂处行清创术。如果肌腱撕裂宽度达到 25%~50%，则行肌腱清创术并使用锚钉修复肌腱（图 58-5）。如果肌腱撕裂宽度超过 50%，则松解整个肌腱，并使用袢钢板技术重新固定肌腱。

急性撕裂伴肌腱回缩的手术过程与肌腱部分撕裂的手术过程相比略有不同。对于急性撕裂伴肌腱回缩的患者，通过钝性分离的方法触及桡骨粗隆的位置。如在关节镜下能够直视桡骨粗隆，

则可以开始清理足印区。之后可以使用关节镜探查回缩的肱二头肌，直到看见其残端。屈曲肘关节可能会有助于定位残端。用钳子夹住肌腱将其牵拉至切口外。然后根据外科医师的个人偏好选择合适的固定方法。本书更推荐袢钢板技术，该技术在另一章有描述。关节镜可用于确认导针的

定位和放置是否正确。确认好正确位置之后，使用关节镜技术和小切口祥钢板固定技术的效果基本没有差别。

58.3　术后管理

使用保护性绷带 2 周。允许患者立即活动肘关节。如果需要使用祥钢板技术，则术后方案与开放手术相同。对于行肌腱清创术或锚钉加强的患者，肘关节用可拆卸的夹板保护 2 周。

58.4　提示和技巧

- 将肘关节屈曲至 90°以显示肘横纹。
- 使用拉钩保护前方的神经血管结构。
- 置入鞘管时，注意肱二头肌粗隆的骨质。

- 旋转前臂有助于观察肱二头肌肌腱。
- 使用刨削器时一定要确保其头部位于视野内。

58.5　陷阱

- 前臂外侧皮神经可因过度牵拉而受损。
- 在肌腱回缩的慢性病例中，通常很难观察到肌腱。

参考文献

[1] Eames MH, Bain GI. Distal biceps tendon endoscopy and anterior elbow arthroscopy portal. Tech Shoulder Elbow Surg. 2006;7:139–42.

[2] Vandenberghe M, van Riet R. Distal biceps ruptures: open and endoscopic techniques. Curr Rev Musculoskelet Med. 2016;9(2):215–23.

第 59 章　关节镜下肱二头肌远端修复术：干性技术

Joideep Phadnis and Gregory Bain
胡丹　译

59.1　引言

最近对肱二头肌远端疾病的解剖学、病理学和治疗的大量研究使我们能够更好地了解影响肱二头肌远端肌腱的疾病谱。对这些病变的诊断方法主要为临床或影像学诊断，外科治疗主要使用开放技术。目前的这些方式是有效的，关节镜提供了进一步的诊断和治疗工具，有助于改进这些病变的治疗方法。特别是关节镜在治疗影响肱二头肌的更细微的病变方面是有价值的，如肌腱病、末端病、肌腱部分撕裂和肱二头肌桡骨囊炎。

59.2　肱二头肌关节镜检查的适应证

59.2.1　诊断

超声和 MRI 应该是肱二头肌远端病变患者的首选检查，这些患者在临床检查后不能明确诊断。在 FABS 位进行的 MRI 检查提供了肌腱及其滑囊炎、积液和部分撕裂的详细影像，但不是动态的（图 59-1）。超声虽然是动态的，但图像质量取决于操笔者的经验，不像 MRI 那样显示出同样的清晰度或细节，并且大多数外科医师不能熟练解读超声结果。相比之下，关节镜可以对肱二头肌进行动态、详细的检查，并可用于治疗

发现的异常病变。

59.2.1.1　肱二头肌肌腱病和肱二头肌桡骨囊炎

肱二头肌肌腱病和肱二头肌桡骨囊炎的症状可表现为严重的慢性深部疼痛，尤其是肌腱病，在没有滑囊炎和积液的情况下，其影像学表现并不总是明显的。在影像学表现不明确的情况下，关节镜检查可以被用于识别炎症或变性组织（图 59-1a）。

59.2.1.2　部分撕裂

通常很难确诊肱二头肌肌腱的部分撕裂。临床检查通常不可靠，而 MRI 对部分撕裂的敏感度为 59%[1]。此外，MRI 并不总是能够辨别部分撕裂是否需要修复。

外科医师可以通过关节镜检查评估撕裂的大小、组织质量、足印区破坏和邻近的滑囊炎，从而做出更明智的治疗决定（图 59-1）。

59.2.1.3　急性完全撕裂

虽然急性完全撕裂通常采用开放手术治疗，但关节镜辅助有助于清创和精确清理桡骨粗隆。肌腱在骨骼表面能否愈合从而完成足印区修复，这一点尤其重要[2-3]。下文将详细介绍这项技术。

59.2.1.4　慢性撕裂

在一些慢性撕裂中，撕裂的肱二头肌可能会有相当程度的回缩。在这种情况下，也可能有假

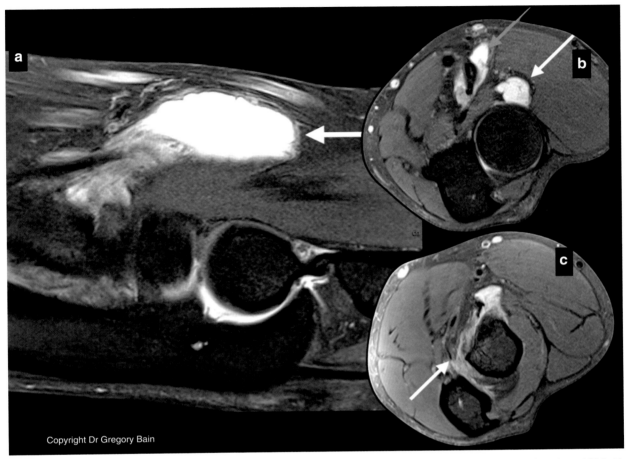

图 59-1　a. 1 例伴有部分撕裂的肱二头肌肌腱病患者的矢状位 T2 加权 MRI。注意肌腱止点处有与肱二头肌腱鞘相关的大量积液（白色箭头）。b. 轴位 T2 加权 MRI 显示腱鞘内液体（蓝色箭头）和肱二头肌桡骨囊内液体（白色箭头）。c. 轴位 T2 加权 MRI 显示肱二头肌桡骨囊炎，肌腱附着处有大量高信号（白色箭头）（版权所有：Gregory Bain 博士）

性肌腱的形成，假性肌腱是在缩回的肌腱线上形成的瘢痕组织，像真正的肌腱一样附着在桡骨粗隆上。在慢性撕裂的情况下，关节镜检查可以确定真正的肌腱和回缩的程度，从而帮助清理瘢痕组织和松解回缩的肌腱。

59.2.1.5　肱二头肌远端肌腱的修复后疼痛

虽然不常见，但偶尔会有报告肱二头肌远端出现修复后疼痛的病例，这可能是由滑囊炎、移植物撞击、溶骨性反应（来自界面螺钉）或撕裂未能愈合所引起的。关节镜检查可以被用来诊断和治疗其中的一些问题，而不需要正式探查修复部位。

59.3　干性关节镜检查

使用液体一直是关节镜检查的标准做法。然而，在关节外，由于压力不是由有限的空间维持的，必须注意避免关节腔过度膨胀和液体渗入软组织。干性关节镜手术在胸腔镜或腹腔镜手术中很常见，在这些手术中，可采取空气膨胀与间断冲洗相结合的方式以完成复杂的操作。在肩关节、腕关节和肘关节，干性技术可以提供比湿性技术更好的清晰度[4-5]。同样，可以通过干性技术对肱二头肌远端病变进行更细致的观察，使用该技术的条件是至关重要的（图 59-2）。此外，干性技术没有液体外渗到前臂的风险，也可使得

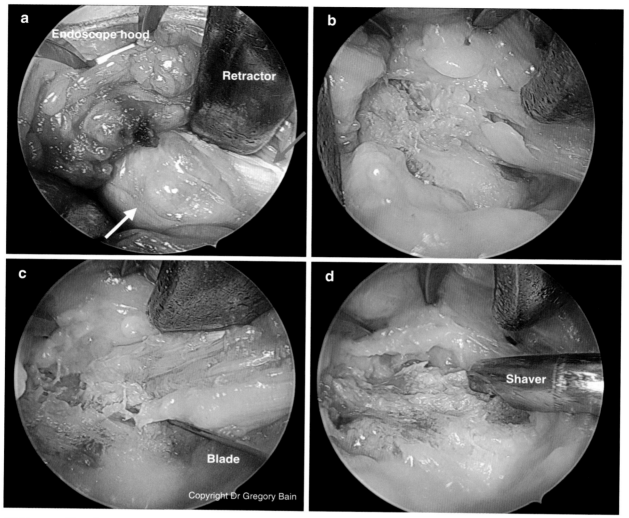

图 59-2　a. 肱二头肌远端肌腱病变（蓝色箭头）的干性关节镜图像，肌腱附着处有滑膜炎和积液（白色箭头）。注意使用带帽的关节镜（endoscope hood）和直角拉钩（retractor）来帮助扩大操作空间。b. 在动态测试中，发现足印区有病变组织的严重部分撕裂和变色。c. 用手术刀（blade）完全松解腋部的肌腱。d. 用全半径刨刀（shaver）清理足印区，准备修复（版权所有：Gregory Bain 博士）

随后的开放手术变得更容易，因为组织不会肿胀或被破坏，而这些破坏往往发生在液体灌注关节之后。

59.3.1　肱二头肌干性关节镜和足印区的修复：外科技术

59.3.1.1　患者体位和准备工作

患者仰卧，手臂放在手术桌上，上臂绑无菌止血带。手臂应该是自由的，以允许肘部的全范围运动。外科医师坐在患者的腋下方位，助手坐在对侧。洗手护士位于手术桌的末端，关节镜设

备被放在患侧手臂的对侧（图 59-3）。手臂用无菌 Eschmarch 绷带行手臂驱血，将止血带充气。

59.3.2　入路

在旋前圆肌和肱桡肌之间的肘横纹远端 3cm 处做一 2.5cm 的纵向切口。该处通常是关节镜和操作器械的共同入路。后侧辅助入路可以用由内向外技术建立，在桡骨和尺骨之间通过 Wissinger 棒，从靠近尺骨桡侧缘的前臂后部开口。这类似于在 Boyd-Anderson 肱二头肌修复技术中插入一把弯钳的操作。

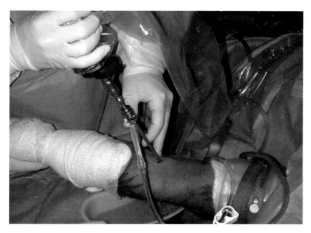

图 59-3　肱二头肌关节镜检查时手臂和前侧入路的定位

59.3.3　操作

麻醉检查是在手术开始前进行的，旨在评估肘关节活动度和稳定性。

切开皮肤后，前臂外侧皮神经位于前臂筋膜下方、切口桡侧、肱桡肌的浅层。在小心地结扎或烧灼穿过该区域的血管的同时，谨慎地扩大肱桡肌和旋前圆肌之间的神经平面。用手指分离所触及的肱二头肌远端肌腱及肱二头肌桡骨囊。在滑囊的顶端做一个小的横向入路，放入一个4mm，30°关节镜。或者也可以使用带帽的4mm

关节镜（Storz，德国）。这样做的优点是盖帽可使组织回缩并扩大操作空间。操作维持在肱二头肌外侧十分重要，因为这样可以看到肱二头肌的足印区和桡骨粗隆，并保持与正中神经和肱动脉之间的安全距离。进入滑囊后，如有必要，可以通过关节镜注入10ml空气以帮助扩大视野。镜头出现雾化时，可以用镜头摩擦软组织，如果摩擦后问题仍然存在，可以暂时取出镜片并用无菌拭子清洁。

59.3.3.1　肌腱病和部分撕裂

检查滑囊、桡骨粗隆和肱二头肌远端肌腱（图 59-4a）。用钩状探针在镜下检查肌腱或在前臂旋转时动态检查肌腱。可以通过相同的入路置入钩状探针或镜鞘，检查桡骨粗隆处的肌腱止点。为了更真实地了解肌腱的功能，可以在肌腱周围放置尼龙带。在关节镜下检查肌腱和肌腱止点。检查是否有肌腱磨损、分层、滑膜炎和部分撕裂的证据（图 59-1b）。如果出现腱鞘炎和轻度肌腱磨损，则须进行清理。操作时需要关闭吸引器，使用4.5mm的无齿全半径刨削器，以最大限度地降低软组织被卡在孔内的风险。启动刨削器时，其孔道都必须在视野内。如果发现存在明显的肌腱部分撕裂，则

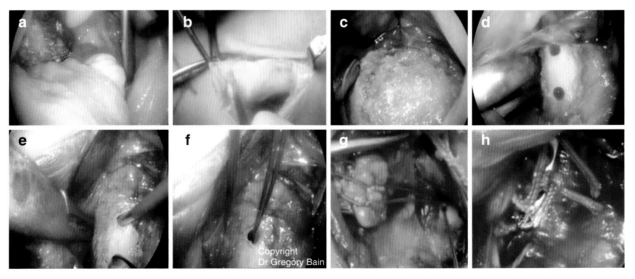

图 59-4　急性完全撕裂关节镜辅助足印修复的术中画面。a. 肱二头肌肌腱撕裂但稍有回缩的关节镜画面。b. 自切口外取出撕裂的肌腱。c. 用刨削器处理桡骨粗隆。d. 从掌侧向背侧钻出两个2.5mm的孔，使其从足印的后方和侧面穿出。e. 放置带有预置线环的硬膜外针用于过线。请注意预先放置的线环，它使抓线更简单。f. 线的颜色不同，以避免混淆。g. 预先准备好的肌腱被其上的缝合线牵引到足印区。h. 用桡骨前表面的袢钢板实现修复（版权所有：Gregory Bain博士）

可以松解肌腱并随后进行修复。推荐使用 Mayo 弯剪，并将其放置在桡骨粗隆的"近侧腋部"的肌腱近点。肌腱止于桡骨粗隆的角度便于修复，并引导剪刀维持在桡骨粗隆上。其他的选择是使用手术刀片或电刀（图 59-1c）。

59.3.3.2　完全撕裂

如果肌腱从桡骨粗隆完全撕裂（或已经松解），则可以使用刨削器清理桡骨粗隆，以形成出血的表面进行修复（图 59-4c）。

使用干性技术更容易理解这一点。刨削器可以通过同一前侧入路插入，也可以用 Wissinger 棒通过由内向外技术创建一个后侧辅助入路来置入。根据外科医师的偏好，同样的入路可以用来置入钻头、刮刀或咬钳，以使桡骨粗隆骨面新鲜化。外科医师可以选择开放手术或关节镜辅助的修复方式。本书推荐的技术是单切口足印区修复，可以使用关节镜辅助修复 [2]。上文中也描述过一种类似的开放足印区技术 [3]。

用 2.5mm 钻头从桡骨粗隆的掌侧尽可能偏桡侧方向钻出两个斜孔，并于桡骨粗隆的尺骨背侧穿出（图 59-4d）。在此步骤中轻微的旋前除有助于使钻孔向外侧偏移，还可以防止袢钢板撞击修复后的肱二头肌肌腱。

肌腱的准备和修复

断裂的肌腱是经同一入路通过向近端扩大钝性分离找到的（图 59-4b）。如果有必要，可以在上臂做一个"牵引"切口，以牵拉严重回缩的肌腱。

肌腱端如有必要可行清创术，并用两根 2 号缝合线进行锁边缝合，使肌腱端有 4 股线。

肌腱的固定

将粗径硬膜外穿刺针装上 1 号环形单股缝合线，并使缝合线的两个自由端在针的近端退出，线环位于针的尖端。针穿过钻孔，线环向前推进。关节镜的显示也有助于辨认线环。使用预先放置的钳子抓住线环（图 59-4e）。并用不同颜

色的线环对第二个钻孔重复该步骤（图 59-4f）。然后对预先准备好的肱二头肌肌腱进行定位，通过过线技术，使短头位于远端，长头位于近端。桡侧锁边缝合的两条缝合线都被放入远端钻孔环中，尺侧锁边缝合的两条缝合线都被放置在近端的钻孔环中。然后，将缝合线依次穿过钻孔。再将缝合线穿过袢钢板（Smith&Nephew PLC，伦敦），远端缝合在袢钢板的远端钻孔中，近端缝合在近端钻孔中。当近端缝合线收紧时，在远端缝合线上放置牵引装置以尽量缩小足印区肌腱（图 59-4g）。然后将远端线结收紧以完成修复（图 59-4h）。

具体技术步骤请参照图 59-5。

59.3.4　术后管理

59.3.4.1　肌腱清创术

患者由康复师制订个性化的康复锻炼计划，并在舒适的情况下逐步增加活动范围。

59.3.4.2　肌腱的修复

鼓励患者使用颈腕吊带。鼓励患者在可以耐受的情况下活动。建议患者在 3 个月内不要进行任何重物搬运或抓握活动。

59.3.5　技术提示（表 59-1）

表 59-1　干性技术的提示和原因

技术提示	原因
在肌腱顶端，从肌腱外侧进入肱二头肌桡骨囊	肱二头肌肌腱和桡骨粗隆视野最佳，与神经血管束保持安全距离
使用尼龙带和（或）探针动态评估肱二头肌足印区	识别撕裂，松解肌腱
用镜头摩擦软组织或用无菌拭子擦拭镜头以清除镜头的雾气	在不中断手术进程的情况下保持良好视野的有效方法
使用钝性拉钩来保持操作空间	保持视野并保护神经血管结构
在钻孔进行足印区修复时，将前臂稍稍旋前	尽量外置桡骨粗隆的钻孔，防止袢钢板撞击修复的肌腱
在推进线环的同时预先放置钳子	简化线环的取回操作

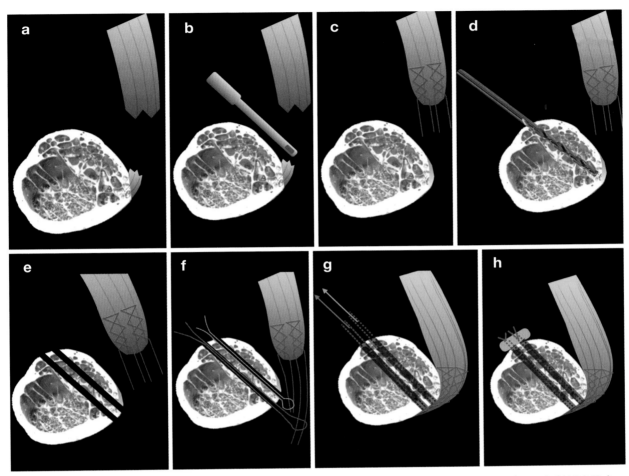

图 59-5　足印修复示意图（版权所有：Gregory Bain 博士）。a. 肱二头肌肌腱断裂。b. 桡骨粗隆的准备。c. 肌腱锁边缝合。d. 制备 2mm×2.5mm 的骨髓道。e. 钻 2 个孔。f. 不同颜色的导引线圈。g. 引导缝合线进入骨隧道。h. 将缝合线固定于袢钢板

59.3.6　陷阱（表 59-2）

表 59-2　干性技术的陷阱及原因

陷阱	原因
没有在尸体模型上进行过该技术的操作训练，没有丰富的开放手术修复肱二头肌肌腱的经验	这项技术的操作技能的提升较困难，不应该在没有足够的培训的情况下进行，以避免发生并发症
使用锋利的杠杆式拉钩，特别是在桡骨粗隆的桡侧	降低损伤骨间后神经的风险
进入肌腱内侧的肱二头肌桡骨囊	将不能观察位于肌腱外侧的病变，并有损伤正中神经和肱动脉的风险
在整个手术过程中不保持手臂旋后	将骨间后神经移到更靠近手术区域的位置，增加了损伤风险
使用电动吸引器	会迅速使视野模糊，并有可能损伤邻近的神经血管结构

59.4　总结

关节镜技术在肱二头肌远端疾病的诊断和治疗方面有重要的应用价值，它增加了外科医师的技术手段。干性技术与湿性关节镜技术使用相同的入路和设备，但干性技术在视野清晰度和安全

性方面具有潜在的优势。由于这些技术的操作技能的提升确实较困难，因此建议希望采用关节镜技术的外科医师在进行临床实践之前，应该首先在尸体模型中提升他们的技能。采用这些技术的最终目的是恢复肱二头肌止点的功能解剖（图59-6）。

参考文献

[1] Festa A, Mulieri PJ, Newman JS, Spitz DJ, Leslie BM. Effectiveness of magnetic resonance imaging in detecting partial and complete distal biceps tendon rupture. J Hand Surg Am. 2010;35:77–83.

[2] Phadnis J, Bain G. Endoscopic-assisted distal biceps footprint repair. Tech Hand Up Extrem Surg. 2015;19(2):55–9.

[3] Tanner C, Johnson T, Muradov P, Husak L. Single incision power optimizing cost-effective (SPOC) distal biceps repair. J Shoulder Elb Surg. 2013;22:305–11.

[4] del Piñal F, García-Bernal FJ, Pisani D, Regalado J, Ayala H, Studer A. Dry arthroscopy of the wrist: surgical technique. J Hand Surg Am. 2007;32:119–23.

[5] Phadnis J, Bain G. Dry arthroscopy of the elbow. Arthrosc Tech. 2015;4:e335–9.

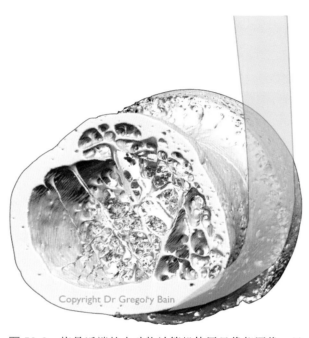

图 59-6　桡骨近端的小动物计算机体层显像仪图像，显示了骨骼显微解剖学结构和肌腱止点的结构（版权所有：Gregory Bain 博士）

第 60 章 全关节镜下肱二头肌远端修复术：使用带线锚钉、袢钢板和界面螺钉固定的关节镜技术

Deepak N. Bhatia

胡丹 译

60.1 背景

肱二头肌远端的全关节镜技术是诊断和治疗多种肱二头肌远端肌腱病变的微创方法。随着解剖学、尸体安全性和可行性研究数据的不断进步，全关节镜技术得到了很大的发展[1-6]。

60.2 适应证 / 禁忌证

全关节镜技术被用于诊断和治疗肱二头肌远端肌腱疼痛和病变：①肱二头肌桡骨囊炎和肌腱病；②高评分的 DBT 断裂；③急性和慢性断裂，伴或不伴肌腱回缩；④慢性断裂合并严重回缩，肌腱长度不足和肌腱交界处断裂需在关节镜下进行自体肌腱重建或同种异体肌腱重建。

关节镜手术的禁忌证主要是创伤后或医源性改变（瘢痕形成、异位骨化及血管或神经的外科手术）。手术经验和对 9 个神经血管解剖结构的熟悉是实施关节镜手术所必需的[2-5]（图 60-1）。

60.3 外科技术

患者仰卧，手臂上系止血带，并放在手术桌上，肘关节屈曲 10°~20°。先用 50ml 注射器注气，并使用 2.9mm 关节镜进行关节镜检查。随后，加压注入更多气体以最大限度地减少液体渗

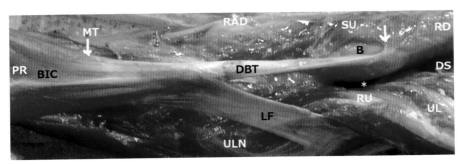

图 60-1 左肘肱二头肌远端肌腱（DBT）的尸体解剖。DBT 横跨近端的腱腹交界处（MT，近端箭头）和肱二头肌粗隆（远端箭头）。粗隆上始终可以看到裸区（B），其周围是旋后肌（SU）和 DBT。可见（＊）狭窄的桡尺间隙（RU）。BIC—肱二头肌，LF—肱二头肌腱膜，RD—桡骨，UL—尺骨，RAD—桡骨区域，ULN—尺骨区域，PR—近端，DS—远端（版权所有：DN Bhatia）

入前臂。

入路：笔者设计的这 2~3 个入路，可用于肱二头肌关节镜检查[2-4]。近端的肱二头肌旁入路是整个手术过程中的观察入路。该入路位于肘横纹近端 2~3cm 处，在 DBT 的肌腱连接处的外侧。通过一个 4mm 的切口，将鞘管以 10°~20° 的角度置入桡骨粗隆下方。应将鞘管推入 7~8cm，推入时应迅速、轻柔、无阻力。肱二头肌旁入路靠近臂外侧皮神经，其主干穿过桡侧血管丛的背侧。

远端前侧入路（DAP）：主要的操作入路，位于桡骨粗隆上方、肘横纹远端约 4cm 处。可以在术前通过超声定位桡骨粗隆来标记入路位置，或者在肱二头肌入路视野中通过由外向内技术来定位入路位置。通过一个 8mm 的切口钝性分离肱桡肌，并用小的拉钩将肱桡肌向后方牵拉，将桡侧腕屈肌向尺侧牵拉。桡神经浅支位于肱桡肌下方，将桡动脉牵拉至尺侧。DAP 靠近桡神经浅支、臂外侧皮神经和桡动脉。由于存在较高的神经血管损伤的风险，因此建议在建立 DAP 时仔细地解剖和使用套管，并保留到桡骨粗隆骨面准备好为止。

肱二头肌间入路（MBP）：位于前臂中线距 PBP 前缘 12cm 处，仅被用于显示和移动回缩的 DBT（图 60-2a、b）。

诊断性关节镜检查：PBP 显示了整个 DBT 止点区的关节腔内全景视图。在完整的 DBT

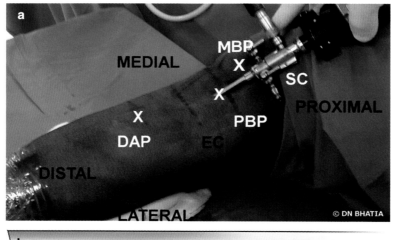

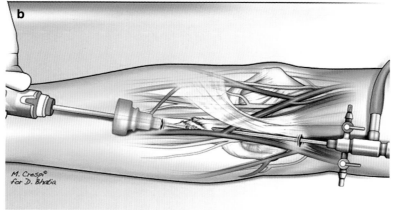

图 60-2　左肘肱二头肌远端肌腱全关节镜修复的关节镜设置和入路。a. 临床病例。PBP—肱二头肌旁入路，DAP—远端前侧入路，MBP—肱二头肌间入路，EC—肘横纹，SC—关节镜，DISTAL—远端，PROXIMAL—近端，MEDIAL—内侧，LATERAL—外侧（版权所有：DN Bhatia）。b. 示意图

中，既可以评估桡背侧和尺掌侧的肌腱表面，也可以评估其动态活动（图 60-3a~c）。可以在关节镜下用探针钩住肌腱并将其向前牵拉至粗隆的远端，以显示近端肌腱。必要时行滑囊炎和粘连清理术以使视野清晰。关节镜可以显示和探查部分撕裂以评估其严重程度（图 60-4）。对于急性DBT 断裂应缓慢地用关节镜探针牵拉肌腱，以避免组织水肿。关节镜下可见断裂的肌腱残端附着在粗隆上。断裂的未回缩的 DBT 可以在粗隆

前方 2~3cm 处见到，如果 DBT 缩至肘窝之外，则可以见到空的腱鞘[4]。

部分撕裂清理术：通过肱二头肌旁入路可以看到桡背侧 DBT 的部分撕裂。关节镜下使用3.5mm 刨削器通过 DAP 套管接近和清理磨损的肌腱表面。清理术后重新评估 DBT，可见足印区的大部分显示为高等级撕裂。用关节镜下剪刀完成清理，残余肌腱按照如下方法重新固定（图60-4）。

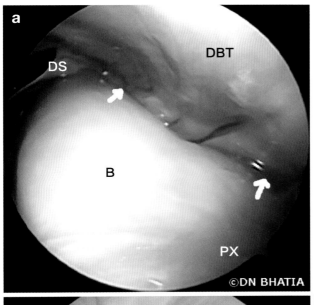

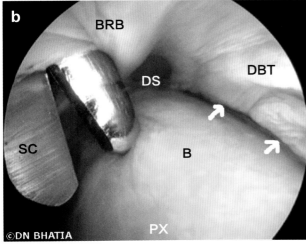

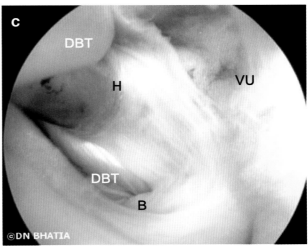

图 60-3　从肱二头肌旁入路所观察到的正常滑囊的关节镜图像。a. DBT 桡背侧干性关节镜图像，桡骨粗隆完全被覆盖。裸区（B）被滑囊包围，并沿着 DBT 长轴延伸。PX—近端，DS—远端。b. 远端前侧入路（DAP）位于滑囊远端（BRB）的正上方。在关节镜（SC）下，用剪刀打孔滑囊壁，并插入套管（箭头：裸区的尺侧范围）。c. 将探针（H）穿过尺掌侧 DBT，并将 DBT 向远端牵拉以观察近端的插入点。VU—尺掌侧区域和脂肪垫，DBT—肱二头肌远端肌腱（版权所有：DN Bhatia）

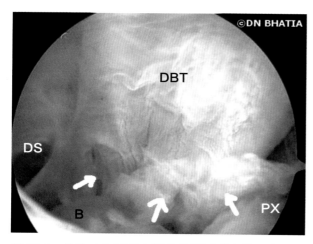

图 60-4 从肱二头肌旁入路关节镜下观察肱二头肌远端肌腱部分撕裂的桡背侧面（箭头）。PX—近端，DS—远端，DBT—肱二头肌远端肌腱，B—裸区（版权所有：DN Bhatia）

60.3.1　不回缩的肌腱断裂：肌腱的制备

关节镜下，断裂的不回缩的 DBT 是一个巨大的白色充血结构。有时可以看到假性肌腱从断裂的 DBT 上延伸出来，并松散地附着在桡骨粗隆上（图 60-5a）。通过 DAP 套管置入关节镜下抓钳，以取出断裂的 DBT（图 60-5b、c）。将 DBT 清理成正常的肌腱，并绕着它制作一个缝线环。

60.3.2　回缩的肌腱断裂：肌腱的制备

肌腱回缩的撕裂，无论是急性的还是慢性的，通常均位于手臂的下部或中部。MBP 被用于显示缩回的残端，同时在镜头旁置入关节镜下抓钳。肌腱经 MBP 拉回，并通过皮下隧道穿梭到 PBP 的切口中。然后，通过 DAP 通道穿过缝线环，并通过 PBP 拉回，这些缝合线被用于通过肘窝缝合 DBT，而肌腱线环经 DAP 被带出[4]。

清理桡骨粗隆：通过 PBP 显示桡骨粗隆，经 DAP 套管引入关节镜刨削刀。通过前臂旋转，用刨削器和磨头清理桡骨粗隆（图 60-6）。

固定移植物：笔者曾使用缝线锚钉、Endo Button（Smith&Nephew，美国，Andover）和 BicepsButton（Arthrex，美国）对断裂的 DBT 进

行关节镜下重新固定。这些技术的详细说明如下。

60.3.2.1　双锚钉固定技术

放置锚钉：通过 DAP 中的套管将两枚缝线锚钉（单负荷或双负荷）置入粗隆中。远端锚钉位于粗隆的尺侧面中下部。将单负荷金属锚钉（Twinfix Ti 3.5mm，Smith&Nephew，美国）拧入，用双负荷全缝线锚钉（Suturefix Ultra 1.9mm，Smith&Nephew，美国）预钻和攻丝。这两枚锚钉的间距为 1cm（图 60-7a~c）。

肌腱缝合技术：将每个锚钉上的缝合线的其中一头缩短，另一头较长的一条用于 DBT 的锁边缝合。远端锚钉的缝合线用于缝合远端 5~8mm 的 DBT，近端缝合线则将锁边缝合向近端延伸 5~8mm。这种双重缝合技术有助于将肌腱以平坦的方式重新固定在 10~15mm 的粗隆区域上（图 60-8a）。

肌腱对接和打结：从每个锚钉上拉出缝合线中较短的那一条，通过滑动原理将 DBT 拉到粗隆上。用推结器打非滑动结（图 60-8b~d）。

60.3.2.2　袢钢板技术

制备骨隧道：通过 DAP 置入 4mm 套管，在靠近 DBT 原始足印区处插入毕氏针。在毕氏针的引导下使用一个 4.5mm 的钻头钻一条双皮质隧道。骨隧道周边的软组织用 4mm 刨削器清理（图 60-9a、b）。

肌腱编织技术：用 2 号缝合线（FiberWire/Ultrabraid）锁边缝合 DBT 2~5cm。将牵引线穿过袢钢板，并通过周边孔带出，以允许在拉紧时滑动。使用毕氏针经骨隧道穿过袢钢板，然后将袢钢板翻转到远侧皮质以实现可靠的固定（图 60-9c）。

肌腱对接和打结：交替牵拉牵引线，并通过滑动机制向远侧推进 DBT，直到 DBT 被拉入骨隧道。用推结器打非滑动结（图 60-9d）。

60.3.2.3　BicepsButton 和界面螺钉技术

BicepsButton（Arthrex，美国）与 PEEK 界面螺钉技术结合使用，该装置潜在的优势在于：

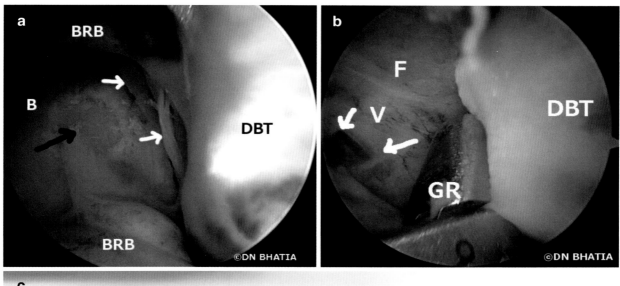

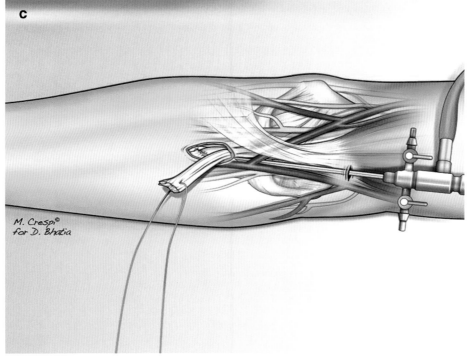

图 60-5　关节镜下，从肱二头肌旁入路观察左肘急性肱二头肌远端肌腱（DBT）完全撕裂的照片。a. 桡骨粗隆上 DBT 的残留物（白色箭头）。DBT 的近端，体积较大，白色，充血状。桡骨粗隆的裸区（B）显示破裂的足印（黑色箭头）。BRB—相邻的滑囊。b. 用关节镜下抓钳（GR）抓住膨大的 DBT，并通过远端前侧入路（DAP）将肌腱拉出。需要注意囊外掌侧脂肪垫（F）和血管（V，箭头）（版权所有：DN Bhatia）。c. 经 DAP 取出肌腱的示意图

①使置入袢钢板的远端皮质隧道更小；②利用滑动机制将 DBT 拉入更大的单皮质隧道；③使用螺钉增加了稳定性。

制备骨隧道： 经 DAP 置入 4mm 套管，并用 3.2mm 的钻头垂直钻入桡骨粗隆。用 8mm 铰刀沿着毕氏针钻出一条单皮质隧道。用 4mm 刨削

器清理骨隧道周边的软组织。

肌腱缝合技术： 用 2 号缝合线（Fiberloop，Arthrex）对 DBT 锁边缝合 1~2cm。牵引线穿过 BicepsButton™ 的一个孔，并通过另一个孔拉出，以允许拉紧牵引线时牵引线可以滑动。插入器通过骨隧道推进袢钢板，然后袢钢板在远侧皮

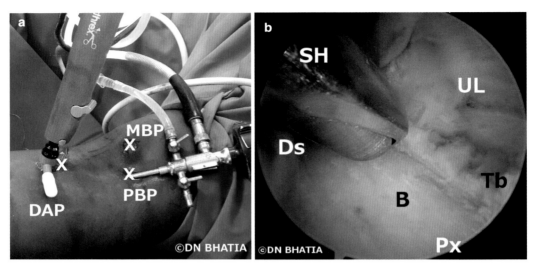

图 60-6　关节镜下桡骨粗隆（TB）清理术。a. 肱二头肌旁入路（PBP）为关节镜观察入路，刨削刀位于远端前侧入路（DAP），即操作入路中。b. 刨削刀（SH）的关节镜下视图。PX—近端，UL—尺骨，DS—远端，B—裸区，MBP—肱二头肌间入路（版权所有：DN Bhatia）

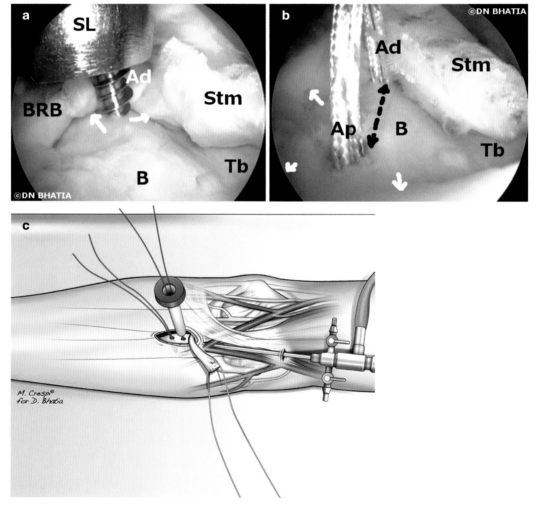

图 60-7　关节镜下，在左肘桡骨粗隆（TB）放置锚钉。肱二头肌旁入路为观察入路，远端前侧入路为操作入路。a. 通过套管（SL）将 2.8mm 锚钉（Ad）置入裸区（B），箭头表示桡骨粗隆（TB）近端和相邻的滑囊（BRB）。b. 第二个锚钉（Ap）位于远端锚钉（Ad）近端 1cm 处（版权所有：DN Bhatia）。c. 经 DAP 取回两个锚钉的缝合线。Stm—肌腱残端

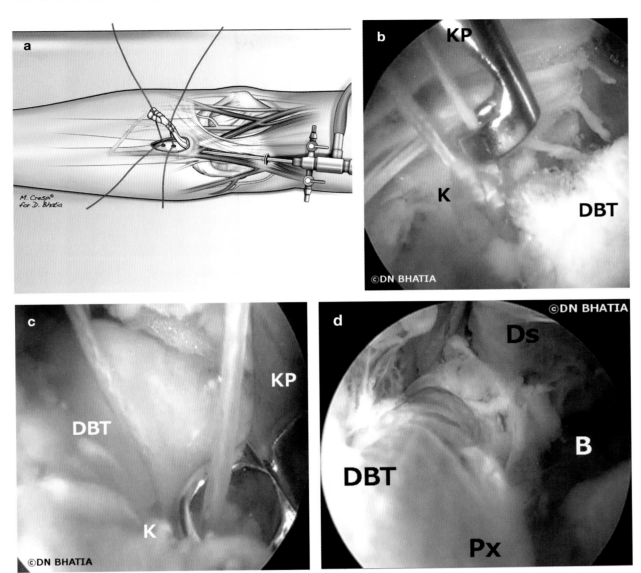

图 60-8　肱二头肌肌腱修复。a. 将拉出体外的肱二头肌远端肌腱（DBT）用每个锚钉上的其中一条缝合线进行锁边缝合。b. 用推结器（KP）打非滑动结。c. 将 DBT 推进桡骨粗隆。K—绳结。d. DBT 修复固定到靠近桡骨粗隆的裸区（B）。PX—近端，DS—远端（版权所有：DN Bhatia）

质翻转以实现固定（图 60-10a）。

　　肌腱对接和打结： 交替拉动牵引线，用滑动装置向远侧推进 DBT，直到 DBT 被拉入隧道。用推结器打滑动结。

　　固定螺钉： 使用套件中的 7mm×10mm PEEK 螺钉将肌腱固定在 8mm 骨隧道内（图 60-10b）。

　　最终评估： 经 PBP 和 DAP 对 DBT 修复进行评估，通过动态旋转和屈曲肘关节测试 DBT 修复的完整性。可以用关节镜探针检查 DBT 修复的情况。在体外行 hook 试验以确保 DBT 有足够的张力。

60.4　小贴士和诀窍

　　（1）正确地制备入路是肱二头肌关节镜检查和 DBT 修复的安全性的关键。①在 PBP 处使用 2.9mm 关节镜。②鞘管上 7cm 处的外部标记有助于避免穿刺过深。③看见肌纤维则提示已穿透

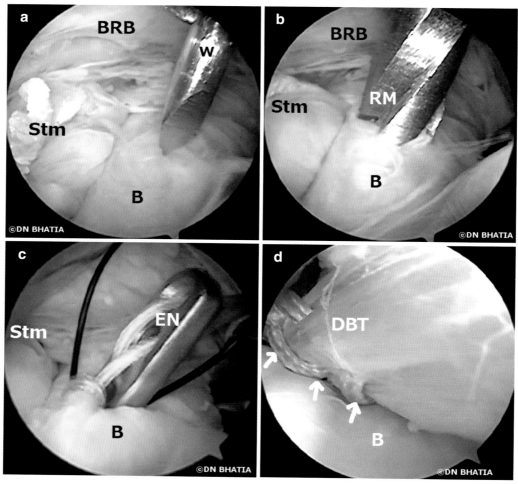

图 60-9　将远端前侧入路（DAP）作为操作入路，肱二头肌旁入路作为观察入路，对右肘进行关节镜下袢钢板技术修复 DBT 撕裂。a. 毕氏针（W）穿过紧邻粗隆的裸区（B）中央。b. 一个 4.5mm 铰刀（RM）沿着毕氏针方向，在桡骨上钻出一条双皮质隧道。c. 袢钢板（EN）穿过双皮质隧道并翻转到背侧皮质。d. 将穿过袢钢板的缝合线拉出，并将肱二头肌远端肌腱（DBT）推进隧道。BRB—滑囊，Stm—肌腱残端（版权所有：DN Bhatia）

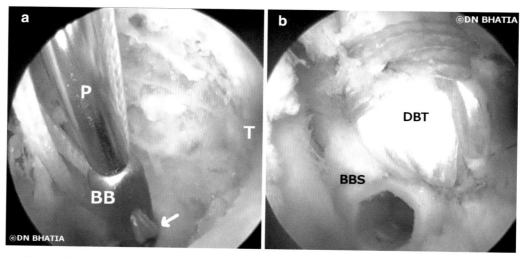

图 60-10　关节镜下 BicepsButton 修复。a. 关节镜下利用插入器（P）经远侧皮质隧道（箭头）BicepsButton 插入。T—隧道，BB—肱二头肌腱结。b. 在较大的单皮质隧道内使用螺钉（BBS）固定修复肌腱。DBT—肱二头肌远端肌腱（版权所有：DN Bhatia）

肱肌，此时应收回鞘管，使用较小的角度重新穿刺。④使用由外向内技术将 DAP 放置在与 BRB 远端完全一致的位置。

（2）空气关节镜检查和减少液体输入是预防骨筋膜室综合征的关键。①在放置 DAP 之前使用充气，以膨胀 BRB。②在外部进行操作时停止液体注入。③保持 DAP 套管畅通，以防过度扩张。

（3）正确地重新固定 DBT 可防止桡尺间隙撞击，并重建解剖足印区。在关节镜下，可以看到在桡骨粗隆水平有一块被 BRB 包围的解剖裸露区域，将锚钉分别放置在裸区的近端和远端，并尽可能地靠近原始足印区。然后，使用图像增强器以确认锚钉的位置。

（4）PBP 使用 4mm 的护套，DAP 使用 5~8mm 的短套管。可以在套管近端固定 DBT，以便于单线缝合。套管被应用于桡骨粗隆部骨质的清除，以及移植物的置入和打结。

60.5　陷阱

（1）**间室压力**：由于关节镜检查是在与前臂部分相通的封闭的关节外间隙中进行的，因此存在发生骨筋膜室综合征的风险。在尸体模型中测量到的间室压力持续上升了 4~6mmHg[5]。DAP 套管有助于液体稳定地流出。笔者尽可能地使用了干性关节镜检查，并将生理盐水加压注入。

（2）**神经血管损伤**：DBT 与 9 种神经血管结构密切相关，前者的走行变异度较大[3]。PBP 毗邻外侧皮神经，而使用 DAP 时肱动脉有明显的损伤风险。将 PBP 放置在肌腱连接处的正下方，并与 DBT 紧密贴合，可将损伤风险降至最低。DAP 经 8mm 切口切开，并尽可能地确定桡神经浅支和桡动脉的位置。

（3）**腱 – 骨接触欠佳**：在肌腱推进和缝合结扎时，需要滑动锚钉和衬钢板。移植物内的缝合不能滑动导致腱 – 骨接触面积小。随之而来的间隙可能会导致愈合不理想，从而造成肌腱再次断裂。任何固定装置都有可能形成间隙，但双锚钉固定技术可使腱 – 骨接触面积维持在较高的水平[5]。

60.6　术后管理、康复和重返运动

肘关节可屈曲 60°~90°，前臂旋转不受限制。术后 4~6 周后进行 ROM 训练。术后第 12 周时开始肱二头肌强化训练，术后 6 个月后可以进行竞技运动。

60.7　并发症

由于神经血管结构非常接近，因此手术练习应从尸体模型开始。DAP 中的拉钩可引起术后皮肤感觉异常。这些症状通常会在术后 3~6 周后消退。一项尸体研究发现桡神经浅支、骨间后神经和桡动脉有显著的损伤风险，特别是在沿着 DBT 制备辅助入路的时候[2]。在使用 DAP 时，建议使用套管或保护性拉钩，以避免损伤桡动脉。在粗隆上加一个近端固定装置可以减少桡尺骨撞击和继发的肌腱再断裂的概率[1]。

参考文献

[1] Bhatia DN, Kandhari V, DasGupta B. Cadaveric study of insertional anatomy of distal biceps tendon and its relationship to the dynamic proximal radioulnar space. J Hand Surg Am. 2017;42(1):e15–e23.

[2] Bhatia DN, DasGupta B, Panjwani T. Cadaveric study of anterior and posterior elbow endoscopy portals for endoscopic distal biceps repair: comparative anatomy-at-risk. Surg Radiol Anat. 2016;38(7):781–91.

[3] Bhatia DN. Endoscopic distal biceps repair: endoscopic anatomy and dual-anchor repair using a proximal anterolateral "parabiceps portal". Arthrosc Tech. 2015;4:e785–93.

[4] Bhatia DN. Endoscopic repair of acute and chronic retracted distal biceps ruptures. J Hand Surg Am. 2016;41(12):e501–7.

[5] Bhatia DN, Kandhari V. Analysis of technical feasibility and neurovascular safety of endoscopic distal biceps repair: a cadaveric study. J Shoulder Elb Surg. 2018;27(11):2057–67.

[6] Eames MH, Bain GI, Fogg QA, et al. Distal biceps tendon anatomy: a cadaveric study. J Bone Joint Surg Am. 2007; 89:1044–9.

第 61 章　肱二头肌远端肌腱部分撕裂的手术松解及一期修复

Claudius D. Jarrett, Loukia K. Papatheodorou,and Dean G. Sotereanos
胡丹　译

61.1　引言

对于运动员来说，肱二头肌远端肌腱部分撕裂仍然是相对少见的损伤。肱二头肌远端肌腱部分撕裂会造成很明显的不适，并限制运动员在相应水平比赛中的发挥。虽然该损伤多见于健美运动员和举重运动员，但偶尔也可见于接触类运动运动员和球拍类运动运动员 / 俱乐部运动员。近年来，手术技术的发展提高了运动员的治愈率。

肱二头肌远端肌腱部分撕裂的运动员不一定有明确的外伤史[1]。部分撕裂可能是一部分短头和长头附着点的撕裂，也可能是一个头的完全性孤立撕裂[1-3]。部分撕裂很难诊断，临床评估很重要。检查时，患者会表现出肘窝持续疼痛，而对抗旋后会加重症状[1,4-5]。与对侧肘关节相比，患侧肘关节的旋后和屈曲力量的减弱也很明显[1,4-5]。如果没有 Popeye 征，可能会延误诊断[1,4]。MRI 图像，特别是 FABS 视图，虽然不是必需的，但在病史和检查仍然无法确定的情况下，可以帮助确诊。最初的治疗是保守的，包括物理治疗、活动调节、夹板固定和使用抗炎药物[1,4]。手术只适用于难治性病例。竞技运动员也可能在比赛结束时出现症状，包括慢性疼痛、旋后无力，以及带伤比赛后的活动减少。

61.1.1　适应证
- 部分撕裂后非手术治疗超过 6 个月，治疗失败。

61.1.2　禁忌证
- 感染活动期。
- 肢体存在神经血管损伤。

61.2　外科技术

61.2.1　手术松解和一期修复
61.2.1.1　探查
- 在肘前窝上方做一个单一的 S 形前切口，以便改良 Henry 入路。
- 前臂应保持最大旋后。
- 切口的近端位于肱二头肌肌腱的外侧。
- 此时应辨认出前臂外侧皮神经，因为它是从肱二头肌和肱肌之间沿着手术野的外侧发出的。应手持拉钩将该神经向外侧牵开。
- 显露肱二头肌肌腱，并向远端解剖至桡骨粗隆止点。肌腱部分撕裂时腱膜通常保持完好。应保留旋后肌的桡骨附着点。
- 可用手持牵开器协助显露，同时要小心避免损伤桡神经和骨间后神经。

- 可结扎桡侧返血管，以便显露桡骨粗隆。

61.2.1.2　肌腱评估

- 如果有部分撕裂，则可见肌腱与桡骨粗隆部分连接的残端有退变和软化的迹象。此外，通常也能观察到滑囊的存在。
- 通常累及 60%~90% 的肌腱。关节镜下可见远端纵向的孤立性撕裂。在这种情况下，我们将从粗隆处完全松解肱二头肌肌腱。

61.2.1.3　修复肌腱

- 变性肌腱残端应被清理至仅有正常健康的肌腱组织。一般切除大约 1cm 长的远端肌腱即可（图 61-1）。
- 桡骨粗隆应被彻底清理，但应保留其固有高度和轮廓。该操作可以用刮匙或咬钳来完成（图 61-2）。
- 将两个带有 2 号不可吸收缝合线的预装带线锚钉平行放置在距桡骨粗隆尺侧缘约 1cm 处（图 61-3）。
- 每个锚钉的尾部都独立地通过滑动 Kessler 缝合进入肌腱远端 3cm 处（图 61-4）。
- 肘部屈曲至 70°，肌腱复位至其原始解剖止点，将缝合线打结（图 61-5）。
- 切口闭合后，将手臂放入填充良好的石膏托中，肘部屈曲 90°，旋后 20°。

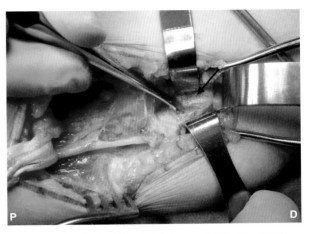

图 61-2　桡骨粗隆（黑色箭头）。P—近端，D—远端

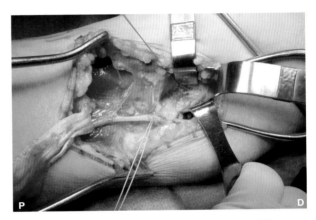

图 61-3　在桡骨粗隆内放置两个锚钉。P—近端，D—远端

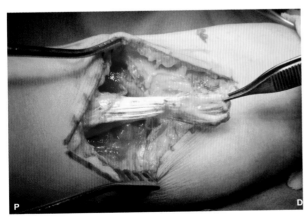

图 61-1　肱二头肌远端肌腱完全脱离附着点。P—近端，D—远端

61.2.2　提示和技巧

- 最大限度地旋后前臂以暴露粗隆。
- 将肌腱向外旋转 90°，因为它已回缩到桡骨粗隆的后侧。
- 应沿着肱二头肌粗隆的后侧放置锚钉，以便更好地重建原始的解剖足印。

61.2.3　陷阱

- 使用手持式软组织外侧拉钩，以最大限度地减少对前臂外侧皮神经、桡骨间神经和骨间后神经的损伤。
- 避免尺骨损伤或骨膜剥离，以最大限度地减少桡骨和尺骨融合的风险。

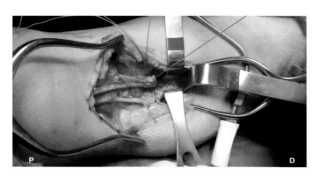

图 61-4 每个锚钉的缝合线用改良 Kessler 缝合穿过肌腱残端远端 3cm 处。P—近端，D—远端

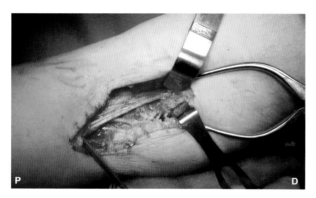

图 61-5 肱二头肌远端肌腱复位至其原始解剖止点。P—近端，D—远端

61.3 术后管理、康复和重返运动

一期修复后，使患者肘关节屈曲 90°，并用长臂夹板固定 2 周。患者可以在制动后 10 天内开始肘部活动度的训练，以使软组织修复。之后允许主动伸肘，同时避免肘关节抗阻屈曲和旋后。一期修复后第 12 周时允许进行肘部抗阻旋后训练和肌力加强练习。

61.4 并发症

肱二头肌远端肌腱手术修复后出现并发症的概率并不低，为 16%~40%[3]。据报道，手术修复部分撕裂的并发症与手术修复完全撕裂的并发症相似。

61.5 结果

初次手术修复肱二头肌远端部分断裂的患者满意度一直很高 [1,4-5]。绝大多数患者能够在尽量减少疼痛的同时恢复良好的功能 [1,4-5]。大多数的研究报道，在手术干预下，肱二头肌远端肌腱恢复旋后和屈曲力量（大于 80%），接近对侧未损伤肢体的力量 [1,3-5]。

参考文献

[1] Vardakas DG, Musgrave DS, Varitimidis SE, Goebel F, Sotereanos DG. Partial rupture of the distal biceps tendon. J Shoulder Elb Surg. 2001;10:377–9.

[2] Jarrett CD, Weir DM, Stuffmann ES, Jain S, Miller MC, Schmidt CC. Anatomic and biomechanical analysis of the short and long head components of the distal biceps tendon. J Shoulder Elb Surg. 2012;21:942–8.

[3] Schmidt CC, Jarrett CD, Brown BT. The distal biceps tendon. J Hand Surg Am. 2013;38:811–21.

[4] Bourne MH, Morrey BF. Partial rupture of the distal biceps tendon. Clin Orthop. 1991;271:143–8.

[5] Sotereanos DG, Pierce TD, Varitimidis SE. A simplified method for repair of distal biceps tendon ruptures. J Shoulder Elb Surg. 2000;9:227–33.

第62章 单切口高性价比（SPOC）技术 肱二头肌远端解剖修复

Toby Johnson, Cary Tanner, and Lisa Husak
胡丹 译

62.1 适应证

- 肱二头肌远端肌腱完全断裂。
- 非手术治疗后有症状的肱二头肌远端肌腱部分断裂并存在持续症状。
- 慢性症状性肱二头肌远端肌腱炎。

62.2 禁忌证

- 有严重旋后功能障碍的患者。
- 依从性差的患者。

62.3 外科技术

患者仰卧在手术台上，接受局部或全身麻醉。采用前侧入路，以桡骨粗隆为中心做一个4cm切口，显露桡骨粗隆。识别和保护桡神经分支和前臂外侧皮神经是非常重要的。根据需要结扎血管。使用Army-Navy拉钩显露桡骨粗隆。避免使用Hohman拉钩，以防止损伤骨间后神经。

显露桡骨粗隆并确认肱二头肌断裂后，用刮刀或咬钳将残余肌腱和碎屑从附着处取出。如果肱二头肌是部分撕裂的，将其转变为完全撕裂，并以类似的方式清理桡骨粗隆。前臂完全旋后，

从桡骨粗隆前侧到桡骨粗隆背侧钻两个2mm的钻孔。两个钻孔间隔约1cm，从桡骨粗隆前侧皮质钻到桡骨粗隆的背侧皮质。此外，为了防止损伤骨间后神经（PIN）[1]（图62-1），钻孔的方向是从桡侧到尺侧。

用18号腰穿针和直角钳将两条2号尼龙导引

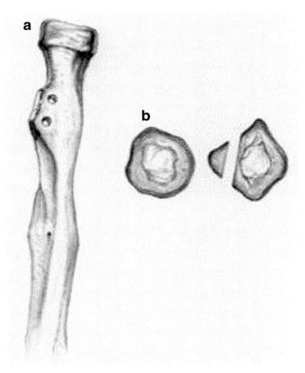

图62-1　a.在桡骨粗隆钻两个2mm的钻孔，两个钻孔相距约1cm。b.钻孔向后倾斜并朝向尺骨

线分别通过桡骨粗隆的近端钻孔和远端钻孔（图62-2），在桡骨粗隆和尺骨之间向前推进，然后将尼龙导引线放置在近端钻孔的后方，闭合直角钳。再用18号腰穿针从前到后通过近端孔，直到针尖接触到闭合的尖端。此时稍稍放开直角钳，缓慢地推进针尖，直到术者可以轻轻地合上直角钳，然后握住腰穿针，拔出内芯，将第一条2号尼龙导引线穿过腰穿针管腔并向前推进，直到该导引线不能再前进。使直角钳的尖端稍稍松开，并小心地将腰穿针后撤几毫米，直到术者可以用直角钳抓住导引线。在导引线被直角钳夹住后，将导引线从钻孔中撤出，而导引线则在桡骨和尺骨之间行进。在撤回针头时，助手可以在距腰穿针尾1~2cm处握住导引线并施加柔和的压力。当针尖从直角钳尖端的抓取区离开时，术者通常能感觉到。

对远端钻孔重复相同的操作。完成后，将两根导引线从桡骨粗隆的前部穿入钻孔，离开桡骨粗隆的后部皮质，然后两条导引线在桡骨和尺骨之间向前走行。再用蚊氏钳标识导引线，以便稍后在手术中使用。

辨别和拉回肱二头肌远端肌腱残端，并将其送入手术切口。将肌腱清理至仅余正常组织，

并用两根Krackow缝合线固定，所有四股缝合线都从肌腱的远端散开。我们更喜欢使用一根Fibertape（Arthrex）和一根Tigertape（Arthrex）。

然后用导引线将线环送至桡骨粗隆。将一段Fibertape和一段Tigertape用一个半结交错地绑在尼龙导引线的近端（图62-3）。交错的半结相隔1~2cm。然后，术者牵拉退至桡骨前表面的尼龙导引线，从而牵引Fibertape和Tigertape在尺骨和桡骨之间前进，待Fibertape和Tigertape穿过后孔，再离开桡骨粗隆的前孔。然后对另一线环重复此过程。在完成这一步骤后，有一股Fibertape和Tigertape将分别从桡骨粗隆的前孔中引出。

肘关节轻度屈曲，前臂旋后，术者拉紧Tigertape，助手拉紧Fibertape，将肱二头肌肌腱送入桡骨粗隆尺侧缘后方的解剖止点处（图62-4）。助手拉紧作为牵引线的Fibertape，将肌腱牵拉至止点。当助手在牵引线上保持最大张力时，术者将Tigertape绑在桡骨粗隆的前部皮质上。然后，助手拉紧Tigertape，术者将Fibertape绑在骨桥上，以完成修复（图62-5）。再切断缝合线，松开止血带，在充分止血后闭合切口。最后，将上肢放在一个填充良好的后侧夹板中，肘

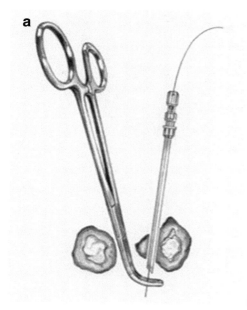
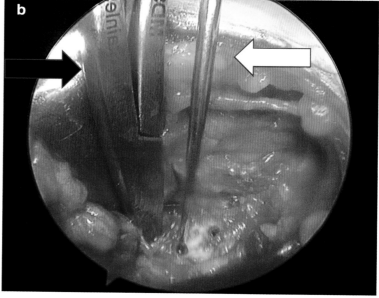

图62-2　a.将直角钳放置在桡骨粗隆后方。然后用腰穿针将导引线送到直角钳上。术者先夹住导引线，再撤回直角钳，将导引线送到桡骨和尺骨之间的前方。b.术中使用的腰穿针（白色箭头）和直角钳（深色箭头）

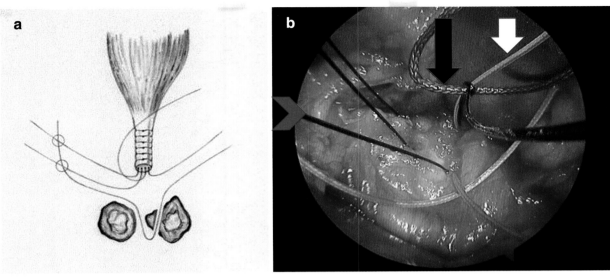

图 62-3　a. 导引线有两个半结，分别绕过 Tigertape 和 Fibertape。b. 术中照片，使用 Ethiond 和 Fiberband 固定肱二头肌远端肌腱。最近的修复手术使用 Tigertape 和 Fibertape 来固定远端肌腱残端。近端牵引线（V 形箭头）用于推送 Ethiond（深色箭头）和 FiberWire（白色箭头）。当术者拉紧导引线时，固定线通过桡骨粗隆从后向前行进

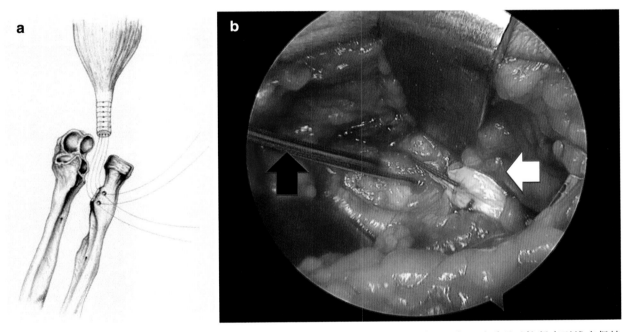

图 62-4　a. 术者和助手各拉紧缝合线的一头，将肱二头肌肌腱送至桡骨粗隆皮质的止点。助手通过拉紧牵引线来保持牵引线张力，而术者则将一组缝合线绑在前部骨桥上。b. 固定线（黑色箭头）正在将肱二头肌肌腱（白色箭头）固定到止点部位

关节保持屈曲 90°、旋后 45°。

62.4　提示和技巧

　　使用 X 线透视有利于精准地确定钻孔的位置和确保在桡骨粗隆中心切开。

　　对于慢性损伤或严重的肌腱回缩，有时需要在肘横纹附近做第二个切口。

　　钻孔指向尺骨方向，可以避免损伤 PIN。这也有助于通过减少腰穿针和直角钳之间的距离来

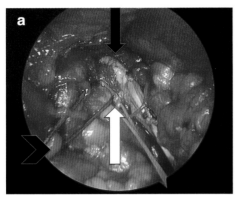
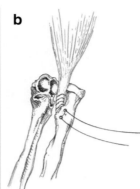
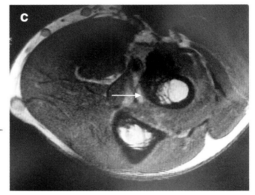

图 62-5　a. 助手保持牵引线（Ⅴ形箭头）的张力，而术者将另一条缝合线（白色箭头）系在前方骨桥上。关节镜下，可见肱二头肌（黑色箭头）朝向解剖止点并附着在上面。b. 两条缝合线均系在前侧皮质上，至此完成修补。c. 术后 MRI 显示肱二头肌肌腱解剖复位（白色箭头）

帮助导引线通过。

助手在退出针头时，握住距腰穿针近端 1~2cm 的缝合线并向其施加柔和的压力，这样可以促使导引线穿过腰穿针管腔。

62.5　陷阱

过分牵引可能会导致毗邻神经的一过性神经失用。

对牵引线的盲目牵引可能会导致修复部位的软组织卡压。在将肱二头肌肌腱送到桡骨粗隆上的止点 / 修复部位的过程中，助手须使患者肘关节保持足够的屈曲角度和旋后角度，以尽量避免软组织卡压。

62.6　术后管理

患者使用长臂后夹板约 3 周，其间可以取下夹板洗澡。患者在彻底去除夹板后开始轻柔的关节活动度练习，并可能在术后第 12 周时开始轻柔的、渐进的强化练习。

62.7　并发症

- 再撕裂，虽然很少见，但可能会在术后前 2 周内发生，通常是由跌倒或突然伸手抓

取正在坠落的物体所致。
- 前臂外侧皮神经损伤。
- 一过性腕管 / 肘管症状。

我们没有发现骨间后神经损伤或严重的限制活动的异位骨化的病例。

62.8　结果

SPOC 技术已经证明，与患者未受伤的肢体相比，解剖学修复平均可获得大于 91% 的旋后力、86% 的总旋后功和 87% 的旋后功率[2]。大多数研究只报道了旋后力峰值，但旋后功和旋后功率更能反映患者是如何通过前臂旋转来执行操作的。解剖学修复是在整个前臂旋转过程中最大化旋后力量的唯一方法。前臂由中立位向完全旋后位转变时，前臂非解剖学修复会导致旋后力丧失[3-4]。

参考文献

[1] Bain GI, Prem H, Heptinstall RJ, Verhellen R, Paix D. Repair of distal biceps tendon rupture: a new technique using the Endobutton. J Shoulder Elb Surg. 2000;9:120–6.

[2] Tanner C, Johnson T, Muradov P, Husak L. Single incision power optimizing cost-effective (SPOC) distal biceps repair. J Shoulder Elb Surg. 2013;22:305–11.

[3] Schmidt CC, Brown BT, Williams BG, Rubright JH, Schmidt DL, Pic AC, et al. J Bone Joint Surg Am. 2015;97:2014–23.

[4] Schmidt CC, Weir DM, Wong AS, Howard M, Miller MC. The effect of biceps reattachment site. J Shoulder Elb Surg. 2010;19:1157–65.

第 63 章　应用 Endobutton 技术修复肱二头肌远端肌腱

Pieter Caekebeke, Gregory Bain, and Roger P. van Riet

胡丹　译

63.1　引言

对于不合并其他疾病的患者，建议手术修复急性肱二头肌远端肌腱撕裂，因为与非手术治疗相比，手术治疗急性肱二头肌远端肌腱撕裂可改善肘关节屈曲功能，以及提高旋后力和耐力[1]。研究表明，延迟修复会导致不良后果[2]。首选的重建肱二头肌远端肌腱的技术是使用单切口经骨皮质襻钢板固定，该技术是由 Bain 等人发表的原始技术改进而来的[3]。已证实这项技术具有很高的初始固定强度，能够使患者在术后立即活动手臂，而且功能恢复也非常好。

63.2　手术技术

手术可在局部麻醉下进行。患者仰卧位，手臂放在手术台上（图 63-1a、b）。虽然止血带常用于急性病例，但对于有明显回缩或慢性撕裂的病例，我们不使用止血带，因为这可能会削弱腱 – 骨愈合。

在肘横纹远端 3cm 处做一个 2cm 的纵向切口（图 63-2）。在整个手术过程中注意识别和保护前臂外侧皮神经。

钝性分离桡骨粗隆（图 63-3）。在急性病例中，无须经过过多解剖即可轻易触及桡骨粗隆。可以通过使用 Langenbeck 拉钩保护前臂的神经血管结构。充满血性液体的炎性滑囊常覆盖在桡

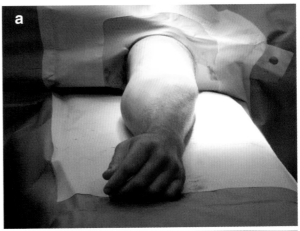

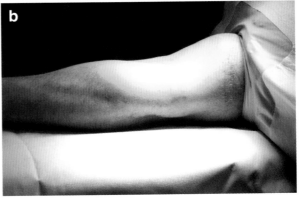

图 63-1　a. 患者仰卧，手臂放在手术台上（版权所有：MoRe Foundation）。b. 肱二头肌向近端收缩，表明肱二头肌远端肌腱完全断裂（版权所有：MoRe Foundation）

骨粗隆上。通常，可触及缩回到肘横纹的近端的肱二头肌残端。肘部屈曲至90°，肌腱位于皮下。用类似"挤牛奶"的方式从近端到远端挤出肱二头肌，从而将肌腱推向切口处（图63-4）。看到肌腱后，立即用钳子夹住肌腱残端，并将其拉出切口（图63-5）。用两条不可吸收的缝合线将肌腱缝合到一个皮质骨袢钢板的中心的两个孔上（图63-6）。清理肌腱的方式是在肌腱残端与皮质骨袢钢板之间留出大约2mm的距离（图63-7）。皮质骨袢钢板必须通过桡骨的远端皮质进行操作。因为如果距离太短，则可能很难翻转皮质骨袢钢板。但如果距离太长，肌腱将不能被放置在骨隧道中正确的位置上。在皮质骨袢

钢板的每个外孔中都放有导引线和牵引线。然后，我们将缝合好的肌腱放回皮下面，并继续进行骨的准备工作。在前臂处于伸展位和最大旋后位时，桡骨粗隆可被显露出来。导针从桡骨粗隆中心钻入并穿透对侧皮质（图63-8）。注意不能将导针针尖朝向桡侧或远端，以免损伤骨间后神经（图63-9）。当导针完全就位时，用8mm或9mm的空心钻头经导针打开桡骨近侧皮质（图63-10）。接着，用4.5mm的空心钻头经导针钻透第二层皮质（图63-11）。重要的是要按这个顺序钻孔，因为一旦用4.5mm的空心钻头钻入第二层皮质，导针就会变得不稳定。用咬骨钳清理碎屑，并彻底冲洗伤口，以降低异位骨

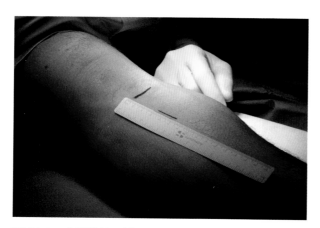

图63-2　在肘横纹远端3cm处做了一个2cm的切口（版权所有：MoRe Foundation）

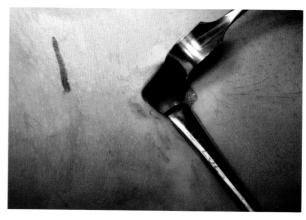

图63-3　钝性分离有助于观察裸露的肱二头肌粗隆。拉钩用于保护前方神经血管结构（版权所有：MoRe Foundation）

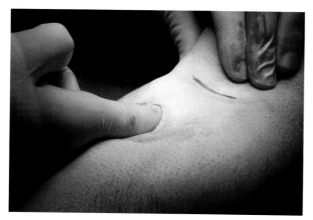

图63-4　用"挤牛奶"的方式从近端到远端挤出回缩的残端（版权所有：MoRe Foundation）

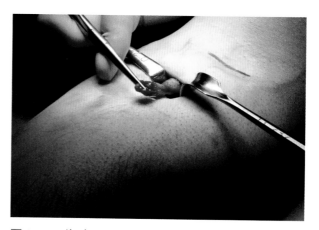

图63-5　将肱二头肌肌腱牵拉出切口（版权所有：MoRe Foundation）

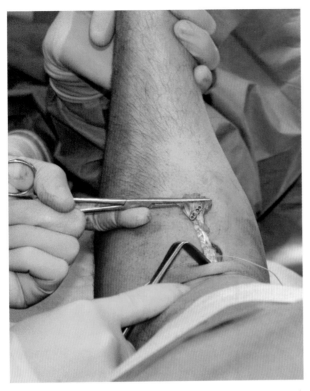

图 63-6　将一个皮质骨袢钢板缝合在肱二头肌远端肌腱上（版权所有：MoRe Foundation）

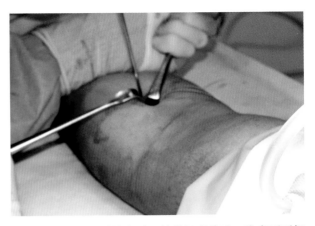

图 63-8　双层皮质钻孔时，前臂极度旋后。注意不要把钻头对准远端或桡侧，因为这可能会导致骨间后神经损伤（版权所有：MoRe Foundation）

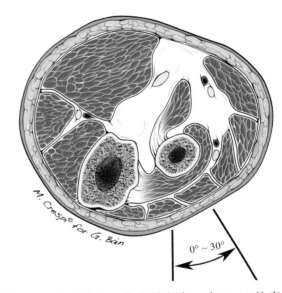

图 63-9　前臂旋后，桡骨后方有一个 0°~30° 的安全区 [3]（版权所有：Gregory Bain 博士和 Max Crespi）

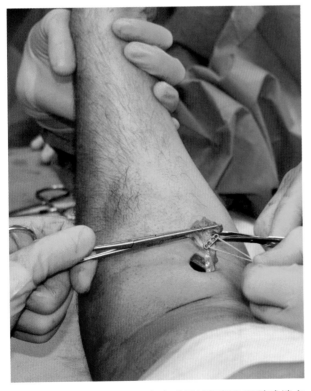

图 63-7　清除肌腱残端，在皮质骨袢钢板和肌腱残端之间留出约 2mm 的距离（版权所有：MoRe Foundation）

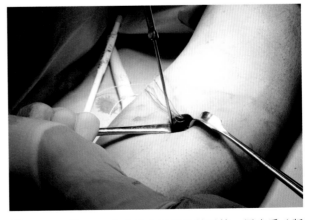

图 63-10　用 8mm 空心钻头经导针钻透第一层皮质（版权所有：MoRe Foundation）

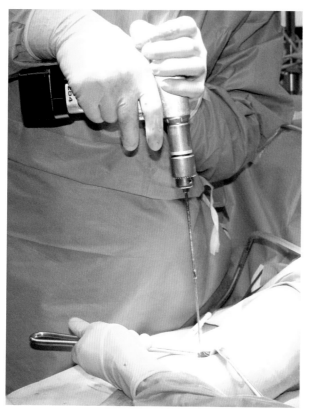

图 63-11　用 4.5mm 的空心钻头钻第二层皮质（版权所有：MoRe Foundation）

化的风险。清理完多余的骨皮质后，将牵引线和翻转线引入到骨隧道中（图 63-12），导针和缝合线穿过前臂后侧的皮肤（图 63-13）。然后，用 Langenbeck 拉钩牵拉覆盖在骨隧道表面的软组织，并为肌腱扫清路径。再移除钢丝，用导引线将皮质骨袢钢板和肌腱拉入骨隧道（图 63-14）。操作时，要确保肌腱不会扭曲，并且肌腱在通过骨隧道时没有不必要的张力。在这个操作中，肘部是弯曲的，以便皮质骨袢钢板从对面的皮质穿出。皮质骨袢钢板穿出第二层骨皮质后，立即通过拉动缝合线尾部（图 63-15）和扣住远端骨皮质上的袢钢板（图 63-16）来固定肌腱。全范围地进行手臂屈伸和前臂旋转。通过牵拉肌腱确定修复完成，并通过 X 线透视来确认袢钢板的位置。

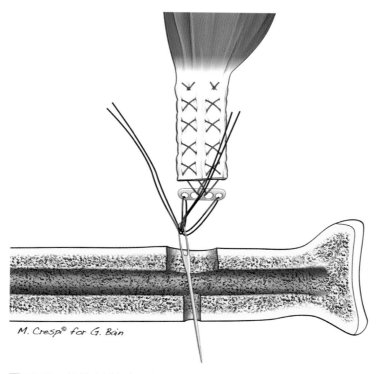

M. Crespi© for G. Bain

图 63-12　连接在袢钢板上的牵引线和翻转线被带尾孔的导针携带着穿过骨隧道（版权所有：Gregory Bain 博士和 Max Crespi）

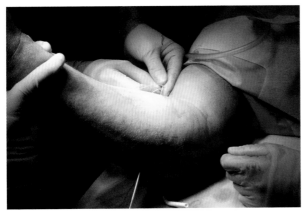

图 63-13　将导针穿过皮肤，并带上袢钢板上的牵引线和翻转线（版权所有：MoRe Foundation）

63.3　术后管理

使用颈腕吊带以保障患者舒适度。患者术后可以立即进行主动和被动的锻炼，以及肘部的负荷锻炼。在疼痛可耐受的情况下，可以立即进行 20kg 以下的举重训练。术后 3 个月后允许不受限制地使用手臂。

63.4　提示和技巧

- 挤压肱二头肌肌腹有助于识别肱二头肌远端肌腱残端。
- 首先，钻透第一层骨皮质，以使导针保持稳定并被固定在第二层骨皮质中。
- 在冲洗之前，用咬骨钳将所有骨碎屑清理掉。

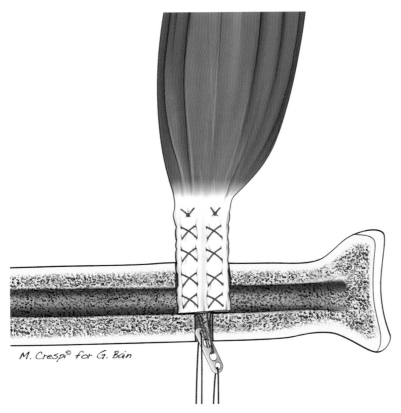

图 63-14　肌腱被拉入骨隧道，袢钢板通过第二层骨皮质（版权所有：Gregory Bain 博士和 Max Cresp）

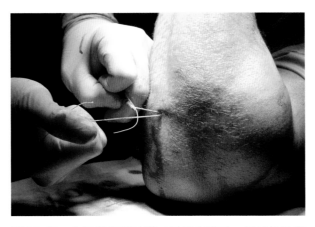

图 63-15　在袢钢板通过第二层骨皮质后，通过拉动翻转线将袢钢板翻转（版权所有：MoRe Foundation）

－稳定袢钢板后，使前臂进行全范围旋转。这一操作将改善袢钢板的位置，并避免术后旋转时的撞击痛。

63.5　陷阱

－在钻孔和插入袢钢板的过程中保持前臂极度旋后，以减少骨间后神经损伤的风险。
－注意袢钢板和肌腱之间的距离不要太远，以避免减少可以被拉入骨隧道的肌腱的长度。

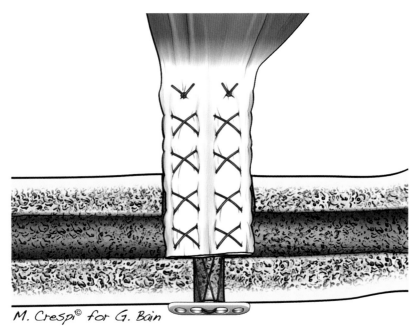

图 63-16　肌腱在骨隧道中的最终位置的示意图。袢钢板与桡骨后方齐平（版权所有：Gregory Bain 博士和 Max Crespi）

参考文献

[1] Baker BE, Bierwagen D. Rupture of the distal tendon of the biceps brachii. Operative versus non-operative treatment. J Bone Joint Surg Am. 1985;67(3):414–7.

[2] Kelly EW, Morrey BF, O'Driscoll SW. Complications of repair of the distal biceps tendon with the modified two-incision technique. J Bone Joint Surg Am. 2000;82-A(11):1575–81.

[3] Bain GI, Prem H, Heptinstall RJ, Verhellen R, Paix D. Repair of distal biceps tendon rupture: a new technique using the Endobutton. J Shoulder Elbow Surg. 2000;9(2):120–6.

第 64 章　肱二头肌远端断裂：后方解剖附着点的修复

Joseph F. Styron and Christopher C. Schmidt
顾雪平　译

64.1　引言

　　单纯使用前侧入路，很难准确地将断裂的肱二头肌肌腱重新修复到原来的附着点[1]。位于桡骨粗隆后方的后侧入路为解剖修复肱二头肌肌腱附着点提供了必要的暴露（图 64-1，64-2）[2]。使用前侧入路时，肱二头肌通常被重新固定到其肌腱附着点前方 6.2mm 处（$P<0.001$），而使用后侧入路修复断裂的肱二头肌的相关研究证明，肌腱重新固定的位置与受伤前的位置之间无统计学差异（$P=0.548$）（图 64-3）[2]。与非解剖修复的前臂相比，解剖修复的前臂在旋转过程中的旋后范围增加了 14%（$P<0.027$）[2]。

　　后侧入路的解剖修复是一种简单可靠的肱二头肌肌腱再固定技术，该技术通过将肱二头肌的短头和长头修复到各自的附着点来恢复原有的解剖结构，但不改变桡骨粗隆的高度（图 64-4a~c）[1,3]。

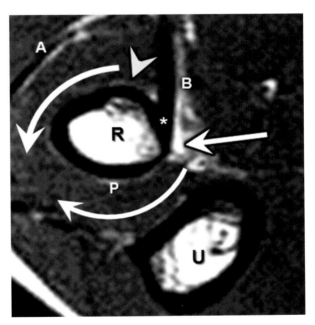

图 64-1　前臂上段 MRI 横断位显示桡骨粗隆（箭头）和肱二头肌肌腱（B）。肱二头肌远端肌腱的止点或附着点（∗）位于桡骨粗隆的前方（A 箭头）和后方（P 箭头）。当前臂旋前时，肱二头肌肌腱包绕桡骨粗隆并增加其旋后力量（黑边箭头）的力臂。A—前，P—后，∗—附着点中心，B—肱二头肌肌腱，R—桡骨，U—尺骨[4]

64.2　适应证 / 禁忌证

- 适应证：急性撕脱；可在极度屈曲位（>70°）时修复的慢性损伤（>3 周）；使

用同种异体跟腱移植进行修复。

- 禁忌证：功能要求低；软组织缺损；感染活动期；肘关节和前臂运动受限。

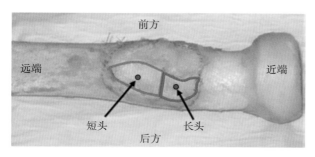

图 64-2　位于桡骨粗隆后方的肱二头肌肌腱的短头和长头的足印区。标记点：短头和长头附着点的中心

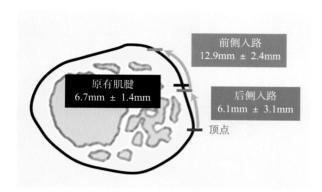

图 64-3　桡骨粗隆的横断面示意图：原有肌腱（对照/黑色），以及后侧入路（后方/绿色）和前侧入路（前方/红色）中肌腱重新固定的位置。后侧入路组的固定位置与对照组相似（P=0.548），但前侧入路组的固定位置较对照组前移了 6.2mm（P<0.001），旋后力量降低（P<0.027）

64.3　手术技术

- 我们建议使用区域阻滞麻醉，患者麻醉后取仰卧位，手臂置于桌上并使用止血带。
- 器械：大弯钳，两根 2 号不可吸收编织线（最好是一根白线和一根花线，以便于区分），两个皮质袢钢板，一个 3.2mm 钻头，小型 C 臂机。
- 在肘横纹处做一个斜切口，暴露肌腱的断端（图 64-5）。
  - 暴露贵要静脉和前臂外侧皮神经。
  - 切除瘢痕组织和假性肌腱，将断裂的肌

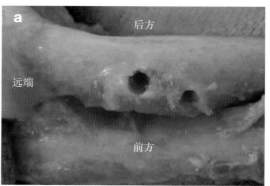

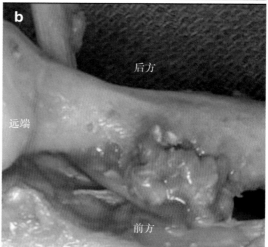

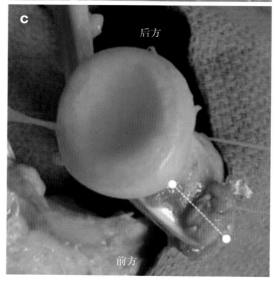

图 64-4　尸体标本显示从后方进行肱二头肌肌腱止点的解剖修复。a. 分别于肱二头肌肌腱的短头附着点的中心和长头附着点的中心（解剖中心）钻孔。b. 使用袢钢板将肌腱的每个头分别固定到原附着点。c. 注意到肌腱的固定点因桡骨粗隆（白色点线）向外侧移位，使得前臂旋后的力臂增加了 27%（P=0.036）

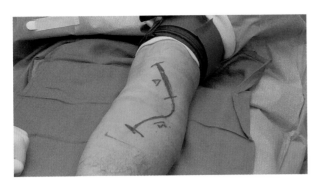

图 64-5　显示前方切口的图片。切口的 A 部分是用于暴露急性撕裂的肱二头肌回缩，而 B 的远端延伸用于暴露无肌腱明显回缩的急性撕裂（肌纤维完整）或在慢性断裂时重建肌二头肌的隧道（版权所有：肩肘实验室 Christopher C Schmidt）

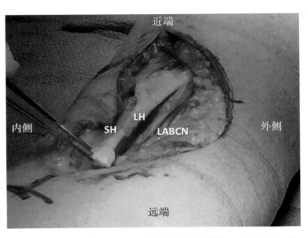

图 64-6　术中肱二头肌肌腱长短头的图像。短头（SH）位于内侧，长头（LH）位于外侧。LABCN—前臂外侧皮神经。注意肱二头肌肌腱毗邻的神经血管结构（版权所有：肩肘实验室 Christopher C Schmidt）

腱解剖出来。分别标示出内侧的短头和外侧的长头（图 64-6），但不需要将它们分离。

– 用改良的 Krackow 缝合法从短头肌腱止点远端 5~10mm 处内侧缝入，缝针的另一端沿侧缘行简单缝合，在短头中心的掌侧结束缝合（图 64-7）。通过改良的 Krackow 缝合法以花线缝合长头。中间的线被称为"对接头"，因为每一针都会通过一个皮质袢钢板。

· 后方切口。

– 桡骨粗隆是通过分离尺侧腕伸肌（ECU）和旋后肌暴露的（图 64-8）。最简单的方法是弯曲肘部，并在桡骨粗隆暴露时将前臂旋前。在 ECU 上方尺骨水平做一 3~4cm 的切口。切口起于外上髁远端 2.0cm、尺骨背侧 2.5cm 处（图 64-9a）。

– 将前臂旋前以保护 PIN，沿着 ECU 的肌纤维的方向撕开以暴露斜向的旋后肌（图 64-9b）。

– 将覆盖于桡骨粗隆上的旋后肌直接切开。桡骨粗隆可通过前臂触诊或使用术中 X 线透视定位。为了避免医源性损伤，将肌肉分离程度限于桡骨粗隆的

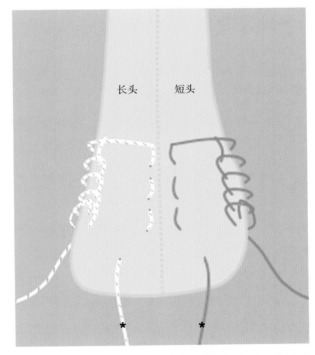

图 64-7　改良的 Krackow 缝合法，分别缝合肱二头肌肌腱的长头和短头，长头和短头的缝合线的颜色各异。*—缝合线在肌腱中央的连接部部分

长度。

– 彻底清理附着点的软组织。用 3.2mm 的钻头，在每个头的附着点中心钻孔。如果附着点无法识别，可以在桡骨粗隆顶点后方的骨皮质钻孔（图 64-10）。

旋前

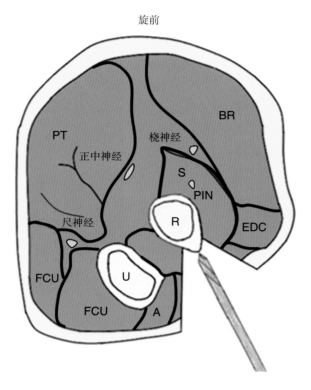

图 64-8　经 ECU 后侧肌肉间隙入路直接到达整个桡骨粗隆。旋前前臂，使 PIN 远离手术区域。BR—肱桡肌，PT—旋前圆肌，FCU—尺侧腕屈肌，A—肘肌，S—旋后肌，EDC—指伸肌，R—桡骨，U—尺骨，PIN—骨间后神经

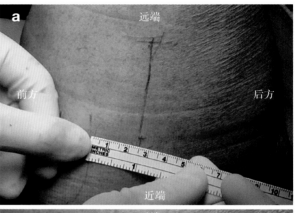

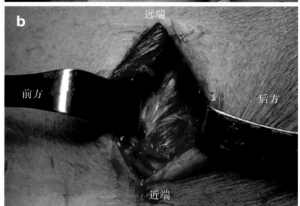

图 64-9　a. 后方切口位于外上髁远端 2cm，尺骨背侧 2.5cm 处，长度为 3~4cm。b. ECU 深部斜向的旋后肌纤维（版权所有：肩肘实验室 Christopher C Schmidt）

钻头不应穿透对侧骨皮质。为了便于在髓腔内翻转皮质衬钢板，钻孔方向应与桡骨纵轴的远端成 60°角。

- 前臂旋后位，用弯钳将肌腱从前往后拉出。

- 在操作过程中，肌腱外旋 90°并保持相同的方向，以使在肌腱附着点处短头（白线）位于远端，长头（花线）位于近端（图 64-11）。

- 每条缝合线的翻衬线先分别通过各自皮质衬钢板的中心孔，再将皮质衬钢板置入各自的钻孔中。用钻头将皮质衬钢板推入髓腔，通过牵拉翻衬线使皮质衬钢板在髓腔内翻转并卡在钻孔的髓腔侧出口上（图

64-12）。

- 牵拉各自对应的翻衬线，将肱二头肌的两个头压在相应的附着点。在缝合之前，通过 X 线透视确认两个衬钢板是否平行于其下方的骨皮质并紧贴在骨皮质上（图 64-13a）。

- 然后，衬钢板可以作为髓腔内滑轮，通过收紧几个结完成固定（图 64-13b）。

• 关闭切口。

- 缝合 ECU 的筋膜及切口的皮肤。

64.4　提示和技巧

• 对于慢性肱二头肌肌腱断裂，极度屈肘位

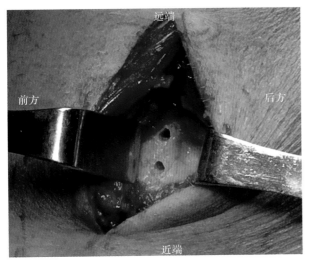

图 64-10　照片显示了短头和长头在各自的附着点中心的钻孔（通过后侧入路观察）。桡骨粗隆上的软组织已被清除（版权所有：肩肘实验室 Christopher C Schmidt）

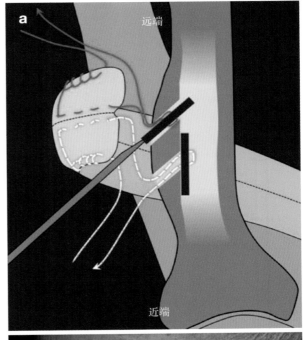

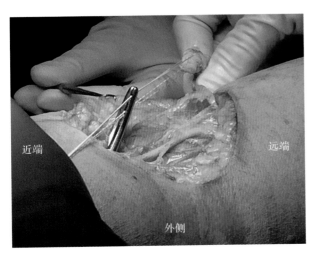

图 64-11　用弯钳将肌腱上的缝合线由前向后传递。用弯钳的远端夹住短头的缝合线（纯蓝色）以获得适当的方向（版权所有：肩肘实验室 Christopher C Schmidt）

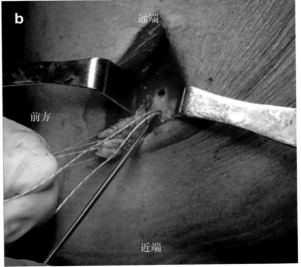

图 64-12　a. 与桡骨长轴成 60°角钻孔，在骨皮质的隧道中穿入皮质袢钢板，并拉动翻袢线，即可将肌腱压在骨皮质上。b. 术中桡骨粗隆钻孔的位置和短头皮质袢钢板放置的位置（版权所有：肩肘实验室 Christopher C Schmidt）

（>70°）有助于使用后侧入路对附着点进行解剖修复。

- 屈肘位有助于复位和缝合肌腱至骨端。
- 如果很难将肌腱从前方穿至后方，则可以从前方进一步地解剖，切断亨利韧带，以

暴露桡骨粗隆，并打开肱二头肌的通道。

64.5　陷阱

- 旋后肌的劈裂长度不应超过桡骨粗隆纵

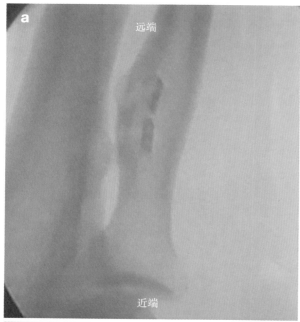

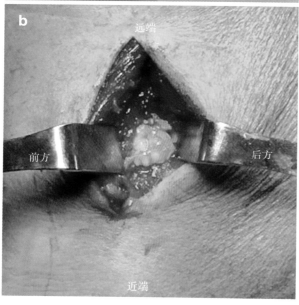

图 64-13　a. X 线透视图像，确认单皮质衬钢板与近层骨皮质的位置。b. 将肌腱加压固定于附着点（版权所有：肩肘实验室 Christopher C Schmidt）

向的长度，可以尽量减少术后旋后肌的萎缩和肌内脂肪增生[2]。

- 保持前臂旋前位，后侧入路在 PIN 桡骨粗隆外侧、远端 2cm 处。

- 在肌腱由前方穿到后方之前，仔细地分离肱二头肌隧道。

64.6　术后管理、康复和重返运动

术后前 3 周是肌腱再断裂风险最高的时间。术后，患肢被放置在 90°夹板中，完全旋后位固定 2 周（图 64-14）。然后拿掉夹板，并指导患者不要用力旋后或举起任何重于 2.5kg 的物体。如果修复是在极度屈肘位（>60°）完成的，则需要额外 2 周的肘关节夹板固定。在术后 6 周后，取消固定限制，并逐渐开始力量和耐力训练。最早在术后第 3 个月时进行抗旋活动，以恢复体力劳动或运动。

64.7　并发症

过度牵拉引起的感觉神经损伤是该技术最常见的并发症。LABCN 和 RSN 麻痹在前侧入路和前方肌腱修复中的发生率高达 40%，但在后侧入路中只有 7%。而 PIN 麻痹很少发生，主要是因为在进入 ECU 间隙的时候保持前臂旋前位可保护 PIN。尸体研究表明 PIN 位于桡骨粗隆外侧远端 2cm 处。可以通过避免显露尺骨，清除骨碎片和服用 2 周吲哚美辛缓释片（75mg/d）来降低异位骨化的发生率。而慢性肱二头肌断裂和极度屈曲位修复肌腱止点的再断裂风险最大，再断裂的发生率为 2%~6%。

64.8　结果

MRI 显示，使用后侧入路于肌腱附着点解剖修复的肱二头肌固定位置与正常对照组之间没有统计学差异（P=0.548）[2]。术后平均（1.4 ± 0.4）年，前者的旋后力与正常对照组相比已完全恢复，在旋前 60°时为 94.0% ± 12.0%，中立位时为 92.2% ± 6.9%，中立位旋前 60°时为 81.3% ± 16.4%[2]。在整个前臂旋转弧中增强前臂旋后力量，对于使运动员恢复到受伤前的竞技水平是必不可少的。

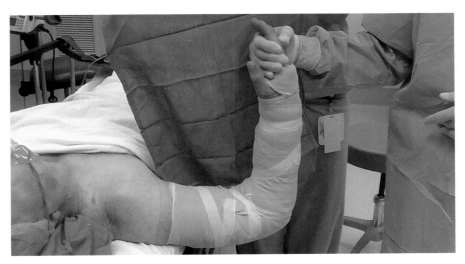

图 64-14　术后前臂屈曲 90°，夹板固定 2 周（版权所有：肩肘实验室 Christopher C Schmidt）

参考文献

[1] Schmidt CC, Brown BT, Williams BG, Rubright JH, Schmidt DL, Pic AC, et al. The importance of preserving the radial tuberosity during distal biceps repair. J Bone Joint Surg Am. 2015;97(24):2014–23.

[2] Schmidt CC, Brown BT, Qvick LM, Stacowicz RZ, Latona CR, Miller MC. Factors that determine supination strength following distal biceps repair. J Bone Joint Surg Am. 2016; 98(14):1153–60.

[3] Jarrett CD, Weir DM, Stuffmann ES, Jain S, Miller MC, Schmidt CC. Anatomic and biomechanical analysis of the short and long head components of the distal biceps tendon. J Shoulder Elb Surg. 2012;21(7): 942–8.

第 65 章　肱二头肌远端修复：袢钢板与界面螺钉

Megan R. Wolf, Mary Beth R. McCarthy, Jessica DiVenere, and Augustus D. Mazzocca
顾雪平　译

65.1　适应证 / 禁忌证

一位典型的肱二头肌远端断裂需要修复的中年男性患者，在一次突然前臂旋后屈曲位摔倒时，出现了肱二头肌远端断裂。手术修复也适用于年轻的、活跃的患者（男性或女性），然而这种损伤在这类群体中并不常见。肱二头肌远端肌腱修复有以下适应证。

- 急性断裂（<3 周）的年轻的、活跃的患者。
- 慢性撕裂或没有明显的撕裂和身体虚弱的、年轻的、活跃的患者。
- 非手术治疗后持续肘关节疼痛无力的患者。

对于肱二头肌远端肌腱修复的禁忌证，仅限于患者不愿做手术。以下为该手术的相对禁忌证。

- 无须正常旋后力量或对耐力的功能要求较低的患者。
- 因健康问题导致手术治疗风险不可接受的低需求患者。
- 桡骨近端骨折不愈合。
- 感染活动期。
- 疼痛障碍或慢性局部疼痛综合征。

65.2　手术技术

对于不同的患者，治疗肱二头肌远端断裂的手术技术需要了解和掌握各种不同的固定方法。因为受伤后撕裂情况的不同，外科医师应该为每一种可能发生的情况做好准备。本书根据肌腱的撕裂程度和回缩与否将修复分为 4 种不同的情况（图 65-1）。

根据我们的经验，部分肱二头肌远端撕裂常伴有明显的疼痛，特别是在前臂旋后的情况下。因此，那些因工作需要而做旋后动作的患者，例如使用螺丝刀的患者，通常需要手术修复。由于肌腱长度因部分完整的肌纤维而得以保持，部分撕裂通常可按急性撕裂治疗。对于急性撕裂（受伤后不到 3 周），肌腱可能回缩至桡骨粗隆，可以使用两种方法固定：①皮质袢钢板和界面螺钉；②肱二头肌远端袢钢板（Arthrex Inc., Naples, FL）和界面螺钉。当然，患者延迟就诊时（受伤后 3~12 周），手术固定的方式将取决于肌腱的活动度和回缩情况。如果肌腱能够被动活动，这说明瘢痕和组织粘连还未形成，可以被视为急性撕裂。在肘部屈曲 90° 的情况下，可使用一个皮质袢钢板将肌腱固定在桡骨粗隆上。使用皮质袢钢板可以增加肌腱固定的长度和减轻肌

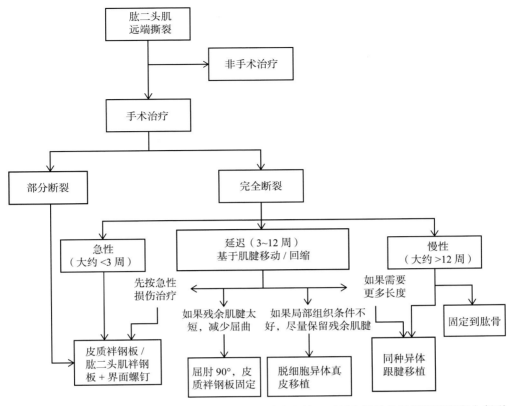

图 65-1　肱二头肌远端断裂的首选是手术治疗。手术治疗可分为急性、延迟和慢性的局部断裂和完全断裂。固定方式最终取决于术中肱二头肌肌腱的质量和弹性

腱固定的张力。如果肱二头肌远端肌腱有明显的退变，又不能被缝合线牢牢地固定，可以替代使用脱细胞异体真皮移植治疗。最后，如果肌腱明显回缩或不能一期修复，则应将该撕裂视为慢性撕裂。

　　对于慢性肱二头肌断裂（受伤后超过 12 周），如果肌腱条件允许，可进行一期固定，可使用上述任何技术进行治疗。通常情况下，慢性肱二头肌远端肌腱断裂出现肌腱缩回，局部组织出现瘢痕，肌肉因失用而失去弹性。因此，可用移植物加强肌腱与桡骨粗隆的修复。我们选择的移植物是同种异体跟腱，因为它的体积够大。如果患者年龄较大或需求较低，可考虑将肌腱固定到肱骨（非解剖修复）。

65.2.1　解剖因素

　　为了解剖修复肱二头肌远端肌腱，外科医师必须充分掌握解剖入路。肱二头肌肌腱纤维呈束状插入到桡骨粗隆。肌腱跨过桡骨粗隆的脊，以 14mm × 2mm 大的逗号形状插入至桡骨粗隆的尺侧[1]。肱二头肌远端的位置及其与桡骨粗隆的关系，使该结构可作为带轮发挥作用。因此，肌腱是否在位将影响旋后活动时肱二头肌肌腱的生物力学优势。肱二头肌纤维束起源于肱二头肌远端短头，位于肌腱插入点的前内侧。肌纤维鞘可防止修复后肌腱的再断裂。

　　通过掌侧入路修复肱二头肌远端肌腱断裂经常有损伤前臂外侧皮神经的风险。这条神经比较表浅，在肱桡肌的内侧与头静脉伴行。该神经因其位置因素，在手术入路和牵拉过程中存在横断和失用的风险。骨间后神经位于桡骨的后侧，在使用掌侧入路时，位置不当的牵拉或长时间的牵拉会增加该神经的损伤风险。在掌侧入路中，1 条静脉和 1~2 条动脉组成的血管系统位于切口

附近的肌腱上，操作时必须对该血管系统加以注意。手术入路区域的其他结构包括位于肱二头肌肌腱内侧的肱动脉和正中神经。

65.2.2 使用袢钢板和界面螺钉修复急性肱二头肌肌腱断裂

（1）患者仰卧在手术台上，所有的解剖凸起都得到了很好的支撑，以方便气道管理。将手术肢放在手术桌上，并使止血带尽量靠近腋窝，以便必要时延长手术入路。根据外科医师的要求进行手术准备。

（2）入路使用一个更美观的水平的掌侧切口。切口位于前肘横纹下，距肘横纹3~4cm，长度为7~8cm，或约为前臂宽度的2/3（图65-2a）。

（3）用组织剪或手指分离皮下组织，直到触及肌腱。前臂外侧皮神经位于切口内的皮下组织中，在术中必须加以识别和保护（图65-2b）。近端使用甲状腺拉钩，以暴露向前方和近端回缩的肱二头肌肌腱残端（图65-2c）。肌腱可能位于肌肉的前侧、后侧、内侧或外侧。必须触诊到肌肉并识别其与肌腱残端的连接，以避免将正中神经误认为是肱二头肌肌腱。一旦肌腱被识别出来，就用夹子夹住肌腱，在前侧、后侧、内侧和外侧松解组织粘连处，直到指尖感觉到肌肉。然后将缝合线缝合在远端肌腱中，并将肌腱放回切口中（图65-2d）。

（4）桡骨粗隆的入路位于旋前圆肌和肱桡肌之间的肌肉间隙。在建立入路的过程中，会遇到亨利血管束，必须将其结扎、电凝或拉开。肱二头肌鞘延续至桡骨粗隆。将一个宽钝的小Hohmann放置在桡骨粗隆的尺侧缘，用一个甲状腺拉钩横向拉开切口（图65-2e）。必须注意避免前臂外侧皮神经和骨间后神经的拉伤。不能持续牵拉切口桡侧，以防止长时间的牵拉损伤这些神经。

（5）在确认了肌腱能被拉至桡骨粗隆，且肱二头肌肌腱没有退变后，使用不可吸收的缝合线在正常组织远端2.5mm处用锁边Krackow缝合法由远及近地缝合（图65-2f）。然后，清理肱二头肌远端肌腱的所有磨损。在靠近缝针处剪断缝合线，保留足够长度的缝合线以穿过袢钢板。缝合线的一端穿入肱二头肌肌腱袢钢板的一个孔，并穿出另一个孔，缝合线的另一端以相同方法穿过袢钢板的另一个孔，并确保缝合线可以自由滑动。

（6）将骨隧道放置于桡骨粗隆，一个助手帮助患者过度旋后前臂，以保护骨间后神经。大鱼际隆起应与桡骨粗隆成同一角度，我们将大鱼际作为桡骨粗隆解剖位置的外部参照。放置一个3.2mm双皮质导针，并通过X线透视确定导针的位置（图65-2g、h）。接下来，用一个8mm的空心钻头钻一个单皮质隧道，移去钻头和导针。充分冲洗切口，以进一步去除骨屑。

（7）将肱二头肌袢钢板的尖端插入到骨隧道中，用一个血管钳将袢钢板穿过两侧骨皮质（图65-2i）。通过X线透视确认袢钢板的位置，在袢钢板到达桡骨对侧后拉紧缝合线的游离端（图65-2j）。然后以缝合线交替收紧的方式将肌腱拉入骨隧道。再将缝合线的游离端绑在肌腱上。

（8）然后在骨隧道的桡侧拧入一个8mm×12mm或7mm×10mm的界面螺钉（我们更喜欢PEEK材料的肌腱固定螺钉），将肌腱推到桡骨粗隆的尺侧，以创造一个更接近解剖学的肌腱位置（图65-2k）。然后在界面螺钉上将缝合线打结，并剪断余线。

（9）同时冲洗深部和浅部的软组织，松开止血带，确定彻底止血。用2-0单乔可吸收缝合线缝合筋膜以防止血肿形成。用2-0单乔可吸收线关闭深部组织，用3-0单乔可吸收缝合线进行皮下缝合（图65-2l）。用免缝合胶带闭合皮肤切口，前臂垫好后屈曲90°完全旋后位后夹板固定。在充分检查和完整记录神经血管的情况之前，不使用术后神经阻滞。

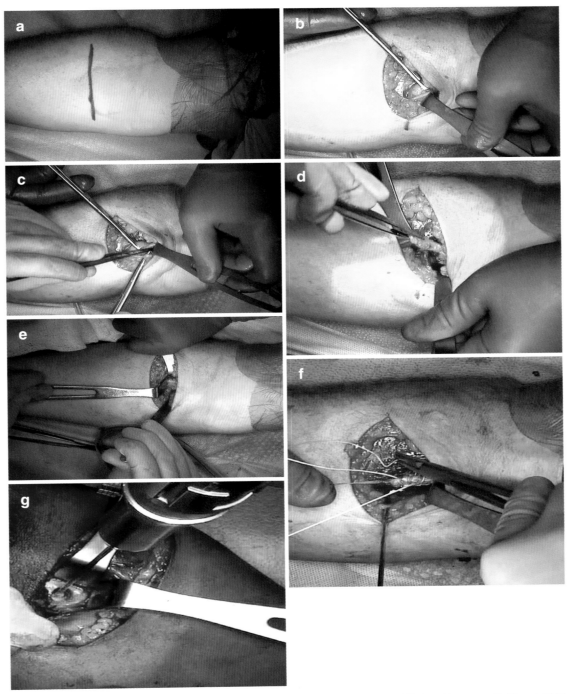

图 65-2　用袢钢板和界面螺钉修复急性肱二头肌远端肌腱断裂。a. 在前肘横纹远端 3~4cm 处做一水平切口。b. 在整个操作过程中必须注意、识别和保护前臂外侧皮神经。c. 用甲状腺拉钩牵开近端切口，以暴露向前方和近端回缩的肱二头肌肌腱残端。d. 肱二头肌远端肌腱通过粘连松解，在皮下组织近端被识别出来。e. 在暴露桡骨粗隆时，注意拉钩的位置以防止神经损伤。一个宽钝的小 Hohmann 被放置在桡骨粗隆的尺侧缘。用一个甲状腺拉钩横向拉开切口。f. 用 Krackow 缝合法锁边缝合肱二头肌远端肌腱，一个皮质袢钢板穿过缝合线另一端

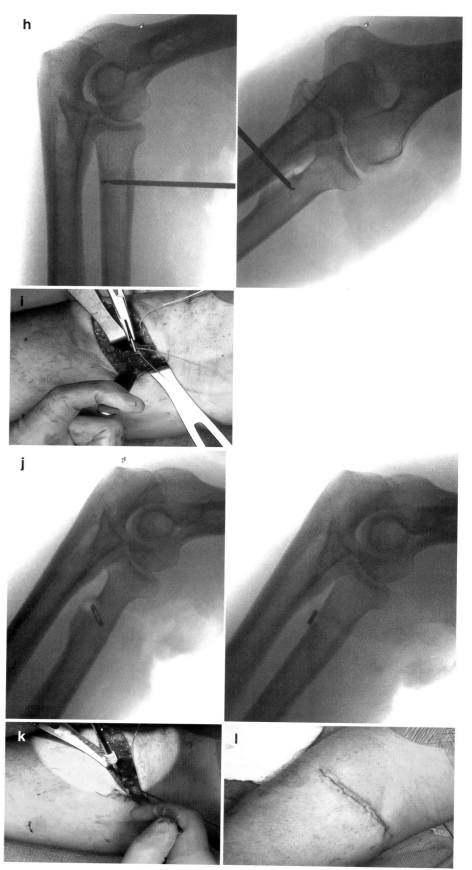

图 65-2（续） g 和 h. 导 针放置在桡骨粗隆，并通过 X 线透视确认正确的位置。i. 骨隧道钻孔后，将袢钢板通过骨隧道放置在桡骨后侧骨皮质上。j. 拉紧缝合线以调整袢钢板，并通过 X 线透视来确认位置。k. 用一个肌腱固定螺钉将肱二头肌肌腱固定于桡骨粗隆的骨隧道内。l. 关闭深部切口并用可吸收缝合线进行皮下缝合

65.2.3　使用脱细胞异体真皮移植物修复肱二头肌远端肌腱

（1）患者仰卧在手术台上，所有的解剖凸起都得到了很好的支撑，以方便气道管理。将手术肢放在手术桌上，并使止血带尽量靠近腋窝，以便必要时延长手术入路。根据外科医师的要求进行手术准备。

（2）入路使用一个更美观的水平的掌侧切口。切口位于前肘横纹下，距肘横纹 3~4cm，长度为 7~8cm，或约为前臂宽度的 2/3（图 65-2a）。

（3）用组织剪或手指分离皮下组织，直到触及肌腱。前臂外侧皮神经位于切口内的皮下组织中，在术中必须加以识别和保护（图 65-2b）。近端使用甲状腺拉钩，以暴露向前方和近端回缩的肱二头肌肌腱残端（图 65-2c）。肌腱可能位于肌肉的后侧、前侧、内侧或外侧。必须触诊到肌肉并识别其与肌腱残端的连接，避免将正中神经误认为是肱二头肌肌腱。一旦肌腱被识别出来，就用夹子夹住肌腱，在前侧、后侧、内侧和外侧松解组织粘连，直到指尖感觉到肌肉。然后将缝合线缝合在肱二头肌远端肌腱中，并将肌腱放回切口中（图 65-2d）。

（4）由于肱二头肌肌腱的退变或慢性断裂，肱二头肌远端肌腱可能无法很好地被缝合固定。在这种情况下，可能需要通过脱细胞异体真皮移植物加强肌腱修复，同种异体肌腱为修复提供了额外的长度和强度（图 65-3a）。在肌腱进入切口后，将 2mm 厚的脱细胞的人体真皮移植物切割成一个长 25mm、顶部宽 15mm、底部宽 12mm 的梯形形状（图 65-3b）。使用 0 号薇乔缝合线将移植物缝合固定在肌腱上（图 65-3c）。

（5）在肱二头肌和移植物组织远端 2.5mm 处使用 Krackow 缝合法进行锁边缝合（图 65-3d）。然后在针附近剪断缝合线，并保留足够长度的缝合线，以便穿入袢钢板中。缝合线的一端穿入肱二头肌袢钢板的一个孔，穿出另一个孔，缝合线的另一端以相同的方式穿过袢钢板的另一个孔，并确保缝合线可以自由滑动。

（6）桡骨粗隆的入路位于旋前圆肌和肱桡肌之间的肌肉间隙。在建立入路的过程中，会遇到亨利血管束，必须将其结扎、电凝或拉开。肱二头肌鞘延续至桡骨粗隆。将一个宽钝的小 Hohmann 放置在桡骨粗隆的尺侧缘，用一个甲状腺拉钩横向拉开切口（图 65-2e）。必须注意预防前臂外侧皮神经和骨间后神经的侵入性的拉伤。不能持续牵拉切口桡侧，以防止长时间牵拉损伤这些神经。

（7）将骨隧道放置于桡骨粗隆位置，一个助手辅助患者过度旋后前臂，以保护骨间后神经。大鱼际隆起应与桡骨粗隆成同一角度，我们将它作为桡骨粗隆解剖位置的外部参照。放置一个 3.2mm 双皮质导针，并通过 X 线透视确定导针的位置（图 65-2g、h）。接下来，用一个 8mm 的空心钻头钻一个单皮质隧道，移去钻头和导针，充分冲洗切口，以进一步去除骨屑。

（8）将肱二头肌袢钢板的尖端插入到骨隧道中，用一个血管钳将袢钢板穿过两侧骨皮质（图 65-2i）。通过 X 线透视确认袢钢板的位置，在袢钢板到达桡骨对侧后拉紧缝合线的游离端（图 65-2j）。然后以缝合线交替收紧的方式将肌腱拉入骨隧道。再将缝合线的游离端绑在肌腱上。

（9）然后在骨隧道的桡侧拧入一个 8mm×12mm 或 7mm×10mm 的界面螺钉（我们更喜欢 PEEK 材料的肌腱固定螺钉），将肌腱推到桡骨粗隆的尺侧，以创造一个更接近解剖学的肌腱位置（图 65-2k）。然后在螺钉上将缝合线打结，并剪断余线。

（10）同时冲洗深部和浅部的软组织，松开止血带，确定彻底止血。用 2-0 单乔可吸收缝合线缝合筋膜以防止血肿形成。用 2-0 单乔可吸收缝合线关闭深部组织，用 3-0 单乔可吸收缝合线进行皮下缝合（图 65-2l）。用无菌绷带包扎，前臂垫好后屈曲 90°完全旋后位后夹板固定。在充分检查和完整记录神经血管结构的情况之前，不

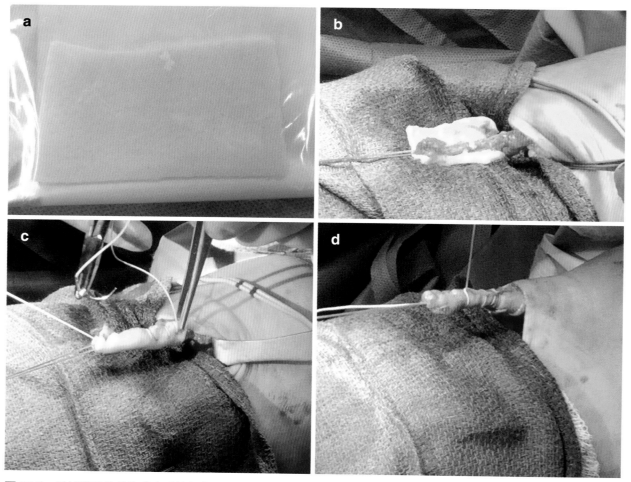

图 65-3　通过脱细胞异体真皮移植物修复肱二头肌远端肌腱。a 和 b. 脱细胞异体真皮移植物被切割成梯形，用于修复肱二头肌远端肌腱。c. 将移植物固定在肌腱上。d. 对移植物和肌腱使用 Krackow 缝合法进行锁边缝合，并将缝合线的两端连接到一个祥钢板上

使用术后神经阻滞。

65.2.4　使用同种异体跟腱移植物修复慢性肱二头肌肌腱断裂

笔者认为慢性肱二头肌远端肌腱断裂的病程至少为 12 周。患者可能是继发于漏诊或非手术治疗失败，而且通常表现为旋后力量缺失或耐力缺失。我们回顾了最近的慢性肱二头肌远端肌腱断裂的 MRI 图像，以收集更多关于肌肉收缩量和肌肉质量的信息。总结是，肌腱通常会回缩，肱二头肌会失去弹性并萎缩以致无法在原附着点愈合。

因此用同种异体跟腱移植物可以为肌腱修复提供所需的长度，以使肌腱断端重新附着在桡骨粗隆上。

（1）患者仰卧在手术台上，所有的解剖凸起都得到了很好的支撑，以方便气道管理。手术肢放在手术桌上，并使止血带尽量靠近腋窝，以便必要时延长手术入路。根据外科医师的要求进行手术准备。

（2）使用一个可延长并能定位可能回缩的肱二头肌远端残端的掌侧切口。在肘窝前方做一个 S 形的切口，切口远端向肘横纹处延伸 3~4cm。是否需要向近端延长切口取决于能否暴露肌腱残

端（图 65-4a）。如果肌腱回缩，除了可以在肘横纹下 3~4cm 处做一掌侧水平切口，还可在肘横纹上方做一个近端 S 形切口（图 65-4b）。

（3）使用组织剪或手指钝性分离皮下组织，直至触及肌腱。前臂外侧皮神经位于切口内的皮下组织中，在术中必须进行识别和保护（图 65-2b）。识别出肌腱后，用血管夹抓住肌腱，并且在前侧、后侧、内侧和外侧松解组织粘连，直到指尖触及肌肉（图 65-4c）。对肱二头肌肌腱进行标记，并在标记后将肌腱送回切口内。

（4）桡骨粗隆的入路位于旋前圆肌和肱桡肌之间的肌肉间隙。在建立入路的过程中，会遇到亨利血管束，必须将其结扎、电凝或拉开。肱二头肌鞘延续至桡骨粗隆。将一个宽钝的小 Hohmann 放置在桡骨粗隆的尺侧缘，用一个甲状腺拉钩横向拉开切口（图 65-4d）。必须注意预防前臂外侧皮神经和骨间后神经的侵入性的拉伤。不能持续牵拉切口桡侧，以防止长时间的牵拉损伤这些神经。

（5）有时，在屈肘时可以减少肌腱残端至桡骨粗隆的距离，如果不能复位肌腱，则可能需要使用自体或异体移植物。推荐使用同种异体跟腱与肱二头肌肌腱残端移植。将同种异体跟腱移植物放在手术桌上，使用不可吸收的缝合线通过 Krackow 锁边缝合法把移植物与肱二头肌远端肌腱缝合在一起。在缝针端剪断缝合线，并留下足够长度的缝合线，以便穿入袢钢板中。缝合线的一端穿入肱二头肌袢钢板的一个孔，穿出另一个孔，缝合线的另一端以相同方法穿过袢钢板的另一个孔，确保缝合线可以自由滑动。

（6）将骨隧道放置于桡骨粗隆，一个助手辅助患者过度旋后前臂，以保护骨间后神经。大鱼际隆起应与桡骨粗隆成同一角度，我们将大鱼际隆起作为桡骨粗隆解剖位置的外部参照。放置一个 3.2mm 双皮质导针，并通过 X 线透视确定它的位置（图 65-2g、h）。接下来，使用一个 8mm 的空心钻头钻一个单皮质隧道，移去钻头和导针。取出手持牵开器，并充分冲洗切口以进一步去除骨屑。

（7）将肱二头肌袢钢板的尖端插入到骨隧道中，用一个血管钳将袢钢板穿过两侧骨皮质（图 65-4e）。通过 X 线透视确认袢钢板的位置，在袢钢板到达桡骨对侧后拉紧缝合线的游离端（图 65-2j）。然后以缝合线交替收紧的方式将肌腱拉入骨隧道。再将缝合线的游离端绑在肌腱上。

（8）在骨隧道的桡侧拧入一个 8mm×12mm 或 7mm×10mm 的界面螺钉（我们更喜欢 PEEK 材料的肌腱固定螺钉），将肌腱推到桡骨粗隆的尺侧，以创造一个更接近解剖学的肌腱位置（图 65-4f）。然后在螺钉上将缝合线打结，并剪断余线（图 65-4g）。

（9）根据肌腱的解剖走行，将同种异体肌腱的近端部分拉至肱二头肌肌腱残端（图 65-4h）。然后用 0 号薇乔缝合线将移植物固定到肱二头肌肌腱残端（图 65-4i、j）。

（10）同时冲洗深部和浅部软组织，松开止血带，确定彻底止血。先用 2-0 单乔可吸收缝合线缝合筋膜以防止血肿形成。再用 2-0 单乔可吸收缝合线关闭深部组织，并用 3-0 单乔可吸收缝合线进行皮下缝合（图 65-4k）。用免缝合胶带闭合皮肤切口，将肘关节屈曲 90°，并保持在完全旋后位，然后用有衬垫的夹板固定。在充分检查和完整记录神经血管的情况之前，不使用神经阻滞。

65.3　提示和技巧

- 用头灯辅助照明，特别是在使用微创入路时。
- 使止血带靠近腋窝，以便于延长入路。手术开始时，给止血带充气。
- 手术时可以使用切口纵向或水平切口，但水平切口术后更美观。
- 当发现肌腱回缩时，用手指和海绵钝性分

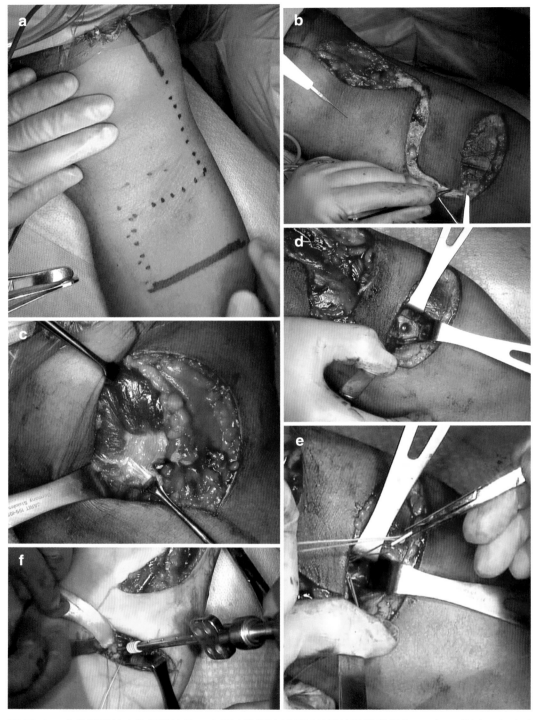

图 65-4　在掌侧延长入路行慢性肱二头肌远端肌腱断裂同种异体跟腱增强术。a 和 b. 使用一个可延长的掌侧肘横纹远端标准水平切口和一个跨越肘横纹的用来解剖回缩的肌腱的 S 形切口。c. 如果有可能，标记并活动肱二头肌远端肌腱。d. 在准备处理桡骨粗隆时，必须将拉钩放置在合适的位置，以防止神经损伤。将一个宽钝的小 Hohmann 放置在桡骨粗隆的尺侧缘，用一个甲状腺拉钩横向拉开切口。e. 将一个连接软组织的皮质衬钢板缝合到同种异体跟腱移植物上，然后经骨隧道放置到桡骨的骨皮质后侧，并通过 X 线透视确认位置。f. 使用一个肌腱界面螺钉将移植物固定在解剖位置

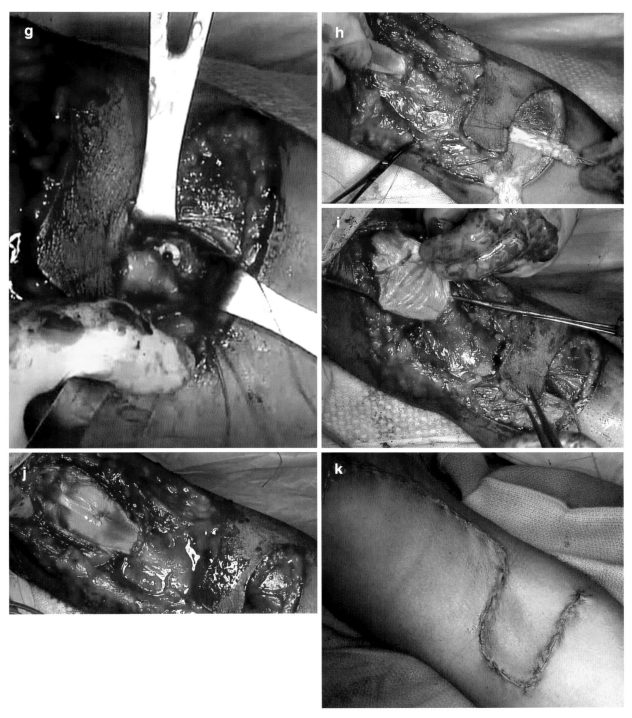

图 65-4（续）　g. 在螺钉上将缝合线打结，剪断余线。h. 同种异体跟腱近端在肱二头肌远端肌腱的软组织隧道中穿过。i 和 j. 移植物被固定在肱二头肌上。k. 在深部组织关闭后进行皮下缝合。

离前侧、后侧、内侧和外侧的组织粘连，直到感觉到肱二头肌，触诊肌腱残端与肌肉的连接处，以确定解剖结构的位置，防止损伤神经。

- 不要持续使用吸引器，以避免过度压迫或牵拉损伤骨间后神经或前臂外侧皮神经。
- 暴露桡骨粗隆时使用超声有助于保护位于桡骨后侧的骨间后神经。
- 大鱼际隆起应与桡骨粗隆成同一角度，我们把它作为桡骨粗隆解剖位置的外部参照。
- 通过 X 线透视确认桡骨粗隆骨隧道及皮质袢钢板的位置。
- 在术后检查结束前不要使用神经阻滞，以便评估骨间后神经和前臂外侧皮神经的功能。

65.4　术后管理、康复和恢复运动

由于使用了皮质袢钢板和界面螺钉的联合固定技术，患者能够立即开始在保护范围内的运动。术后立即放置软敷料，然后在术后第 3~5 天时复诊，移去手术敷料，使用弹力绷带加压包扎。患者在辅助屈曲位装置的保护下，进行重力下主动伸展活动。术后 7~10 天后拆线。

家庭治疗开始于术后第 1 周，以柔和的主动运动为开始，包括主动辅助下的旋前、旋后、屈曲和伸展活动。开始时，进行负重 0.45kg 的无痛锻炼。术后第 2~3 周开始全范围活动。

术后 4 周内允许进行日常活动和可以耐受的主动活动。但是，术后 12 周内不允许进行过度对抗阻力的屈肘运动。患者术后 3~6 个月时有希望恢复工作和全面活动。

65.5　并发症

最常产生并发症的就是单一的掌侧切口，使用双重固定方法修复肱二头肌远端肌腱会损伤主要的神经和细小的神经，并发症包括神经麻痹，感觉异常或神经炎，而不是横断。最容易损伤的神经为前臂外侧皮神经，主要由入路、过度牵拉或过长时间牵拉损伤骨间后神经引起。但以上症状通常可自行恢复。

异位骨化和术后僵硬不是该入路的常见并发症，这两种并发症在双切口入路中比较常见。如果在使用单切口入路时，进行了彻底的冲洗，则很少发生异位骨化。

更少见的并发症包括放置界面螺钉处没有移位的桡骨粗隆骨折，固定失败（目前还没有使用双重固定技术的报道）和肱二头肌的再次断裂，这些并发症在围手术期以外很罕见。

65.6　结果

在修复肱二头肌远端肌腱断裂时，联合使用一个软组织皮质袢钢板和一个界面螺钉，有利于患者的早期康复和恢复主动运动，减少并发症发生。Mazzocca 等 [2] 在尸体研究中发现，与骨隧道、带线锚钉或界面螺钉修复相比，软组织皮质袢钢板的负荷最大，但在重复负重下，软组织皮质袢钢板的移位可能高居第二，而界面螺钉的移位可能最小。如上所述，与使用两根缝合线的标准 EndoButton 固定技术相比，使用单一缝合和张力滑动技术固定皮质袢钢板所形成的间隙明显减少 [3]。此外，笔者还比较了软组织皮质袢钢板固定与袢钢板和界面螺钉联合固定的失败率，发现这种联合固定在肌腱内的失败率更高 [3]。

如上所述，通过在开始时对僵硬的结构，我们已经准备实施一个加速康复方案。在一项回顾性研究中，Heinzelmann 等 [4] 报道了 40 位患者的 41 例使用软组织皮质袢钢板和界面螺钉固定肱二头肌远端断裂的手术。他们发现，患者术后至少需要 6.5 周才能够恢复正常活动或工作。这些患者的并发症包括一过性桡神经麻痹（4.9%）、

暂时性神经损伤及异位骨化[4]。

然而，对于延迟性或慢性肱二头肌远端肌腱断裂，可能需要额外的增强来修复桡骨粗隆。脱细胞异体真皮移植可增加肌腱长度，但组织质量差。我们的实验室已经证明，于尸体标本中使用异体真皮移植增强修复肱二头肌远端断裂，恢复负荷失效、刚度，并减少周期性负荷下的间隙形成的恢复，效果类似自体肌腱修复。

总之，采用袢钢板和界面螺钉双重固定结构修复肱二头肌远端断裂，可以使僵硬的结构加速修复，并允许通过界面螺钉固定对肱二头肌远端肌腱进行更好的解剖定位，从而使旋后运动具有生物力学优势。然而，如果肱二头肌远端肌腱磨损或回缩，外科医师必须准备可替代的手术方法。

参考文献

[1] Mazzocca AD, Spang JT, Arciero RA. Distal biceps rupture. Orthop Clin North Am. 2008;39(2):237–49, vii. https://doi.org/10.1016/j.ocl.2008.01.001.

[2] Mazzocca AD, Burton KJ, Romeo AA, Santangelo S, Adams DA, Arciero RA. Biomechanical evaluation of 4 techniques of distal biceps brachii tendon repair. Am J Sports Med. 2007;35(2):252–8. https://doi.org/10.1177/0363546506294854.

[3] Sethi P, Obopilwe E, Rincon L, Miller S, Mazzocca A. Biomechanical evaluation of distal biceps reconstruction with cortical button and interference screw fixation. J Shoulder Elb Surg. 2010;19(1):53–7. https://doi.org/10.1016/j.jse.2009.05.007.

[4] Heinzelmann AD, Savoie FH, Ramsey JR, Field LD, Mazzocca AD. A combined technique for distal biceps repair using a soft tissue button and biotenodesis interference screw. Am J Sports Med. 2009;37(5):989–94. https://doi.org/10.1177/0363546508330130.

第 66 章　慢性肱二头肌远端断裂的手术修复

Gregory Bain and Tendai Mwaturura
顾雪平　译

66.1　引言

正常的肱二头肌远端肌腱长 7~9cm，附着在桡骨粗隆上来保持正常的屈肘能力。急性肱二头肌远端撕裂后，肌肉的肌腱将回缩，仅有有限的腱膜连接。肱二头肌腱膜形成假性肌腱，所以抗屈肘试验将会存在但会减弱。

如果肌纤维束也破裂了，肌腱和肌肉就会回缩，造成明显的肌肉畸形。肌腱可能嵌入瘢痕组织或肌肉。

在这种情况下，假性肌腱可能不会形成，所以无法进行 hook 试验。

在急性断裂时，回缩的肌腱可以被轻松修复。在慢性断裂时，需要更大的入路以暴露肌腱、肌肉和粗隆。需要注意邻近的主要神经血管结构和前臂外侧皮神经。肌腱和残端组织会嵌入严重的瘢痕组织中。有时残端很容易被识别出来，有时残端隐藏在瘢痕组织内。需要去除包裹肌腱的瘢痕组织，以暴露肌腱。可以通过触诊肌肉来寻找其中的肌腱。慢性回缩入肌肉内的肌腱通常需要肌腱移植。如果肌肉肌腱单位不能充分活动，也需要肌腱移植。表 66-1 列出了肌腱移植的适应证。

在慢性撕裂中，有时可以对瘢痕进行清除以

松解肌腱，并调动肌腱和肌肉单位，通过延伸固定到桡骨的质量良好的肌腱来实现手术修复。如果肌腱稍微有点紧，仍然可以接受修复[1]。

表 66-1　肌腱移植的适应证

延迟治疗 >1 年
变形回缩至肌腹
无法进行抗屈肘试验
肱二头肌腱膜断裂
肌腱缩至瘢痕组织或肌肉中
肌腱长度 <7cm
肌腱脆弱，不能缝合

66.2　手术技术

66.2.1　直接修复

在松解肌肉肌腱连接后，在肌腱的末端使用 Krackow 缝合法，即使肌肉肌腱短缩，但是只要可以手术修复肌腱，那么就可以进行。肌腱重新附着在骨上，但这可能是被固定在 70° 左右的屈曲畸形位置。如果已知肌腱太紧，我们将使用我们最初的 Endobutton 技术，因为该技术允许通过伤口对肌腱进行缝合，然后袢钢板被锁定在相应的位置[2]。术后 1~2 个月肌肉肌腱单元将延长，并恢复正常的肘部功能[1]（图 66-1）。

如果在肌肉肌腱单位松解后，肌腱仍不接近粗隆（图 66-2），则进行肌腱移植，既可以使用自体肌腱移植物[3-4]，也可以使用异体移植物[5]。

66.2.2　使用自体腘绳肌肌腱修复

在肘部前方做一 S 形的切口。横向部分穿过肘横纹，远端部分沿着肱二头肌肌腱线延伸，近端部分延伸至肱二头肌的内侧。

分离皮下组织，识别并保护前臂外侧皮神经，由于肌腱经常回缩，需要一个前侧入路来识别和保护肱动脉、正中神经及桡神经。

暴露并清理桡骨粗隆。在桡骨粗隆上钻两个 2.5mm 的孔，使它们刚好在桡骨粗隆掌侧后方穿出。

从对侧下肢取一根半腱肌肌腱作为移植物。用弯钳将肌腱移植物穿过肱二头肌的远端。通过将半腱肌肌腱移植物编织到天然肌腱中创造一个双股肌腱（图 66-3）。为了保持肱二头肌两个头的独立功能，在桡骨粗隆处分别修复移植肌腱的尾部所形成的两个头（图 66-4）。

用 2 号 FiberWire 缝合线使用 Krackow 缝合法缝合肱二头肌远端肌腱。然后用 Nylon 缝合线

和 Proline 缝合线穿过桡骨近端的钻孔。将一个 Endobutton 放置在桡骨的前桡侧的顶部，并将 FiberWire 缝合线缝合在袢钢板上以固定肌腱。

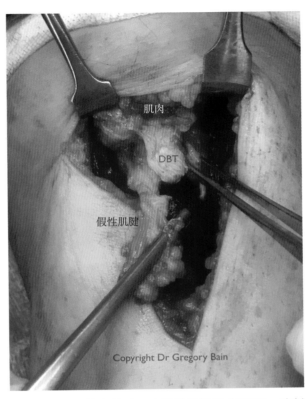

图 66-2　不可修复的肱二头肌远端肌腱（DBT）。清创术和松解术后留下的肌腱残端太短，不能直接附着在桡骨粗隆上。注意在肱二头肌肌腱周围和远端形成的瘢痕（假性肌腱）（版权所有：Gregory Bain 博士）

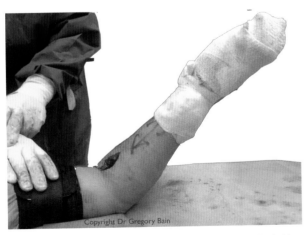

图 66-1　肱二头肌远端肌腱收紧修复后的弯曲畸形。术后 1~2 个月肌肉肌腱单元将延长，恢复正常的肘部功能（版权所有：Gregory Bain 博士）

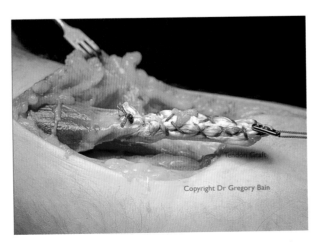

图 66-3　回缩的肌腱已经松解，但肌腱长度仍然因小于 7cm 而无法到达桡骨粗隆，因此，将半腱肌肌腱移植物编织到天然肌腱中，然后用 Bunnell 缝合法固定（版权所有：Gregory Bain 博士）

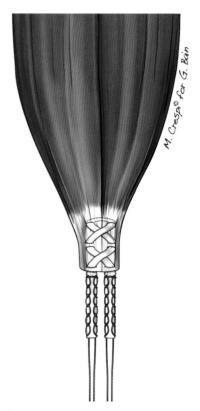

图 66-4　将腘绳肌肌腱编织到肱二头肌肌腹的示意图。制备移植肌腱的尾部并将其修复至桡骨粗隆（版权所有：Gregory Bain 博士和 Max Crespi）

注意前臂正常旋转时肌腱的活动。

66.2.3　使用肱肌行肱二头肌肌腱转移

我们发表了一篇关于肱肌解剖的论文，确定肱肌有两个头：浅部的头像肱二头肌肌腱的浅部，深部的头像肘肌的深部[6]。我们提出了使用肱肌行肱二头肌肌腱转移的可能性，以重建缺失的肱二头肌肌腱。我们有一个肢体损伤的病例，该病例表现为肱骨开放性骨折，肱动脉损伤，以及肱二头肌和大部分肱二头肌远端肌腱缺失。在局部麻醉下对患者进行了一次探查，要求患者屈肘，以确定肱肌功能。然后将肱肌的浅头从尺骨近端游离出来，再将浅头插入到桡骨粗隆中，

并用袢钢板固定，从而重建了前臂的主动旋后功能。

66.3　提示和技巧

- 如果损伤超过 2 个月，尽管通常可能不需要，但也应询问患者是否同意进行腘绳肌移植术。
- 将肱二头肌肌腱和肌肉从相邻软组织中分离，确保肌腱和肌肉能活动。

66.4　总结

修复慢性肱二头肌远端肌腱断裂需要完全松解肌腱和肌肉。直接修复可能导致需要 1~2 个月才能恢复的屈曲固定畸形。使用自体腘绳肌肌腱移植物或肱肌行肱二头肌肌腱转移，这两种方法为无法直接修复的病例提供了替代的手术方法。

参考文献

[1] Morrey ME, Abdel MP, Sanchez-Sotelo J, Morrey BF. Primary repair of retracted distal biceps tendon ruptures in extreme flexion. J Shoulder Elb Surg. 2014;23:679–85.

[2] Bain GI, Prem H, Heptinstall RJ, Verhellen R, Paix D. Repair of distal biceps tendon rupture: a new technique using the Endobutton. J Shoulder Elb Surg. 2000;9(2):120–6.

[3] Hallam P, Bain GI. Repair of chronic distal biceps tendon ruptures using autologous hamstring graft and the Endobutton. J Shoulder Elb Surg. 2004;13:648–51.

[4] Hang DW, Bach BR Jr, Bojchuk J. Repair of chronic distal biceps brachii tendon rupture using free autogenous semitendinosus tendon. Clin Orthop. 1996;323:188–91.

[5] Darlis NA, Sotereanos DG. Distal biceps tendon reconstruction in chronic ruptures. J Shoulder Elb Surg. 2006;15:615–9.

[6] Leonello D, Bain GI. Brachialis muscle anatomy: a cadaveric study. J Bone Joint Surg Am. 2007;89:1293–7.

第 67 章　肱二头肌远端重建

Joideep Phadnis and Adam C. Watts
顾雪平　译

67.1　引言

通常，肱二头肌远端断裂会导致与肘部旋后[1-2]相关的肘部力量和耐力的显著丧失。因此，在大多数急诊病例中，可能大部分完全断裂的患者通常进行手术一期修复。

一期修复的可行性是由损伤的时间、初始的撕裂程度和残余肌腱的质量决定的。肌腱回缩并不完全受慢性撕裂的影响。有完整腱鞘或者完整肌膜的肌腱部分撕裂和完全撕裂，不会出现典型的回缩，但会出现瘢痕延长，而外膜完全断裂的肌腱，肌腱则会出现典型的近端回缩（图 67-1）。肌腱质量也会恶化，肌腱往往瘢痕化、缩短，并逐渐进入肌腹部。此外，周围组织的继发性粘连和瘢痕可能会降低进行一期修复的可能。

67.2　回缩性撕裂的非手术治疗

虽然一些笔者报告了肱二头肌远端断裂的非手术治疗的满意的结果，但这些接受非手术治疗的患者经常称有上臂无力和痉挛性疼痛，特别是在做手工工作或参加投掷类运动或球拍类运动时。其他症状包括组织粘连或与前臂外侧皮神经牵引神经炎相关的感觉异常，例如，痉挛或瘙

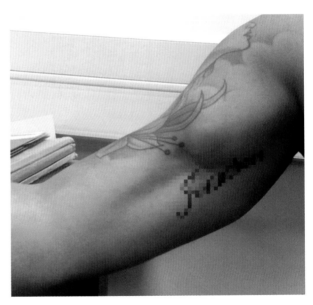

图 67-1　典型的肱二头肌远端回缩性撕裂

痒，这可能是由瘢痕组织所引起的。有些患者还出现了肱二头肌肌腹回缩而影响美观。

67.3　肱二头肌回缩性撕裂的一期修复

高屈曲位修复回缩肌腱已被报道有良好的效果[3-4]。这些数据减少了使用移植物的频率。这项技术依赖于粗隆的牢固固定和肌腹的力量。由

于肱二头肌远端断裂是一种关节外的疾病，据报道，有在肘关节屈曲达 90°的情况下进行固定修复的病例 [4]。

仍然有一部分患者的肌腱因肌腹缺乏活动能力或残余肌腱的缩小和质量下降而无法进行一期修复。

对于这些患者，笔者使用移植物来"弥合缺损"并重建肌肉 – 肌腱 – 骨单位。

67.4　肱二头肌远端重建

在进行移植物重建时，外科医师必须考虑使用哪种移植物材料，将移植物连接到桡骨粗隆上的方法，以及将移植物固定在原始肌腱 / 肌腹的方法。

文献中描述了许多自体移植物、同种异体移植物和合成移植物。两种常见的固定移植物近端的技术是把原有肌腹与移植物编织在一起，以及把移植物加强缝合到肌腹。将移植物远端一期固定到粗隆上。重建时可以使用单切口或双切口，前切口可以是伸长暴露，也可以通过前臂和上臂的两个单独切口。

67.5　笔者的首选技术

高级术者开发了一种使用同种跟腱移植的技术，近端使用 Pulvertaft 编织线，远端使用皮质袢钢板 [5]。手术采用单个前臂前切口和单独的上臂前切口（图 67-2）。同种异体跟腱移植提供了一个可知的、大的、坚固的移植物，没有移植物供体部位的并发症，并且移植物与骨接触，这可能有助于愈合。选择皮质袢钢板固定可拥有最低的失败负荷，并且皮质袢钢板和移植物可以在切口外预制好。

67.5.1　手术适应证

尽管术前根据肌腹收缩的程度、O'Driscoll 试验阳性和肘窝前"空虚"，初步决定了进行重建，但最后的决定是在术中做出的，术中依据是无法在肘关节屈曲 90°时安全地修复原肱二头肌和（或）残余肌腱质量很差或尺寸不足。

67.5.2　技巧

患者仰卧，手臂放在臂板上。使用麻醉药并预防性使用抗生素，不使用止血带。提示和技巧见表 67-1。

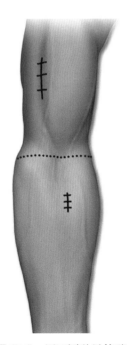
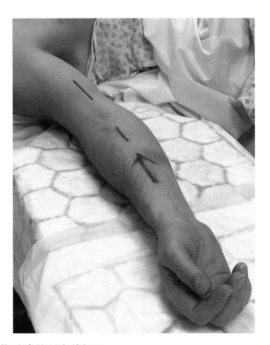

图 67-2　用于同种异体移植物重建的两个前切口

表 67-1 肱二头肌远端重建的关键手术步骤及原因

关键手术步骤	原因
桡骨粗隆操作时前臂完全旋后 避免使用高压力负压吸引器 钻孔角度稍偏向近端和尺侧	尽量减少 PIN 损伤的风险
在 Endobutton 和移植物之间留出 2~4mm 的间隙。在穿过 Endobutton 之间先缝合肌腱	允许通过和翻转 Endobutton，以避免移植物与袢钢板之间的距离增大
小心地钝性分离和锐性分离松动的原始肱二头肌，特别是后部	降低肌皮神经 / 前臂外侧皮神经损伤的风险
在屈曲 90°时穿过肌腱和相应的移植物，编织移植物的近端	牢固固定原始肌腱，使手臂的静止位置保持在 45°~60°
用移植物中心部分包裹待修复部位	加强修复并提供更好的外观修复

在肘横纹远端 3~4cm，肱桡肌和旋前圆肌之间做一纵向切口。

在解剖过程中，前臂旋后以暴露桡骨粗隆的最尺侧，并最大限度地增加桡骨粗隆与骨间后神经之间的距离。暴露桡骨粗隆，以证明肱二头肌远端为完全撕裂。暴露时只使用直角撑开器，而不使用杠杆拉钩，因为后者可能增加骨间后神经损伤的风险。杠杆拉钩不应放置在桡骨粗隆桡侧。对于肌肉非常发达或伤口较深的患者，直角撑开器有助于安全暴露粗隆和解放助手（图 67-3）。在粗隆的最尺侧用 4.5mm 的钻头钻一个单皮质孔。钻头必须垂直于粗隆的纵轴，稍偏向近端和尺侧，以尽量减少骨间后神经损伤的风险。在单皮质孔的近端 3mm 处打一个 4.5mm 的双皮质孔，然后将两者之间的骨皮质用咬骨钳清除，以

开辟一个用来连接移植物和一个双皮质孔的槽，并通过一个皮质袢钢板（图 67-4）。用大量水冲洗切口以减少异位骨化的风险。

然后，重点在于恢复回缩的原始肱二头肌。对肱二头肌残端进行触诊，并在肱二头肌残端的前内侧做一个 6cm 的纵向切口，分离肱二头肌残端浅筋膜进入腱鞘。在直视下，对肌腱和肌腹周围进行解剖，通过钝性分离和锐性分离清除组织粘连和松解残端。特别注意的是后方，在这一步

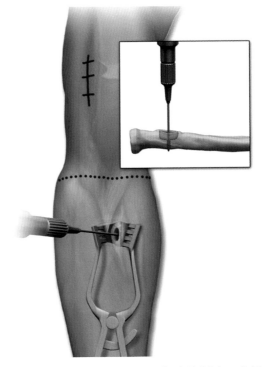

图 67-4 使用 4.5mm 钻头在桡骨粗隆处创建一个用于连接肌腱的沟槽和一个用于通过皮质组扣袢钢板的双皮质孔

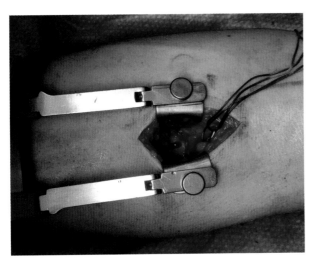

图 67-3 对于肌肉发达或伤口较深的患者，直角撑开器能够更好地协助和解放助手

操作中可以看到其中包裹的前臂外侧皮神经（图67-5）。然后对肌腱质量进行评估。肌腱可以卷曲或杂乱地进入肌腹部，也可以被腱鞘周围瘢痕组织的团块包围。如果肌腱很短或卷曲起来，则不宜对肌腹部进行过度的解剖，因为这可能会使肌腱与肌腹完全分离。在肱二头肌残端肌腱中缝合，使其被直接修复（图67-6）。如果无法在屈肘90°时将肌腱修复到桡骨粗隆，或者残余肌腱的质量很差，无法缝合起来时，就进行同种异体移植物重建。在这些情况下，异体跟腱被用来延长残端，填补缺损。

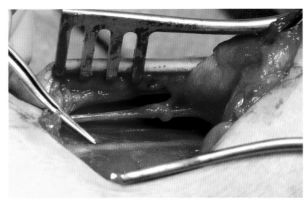

图67-5　前臂外侧皮神经被系在肌腱瘢痕尾部被标记，用于保护与识别

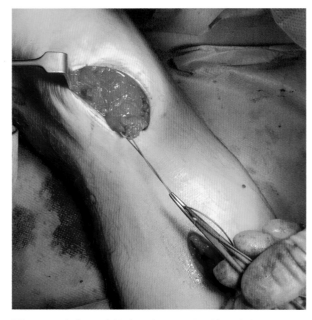

图67-6　松解回缩的肱二头肌后测试其活动度，这种情况下注意缺少质量好的腱性组织

将同种异体跟腱置于温盐水中以充分水合。移植物连接在跟骨上，用摆锯将跟骨截成可以放入桡骨粗隆槽内的形状。用两枚5号Ethibond缝针使用Bunnell缝合法缝合移植物的远端5cm处（Ethiconon，Somerville，NJ，USA）。这些线穿过一个4mm×12mm的皮质纽扣袢（Endobutton，Smith&Nephew）的中央两个孔，并被绑在近端。这样将肌腱固定在Endobutton上以完成一个四股修复，同时整个操作可以在切口外进行。必须拉紧每一根缝合线，使各个结构紧密连接，在移植物的末端和Endobutton之间留下2~4mm的间隙，以允许翻袢，并确保肌腱进入桡骨粗隆槽内。牵引线和翻袢线尾部穿过Endobutton的周边孔，然后准备移植物的近端部分。

用手术刀将移植物纵向切开至锁边缝合区域，以切割出两边各直径约5mm的分支和较宽的中间部分。在两侧分支的末端锁边缝合，以帮助编织到原来的肌肉肌腱单元中去（图67-7）。

再次暴露桡骨粗隆，然后朝上臂切开方向用手指钝性分离皮下组织。用另一根手指反向从近端伸向远端，直到在远端切口中看到手指。然后使用弯钳，如莱氏钳逆行穿过通道，与外科医师的手指接触后，将弯钳拉到近端伤口。

通过使用血管钳将预制好的同种异体移植物与牵引线和翻袢线一起从远端切口送至近端切口（图67-8）。

前臂完全旋后位时，将2.4mm的穿刺针从桡骨粗隆的双皮质孔穿过，在前臂背侧刺破皮肤穿

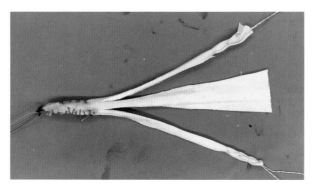

图67-7　移植物的预制：远端锁边缝合连接到一个Endobutton上，近端做编织缝合和加强缝合

出。牵引线和翻袢线从相反方向穿过双皮质孔，牵引线在穿过双皮质孔后从背侧皮肤穿出。然后将牵引线拉出，使 Endobutton 穿过粗隆，再用另一根缝合线翻袢。在去除和丢弃相关缝合线之前，通过 X 线透视确定是否已经翻袢（图 67-9）。

　　然后，肘部屈曲并保持在 90°，分别编织移植物的两个分束，每个分束至少穿过肌肉－肌腱残端 3 次，每个编织至少成 90°（图 67-10）。收紧分束，用多根 2 号不可吸收缝合线间断编织和缝合固定。将移植物固定在屈肘 90°，重建后的静息位屈肘在 45°~60°，这取决于原始肱二头肌肌腹的活动性。这样确保肌腹的收缩会在移植物内产生张力，并促进肘部的运动。最后，移植物的中心较宽束被包裹在整个近端修复体上，并用一个 2-0 PDS 缝合线（Ethicon）缝合固定。这一结构提供了更高的强度并有助于重建肌腱的外形（图 67-11）。

67.6　结果

　　其他几位笔者已经发表了肱二头肌移植物重建的良好的结果。在我们的试验中，21 例患者在使用所述技术治疗后均取得了成功[5]（图 67-12）。

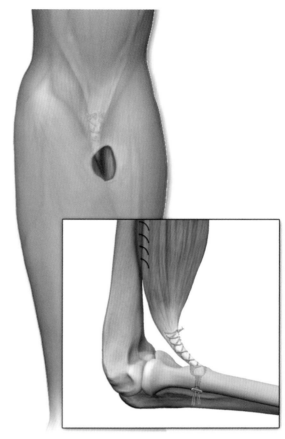

图 67-9　移植物被移植到桡骨粗隆中，然后袢钢板被翻转到桡骨背侧骨皮质上

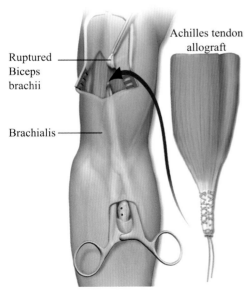
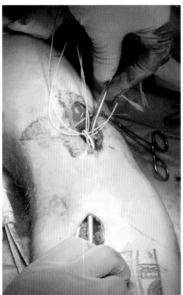
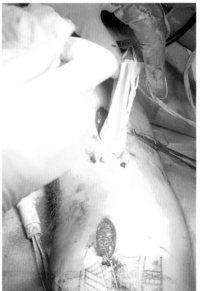

图 67-8　预制的同种异体跟腱移植物从远端切口穿入近端切口

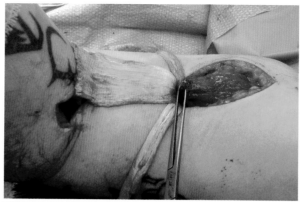

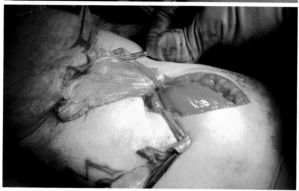

图 67-10　穿过原始肱二头肌对移植物的近端部分进行编织

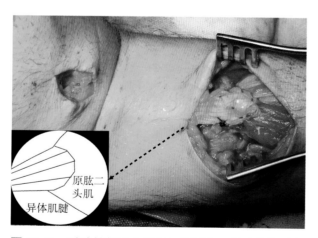

图 67-11　对移植物中心进行加强缝合，以改善肌腱的外形

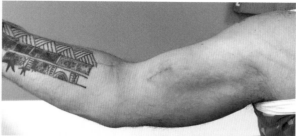

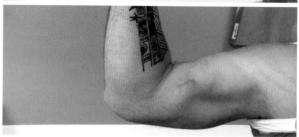

图 67-12　术后第 3 个月的肘关节外观

在屈肘 90° 时不能直接复位到桡骨粗隆。无论采用何种技术，重建的原则都是相同的：坚固的生物移植物材料，肌腱近端和远端坚强的固定，注意神经血管解剖和允许早期运动。

参考文献

[1] Baker BE, Bierwagen D. Rupture of the distal tendon of the biceps brachii. Operative versus non-operative treatment. J Bone Joint Surg Am. 1985;67:414–7.

[2] Freeman CR, McCormick KR, Mahoney D, Baratz M, Lubahn JD. Nonoperative treatment of distal biceps tendon ruptures compared with a historical control group. J Bone Joint Surg. 2009;91:2329–34.

[3] Bosman HA, Fincher M, Saw N. Anatomic direct repair of chronic distal biceps brachii tendon rupture without interposition graft. J Shoulder Elb Surg. 2012;21:1342–7.

[4] Morrey ME, Abdel MP, Sanchez-Sotelo J, Morrey BF. Primary repair of retracted distal biceps tendon ruptures in extreme flexion. J Shoulder Elb Surg. 2014;23:679–85.

[5] Phadnis J, Flannery O, Watts AC. Distal biceps reconstruction using an Achilles tendon allograft, transosseous Endobutton, and Pulvertaft weave with tendon wrap technique for retracted, irreparable distal biceps ruptures. J Shoulder Elb Surg. 2016;25:1013–9.

没有出现再撕裂或主要并发症，当没有可能进行一期修复的时候，我们继续使用这一技术。

67.7　总结

肱二头肌远端的移植物重建是指回缩的断端

第 68 章 肱二头肌远端肌腱慢性损伤的同种异体移植物重建

Claudius D. Jarrett, Loukia K. Papatheodorou, and Dean G. Sotereanos
顾雪平 译

68.1 引言

专业运动员可能在赛季末或赛季后出现慢性肱二头肌远端断裂的症状。通常，主诉为持续的痉挛性疼痛、旋后无力，以及在试图带伤比赛时出现运动力下降[1-2]。在这种情况下，慢性断裂的肌腱可以被包裹在结缔组织团块中，应切开结缔组织团块，以松解和评估可用的肌腱残端（图 68-1）。如果肌腱长度足够，应进行一期修复[1]。其他替代方法包括同种异体肌腱移植或自体肌腱移植重建[2-5]。虽然以前做过肱二头肌向肱肌转位的手术，但是对于运动要求较高的患者该手术不是首选方案，因为它无法恢复患者的旋后力量。在本章节中，我们将讨论同种异体肌腱重建肱二头肌远端的时间和方法。

68.1.1 适应证
- 肌腱残端的健康肌腱的长度不足 3cm。
- 屈肘 90°时，肱二头肌肌腱缺损处不能接触桡骨粗隆。
- 肌肉远端肌腱移行部断裂。

68.1.2 禁忌证
- 感染活动期。

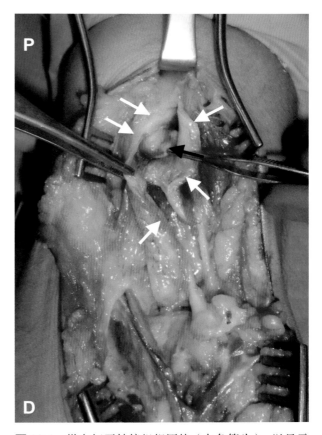

图 68-1 纵向切开结缔组织团块（白色箭头），以显示回缩的肱二头肌肌腱远端残端（黑色箭头）。P—近端，D—远端

• 肢体合并有神经血管损伤。

68.1.2.1 异体肌腱

虽然自体肌腱（即腘绳肌肌腱）移植成功地被应用于重建手术，但我们目前的重建手术仍首选同种异体移植[2-3]。使用同种异体移植的优点包括手术时间缩短、供体部位的发病率下降和移植物强度较高。使用同种异体移植的缺点包括费用高、供体有限和免疫排斥。同种异体移植物须经过新鲜冷冻、冷冻干燥或冷冻保存的过程，以显著降低组织的免疫原性。而为减少疾病传播的风险，对移植物进行灭菌处理，目前采用 γ 射线照射或环氧乙烷进行灭菌。使用大剂量辐射灭菌可能会对组织的生物力学产生不利影响。

必须适当地告知患者同种异体移植的潜在风险和并发症，并告知患者其他的治疗方法。在术前和术后 24 小时内静脉使用抗生素。术前将移植物放置在抗生素溶液中，可以进一步地减少细菌污染移植物表面的风险。

68.2 手术技术

68.2.1 同种异体移植物的制备

• 需要向授权经销商订购一个单独包装的新鲜冷冻的同种异体跟腱移植物。典型的跟腱 – 跟骨复合同种异体移植物的长为 16~24cm，最宽处为 6~8cm。然后，将移植物直接从冰箱中取出，或从控温的干冰容器中取出。

• 移植物在室温下解冻可能需要一个多小时，而浸泡在温的抗生素盐水中解冻大约需要 30 分钟。

• 从跟腱移植物中去除跟骨。修剪同种异体跟腱移植物以匹配肱二头肌远端肌腱的直径（图 68-2）。

• 同种异体跟腱移植物的近端的宽的部分的筋膜应被分割为两条（图 68-2）。

68.2.2 桡骨端的制备

• 肱二头肌粗隆应使用前方 Henry 入路暴露。桡侧副血管的分支通常需要结扎以利于桡骨粗隆的暴露。

• 手持拉钩应放置在较深的位置，以轻轻地将骨间后神经及桡动脉团块向内侧牵开。

• 肱二头肌粗隆端是通过残留的软组织来修补愈合的。肱二头肌粗隆端无须剥离干净。

• 用带线锚钉沿粗隆顶端的后内侧边界均匀地缝合。

68.2.3 肌腱的重建

• 带线锚钉上的缝合线通过改良 Keslel 针穿过同种异体移植物的远端（图 68-3）。然后将同种异体移植物推进并固定到桡骨粗隆上（图 68-4）。

• 用 Pulvertaft 法将移植物的近端筋膜和原始肱二头肌残端进行编织。

• 在前臂完全旋后并屈肘 40°~60°时收紧移植物。

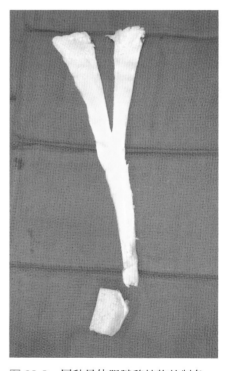

图 68-2 同种异体跟腱移植物的制备

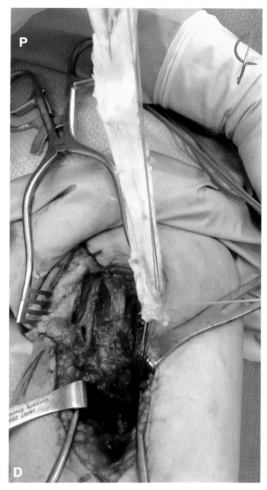

图 68-3　每个锚钉的缝合线使用改良 Kessler 针穿过同种异体移植物的远端部分。P—近端，D—远端

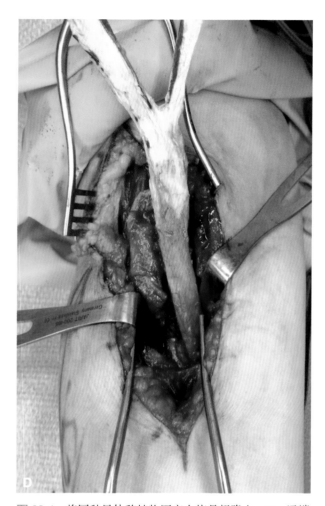

图 68-4　将同种异体移植物固定在桡骨粗隆上。D—远端

- 用多根 2-0 缝合线将移植物缝合固定在原肌腱上（图 68-5）。

68.2.3.1　提示和技巧

- 前臂最大限度地旋后有利于粗隆的暴露。
- 肌腱外旋 90°，因为肌腱外旋可以使肌腱残端到桡骨粗隆后侧的距离减少。
- 在慢性损伤病例中，前臂外侧皮神经可以被包裹在断裂肌腱的瘢痕中。需要充分地松解神经，以使它移动和轻度回缩。
- 应将带线锚钉放置在肱二头肌粗隆的后侧，以重建肱二头肌的原始附着点。
- 将同种异体移植物近端筋膜扩张部缝合成圆柱体，以利于将其穿过残余的肱二头肌

残端。
- 低张力收紧移植物，因为肱二头肌的弹性会随着时间的推移而降低。

68.2.3.2　陷阱

- 外侧软组织的牵开器可导致前臂外侧皮神经和骨间后神经的神经失用。手持拉钩不太可能导致这种并发症。
- 避免尺侧骨擦伤或骨膜缺损，以尽量减少尺桡关节异位骨化的风险。

68.3　术后管理、康复和重返运动

相比自体肌腱移植，使用同种异体肌腱不会

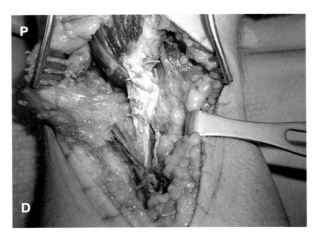

图 68-5　同种异体移植物以 Pulvertaft 法通过肱二头肌残端远端组织。P—近端，D—远端

改变我们的术后康复方案[2]。同种异体移植物重建后，肘关节屈曲 90°，用后侧长臂夹板固定 2 周，有利于软组织愈合。然后使用带有延伸块的肘关节铰链式支具。肘关节可以开始进行一定范围内的运动。允许伸展肘关节，同时避免任何抵抗肘关节屈曲和旋后的活动。逐渐延长铰链，术后第 8 周时可完全伸直肘关节。术后 12 周后，允许进行抗旋和高张力运动。术后 6 个月后可不受限制地活动和重返运动。

68.4　并发症

肱二头肌远端修复术后发生并发症的风险并不低，为 16%~40%[1]。同种异体跟腱移植物重建后，并发症的发生率与一期修复相似[2-5]。术后，

再断裂的发生率相当低[4-5]。理论上，同种异体肌腱的使用增加了感染的风险。但幸运的是，术后感染和疾病传播的发生率很低[3-5]。必须告知患者使用同种异体移植物可能出现的后果，包括细菌感染与病毒或朊病毒的传播。如果感染确实发生了，建议正规手术清创，去除同种异体移植物，术中取组织进行细菌培养，清创术后至少静脉注射抗生素 6 周。

68.5　结果

对于慢性肌腱断裂，肌腱重建有着良好的效果和很高的患者满意度[1-5]。绝大多数患者预后良好[2-5]。由于没有供体部位的损伤，患者恢复得很快。

参考文献

[1] Schmidt CC, Jarrett CD. Distal biceps tendon repair and reconstruction. In: Advanced reconstruction series: Elbow, Chapter 9. 2nd ed. Rosemont: American Academdy of Orthopaedic Surgeons; 2016.

[2] Darlis NA, Sotereanos DG. Distal biceps tendon reconstruction in chronic ruptures. J Shoulder Elb Surg. 2006;15:615–9.

[3] Hallam P, Bain GI. Repair of chronic distal biceps tendon ruptures using autologous hamstring graft and the Endobutton. J Shoulder Elb Surg. 2004;13:648–51.

[4] Hang DW, Bach BR Jr, Bojchuk J. Repair of chronic distal biceps brachii tendon rupture using free autogenous semitendinosus tendon. Clin Orthop. 1996;323:188–91.

[5] Sanchez-Sotelo J, Morrey BF, Adams RA, O'Driscoll SW. Reconstruction of chronic ruptures of the distal biceps tendon with use of an Achilles tendon allograft. J Bone Joint Surg Am. 2002;84:999–1005.

第 69 章　肱二头肌远端的生物支架

Simone Nicoletti and Andrea Raspanti

顾雪平　译

69.1　引言

　　直接修复运动员和中年体力劳动者的肱二头肌远端肌腱，有助于他们恢复体力和减轻疼痛[1]。在肌腱纤维的严重变性（图 69-1）或残余肌腱残端长度不够的情况下，是不可能直接修复的，肌腱的移植重建可以使用自体移植物、同种异体移植物或支架进行。在过去的几年里，支架在上肢手术中越来越流行，主要用于肩袖的增强，但也有一些研究描述了支架在肱二头肌远端肌腱重建中取得的成果[2-3]。使用细胞外基质支架的优点包括张力、强度和整合性增加，供体部位的损伤减少，以及免疫排斥的风险下降。此外，细胞外基质支架可随时使用且易于储存，即使是在术前没有预见到需要重建的情况下，也能很容易地取得，缺点是成本高。目前，仍缺乏这些产品在肘关节手术中使用效果的相关文献证据。

　　有各种类型的支架可供使用。笔者选择使用猪的交联真皮细胞外基质（Permacol，CovidienTSL，Aldershot，英国）。这个产品最重要的特点是其缝合强度与健康肌腱相当（一个褥式缝合约 200N）。这些支架的缝合强度使得患者术后可以立即进行抗阻力功能恢复训练，从而改善愈合和提高重塑肌腱纤维的可能性。支架

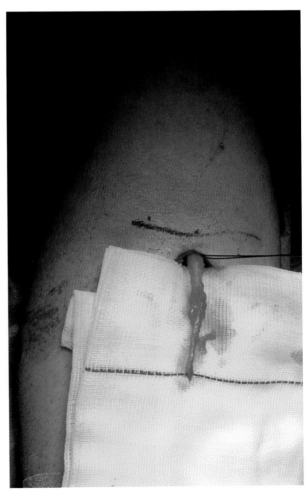

图 69-1　49 岁男性工人的严重退化的肌腱

不仅适合长度足以进行直接修复的高度退化的肌腱，也作为当肌腱不够长，无法直接修复时的肌腱残端与粗隆之间的桥梁连接。

69.1.1　适应证

- 高度的肌腱纤维变性。
- 残余肌腱的长度不够。
- 肱二头肌闭合性横断。
- 肌肉和肌腱连接处断裂。

69.1.2　禁忌证

- 感染。
- 骨关节炎或肘关节僵硬。

69.2　手术技术

细胞外基质支架可以在移植物将用于重建的情况下使用：既可以作为一种桥接材料在肌腱回缩严重以至于极度屈曲时也无法直接修复的情况下使用，也作为严重退化肌腱的增强材料。

笔者使用了 Bain 等最初描述的袢纽扣钢板技术[4]。这项技术确保了肌腱在肱二头肌粗隆处的部分嵌入。将支架的近端缝合在肌腹处，远端用于肱二头肌肌腱，外形为半漏斗状。

患者仰卧在手术台上，上肢放在手术桌上。

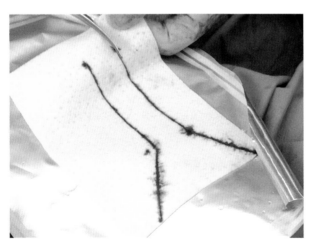

图 69-2　猪的交联真皮细胞外基质支架

捆绑止血带但不加压。在手术中，需要做两个切口。第一个切口是纵向的，以前臂桡骨粗隆为中心，几乎位于前臂掌侧面的中间。然后进行钝性分离，识别并保护贵要静脉和前臂外侧皮神经。再识别并打开肱骨和旋前肌腹之间的肌膜间隙。在到达桡骨粗隆后，剥离骨表面所有的残余肌腱纤维。

当肱二头肌回缩时，第二个切口（3~4cm）在前臂肘横纹远端三横指宽处，此处可触及残端。

测量支架，肘部屈曲约 20° 时，以获得适当的张力。支架是现成的（图 69-2）。然后用 1 号爱惜邦线将支架缝合到肌腹（图 69-3）。用支架末端部分包裹剩余的残端，或在肌腱长度不够的情况下，代替肌腱的最远端部分（桥接）。这种支架最多可桥接 3cm 的距离。

使用 2 号高强度缝合线，用 Bunnell 和 Krackow 缝合法穿过支架和肌腱约 3cm。皮质按钮用其中一根缝合线连接至移植物远端约 2mm 处（图 69-4）。肌腱的最后 1cm 没有缝合，缝合线垂直地穿过肌腱内部，形成一个滑动区，可以在"翻转"的瞬间翻转。

在准备好肌腱后，前臂完全旋后，用特定的 1.5mm 导丝在桡骨粗隆处钻入，只穿透桡骨上层骨皮质，套筒用于保护软组织。使用 7~8mm 钻头，通过上层骨皮质制备一个半隧道（图 69-5）。半隧道在粗隆的尺侧，方向由内到外，建立一个半隧道以获得一个半解剖位置的嵌入（图 69-6）。半隧道钻孔后，导丝由外向内穿入。顺着导丝用 4mm 钻头在第二层骨皮质上钻孔。第二个骨隧道的钻孔方向与第一个骨隧道相反（图 69-7），确保皮质袢通过骨间后神经的安全区域。然后翻转皮质袢，使肌腱和支架留在骨隧道中。通过 X 线透视确认皮质袢的正确位置（如图 69-8 MRI 下所示）。

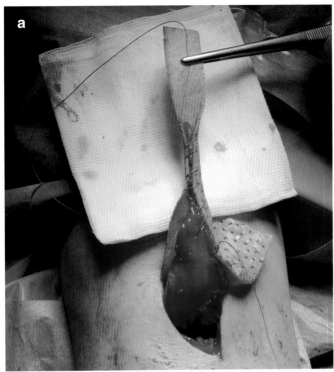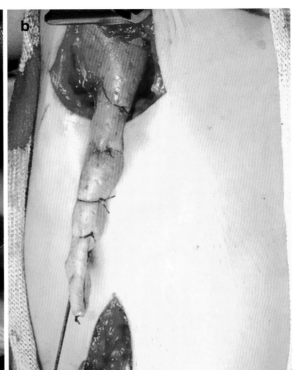

图 69-3　支架被缝合到肌腹并包裹在肌腱上

69.2.1　提示和技巧

- 肌腱远端 1cm 区域不要缝合，以创建"滑动区"，允许皮质衬翻转。
- 钻一个大的（7~8mm）骨隧道，有利于将肌腱拉入粗隆。
- 在粗隆的最近端部分穿过隧道，以防止肌腱的折叠。
- 尽可能地清除钻孔产生的碎屑，以防止发生异位骨化。

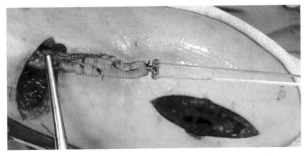

图 69-4　用 Bunnell 和 Krackow 缝合法缝合支架和肌腱。皮质按钮用其中一根缝合线连接至移植物远端约 2mm 处

- 患者肘部固定时间不超过 7 天。
- 在肘关节屈曲 20°时测量支架宽度，以获得适当的张力。

69.3　术后管理

制动夹板只适用于术后 7 天内的疼痛控制。术后 7 天后，允许患者进行一定范围内的主、被动活动。术后 12 周内禁止负重。术后第 6 周开始进行伸展活动和肌肉力量训练。体力劳动和接触式运动只允许在术后 12 周后进行。

69.4　并发症

在我们的研究中，没有重大并发症的记录。一名患者在前臂近端 1/3 处发生了异位骨化，但患侧的手臂与健侧的手臂相比并没有屈伸或旋前、旋后障碍。

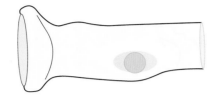

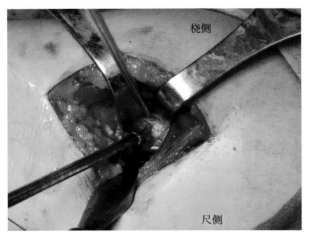

图 69-5 使用一个 7~8mm 的钻头，一个半隧道从内到外通过上层骨皮质

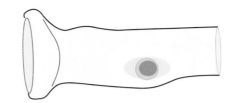

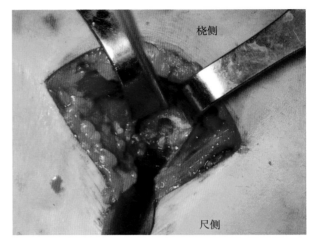

图 69-6 在桡骨粗隆的尺侧建立一个半隧道，以获得一个可嵌入的半解剖位置

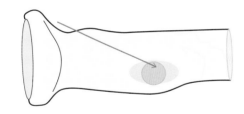

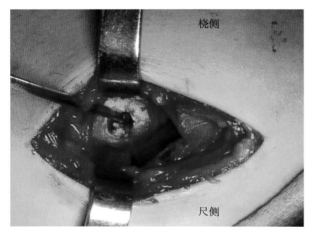

图 69-7 用一个 4mm 钻头从外，由外向内钻孔，以避免骨间后神经损伤

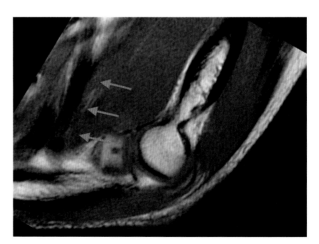

图 69-8 MRI 显示肌腱与支架的结合，以及肌腱纤维的愈合和重塑

69.5　结果

Acevedo 等报道了 40 例肱二头肌远端肌腱断裂患者进行同种异体真皮移植和祥纽扣钢板固定治疗成功的优秀结果[2]。Kaplan 等报道了 3 例使用 Kennedy 韧带增强装置和自体阔筋膜移植的技术进行重建的病例都取得了良好的效果[3]。

根据我们 2012 年至今的经验，我们所有的 7 个使用猪的交联真皮细胞外基质支架进行重建和加固治疗的病例，都取得了良好的临床效果。所有患者都得到了治愈。所有患者的运动和工作活动均恢复至受伤前的水平。上肢功能障碍评分（DASH）和梅奥功能评分（MEPS）结果良好，患者满意度高。

参考文献

[1] Watson JN, Moretti VM, Schwindel L, Hutchinson MR. Repair techniques for acute distal biceps tendon ruptures: a systematic review. J Bone Joint Surg Am. 2014;96:2086–90.

[2] Acevedo DC, Shore B, Mirzayan R. Orthopedic applications of a cellular human dermal allograft for shoulder and elbow surgery. Orthop Clin North Am. 2015;46:377–88.

[3] Kaplan FT, Rokito AS, Birdzell MG, Zuckerman JD. Reconstruction of chronic distal biceps tendon rupture with use of fascia lata combined with a ligament augmentation device: a report of 3 cases. J Shoulder Elb Surg. 2002;11:633–6.

[4] Bain GI, Prem H, Heptinstall RJ, Verhellen R, Paix D. Repair of distal biceps tendon rupture: a new technique using the EndoButton. J Shoulder Elb Surg. 2000;9:120–6.

第十四部分

肱三头肌肌腱

第 70 章　肱三头肌肌腱修复：开放手术技术 / 439

第 71 章　关节镜下肱三头肌修复 / 448

第 72 章　肱三头肌弹响综合征 / 453

第 73 章　同种异体跟腱移植重建肱三头肌 / 455

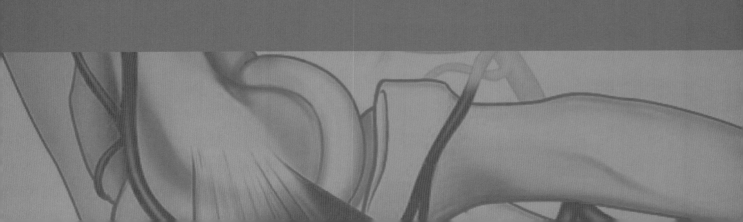

第 70 章 肱三头肌肌腱修复：开放手术技术

Andrea Celli, Roger P. van Riet, Felix H. Savoie III, Michael J. O'Brien, and Gregory Bain
李宇晟　译

70.1 引言

肱三头肌的解剖已在解剖学章节中进行了描述。重要的一个知识点是肱三头肌的长头、外侧头和内侧头汇合成一个共同的浅表肌腱，止于尺骨鹰嘴的近端表面（图 70-1）。

创伤性撕裂是肱三头肌肌腱最常见的病损机制，通常发生在 33 岁（平均年龄）的男性中。

肱三头肌肌腱断裂可以发生在几个不同的层面，但通常在尺骨鹰嘴止点处发生。肌内和肌肉肌腱联合的撕裂比较罕见[1]。肱三头肌肌腱断裂可以分为以下 4 类。

- 创伤性损伤。
- 自发性断裂。
- 过度使用性损伤。
- 全肘关节置换术后。

肌腱断裂通常发生在举重、跌倒或肱三头肌离心收缩时。患者可能有"撕裂感"，并伴有疼痛和肿胀。在肘关节主动伸展时也会有疼痛感。

肱三头肌肌腱断裂往往单独发生，但有时也可合并其他肘部损伤（如内侧副韧带损伤和桡骨头骨折）[2]。在诊疗过程中，必须确定所有的损伤部分，并为每个损伤部分提供适当的治疗。

患有肾性骨营养不良、代谢性骨病，以及注

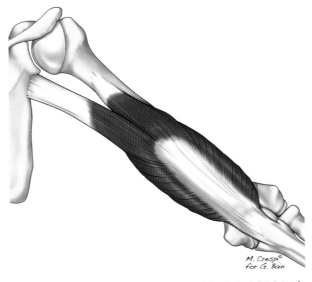

图 70-1　肱三头肌的解剖：长头、外侧头和内侧头汇合成一个共同的浅表肌腱，止于尺骨鹰嘴的近端表面（版权所有：Gregory Bain 博士和 Max Crespi）

射皮质类固醇和使用合成代谢类固醇的患者出现肱三头肌肌腱断裂的风险增加。儿童由于骨骺未闭合可能会有额外的断裂风险。

通常可以触诊肌腱断端，除非患者的肢体非常肿胀或患者很肥胖。

普通的 X 线片对于诊断没有帮助。但是如果有骨片从鹰嘴上撕脱，则可以从 X 线片上看到分离的骨片，这是肌腱撕脱的标志。

超声可以识别部分撕裂或完全撕裂，但取

决于超声医师的水平。而 MRI 是首选的检查方法，因为它既能识别撕裂的部位，也能区分部分撕裂和完全撕裂，还能显示出肌腱是否回缩及肌肉是否萎缩。

70.2　手术适应证

肌腱止点的三个头（长头、外侧头和内侧头）完全断裂。

部分撕裂的患者通常有外伤史，肌腱连接处有局部压痛。部分撕裂的患者会感到疼痛和抗阻力下降，但是由于未撕裂部分的侧方牵引，肘部通常会保持伸展以抵抗重力。功能需求低的患者对肱三头肌肌腱部分损伤有良好的耐受性。但是，高水平运动员可能会担心疼痛和力量下降影响其比赛的表现。

70.3　禁忌证

由于其他原因导致的肱三头肌无力，如桡神经损伤或 C7 神经根损伤。

非手术治疗适用于肱三头肌部分撕裂伴有轻微力量丢失，损伤仅累及肌腹或肌肉肌腱联合，以及患者功能需求较低时。非手术治疗是指在伸直位用夹板固定肘关节 4 周。

70.4　手术选择

多种关于肱三头肌肌腱修复、增强和重建的方法均有所报道。首选的技术取决于肌腱质量，肌腱和肌肉的回缩程度，以及鹰嘴的状态。伴有退变的慢性（>6 周）撕裂的肌腱断端很难移动，在这种情况下，手术失败的概率很高，并且需要进行肌腱移植。若伴有尺骨鹰嘴骨量丢失，则需要使用带跟骨的同种异体跟腱进行移植。

70.4.1　手术修补

适用于有症状的部分撕裂和急性完全撕裂。

对于慢性撕裂，如果肘关节屈曲 90°时，肌腱断端可以移动到肌腱止点上，则可以手术修补。

70.4.2　肌腱移植重建

考虑到肌腱与止点间的距离和缝合线对肌腱的抓持能力，以下为肌腱移植的临床适应证。

- 慢性和退行性病变。
- 既往肱三头肌修补失败。
- 既往全肘关节置换术后修复失败。
- 肌腱缺损 1~5cm。

同种异体跟腱移植是另一种类型的肌腱移植，通常应用于更严重的退化病例。

- 肌腱缺损 >5cm。
- 移植物包括跟腱和跟骨，适合鹰嘴骨质缺损明显的病例 [1,3]。

肘肌皮瓣旋转常被用来增强肱三头肌肌腱修补的效果 [1,3]。

对于某些肌腱愈合能力存在问题的病例，可考虑肘肌皮瓣旋转。比如，小或中等体积的慢性肱三头肌缺损，此时修补是不可能的。但施行肘肌皮瓣旋转的前提条件是必须保留外侧肱三头肌筋膜和肘部肌肉。临床实例主要是全肘关节置换术后肱三头肌持续外侧脱位。

70.4.3　筋膜旋转皮瓣增强修复效果

这种方式可以作为肌腱修复的补充，也可在皮肤和肌腱移植物或假体之间增加一层筋膜结构。

70.5　手术技术

麻醉后，检查肘关节被动活动范围和肘关节稳定性，包括内翻 – 外翻应力试验和轴移试验。患者仰卧，手臂和肘部交叉合拢于胸部上方。或者，患者侧卧，患侧手臂放在支架上，肘部是屈曲状态且可以伸展（图 70-2）。上臂使用无菌止血带，以便在手术中需要牵动肌腱时可随时将无菌止血带移除。

在正中线外侧做一个后方皮肤切口，并抬高皮肤和皮下皮瓣，露出肱三头肌、尺骨鹰嘴、尺骨近端、肘肌和尺侧腕屈肌。分离并保护尺神经。

识别并移动肱三头肌近端肌腱残端（图 70-3）。清理鹰嘴滑囊、肉芽和瘢痕组织。

70.6　急性肱三头肌部分撕裂的开放性修复

肱三头肌部分撕裂时，肱三头肌腱膜筋膜的横向连续性可避免近端移位。

对于急性损伤的病例，将没有碎骨片的部分病变直接重新插入鹰嘴（图 70-4）。

对于有碎骨片附着于肌腱的慢性病例，将碎骨片清除，并经骨孔缝合修复肌腱。

70.7　急性肱三头肌完全撕裂的开放性修复

将粗的（2 号或 5 号）不可吸收的 Bunnell 或 Krackow 缝合线穿过肌腱。

牵引肱三头肌肌腱，将其牵拉至鹰嘴。如果肱三头肌断端肌腱长度允许，可在肘部屈曲 90°时修复肌腱（图 70-5）。

使用双排修复可增强肌腱解剖足印的固定效果。

从肱三头肌止点到尺骨鹰嘴的背侧，钻 2 个 2.5mm 的斜行骨道（图 70-6）。缝合线由过线器传递（图 70-7）。将肘部屈曲 90°，并牵拉缝合线，将肌腱牵拉到鹰嘴上（图 70-8）。将缝合线打结，放置在尺骨嵴的桡侧，以避免激惹尺神经

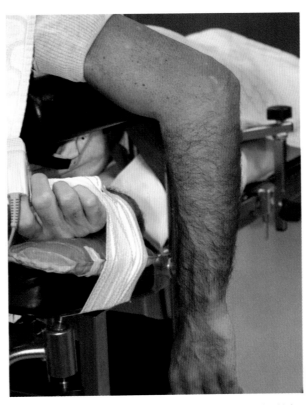

图 70-2　患者侧卧，患侧手臂放在支架上（版权所有：MoRe Foundation）

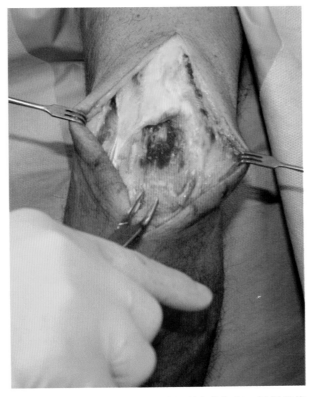

图 70-3　清除覆盖在尺骨近端的所有软组织，以促进修复处的愈合（版权所有：MoRe Foundation）

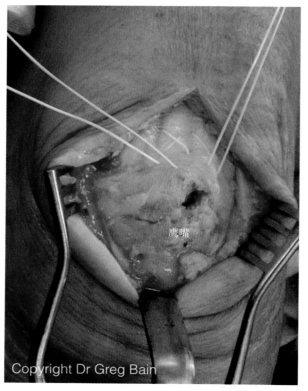

图 70-4　对于急性损伤的病例，将没有碎骨片的部分病变直接重新插入鹰嘴内（版权所有：Gregory Bain 博士）

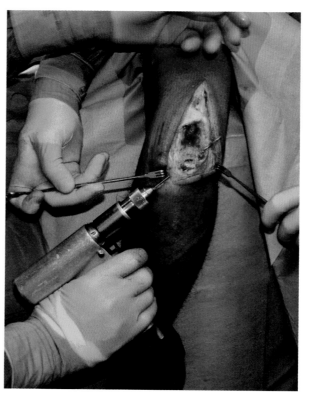

图 70-6　在尺骨近端钻 2 个 2.5mm 的斜行骨道。操作时须保护尺神经（版权所有：MoRe Foundation）

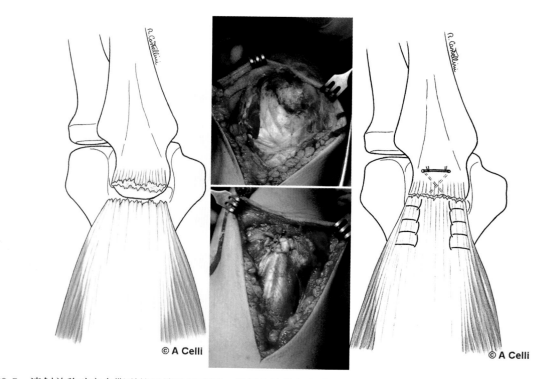

图 70-5　清创并移动完全撕裂的近端肌腱残端，以便直接修复鹰嘴。用粗的不可吸收的缝合线经骨缝合修复肌腱

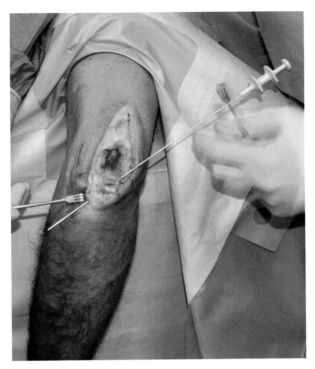

图 70-7　用过线器将缝合线穿过骨隧道（版权所有：MoRe Foundation）

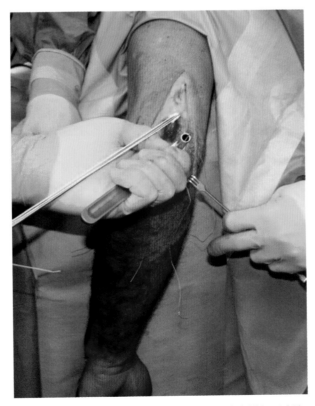

图 70-8　预先在肌腱止点中心放置一个带线锚钉（版权所有：MoRe Foundation）

（图 70-9，70-10）。

通过一系列的肘关节活动来评估肱三头肌肌腱修复情况。如果肘关节屈曲受限，可能是由于回缩的肌腱被紧密修复所致。

闭合切口，用后夹板将肘关节固定在 30° 屈曲位。

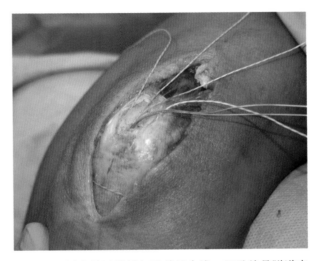

图 70-9　居中放置的锚钉及其缝合线，以及从骨隧道中穿出的单根缝合线的两端用于加固肱三头肌肌腱的修复（版权所有：MoRe Foundation）

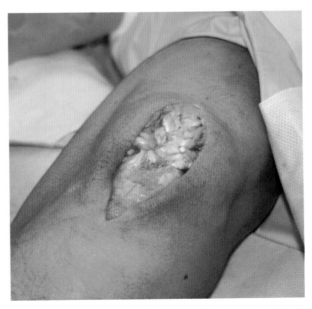

图 70-10　将肌腱残端缝合到尺骨近端。请注意，埋好所有线结以避免激惹尺神经（版权所有：MoRe Foundation）

70.8 肌腱增强术

小尺寸缺损（肘关节屈曲 90°时，肌腱缺损小于 5cm）可以进行掌长肌和跖肌肌腱自体移植重建或桡侧腕屈肌同种异体移植重建（图 70-11）。前臂筋膜旋转皮瓣可以用来增强肌腱的修复。对于较大的缺损，需要进行跟腱移植。

获取肌腱移植物后，将肌腱移植物与肱三头肌肌腱残端编织缝合。使用不可吸收的缝合线将移植物固定到肌腱上（图 70-12）。

然后，从肱三头肌肌腱止点到鹰嘴的背侧钻 2 个 3mm 的钻孔，使移植物穿过鹰嘴的骨隧道，类似于直接把肌腱再插入（图 70-12）。

在肘关节屈曲 90°时，将肌腱移植物固定在鹰嘴上，并使移植物保持适当的张力。

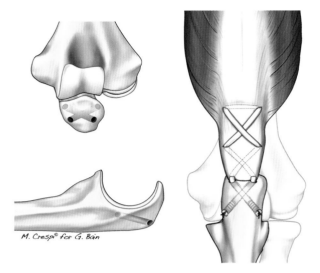

图 70-12 将移植物穿过鹰嘴骨隧道（版权所有：Gregory Bain 博士和 Max Crespi）

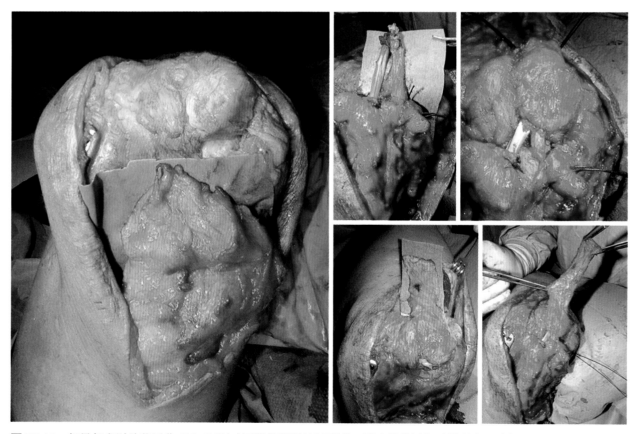

图 70-11 如果仅在肘关节屈曲 50°~60°时才可能使肌腱接近鹰嘴，则建议使用肌腱增强术。清创并移动肌腱和肌腹。剥离鹰嘴足印。将肌腱移植物与肱三头肌残端编织缝合，并用多根缝合线固定

70.9　前臂筋膜增强术

笔者经常使用前臂近端筋膜旋转皮瓣来加强修复或重建。

筋膜被拉伸到 10cm×5cm，其底部附着在鹰嘴上。皮瓣的大小需要大到足以覆盖肌腱的易受损部分。

从前臂肌肉组织中抬高筋膜（图 70-13）。

70.10　肘肌旋转皮瓣

如上所述准备肱三头肌足印区和肌腱残端。

暴露肘肌和尺侧腕伸肌之间的 Kocher 间隙。注意保留 Kocher 间隙与肱三头肌外侧头的浅层筋膜连接。

将肘肌从尺骨近端和肱骨远端止点分离，但不将肘肌从远端止点剥离，从而保留肘肌远端血供（图 70-14）。

将整个肱三头肌筋膜、肱三头肌外侧头和肘肌皮瓣向内侧转移，以覆盖肌腱的缺损部位。使

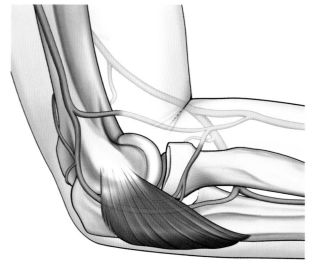

图 70-14　全肘关节置换术后肱三头肌肌腱外侧脱位。肘肌与肱三头肌的侧缘连续。暴露肘肌和尺侧腕伸肌之间的 Kocher 间隙。注意保留 Kocher 间隙与肱三头肌外侧头的浅层筋膜连接，以保持远端的血供（版权所有：Gregory Bain 博士和 Max Crespi）

肘肌皮瓣位于鹰嘴尖端上方，并经骨隧道缝合固定（图 70-15）。

将肘肌的内侧筋膜与肱三头肌残端缝合。

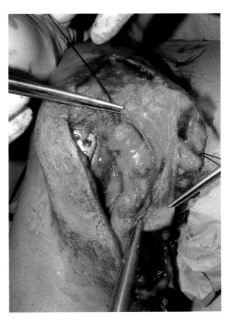
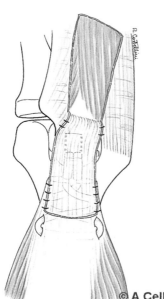
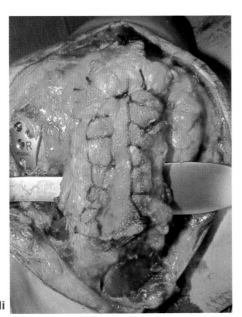

图 70-13　采用自体肌腱移植和前臂筋膜皮瓣的联合手术。从前臂肌肉组织中抬高筋膜。将肌腱移植物在肘关节屈曲约 90°时固定在鹰嘴上，并使肌腱移植物保持适当的张力。然后，用前臂筋膜覆盖肌腱重建处

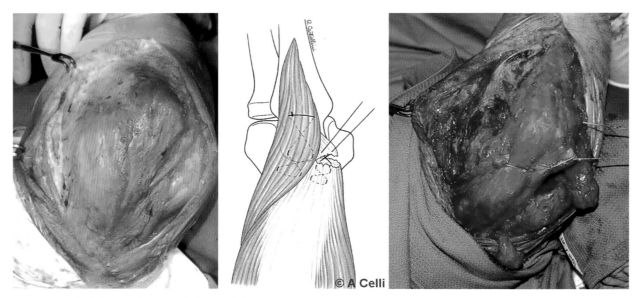

图 70-15　移动肘肌皮瓣，然后将其置于鹰嘴尖端上方，并经骨隧道缝合固定

70.11　跟腱移植（图 70-16）

这部分将在后面的章节中详细讨论。

70.11.1　提示和技巧

确保清创充分并移动肌腱。

如果修复效果不佳，请使用肌腱增强术。

70.11.2　陷阱

手术成功的关键是针对特定的病理选择正确的手术方式。慢性撕裂可能需要通过肌腱增强术、筋膜皮瓣或肘肌皮瓣重建进行治疗。曾做过全肘关节置换术的患者可能需要进行跟腱移植。

在同种异体移植物感染早期，建议根据术中培养的结果，分两个阶段行清创术，第一阶段不

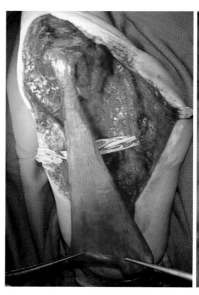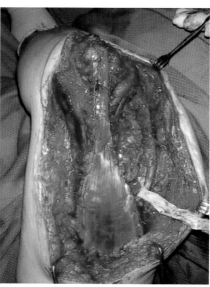

图 70-16　跟腱移植重建适用于伴有明显肌肉回缩和肌腱缺损的慢性肌腱断裂病例。如果尺骨鹰嘴有缺损，带跟骨的同种异体肌腱可提供一个理想的重建单元，这在全肘关节置换术后是很常见的。将肱三头肌远端肌腱残端与同种异体移植物相连。用同种异体移植物的近端扩张包裹剩余的肱三头肌和肌腱，然后用不可吸收的缝合线固定

清除同种异体移植物，进行抗生素治疗。如果这一阶段的治疗不起作用，则进入第二阶段，即清除同种异体移植物。

70.11.3　术后管理、康复和重返运动

在急性修复中，使肘关节屈曲 30°，将手臂用后夹板固定 2 周。在慢性修复 / 重建中，用夹板将手臂固定 4~6 周。

然后，再用动力型支具固定 4 周，以实现被动活动。

预计将在术后 3 个月后完全恢复到以前的运动水平。

70.11.4　并发症

复杂病例，如慢性回缩性撕裂，发生再撕裂的风险较高，尤其是在不使用增强术的情况下。其他被报道的并发症包括尺神经病变和肘关节挛缩 [1-5]。

70.12　结果

van Riet 等 [4] 回顾性分析了一系列 14 次一期修复和 9 次其他外科手术。14 次一期修复中有 3 次再次断裂。然而，临床结果是好的：肘关节屈曲 10°~135° 时，患侧手的耐力为对侧手的 99%，力量为对侧手的 82%。2 名患者报告了被认为是由创伤后关节炎所导致的功能缺失。

Sollender 等 [5] 报道了良好的临床结果，除了 4 名举重运动员中有 1 名因经骨孔修复处骨折而发生肌腱再断裂。

Sanchez-Sotelo 等 [3] 报道了 7 例使用肘肌旋转皮瓣和同种异体跟腱移植治疗慢性肱三头肌功能不全的病例的结果。术后 6 个月，仅需要对 1 例失败的肘肌旋转皮瓣进行翻修。另外 6 例术后临床效果良好。

参考文献

[1] Celli A. Triceps tendon rupture: the knowledge acquired from the anatomy to the surgical repair. Musculoskelet Surg. 2015;99(Suppl 1):S57–66.

[2] Tatebe M, Horii E, Nakamura R. Chronically ruptured triceps tendon with avulsion of the medial collateral ligament: a report of 2 cases. J Shoulder Elb Surg. 2007;16(1):e5–7.

[3] Sanchez-Sotelo J, Morrey BF. Surgical techniques for reconstruction of chronic insufficiency of the triceps. Rotation flap using anconeus and tendon achilles allograft. J Bone Joint Surg Br. 2002;84(8):1116–20.

[4] van Riet RP, Morrey BF, Ho E, O'Driscoll SW. Surgical treatment of distal triceps ruptures. J Bone Joint Surg Am. 2003;85-A(10):1961–7.

[5] Sollender JL, Rayan GM, Barden GA. Triceps tendon rupture in weight lifters. J Shoulder Elb Surg. 1998;7(2):151–3.

第71章　关节镜下肱三头肌修复

Felix H. Savoie III

李宇晟　译

71.1　引言

病因、损伤机制和评估的详细信息在前面的章节中已有描述。过去，肱三头肌修复是通过开放手术进行的，但是随着关节镜技术的发展，现在许多外科医师都使用关节镜进行肱三头肌修复。本章将详细介绍关节镜下肱三头肌修复技术的操作步骤。

71.2　适应证

手术修复适用于有症状的肱三头肌肌腱的部分撕裂或完全断裂。

71.3　相对适应证

肌腱部分撕脱或撕裂是一个有争议的手术适应证。在最近的文献综述中，Tom 等[1]报道了非手术治疗有可能在 3~9 个月恢复患者的关节活动度和主动力量。据报道，开放手术修复可在 3~6 个月内恢复患者的关节活动度和主动力量。建议对肌腱撕裂的宽度超过肌腱宽度的 1/2 的部分撕裂进行手术治疗。

Mair 等[2]报道了 10 名职业足球运动员的肌腱损伤，他们肌腱损伤的范围为肌腱宽度的 30%~75%。这些患者最初都接受了非手术治疗，其中 6 例痊愈，无任何残留症状。有 3 例在赛季结束后因肘部的疼痛和无力需要进行手术治疗。非手术治疗最初可能被认为适用于部分修复，对于那些有持续性症状的患者，手术仍然是一种选择。然而，接受延迟手术修复的患者需要进行更复杂的移植手术的概率增加。据报道，重建手术可导致关节活动度减小，恢复时间延长，最长可达 1 年[3]。

是否对肱三头肌部分撕裂的患者进行手术干预要根据患者的具体情况而定。要考虑患者的总体健康状况、活动水平和并发症。此外，从最初受伤到出现症状的时间也是一个重要的考虑因素。理想情况下，在受伤后 2 周内进行一期修复。尽管在受伤后数月进行一期修复也非常成功，但据 van Riet 等人报道，15 名患者从受伤到出现症状的时间超过 25 天，但只有 6 名患者可以进行一期修复[3]。外科医师必须根据多个因素来决定是否建议进行手术干预。

71.3.1　禁忌证

关节镜下修复肱三头肌的两个主要禁忌证是尺骨鹰嘴囊处于感染活动期和外科医师的肘关节

镜检查的经验不足。

71.4　手术技术

以下为所需设备。

- 如果患者取俯卧位，需要准备标准手术台和支撑垫。
- 止血带。
- 标准的 4mm 30° 关节镜和塑料套管。
- 关节镜刨削系统和刨削刀。
- 关节镜抓钳和缝合器。
- 双载荷缝合锚钉。
- 逆行过线器。
- 电钻和钻头。
- 骨锥和骨丝锥。

71.4.1　手术技术的操作步骤

（1）患者取俯卧位，手臂屈曲并放置在可移动的臂板的折叠板上，以便肘关节屈曲和伸展。使用无菌止血带。肩关节外展 90°，肘关节屈曲 90°。根据外科医师的偏好，做好术前准备。

（2）在皮肤上识别并标记尺神经的走行。为诊断性关节镜检查建立标准的前内侧入路或前外侧入路。在肌腱修复之前，应识别并治疗包括关节游离体或冠突在内的其他部位的病理变化。手术入路可以放置在靠前的位置，关节镜切换到鹰嘴尖端上方 3cm 处的后外侧入路，并在同一水平建立后侧正中入路，以便进行器械操作。后侧正中入路通常穿过肱三头肌肌腱撕裂部位。入路建立后，检查并清理鹰嘴窝。

（3）识别、游离肱三头肌肌腱撕裂部位，并用刨削刀清创（图 71-1~71-3）。识别肱三头肌肌腱的尺骨止点，并进行类似的清创和磨除操作（图 71-4~71-6）。

（4）通过后侧正中入路引入双载荷缝合锚钉。将双载荷缝合锚钉放置在向冠状基底倾斜的近端足印处，以防止穿透肱尺关节（图 71-4，

71-6）。

（5）逆行过线器经皮以双垫层的方式放置在肱三头肌撕裂部位附近（通常在肌腱连接处附近），收回 4 根缝合线。重要的是，每根褥式缝合线的一端分别穿过肱三头肌肌腱较厚的内侧和外侧带。

（6）可以取回缝合线并将其打盲结，但笔者更喜欢将线结移入鹰嘴囊在直视下打结。

（7）将关节镜放置在滑囊入路，并将一个小

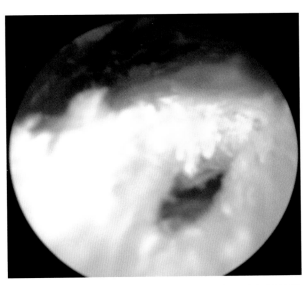

图 71-1　对滑囊进行清创，通过下方入路显示肌腱的缺陷，并对肌腱进行清创

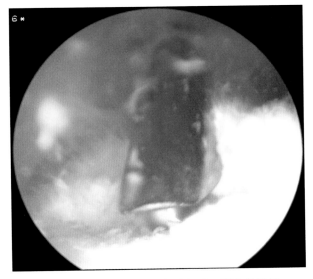

图 71-2　使用带帽的磨钻打磨足印区，以准备修复

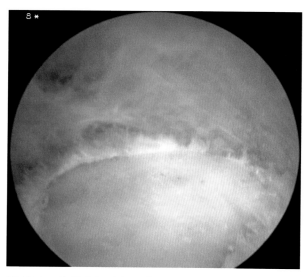

图 71-3　在鹰嘴经下方入路的视图中，准备用于肱三头肌的再附着床清晰可见

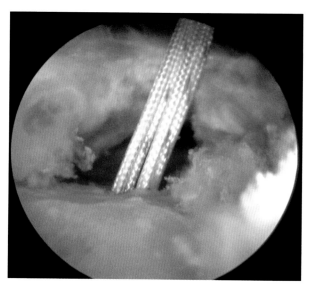

图 71-5　将双载荷缝合锚钉放入鹰嘴

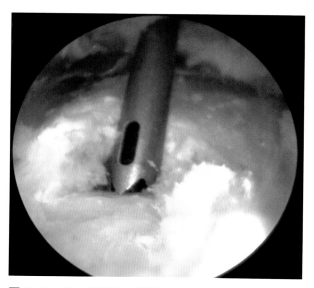

图 71-4　空心导管位于近端附着处，以便放置近端锚钉

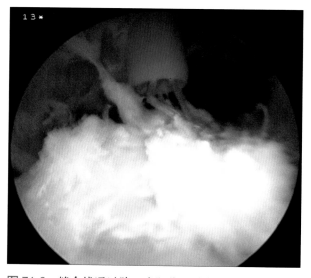

图 71-6　缝合线通过肱三头肌收回并穿出上方入路，在此视图中，可以看到第一组缝合线从肱三头肌肌腱的背侧表面离开

的套管插入近端入路。然后，取回缝合线并用滑结绑紧肱三头肌撕裂部分，以完成近端修复，再将肱三头肌压向鹰嘴近端（图71-7，71-8）。

（8）然后将4根缝合线放入第二个锚钉中，该锚钉可以插入鹰嘴远端，以形成缝线桥修复（图71-8）。在大多数的肱三头肌撕裂的患者中，鹰嘴远端骨质相当坚硬，因此建议预先钻孔和攻丝以防止锚钉断裂。或者，可以将第二个双

载荷缝合锚钉放置在尺骨远端。将这些缝合线穿过肱三头肌远端肌腱并以简单的方式打结，如此，便完成了修复。

71.5　步骤摘要

（1）标出尺神经。

（2）肘关节前间隙诊断性关节镜检查。

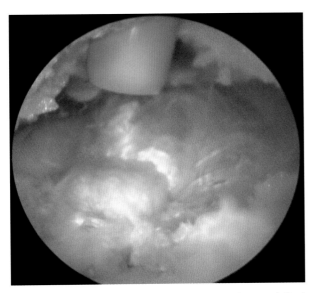

图 71-7　两组缝合线均已打结，完成肱三头肌肌腱的近端修复

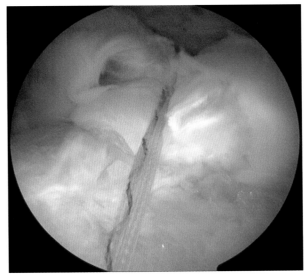

图 71-8　在此下方入路的视图中，锚钉被放置在更远侧的尺骨背侧中，两根缝合线通过缝合近端肌腱来完成双排修复

（3）肘关节后间隙关节镜检查和清创术。

（4）游离肱三头肌肌腱，用刨削刀清创至仅余健康组织。

（5）准备肱三头肌足印区。

（6）将双载荷缝合锚钉插入肱三头肌足印区。

（7）使用逆行过线器，以水平褥式缝合方式穿过肌腱的内侧和外侧。

（8）将关节镜移入远端尺骨鹰嘴囊入路。

（9）将缝合线收回到近端套管并修复肌腱。

（10）在远端足印区中放置第二个钻孔。

（11）将绑好的缝合线末端插入锚钉，然后运用缝线桥技术完成修复。

71.6　提示和技巧

首先是在手术之前制订一个计划并列举所有需要的物品。确保手术团队了解手术的程序和步骤。肘关节镜检查的效率对预防组织肿胀所产生的负面影响至关重要。

使用钻头（尽可能使用骨丝锥）在尺骨鹰嘴处建立用于锚钉插入的骨隧道。肱三头肌撕裂的患者通常活动量较大，并且骨头非常坚硬，在锚钉插入时可能会导致锚钉断裂。

71.6.1　陷阱

虽然肘关节镜检查很复杂，但该检查对于医师了解患处的三维解剖结构至关重要。仔细标出尺神经，并始终注意它在肱三头肌内侧缘的位置。

我们仅使用重力灌注充盈关节腔，但是如果需要使用流入泵，则必须将关节腔内压力和流入泵流量都保持在尽可能低的水平。

71.7　术后管理 / 运动员康复

最初，如果手臂是完全伸展的，则用夹板固定手臂。初次手术后，使用铰接式肘部支撑装置使手臂成 30°。随着疼痛和肿胀的消退，手臂屈曲角度每 5~7 天增加一次，在术后第 5 周时达到 90°。在术后第 6 周，应用较小的支架并开始加固。在可以接受的范围内进行运动和活动。通常在术后 12 周后开始运动训练，并在术后 4 个月后开始恢复运动。

71.8　潜在并发症

在急性情况下，组织肿胀可能会使解剖结构变得模糊，从而增大手术的难度。操作时，需要保护尺神经。尺骨鹰嘴的骨质可能非常坚硬，这可能导致锚孔破裂或锚钉变形。

在进行肘关节手术时，要做好转为开放手术的准备，肘关节镜手术术后并发症很少。

71.9　结果

在我们最初对 22 例肱三头肌严重受伤的患者进行修复的系列研究中，体格检查和超声检查显示全部患者均已治愈。这 22 位患者中有 20 位能够不受限制地重返运动，1 位患者退役，1 位患者能够进行较低级别的比赛。

参考文献

[1] Tom JA, Kumar NS, Cerynik DL, Mashru R, Parrella MS. Diagnosis and treatment of triceps tendon injuries: a review of the literature. Clin J Sport Med. 2014;24(3):197–204.

[2] Mair SD, Isbell WM, Gill TJ, Schlegel TF, Hawkins RJ. Triceps tendon ruptures in professional football players. Am J Sports Med. 2004;32(2):431–4.

[3] Van Riet RP, Morrey BF, Ho E, O'Driscoll SW. Surgical treatment of distal triceps ruptures. J Bone Joint Surg Am. 2003;85-A(10):1961–7.

第72章 肱三头肌弹响综合征

Roger P. van Riet

李宇晟　译

72.1 引言

在移动肘部时，肱三头肌弹响综合征患者的肘部内侧会出现弹响和疼痛，也可能伴有尺神经分布的放射痛和感觉异常。症状可能是特定的，类似于肱骨内上髁炎或尺神经炎，这些症状可能是肱骨内上髁的摩擦所导致的肱三头肌弹响综合征的表现，必须要了解肱三头肌弹响综合征的潜在病理变化。通常，肱三头肌弹响综合征患者的肱三头肌较肥厚。并且，与正常人群相比，这些患者的肌腹止点相对较远。在某些情况下，尤其是在肌肉收缩时，肌腹会在肱骨内上髁上脱位。通常，有2次弹响。第一次弹响发生于肘关节屈曲约90°时半脱位的尺神经。通常，肘关节的屈曲角度增大至约115°时，肱三头肌长头的肌腹会脱位[1]。

在临床上，有时很难重现运动员在体育活动中所发生的弹响。当患者的肘关节在关节活动度内被动地活动或患者主动地活动肘关节时，通常都不会出现弹响。当要求患者做俯卧撑时，通常会产生弹响。第二项测试（更具体的测试）是在患者屈曲肘关节时要求患者偏心牵拉肱三头肌。

可以通过动态超声、MRI或肌电图明确诊断，但是这些诊断可能是阴性或非特异性的。

非手术治疗包括用夹板将手臂固定在伸直位，休息，以及使用抗炎药物或注射可的松。如果非手术治疗的疗效不佳，可以考虑手术治疗。

72.2 技术

根据患者的情况，可以使用局部麻醉或全身麻醉。患者取仰卧位，手臂放在支架上。使用止血带。然后，在尺骨鹰嘴和肱骨内上髁之间做内侧切口。再游离尺神经并检查其稳定性（图72-1）。通常，肘关节屈曲时，尺神经在肱骨内上髁发生半脱位（图72-2）。内上髁可能存在炎症，且尺神经与肱三头肌相互摩擦。随着肘部进一步屈曲，肱三头肌内侧头将在肱骨内上髁脱位（图72-3）。因为肌肉没有收缩，所以不会引起痉挛。将尺神经进一步地游离并向前移位（图72-4）。切除部分内侧肌间隔以避免神经紧张。根据肱三头肌的形态，可以切除部分内侧肌腱，通常也可以切除长头的部分肌腹。因为切除部分肌腹可能导致术后出血，所以必须进行彻底的止血。

72.3 术后管理

肘关节屈曲70°，夹板固定2周，然后开始

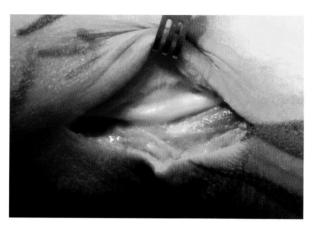

图 72-1　肘部伸展时，尺神经仍位于尺神经沟（版权所有：MoRe Foundation）

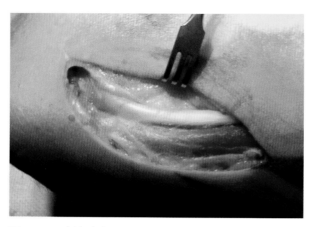

图 72-3　随着肘关节的进一步屈曲，肱三头肌肌腹在肱骨内上髁脱位（版权所有：MoRe Foundation）

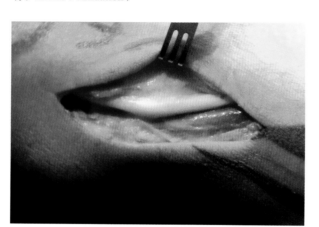

图 72-2　肘部屈曲时，尺神经被肱三头肌内侧头肌腹推动，并在肱骨内上髁发生半脱位（版权所有：MoRe Foundation）

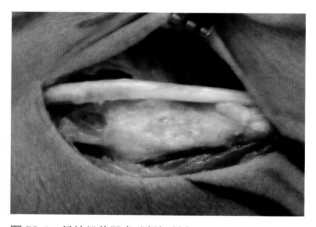

图 72-4　尺神经前置术（版权所有：MoRe Foundation）

肘关节活动。

72.4　提示和技巧

在肱三头肌的偏心牵拉过程中，肱三头肌和（或）尺神经弹响是诊断肱三头肌弹响综合征最特异的临床体征。

72.5　陷阱

由于肱三头肌松弛，因此很难确定手术中肱三头肌切除的程度。

为了避免术后肱三头肌过度出血，需要充分地止血。

参考文献

[1] Vanhees MK, Geurts GF, Van Riet RP. Snapping triceps syndrome: a review of the literature. Shoulder Elbow. 2010;2(1):30–3.

第73章　同种异体跟腱移植重建肱三头肌

Roger P. van Riet
李宇晟　译

73.1　引言

　　即使是在慢性肱三头肌远端肌腱断裂的情况下，也最好将肌腱修复到其鹰嘴止点的位置。但是，在一些运动员中，可能无法进行一期修复。这可能是由于肌腱的回缩和纤维化，或者肌腱的质量不足以进行强力修复，如长期滥用药物的患者。对于这些患者，必须用移植物增强修复。上文中已经描述了几种不同的移植物，包括自体移植物、同种异体移植物和合成移植物[1]。

　　前面的章节中已讨论了肱三头肌撕裂的术前评估及患者体位等基本手术技巧。

73.2　技术

　　做一个直的后切口，识别并保护尺神经。在广泛纤维化的情况下，可能需要游离尺神经（图73-1）。清除纤维化组织至仅剩下健康的肱三头肌肌腱（图73-2）。活动肌腱，伸展肘关节，并根据情况决定修复或重建肌腱。

　　如果无法将肌腱修复到骨骼上，我们更倾向于使用跟腱来填补肌腱的缺损。应在移植物的远端保留部分跟骨。跟腱移植物的大部分被放置在肱三头肌肌腱残端。必须将移植物放置在正确的

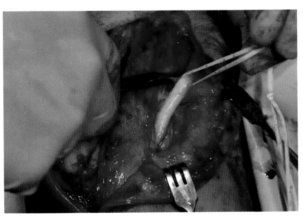

图73-1　慢性肱三头肌肌腱撕裂的患者，尺神经被游离和保护（版权所有：MoRe Foundation）

位置。移植物远端窄而厚，如果将这一较厚部分置入皮下可能会刺激周围组织。因此，如果可能的话，推荐用跟腱的平坦部分来固定骨骼。目标是覆盖至少10cm的原始肱三头肌。最后，修复过程中的张力要足以恢复该肌肉的力量。确定正确的位置后，立即用不可吸收的2号缝合线将跟腱缝合到肱三头肌上（图73-3）。我们在内侧、外侧和中间共缝合3排缝合线。中间的一排缝合线不仅为修复提供了额外的力量，还避免了肱三头肌和跟腱之间形成间隙。所有的线结都被埋在跟腱深处，以避免后期刺激尺神经。一旦移植物被固定到肱三头肌上，重建物就会被拉向尺骨近

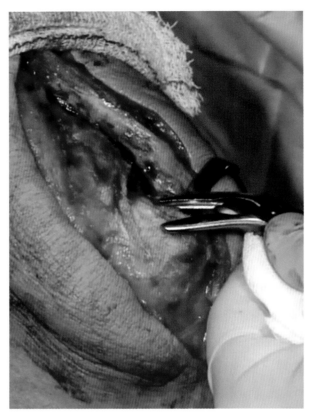

图 73-2　清除纤维化的组织，并从鹰嘴尖端切除软组织（版权所有：MoRe Foundation）

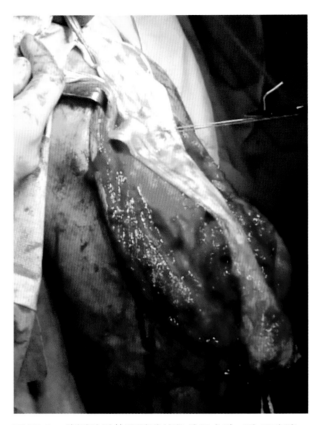

图 73-3　将同种异体跟腱移植物放置在肱三头肌残端，并确认位置是否正确。保留跟骨骨块，直到移植物被固定，然后测试固定的强度（版权所有：MoRe Foundation）

端。彻底检测移植物与肱三头肌之间的固定强度。从内侧到外侧钻三个交叉骨隧道，反之亦然（图 73-4）。钻孔时注意保护尺神经。用不可吸收的 2 号缝合线穿过骨隧道，从近端穿到远端，然后从远端返回（图 73-5）。用一根针把肱三头

肌缝合到骨骼上。然后，将剩下的线结深埋在移植物中。由于重建很可能会随着时间的推移而延长，因此我们在肘关节伸展的情况下结束修复（图 73-6）。

在这一点上，重要的是检测修复的张力。小

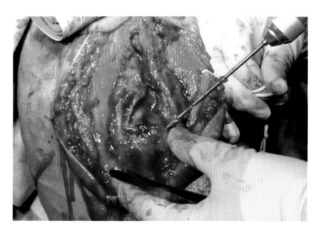

图 73-4　骨隧道用于将同种异体跟腱修复至尺骨近端（版权所有：MoRe Foundation）

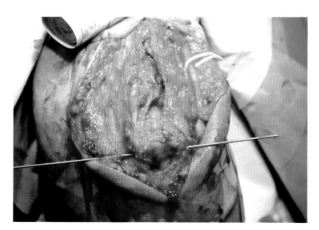

图 73-5　用缝合线穿引器将缝合线穿过骨隧道（版权所有：MoRe Foundation）

心屈曲肘部，以评估可能出现的任何缝隙。如果确实出现缝隙，则另外使用缝合线加强修复。仅在重建的结构足够牢固时，才切除跟骨。对于年轻而活动量大的患者，极少需要进行骨间固定；对于骨质丢失和患有骨质疏松症的患者，或者多次手术后仍无法将移植物牢固地固定到骨骼上的患者，可能需要进行骨间固定（图 73-7）。

73.3　术后管理

术后用后方石膏托将肘关节在伸直位固定，固定的持续时间取决于修复的张力和强度，但不会超过 2 周。通常，从术后第 1 天开始，使用动态支具固定 6 周。术后前 2 周允许肘关节屈曲 30°，接下来 2 周允许肘关节屈曲 60°，术后第 5 周允许肘关节屈曲 90°。术后第 6 周可开始轻度强化，术后第 3 个月可不受限制地负重。

73.4　提示和技巧

伸展肘关节以使肌腱残端和鹰嘴相互靠近。

在手术结束之前不要去除跟骨骨块，因为它有助于外科医师操作移植物和将移植物固定到尺骨近端。

术中，通过屈曲肘关节来测试修复的张力，因为修复的张力的大小将决定在术后康复期间是否需要保护重建物。

73.5　陷阱

彻底清除肱三头肌肌腱残端的所有纤维化组织，因为与肱三头肌肌腱相比，纤维化组织的拉伸性能较低，纤维化组织留在原位可能会降低重建的强度。

由于跟腱移植物和肱三头肌肌腱之间可能出现血清肿，因此通过将两者缝合在一起以避免形成血肿。

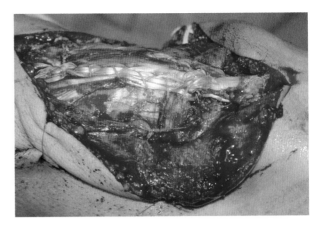

图 73-6　将跟腱牢固地固定在尺骨近端和下方的肱三头肌肌腱残端上。使用多排缝合线可以避免移植物和肱三头肌肌腱之间形成血清肿（版权所有：MoRe Foundation）

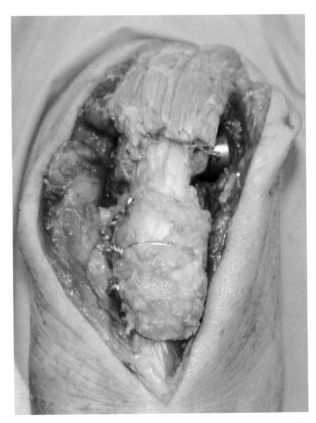

图 73-7　类风湿关节炎患者进行全肘关节置换术后翻修时，使用跟骨骨块将同种异体跟腱固定在尺骨近端（版权所有：MoRe Foundation）

参考文献

[1] van Riet RP, Morrey BF, Ho E, O'Driscoll SW. Surgical treatment of distal triceps ruptures. J Bone Joint Surg Am. 2003;85-A(10):1961–7.

第十五部分
肘关节骨折

第 74 章　关节镜下处理肘关节骨折：我是怎么做的（一）/ 461

第 75 章　关节镜下处理肘关节骨折：我是怎么做的（二）/ 467

第 76 章　桡骨头骨折 / 473

第 77 章　关节镜下治疗桡骨头骨折 / 483

第 78 章　关节镜下桡骨头切除术 / 486

第 79 章　桡骨头置换术 / 493

第 80 章　张力带缝合固定尺骨鹰嘴骨折 / 501

第 81 章　有移位的非粉碎性尺骨鹰嘴骨折的手术固定 / 506

第 82 章　肱骨远端骨折：钢板固定技术 / 511

第 83 章　肱骨远端冠状面剪切骨折 / 519

第 84 章　急性肱骨远端骨折：半肘关节置换术 / 528

第 85 章　关节镜辅助治疗儿童肘关节骨折 / 534

第 86 章　肘关节周围与运动有关的应力性骨折和应力反应 / 546

第 87 章　使用三维规划和患者个性化器械行肘关节周围的精准截骨 / 552

第 74 章　关节镜下处理肘关节骨折：我是怎么做的（一）

Andre Thès and Phillippe Hardy

查国春　译

格雷戈里·贝恩（Gregory Bain）教授的寄语

菲利普·哈迪（Phillippe Hardy）教授于 2017 年不幸去世[1]。哈迪教授是 ISAKOS 和运动医学与肘关节镜等领域的杰出贡献者，是一位备受尊崇的人（图 74-1）。2002 年，他在巴黎亲切地接待了 ISAKOS 的成员。作为其中的一员，我依稀

记得他的热情好客和风趣幽默。菲利普作为一位伟大的贡献者，始终坚持着 ISAKOS 精神。他在这一章中，分享了他在肘关节骨折领域的丰富的治疗经验。

74.1　适应证

关节镜手术是一种较新的治疗肘关节骨折的手段。随着外科手术技术的精进，关节镜的适应证也在不断变化，如关节镜检查可以准确地评估肘关节内软骨的病变和缺损。

74.1.1　肱骨小头骨折

极小的骨软骨碎片可以摘除，但对于较大的骨块，即使是在关节镜下也不能摘除，因为需要将骨块复位固定，以免因外侧柱缺损引起肘关节后外侧不稳，从而继发骨关节炎。切开复位可能导致骨块缺血及损伤关节周围软组织，从而易引起术后关节僵硬。对于 Mason Ⅰ 型骨折和部分 Mason Ⅱ 型骨折，可以用至少一枚空心 / 无头螺钉复位固定。

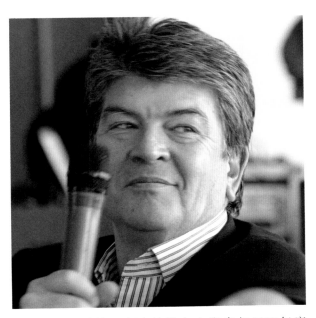

图 74-1　菲利普·哈迪教授在上海参加 2017 年度 ISAKOS 会议时的照片

74.1.2　桡骨头骨折

Mason Ⅱ 型、部分 Ⅲ 型和 Ⅳ 型桡骨头骨折是

复位内固定的指征。桡骨头切除的适应证包括无法稳定固定的严重粉碎性骨折、康复治疗后出现畸形愈合或骨不连并伴有疼痛和运动功能障碍。开放手术可能导致外侧副韧带、环状韧带或骨间后神经损伤，并可造成术后关节僵硬和延迟愈合，可在关节镜下切除或固定桡骨头，而关节镜下桡骨头固定仅适用于轻度粉碎性骨折。

74.1.3　尺骨冠突骨折

尺骨冠突是稳定肘部的主要结构，可防止尺骨向后移位，也是前方右侧关节囊的附着部位。我们建议对 Regan-Morrey Ⅲ 型骨折或伴有肘关节不稳定的冠突骨折采用复位内固定治疗。当存在影响关节运动的小骨折块时，可摘除小骨折块。

74.2　手术技术

74.2.1　常规操作

关节镜下处理肘关节骨折存在许多挑战性步骤，必须仔细规划。几乎每位患者术前都要进行 CT 检查，CT 不仅可以显示骨折块的数量和大小，还可以帮助外科医师预估螺钉的尺寸。手术中是否进行肌间沟阻滞尚存争议，因为它虽可影响术后神经检查，但有助于关节的早期活动。必须标记体表的骨性标志及神经和血管的位置。在组织肿胀或明显移位的骨折导致肘关节严重畸形时，不宜行关节镜检查。关节血肿可在关节镜下通过反复冲洗排出，用 3.5mm 关节镜下刨削刀清理骨折块和血块，然后通过应力试验进行完整的关节探查，并全面评估损伤程度。手术过程中，需要维持关节内低灌注压，以免引起前臂骨筋膜室综合征。单用外侧入路可保护内侧结构并充分暴露骨折部位，但有些外科医师常规使用前内侧入路进行直视下操作或将该入路作为器械入路。患者需取俯卧位或侧卧位。术中，外科医师通过关节镜和 X 线透视检查控制复位和固定

效果。

74.2.2　肱骨小头骨折（图 74-2）

患者取仰卧位，止血带充气，肘关节屈曲 90°。使用 3 个外侧入路，避免使用内侧入路。通过后外侧入路（开口为桡骨头、鹰嘴外缘及外上髁三者所形成的三角形的中心）扩张关节。镜头穿过近端前外侧入路（位于肱骨外上髁上方约 3cm 处）。前外侧入路（位于肱骨外上髁远端 3cm 和前方 2cm 处）为检查器械入路。骨折块在关节镜下显示为独特的碎片，通过外侧骨膜瓣附着在肱骨上。使用探针或小钻头经前外侧入路复位。肘关节在屈曲 30° 的情况下内翻，沿纵轴牵引有助于骨折复位。置入克氏针临时复位，用（2.5~3.5mm）空心螺钉 / 无头螺钉固定。螺钉头必须完全埋入软骨内。如果骨折块足够大，第二枚螺钉可以经前外侧入路由前向后放置，也可经后外侧入路由后向前放置。

74.2.3　桡骨头骨折（图 74-3）

患者取仰卧位、俯卧位或侧卧位，肘关节屈曲 90°，并将止血带充气。如果肘关节存在脱位，术前须复位。经前内侧入路或后外侧入路显露骨折部位。然后，在前外侧入路中移动探针并复位骨折块。经皮由外向内置入克氏针临时固定，在 X 线透视下置入无头空心螺钉。最后用克氏针固定，患者术后活动肘部时，会有疼痛和僵硬感。因此，应尽量使用埋入式固定装置，以预防特殊的并发症。

对于桡骨头严重粉碎性骨折或存在陈旧性骨折的患者，在肘关节稳定的情况下行桡骨头切除术可获得令人满意的临床疗效。关节镜下桡骨头切除，可经后侧入路、前外侧入路和后外侧入路使用 3.5mm 刨削刀和 5.5mm 磨钻进行。完整保留环状韧带以维持近端桡尺关节稳定。刨削刀 / 磨钻应朝向后方，以避免损伤置入的克氏针或螺钉。

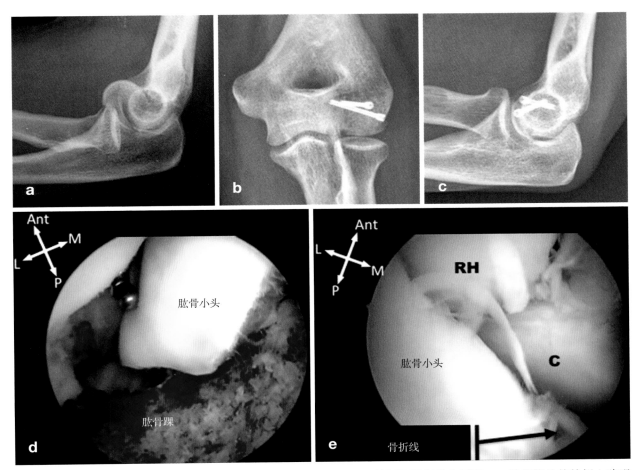

图 74-2　移位型 Hahn-Steinthal 骨折。a. 复位前。b 和 c. 复位后。d. 使用探针复位和固定。e. 关节镜从前外侧入路观察到的复位情况。L—外侧，M—内侧，P—后侧，Ant—前侧

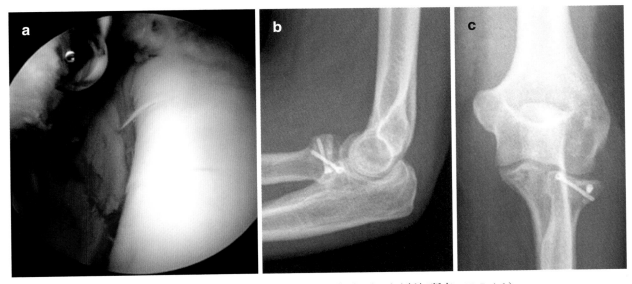

图 74-3　关节镜下复位 Mason Ⅲ 型桡骨头骨折（a）与螺钉固定（b 和 c）（版权所有：N. Pujol）

74.2.4 尺骨冠突骨折

患者取俯卧位或侧卧位，肘关节屈曲至90°，止血带充气。为保护内侧结构选择外侧入路为佳。若是骨折块小或呈粉碎状，可将骨块与前方关节囊一起缝合。对于较大骨折块可进行复位处理，并逆行置入螺钉固定。

74.2.4.1 小骨折块的缝合技术（图74-4）

将镜头经前外侧入路置于肱骨外上髁前方。在关节镜的辅助下在近端2cm处建立第二个外侧入路。然后清除关节内游离的骨折块，并评估骨折块与前方关节囊的连续性。通过近端外侧入路在骨折边缘放置带线锚钉。牵拉锚钉以测试其稳定性，从而有效地减少术后肱尺关节半脱位。调换镜头入路，行关节囊骨缝合术。为避免血管或神经损伤，导线应恰好穿过骨和关节囊交界处，并且在关节镜下打结。随后在关节镜下评估肘关节的稳定性。

74.2.4.2 大骨折块的复位和固定

使用相同的入路，镜头从近端前外侧入路置入，经前外侧入路将ACL钻导系统置于骨折边缘。在尺骨近端后方做一小切口，使用定位系统将1~2根导针经尺骨从后向前置入冠突底部，撤除定位系统后，在关节镜下将骨折处复位。导针穿过冠突骨折处，置入4mm空心螺钉。关节镜和X线透视检查可综合评估骨折的复位情况和关节的稳定性。须防止导针向前钻出太长，损伤血管和神经组织。

74.2.5 尺骨鹰嘴骨折

关节镜下，可复位部分鹰嘴非粉碎性骨折并经皮固定骨折处。患者取侧卧位，肘关节屈曲90°。镜头经后侧入路进入关节。在肱三头肌肌腱外侧、鹰嘴顶点近端2cm处建立第二个后侧入路，暴露鹰嘴尖和滑车窝。在关节镜下用尖探针经皮复位，并用1枚髓内螺钉或2根粗的克氏针固定。

74.2.6 肱骨远端骨折

对于骨质较差，仅能接受一枚螺钉固定的患者，可进行关节镜下复位和经皮内固定以治疗

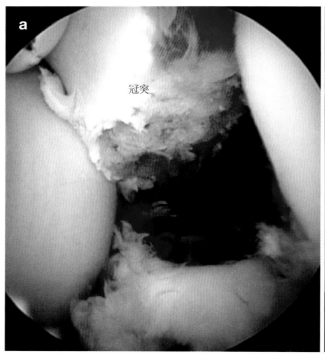
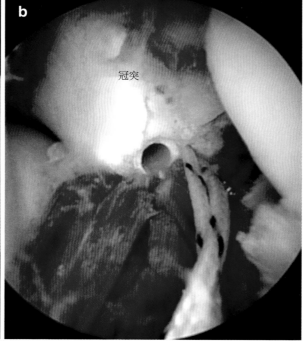

图74-4　Ⅰ型移位型冠突骨折。a.镜下可见骨折端。b.使用带线锚钉行关节囊骨缝合术（版权所有：N. Pujol）

AO-C1 型肱骨远端骨折[2]。但这一技术仍需要进一步评估。

74.2.7　小儿骨折

　　关于关节镜下治疗小儿骨折的文献报道很少。除了年幼的儿童可能需要小型的腕部关节镜和专用器械外，其他患者均使用成人器械。肱骨外髁骨折是儿童常见的骨折类型，如骨折处发生移位，则需切开复位内固定。有人报道了 2~11 岁儿童骨折的关节镜辅助复位固定技术[3]。患者取仰卧位，镜头经前内侧入路置入，操作器械经前外侧入路置入，处理骨折块并固定。若有必要，可屈曲肘关节、旋前前臂，以锁定复位。然后从肱骨远端外侧经皮向近端内侧置入两枚克氏针。Hausman 等[3]沿水平方向置入第三枚克氏针，并将它由外向内穿过肱骨小头和滑车。关节镜技术可解剖复位并牢固地固定骨折处，且具有满意的临床疗效，此外，还有助于诊断和治疗相关的关节内损伤。可减少放射剂量，降低肱骨外髁缺血性坏死或畸形愈合的风险。

　　Dawson 和 Inostroza 报道了一位通过关节镜下复位和经皮单根克氏针固定治疗移位型桡骨颈骨折的 11 岁女孩[4]。该技术经前内侧入路放置镜头，经前外侧入路放置操作器械，可进行精准的复位并取得了良好的临床疗效。

74.3　并发症

　　关节镜手术大多由经验丰富的骨科医师完成。尽管关节镜下治疗肘关节骨折的术中并发症较少，但术后并发症的发生率却很高。若行肘关节切开复位操作，则医师必须接受解剖实验室的训练，患者的初次手术时间必须加以限制，以防体液外渗和缩短止血带充气时间。

　　对于肘关节骨折，组织肿胀和畸形可导致表面解剖结构改变，从而可能改变神经或血管结构的位置，带来严重后果。

　　最后，若操作不当，如克氏针、缝合器等固定器械可能会损伤关节周围组织。

74.4　结果

74.4.1　肱骨小头骨折

　　Feldman 等[5]报道了多例关节镜下切除 Ⅱ 型肱骨小头骨折的病例，术后均可完全伸直肘部。而经关节镜下复位固定的 Hahn-Steinthal 骨折的病例，术后肘关节稳定、无痛，临床疗效显著[6]。

74.4.2　桡骨头骨折

　　一项回顾性研究报告了 14 例经关节镜复位固定的 Mason Ⅱ 型骨折的病例，Broberg-Morrey 功能评分均为良好（n=3）和优秀（n=11），临床疗效较差的病例常有肱骨小头软骨病变，未出现并发症。Rolla 等报道有 6 例桡骨头骨折的病例进行了关节镜下复位固定，其中 Mason Ⅱ 型骨折 3 例、Mason Ⅲ 型骨折 2 例、Mason Ⅳ 型骨折 1 例，平均术后 3.5 个月，所有患者的肘关节活动度恢复到术前水平。所有患者的 Mayo 肘关节功能评分结果均为良或优。当肘关节骨折处于急性期或慢性稳定期时，桡骨头关节镜切除术与桡骨头开放性切除术具有相似的临床疗效。

74.4.3　尺骨冠突骨折

　　Hausman 等[7]在关节镜下治疗了 4 例 Regan-Morrey Ⅰ 型和 Regan-Morrey Ⅱ 型冠突骨折患者，所有骨折均获得解剖复位，肘关节活动度为 2.5°~140°，内外旋活动不受限，未出现关节反复不稳，骨性结构均已愈合。Adams 等[8]报道了 4 例 Regan-Morrey Ⅱ 型和 Regan-Morrey 3 例 Ⅲ 型冠突骨折的患者行关节镜下治疗，其中 5 例患者 Mayo 肘关节功能评分为 100 分，所有患者均未出现肘部疼痛，1 例患者术后出现继发性尺神经病变，术后 5 周后需要神经转位治疗，1 例患者在术后第 8 周因持续性后外侧旋转不稳而行外侧囊加强缝合术。

74.5　总结

　　关节镜下治疗肘关节骨折是一种仍在发展的技术。这种技术的适应证包括急性治疗和功能恢复良好时去除内固定物。关节镜下治疗的优点是可减少对关节周围软组织的损伤，并可对关节内病变进行充分评估且术后并发症较少，如肱骨小头冠状面剪切骨折时缺血性坏死、感染少、康复更快、恢复时间短。在保留内侧结构的同时，利用外侧入路可以治疗大部分病变。但仍需进一步的评估来证实其相对于传统开放手术的优势。

参考文献

[1] Karlsson J, Becker R. Philippe Hardy: In Memoriam. Knee Surg Sports Traumatol Arthrosc. 2017;25:2987. https://doi.org/10.1007/s00167-017-4709-1.

[2] Savoie FH III, O'Brien MJ. Arthroscopic management of elbow fractures and dislocations. Oper Tech in Sports Med. 2014;22(2):169–76.

[3] Hausman MR, Qureshi S, Goldstein R, Langford J, Klug RA, Radomisli TE, Parsons BO. Arthroscopicallyassisted treatment of pediatric lateral humeral condyle fractures. J Pediatr Orthop. 2007;27:739–42.

[4] Dawson FA, Inostroza F. Arthroscopic reduction and percutaneous fixation of a radial neck fracture in a child. Arthroscopy. 2004;20(Suppl 2):90–3.

[5] Feldman MD. Arthroscopic excision of type II capitellar fractures. Arthroscopy. 1997;13:743–8.

[6] Hardy P, Menguy F, Guillot S. Arthroscopic treatment of capitellum fracture of the humerus. Arthroscopy. 2002;18:422–6.

[7] Hausman MR, Klug RA, Qureshi S, Goldstein R, Parsons BO. Arthroscopically assisted coronoid fracture fixation: a preliminary report. Clin Orthop Relat Res. 2008;466:3147–52.

[8] Adams JE, Merten SM, Steinmann SP. Arthroscopicassisted treatment of coronoid fractures. Arthroscopy. 2007;23:1060–5.

第75章　关节镜下处理肘关节骨折：我是怎么做的（二）

Enrico Guerra, Alessandro Marinelli, Graziano Bettelli, Marco Cavallo, A. Ritali, and Roberto Rotini

查国春　译

75.1　适应证

适应证主要包括：①肱骨小头Ⅰ型骨折（Hahn-Steinthal 骨折）未合并后方压缩[1]；②肱骨小头Ⅲ型骨折；③肱骨远端剪切骨折（Dubberley ⅠA 型骨折和 Dubberley ⅡA 型骨折）[2]。

75.2　禁忌证

禁忌证主要包括：①Ⅱ型骨折（Kocher-Lorenz 骨折）；②合并韧带损伤；③肱骨小头后方受累（Dubberley B 型骨折）[3]。

75.2.1　骨折手术要点

要注意以下手术要点：①术前必须行三维 CT 检查，以明确骨折形态；②患者取侧卧位；③关节腔穿刺引流血肿；④分别建立关节镜前内侧入路、前外侧入路和近端前外侧入路，并清除血肿和骨折片，以明确骨折形态；⑤复位骨折并临时固定，然后从后外侧重新评估骨折复位和固定情况。

此为一例罕见的肱骨小头压缩性骨折（Osborne-Cotterill 损伤）合并冠突尖骨折的病例（图 75-1），关节镜下可清理冠突骨折片并抬起压缩后的骨软骨碎片，然后经后外侧沟用可吸收针固定骨折片。

75.3　提示和技巧

- 通过三维 CT 检查明确骨折部位。
- 在前内侧入路直视下通过两个前外侧入路处理骨折。
- 评估肘关节屈伸活动对骨折复位的影响。
- 使用多根克氏针，肘关节屈曲，以便在置入螺钉时维持复位。

75.4　陷阱

- 外侧韧带损伤十分常见，影响关节的稳定性。治疗时，需要联合使用外侧小切口，以便稳定骨折和关节。

75.5　冠突骨折

75.5.1　适应证

- 孤立性冠突骨折，无结节尖端撕脱[3]。

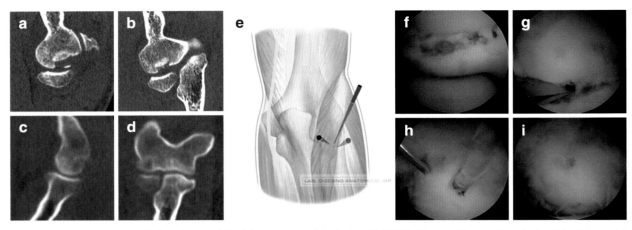

图 75-1 患者 36 岁，右肘肱骨小头压缩性骨折。a 和 b. 肱骨小头压缩性骨折的 CT 图像。c 和 d. 复位固定后的 CT 图像。e. 关节镜入路示意图。f. 骨折的后外侧入路镜下图像。g. 经外侧正中入路用探头复位。h. 经皮克氏针临时固定。i. 最后用可吸收针（RSB 植入物，Hit Medica，Lima 公司）固定

75.5.2 禁忌证

- 合并桡骨头骨折，需行桡骨头置换术或切开复位内固定[4]。

75.5.2.1 手术技巧

单纯性冠突骨折可以在关节镜下治疗。

- 经中外侧入路刺入腰穿针，反复冲洗关节腔。
- 经近端前侧入路（内侧或外侧）放置牵开器可充分暴露关节腔，以便在较低的灌注压下进行操作。
- 通过联合使用牵开器（经近端入路）和探头（经前内侧入路）复位较大的关节内骨折片（图 75-2g）和清除较小的骨折片。
- 使用小切口暴露尺骨的背面，以避免皮肤和皮下组织干扰固定装置的放置。

根据骨折片的大小，可采用两种不同的固定方式：空心螺钉固定和（或）克氏针固定及骨缝合术。

空心螺钉固定和（或）克氏针固定（图 75-2）。

- 经近端入路撬拨复位关节内骨折后，从尺骨后方骨皮质置入克氏针，将关节镜保留在前外侧入路内，并用关节镜从骨折的冠状面底部检查骨折的复位固定情况（图

75-2h）。

- 可通过前内侧入路置入 ACL 钻导系统。
- 通过 X 线透视评估复位情况。
- 置入克氏针固定骨折片。
- 当骨折片大小适宜时，可在克氏针上安装小型空心螺钉。

骨缝合术

当骨折片太小而无法固定时，最好行骨缝合术。这种固定方式虽然不太稳定，但可以在骨折固定时维持骨折复位状态（图 75-3d，图由 Spectrum System, Linvatec Corp, Largo, FL 提供）。

- 使用通常用于缝合肩袖损伤的缝合线（图 75-3d，Spectrum System，Linvatec Corp，Largo，FL），将缝合线穿过关节囊（恰好位于冠突尖骨折片的后方）。
- 工作入路始终为前内侧入路，而观察入路始终为前外侧入路。
- 用普通缝合线缝合（图 75-3e）。
- 第一个出入孔是用直径 1.6mm 的克氏针在冠突底部钻出的。
- 通过第一个出入孔，用一根腰穿针（1.2mm×90mm）（图 75-3f）引入一根导引线（单股直径为 1mm）。
- 从前内侧入路穿出后（图 75-3g），骨

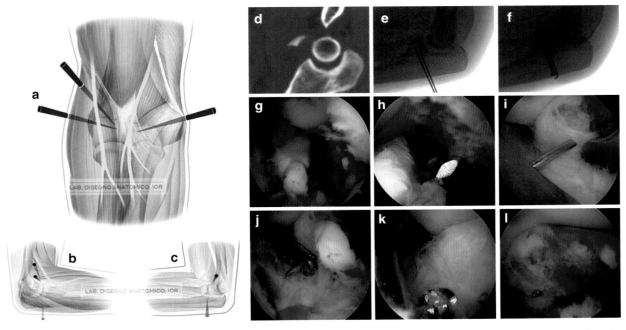

图 75-2　冠突骨折的关节镜下复位内固定。a~c. 肘部的前内侧、前外侧和近端前外侧的关节镜入路示意图。红色为经皮内固定的方向。d. 冠突骨折的 CT 图像。e. 临时克氏针固定术中 X 线透视图。f. 克氏针及空心螺钉固定术中 X 线透视图。g~l. 前外侧入路、近端前外侧入路的牵开器和前内侧入路的刨削刀。g 和 h. 在骨折片下置入至少两枚克氏针。i. 在维持骨折复位的同时，将克氏针置入骨折片中以避免克氏针尖端损伤血管神经组织。k. 根据骨折片大小，可在克氏针上方用空心螺钉固定，也可只用克氏针固定

缝合线的第一个头向后穿过尺骨（图 75-3h）。

- 通过使用相同的技术穿过第二个线头，复位后方骨皮质骨折，用探针引导骨折片（图 75-3）。

无论采用何种技术行关节镜下复位内固定，在屈伸活动时，固定装置和关节都必须保持稳定，以减少术后制动时间。因此，我们常用克氏针来完善螺钉固定或骨缝合术（图 75-2f，75-3k、l）。

75.5.3　提示和技巧

- 肘关节屈曲 90°~100°，打开前方关节腔，以方便手术操作。
- 在 ACL 钻导系统的协助下置入克氏针。
- 导针的位置和方向是克氏针的高度、水平和方向的有效参照。
- 其他克氏针可以按照第一枚克氏针插入的

方向插入，只需改变入针点。

- 当进行空心钻孔及随后置入螺钉时，应用 Kocher 钳稳住克氏针，以防克氏针向前移位，穿过肱前肌，造成损伤。
- 克氏针联合螺钉或骨缝合术可增加骨折固定后的旋转稳定性。

75.5.4　陷阱

- 由于关节囊常被撕裂，关节腔内灌注压过高会引起广泛组织肿胀，增加手术风险与难度。

75.6　桡骨头骨折 [5]

75.6.1　适应证

- Mason Ⅰ 型骨折和 Mason Ⅱ 型骨折合并移位（ARIF）。
- Mason Ⅲ 型骨折未合并韧带撕裂。

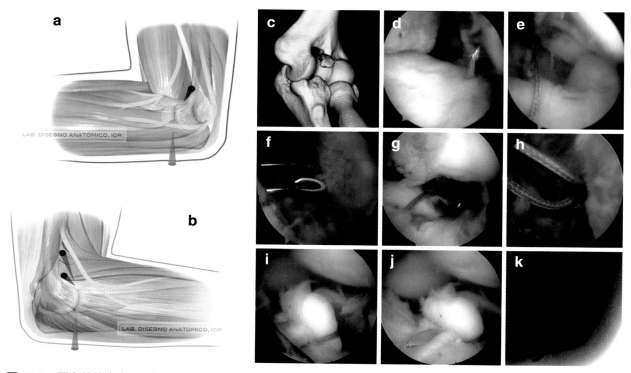

图 75-3　冠突骨缝合术。a 和 b. 与克氏针 / 螺钉固定所用的入路相同。c. 冠突骨折移位的 CT 图像。d. 将克氏针插入关节腔，然后换成导针。e. 缝合线穿过关节。f. 过线器通过腰穿导管引入。g. 将缝合线和过线器从关节内取出，并将缝合线放入过线器内。h. 用过线器将缝合线引出，然后将缝合线系于鹰嘴。i~k. 以缝合线稳定固定冠突并用克氏针加固

75.6.2　禁忌证

- Mason Ⅲ型骨折伴外侧副韧带损伤或冠突骨折（切开复位内固定或桡骨头置换术）。

75.6.2.1　关节镜下复位内固定治疗 Mason Ⅱ型骨折

- 为复位骨折，骨折片必须先用克氏针固定。

- 进行螺钉固定时的操作入路的位置可能会有所不同。

- 经后外侧入路和中外侧入路，分别放置镜头和操作器械，可以在后外侧沟处理外侧骨折[5]。前臂逐渐旋后，直到骨折部充分暴露（图 75-4a~e）。

- 相反，通过维持复位时的体位，前臂旋前固定，以及使用牵开器和探头维持骨折部复位状态并充分暴露骨折部。第二条外侧入路指向桡骨头，在关节内放置一根直径 5mm 的套管。套管可保护软组织免受旋转工具（克氏针、钻头、螺丝刀）的伤

害，以及避免用于放置螺钉的细导针弯曲或断裂。克氏针经套管穿入。如果骨折复位稳定，则进行固定（测量、钻孔、安装螺钉），否则，应经皮放置其他克氏针（套管外放置）以固定骨折片，并钻孔置入螺钉（图 75-4f~j）。

- 前臂旋前可将骨折片置于前内侧入路的前方，在这种情况下，关节镜下内固定可以经前外侧入路进行，工作套筒的使用对软组织的保护更为重要。

- 我们使用 2.5mm 的无头空心螺钉。

关节镜下清理骨折块

对于部分桡骨头（＜50%）严重粉碎性骨折，虽然此时的骨折块无法可靠地固定，但采用桡骨头置换术又不太适宜。对于这种病例，在关节镜下清理骨折片并彻底行关节内清创术，无须切开摘除骨折块，以避免关节不稳定。关节镜可在肘关节前方间室（通过前内侧入路、前外侧入路和

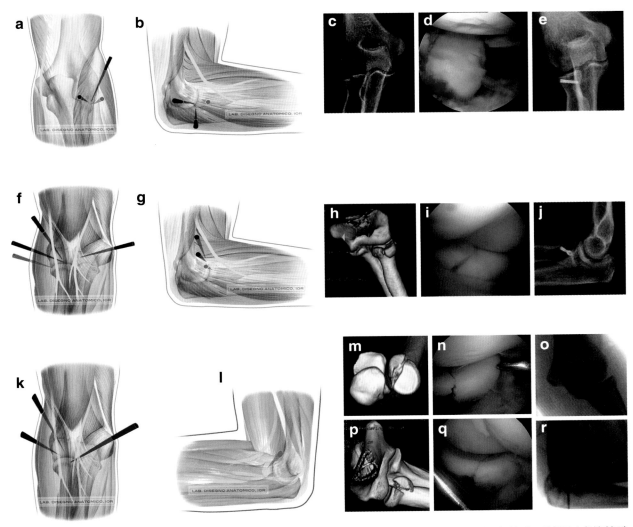

图 75-4 桡骨头骨折的固定方法。a~e. 后外侧沟。f~j. 前方间室（如果桡骨头骨折累及外侧半骨质，则通过直接辅助性入路（红色）进行固定。k~r. 对于桡骨头内侧骨折，可通过前内侧入路进行固定（红色），复位后，必须用克氏针固定骨折片

近端前外侧入路）或后外侧沟（通过后外侧和中外侧入路）内操作。

75.6.2.2 关节镜下切除桡骨头

对于桡骨头严重粉碎，无法固定，但肘关节稳定的患者，若患者较年轻，可考虑关节镜下切除桡骨头。在清理前方间室骨折片后，关节镜仍在前内侧入路内的情况下，通过中外侧入路插入高速磨钻，可以精确而轻松地切除桡骨头。切除桡骨头至完整的环状韧带上缘。在不损害环状韧带的情况下，尽可能少地缩短近端的半径，以保持外侧韧带的张力。

75.6.3 提示和技巧

- 螺钉长度的选择比较困难，因为在置入器械的情况下，不易行术中 X 线透视。螺钉的长度一般为 14~18mm，若对长度有疑惑，应选择较短的螺钉并在固定后进行 X 线透视，以避免因追求得到清晰的 X 线片而导致克氏针复位不佳或弯折。

- 应谨慎选择手术器械，直径 2.5mm 的钻头和螺丝刀不应太短，特别是在经前内侧入路进行固定时，若钻头和螺丝刀不能用，可缩短关节镜套管。

75.6.4　陷阱

关节镜下治疗肘关节骨折比切开复位内固定更困难，但是关节镜下治疗具有许多切开复位内固定所没有的优点。

75.6.5　术后管理、康复和重返运动

- 肘关节屈曲 90°，保持旋转中立位，并用夹板固定。
- 具体康复方案取决于损伤的程度。

参考文献

[1] Mitani M, Nabeshima Y, Ozaki A, Mori H, Issei N, Fujii H, Fujioka H, Doita M. Arthroscopic reduction and percutaneous cannulated screw fixation of a capitellar fracture of the humerus: a case report. J Shoulder Elb Surg. 2009;18(2):e6–9.

[2] Dubberley JH, Faber KJ, Macdermid JC, Patterson SD, King GJ. Outcome after open reduction and internal fixation of capitellar and trochlear fractures. J Bone Joint Surg Am. 2006;88(1):46–54.

[3] Hausman MR, Klug RA, Qureshi S, Goldstein R, Parsons B. Arthroscopically assisted coronoid fracture fixation: a preliminary report. Clin Orthop Relat Res. 2008;466(12):3147–52. https://doi.org/10.1007/ s11999-008-0502-2.

[4] O'Driscoll SW, Jupiter JB, Cohen MS, Ring D, McKee MG. Difficult elbow fractures: pearls and pitfalls. Instr Course Lect. 2003;52:113–34.

[5] Rolla PR, Surace MF, Bini A, Pilato G. Arthroscopic treatment of fractures of the radial head. Arthroscopy. 2006;22(2):233.e1–6.

第 76 章　桡骨头骨折

Tym Frank and Graham J. W. King

查国春　译

76.1　引言

桡骨头骨折最常见的损伤机制为肘关节伸直位摔倒，前臂旋前并以手掌着地。受伤时肘部的轴向应力、外翻应力及后外侧旋转应力使桡骨头相对于肱骨小头产生了压缩力和剪切力，从而导致了桡骨头骨折[1]。

孤立的桡骨头骨折多为无移位骨折或轻度移位骨折，而移位或粉碎性桡骨头骨折常伴有软组织损伤和其他骨折。普遍认为，损伤时的关节负荷传导特征是桡骨头骨折合并其他损伤的原因。合并的损伤包括其他部位骨折（冠突骨折、鹰嘴骨折、肱骨小头骨折）和肘关节不稳定（内、外侧副韧带损伤及肘关节脱位）。桡骨头骨折还可能与更复杂的损伤有关，如严重的肘部损伤三联征（肘关节脱位合并桡骨头和冠突骨折）、远端桡尺关节损伤、前臂骨间膜撕裂（Essex-Lopresti损伤）、腕关节骨折及腕间韧带损伤。这些合并的损伤必须进行专门的检查，否则很容易被忽略。桡骨头为一圆形至椭圆形的柱状结构，与肱骨小头和尺骨近端的桡骨切迹相连接，且相对于桡骨颈有不同程度的偏移。整个关节面和大部分的关节边缘有关节软骨覆盖。桡骨头的非关节部分被称为安全区，放置在安全区内的内固定在前臂旋转时不会干扰近端桡尺关节。前臂处于旋转中立位时，安全区位于桡骨头前外侧约 110°的弧形区域（图 76-1）。

桡骨头对肘关节的稳定性起着重要的作用，为肘关节提供轴向、内翻、后外侧旋转及前屈 - 外翻稳定性。桡骨头是对抗肘关节外翻应力的次要结构，其在正常肘关节中提供了高达 30% 的外翻阻力，这在内侧副韧带损伤或合并骨间膜损伤时尤其重要，若不能重建前臂的纵向稳定性，将对肘关节的功能产生非常严重的影响。

完整的外侧副韧带的体格检查包括过度旋前试验、抽屉试验、轴移试验或内翻应力试验。完整的内侧副韧带的体格检查包括外翻应力试验和过度旋后试验。肘关节屈伸和（或）前臂旋转的机械阻挡因素是一个主要的手术适应证。评价远端桡尺关节和骨间膜的柔韧性及稳定性也同样重要。最后还需进行详细的神经学检查。肘部的影像学检查通常需要拍摄前后位 X 线片和侧位 X 线片。侧位 X 线片上的脂肪垫征阳性提示可能是关节内无移位的桡骨头骨折。肘部的其他影像学检查体位还包括肱桡关节位（又称 Greenspan 位），摄片时肘关节屈曲 90°，前臂旋转中立位，射线与前臂成 45°角，这种投照方式进一步改善了肱桡关节的可视化，并有助于

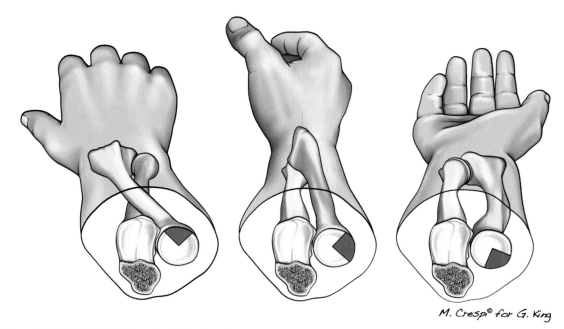

M. Crespi© for G. King

图 76-1 前臂分别处于旋前位、中立位、旋后位时，桡骨头上形成约 110°的弧形安全区，前臂处于旋转中立位时，桡骨头的安全区位于肘关节前外侧

发现桡骨头的无移位骨折或轻度移位骨折（图 76-2）。还需要行腕部或前臂的 X 线检查，以评估临床上出现的相关损伤，CT 也有助于发现其合并的骨折，特别是在粉碎性或移位性骨折情况下（图 76-3）。麻醉时进行 X 线检查可评估肘关节内翻、外翻和轴向的稳定性。当怀疑有 Essex-Lopresti 损伤时，桡骨牵拉试验（见下文）可能有助于诊断评估。Mason-Johnston 分型将桡骨头骨折分为 4 型：Ⅰ型，无移位的骨折；Ⅱ型，单纯移位的骨折；Ⅲ型，粉碎性骨折；Ⅳ型，即

伴有肘关节脱位的桡骨头骨折（表 76-1，图 76-4）。虽然这些分类系统已被广泛使用，但仍存在争议，因为手术适应证尚不明确，平片难以定量骨折的移位，影像学很难区分可修复骨折和不可修复骨折，通常只有在术中才能确定治疗方案。

桡骨头骨折的处理包括手术治疗和非手术治疗。为了做出最佳的治疗决策，对整个合并损伤（其他骨折或韧带损伤）有一个整体认识至关重要。另外，患者的基本情况（骨质、年龄、活动需求、并发症）、外科医师的能力、设备的可

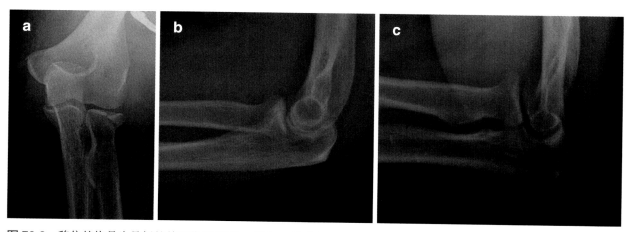

图 76-2 移位的桡骨头骨折的前后位 X 线片、侧位 X 线片和 Greenspan 位 X 线片，注意前后脂肪垫征

用性，以及患者的损伤模式都应该被考虑在内。对于单纯的无移位骨折和移位骨折无运动障碍的患者，建议采用非手术治疗。先进行短时间（1周）的固定，然后在急性疼痛消退后尽早积极活动，应避免上肢的负重活动，直到达到临床和影像学愈合（6~8周）。85%~95%的患者预后良好，然而如果固定时间过长，可能会出现肘关节僵硬。

如果桡骨头骨折有游离骨折块，同时合并其

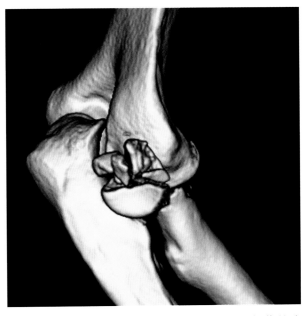

图 76-3 肘关节三维 CT 有助于其他合并的骨损伤的诊断，并有助于制订移位性或粉碎性骨折的术前规划

他骨折或韧带损伤，建议采用手术治疗[2]，如切开复位内固定、骨折块切除、桡骨头切除和桡骨头置换术。桡骨头切开复位内固定是治疗部分关节内骨折和完全关节内骨折的有效方法。切开复位内固定旨在恢复肘关节的匹配性和稳定性。对骨折进行坚强内固定对肘关节的早期主动活动尤为重要，且远期疗效与肘关节是否能够早期主动活动密切相关。

76.1.1 手术技术

76.1.1.1 术前计划

- 临床病史、体格检查和影像学检查对于在术前了解骨折类型和评估是否合并其他骨折和韧带损伤至关重要。
- 不稳定骨折或合并其他损伤常需要使用较大的手术切口。
- 大多数非粉碎性骨折可通过切开复位内固定治疗。粉碎性骨折只有在能够获得稳定

表 76-1　桡骨头骨折治疗策略

Mason–Johnston 分型	表现	治疗
Ⅰ型	无移位的骨折	非手术治疗
Ⅱ型	有移位的骨折	切开复位内固定
Ⅲ型	粉碎性骨折	切开复位内固定 / 桡骨头置换术
Ⅳ型	骨折伴肘关节脱位	桡骨头置换术

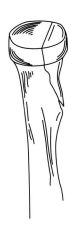

Ⅰ型

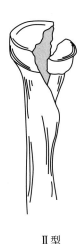

Ⅱ型

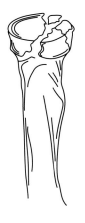

Ⅲ型

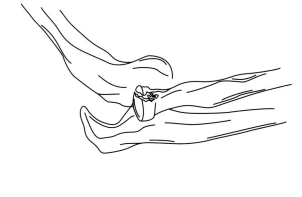

Ⅳ型

图 76-4　Mason-Johnston 分型

的解剖复位以保证早期活动的情况下，才能使用切开复位内固定。

- 确保有合适的内固定装置（螺钉和钢板）可供选择，且只有在内固定不能稳定骨折的情况下方可选择桡骨头置换术。

76.1.1.2 患者体位

- 患者的体位取决于手术入路和外科医师的偏好。

- 一种方法是患者取仰卧位，上肢置于胸前，用支架支撑，使肘关节屈曲90°。在同侧肩胛骨下放置一个3kg的静脉输液袋以抬高肩胛骨。第二助手或C臂机位于手术台对侧。

- 另一种方法是患者取仰卧位，上肢外展于手术床外侧平板支架上。必要时，可外旋患者肩关节以便采用肘部内侧入路。

76.1.1.3 麻醉下X线透视

- 在麻醉诱导后和皮肤切开前，通过X线透视检查肘关节的稳定性，从而对需要修复或可能需要替换的部分结构的手术入路进行适当的规划。

76.1.1.4 手术方法

- 上臂铺单完毕后，将无菌止血带置于上臂近端。

- 皮肤切口位于鹰嘴顶端的后方。推荐使用后侧入路，因为该入路可以最大限度地减少皮肤的神经损伤，使皮肤切口更加美观。必要时，还能向深部进一步暴露。过大的皮瓣可能会导致血肿。也可以选择外侧入路，但这种入路的可延伸性差，如果还需要做后侧切口或内侧切口，可能会出现皮肤桥接处的坏死。提起外侧皮瓣，保留肱三头肌和伸肌肌腱。如果需要建立内侧入路，则以同样的方式提起内侧皮瓣，识别并保护尺神经。

- 深部入路
  - 外侧副韧带和合并骨性损伤决定了手术

时解剖的深度。将患者前臂充分旋前，使骨间后神经远离旋后肌的手术区。暴露桡骨头关节远端时需要十分注意，因为骨间后神经位于桡骨头关节面远端4~8cm处。

- 劈指总伸肌入路
  - 如果外侧副韧带未被破坏，则进行EDC入路。因为经此入路可以直接定位并充分显露桡骨头，而Kocher入路只能显露68%的桡骨头。
  - 在桡骨头中部，纵向劈开外上髁至距肱桡关节25mm处的指总伸肌。
  - 穿过肌腱和关节囊后，在与切口相平行的方向切开其下方的桡侧副韧带及环状韧带。
  - 此入路可通过将指总伸肌肌腱和桡侧腕短伸肌从外上髁和髁间嵴分离得到延长。然后，在肱骨上留下袖套样组织，以便促进肌间隔的修复和闭合。
  - 避免后侧剥离，以防止外侧尺骨副韧带损伤和肘关节后外侧不稳定。

- Kocher入路
  - 如果需要修复外侧副韧带，则使用Kocher入路。但在韧带未损伤的情况下，避免使用该入路，因为该入路限制了桡骨头的暴露，并有损伤外侧副韧带和肘关节失稳的风险。
  - 确定尺侧腕伸肌和肘肌之间的肌间隙。直接分离此间隙内的肌群和血管穿支有助于辨别肌间隙。分离筋膜，将肘肌向上提起以显露外侧副韧带。
  - 通常，由于外侧组织会损伤，外侧副韧带会从外上髁撕脱从而显露出桡骨头。
  - 若外侧副韧带完整，应将尺侧腕伸肌向前牵拉以远离尺侧副韧带，并在桡骨头沿中轴线切开，以避免对外侧尺骨副韧带造成损伤。

- Boyd 入路
  - 该入路利用了尺骨和肘肌之间的间隙，适用于合并尺骨近端骨折的桡骨头骨折，但可能会增加桡尺关节畸形愈合的概率。
  - 该入路有利于显露桡骨头、桡骨颈、桡尺关节和肱尺关节。

76.1.1.5　骨折检查和准备

- 实施关节切开术后，立即清除骨折片和血肿。检查肱骨小头是否有软骨损伤。保留所有的骨折片，以供后续植骨时使用[3]。
- 小心地保护桡骨头和桡骨颈处的骨折片的骨膜，因为骨膜对后期改善断端血供十分重要。
- 不要在桡骨颈周围放置牵开器，以免损伤桡神经。
- 旋转患者的前臂以观察骨折，并注意安全区内的内固定装置的放置。使前臂处于旋转中立位，并将内固定装置置于前臂外侧，这样可以很容易地将内固定装置置于安全区内（图 76-1）。
- 如果存在粉碎性骨折（骨折片 >3 块），则考虑行桡骨头置换术。特别是对于老年患者和合并不稳定损伤的患者，内固定往往会失败。

76.1.1.6　复位和临时固定

- 用牙科钩或小骨剥将被压缩的骨折片抬起。必要时，可从肱骨外上髁或尺骨近端取少量骨松质填补骨缺损。
- 用牙科钩或小克氏针处理骨折片，并用克氏针和持骨钳临时固定。复位钳可增加粉碎性骨折的概率，应谨慎使用。

76.1.1.7　稳定固定

- 桡骨头骨折有多种固定方法。如果是关节内部分骨折，建议用标准型可埋头加压螺钉完成固定。非粉碎性桡骨颈骨折则用空心螺钉交叉固定，而不稳定的桡骨颈骨折用钢板固定。
- 常见的螺钉的尺寸为 1.5mm、2.0mm 或 2.5mm。使用可埋头加压螺钉可以确保其不会干扰到环状韧带和桡骨切迹（图 76-5）。可用 2.5mm 空心螺钉依次替换临时固定的克氏针。对于非粉碎性桡骨颈骨折，空心螺钉交叉固定优于钢板固定，前者有更低的旋转移位。
- 因为有螺纹的克氏针对粉碎性骨折的作用有限，所以首选微型螺钉。无螺纹的克氏针不应用于最终的稳定固定，以免术后发生骨折移位。

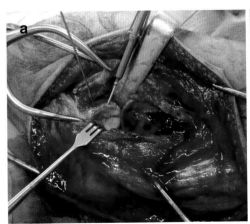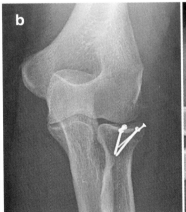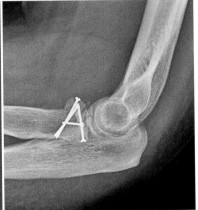

图 76-5　用螺钉固定桡骨头骨折。a. 可依次取出临时固定的克氏针，并用 2.0mm 皮质骨螺钉替代。b. 术后 X 线片显示骨折的复位情况和内固定的位置

- 可吸收聚乙烯材料可用于较小的软骨骨折。
- 钢板需放在安全区内。采用桡骨近端锁定钢板相对于传统钢板更加节省手术时间，且固定得更牢靠。纵向暴露桡骨干时，应避免桡神经长期被钢板压迫。

76.1.1.8 闭合切口

- 如果外侧副韧带的后半部分仍然附着于肱骨外上髁上，那么可将韧带的前半部分（环状韧带和桡侧副韧带）和伸肌用可吸收缝合线间断地修复在外侧副韧带的后半部分上。
- 如果需要进行外侧副韧带的修复，推荐使用不可吸收缝合线经骨内钻孔固定或锚钉缝合固定，然而韧带的张力性修复仍有一定难度。
  - 在肱骨小头外侧中心点钻孔建立骨隧道，并在外上髁前、后缘中点穿出。也可选择后柱双隧道。
  - 采用 Krackow 缝合法将尺侧副韧带、桡侧副韧带、环状韧带和伸肌筋膜稳定地固定于止点（图 76-6a）。
  - 用缝合线导向器将缝合线置入肱骨远端

的骨隧道中，使患者前臂内旋，然后拉紧缝合线并打结，以避免肘内翻（图 76-6b）。
  - 对于骨质疏松的患者，可使用小型钢板和皮质骨螺钉加强后方的骨桥。
  - 线结应置于外侧髁上嵴的前方或后方。
  - 在桡骨头骨折合并内侧副韧带损伤的情况下，应避免外侧副韧带修复时过于紧张。

76.2 桡骨头置换术

桡骨头置换术适用于无法通过切开复位内固定重建的有移位的或粉碎性桡骨头骨折（图 76-7a~c）。桡骨头置换术尤其适用于骨折脱位伴韧带不稳定的患者，因为桡骨头切除会加剧肘关节的不稳定，并可能导致桡骨近端移位和尺骨撞击综合征[4]。桡骨头置换术的相对禁忌证包括肱骨小头关节病和桡骨头骨折合并严重的软骨损伤。

76.2.1 术前计划

- 桡骨头置换术有多种术式，对于最佳的术

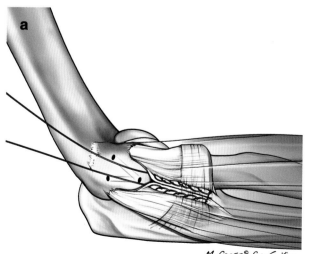 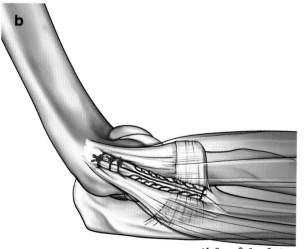

图 76-6　外侧缝合。a. 采用 Krackow 缝合法将尺侧副韧带、桡侧副韧带、环状韧带和伸肌筋膜稳定地固定于止点。在肱骨小头外侧中心点钻孔，在肱骨外上髁前、后缘中点穿出。b. 将缝合线置入肱骨远端的骨隧道中，使患者前臂内旋，然后拉紧缝合线并打结，线结置于外侧髁上嵴的前方或后方

式尚未形成共识。

- 桡骨头假体是模块化设计，假体柄的直径不受桡骨头的直径和厚度影响，可适应不同的解剖学变化。

- 推荐使用单极头设计的假体，这种假体已被证明是安全的，可避免术后肘关节疼痛和活动受限。桡骨头假体主要在环状韧带引导下活动，而不依赖于桡骨颈的偏距。光滑假体可在骨髓腔内轻微移动，以恢复肱桡关节的运动轨迹。

- 理论上双极桡骨头假体有助于改善肱桡关节的运动轨迹和接触面积，以及避免肱桡关节压力过高。其潜在的并发症包括聚乙烯磨损微粒诱导的骨溶解，肘关节和前臂的不稳定，以及桡骨头和桡骨颈间的移位。

- 精确的手术操作与选用的假体的类型有关。

76.2.2　切除桡骨头

- 患者的体位和手术入路如前所述。清理关节并在器械台上组拼骨折片（图 76-7d ）。

- 用微型摆锯在桡骨头颈连接处横向切割近端桡骨。应尽可能地缩小切除范围，但应形成一个光滑且垂直的桡骨头切除平面以放置假体。

76.2.3　假体型号

- 桡骨头的大小可以通过组拼骨折片和试模比较来判断。

- 由于天然的桡骨头是椭圆形的，假体的选择应该以椭圆的短轴为参考。如果桡骨头

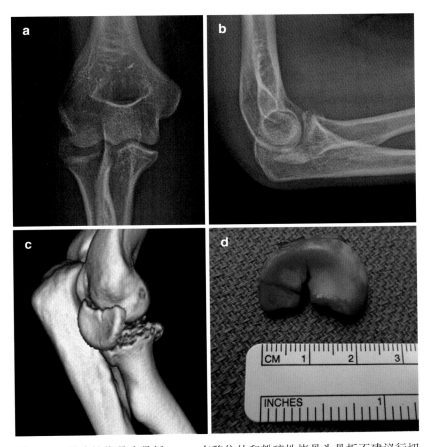

图 76-7　粉碎性桡骨头骨折。a~c. 有移位的和粉碎性桡骨头骨折不建议行切开复位内固定，术前正、侧位 X 线片和三维 CT 图像。d. 将桡骨头骨折片置于器械台上，并组拼起来，评估是否可以行固定治疗，由于大多是粉碎性的骨块，内固定往往会失败。因此，可以测量桡骨头从而确定假体的大小

的大小恰好在两个假体型号之间，应选择较小的假体，避免过度填充关节，从而导致肘关节疼痛、僵硬和软骨磨损。

76.2.4 髓腔准备

- 在桡骨颈后方放置小 Hohmann，将近端桡骨向外侧牵开，使桡骨颈置于手术区域。避免将牵开器放置在桡骨颈前方，从而防止桡神经受压。
- 髓腔锉从小到大扩髓，直至接触到骨皮质。光滑的假体柄通常比髓腔锉短1mm，而大多数的假体都是非水泥型的，所以需要适当挤压假体以使假体和骨质紧密结合。

76.2.5 假体试模

- 置入假体试模，以评估其大小、匹配度和假体运动轨迹。通过观察肱桡关节、肱尺关节和尺桡关节判断假体的直径和长度是否合适。将桡骨切迹作为参考点，桡骨头的近侧缘在冠突外侧缘远端 1~2mm 处，假体近侧缘必须与冠突外侧缘位于同一平面。
- 术中行 X 线透视，观察肱尺关节内外侧间隙。肱尺关节内侧间隙过大则建议使用厚的桡骨头假体。约有 1/3 的患者的肱尺关节外侧间隙较大，因为该区域有较厚的软骨覆盖。
- 在外侧副韧带断裂的情况下，不要根据桡骨头假体与肱骨小头的间距来决定假体的厚度，否则可能会导致桡骨过长。
- 在 Essex-Lopresti 损伤时应检查患侧腕尺关节的变化，并与对侧相比较。
- 术中评估肘部和前臂的活动范围，以及肱桡关节的运动轨迹。活动范围的缩小可能是由肱桡关节间隙过度狭窄所致。
- 如果肘关节不稳定，则必须修复其他有助

于肘关节稳定的结构，如外侧副韧带和冠状软骨。
- 避免为了获得肘关节的稳定而延长桡骨。
- 如果前臂旋转时假体相对于肱骨小头运动轨迹不良，应尝试用小一号的假体柄，应注意肱桡关节的运动轨迹取决于环状韧带和关节的匹配度，而不是近端桡骨干。

76.2.6 假体植入

- 在器械台上组装模块化桡骨头假体，并在组装结束后将其置入桡骨近端。
- 桡骨头置换术后肘关节的不稳定可能与术中部分没有被处理的病损有关。结局如上所述（图 76-8）。

76.2.7 最后的 X 线透视检查

- 使患者的肘关节进行一系列的活动，以仔细评估肘关节内翻、中立和外翻时的稳定性。
- 在伴有肘关节脱位的患者中，如果肘关节屈曲（≥ 40°）时发生半脱位，应考虑对内侧副韧带和屈曲 – 旋前肌群进行额外的修复。

76.3 骨折块切除术

如果桡骨头骨折只涉及关节面的一小部分（<25%），并导致关节活动受到机械性阻碍，则可以行骨折块切除术。对于较大的关节面骨折块（>25%）应尽可能行切开复位内固定，不应切除，切除骨折块可能会导致关节不稳定和机械性活动受限。骨折块切除可采用开放手术或关节镜辅助下治疗。曾经，桡骨头切除术是急性骨折常用的手术方式，但随着现代固定技术和关节置换术的发展，桡骨头切除术在治疗急性骨折中的应用越来越少。桡骨头切除术只适用于孤立的、粉碎性的、不可重建的且没有合并韧带断裂或关

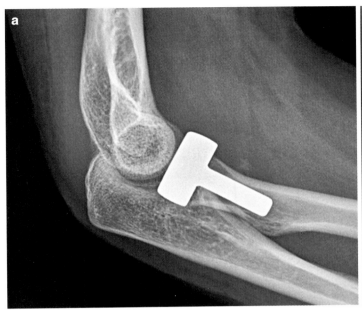
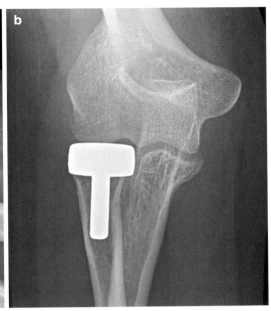

图 76-8　桡骨头置换术后的正、侧位 X 线片。a. 侧位 X 线片显示假体与肱骨小头对齐，肱尺关节复位。b. 正位 X 线片显示肱尺关节内外侧间隙相等，肱尺关节内侧间隙变大提示桡骨假体过长

节脱位的骨折。因为大多数有移位的和粉碎性桡骨头骨折都伴随着韧带损伤或关节脱位，所以桡骨头切除术很少被用于此类骨折的急性期治疗。此外，桡骨头切除术常被当作非手术治疗或手术治疗后出现并发症的一种补救措施。

与关节置换术或骨折切开复位内固定相比，骨折块切除术的技术要求更低，可在开放手术或关节镜下完成，且允许肘关节的早期活动。桡骨头切除术后重建软组织张力是恢复肘关节稳定性的关键。术中需要进行 X 线透视以证实肘关节外翻、内翻、后外侧旋转或轴向的稳定性。通过桡骨牵拉试验，即纵向施加约 89N 的力在近端桡骨上，同时通过 X 线透视监测尺侧移位变化。尺侧移位超过 3mm 提示骨间膜损伤，超过 6mm 提示所有纵向稳定结构均已受损，此时不应行桡骨头切除术。

肘关节恐怖三联征是桡骨头切除术的禁忌证，因为当内侧副韧带损伤时，桡骨头对肘关节的外翻稳定尤为重要，冠突损伤时肘关节向后活动受限，外侧副韧带的紧张度修复会导致肘关节内翻受限并影响肘关节后外侧旋转的稳定性。

76.4　康复

术后康复计划的制订主要依据术后肘关节的稳定性、组织损伤情况、功能的恢复和相关并发症。术后肘关节固定 48 小时。术后预防性口服吲哚美辛，每次 25mg，每天 3 次，可以降低异位骨化的发生率。

对于行单纯桡骨头切开复位内固定或桡骨头置换术而外侧副韧带未受损的患者，术后第 1 周便可以开始主动活动锻炼。活动间歇可以使用颈腕吊带将肘关节保持在 90°中立位。必要时，夜间可以使用肘关节支具将手臂固定在伸直位。如果康复治疗缓慢，应每周调整支具的位置。

相比之下，桡骨头骨折伴有其他骨折或韧带损伤的患者需要使用保护性支具。术中确定的安全体位决定了前臂在康复期间的体位摆放。如果外侧副韧带受损，前臂应置于旋前位；如果内侧副韧带受损，前臂应处于旋后位；如果内、外侧副韧带均受损或经过修复，前臂应处于中立位。首先，用支具将肘关节固定在屈曲 90°，前臂适

当旋转以维持肘关节的稳定性，前臂旋转时允许肘关节屈曲超过90°。由于韧带修复不完全或失败而导致的肘关节不稳，可使用跨关节外固定器进行治疗。休息位夹板固定应将肘关节保持在屈曲90°，且前臂应置于合适的旋转位，固定3~6周。术后6周内禁止进行被动伸展训练。笔者没有使用铰链式支具，因为它价格昂贵，且并不会改善肘关节的稳定性。

术后的X线检查可以发现关节不稳定、复位不佳和骨不连的征象。术后6周内禁止进行被动伸展训练以减少异位骨化的发生。受损韧带及骨折充分愈合后进行伸展训练，通常开始于术后第8周。

76.5 预期疗效和并发症

76.5.1 桡骨头切开复位内固定

切开复位内固定的疗效取决于骨折的类型、粉碎程度、合并损伤、固定和康复质量，以及相关并发症。在单纯性骨折中，90%的病例取得了令人满意的疗效[2]。切开复位内固定的疗效显著优于桡骨头切除术。

桡骨头切开复位内固定的并发症包括固定失败、骨不连、畸形愈合、关节僵直、早期或晚期关节不稳（由于未明确诊断或治疗失败）及移植物突出于关节腔所导致的症状和缺血性坏死。

76.5.2 桡骨头置换术

在两项随机对照试验中，金属桡骨头假体人工置换术的中、短期的临床疗效良好，术后并发症较少，但缺乏长期的随访数据[4]。

桡骨头置换术的并发症包括假体松动、聚乙烯磨损、脱位、假体周围骨溶解、肱骨小头关节炎和肘关节不稳定。肱骨小头的创伤性关节炎可能是由最初的创伤所导致的关节软骨损伤或关节持续不稳定桡骨头假体过后填充、刚性假体的异常接触应力及肘关节运动轨迹异常导致。

76.5.3 桡骨头切除术

许多学者随访研究发现，桡骨头切除术患者的中、短期的临床疗效良好[3]。但是，桡骨头切除术的影像学结果通常都较差，存在桡骨近端移位、提携角增大及肘关节和腕关节无症状的骨关节炎改变的情况。切除桡骨头后，肘关节通常有一个典型的功能性活动范围。

桡骨头切除术的并发症包括肘关节关节炎、桡骨近端移位所导致的腕关节尺侧受压、肘关节不稳定、肘外翻、肘关节或前臂活动受限，以及尺神经病变。

参考文献

[1] Morrey BF, An K-N. Stability of the elbow: osseous constraints. J Shoulder Elb Surg. 2005;14(1 Suppl S):174S–8S. http://linkinghub.elsevier.com/retrieve/ pii/S1058274604002927.

[2] Yoon A, King GJW, Grewal R. Is ORIF superior to nonoperative treatment in isolated displaced partial articular fractures of the radial head? Clin Orthop Relat Res. 2014;472(7):2105–12. http://www.ncbi. nlm.nih.gov/pubmed/24577616.

[3] Ring D, Quintero J, Jupiter JB. Open reduction and internal fixation of fractures of the radial head. J Bone Joint Surg Am. 2002;84–A(10):1811–5. http://www. ncbi.nlm.nih.gov/pubmed/12377912.

[4] Marsh JP, Grewal R, Faber KJ, Drosdowech DS, Athwal GS, King GJW. Radial head fractures treated with modular metallic radial head replacement. J Bone Joint Surg Am. 2016;98(7):527–35. http://www. ncbi.nlm.nih.gov/pubmed/27053580.

第 77 章　关节镜下治疗桡骨头骨折

Raul Barco and Samuel A. Antuña
查国春　译

77.1　手术步骤

77.1.1　入路

我们采用了肘关节镜的"序贯五入路法"，由近端前内侧入路开始。

采用 outside-in 技术建立外侧入路。外侧入路一般位于肘关节远端，有利于改善螺钉的方向，但应注意保持外侧入路与桡神经之间的安全距离。建议不要选用肱桡关节远端前外侧入路。清理关节腔并评估骨折和合并的其他损伤的情况（图 77-1）。评估骨折线以确定螺钉置于安全区内所需的方向。

小提示：提前了解关节镜下桡神经周围解剖的知识对外科医师十分重要，当肘关节屈曲 90° 时，桡神经穿过肱桡关节转向前方。

77.1.2　复位和临时固定

可以使用牙科钩或骨科钳经前外侧入路进行骨折复位（图 77-2）。采用 outside-in 技术和改良的前外侧入路（即开口靠向近端 1cm）有助于临时植入克氏针，以帮助骨折复位。可将完整的环状韧带当作"软组织夹板"，以帮助骨折复位。

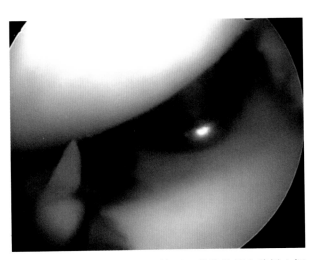

图 77-1　关节镜下评估骨折情况，从前外侧入路插入探针以清除血肿，从而更好地评估骨折

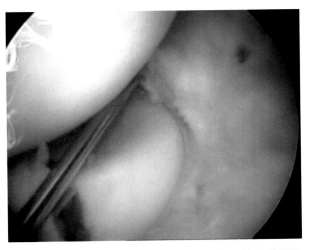

图 77-2　用克氏针来估计螺钉放置的方向。旋转前臂以使螺钉垂直于骨折线

然后可以移除关节腔内的撑开器，把导针作为最终固定的引导装置。

77.1.3 使用克氏针的目的

当前臂处于旋转中立位时，旋转范围为90°（每个方向45°），此时螺钉应置于安全区（图77-3）。前臂旋前或旋后（≤ 45°）以确定骨折线的垂线，直到克氏针指向合适的方向，此时沿导针置入空心钉。

Herbert 钉有助于骨折端的加压。该螺钉需要通过套筒以进行安全插入。可通过改良的近端前外侧入路置入第二根克氏针，避免发生旋转和对位不良。

如果导针没有垂直于骨折线，我们可以旋转前臂或选择其他入路。

77.1.4 钻孔和置入螺钉

通过克氏针的引导，选取尺寸合适的钻头。我们在钻头处上方 20mm 做了一个标记，以避免钻孔过深。当偏离中心时，我们会减少钻孔的深度或选用短一些的螺钉。置入螺钉时，注意骨折块间的加压情况，直至螺钉完全插入。因为患者大多是年轻人，所以单颗螺钉便可达到良好的加压效果。然后移除克氏针，用探针评估骨折的复位情况和稳定性（图 77-4）。完整的环状韧带有助于增加骨折部位的稳定性。

77.2 康复

孤立的桡骨头骨折患者通常可在术后第 4 周完全恢复活动。在此期间，既可以进行肌肉的强化训练，也可以在医师的指导下进行核心力量训练和肩胛运动。术后第 6 周时，患者可以开始进行个体化的运动康复训练（图 77-5）。

77.3 疗效

Rolla 等[1] 对 6 例关节镜下治疗桡骨头骨折的患者进行随访发现，术后的短期疗效良好。Michels 等[2] 对 14 例桡骨头骨折的患者进行肘关节镜下治疗，结果这些患者的 Broberg-Morrey 评分平均为 97.6 分（86~100 分），3 例满意，11 例非常满意，其中 2 例满意的患者伴有软骨损伤。

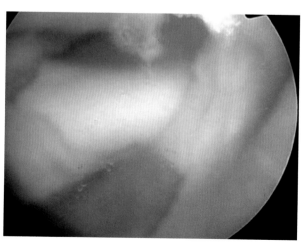

图 77-3　用探针或小骨剥进行骨折复位。环状韧带可帮助骨折复位。克氏针可用于临时固定

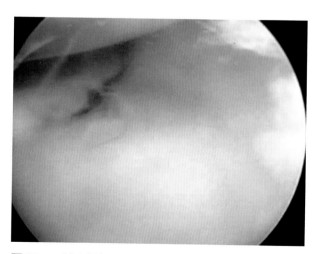

图 77-4　置入螺钉后，用探针评估骨折的复位情况和稳定性

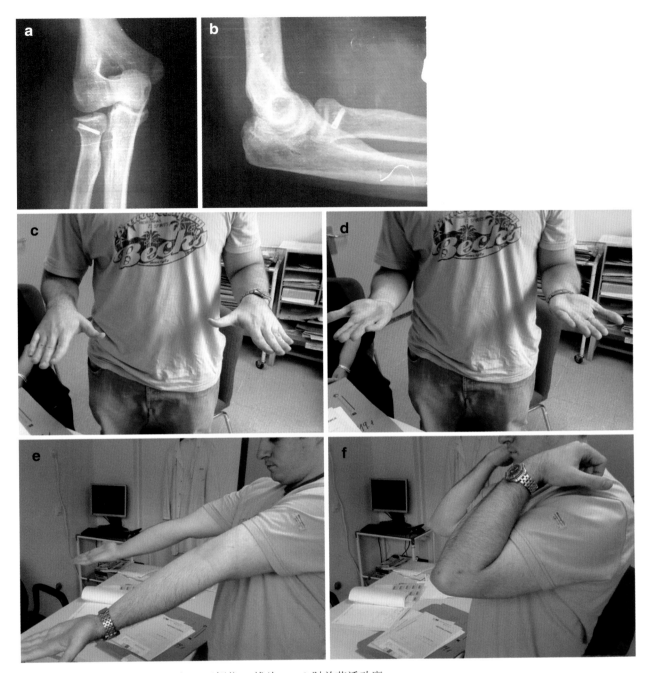

图 77-5　术后第 4 周复查。a 和 b. 正侧位 X 线片。c~f. 肘关节活动度

77.4　并发症

　　避免使用远端前外侧入路，以免损伤桡神经。如果合并其他损伤，手术时间将会延长，有时会出现继发性前臂肿胀。此时，可使用牵开器，使用干性关节镜完成此手术，以减少肿胀发生。

参考文献

[1] Rolla PR, Surace MF, Bini A, Pilato G. Arthroscopic treatment of fractures of the radial head. Arthroscopy. 2006;22(2):233.e1–6.

[2] Michels F, Pouliart N, Handelberg F. Arthroscopic management of Mason type 2 radial head fractures. Knee Surg Sports Traumatol Arthrosc. 2007;15(10):1244–50.

第 78 章　关节镜下桡骨头切除术

Deepak N. Bhatia

查国春　译

78.1　引言

　　急性或慢性桡骨头骨折通常都需要进行切除。使用肘关节镜有助于摘除孤立的急性桡骨头骨折的骨折片。同样，关节镜下切除愈合不良和不匹配的桡骨头也是一种治疗慢性桡骨头骨折的微创手术方式。关节镜既可用于评估和治疗关节内相关病损，也可用于从桡骨头和肱骨小头取出固定移植物[1-2]。

78.2　适应证

　　（1）仅累及 25%~30% 的桡骨头的孤立的桡骨头粉碎性骨折，可以行关节镜下桡骨头切除术。同样的，急性期的粉碎性骨折片也可在关节镜下清除（图 78-1a）。

　　（2）肱桡关节骨折是很常见的骨折类型，关节镜下处理肱桡关节时，需要切除愈合不良的桡骨头并松解挛缩的关节囊（图 78-1b）。

　　（3）在伴有持续性疼痛和肘关节旋转受限的轻微的有移位的骨折愈合后，有时可见软骨过度生长，关节镜下清除软骨隆起，可使症状明显改善（图 78-1c）。

　　（4）桡骨头骨折行切开复位内固定后可导致

内固定物突出皮肤，关节镜下，可在切除愈合不良的桡骨头骨折片的同时取出固定桡骨头的螺钉。

　　（5）累及肱桡关节的肘关节骨性关节炎的有效治疗方法包括关节镜下清创术、关节囊松解术和桡骨头切除术（图 78-1d）。

78.3　禁忌证

　　关节镜下桡骨头切除术的禁忌证是伴有韧带损伤和冠突骨折的急性骨折。慢性移位的桡骨头骨折片可能位于关节囊外，并附着在神经血管结构上，关节镜下切除桡骨头时需要细致地剥离骨折片。

78.4　手术技术

　　肘关节镜手术常在侧卧位进行。

　　入路：①近端前内侧入路是整个手术过程的观察入路，位于内上髁的前面近端 1cm 处和内侧肌间隔的前面；②近端前外侧入路是主要的操作入路，位于外上髁的前面近端 1cm 处和外侧肌间隔的前面；③直接前外侧入路被用于额外的清理或收紧软组织，该入路位于肱桡关节水平

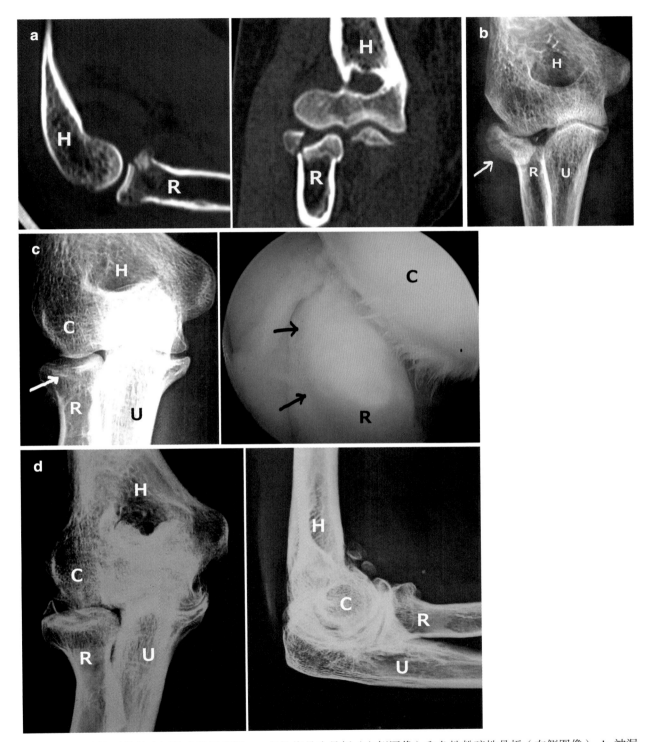

图 78-1　关节镜下桡骨头切除术的适应证。a. 急性桡骨头骨折（左侧图像）和急性粉碎性骨折（右侧图像）。b. 被漏诊的慢性桡骨头骨折，X 线片显示骨折块移位和不愈合的骨折片（白色箭头），可见肱桡关节间隙狭窄。c. 轻度移位和愈合不良的桡骨头粉碎性骨折（白色箭头）的 X 线片。关节镜下显示桡骨头关节不匹配和软骨隆起（黑色箭头），肱骨小头发生磨损。d. 肱桡关节骨性关节炎的 X 线片。H—肱骨，C—肱骨小头，R—桡骨，U—尺骨

上，桡骨头前方，该入路精确的位置可通过由外
向内技术确定；④桡骨头入路是笔者设计的一个
用于广泛切除骨折片的入路，通过在桡骨头水平
处做一 1cm 的切口，在肘肌和尺侧腕伸肌之间
创建入路（图 78-2）。

78.4.1　切除完整桡骨头的外科技术

　　完整的桡骨头常存在于被漏诊的慢性桡骨头
骨折、骨折内固定失败和关节炎等情况。这些情
况与关节内和关节囊纤维化、关节间隙狭窄，以
及存在软骨、骨折片和金属植入物等物质有关。
在这种情况下，关节镜下桡骨头切除术的手术步
骤如下。

　　第一步：诊断性关节镜检查与组织粘连松
解。近端前内侧入路用于评估桡尺关节，以及识
别和移除游离骨块，必要时经近端前内侧入路行
滑膜切除术。然后通过直接前外侧入路或桡骨
头入路引入一个直径 3mm 的刨削刀，并在桡骨
头周围进行组织粘连松解，以便于观察（图 78-
3a、b）。

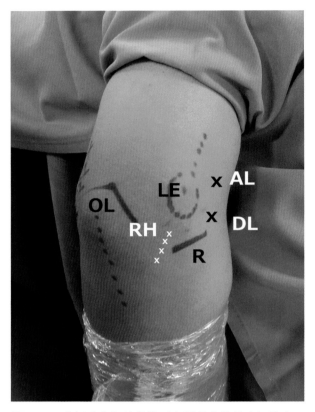

图 78-2　在侧卧位行关节镜下右肘关节桡骨头切除术。
近端前外侧入路（AL）和直接外侧入路（DL）可进入
桡骨头（R）外侧 2/3 部分。桡骨头入路（RH）位于桡
骨头水平，肱骨外上髁（LE）与鹰嘴（OL）之间

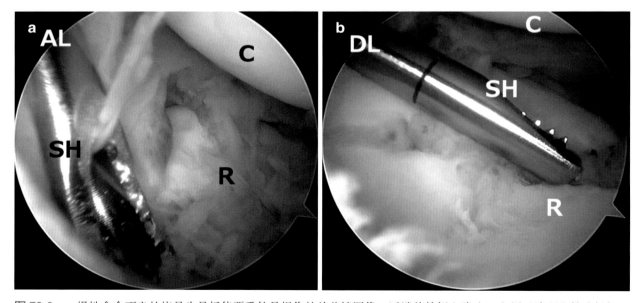

图 78-3　a. 慢性愈合不良的桡骨头骨折伴严重软骨损伤的关节镜图像。近端前外侧入路（AL）用于清理和粘连松解。
注意刨削刀（SH）与桡骨头（R）的倾角。C—肱骨小头。b. 直接外侧入路（DL）是一个良好的操作入路，因为经该
入路可更好地进入肱桡关节间隙

第二步：关节面切除。桡骨头与肱骨的紧密接触导致肱桡关节间隙狭窄。所以通过切除桡骨头关节面残余软骨扩大肱桡关节间隙。先使用直径 3mm 的刨削刀，再逐步使用直径 3.5~4mm 的刨削刀，当肱桡关节间隙达到 5mm 时，表明关节面已经被彻底切除（图 78-4a、b）。

第三步：桡骨头切除术。将一个直径 4.5mm

的刨削刀通过 DL 和（或）RH 引入，并逐步切除桡骨头骨性部分。DL 允许切除桡骨头的外侧 2/3 部分，前臂旋转运动可方便器械进入桡骨头的内侧和前方区域。桡骨头最内侧的区域可以通过桡骨头入路切除（图 78-4c）。当存在金属固定物时，可从桡骨头挖出并用套管取出。

第四步：周围软骨环切除。桡骨头骨性部分

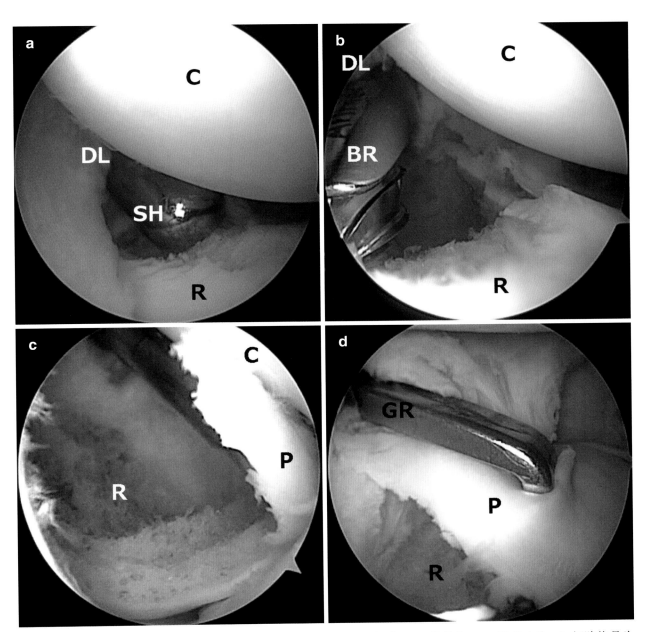

图 78-4　a. 先用刨削刀（SH）通过直接外侧入路（DL）进行软骨切除。R—桡骨头，C—肱骨小头。b. 切除桡骨头（R），将打磨头（BR）置于直接外侧入路（DL）。C—肱骨小头。c. 桡骨头骨性部分切除后残留的周围软骨（P）。R—桡骨头，C—肱骨小头。d. 经直接外侧入路（DL），用打孔器和抓钳清除残留的软骨（p）。R—桡骨头，GR—抓钳

切除后会残留软骨的边缘，用刨削刀很难切除这个边缘。可联合使用打孔器和抓钳在小号关节刨削刀的协助下切除周围软骨环。要小心地消除所有松动的骨折片，并彻底地冲洗关节腔（图78-4d）。

第五步：评估是否充分切除。不充分的切除可能导致症状不完全缓解，而过度切除可能导致前臂纵向不稳定和疼痛。通常，笔者使用以下方法评估切除的情况：①可以使用两个宽度为4~5mm的刨削刀进行检查，以评估肱桡关节间隙是否达到8~10mm；②在关节镜下可见桡骨头残端为骨皮质；③桡骨颈骨皮质在使用刨削刀时与骨松质有不同的感觉；④X线片或X线透视显示肱桡关节间隙为8~10mm（图78-5）。

78.4.2　桡骨头骨折的手术技术

急性桡骨头骨折在关节镜下切除有一定困难，具体表现如下。

①关节腔内出血、组织血凝块及滑膜炎可使视野不清；②桡骨头骨折片往往较大，由于缺少稳定的附着，难以抓取；③骨折片体积大，不能通过套管取出。在这种情况下，关节镜下桡骨头切除术的手术步骤如下。

第一步：关节镜下灌洗、滑膜切除术和骨折片清除。近端前外侧入路用于冲洗血凝块，关节镜下刨削刀用于滑膜切除术，注意要确保骨折片不会通过先前存在的关节囊撕裂口移位到关节外。可以经直接外侧入路直接移除较小的骨折片，并用打磨头切除外侧残余部分（图78-6a~c）。

第二步：桡骨头入路。桡骨头入路是去除桡骨头全部骨折片的主要工作入路。可以通过使用6~8mm的套管或牵开器来防止损伤肘管和尺侧腕伸肌（图78-7a）。

第三步：大骨折片切除。使用大抓钳通过RH入路清除桡骨头骨折片，大于8mm的骨折片可由抓钳抓持，经直接外侧入路打磨头来减小骨折片的大小，以便摘除（图78-7b）。

第四步：桡骨头切除。在去除桡骨头的骨折片后，经桡骨头入路用刨削刀和打磨头对桡骨头残端进行修整。通过桡骨头入路切除桡骨头边缘残余的关节软骨。然后，用刨削刀清除所有残留的组织，直到完整切除（图78-7c）。

78.5　提示和技巧

（1）在慢性病例中，使用小直径的关节器械（3mm刨削刀和打磨头）可以为较大的手术器械创造操作空间。

（2）逐渐增加刨削刀和打磨头的直径是快速切除的必要条件。

（3）应避免关节囊的医源性撕裂，以防止液体渗出和组织肿胀。

（4）宽口的抓钳可有效通过桡骨头入路广泛摘除大块的骨折片。

（5）桡骨头入路是一种微创切开技术仅使用1cm的切口，可确保较大手术器械的进出和骨折

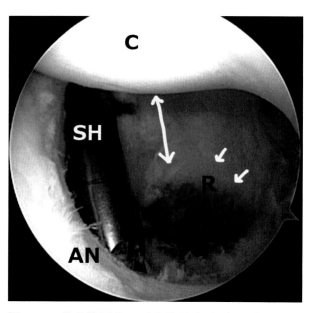

图78-5　关节镜图像显示在桡骨头（R）和肱骨小头（C）之间有足够的空间（双箭头）。两个白色小箭头代表桡骨颈的骨皮质边缘。AN—完整的环状韧带，SH—刨削刀

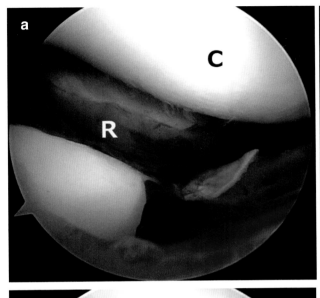

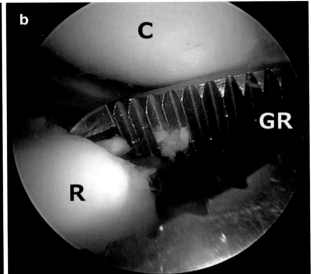

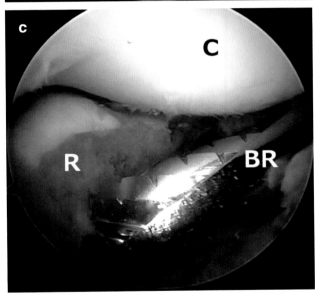

图 78-6　a. 关节镜下急性桡骨头（R）骨折的照片，显示骨折片和组织血凝块。b. 使用抓钳（GR）通过直接外侧入路摘除较小的桡骨头骨折片。c. 经直接外侧入路，用打磨头（BR）对桡骨头（R）残端进行修整。注意桡骨头的内侧很难通过直接外侧入路进入。C—肱骨小头

片的安全摘除。

（6）如果视野受到血凝块、滑膜炎或液体外渗的影响，可用钝性细探针经任意入路进行辅助移除。

78.6　陷阱

（1）神经与血管的损伤。骨间后神经的走行有可能因桡骨近端的影响而改变，因此，在手术过程中，神经有可能受到损伤[3]。因为直接外侧入路靠近桡神经，所以有损伤神经的风险，而桡骨头入路相对安全。此外，如前所述，应注意将切除范围限制在桡骨颈上部。

（2）医源性外侧韧带损伤。器械通过桡骨头入路时，易使外侧韧带复合体受到损伤。可通过套管使损伤最小化，此外，在手术结束时，可以使用可吸收的缝合线以加强修复关节囊。

（3）桡骨头切除不充分和过度。过度切除桡骨头可造成前臂纵向不稳定，从而导致前臂和手腕疼痛。而桡骨头切除不充分可导致肱桡关节磨损。

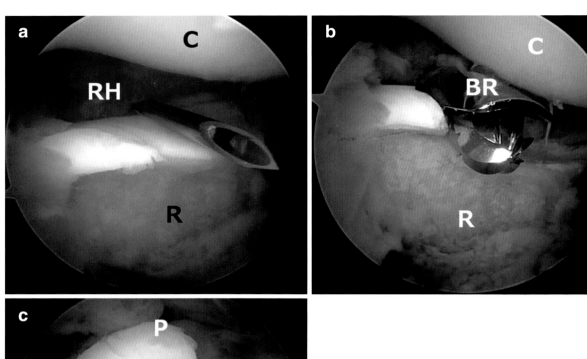

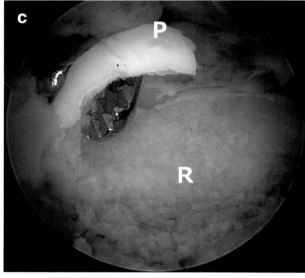

图 78-7　a. 关节镜下桡骨头入路（RH）的照片，显示使用针刺创建由外向内的入路。入路沿桡骨头关节面走行，提供进入桡骨头（R）内侧的通路。C—肱骨小头。b. 经 RH用打磨头（BR）切除桡骨头（R）内侧的骨块，用带帽打磨头保护肱骨小头的软骨。c. 经桡骨头入路彻底切除桡骨头内侧及周围的软骨（P）

78.7　术后管理、康复和重返运动

术后立即使用棉垫包扎，术后第 4 天换药。允许患者进行肘部和前臂的旋转活动。康复方案包括早期（术后第 1~6 周）被动和主动活动训练，同时逐步加强训练。完全恢复的时间取决于最初的损伤情况，通常需要 3~6 个月的康复治疗。术后 6 周允许轻度体力工作，术后 3 个月可恢复重体力工作。

参考文献

[1] Bhatia DN. Arthroscopic radial head implant removal and resection. Arthrosc Tech. 2016;5(4):e705–11.

[2] Lapner PC, Leith JM, Regan WD. Arthroscopic debridement of the elbow for arthrofibrosis resulting from nondisplaced fracture of the radial head. Arthroscopy. 2005;21:1492.

[3] Calfee RP, Wilson JM, Wong AH. Variations in the anatomic relations of the posterior interosseous nerve associated with proximal forearm trauma. J Bone Joint Surg Am. 2011;93(1):81–90.

第 79 章　桡骨头置换术

Alessandro Marinelli, Alice Ritali, Enrico Guerra, and Roberto Rotini

查国春　译

79.1　引言

桡骨头置换术的适应证请参阅第 1 章。

在最近的几十年中，随着对假体材料学，假体几何形态，假体 – 肱骨小头界面载荷（表 79-1）及假体柄固定方式等的深入研究，桡骨头假体有了显著的发展。

79.2　适应证、禁忌证和替代疗法

表 79-2 列出了桡骨头置换术的适应证、禁忌证及可选择的替代疗法。

79.2.1　手术技术

一般采用外侧入路。如果内侧也需要处理，则应使用常规后侧入路或联合入路（内侧和外侧），外侧入路可选用 Kaplan 入路、Kocher 入路或 Wrightington 入路（图 79-1）。

我们更喜欢采用 Kocher 入路，从肘肌和尺侧腕伸肌间隙分离，切开关节囊，并保留桡骨头的前部，以保护主要的侧方稳定结构，如尺侧副韧带。将环状韧带和关节囊分开，露出桡骨头。

如果无法固定骨折，则去除所有的骨折片，用摆锯切除部分桡骨颈，采用桡骨头 Back-table 重建技术，（即术中将所有骨折块取出，在手术台上进行精确复位固定，再将复位好的桡骨头用钢板固定于桡骨上的一种技术），以确认所有骨折片均已切除，并根据切除的骨折片的体积确定桡骨头假体的大小[1]。

在桡骨颈后面使用小 Hohmann，并施加内翻应力和旋后应力，以暴露桡骨近端骨髓腔（图

表 79-1　单极假体和双极假体的优缺点

假体	优点	缺点
单极假体	稳定 无磨损微粒 长期疗效满意	当肱桡关节力线不良时，其适应性较差
双极假体	当肱桡关节不匹配和慢性肘关节持续不稳时，其适应性较好	假体稳定性较低 聚乙烯磨损 假体分离脱位

表 79-2　桡骨头置换术的适应证、禁忌证及替代疗法

桡骨头置换术	桡骨头急性骨折	桡骨头慢性骨折
适应证	不能有效固定的骨折 合并关节不稳（冠突骨折、鹰嘴骨折，以及 MCL、LCL 和 IOM 损伤）	桡骨头切除后不稳定 桡骨头固定失败
禁忌证	桡骨头无法容纳假体 桡骨头切除后，对肘关节稳定性需求较低的患者 金属材料过敏	肘关节稳定，即使没有 RH 感染
替代疗法	桡骨头 Back-table 重建技术 同种异体桡骨头移植	外固定支架，肘关节置换术

a
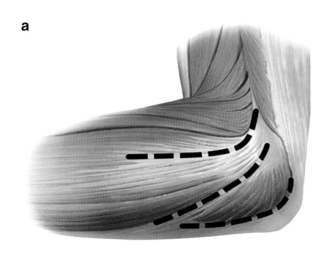

b
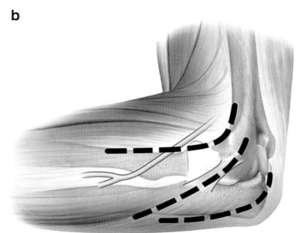

图 79-1　a. 桡骨头置换术的手术入路（虚线从上到下：Kaplan 入路、Kocher 入路、Wrightington 入路）。b. 手术入路与 PIN、LUCL 的位置关系

79-2），并用磨锉进行桡骨近端扩髓，完成后置入试模，注意不要在桡骨颈前面放置 Hohmann 拉钩，因为在此处放置 Hohmann 拉钩可能会损伤骨间后神经。

必须选择合适型号的桡骨头假体[2]，为了选择合适的桡骨头假体，我们建议采用以下 5 个技巧进行判断，见表 79-3 和表 79-4。

79.3　提示和技巧

见表 79-3 和表 79-4。

图 79-2　术中照片，显示前方拉钩与后方拉钩的常规位置

79.4　术后管理、康复与重返运动

术后管理要根据肘关节的稳定性和相关的损伤进行个体化处理。

79.5　肘关节稳定

- 支具保护 2~3 周。
- 使用铰接式支架或拆除非铰接式支架后，可早期活动。

表 79-3　选择桡骨头假体型号的 5 个技巧

后台重建法
在手术台上重建摘除的桡骨头骨块，测量其大小，据此选择桡骨头假体型号（图 79-5a~c）
如果重建的桡骨头大小位于两个型号之间，则选择较小型号。桡骨头的较薄区域的高度为安全高度（图 79-6a、b）
手术观察
使用较小桡切迹作为术中正确的假体高度的标记[3]（图 79-7）
术中评估时，要确保肘部复位。内翻应力会导致肱桡间隙的扩大，从而可能导致植入过长的假体
术中 X 线透视
术中 X 线透视可以确认桡骨头的直径和假体的力线，但是有时无法发现假体是否过长

表 79-4　假体柄置入的 5 个技巧

根据桡骨近端切除指南（如果厂家提供）操作，以保持正确的旋前 – 旋后轴
使用非压配性假体：无须压配
使用压配性假体：力求牢固压配。如果无法获得压配，则需要使用骨水泥型假体
弯柄假体：髓腔锉的方向要正确，尖端要指向桡骨茎突（图 79-3）。如果骨折向远端延伸至桡骨颈，则必须使用更长的柄，并对桡骨颈行钢丝预防性环扎[1]
植入假体后，需要立即评估肘关节活动度和关节稳定性。修复环状韧带，经骨穿孔缝合或用锚钉缝合外侧韧带（图 79-4）

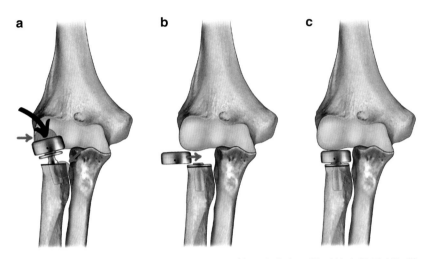

图 79-3　假体的设计。a. 图片显示标准假体的撞击点，特别是在外侧副韧带完整的情况下。b 和 c. 侧面滑动系统简化了桡骨头假体的置入

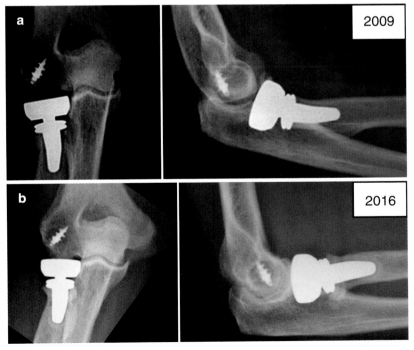

图 79-4　术后 1 个月（a）和术后 7 年（b）的 X 线片显示桡骨头假体良好。使用锚钉缝合撕裂的外侧副韧带

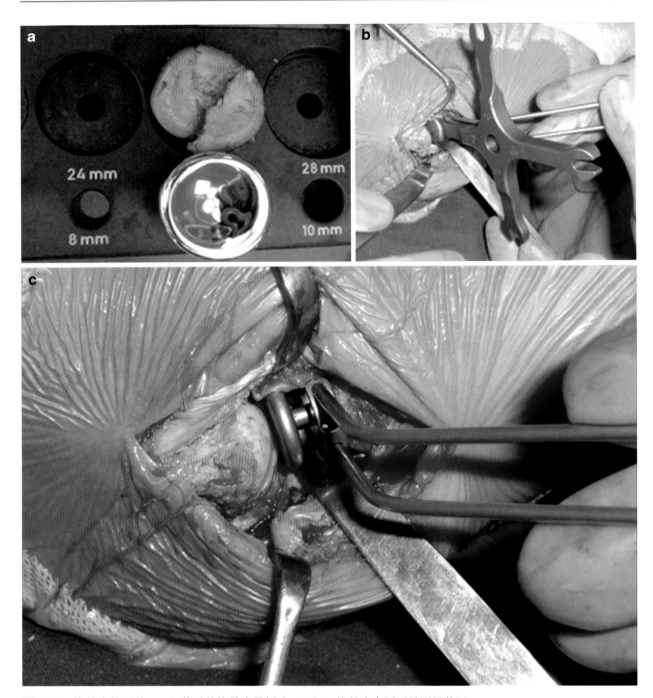

图 79-5 桡骨头的型号。a. 组装后的桡骨头骨折片。b 和 c. 桡骨头专用型号测量装置

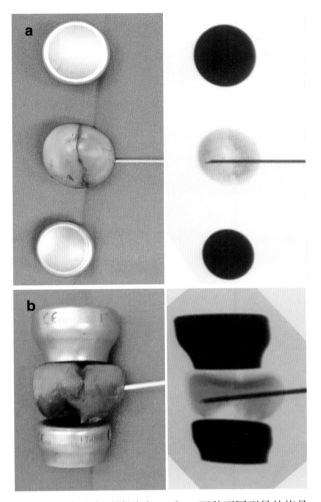

图 79-6　桡骨头型号测试。a 和 b.两种不同型号的桡骨头假体的 X 线透视影像及临床比较。X 线透视显示，直径较小的桡骨头假体与天然桡骨头相似

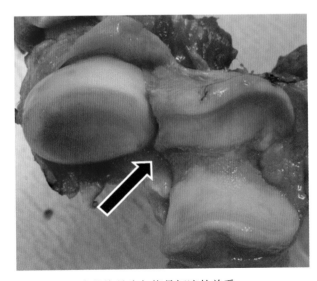

图 79-7　正常的桡骨头与桡骨切迹的关系

79.6　肘关节轻度不稳定合并后外侧旋转不稳定

- 肘关节屈曲 90°，前臂内旋，并用支具固定。
- 术后 3~7 天，允许进行上肢上举活动。
- 避免对肘部施加内翻应力。

在文献中，不可能找到任何关于桡骨头置换术后重返体育运动的细节，在临床实践中，我们不鼓励患者进行对肱桡关节造成高应力的运动（如举重和拳击）。

79.7　桡骨头置换术的并发症

以下为桡骨头置换术最常见的并发症。

假体松动：非压配性假体的假体柄周围存在较多的放射性透亮线，而压配性假体周围较少。有放射性透亮线的患者通常无临床症状，无须担心（图 79-8）。因此，正确地将放射性透亮线与假体松动区分显得非常重要（图 79-9）。

假体过度填充：它是桡骨头置换术后最常见的并发症之一，前后位 X 线片表现为肱尺关节间隙不对称和桡侧增宽（图 79-10a、b）。通过 CT 检查可以比较假体相对于桡骨切迹的长度[3]。在矢状面中，肱骨旋转中心与鹰嘴和冠突之间的对称性丧失，也可证实桡骨头假体过长（图 79-10c，d）。

肱骨头侵蚀：通常是由假体过度填充（图 79-10e）或纵向不稳定造成的。

神经损伤：最常见的神经损伤是骨间后神经损伤，为了预防这些医源性损伤，我们有如下建议。

- 不要在桡骨颈前方使用小 Hohmann。
- 前臂内旋，并暴露桡骨颈，以使骨间后神经位于桡骨颈前方。
- 避免在肱二头肌桡骨结节之外的区域进行组织剥离。

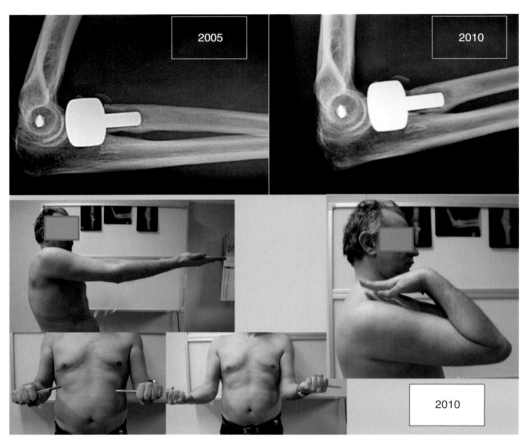

图 79-8　术后 5 年的随访，假体柄周围的放射性透亮线没有进展，且患者无相关临床症状

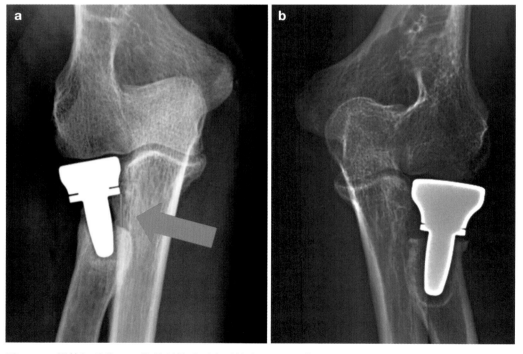

图 79-9　假体柄移位。a. 桡骨颈骨质不全（箭头）。b. 假体松动

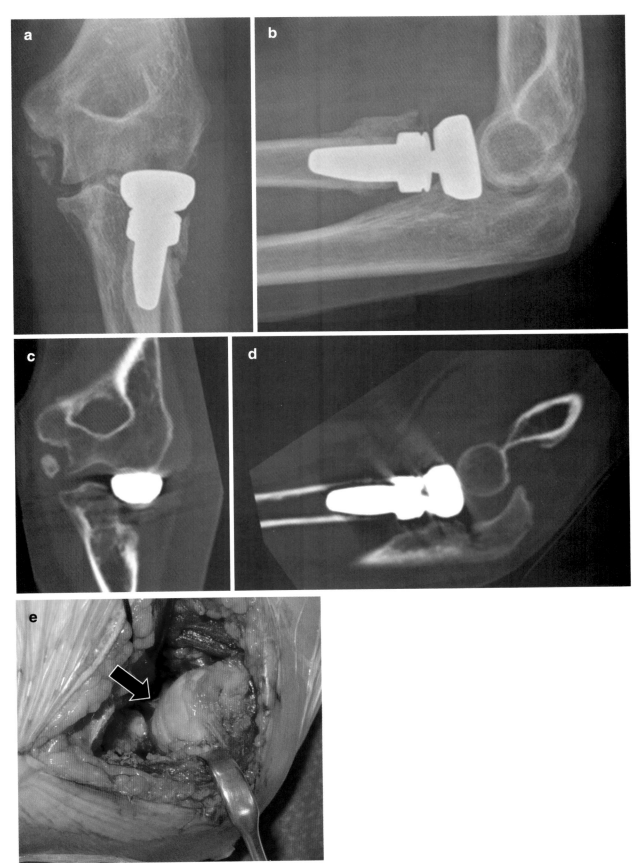

图 79-10　假体过度填充伴肱骨小头侵蚀。a 和 b. X 线片。c 和 d. CT 图像。e. 肱骨小头侵蚀（箭头）的术中照片

骨关节炎：肱骨小头骨关节炎通常是创伤后软骨损伤的结果，如果假体不稳定或压力增加，将使情况恶化。

肘关节僵硬和异位骨化：术后肘关节僵硬可由关节囊挛缩、骨关节炎、异位骨化或尺骨神经病变引起。

79.8　疗效

一项系统回顾研究分析了超过 700 例组配假体的疗效，所有的病例均显示早中期随访结果良好，且疗效相似 [4]。根据我们的经验，单极假体和双极假体的疗效也相似 [5]。长期随访结果的报道较少，有学者认为短期随访结果不会随时间的延长而变差 [1]。假体失败率一般为 0~29%，根据我们的经验，术后 2 年的翻修率为 6%，术后 5 年的翻修率与术后 2 年的翻修率相同（未发布的数据）[5]。

参考文献

[1] Bain GI, Ashwood N, Baird R, Unni R. Management of Mason type-III radial head fractures with a titanium prosthesis, ligament repair, and early mobilization. Surgical technique. J Bone Joint Surg Am. 2005;87(Suppl 1 (Pt 1)):136–47.

[2] Frank SG, Grewal R, Johson J, Faber KJ, King GJ, Athwal GS. Determination of correct implant size in radial head arthroplasty to avoid overlengthening. J Bone Joint Surg Am. 2009;91(7):1738–46.

[3] van Riet RP, van Glabbeek F, de Weerdt W, Oemar J, Bortier H. Validation of the lesser sigmoid notch of the ulna as a reference point for accurate placement of a prosthesis for the head of the radius: a cadaver study. J Bone Joint Surg Br. 2007;89(3):413–6.

[4] Rotini R, Marinelli A, Guerra E, Bettelli G, Cavaciocchi M. Radial head replacement with unipolar and bipolar SBi system: a clinical and radiographic analysis after a 2-year mean follow-up. Musculoskelet Surg. 2012;96(1):69–79.

[5] Heijink A, Kodde IF, Mulder PG, Veltman ES, Kaas L, van den Bekeron MP, Eygendaal D. Radial head arthroplasty: a systematic review. J Bone Joint Surg Rev. 2016;4(10) https://doi.org/10.2106/JBJS. RVW.15.00095.

第 80 章 张力带缝合固定尺骨鹰嘴骨折

Joideep Phadnis and Adam C. Watts

查国春　译

80.1 引言

尺骨鹰嘴骨折最常见的骨折类型为简单的、横行的关节内骨折，通常为由直接暴力或肱三头肌牵拉导致的撕脱性骨折，属于低能量损伤[1]。

手术的目的是恢复关节面的匹配，阻止肱三头肌牵拉移位，允许关节早期活动，以及避免并发症或再手术。

本章主要介绍低能量横行尺骨鹰嘴骨折的手术治疗方法和全张力带缝合固定技术的技巧，以避免再次手术。

尺骨鹰嘴骨折术后最常见的并发症为金属固定物导致的不适、伤口破裂，以及需要再次手术以去除金属固定物。据报道，对于钢丝张力带缝合固定，这些并发症的发生率高达75%，对于钢板固定，则高达50%[2-3]。

目前已有多种缝合固定技术，这些技术倾向于使用缝合锚钉或辅助克氏针，并在使用张力带固定技术时，用缝合线代替钢丝环扎。资深笔者（AW）设计了本章所述的全张力带缝合固定技术，采用高强度的编织缝合线（已得到体内和体外实验验证），这种编织缝合线的强度和疲劳性能与钢丝相似[4]，特别是与金属内固定相比，这种编织缝合线的成本较低。

80.2 适应证

75%以上的尺骨鹰嘴骨折适合采用此技术[1,5]，具体包括：①简单、横行或短斜行的尺骨鹰嘴骨折；②需行尺骨鹰嘴截骨术以显露肱骨远端（图80-1a）；③小的尺骨鹰嘴撕脱性骨折难以用金属材料固定；④可用辅助钢板固定那些无法采用缝合固定的小骨折块（图80-2）；⑤不需要金属固定的小儿尺骨鹰嘴骨折。

80.3 禁忌证

此技术的禁忌证主要包括：①肱尺关节不稳，包括经鹰嘴骨折脱位或孟氏骨折合并尺骨鹰嘴骨折；②高能量损伤导致的骨折，具有明显的关节不稳定和关节面粉碎性骨折的症状；③存在多枚骨折片的骨折或骨折线斜向远端延伸至桡骨切迹处的斜行骨折，其中肱尺关节不稳是需要关注的（图80-1b）；④低功能需求的患者和尺骨鹰嘴骨折伴骨质疏松或软组织质量较差不适于手术的患者，可行非手术治疗。

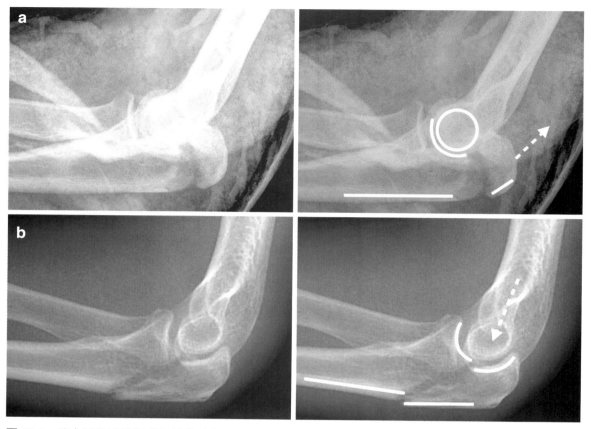

图 80-1　缝合固定尺骨鹰嘴骨折的适应证。a.简单的尺骨鹰嘴骨折，无肱尺关节不稳的迹象，适合缝合固定。b.斜行的骨折延伸至肱骨远端，说明肱尺关节不稳，不适合张力带缝合固定

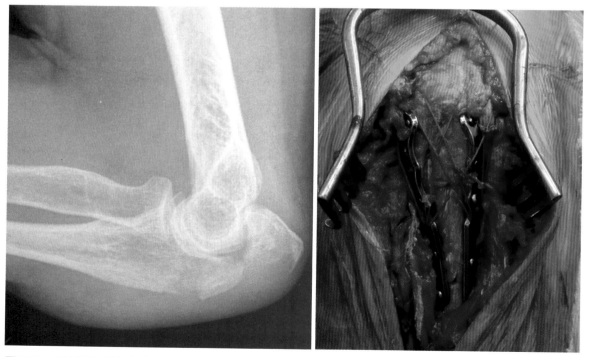

图 80-2　钢板固定尺骨鹰嘴粉碎性骨折，用辅助张力带缝合小骨折片，以最大限度地减少其再移位的风险

80.4　手术技术

80.4.1　术前准备

患者取侧卧位，在全身麻醉下将手臂放在侧方台板上，上臂上 1/3 处捆扎止血带。先对患者预防性使用抗生素，再将止血带充气。

80.4.2　手术方法

做一个后正中纵向切口，沿着肘部桡骨边缘切开，提起全层皮肤皮瓣时要小心，以免过度破坏皮下组织，找到尺神经但无须常规减压，暴露骨折处并清除骨折间软组织及关节内积血，通过向前推挤尺骨评估肱尺关节的稳定性，如果存在不稳定，则考虑进行钢板固定。通过去除几毫米的软组织以明确骨折边缘，从而确保骨皮质表面的解剖复位。将骨膜下的肌肉从尺骨远端的内侧和外侧上提至骨折处，以便在尺骨上横行钻孔。

80.4.3　复位固定

使用点状复位钳对骨折直接加压复位，操作时可以在尺骨的背侧钻一单皮质孔，以提高点状复位钳的抓持力，并防止点状复位钳在最终骨折固定前滑脱。

伸直肘关节，固定点状复位钳，通过 X 线透视确认关节表面解剖复位。用皮肤牵开器暴露尺骨近端，在距肱尺关节远端至少 15mm 处由尺侧向桡侧钻一个直径 2.5mm 的横孔，以保护尺神经，并且横孔的位置应尽量向前，使尺骨至少保留 10mm 的背侧骨桥。

注意两孔之间的距离尽量大一点，以防止继发骨折。

随着骨折的复位，将 2 号编织缝合线由外向内穿过横孔（图 80-3），并使线结位于尺侧。Orthocord 线（DePuy Synthes）性能较好，会被部分吸收（其成分中聚二噁烷酮占 62%）。

缝针从近端骨块内侧部分横向穿过肱三头肌

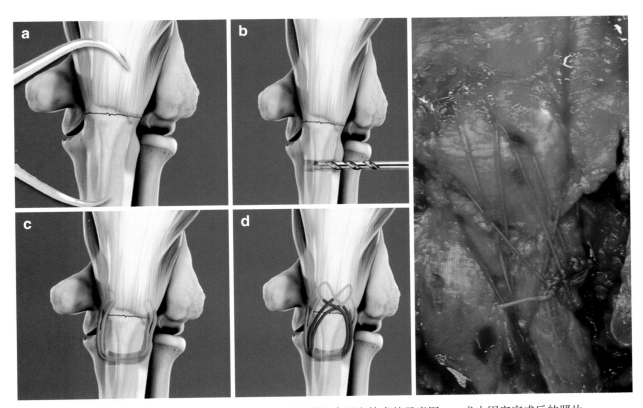

图 80-3　尺骨鹰嘴骨折张力带缝合固定技术。a~d. 张力带缝合固定技术的示意图。e. 术中固定完成后的照片

肌腱，然后从尺骨背侧跨过，由内向外穿过横孔，再以同样的方式固定近端骨折块的外侧部分。这样在骨折两端就形成了一个可收紧的线环。拉动两根缝合线可对骨折端加压固定，在尺侧面至少打 5 个外科结以防松脱。第二根缝合线由外向内穿过横孔，但方向斜向尺骨背侧上方，并在近端骨块外侧水平穿过肱三头肌肌腱，然后由内向外穿过横孔，斜行跨过尺骨背侧，捆扎近端骨块内侧部分。第二根缝合线在尺骨背侧形成一个 "8" 字形张力带固定，这样不仅可以加固第一根缝合线，还可以进一步防止骨折移位（图 80-4）。必须在每次缝合后保持缝合线的张力，以避免缝合线松弛。两根缝合线以相对延伸的方

式固定骨折，因此随着肘部屈曲，它们会互相收紧，从而将骨折间的张力转换为压应力，以便骨折愈合。肱三头肌收缩时会收紧骨折周围的缝合结构，加强固定作用。

在点状复位钳移除的情况下，肘关节反复充分屈曲和伸直，同时在 X 线透视下检查骨折间隙有无变化。如果无变化，则说明骨折固定稳定；如果存在松弛，则需要按上述步骤重新缝合固定。在行鹰嘴截骨术或骨折伴软组织广泛剥离的情况下，可经过原孔增加一根缝合线穿过肱三头肌肌腱下方以加强固定。张力带缝合固定尺骨鹰嘴骨折的技术要点如表 80-1 所示。

在侧面小心地使用 2-0 可吸收线缝合筋膜

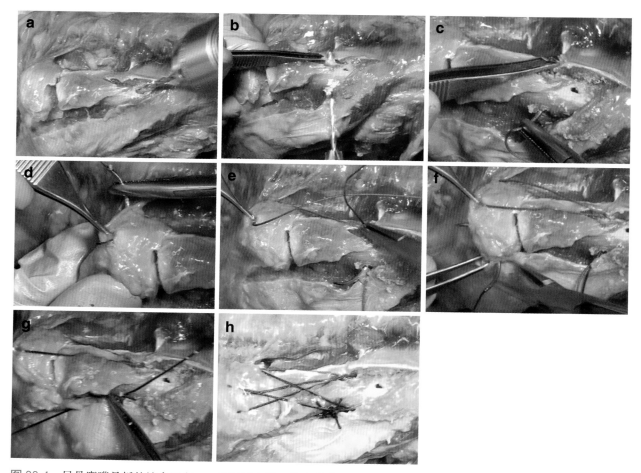

图 80-4　尺骨鹰嘴骨折的缝合固定。a. 在尺骨上钻一单皮质孔，以稳定点状复位钳。b. 在尺骨由内向外地钻一横孔，以备用。c 和 d. 缝合线在鹰嘴内侧部分从肱三头肌肌腱止点横向穿过。e. 缝合线通过尺骨横孔返回。f. 缝合线穿过肱三头肌肌腱外侧部分，收紧缝合线后肘部充分屈曲。g. 将缝合线打结。h. 可以根据需要额外加固缝合，直到最终骨折稳定

表 80-1　张力带缝合固定尺骨鹰嘴骨折的技术要点

技术要点	基本原理
使用不可吸收编织缝合线	类似于钢丝的强度和疲劳性能
用点状复位钳固定骨折	移除点状复位钳后，缝合线将保持收紧状态并形成张力带固定
尺骨背侧骨皮质与横孔之间的骨桥厚度 >10mm	使缝合线与尺侧平行，减少钻孔骨折的风险
确保缝合肱三头肌的缝合线紧贴骨质	确保缝合线与骨紧密接触，提高固定结构的稳定性
至少使用两根单独的缝合线并打两个结	使用多根缝合线从不同方向固定骨折块优化固定的稳定性
在肘关节伸直位打结	避免尺神经损伤和防止线结刺激皮肤
将线结埋在肘肌的下面	

层，将不可吸收线的线结埋入软组织下，以减少其对皮肤的刺激。然后缝合切口，并用三角巾悬吊前臂。

80.5　康复

允许患者术后即刻活动，并尽量伸直肘关节。术后 6 周内避免以下活动：繁重的或重复的举重运动，上肢轴向负荷运动，以及下肘关节抗阻伸直运动（如从椅子上用手辅助坐起）。术后第 6~8 周，行影像学检查和临床检查，以观察骨的愈合情况，这时候患者通常已经出院并在康复中心进行物理治疗了。

80.6　疗效

笔者将这种技术用于部分尺骨鹰嘴骨折或尺骨鹰嘴截骨术的固定，并且已经对 36 例患者应用了此技术，其中 1 例为急性尺骨鹰嘴骨折，由于存在骨质疏松，使得背侧骨皮质骨桥断裂而没有复位，从而导致骨折愈合不良，骨折间隙为 5mm。但是，该病例没有功能缺陷，不需要再次手术。另一例行尺骨鹰嘴截骨术的病例，在术后第 6 周的影像学检查中，发现截骨部位的背侧骨皮质有 3mm 的间隙，于术后 3 个月愈合，无功能缺陷。所有患者都没有出现关节面的迟发性移位或裂缝，没有患者需要拆除缝合线或再次手术，无 1 例患者出现切口的并发症，随访期间，所有患者的肘关节功能评分均为良或优。

参考文献

[1] Duckworth AD, Clement ND, Aitken SA, Court-Brown CM, McQueen MM. The epidemiology of fractures of the proximal ulna. Injury. 2012;43:343–6. https://doi.org/10.1016/j. injury.2011.10.017.

[2] Snoddy MC, Lang MF, An TJ, Mitchell PM, Grantham WJ, Hooe BS, et al. Olecranon fractures: factors influencing re-operation. Int Orthop. 2014;38:1711–6. https://doi.org/10.1007/s00264-014-2378-y.

[3] Macko D, Szabo RM. Complications of tension-band wiring of olecranon fractures. J Bone Joint Surg Am. 1985;67:1396–401.

[4] Carofino BC, Santangelo SA, Kabadi M, Mazzocca AD, Browner BD. Olecranon fractures repaired with FiberWire or metal wire tension banding: a biomechanical comparison. Arthroscopy. 2007;23:964–70. https://doi.org/10.1016/j.arthro.2007.03.008.

[5] Brolin TJ, Throckmorton T. Olecranon fractures. Hand Clin. 2015;31.

第 81 章　有移位的非粉碎性尺骨鹰嘴骨折的手术固定

Alexander Van Tongel , and Lieven De Wilde

司卫兵　译

81.1　引言

尺骨鹰嘴骨折和鹰嘴截骨的不同固定技术包括：使用克氏针的髓内和双皮质张力带固定，使用或不使用张力带的松质骨螺钉固定，以及钢板固定（单板或双板）。在本章中，我们将讨论克氏针双皮质固定和松质骨螺钉固定，两者均采用张力带固定技术。

对于有移位的非粉碎性尺骨鹰嘴骨折，最常用的技术是张力带固定。既往有人认为这种固定方式的一个重要优势是肱三头肌收缩时会对骨折处进行加压。然而，Wagener 等的观点与之相反，他们认为肱三头肌的负荷并不能促进截骨断端的压缩，反而可能产生负面作用[1]。

尽管对该技术的生物力学效果进行了新的讨论，克氏针张力带固定仍然有效（97% 的优良率）。该技术最常见的并发症是移植物激惹（80%），需要通过第二次手术去除移植物[2]。

此外，髓内螺钉也是固定有移位的非粉碎性尺骨鹰嘴骨折的常用方法。这种技术是将螺钉放置在尺骨的骨髓腔内，联合张力带技术时可以提供日常生活所需的肘关节稳定性[1]。用 4.5mm、6.5mm 和 7.3mm 的螺钉进行生物力学和临床研究，均取得了良好的效果。但是，螺钉可能会挤压骨折块，或者造成骨折块旋转。在回顾性研究和前瞻性研究中，已经提出了一种采用钢板固定的替代方法，并且取得了良好的效果[3-5]。但本章不讨论这种外科技术。

81.2　解剖

尺骨干的近端轴不是直的，在前后位 X 线片上骨骺/骨干交界处有轻微的内翻，在侧位 X 线片上可见背侧成角［尺骨近端背侧角（PUDA）］（图 81-1）。从肱三头肌的尺骨止点到尺骨内翻点的平均距离为 7.6cm（6.5~9.0cm），尺骨近端到内翻点的距离与尺骨总长度的平均比值为 0.29（范围为 0.23~0.33）[6]。如果使用髓内螺钉固定，理论上螺钉应长到足以接近尺骨近端内翻点并进入对侧骨皮质，同时不应太长以免螺钉切出。96% 的患者在距尺骨鹰嘴末端 47mm 处出现平均 5.7° 的 PUDA[7]。

81.3　患者体位和手术暴露

患者可以仰卧、侧卧或俯卧。如果采用俯卧位，则初始的解剖定位比较困难，而且在肩关节活动的情况下，获得侧位 X 线片可能比较困

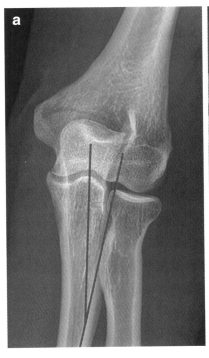
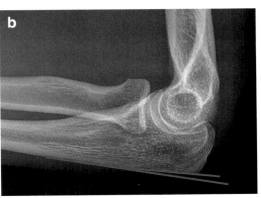

图 81-1　尺骨近端角度。a. 前后位 X 线片提示存在尺骨近端内翻。b. 侧位片提示尺骨近端后倾

难。如果采用仰卧位，则在固定骨折时，可能很难稳定肩部。因此，患者必须使用肘关节可以自由屈伸的体位。

术中可使用上臂止血带，但必须在伤口闭合前进行细致的止血。

在使用止血带之前预防性使用抗生素。

术前放置好 C 臂机，以方便外科医师在手术中使用（图 81-2）。

切口开始于肘部后上方，随后向远端延长，可以在尺骨鹰嘴尖端部位向桡侧或尺侧弯曲，然后向尺骨后缘远端延长至骨折远端 3~4cm 处。

在尺骨外侧部分抬高肘肌。

冲洗骨折部位，观察关节面情况。

81.4　复位

使用 2mm 的钻头在尺骨背侧钻孔（图 81-3）。

将复位钳的一端置于该钻孔中。

将肘部伸直，并使用复位钳进行直接复位。

通过 X 线透视证实关节面复位正确。

在骨折线远端约 40mm、尺骨骨皮质下 5mm 处，用 2mm 钻头钻孔。通常使用 1mm 的钢丝，但也可以在不牺牲固定强度的情况下使用高强度聚酯和聚乙烯缝合线。

81.5　张力带钢丝（TBW）

用一根 1.8mm 的克氏针对准尺骨前侧，从鹰嘴尖端穿入，尽可能地靠近关节。在第一根克氏针侧方留出足够的空间，以便置入第二根克氏针。

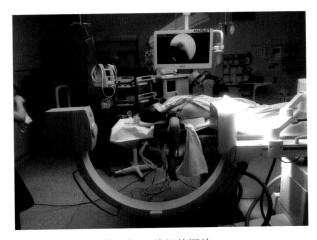

图 81-2　患者的体位与 C 臂机的摆放

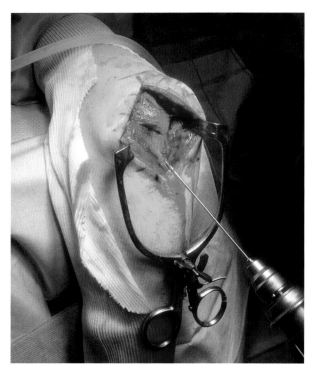

图 81-3　在尺骨背侧钻孔后，置入复位钳

字形。

　　拉紧并固定金属丝或缝合线。一些笔者建议，使用钢丝时在钢丝的两侧打 2 个结，以保证同等的压缩和更高的稳定性[8]。据我们所知，目前还没有随机的临床研究来评估这一理论的优势。

　　最后，先用钳子将克氏针剪断、折弯，然后将克氏针弯头旋转 180°，敲入骨内，以避免克氏针滑出和刺激皮肤（图 81-4）。

81.5.1　TBW 的技巧与陷阱

　　插入克氏针时，前臂应处于旋后位。

　　将克氏针从稍偏外侧插入尺骨鹰嘴尖端并瞄准尺骨中轴，以避免干扰近端桡骨轴和近端桡尺关节（注意尺骨近端的正常内翻角度）。

　　术中应准确评估前臂旋转，以确保关节活动度不受限和无明显的活动障碍。

　　确保克氏针不会过长（<10mm）。

　　钻透两层骨皮质。在钻穿前侧骨皮质后，将克氏针后撤约 1cm（这是必要的，因为克氏针的近端和弯曲端最终将被锤入骨中，而远端不应突出到前方软组织中）。

　　第二根克氏针与第一根克氏针平行，在钻完前侧骨皮质后，第二根克氏针也后撤 1cm。平行排列的克氏针可提供最佳的力量传导。

　　接下来，将钢丝或缝合线放置在肱三头肌肌腱下方，围绕着克氏针的突出端，形成 "8"

81.6　松质骨螺钉手术技术

　　将导针置入尺骨髓腔内，这一操作可以在 X 线透视下完成（图 81-5）。

　　用 4.5mm 的钻头制作近端骨折片的滑动孔，将 3.2mm 的钻头钻入远端。

　　在骨折处插入 6.5mm 或 7.3mm 的丝锥，并攻丝，直到感觉到骨阻力。

　　借助测量装置确定螺钉的长度。

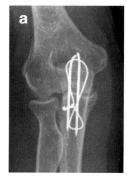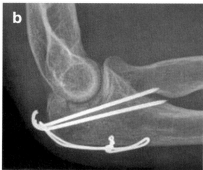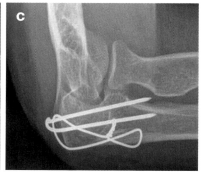

图 81-4　张力带钢丝的影像学表现。a. 正位 X 线片。b. 斜位 X 线片。c. 侧位 X 线片。斜位 X 线片用于确认钢丝是否干扰桡骨

使用带垫圈的 6.5~7.3mm 的空心松质螺钉（理想情况下的螺纹为 32mm）。

金属丝或缝合线以"8"字形排列在垫圈和螺钉的周围（图 81-6）。

81.6.1　松质骨螺钉的使用技巧

必须正确定位导丝以避免螺钉拧紧时骨折移位。最主要的风险是在侧位上撞击前侧骨皮质，或在前后位上撞击尺侧骨皮质（图 81-7）。

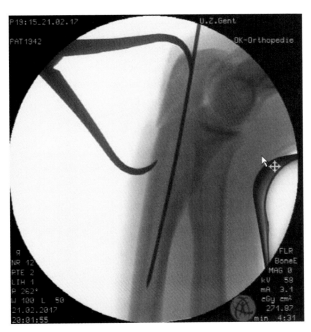

图 81-5　髓腔内螺钉导针

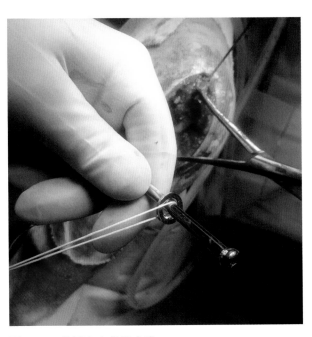

图 81-6　垫圈上方的缝合线

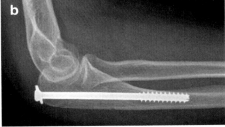

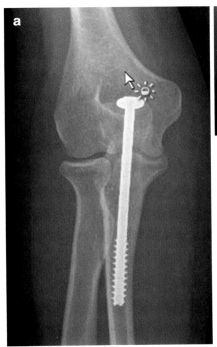

图 81-7　髓内皮质骨螺钉。a. 正位 X 线片。b. 侧位 X 线片

参考文献

[1] Wagener ML, Driesprong M, Heesterbeek PJ, Verdonschot N, Eygendaal D. Biomechanical evaluation of three different fixation methods of the Chevron osteotomy of the olecranon: an analysis with Roentgen Stereophotogrammatic Analysis. Clin Biomech. 2013;28:752–6.

[2] Finlayson D. Complications of tension-band wiring of olecranon fractures. J Bone Joint Surg Am. 1986;68:951–2.

[3] DelSole EM, Pean CA, Tejwani NC, Egol KA. Outcome after olecranon fracture repair: does construct type matter? Eur J Orthop Surg Traumatol. 2016;26:153–9.

[4] Schliemann B, Raschke MJ, Groene P, et al. Comparison of tension band wiring and precontoured locking compression plate fixation in Mayo type IIA olecranon fractures. Acta Orthop Belg. 2014;80:106–11.

[5] Hume MC, Wiss DA. Olecranon fractures. A clinical and radiographic comparison of tension band wiring and plate fixation. Clin Orthop Relat Res. 1992;(285):229–35.

[6] Wang AA, Mara M, Hutchinson DT. The proximal ulna: an anatomic study with relevance to olecranon osteotomy and fracture fixation. J Shoulder Elbow Surg. 2003;12:293–6.

[7] Rouleau DM, Faber KJ, Athwal GS. The proximal ulna dorsal angulation: a radiographic study. J Shoulder Elbow Surg. 2010;19:26–30.

[8] Schneider MM, Nowak TE, Bastian L, et al. Tension band wiring in olecranon fractures: the myth of technical simplicity and osteosynthetical perfection. Int Orthop. 2014;38:847–55.

第 82 章　肱骨远端骨折：钢板固定技术

Alessandro Marinelli, Enrico Guerra, and Roberto Rotini

司卫兵　译

82.1　引言

肱骨远端骨折有时很复杂，很难处理。

以下 5 个关键点可以提高治疗的成功率。

（1）术前 CT 检查评估。

（2）外科医师须熟悉肱骨远端的多个手术入路，并根据骨折类型选择入路，而不是根据个人偏好。

（3）常规使用双钢板技术。这些钢板引导解剖复位，允许更稳定的固定，优化远端骨折中螺钉的数量和方向。

（4）根据骨折的固定原理进行固定。对于粉碎性骨折，应用髁上缩短截骨对干骺端骨折施加压力，以最大限度地提高髁上部位的骨折接触面积，并在骨质疏松患者中使用锁定螺钉，从而使内固定治疗的比例增加，减少术中改行肘关节置换术的病例。

（5）肘关节置换术不能有效固定的病例。对于低需求患者或老年患者，假体应被视为是固定欠佳的有效替代方法。

82.2　分类

我们利用 Sanchez-Sotelo[1] 提出的分类方法，区分肱骨远端骨折的 4 种主要类型，每种类型在手术入路、固定技术和可能的肘关节置换术的适应证方面都有特殊性（图 82-1）。

（1）髁上 / 髁间骨折。关节和髁上平面的粉碎，骨折累及整个肱骨远端，穿过柱和关节面，呈现不同的严重程度。

（2）肱骨小头 / 滑车骨折。

（3）低位经髁骨折。关节外骨折，经外上髁或外上髁下方骨折，以及经内上髁或内上髁上方骨折，这些骨折在典型的老年女性患者中存在固定困难，特别远端的骨折或明显骨质疏松骨折。

（4）部分关节骨折。累及单柱和关节面，通常为一大块。

与骨折类型无关，治疗方式几乎都是外科手术，需要复位和内固定。

82.3　提示和陷阱

我们认为，有 5 个因素对改进我们的外科技术起到了更大的作用。

（1）影像学。术前 CT 检查，结合 2D 和 3D 重建，有助于更好地了解骨折类型和制订治疗计划（图 82-2）。

（2）手术入路。重要的是使用一条可提供足

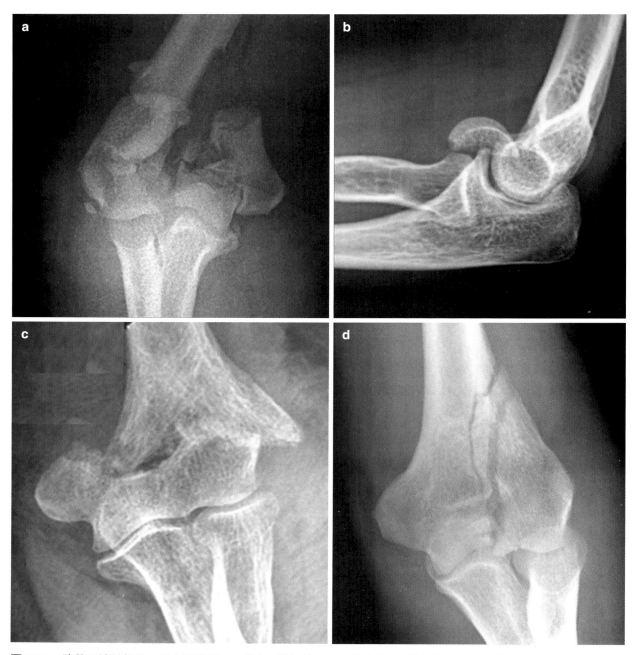

图 82-1　肱骨远端骨折的 4 种主要类型。a. 髁上 / 髁间骨折。b. 肱骨小头 / 滑车骨折。c. 低位经髁骨折。d. 部分关节骨折

够的暴露的入路（图 82-3）。

简单的关节外骨折可以在不离断伸肌的情况下，经肱三头肌入路暴露。肱三头肌入路也可用于单纯的髁上骨折。如果需要额外的暴露，可以改用 TRAP 或转行鹰嘴截骨术。肱三头肌入路也是全肘关节置换术的首选入路，是利用去除骨

折片后的窗口。

鹰嘴截骨术是治疗肱骨远端复杂关节内骨折的最佳方法。我们更喜欢使用 V 形鹰嘴截骨术治疗，并使用张力带钢丝固定截骨端。

（3）固定。采用双钢板技术。20 世纪 80 年代早期，AO/ASIF/OTA 小组推出的每柱一块钢

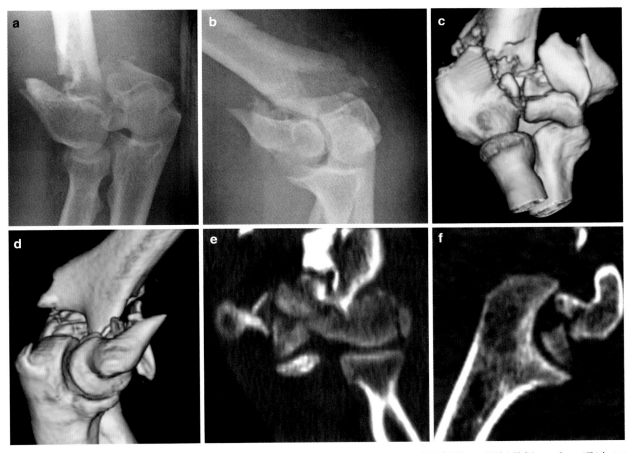

图 82-2 髁上 / 髁间骨折（C3.2 AO/ASIF/OTA 分型）。a 和 b. 通过 X 线片很难判断髁上 / 髁间骨折。c 和 d. 通过 CT 三维重建可以清楚地判断骨折情况。e 和 f. 通过 CT 的二维（矢状面和冠状面）重建，可以更清楚地了解粉碎的骨折块的细节和骨折的复杂程度

板的双钢板，已成为标准的内固定装置。

解剖型钢板符合肱骨远端的解剖形态。尤其是在复杂的骨折中，对肱骨远端的解剖重建具有重要的指导意义。由于不用把直板弯折，可以缩短手术时间。锁定螺钉固定是有用的，特别是对于骨质疏松症或粉碎性骨折。

根据两种不同的原理，双钢板技术可有如下两种不同的配置。

①正交技术，又称垂直置板技术，由 AO/ASIF/OTA 小组推荐，即放置两个相互垂直的钢板。外侧板沿外侧柱的后面放置，内侧板放置在内侧嵴上（图 82-4）。

②平行置板技术，即在矢状面[3-4]的两个髁上嵴上应用钢板（图 82-5）。这种置板方式可以减少后外侧的软组织脱离，并支持双皮质螺钉从一侧到另一侧的插入。

许多生物力学研究都报道了平行置板技术的优越性。只有一项研究报告了正交技术的优越性。

采用平行置板技术，通过螺钉和钢板形成的结构连接，将所有骨折块固定在整个结构上，从而实现并维持骨折固定和髁上水平的加压。此外，平行置板技术允许外科医师在肱骨远端使用更长的螺钉，并且与正交技术相比，在髁上水平可实现更一致的加压。

（4）编码化技术。这一技术，是基于 Shawn O'Driscoll 在 2000 年早期提出的最大化平行置板技术的有效性[3]。这种固定技术所获得的稳定性能够使患者在术后即刻开始康复计划，且无须担心移

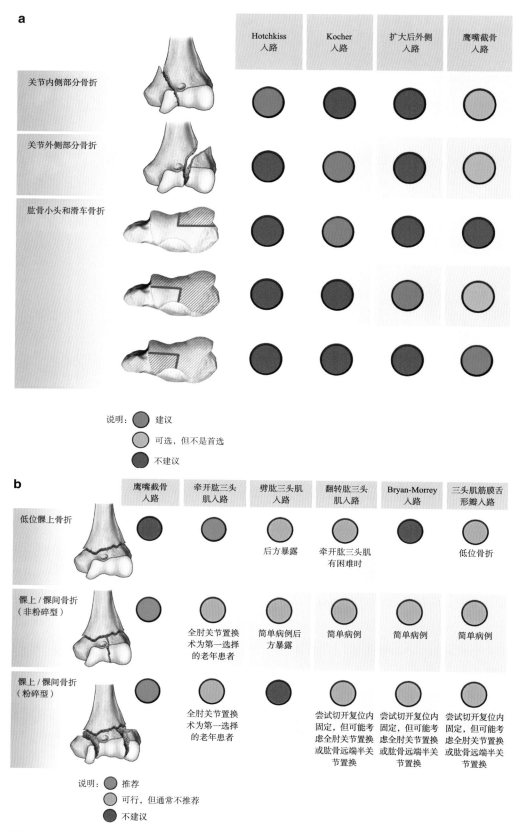

图 82-3　根据骨折类型确定手术入路。绿色（建议），黄色（可以），红色（不建议）。a. 部分关节内骨折及滑车骨折等。b. 髁上 / 髁间骨折与低位髁上骨折 [2]

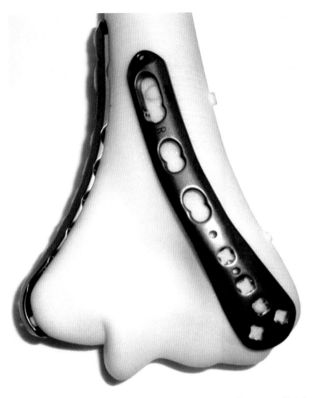

图 82-4　垂直置板技术。两块钢板相互垂直放置，外侧柱钢板在后方，内侧柱钢板放置在内侧嵴上

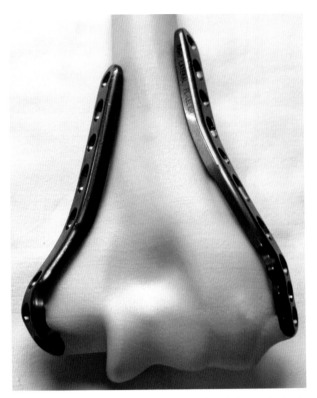

图 82-5　平行置板技术。两块钢板放置在矢状面的两个髁上嵴上，可使用长的螺钉相互锁定，并在髁上水平加压

植物失效。

骨折固定的整体把持力不仅取决于钢板和骨折块之间的加压，还取决于整个内固定获得的整体稳定性[3-4]。为此，关键要点如下。

①最大限度地固定远端骨折块。

②在髁上水平施加合适的压力，方法如下。

- 螺钉应穿过钢板。
- 螺钉应与另一侧的骨折块接合，同时将该骨折块固定在钢板上。
- 应在远端骨折块中放置足够数量的螺钉。
- 螺钉应尽可能长。
- 每个螺钉应尽可能多地固定骨折片。
- 螺钉应相互锁定在一起，从而形成固定角度，并与柱连接在一起。
- 使用钢板，以便在髁上水平实现两个面上的加压。
- 钢板必须足够坚固，以抵抗骨折或弯曲

应力。

锁定螺钉可加强粉碎性或骨质疏松性骨块的固定，特别是对于骨折关节面部分的固定，可减少螺钉松动和失效的风险。在某些情况下，干骺端缩短可使远端骨折块与骨干之间的连接更坚固，并有助于在关节面加压[3-4]（图 82-6）。

（5）逃逸途径。肘关节固定术后，仍有一部分骨折因骨质量差和关节粉碎严重而难以重建。这些病例最好采用肘关节置换术，也可以采用全肘关节置换术或肱骨远端半关节置换术（DHH）（图 82-7）。有许多报告显示，肱骨远端骨折半关节置换术后的活动范围和疼痛的短期和中期效果良好[1,5-6]。

82.4　术后管理、康复和重返运动

获得稳定的固定后，术后的前 2~3 天，手

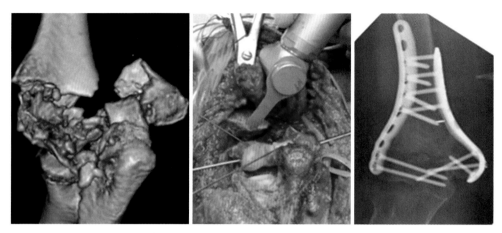

图 82-6 对于严重的干骺端粉碎性骨折，可允许髁上短缩以实现骨折断端加压，从而降低软组织的张力

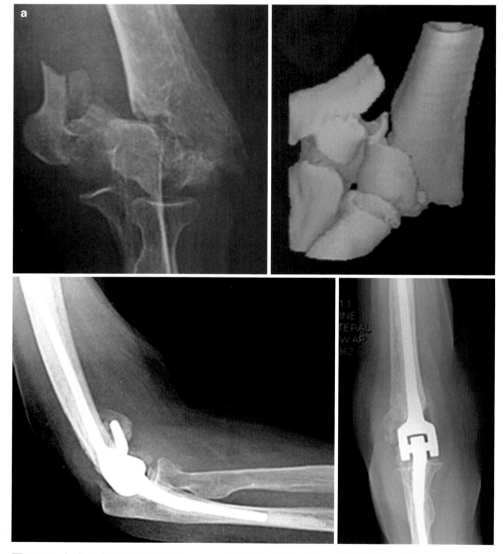

图 82-7 复杂骨折的关节置换术。a. 84 岁男性，骨质疏松，严重的髁上粉碎性骨折，行全肘关节置换术

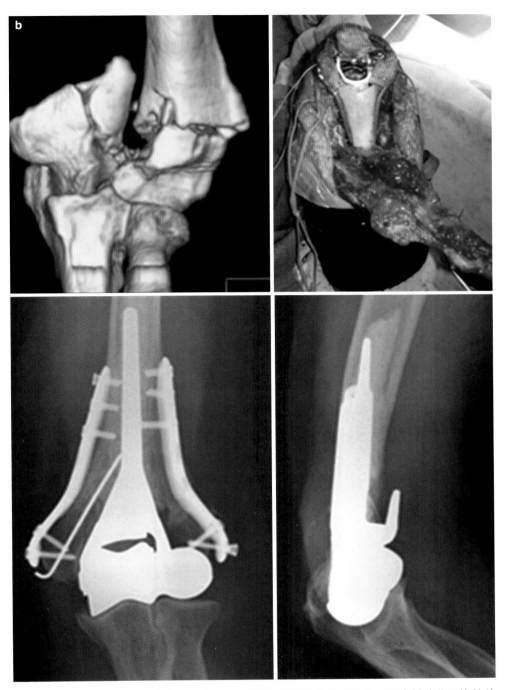

图 82-7（续）　b. 对于比较年轻的患者，可行肱骨远端半关节置换术，以降低关节置换的并
　　　　发症的发生率

臂主要保持抬高和伸展位。在术后早期，每天
在医师的指导下进行 3~4 次的自我辅助屈伸练
习，每次 15 分钟。出院前使用保护性铰链式支
架，允许患者尽快恢复轻度活动。在进一步的活

动锻炼中，持续佩戴支架 4~6 周。在标准疗程
中，理疗师在术后 2~3 周后开始介入。理疗师
持续指导患者，直至患者肘关节功能恢复，该恢
复过程通常需要 2 个月。术后 2 个月后可以进行

骑行、跑步和游泳运动。因为对抗性运动需要骨折处达到完全骨性愈合，所以通常在术后 3~5 个月后方可进行。

82.5　并发症

肘关节僵硬、创伤后关节炎、畸形愈合、骨不连、感染和尺神经病变是最常见的并发症。如果采用肱三头肌入路、TRAP 或 Bryan-Morrey 入路，则可能出现肱三头肌无力。而尺骨鹰嘴截骨术后可能会出现移植物相关并发症或尺骨鹰嘴畸形愈合 / 骨不连。再手术行挛缩骨化性肌炎松解 / 或钢板移除并不罕见，特别是在粉碎性骨折加重的情况下。

82.6　预后

预后取决于骨折的类型，关节和髁上的受累程度，以及相关的软组织损伤。在近 10 年里，

我们一直遵循前面所讨论的 5 个因素，在我们的临床实践中，我们观察到了更好的结果。然而异位骨化和尺神经功能障碍会影响手术预后。

参考文献

[1] Sanchez-Sotelo J. Distal humerus fractures. In: Antuna S, Barco R, editors. Chapter 4 Essentials in elbow surgery. London: Springer-Verlag; 2014. p. 47–60.

[2] Marinelli A, Guerra E, Bettelli G, Cavaciocchi M, Rotini R. Surgical approaches based on the fracture patterns. In: Castoldi F, et al., editors. Chapter 24 Simple and complex fractures of the humerus. Italia: Springer-Verlag; 2015. p. 269–77.

[3] O'Driscoll SW. Optimizing stability in distal humeral fracture fixation. J Shoulder Elb Surg. 2005;14:186S–94S.

[4] Sanchez-Sotelo J, Torchia ME, O'Driscoll SW. Complex distal humeral fractures: internal fixation with a principle-based parallel-plate technique. J Bone Joint Surg. 2007;89A:961–9.

[5] Kamineni S, Morrey BF. Distal humeral fractures treated with noncustom total elbow replacement. J Bone Joint Surg Am. 2004;86-A(5):940–7.

[6] Phadnis J, Watts AC, Bain GI. Elbow hemiarthroplasty for the management of distal humeral fractures: current technique, indications and results. Shoulder Elbow. 2016;8(3):171–83.

第 83 章　肱骨远端冠状面剪切骨折

Simon Bellringer, Jock Clarnette, Gregory Bain, and Joideep Phadnis
司卫兵　译

83.1　引言

　　肱骨远端冠状面剪切骨折是肱骨远端骨折中一个特殊且具有挑战性的类型，其范围从孤立性肱骨小头骨折到高度粉碎性肱骨小头骨折和滑车多平面骨折，可能累及后方骨皮质、内侧关节面和内侧髁上嵴。该骨折常伴随肘关节骨骼和韧带损伤。关节和后柱粉碎的严重程度与预后和并发症相关 [1-2]。因此，这些骨折需要进行仔细的术前评估，并根据手术入路和移植物的不同，采用个体化的治疗方法。

　　该种骨折具有多个分类分型，其中较新的分型强调损伤类型与预后的相关性 [1,3]。Ring 等描述了肱骨远端关节面损伤的 5 个组成部分 [3]。随着骨折的严重程度和复杂性的增加，这些组成倾向于顺序发生。组成部分包括：肱骨头和滑车外侧、外上髁、外侧柱后部、滑车后部及内侧上髁（图 83-1）。

　　Dubberley 分型可根据骨折的解剖类型、骨折块的数量和后柱的粉碎程度，对骨折进行分型 [1]。我们在临床实践中对这个分型进行了改进，增加了一个 4 型骨折，即一个包括冠状面和矢状面骨折线的多碎片型骨折。表 83-1 展示了我们改进后的 Dubberley 分型。肱骨远端冠状面剪切骨折可能是 Dubberley A 型骨折（无后柱粉

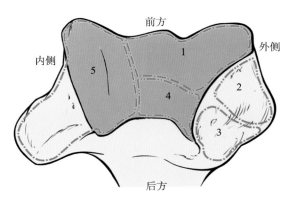

图 83-1　肱骨远端关节面损伤

碎）或 Dubberley B 型骨折（后柱粉碎）。虽然很少见，但由于骨折片的大小和多平面性质，这些骨折片很难在固定后稳定下来。分型中未包括的一个重要因素是软骨下骨量和骨折片的大小，这一因素决定了可能的固定方式。除了肱骨远端的骨折片，重要的是要认识到许多骨折都有相关的损伤。肘关节韧带损伤较为常见，尤其是在肱骨骨折局限于前方小头时，而桡骨头骨折更为常见。术前 CT 检查结合三维重建是评估这些复杂骨折的必要手段。

83.2　手术技术

83.2.1　手术方法

83.2.1.1　手术切口和患者体位

　　首选仰卧位，因为该体位不限制前臂的活

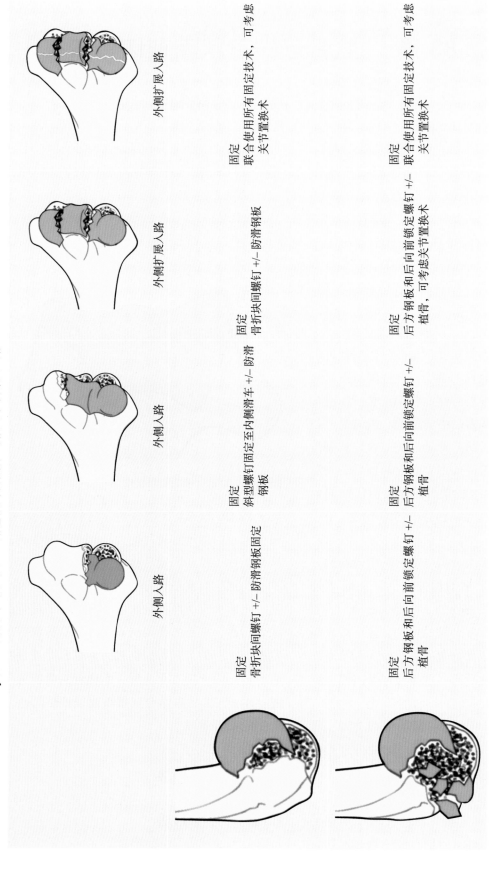

表 83-1　基于改良的 Dubberley 分型的治疗策略。扩展入路包括鹰嘴鹰嘴截骨入路和内外侧双入路

动，适用于所有入路，并允许从前到后（AP）或从后到前（PA）固定外侧和内侧骨折。如果选择侧卧位，则较难将螺钉从前到后置入，尤其是在固定滑车时。如果肘部两侧都暴露在外，我们更喜欢分开的外侧入路和内侧入路，因为这样可以避免后侧入路可能出现的损伤和潜在的血肿形成。例外的是尺骨鹰嘴截骨术采用后侧入路。

83.2.1.2 侧方入路

Dubberley 1 型骨折和 Dubberley 2 型骨折均采用侧方入路。如果是 Dubberley 3 型骨折中的单纯滑车骨折，可采用一个可延长的外侧入路，以更清楚地观察骨折并达到可靠地复位固定。然而，根据我们的经验，单纯的外侧入路很难显露滑车骨折块和进行可视复位固定。

侧方入路的变化取决于骨折的类型。孤立性肱骨小头骨折可以通过从侧柱上提起桡侧腕长伸肌和关节囊的方法进行。此外，还可以在外侧副韧带和伸肌总腱起点将入路向远端延伸。通过这种方法可以将显露范围延伸到桡神经的远端和骨间背神经远端。

可通过外上髁截骨术或松解外侧副韧带获得进一步的显露。在许多冠状面剪切骨折中，外上髁和外侧副韧带起点处的骨折块是相互独立的。牵开这些骨折块，将内侧副韧带作为铰链内翻，以更好地显露骨折部位，从而复位骨折块以达到外侧副韧带骨性愈合。

83.2.1.3 内外侧联合入路

对于 Dubberley 3 型骨折和 Dubberley 4 型骨折，可增加一个单独的内侧入路，以便更好地观察滑车骨折的复位情况，并提供一个更好的固定角度。Hotchkiss 过顶入路保留了内侧副韧带，并且可以充分地显露整个关节[4]。切口与内侧肌间隔呈一条直线，以内上髁为中心，远端与旋前圆肌平行。尺神经浅层游离减压，注意识别和保护前臂内侧皮神经的分支，这些分支穿过髁远端区域。把前内侧关节囊和肱肌从髁上嵴上剥离抬起，沿着旋前圆肌平行肌束的走行劈开旋前圆肌至尺侧腕屈肌肱骨

头。注意在髁上留下部分软组织，以修复屈肌腱起点。从肱骨远端和尺骨近端分离关节囊和肱肌，以避免损伤正中神经和肱动脉。通过这个入路，可轻松地看到滑车前 1/3 的骨折。

83.2.1.4 鹰嘴截骨术

对于 Dubberley 3 型骨折和 Dubberley 4 型骨折，特别是后柱粉碎性骨折，尺骨鹰嘴截骨术往往是有价值的。笔者更倾向于使用 2 号编织张力带缝合线（图 83-2）或髓内螺钉固定，以避免钢针突出。必须强调的是，尺骨鹰嘴截骨术本身不能提供充分的暴露，因为它不能暴露前表面，而这对复位至关重要。因此，必须从肱骨远端向外侧和（或）内侧抬高桡侧腕长伸肌，注意保留副韧带，以便充分显示骨折块。这种方法允许使用任何形式的固定，尤其是在预期有多个螺钉和钢板的情况下。

83.3 复位原则

在暴露过程中，尽量保存骨折块上的脆弱软组织附着物。尤其是，肱骨小头通常有一个完整的前骨膜铰链，这提供了稳定性，并有助于在复位过程中确定骨折块的方向。

通过轻轻地将近端移位的骨折块拨复到位来实现复位。伸直、旋转和内翻可能有助于复位。解剖复位后，用克氏针或点式复位钳将骨折块固定到位。然后前臂轻微弯曲，旋前放松前方关节囊，同时进行固定。

对于后柱粉碎性骨折和嵌入性骨折，可以保持肘关节伸直位以固定关节囊。用自体移植物或骨移植替代物填充空隙，以防止后柱短缩。

83.4 重建技术

83.4.1 Dubberley 1A 型骨折和 Dubberley 2A 型骨折

只累及肱骨小头或有且只有一个骨折片延伸

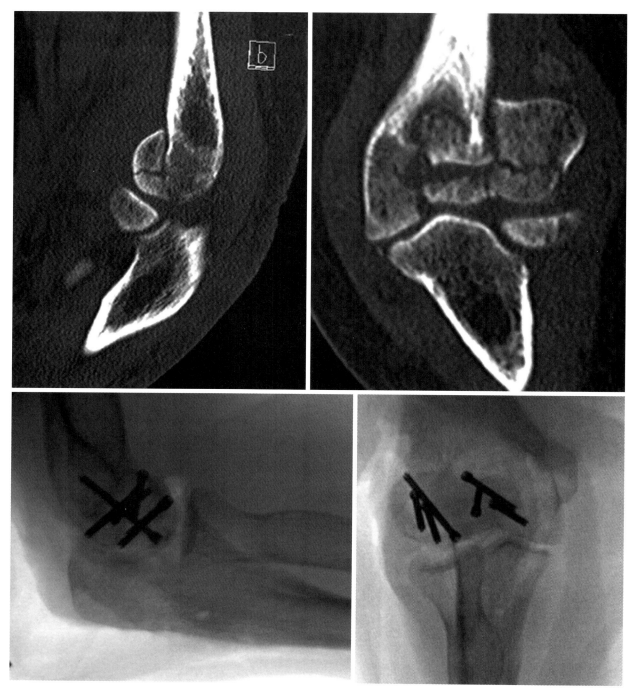

图 83-2　Dubberley 4A 型骨折，通过鹰嘴截骨入路，使用多枚无头加压螺钉固定。使用张力带缝合线固定截骨块

到滑车外侧嵴外的骨折均以类似的重建方式治疗。对于没有后柱粉碎的骨折，仅用螺钉就足够了。对于螺钉的使用类型和放置的方向存在争议[5-6]。我们更喜欢使用多个小螺钉（2~2.7mm）或无头加压螺钉（Acutrak 4.6mm）。AP 螺钉减少了对后侧入路的需求，可避免损害小头血供。

仅使用螺钉时，我们倾向于使用多个放置在不同方向的小直径 AP 螺钉。大多数笔者使用全螺纹皮质螺钉或空心无头加压螺钉。如果使用全螺纹皮质螺钉，则可以选择直径较小的，但需要在螺钉头上打埋头孔。骨折的加压是通过在放置螺钉时使用复位钳来实现的。无头加压螺钉本身就会对骨产生压迫，但是由于套管的作用，直径往往会变得更大，在关节软骨上形成一个更大的孔。由于无头螺钉可能无法施加压力或获得满意的效果，因此也需要小心较薄的骨折片，在这种情况下螺钉可能起不到较好的加压和把持效果。这通常发生在 Dubberley 2 型骨折的最内侧部分，骨折片在滑车外侧嵴外变薄（图 83-3）。

将锁定螺钉埋在关节软骨内是一种新的可替代无头螺钉固定、皮质螺钉固定或松质螺钉固定的固定方法。与皮质螺钉相比，锁定螺钉的外形较短，螺钉头部的螺纹使螺钉能够整齐地埋头，同时在骨中提供牢固的把持力。此外，由于使用的是 2~2.4mm 的螺钉，因此可以将多个螺钉放置在对关节软骨破坏最小的地方。对于 Dubberley 2 型骨折，建议在滑车后部完整的内侧骨内放置至少一个斜型螺钉（图 83-4a、b）。

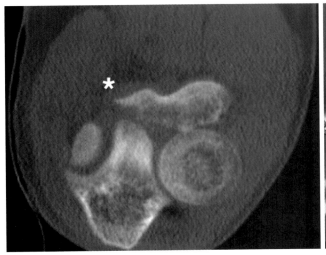
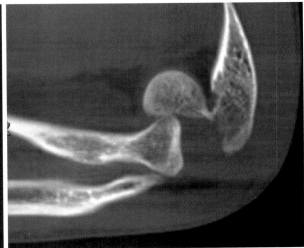

图 83-3　典型的 Dubberley 2A 型骨折，软管下骨量良好

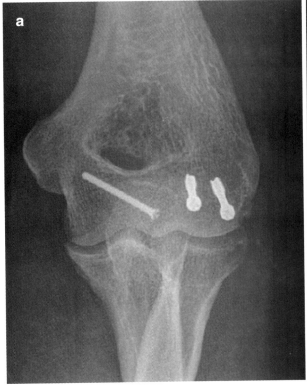
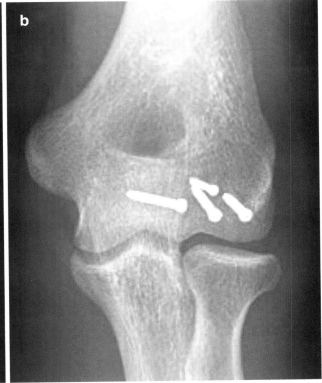

图 83-4　典型的 Dubberley 2A 型骨折，使用无头加压螺钉固定。a. 加用锁定螺钉。b. 使用斜型螺钉固定滑车

83.4.2　1型和2B型骨折（后柱粉碎）

后柱粉碎性骨折（B亚型）不能单独用螺钉治疗，因为螺钉对骨皮质的把持力不足。此外，这些骨折通常需要移除骨折块，这可能会导致肱骨出现空洞。不应该施加压力，因为这样会破坏关节面骨折块的正常方向。在这些情况下，最好使用后方角稳定装置来"替换"骨皮质，并将角稳定后向前螺钉固定到关节骨折块中。市场上有各种各样的后外侧解剖型板用于骨折重建。我们建议使用可容纳多个尺寸小于3mm的可变角度锁定螺钉的板。

暴露需要对外侧副韧带前后方进行解剖，以便看到复位情况并应用钢板。可以利用髁上骨折推测外侧副韧带的情况，同时增加暴露范围，或者在复位过程中松解外侧副韧带后再对外侧副韧带予以修复。移除骨折块后，如果出现肱骨空

洞，可以根据所需要的骨的体积和类型，用取自髂骨嵴、桡骨远端或鹰嘴外侧的移植物进行填充。人工骨移植替代物是一种天然骨的替代品。确认骨折复位，并用克氏针暂时稳定。将解剖钢板作为评估复位的模板。然后将多个后向前锁定螺钉放入骨折片中。如有必要，可补充使用前向后螺钉。

83.4.3　3型和4型骨折

这些骨折倾向于高度粉碎。特别是，我们所说的4型骨折在不同的平面上有多条骨折线，这就产生了多个彼此没有接触的骨折块。此外，常有后柱粉碎和骨缺失。3A型和部分4A型骨折可通过被延长的入路单独用螺钉治疗，以接近内侧骨折块（图83-2）。

对于3B型（图83-5）和一些4A/B型骨折，

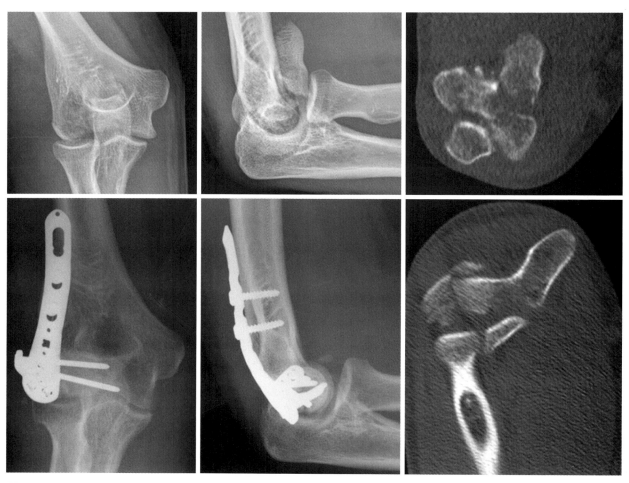

图83-5　经典3B型骨折，使用后外侧钢板固定。在外侧髁上进行截骨，以增加视野的暴露，并使用钢板固定

可采用延长入路结合其他多种固定策略治疗。通常，联合使用所有描述的技术。

83.4.3.1 多个螺纹克氏针

这是稳定较小的骨折块的好方法。克氏针被切断，埋在骨质，留在原处[7]。使用螺纹克氏针将迁移风险降到最低是很重要的。将克氏针（或螺钉）放置在合适位置以便取出，从而避免重复行尺骨鹰嘴截骨术。

83.4.3.2 防滑钢板

这些钢板对于没有完整的前骨膜铰链的骨折块特别有用。通常情况下，1/3 的管型钢板（大碎片为 3.5mm，小碎片为 2.7mm）应用于肱骨前部，而不做轮廓。钢板的末端固定碎片的上部，一旦皮质螺钉被放置在骨折近端，这种抗滑动的构造就可以抵消骨折块上的剪切力（图 83-6）。需要注意的是不要将钢板放置得太远，以避免钢板在肘关节高度屈曲时撞击桡骨头。

83.4.3.3 解剖型锁定钢板

解剖型锁定钢板可用于稳定向内侧髁上延伸的骨折。可通过钢板将长的锁定螺钉置入肱骨小头，以提供多平面的角稳定性固定。同样，虽然我们偏好使用可以侧向延伸的后外侧锁定钢板，但我们可以使用解剖型外侧锁定钢板来由外向内置入锁定螺钉和后向前螺钉（图 83-5）。解剖型

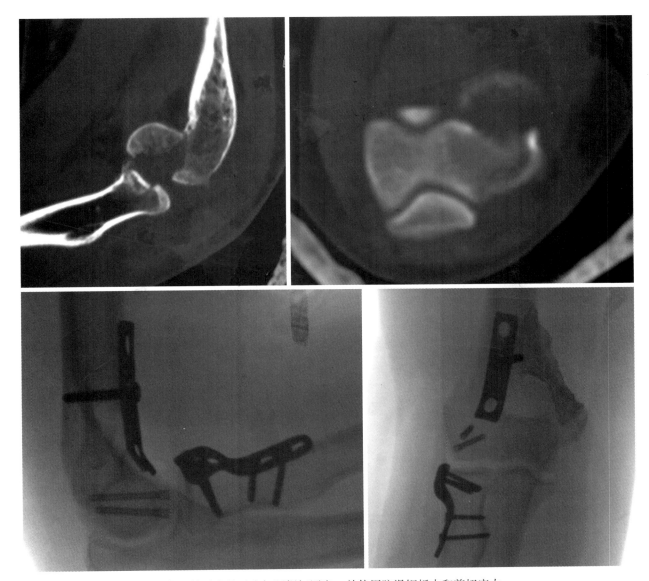

图 83-6 典型 1A 型骨折，使用前后向的无头加压螺钉固定，并使用防滑钢板中和剪切应力

外侧锁定钢板对固定外上髁骨折块或固定髁上截骨块都很有用。

83.4.3.4　关节置换术

关节置换术是治疗伴有软骨下骨量差的 3B 型或 4A/B 型骨折的一种选择。3B 型骨折的再手术率和并发症发生率较高，如内固定失败、骨不连和肘关节僵硬等，尤其是老年（65 岁）骨质疏松患者[1-2,8-9]。全肘关节置换术为活动量大的严重的老年冠状面剪切骨折患者提供了一个有吸引力的选择。此外，肱骨远端骨折全肘关节置换术术后的并发症的发生率随时间的增加而增加。

半关节置换术是全肘关节置换术的一种替代方法，全肘关节置换术更适合于不可重建的关节面骨折，尤其是活动量更大的老年患者（图 83-7）。半关节置换术需要完整的桡骨头和冠突以保持稳定性。对于半关节置换术，我们使用解剖型可转换移植物来恢复原来的解剖结构，但如果发生了进行性尺骨鹰嘴和桡骨头磨损，则可以很容易地转换为全肘关节置换术。肱三头肌入路术后活动不受限。假体的旋转、长度和力线是关键，由于肱骨远端的骨标志物保持完整，因此很容易在冠状面剪切骨折中恢复。侧副韧带通过置入物的轴线进行修复，以提供稳定性。

83.4.3.5　切除骨折碎片

可以切除小而薄的骨软骨碎片，这不会造成严重的后果。但是，不建议切除较大的碎片，因为那样可能会造成肘关节进一步的不稳定，或容易导致肘关节疼痛、僵硬和退行性关节炎。

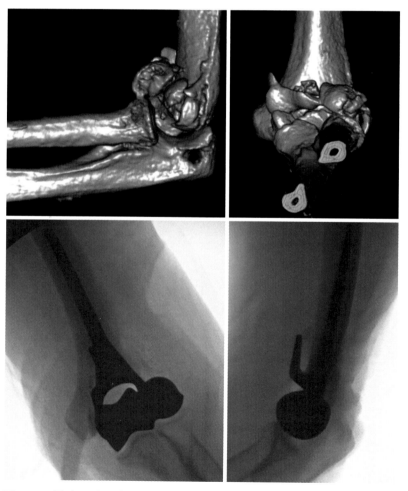

图 83-7　图片显示活动量较大的老年女性患有典型的 4B 型骨折，通过肱三头肌入路，行半关节置换术

83.5　总结

对于这些外侧柱骨折，也有一些骨折线延伸到内侧（图 83-8），因此在制订这些复杂损伤的治疗方案时，必须了解每个骨折的情况。

83.6　技巧和目的（表 83-2）

表 83-2　肱骨远端冠状面剪切骨折的手术技巧和目的

推荐技巧	目的
计划	
术前 CT 检查，分型，制订计划	能够评价所有影响入路、固定和预后的因素
入路	
如果不需要使用鹰嘴截骨术，可考虑内侧入路＋外侧入路	能够避免后方入路导致的大皮瓣和血肿形成等并发症

续表

推荐技巧	目的
经外侧入路牵拉髁上骨折块或者行外上髁截骨术	能够极大地改善内侧副韧带的观察视野
固定	
固定尺鹰嘴截骨块，采用张力带缝合线固定或髓内螺钉固定	减少了金属内固定物的突出等并发症
对于单纯性骨折，建议使用多枚小直径的锁定螺钉进行固定	与大直径的无头加压螺钉相比，多枚小直径的锁定螺钉可提供良好的把持力，减少关节损伤
如果需要行鹰嘴截骨术，须确保螺钉钢丝可以被取出	如果需要取出置入物，可避免再截骨
对于复杂骨折，使用防滑钢板固定	中和软组织铰链不完整侧的剪切力
在 B 型骨折中，使用后外侧解剖钢板固定	重建后方皮质缺失区
对于合适的 3B 型和 4 型骨折患者，可以行关节置换术	可取得更好的预期疗效，以及减少近期并发症

| 前方 | 外侧 | 内侧 | 远端 |

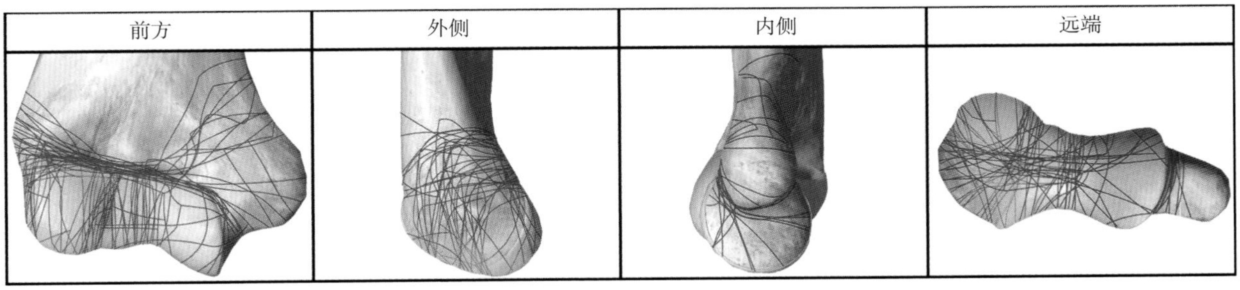

图 83-8　肱骨远端骨折发生频率图。黄色部分表示粉碎性骨折区域（版权所有：Gregory Bain 博士）

参考文献

[1] Dubberley JH, Faber KJ, MacDermid JC, Patterson SD, King GJW. Outcome after open reduction and internal fixation of capitellar and trochlear fractures. J Bone Joint Surg Am. 2006;88:46–54. https://doi. org/10.2106/JBJS. D.02954.

[2] Brouwer KM, Jupiter JB, Ring D. Nonunion of operatively treated capitellum and trochlear fractures. J Hand Surg Am. 2011;36:804–7. https://doi. org/10.1016/j.jhsa.2011.01.022.

[3] Ring D, Jupiter JB, Gulotta L. Articular fractures of the distal part of the humerus. J Bone Joint Surg. 2003;85-A(2):232–8.

[4] Hotchkiss RN, Kasparyan GN. The medial "over the top" approach to the elbow. Tech Orthop. 2000;15(2).

[5] Elkowitz SJ, Polatsch DB, Egol KA, Kummer FJ, Koval KJ. Capitellum fractures: a biomechanical evaluation of three fixation methods. J Orthop Trauma. 2002;16:503–6.

[6] Elkowitz SJ, Kubiak EN, Polatsch D. Comparison of two headless screw designs for fixation of capitellum fractures. Bull Hosp Jt Dis. 2003;61(3–4):123–6.

[7] Heck S, Zilleken C, Pennig D, Koslowsky TC. Reconstruction of radial capitellar fractures using fine-threaded implants (FFS). Injury. 2012;43:164–8. https://doi. org/10.1016/j.injury.2011.04.009.

第 84 章　急性肱骨远端骨折：半肘关节置换术

Charles Godavitarne and Joideep Phadnis
司卫兵　译

84.1　引言

　　肱骨远端骨折的内固定可能非常具有挑战性，特别是对于患有骨质疏松症和（或）关节内粉碎性髁上骨折的老年患者[1]。TEA 可用于治疗老年多发性骨折，短期疗效优于内固定。然而，随着时间的推移，可能出现并发症，包括无菌性松动、聚乙烯磨损、骨溶解和假体周围骨折。这些并发症通常与尺骨柄或铰链关节部分有关。

　　另一种选择是半关节置换术（EHA），既具有关节置换术的潜在优势，又消除了与尺骨干或连接有关的并发症。与 EHA 相关的潜在问题是肘关节不稳和鹰嘴与桡骨头磨损。本章主要介绍 EHA 治疗肱骨远端急性骨折的适应证和手术技巧。

84.2　适应证

　　EHA 的适应证如下所示。

　　（1）多发关节内骨折，骨折固定可能不稳定。

　　（2）低位髁间骨折。

　　（3）复杂的冠状面剪切骨折。

对于活动量大的老年骨质疏松症患者或

骨折不可修复的不适合行 TEA 的患者，可行 EHA（图 84-1，84-2）。

　　EHA 可用于治疗内固定失败、畸形愈合或骨不连。然而，疗效可能低于急性肱骨远端骨折的治疗，而相关知识超出了本章的范围。

84.3　禁忌证

84.3.1　绝对禁忌证

　　（1）污染性开放性骨折。

　　（2）肱骨远端骨折合并慢性感染。

　　（3）累及桡骨头的骨折或冠突的相关骨折。

　　（4）尺侧副韧带和外侧副韧带无法重建或修复。

84.3.2　相对禁忌证

　　（1）骨量好的年轻患者。

　　（2）低功能需求或基础病多的老年患者。

　　（3）肱骨远端骨折、鹰嘴骨折和桡骨头骨折。

　　（4）原发性尺骨关节炎。

84.4　用于 EHA 的移植物

　　许多移植物曾用于 EHA，但是目前唯一可

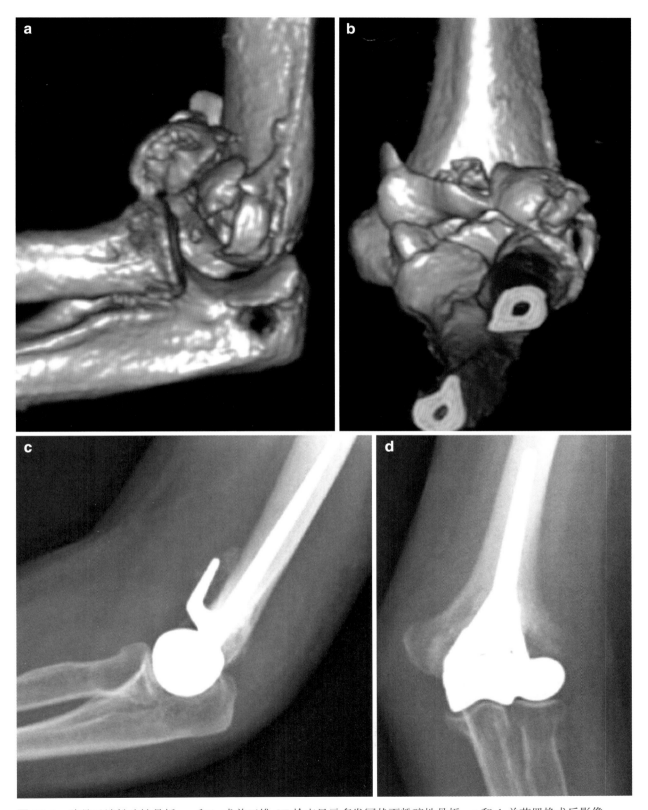

图 84-1　肱骨远端粉碎性骨折。a 和 b. 术前三维 CT 检查显示多发冠状面粉碎性骨折。c 和 d. 关节置换术后影像

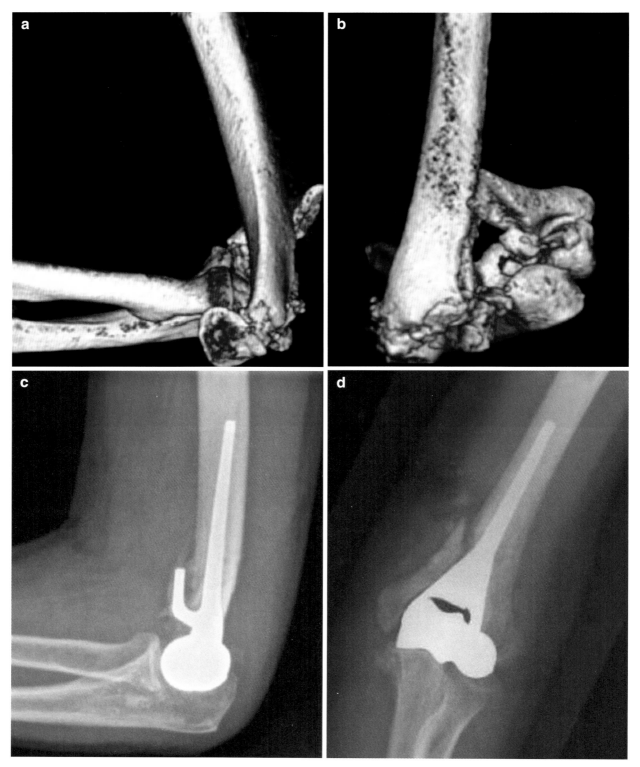

图 84-2 开放性后柱多发骨折，伴有关节面软骨缺损。a 和 b. 术前三维 CT 图像。c 和 d. 使用缝合线技术固定髁突，以及半关节置换术的术后影像

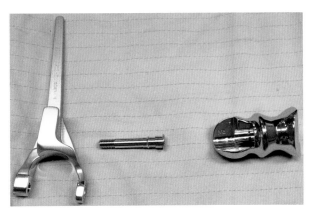

图 84-3 Latitude 假体的组件，包括柄、髓腔锉及组合式关节面假体

用于半关节置换术的是 Latitude 假体（图 84-3）（Tornier, Montbonnot-Saint-Martin，法国）。Latitude 假体是一种模块化的解剖移植物，可以在不移除肱骨柄的情况下转行连接或未连接的 TEA。Latitude 假体在解剖线轴内还有一个套管，可以通过移植物固定副韧带，以提供稳定性。

84.5 手术技术

84.5.1 术前计划

所有患者都应进行三维 CT 检查，以在术前确定是否采用 EHA 或内固定及选择手术入路，从而避免在术中决定。这样可以缩短手术时间和降低感染风险，并防止采用错误的手术途径。

84.5.2 体位

患者采用侧卧位，患侧上肢放在加垫的手臂支架上。如果需要术中透视，可将 C 臂机置于手术台的对面。预防性使用抗生素并用无菌止血带捆扎上臂。

84.5.3 手术入路

首选肱三头肌入路，以改善术后康复情况及降低潜在的感染的风险。尺骨鹰嘴截骨术与 EHA 后假体移除的再手术率高有关，如果可能的话可以避免。

84.5.3.1 肱三头肌入路

在尺骨鹰嘴尖的侧面做一个直的后切口。为了避免术后血肿的形成，在制作全层筋膜皮瓣时要注意不要抬高过多。常规减压松解尺神经，但不是常规行转位术。

在肱骨远端抬高肱三头肌内侧缘，以识别肱骨内上髁和内侧副韧带。切除后脂肪垫，从尺骨鹰嘴松解内侧副韧带后束，以暴露骨折片。保留内侧副韧带的前束，并用编织的不可吸收的 2 号缝合线缠绕，缝合线两端在肱骨起始处伸出。

如果有内固定的可能性，则需在行尺骨鹰嘴截骨术（固定）或继续经肱三头肌入路治疗之前，建立相应的肱三头肌旁入路，以进一步地评估骨折。如果已决定行 EHA，则不需要执行此步骤。

在尺骨皮下缘外侧 1cm 处行肘关节筋膜切开，将切口近端经尺骨鹰嘴外侧延伸至肱三头肌筋膜，从尺骨外侧缘剥离远端的肘肌，直到桡骨头显露为止。注意保持外侧副韧带附着在旋后肌嵴上。将肘肌和肱三头肌从肱骨远端外侧柱牵开，以暴露外侧副韧带。外侧副韧带的旋转方式与内侧副韧带相同。劈开肱三头肌直至暴露尺骨鹰嘴窝近端（图 84-4）。

切除关节骨折片时要注意保护髁突和副韧带。此时，可观察到鹰嘴和桡骨头，以确定移植物的大小，并通过器械确定假体柄的大小。

84.5.3.2 假体大小

在鹰嘴内放置试模，评估尺骨半月切迹的一致性，并根据试模与桡骨头的对齐度来判断移植物的大小，以及决定所需的假体柄的大小。

如果试模的大小介于两种尺寸之间，则应选择较大的尺寸，以减少对桡骨头和尺骨鹰嘴的点负荷[3]。

84.5.3.3 柄的准备

在磨锉和试模期间，必须恢复肘关节的屈伸轴线和旋转轴线，以提高移植物的关节稳定性和寿命。通过平移和旋转尺骨近端，将肱骨远端通

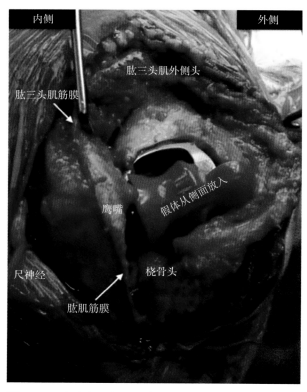

图 84-4　劈开肱三头肌入路。切除关节面骨折块，并在肱骨远端截骨后试模，安装假体，缝合肱三头肌残端和鹰嘴筋膜

过肱三头肌切口移除。从肱骨上锐性分离前关节囊，以改善术中暴露和术后肘关节活动度。

即使是严重粉碎性骨折，鹰嘴窝的顶部通常也会保留下来，这将影响屈伸轴。用高速钻头打开鹰嘴窝顶部，进入肱骨髓腔内，穿过导丝。顺序扩髓，直到符合选定的假体柄的尺寸。

正确的旋转轴是通过假体柄相对于肱骨远端的后平面内旋 12°~15° 来实现的。

如果内柱是连续的，则通过比较移植物的套管与内上髁底部（内侧副韧带的附着点）来判断移植物的高度。在大多数情况下，情况并非如此，因此，通过鹰嘴窝顶部的位置判断移植物的高度，该顶部应可见于截骨平面近端。

然后放置一个试验柄和关节轴。桡骨头在所有屈曲平面上的咬合度可用于评定肱尺关节的匹配度。可比较试验前后的骨折的髁突，以验证正确的高度。

可能需要进一步修整肱骨远端或髁突骨折片，以允许试验柄的正确入位。

84.5.3.4　最终植入

只有在取得令人满意的试验结果后，才能放置移植物。采用第三代固定技术，即在肱骨髓腔内放置一个骨水泥间隔器，然后冲洗和干燥肱骨髓腔。将抗生素骨水泥逆行放置并加压。小心地插入移植物，以恢复正确的高度和旋转。将由切除的骨折块制成的骨移植物放置在前翼缘和肱骨前部之间。

84.5.3.5　副韧带的修复

副韧带的修复对于恢复非铰链关节的稳定性至关重要。

在正确植入假体柄后，副韧带通过移植物关节轴的孔洞固定。如果可能的话，最好修复韧带和附着的上髁/髁突，而不要围绕在柄的远端。首先，将每个副韧带的缝合线尾端穿过植入物。用 Mayo 针将内侧副韧带的缝合线分别穿过外侧副韧带和共同的伸肌起点。重复同样的过程将外侧副韧带缝合线穿过内侧副韧带和共同的屈肌起点。如果有需要，可以将缝合线穿过骨隧道。当缝合线被捆绑时，使用复位夹在假体柄周围复位骨折块。先将内侧副韧带缝合线（在关节外侧）打结，因为假体外侧滑车嵴比内侧嵴浅，如果先将外侧副韧带缝合线打结，则产生的张力会导致移植物"跳跃"到内侧。进一步地环扎缝合线或张力带缝合线可以加强髁突骨折块与假体间的固定（图 84-5）。对于尺骨鹰嘴窝以外的柱状骨折，可以使用辅助钢板，但大多数情况下都不需要。

84.5.3.6　关闭切口

术中进行动态透视检查，以确认关节的稳定性，以及假体的置入是否合适。然后冲洗切口，用可吸收缝合线连续缝合以闭合肱三头肌/肘筋膜。这样可以最大限度地减少切口破裂时移植物的无效腔和暴露。尺神经通常保持原位，如果有半脱位或撞击的迹象，可以进行尺神经皮下移位，不过这种情况比较罕见。

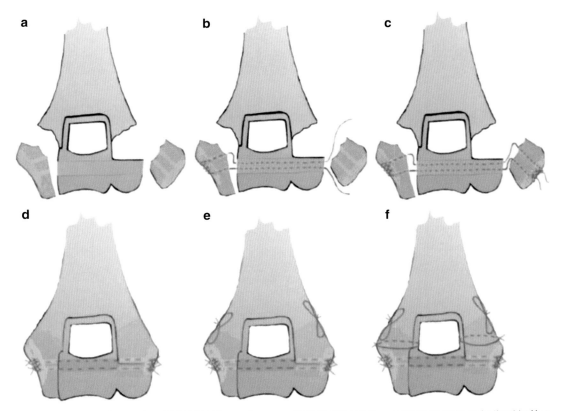

图 84-5　髁突骨折的重建。a. 内、外侧髁钻孔。b 和 c. 2-0 尼龙线穿过钻孔。d. 将髁突骨折块复位到假体上，并固定。e 和 f. 用张力带缝合线加强髁突骨折块与假体之间的固定

84.5.4　术后方案

　　除非皮肤质量差，创口易崩开，否则允许术后立即进行屈伸运动，无须保护伸肌，因为已经使用了肱三头肌入路。肩外展大于 30° 并保持 6 周，以避免肘内翻，同时该姿势有利于副韧带愈合。建议避免长期重复或繁重的活动，以减少关节的负荷，并将鹰嘴和桡骨头磨损的风险降到最低。

84.6　手术要点（表 84-1）

表 84-1　半肘关节置换术的手术要点和目的

手术要点	目的
术前决定是否行 EHA	缩短手术时间，降低感染的发生率，并优化手术入路
采用肱三头肌入路	允许早期活动，减少无效腔，降低肱三头肌的并发症
注意移植物的高度并控制物的旋转	保证关节稳定性，提高假体的使用寿命

续表

手术要点	目的
如果假体的大小介于两个型号之间，则选择大一号的假体	降低接触压力和减少磨损
先收紧内侧副韧带的缝合线（在侧面）	避免假体在浅的外侧滑车嵴上"跳跃"

参考文献

[1] Court-Brown C, Caesar B. Epidemiology of adult fractures: a review. Injury. 2006;37:691–7.

[2] Phadnis J, Watts AC, Bain GI. Elbow Hemiarthroplasty for the management of distal humeral fractures: current technique, indications and results. Shoulder Elbow. 2016;8(3):171–83.

[3] Langohr GDG, Willing R, Medley JB, et al. Contact analysis of the native radiocapitellar joint compared with axisymmetric and non-axisymmetric radial head hemiarthroplasty. J Shoulder Elb Surg. 2015;24:787–95.

第 85 章　关节镜辅助治疗儿童肘关节骨折

Todd A. Rubin, Matthew J. Gluck, Jonathan Robinson, and Michael Hausman
司卫兵　译

85.1　引言

关节镜手术在儿童肘关节疾病治疗中的应用尚处于起步阶段。然而，早期的报道证实了这种应用的有效性和安全性。除了微创技术的普遍优点，即改善视觉效果和创伤较少之外，与开放手术相比，关节镜手术更容易被患儿及其父母接受。在极少数情况下，也可以允许分阶段进行治疗。

适合 Mason Ⅱ 型骨折合并移位（ARIF）的儿童骨折的类型包括外髁骨折、肱骨小头 / 侧柱骨折和肱骨小头剪切骨折、冠突骨折和冠突剪切骨折，以及桡骨头和桡骨颈骨折。

以下几种情况是儿童肘关节骨折的 ARIF 的相对或绝对禁忌证。如果肘关节有先天性畸形或外伤病史，缺乏正常的解剖，则骨折开放复位内固定可能更合适。尺神经移位是内侧入路的禁忌证，除非该神经位于皮下，并且可以明确定位。既往烧伤、植皮等可能是关节镜手术的适应证，需要特别注意。此外，肘关节周围感染活动期也是 ARIF 禁忌证。

85.2　外科技术

肘关节镜手术的体位有仰卧位、侧卧位和俯卧位。笔者更喜欢在患者仰卧位的情况下进行肘关节镜检查，特别是在外伤时。可以通过使用肢体定位器来行关节镜检查，该定位器有助于骨折复位和进行透视评估，并且可以在手臂位于头顶时最大限度地减少失血。一般来说，将手臂稍微伸展，放在头顶位置，可方便肘部后方间室内的操作（图 85-1a、b）。在肘部前方间室中操作时，手臂弯曲并放在患者一侧。如果有需要，可将患者置于仰卧位，改行开放手术。

用无菌止血带捆扎上臂，以识别出肱骨骨间血管的侧支循环，从而避免术中持续出血。将McConnell 臂架底座头侧固定在肩部水平（与关节镜下将 McConnell 臂架尾端固定在肩部水平时的挛缩松解相反）。笔者更喜欢在止血带捆扎下进行肘关节镜检查，因为这样可以减少出血，从而避免较高的灌注压力。建议使用 25mmHg 的灌注压力，以防止关节腔显著膨胀，并留出足够的操作时间。大于 35mmHg 的压力只允许最多60 分钟的操作时间，以避免出现明显的肿胀。

手术时机可能会影响关节镜进入肘关节的难易程度，以及术中的视觉效果。在骨折后 24~36小时内，尽管使用了止血带，但骨折表面仍可能持续渗出。之后，骨折表面渗出的血所形成的血凝块堵住了骨折表面的渗血点，仅需较低的压

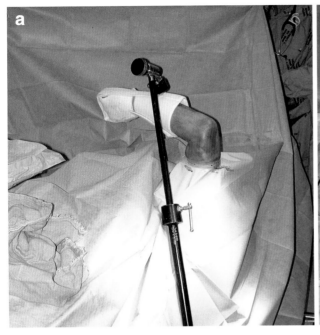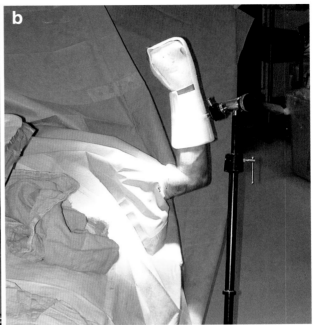

图 85-1　关节镜装置。a. 显露后方间室。b. 显露前方间室

力（25mmHg）。因此，笔者建议手术尽可能地延迟到骨折后 36~48 小时进行。

合适的设备对 ARIF 是必不可少的。包括多个钝的和锋利的套管与成对套管，使用无孔套管可防止液体外渗，而使用软组织刨削刀（3.5~4.5mm）、射频消融器、2.7~4mm 关节镜和 70° 关节镜，可以增加视野。通常，使用 70° 关节镜有助于从远端后外侧入路观察冠突基底部和肱骨前表面。成人的（3.5~4mm）的关节镜适用于 3 岁及以上的患者，而腕部关节镜适用于较小的儿童，尽管这取决于个体情况和手术方式。

骨折固定的设备应包括复位钳、Freer 骨膜剥离器、带有克氏针导针的空心螺钉（有头和无头，以及全螺纹和部分螺纹）和一个小的钻孔导管。

关节因骨折血肿而膨胀，故通常很容易进入。入路偏好则随损伤而变化，但总体上，笔者倾向于首先通过肱三头肌入路检查后方间室，入路中线在尺骨鹰嘴尖近端约 2cm 处。在骨头上插入一个钝的套管针以放置套管。然后，将关节镜插入套管并固定到位。接下来，以类似的方式创建远端后外侧入路，并使用刨削刀，通常用盲穿的方式为关节镜创建工作空间。外科医师必须耐心地清除血肿，以便看到必要的结构。一旦获得足够的视野，就可以确定肱尺关节和内、外侧沟。关节镜可用于检查肱桡关节，然而，单独的前侧入路可被用于执行大部分工作。

将肘部固定于 90° 屈曲位，站在患侧对关节前方进行评估。通常，先建立一个标准的前内侧入路，并注意尺神经的位置。然后使用钝头鞘管和套管进入关节，直接在关节镜下建立外侧入路，以减少桡神经损伤的风险。重要的是将该入路放置在足够近的位置，使得进入冠突的通道不会被桡骨头阻挡。笔者倾向于先用 25 号针定位前外侧入路，然后用 15 号刀片切开。最初由于血肿，视野很差。因此，必须绝对确保刨削刀位于安全位置，使刀背面向桡神经，并用一个小的（3.5mm 最大）刨削刀将关节内的血肿清除。彻底清除血肿后，关节镜下的结构清晰可见，因为这些是正常的非挛缩的肘部组织。

一旦获得了充分的关节镜下暴露，外科医师

将根据损伤的具体性质，按照以下所述进行手术治疗。

85.2.1　外髁骨折（图 85-2a~h）

关节镜在治疗儿童肘关节骨折中的首次应用是治疗外髁骨折。ARIF 可以改善这种骨折的视野，减少侧支循环损伤，并有可能降低缺血性坏死的风险。目前的指南建议对 Milch1 型骨折进行非手术治疗，然而，真正的非移位性骨折可能会被误诊，故必须进行准确的复位，以防止骨骺闭合和"鱼尾形"畸形形成。

对于 3 岁以下的患者，可考虑使用 2.7mm 腕关节镜。对于 3 岁以上的患者，使用标准的 4mm 关节镜。首先，以非损伤的方式建立前内侧入路并清除血肿。然后，后外侧入路，用刨削刀清理骨折部位。此时，髁突外侧可见骨折，可用手按住复位。如果有需要，可经皮插入 1.58mm 克氏针，以控制骨折，帮助复位。然后按顺序从外侧到内侧放置克氏针，以固定骨折片。通过关节镜检查确保克氏针被放置在第二骨化中心，以确保最佳的固定强度和稳定性。第三根克氏针以跨髁突的方式放置，为骨折提供额外的稳定性，并防止骨折片围绕克氏针旋转。患者须每周于门诊复诊，并通过 X 线透视确认固定物的放置。患者使用长臂石膏固定，术后 6 周后移除石膏和克氏针，肘关节开始活动。

85.2.2　肱骨头和冠突剪切骨折（图 85-3a~g）

青少年的肱骨头和冠突剪切骨折有时可能被漏诊，通常需要外科手术治疗。Ⅰ 型（Hahn-Steinthal）骨折累及肱骨头体部，通常不延伸至滑车外侧。Ⅱ 型（Kocher-Lorenz）骨折是指肱骨头关节面剪切样骨折，其下层为软骨下骨。最后，Ⅲ 型（Broberg-Morrey）骨折是肱骨小头粉碎性骨折。累及肱骨小头的骨折可延伸至滑车外侧或外侧柱（Ⅱ 型），使诊断变得困难。术前影

像学检查应明确骨折范围。关节镜下对这些损伤的评估通常会加大损伤程度和软组织受累程度。

首先，建立近端前内侧入路，并从关节中清除血肿。通常情况下，肱骨近端骨折会发生移位，因此笔者利用高位外侧入路可帮助骨折复位。骨折移位通常随着肘关节的伸展而减少，然而，如果骨折移位很难减少，则可以把内侧套管或骨剥当作杠杆来复位肱骨头。笔者还使用了一个小钩经后侧入路，将骨折片向远端拖拽。必须使用关节镜检查骨折复位的精确位置，并确保没有撞击或阻碍解剖复位的骨折断端软组织或骨折片。X 线检查有助于准确放置复位工具及评估骨折复位。

骨折复位后，肱骨骨块通常与桡骨头吻合，提供暂时的稳定性。必须保持肘部弯曲以维持骨折复位。此时，导针从后向前穿过骨折部位放置。导针应尽量前置，直到可在软骨表面下见到为止。在这个过程确保使用尽可能长的螺钉固定骨折。笔者通常使用 2.5~3.0mm 空心螺钉固定肱骨小头，将 2.5mm 螺钉经髁突由外到内附加固定。

对于 Kocher-Lorenz 骨折，软骨下骨无法把持住螺钉，褥式缝合技术可以提供更好的固定强度，并有助于挽救其他不可修复的骨软骨损伤。这是我们所描述的治疗小儿剥脱性骨软骨炎的技术的改进[1]。

85.2.3　冠突骨折和冠突剪切骨折（图 85-4a~k）

对于冠突尖部的横行骨折和（或）冠突剪切骨折，关节镜下辅助固定有助于防止切口延长。其他适应证包括严重的恐怖三联征损伤，其中内侧副韧带完整，桡骨头可修复，或Ⅲ型冠突骨折，如 X 线片或 CT 图像所示，伴有回旋不稳和后凹陷征。这些研究是在肘部伸直的情况下进行的，有助于确定肱尺关节是否不协调。

前内侧冠突骨折通常是压缩性的，需要使用内侧支撑钢板进行切开复位内固定。因此，这种

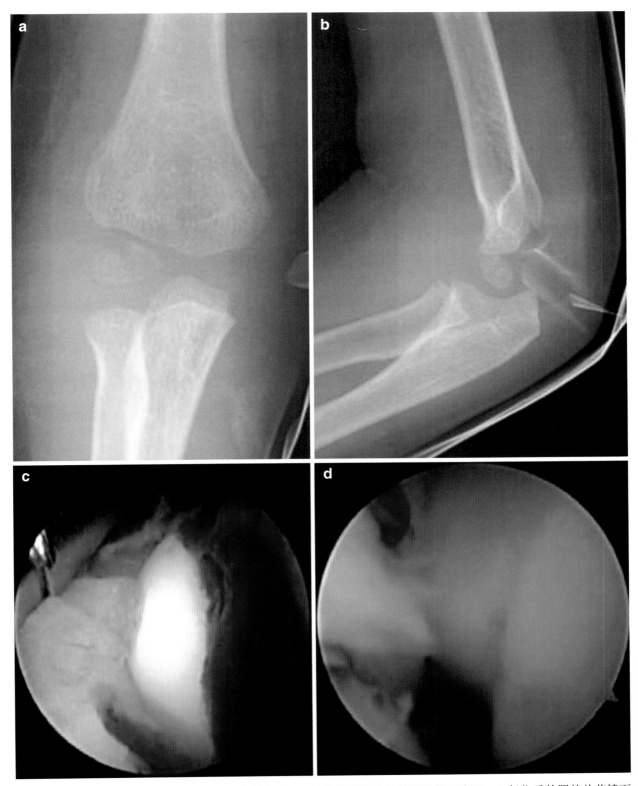

图 85-2　移位的外髁骨折。a 和 b. 术前影像学表现。c. 关节镜下移位的外髁骨折的表现。d. 复位后外髁的关节镜下表现

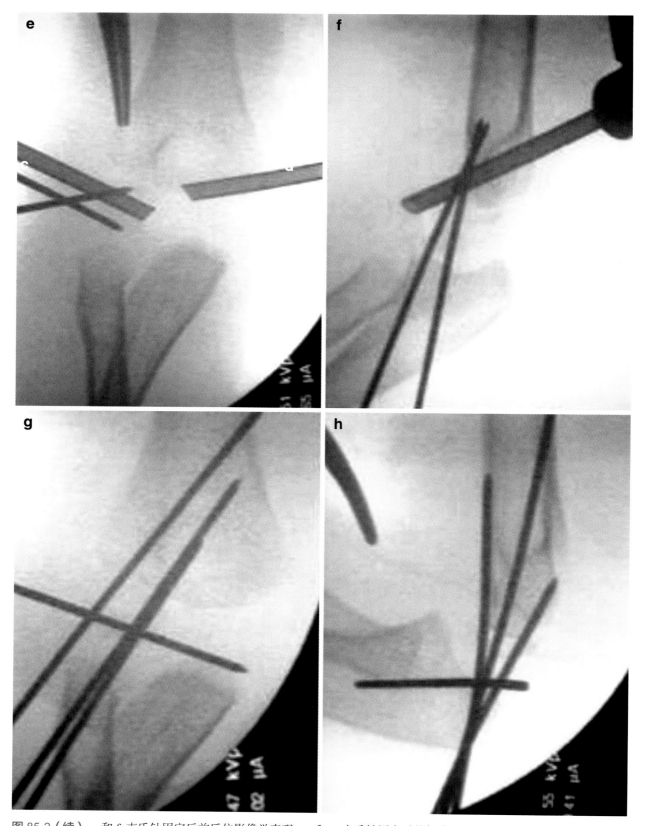

图 85-2（续） e 和 f. 克氏针固定后前后位影像学表现。g 和 h. 克氏针固定后的侧位影像学表现

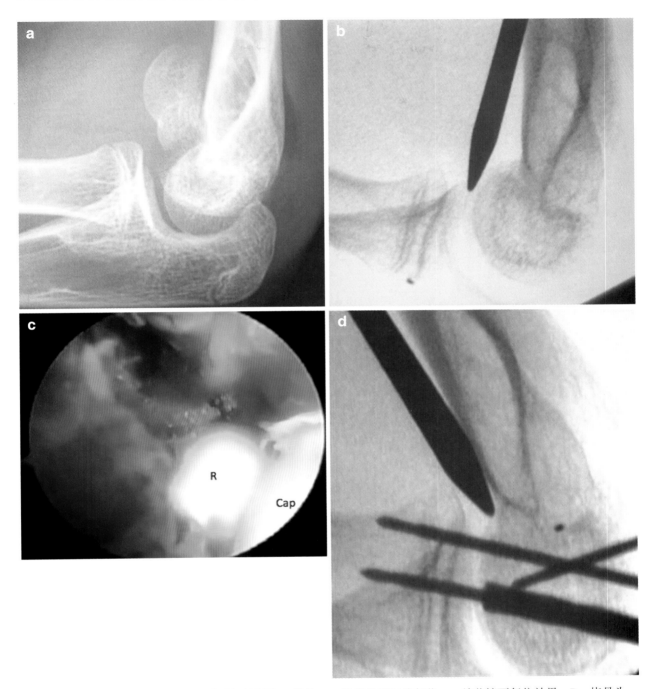

图 85-3　移位的肱骨头骨折。a. 初始骨折的侧位 X 线片。b. 使用骨剥间接复位。c. 关节镜下复位效果。R—桡骨头，Cap—肱骨头。d. 用克氏针从后向前临时固定

骨折往往不适合关节镜辅助固定技术。

　　该技术从标准的前内侧和前外侧入路开始，以清除血肿和进行骨折断端清创。复位时，冠突应与滑车一致。使用骨剥或钩（带有缩短的弹齿）将骨折片固定在适当的位置，以保持复位。导针从后向前放置，方向为后远侧向前近端。这将有助于将滑车的推移力转换为对冠突的压力。如果骨折片足够大，可以用两个部分螺纹的空心螺钉固定冠突骨折片。如果骨折片很小或确定是冠突剪切骨折，可以使用类似于桡骨头骨固定的缝合

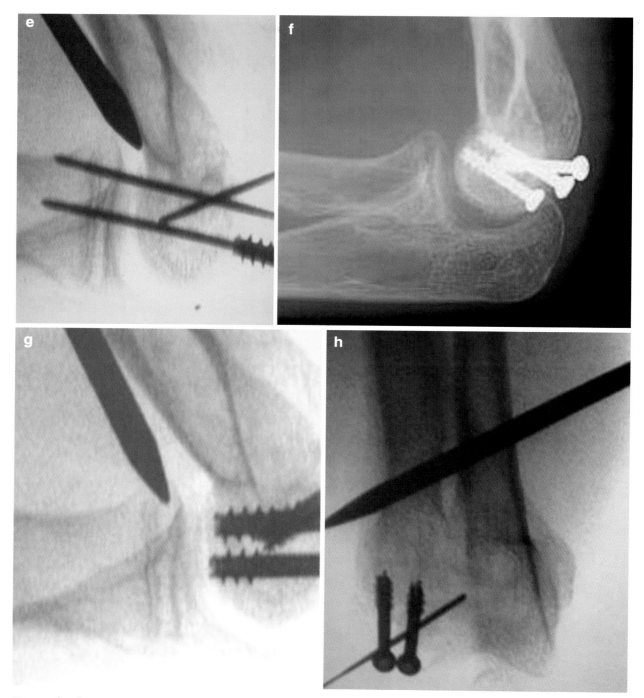

图 85-3（续） e.关节镜下关节面钻孔。f.骨折愈合后的侧位 X 线片。g 和 h.用半螺纹螺钉固定肱骨小头骨块的侧位片及正位片

套索或褥式缝合技术。将缝合线从后向前穿过半螺纹空心钉或钻孔。抓住肘关节内的缝合线，并从第二个螺钉或钻孔中取出。在关节镜下用推结器沿着肱骨后部系好缝合线。如果使用螺钉，则螺钉的尺寸应稍小，以防磨损缝合线。笔者建议

应尽量避免螺钉刺激，以免妨碍骨折复位[2]。通过在内上髁上钻一个单独的孔，并将导引缝合线伸入尺神经深面来避免螺钉刺激。如果有需要，这种环扎技术可以在外侧骨折片周围进行，缝合线穿过冠突外侧，并通过软点入路取回。

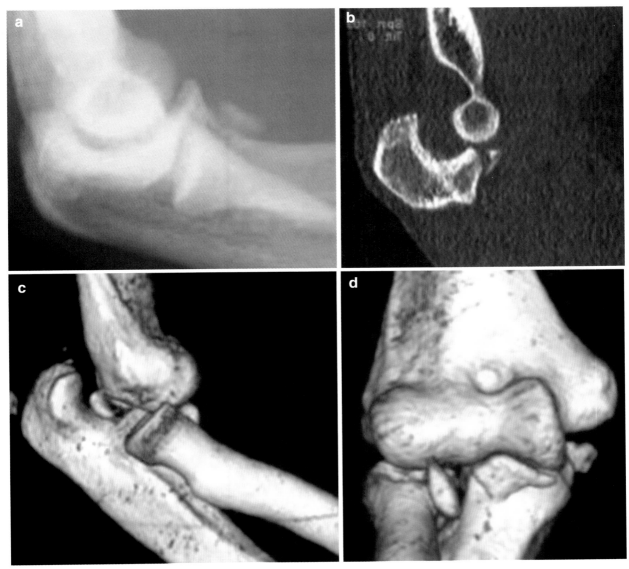

图 85-4　伴有冠突骨折移位、桡骨头骨折和肱尺关节不稳的恐怖三联征患者。a. 侧位 X 线片。b~d. CT 检查

85.2.4　桡骨头和桡骨颈骨折（图 85-5a~g）

　　儿童桡骨近端骨折通常累及桡骨颈或桡骨体，而成人通常累及桡骨头[3]。桡骨通常可显示 15°的外翻倾斜度，并可能有两部分骨化。对于桡骨头或桡骨颈骨折的病例，应进行仔细的术前检查，以排除其他损伤（比如脱位与孟氏骨折）和神经最常见的骨间后神经失用症。患者通常表现为局限于肘部外侧的疼痛，症状在旋前 / 旋后时加重，但不在肘部屈曲 / 伸展时加重。对于角度大于 30°或位移大于 3mm 的骨折，通常考虑对其进行手术干预[4]。通常，体格检查必须在麻

醉状态下进行，以充分测量肘关节活动度。

　　在罕见的情况下，移位的近端桡骨骨折可以闭合复位，但由于环状韧带可能阻碍桡骨头复位，所以常常复位失败。

　　据报道，用克氏针或 Steinmann 针经皮撬拨复位的成功率高达 94%，但该技术难度较高[5]。此外，还有研究描述了 Metaizeau 技术，尽管该技术可能损坏骺板，导致骨骼异常发育。

　　肘关节镜可能有助于微创复位，但通常被一个包绕桡骨头的前外侧关节囊所阻挡。只要将这个关节囊折叠并绕过桡骨头，就能复位桡骨头和

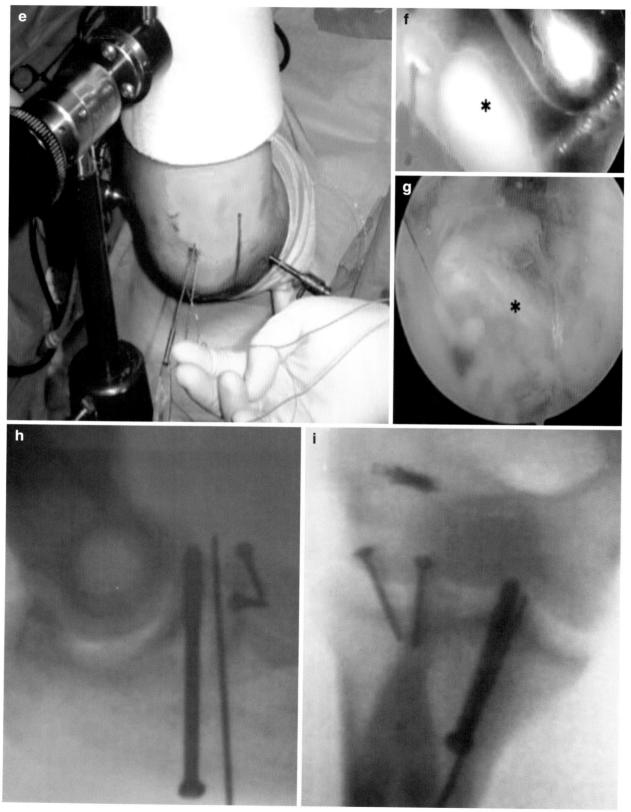

图 85-4（续） e. 术中体位。f~j. 关节镜下用克氏针从后向前临时固定冠突，同时修补桡骨头（＊）骨折及外侧副韧带复合体。使用外侧入路固定修补桡骨头骨折和外侧副韧带复合体

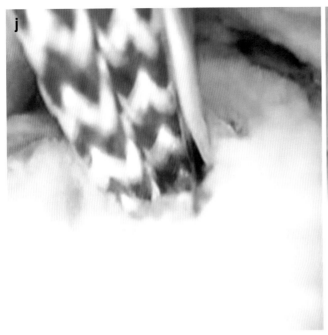
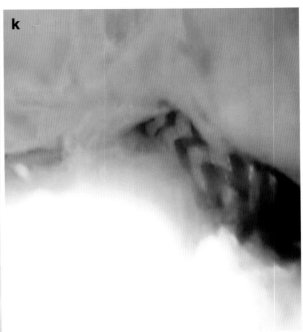

图 85-4（续）　k. 关节镜下用缝合线固定冠突骨折片

（或）桡骨颈骨折。

　　将手臂固定在 McConnell limb 肢体定位器中，然后建立近端前内侧入路，并用 25 号针定位近端前外侧入路（位于桡骨头上区域稍近侧）。应根据桡骨头和桡骨颈骨折的特点调整前外侧入路的位置。一旦两个入路都建立起来了，就使用刨削刀从前外侧入路清除骨折血肿和嵌插的软组织。然后用一个骨剥将关节囊固定在桡骨头上方，桡骨头通常被夹在前外侧关节囊中。在大多数情况下，骨折的复位由完整的骨膜维持，但如果需要的话，可使用克氏针作为辅助固定。然后将患肢置于长臂石膏中，患肢保持中立位 3~4 周，直至达到放射学的骨折愈合标准。

85.3　骨折后遗症的处理

　　随着针对创伤后肘关节僵硬的治疗方法的改进，传统的早期运动防止肘关节僵硬的治疗标准也在变化。目前，防止畸形愈合也成了骨折复位的重要关注点。关节镜下松解挛缩可以治疗后期的肘关节僵硬。与肘关节僵硬相比，骨折不愈合、内置物断裂、滑车或外侧髁缺血性坏死则是无法解决的问题。因此，笔者倾向于骨折愈合优先于早期肘关节活动。

　　对于大多数儿童肘关节骨折，术后固定 4~6 周即可，外髁骨折可能例外，需要固定更长的时间。然后，安排患者开始康复计划，并进行密切的随访，以确保肘关节活动度恢复。对于缺乏运动的患者，随后可能需要进行关节镜下挛缩松解。对于无法稳定固定的骨折类型，通常要与患者及其家属讨论两个阶段的手术方案：先固定骨折，然后进行挛缩松解。这有助于在术前适当地设定期望值。然后，对患者进行长期随访，以确保他们不会出现缺血性坏死或骨骺闭合，一旦出现也可以在关节镜下切除。

85.4　文献中的临床结果

　　关于儿童肘关节镜检查的文献很少，仅有少数回顾性病例分析报道过。Hausman 等报道了 6

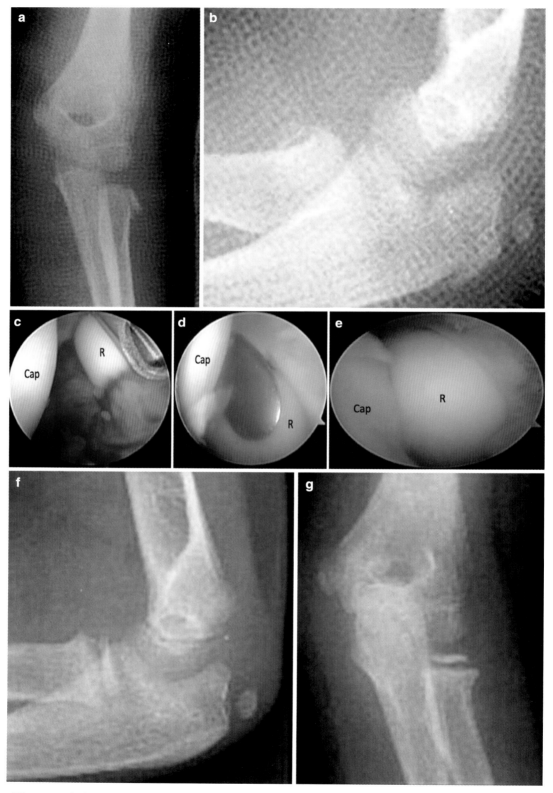

图 85-5　移位的桡骨头骨折。a 和 b. 正侧位 X 线片。c. 桡骨头移位及肱桡关节脱位的关节镜下表现。d. 使用钝头骨剥从前外侧进行复位。e. 解剖复位骨折和关节面。f 和 g. 正侧位 X 线片显示利用完整的骨膜达到解剖复位。R—桡骨头，Cap—肱骨髁

例儿童外髁骨折的 ARIF 治疗。所有患者均表现出良好的预后，且无并发症[6]。同样，Perez Carro 等报道了 4 例儿童外髁骨折行 ARIF 治疗，未发现并发症[7]。

关于儿童冠突骨折的 ARIF，Hausman 等报告了 4 例病例（年龄范围为 16~53 岁），其中 3 例病例的关节活动度完全恢复。一名患者最终丢失了 10°的伸直范围，但没有出现严重并发症[8]。

最后，有几篇关于儿童桡骨头和桡骨颈骨折的 ARIF 的成功报道。值得注意的是，笔者认为桡骨头 / 桡骨颈骨折的关节镜下治疗只应在儿童患者中进行，因为有可能导致成年患者的神经血管发生损伤。

85.5　总结

一般来说，ARIF 是安全有效的治疗某些儿童肘关节骨折的方法，因为大部分操作是在关节囊内完成的，所以可以避免损伤神经血管结构。笔者认为，本章所述的技术可改善儿童肘关节骨折的预后，并加快骨折的康复，降低并发症的发生率。尽管关节镜技术有所改进，但大多数的儿童骨折仍采用开放性治疗。应进一步地研究比较开放手术和关节镜手术的疗效。

参考文献

[1] Koehler SM, et al. Outcomes of arthroscopic treatment of osteochondritis dissecans of the capitellum and description of the technique. J Shoulder Elbow Surg. 2015;24(10):1607–12.

[2] Fink Barnes LA, Parsons BO, Hausman M. Arthroscopic management of elbow fractures. Hand Clin. 2015;31(4):651–61.

[3] Skaggs DL. Elbow fractures in children: diagnosis and management. J Am Acad Orthop Surg. 1997;5(6):303–12.

[4] Steinberg EL, et al. Radial head and neck fractures in children. J Pediatr Orthop. 1988;8(1):35–40.

[5] Bernstein SM, McKeever P, Bernstein L. Percutaneous reduction of displaced radial neck fractures in children. J Pediatr Orthop. 1993;13(1):85–8.

[6] Hausman MR, et al. Arthroscopically-assisted treatment of pediatric lateral humeral condyle fractures. J Pediatr Orthop. 2007;27(7):739–42.

[7] Perez Carro L, Golano P, Vega J. Arthroscopic-assisted reduction and percutaneous external fixation of lateral condyle fractures of the humerus. Arthroscopy. 2007;23(10):1131.e1–4.

[8] Hausman MR, et al. Arthroscopically assisted coronoid fracture fixation: a preliminary report. Clin Orthop Relat Res. 2008;466(12):3147–52.

第86章 肘关节周围与运动有关的应力性骨折和应力反应

Gregory A. Hoy and Godefroy G. Brais

司卫兵 译

86.1 背景

应力性骨折是由超过骨强度的力引起的，最常见于职业性体力活动或娱乐性体力活动中的肘关节过度使用。在运动中，肘部易受过度应力影响的部位是肱骨远端、尺骨鹰嘴，很少是尺骨冠突、高耸结节或桡骨头。对于未成年患者，内上髁是应力性骨折最常见的部位。

86.2 肱骨远端应力反应

2006年，肱骨远端应力反应首次出现在优秀网球运动员身上[1-2]，此后，有多位橄榄球四分卫[3]也描述过这种情况。患者通常主诉肱骨远端周围疼痛，医师在体格检查中可通过触诊内侧髁上嵴或外侧髁上嵴来诱发疼痛。

T2加权MRI显示肱骨远端有髓内水肿（图86-1，86-2）。单纯X线片上可见骨膜反应似乎与MRI上水肿的严重程度相关[1]。

治疗包括休息，以及手臂运动和训练方法的改变。虽然症状通常可以完全缓解，但可能需要患者经过几个月的休息。

手术治疗仅通过在应力反应区（未发表的病例）从外侧髁上插入逆行钉进行，在术后6个月

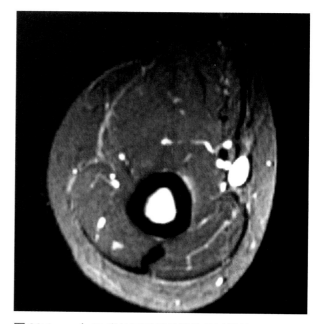

图86-1　一个29岁的网球运动员肱骨远端的MRI上T2像的表现（Hoy et al., British J Sports Med, 2006）

内疼痛会得到缓解。但是，最后由于逆行钉会对插入部位产生刺激，因此需要拔除逆行钉。

86.3 尺骨鹰嘴

尺骨鹰嘴应力性骨折可分为三个不同部位的骨折：尺骨鹰嘴尖、尺骨鹰嘴后内侧和尺骨鹰嘴中部。

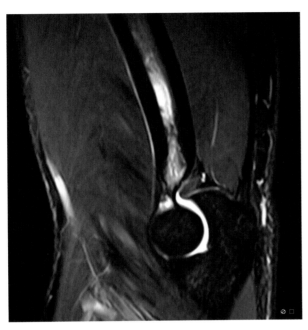

图 86-2　矢状面 T2 像提示肱骨远端中到重度水肿（版权所有：VHI）

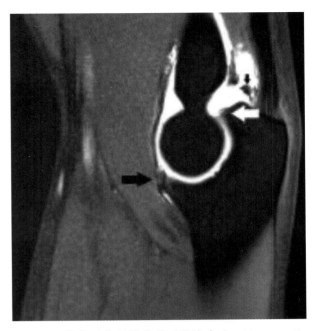

图 86-3　拳击手的肘关节前后的撞击（Robinson et al., JSES 2016）

标枪运动员中有尺骨鹰嘴尖端骨折的报道[4-5]。肘关节撞击被认为是损伤机制（门挡机制）所致，因为肘关节在投掷运动中完全伸展。在文献中，对于这些骨折是否真的是应力性骨折或是骨赘的急性骨折尚存争议。

这种情况有点类似于所谓的拳击肘，它包括一个后外侧撞击，继发于肘关节重复性地内旋过度伸展，然后发展成骨软化症和骨赘，导致疼痛，如果游离体存在（图 86-3），则伸展不足，并产生交锁。它可以伴随着前部撞击症状出现，这可能是反复地过度屈曲造成的。在非手术治疗效果不佳后，通常通过关节镜手术去除骨赘和游离体，必要时松解关节囊[6]。

尺骨鹰嘴近端后内侧应激损伤的 MRI 表现为局部水肿，这种损伤常出现在棒球运动员身上（图 86-4），此外，内侧副韧带存在连续性损伤[7]。据推测，反复的外翻和反复的投掷是导致这种病理变化的原因。7 名患者中有 6 名在短暂的休息和渐进式投掷项目后重返职业棒球赛，而有 1 名患者没有进行随访。

根据我们的经验，我们治疗了 6 名高水平职

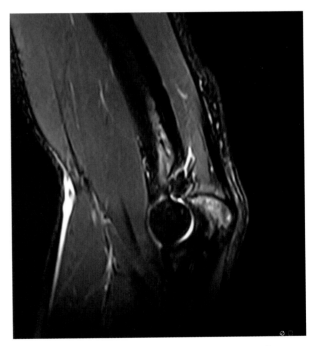

图 86-4　尺骨鹰嘴后内侧水肿（版权所有：VHI）

业网球运动员，他们也出现了类似的损伤（图 86-5）。在某些情况下，尺骨鹰嘴后内侧是碎裂的（图 86-6）。我们通过关节镜下切除治疗了应力反应 6 例中的 4 例。

标枪运动员、棒球运动员和举重运动员的尺

骨鹰嘴中部骨折[4-8]已被报道（图86-7a）。在未成年的患者中，尺骨鹰嘴中度骨折通常发生在关节面。这可能是因为滑车和鹰嘴之间的应力接触增加，而不是因为肱三头肌的重复牵拉。后者会导致尺骨张力侧的背侧发生骨折。此外，人们还发现这种骨折常伴随内侧副韧带损伤，这说明较

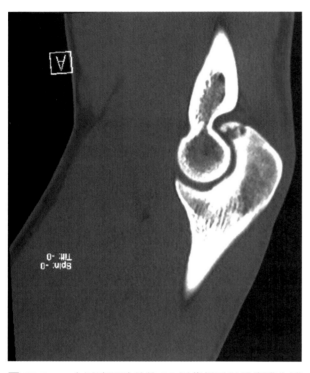

图 86-5　一个网球运动员的 CT 图像提示尺骨鹰嘴尖端骨折（版权所有：G Hoy）

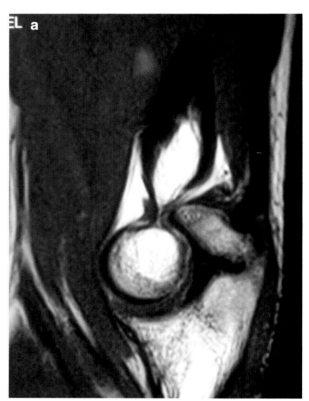

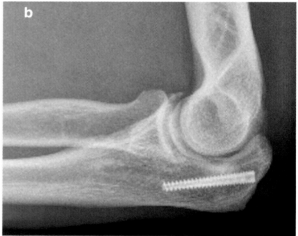

图 86-7　职业棒球运动员的尺骨鹰嘴中度应力性骨折图像。a. MRI 图像。b. 无头加压螺钉固定 10 年后随访的影像学表现（版权所有：G Hoy）

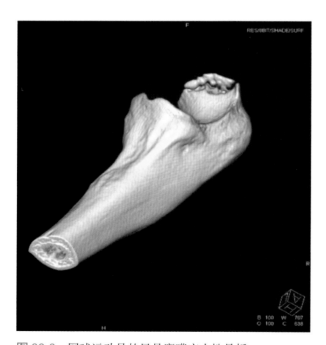

图 86-6　网球运动员的尺骨鹰嘴应力性骨折

高的关节接触压力容易导致应力性骨折。治疗方法包括非手术治疗和张力带或螺钉固定手术。

我们首选的手术方法为对尺骨鹰嘴纤维化组织进行广泛清创，直到鹰嘴出血。然后解剖复位，再用两个无头 3.5mm 加压螺钉固定骨折（图 86-7b）。

86.4　冠突应力性骨折

冠突应力性骨折较罕见，往往发生于体操运动员，肘关节轴向负荷产生了一个重要的后内侧力传导，该力通过冠突前内侧传导，导致体操运动员出现应力性骨折（图 86-8，86-9）。

我们有对一名体操运动员行关节镜下切除冠突应力性骨折的经验。

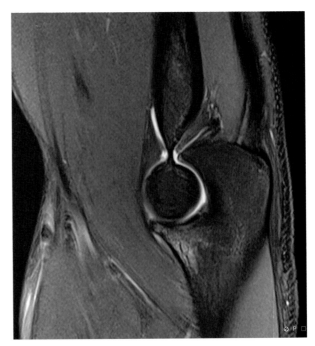

图 86-9　一名体操运动员的冠突应力性骨折。T2 像表现

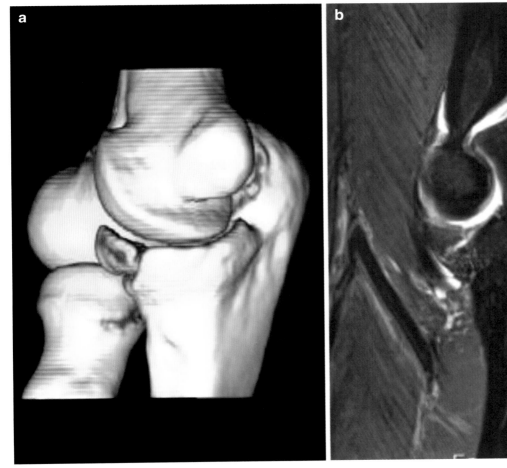

图 86-8　冠突应力性骨折在术后第 4 个月（a）和术后第 6 个月（b）时的表现。没有骨痂形成，也没有骨折移位（Hetling et al., Case reports in orthopedics, 2016）

86.5 高耸结节撕脱伤

在投掷运动员中，内侧副韧带损伤较为常见。损伤部位通常是中部，但也可以是近端或远端。

虽然不常见，但有报道称，有一例伴有巨大骨折块的撕脱骨折。患者在投掷运动中表现出与内侧副韧带损伤相似的疼痛，特别是在投掷的延迟和加速阶段。此外，他们还会抱怨投掷速度下降和控制力丧失。经体格检查发现，肘内侧有压痛，外翻应力试验后疼痛加重。通常需要 MRI 检查来诊断。

非手术治疗主要是短时间的患肢固定，然后用支架制动 6 周。再开始强化训练，术后第 8 周后开始投掷动作，术后第 12 周后进行渐进式全速投掷。我们共调查了 8 例，只有 2 例（25%）非手术治疗有效，其余 6 例仍需要进行手术治疗。

手术治疗包括一期固定高耸结节或肌腱移植重建内侧副韧带。该决定基于是否伴有高耸结节近端内侧副韧带损伤。进行修复时，可通过劈开肌肉暴露高耸结节。清除骨折部位所有的纤维组织，以便解剖复位。然后将 1~2 枚锚钉置入尺骨骨折床，用缝合线穿过骨折块（图 86-10）。修复

完成后可以检查稳定性，如果不满意，则可以进行重建。

修复后，患肢用 90°夹板固定 7~10 天，然后用可屈曲支具固定于 90°。在术后第 3 周时解锁这个支具，以使肘关节在保护下活动。一旦骨愈合，就开始进行强化训练。术后第 12 周时可以开始投掷训练，但全速的投掷训练要推迟到 4~6 个月。

86.6 桡骨头应力性骨折

有趣的是，桡骨头应力性骨折的诊断是基于肘关节外侧疼痛的临床症状和桡骨头 T2 MRI 信号的增加。据我们所知，这些病例都成功地应用了非手术治疗，非手术治疗包括休息、逐步肌力训练，以及逐渐恢复投掷活动（病例由 D Bhatia 提供）。

86.7 内上髁炎

虽然大多数与投掷运动有关的成人肘关节内侧损伤与尺侧副韧带有关，但对于儿童，肘关节解

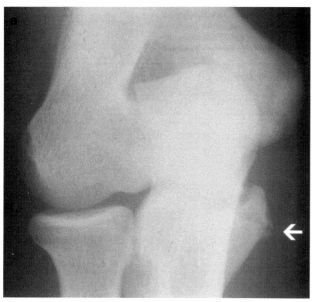
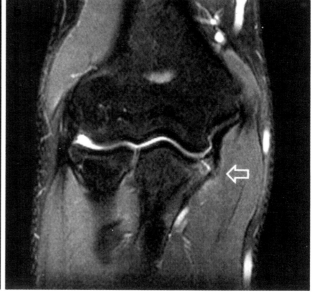

图 86-10　高耸结节骨折 6 个月后没有进行手术治疗，出现不愈合。a. X 线片。b. MRI 图像（版权所有：Salvo 等）

剖结构中最脆弱的是内上髁。内上髁很容易受到屈肌 – 旋前肌的重复牵拉。

在剧烈的投掷活动或肘关节脱位导致骨骺分离和移位后，这种身体损伤既可能有急性表现，也可能出现慢性变化，如生长中心的破碎和粗糙化（图 86-11）。与未成年患者过度使用肘部相关的最明显的变化是生长中心肥大和过度成熟。

这些生长发育期的损伤的处理比较复杂。对于上文所述的患者，我们选择固定内上髁，通过 Tommy John 手术重建缩短的 MCL，并允许恢复棒球投球运动，这需要 6~9 个月的康复治疗。

总之，随着肘部使用频率的增加，肘部周围的应力反应越来越明显。这种反应大多发生在进行过顶运动的运动员或体操运动员身上，根据患者的年龄而有所不同。MRI 是早期认识该过程的一种重要手段。虽然休息是主要的治疗方法，但手术也是一个重要的治疗方法，尤其是对于涉及尺骨近端骨折的病例。

参考文献

[1] Hoy G, Wood T, Phillips N, Connell D, Hughes DC. When physiology becomes pathology: the role of magnetic resonance imaging in evaluating bone marrow oedema in the humerus in elite tennis players with an upper limb pain syndrome. Br J Sports Med. 2006;40(8):710–3.

[2] Lee JC, Malara FA, Wood T, Hoy G, Saifuddin A, Connell DA. MRI of stress reaction of the distal humerus in elite tennis players. Am J Roentgenol. 2006;187(4):901–4.

[3] Alpert J, Flannery R, Epstein R, Monaco R, Prendergast N. Humeral stress edema: an injury in overhead athletes quarterback with humeral "shin" splints-a case report. Clin J Sport Med. 2014;24(5):e59–61.

[4] Hulkko A, Orava S, Nikula P. Stress fractures of the olecranon in javelin throwers. Int J Sports Med. 1986;7(4):210–3.

[5] Anderson MW. Imaging of upper extremity stress fractures in the athlete. Clin Sports Med. 2006;25(3):489–504.

[6] Robinson PM, Loosemore M, Watts AC. Boxer's elbow: internal impingement of the coronoid and olecranon process. A report of seven cases. J Shoulder Elb Surg. 2017;26:376–81.

[7] Schickendantz MS, Ho CP, Koh J. Stress injury of the proximal ulna in professional baseball players. Am J Sports Med. 2002;30(5):737–41.

[8] Rao PS, Rao SK, Navadgi BC. Olecranon stress fracture in a weight lifter: a case report. Br J Sports Med. 2001;35(1):72–3.

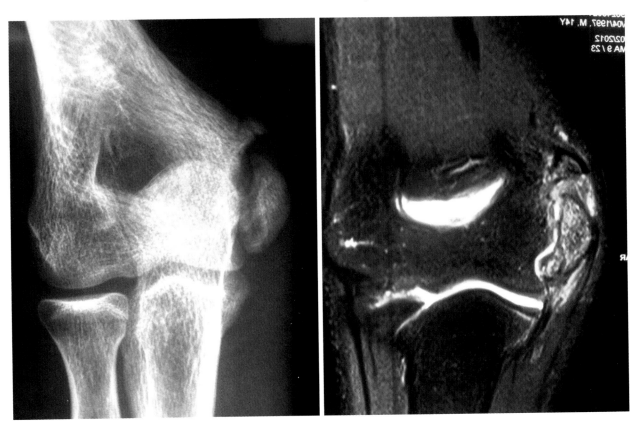

图 86-11　非手术治疗 6 个月后，高耸结节骨折不愈合的应力损伤。a. X 线片。b. MRI 图像（版权所有：G Hoy）

第 87 章 使用三维规划和患者个性化器械行肘关节周围的精准截骨

Lucas H. B. Walschot, Roger P. van Riet, Annemieke Van Haver, and Frederik Verstreken
司卫兵 译

87.1 引言

　　肘关节周围骨折是一种常见的损伤，而畸形愈合是肘关节周围骨折最常见的并发症。即使这一区域的骨性解剖结构仅发生了微小变化，也可能造成关节不匹配，从而导致肘关节活动度和功能显著下降。关节不匹配和生物力学改变易导致疼痛和关节退行性变。

　　在治疗儿童骨折的肘关节创伤后畸形时需要解决一些特殊问题。由于大多数骨生长发生在肱骨近端和桡骨远端，因此肘关节周围骨折即使是在自然运动平面内，矫正的潜力也比较有限。在远端，骨干畸形愈合的重塑潜能更有限。此外，长期存在的桡骨头脱位将导致桡骨头近端过度生长和关节表面凸起。在这些情况下，恢复一个匹配的且功能良好的关节是不可能的。矫正手术的目的是恢复正常的解剖结构和纠正关节内外的畸形。由于这些畸形大多是多向的，因此很难使用传统技术进行精确矫正。CT 检查对了解畸形愈合情况有显著的帮助，特定的三维计算机软件可以提供计划纠正程序，并创建可在手术中使用的患者个体化装置（PSI）[1-3]。

　　计划纠正程序的准备工作通常很简单，可分为 4 个连续的步骤。

　　（1）根据特定方案进行双侧 CT 检查。

　　（2）医学数字成像和通信（DICOM）数据需要发送给商业供应商，为术前计划提供三维服务。我们通常与 Materialise（www.Materialise.com）合作，但也有其他公司提供类似的服务。

　　（3）生物医学工程师将与外科医师密切合作，实际规划手术方案。

　　（4）在外科医师批准虚拟计划后，生物医学工程师将设计 PSI（解剖模型、钻孔导向和切割导向），PSI 将用医用级聚酰胺进行三维打印和消毒[4]。根据我们的经验，从 CT 检查到三维打印 PSI 的整个过程大约需要 6 周，相关的费用约为 2500 欧元。

87.2 适应证

　　肘关节周围（肱骨远端、桡骨近端和尺骨）骨折不愈合和脱位，由于肘关节僵硬、撞击或关节不稳定可引起疼痛和功能障碍。

　　前臂尺桡骨骨不连是一个重要的类型，因为如果没有这种技术，精确地矫正尺桡骨的排列和旋转在技术上是非常困难的。

87.3　禁忌证

- 感染活动期。
- 软组织状况不佳。
- 显著的退行性变化。
- 不能修复的畸形。

87.4　手术技术

87.4.1　术前计划

采用特定的扫描方案（层厚 0.6mm，图像矩阵 512 像素 × 512 像素，像素大小 0.269mm）对患肘和对侧肘进行 CT 检查。CT 检查数据以标准格式（DICOM）保存。然后将格式化的文件导入计算机模拟软件（Mimics，Materialise N.V.，Leuven，Belgium）中，分割 CT 图像并生成相关骨骼的三维虚拟模型。基于畸形肘关节和正常肘关节的三维模型，可以行虚拟矫形截骨术。将正常肘关节的镜像叠加在畸形肘关节的三维图像上，以评估畸形的情况，并精确地确定最佳的截骨位置，从而纠正角度和旋转不对齐。此外，该方法有助于模拟预期的最大运动范围。

在选择了理想的截骨术后，可使用标准金属移植物或患者特定的移植物进行固定尝试。患者专用导向装置是根据骨性解剖设计的，通常包括一个钻孔导向装置（用于预先放置接骨板的钻孔）和一个截骨导向装置（带有用于摆动锯的切割槽）。这些都是在商业供应商的支持下设计的，使用的是商业软件（3-Matic，Materialise，Leuven，Belgium）。然后，将畸形骨和矫正骨的指南和解剖模型三维打印为医用级聚酰胺模型，并在手术前对模型进行消毒。这些指南和解剖模型构成了患者个体化的器械（图 87-1）。当应用正确时，PSI 允许外科医师将虚拟模型转换为矫正截骨术（图 87-2）。

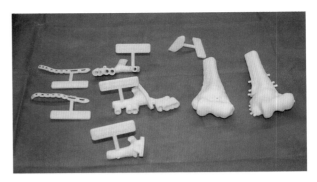

图 87-1　使用个体化的三维打印器械对患者进行肱骨远端关节外截骨矫正。从左到右：标准钢板、钻头、截骨导向器，植骨块、截骨前肱骨远端的解剖模型和截骨后肱骨远端的解剖模型

87.5　外科技术

87.5.1　肱骨远端截骨术

患者俯卧，上臂捆扎止血带。做一个后切口，识别和游离尺神经。我们通常采用肱三头肌旁入路，牵开肱三头肌，露出肱骨后部。第一个导向器定位在肱骨的适当位置，并用克氏针固定。通过 X 线透视确定钻头导板的正确位置，并确保其与虚拟模型和三维打印的骨模型完全匹配。然后使用钻孔导向装置钻孔，这些螺纹孔稍后将用于钢板和螺钉的固定（图 87-3）。一旦所有的孔都预先钻好，就将钻孔导向装置移除。随后，切割导轨被施加在保留的克氏针上。截骨术是用往复锯进行的。用生理盐水冲洗和降低截骨术部位的湿度。然后固定截骨端并用预先备好的钢板和螺钉固定，以获得计划好的矫正效果。

87.5.2　前臂近端截骨

患者仰卧，用止血带捆扎上臂，并将手臂放在手术台上。通常，首先通过尺侧腕屈肌和伸肌之间的入路进入并暴露尺骨。然后用患者专用钻孔导向装置定位，再用克氏针固定。通过 X 线透视和与三维打印模型的比较，确定正确的位置。

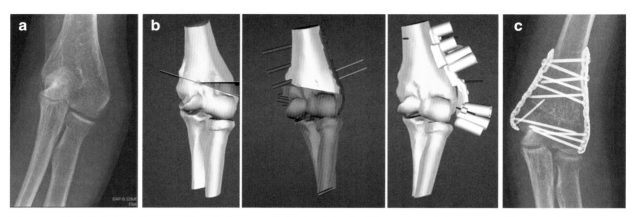

图 87-2　关节外内翻畸形。a. 术前 X 线片。b. 三维规划，包括截骨情况和钢板与螺钉的放置等。c.闭合楔形截骨术后的放射学表现

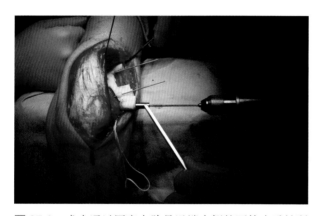

图 87-3　术中通过固定在肱骨远端内侧的两枚克氏针所固定的钻头导板进行操作，患者俯卧位，黄色皮片保护松解的尺神经

图像的质量。这在规划关节内截骨术时尤为重要。

固定螺钉孔，并进行截骨。如果需要，可以对桡骨进行类似的操作。在孟氏损伤不愈合的情况下，为了保持桡骨头的复位，可能需要切开复位、重建环状韧带和（或）暂时固定尺桡骨（图87-4）。

- 首选闭合楔形截骨术，因为它具有更好的初始稳定性、更低的软组织张力和更短的愈合时间。
- 手术没有年龄限制，我们未发现该技术对骨骺有副作用。
- 在极少数需要桥接生长板的情况下，一旦截骨术后愈合，就应立即进行移植物移除。
- 对于长期存在的孟氏骨折畸形愈合，桡骨头的复位可能需要过度矫正尺骨和（或）重建环状韧带。
- 通过肱骨远端截骨，确定尺神经的位置并考虑转位。
- 导向装置的正确定位对于获得规划的纠正效果至关重要。通过 X 线透视确认导向装置的正确位置，并与三维打印模型的大小进行比较。
- 在行截骨术时，用冰凉的生理盐水冷却手术部位，可降低手术部位的温度，加快骨愈合。

87.6　提示和技巧

- 首次使用该技术时，建议与有经验的商业供应商合作。然而，在积累经验的同时，更多的步骤可以在医院执行。
- 三维规划的质量在很大程度上取决于 CT

- 人们对三维技术在骨科中的应用越来越感兴趣，三维技术的适应证范围也在不断扩大。

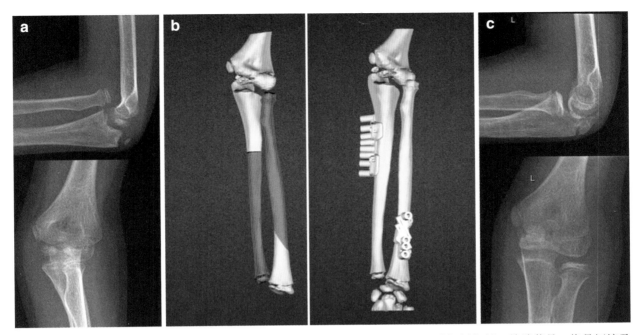

图 87-4　畸形愈合的孟氏骨折，桡骨头慢性脱位。a. 术前正侧位 X 线片。b. 三维规划包括双前臂截骨、桡骨短缩及尺骨重新对线复位。c. 骨折愈合，取出内固定后的 X 线片。重建环状韧带有助于桡骨头的复位

87.7　陷阱

- 规划程序时，生物医学工程师需要充分了解软件。生物医学工程师不了解解剖学及解剖学与临床问题的联系，如患者的表现、软组织、瘢痕和血管，这些是外科医师的职责。

- 三维技术是一种有用的工具，但它不能取代标准的外科原理和适应证。没有经验的外科医师使用三维技术易导致并发症发生。三维技术不涉及软组织，但软组织可能导致畸形愈合和症状加重。这在桡骨头稳定的前臂重建中尤为重要。

- 截骨术的愈合不如骨折快，因此，在骨性愈合完成之前，必须稳定地进行固定，以允许早期活动。

- 截骨矫正术的不必要的延迟对最终结果有负面影响。一旦确定了截骨矫正术的适应证，就没有理由将该手术推迟到骨骼发育成熟后。

87.8　术后管理、康复和重返运动

术后管理取决于畸形愈合的类型和所做的矫正。在大多数情况下，术后可以获得坚固的固定，并且可以立即进行一定范围内的运动锻炼。如果需要额外的副韧带手术，则在术后使用限制活动范围的铰链式支具 6 周。一旦发现完全骨性愈合的影像学证据，允许进行全负荷运动和接触类运动。

87.9　并发症

- 肱骨远端内翻畸形矫正后的尺神经病变。
- 孟氏骨折畸形愈合经长期矫正后，桡骨头复发性不稳定。
- 截骨术所导致的延迟愈合或骨不连。
- 异位骨化。
- 移植物相关问题。

87.10　预后

目前，我们经常将三维技术应用于矫正影响上肢功能的畸形愈合。有 100 多名患者获得了良好的临床和影像学表现。其中有 9 名肘关节受累患者（肱骨远端 3 例，前臂或孟氏骨折畸形愈合 6 例）的平均手术时间为 105 分钟。唯一显著的并发症是桡骨头复发性脱位。

87.11　总结

三维技术使我们能够对复杂的上肢畸形进行先进的重建手术。术前需要做大量规划，但可用特制的器械进行精准的截骨，以使手术操作更简单，并缩短手术时间。这些复杂的上肢畸形的术后临床效果非常明显。

参考文献

[1] Murase T, Oka K, Moritomo H, Goto A, Yoshikawa H, Sugamoto K. Three-dimensional corrective osteotomy of malunited fractures of the upper extremity with use of a computer simulation system. J Bone Joint Surg Am. 2008;90(11):2375–89.

[2] Impelmans B, van Riet R, Verstreken F. Corrective osteotomies in malunions of the distal radius, using preoperative 3-dimensional computer planning and patient-specific surgical guides. J Hand Surg Am. 2013;38(10):e36–7.

[3] Omori S, Murase T, Oka K, Kawanishi Y, Oura K, Tanaka H, Yoshikawa H. Postoperative accuracy analysis of three-dimensional corrective osteotomy for cubitus varus deformity with a custom-made surgical guide based on computer simulation. J Shoulder Elb Surg. 2015;24(2):242–9.

[4] Friedman T, Michalski M, Goodman TR, Brown JE. 3D printing from diagnostic images: a radiologist's primer with an emphasis on musculoskeletal imaging-putting the 3D printing of pathology into the hands of every physician. Skelet Radiol. 2016;45(3):307–21.

第十六部分

肘关节剥脱性骨软骨炎

第 88 章　肘关节剥脱性骨软骨炎：病理学 / 559

第 89 章　肘关节剥脱性骨软骨炎：绪论 / 561

第 90 章　肘关节剥脱性骨软骨炎：分类和治疗基础 / 566

第 91 章　肘关节剥脱性骨软骨炎：关节镜下清理术 / 571

第 92 章　关节镜下使用微骨折技术治疗肘关节骨软骨病变 / 575

第 93 章　关节镜下肘关节剥脱性骨软骨炎病变的修复 / 580

第 94 章　剥脱性骨软骨炎的开放性手术 / 584

第 95 章　肘关节剥脱性骨软骨炎：清创、支架和软骨细胞 / 592

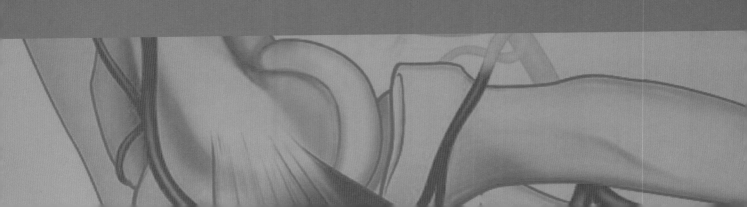

第88章 肘关节剥脱性骨软骨炎：病理学

Rens Bexkens, Nick F. J. Hilgersom and Denise Eygendaal

杨兴 译

88.1 引言

剥脱性骨软骨炎（osteochondritis dissecans，OCD）是由于软骨下骨和上方覆盖的软骨的分离和碎裂导致的软骨下骨的一种获得性、局限性疾病，但不包括急性骨软骨骨折[1-2]。目前，在年轻运动员中，OCD 的发生率正在显著增加，OCD 成为导致肘关节疼痛、肿胀及交锁的原因之一[1-2]。OCD 的具体发病原因尚不完全清楚，目前认为 OCD 可能是由多因素导致的，包括反复的微创伤、局部血管形成不良和遗传易感性。早期 OCD 一般建议进行非手术治疗，而中晚期 OCD 大多需要进行手术治疗。在过去的 20 年里，各种外科技术均取得了发展，如剥脱软骨清创术（伴或不伴骨髓刺激术）、游离体清除术、剥脱软骨碎片的内固定术及自体骨软骨移植术等[3]。

本章节的目的是概述肘关节 OCD 的发病机制、临床表现和诊断，以及目前常用的手术技术。

88.2 流行病学

绝大多数的肘关节 OCD 发生在肱骨小头，少数发生在肱骨滑车、尺骨鹰嘴和桡骨头[1-2]。肘关节 OCD 通常见于从事重复性过顶投掷运动或需要上肢负重（如棒球、网球、体操和排球）的年轻运动员[2]。在近 2500 名日本高中棒球运动员中，肱骨小头 OCD 的发生率为 3.4%[4]。肘关节 OCD 在骨骺闭合之前即可发病，其年龄范围为 11~21 岁。对于肘关节 OCD，男孩比女孩更常见，并且多见于优势臂[1-2]。然而，双侧发病也有部分报道[5]。

88.3 发病机制

关于 OCD 发病机制存在许多假说，包括创伤、缺血、遗传易感性和骨化异常等[1-2]。在年轻的体操运动员和棒球运动员中，较高的患病率支持了反复的微创伤在本病中起重要作用的假说[4]。棒球投手的肱桡关节在投掷后期外旋时和早期加速阶段受到反复压缩和剪切力。体操项目要求上肢负重，尤其是当上肢伸直时，肱桡关节处会产生很大的冲击力。此外，肱骨远端血管解剖可能与肱骨小头 OCD 有关，因为肱骨小头的血供主要来源于横穿骨骺关节软骨的后侧动脉，而并不来源于干骺端侧支[1]。此外，与肱骨远端其余部分相比，肱骨小头软骨下骨板仅有一层骨小梁（0.1mm 厚）[1]。

研究认为脆弱的肱骨小头受到反复的应力刺激，可能导致其软骨下骨应力性骨折和与其直接相邻的关节下静脉丛的损伤。接着导致静脉高压、缺血、脂肪细胞水肿，随后是骨和脂肪坏死[1]。局部缺血性坏死的特征是软骨下改变（如软化、变薄），并可能导致覆盖于肱骨小头的软骨失去软骨下支撑。如果关节面分离，则持续的压缩负荷会加重病变，并导致关节面碎片化，然后松动的碎片脱落并形成游离体[1]。

应将肱骨小头 OCD 与 Panner 病（肱骨小头骨软骨病）区分开来，Panner 病是一种临床和影像学表现与股骨头骨软骨病（Legg-Calve-Perthes 病）相似的疾病。Panner 病通常影响 10 岁以下的儿童，主要是男孩，不同于肱骨小头 OCD，Panner 病与反复性创伤无关。Panner 病的特点是在早期 X 线片上可以看到肱骨小头因缺血和坏死而产生的裂缝和骨折片，然后损伤处再生和钙化。Panner 病是一种自限性疾病，休息一段时间后即可自愈。

88.4　临床表现

在 OCD 的早期阶段，患者可能会在活动时或活动后出现肘关节的轻微疼痛或肿胀，休息后症状会缓解。疼痛通常起病隐匿，并随时间逐渐加重。疼痛可能是局限性的或位于肘关节外侧[1-2]。在疾病中晚期，患者可能会出现肘关节肿胀、伸直功能丧失，以及肘关节交锁等机械性症状[1-2]。

体格检查可发现肘关节后外侧皱襞渗出或肿胀，以及肱桡关节压痛。部分患者肘关节内外旋时，肘关节后外侧可闻及捻发音[1-2]。肱桡关节挤压试验：肘关节完全伸直时，主动旋前和旋后肘关节，可引起肱桡关节疼痛。晚期 OCD 患者可出现肘关节伸直角度丧失，可达 25°，而屈曲功能丧失及内、外旋功能障碍较少见[2]。因初始症状多数较轻，并且症状可因休息而改善，故运动员往往会继续参加比赛，直到出现更明显的症状才会寻求医疗帮助[1-2]。因此，对于从事棒球、体操和网球等运动的运动员，一旦出现上述症状需要提高警惕，以避免 OCD 的误诊及漏诊。如果患者得到早期诊断，可以采用微创手术技术或非手术方式治疗。

参考文献

[1] Eygendaal D, Bain G, Pederzini L, Poehling G. Osteochondritis dissecans of the elbow: state of the art. J ISAKOS: Joint Disorders Orthop Sports Med 2017:jisakos-2015-000008.

[2] van Bergen CJ, van den Ende KI, Ten Brinke B, Eygendaal D. Osteochondritis dissecans of the capitellum in adolescents. World J Orthop. 2016;7(2):102–8.

[3] Westermann RW, Hancock KJ, Buckwalter JA, Kopp B, Glass N, Wolf BR. Return to sport after operative management of osteochondritis dissecans of the capitellum: a systematic review and meta-analysis. Orthop J Sports Med. 2016;4(6):2325967116654651.

[4] Kida Y, Morihara T, Kotoura Y, et al. Prevalence and clinical characteristics of osteochondritis dissecans of the humeral capitellum among adolescent baseball players. Am J Sports Med. 2014;42(8):1963–71.

[5] Williamson L. Bilateral osteochondritis dissecans in a female pitcher. A case report and review of the literature. Iowa Orthop J. 1994;14:101.

第 89 章　肘关节剥脱性骨软骨炎：绪论

Gregory Bain and Simon MacLean

杨兴　译

89.1　引言

89.1.1　解剖学与病因学

剥脱性骨软骨炎（osteochondritis dissecans，OCD）的确切病因尚不清楚，通常认为 OCD 与遗传、解剖学、创伤、血管分布、代谢、内分泌、营养和炎症等因素有关[1-6]。

肱骨小头是常见的缺血性坏死部位，尤其是在青少年投掷运动员中。凸出的肱骨小头表面的软骨下骨仅为单层骨小梁（0.1mm），容易受损和发生骨折（图 89-1，89-2）。肱骨远端其余部位的软骨下骨至少含有两层骨小梁。缺血性坏死可被认为是骨筋膜室综合征[2]（图 89-3）。肱骨小头可作为一个间室，影响它的因素包括动脉流入、栓子、间室内容物和静脉流出。

肱骨远端血供丰富是众所周知的，除了外侧髁的复杂损伤外，急性创伤后发生缺血性坏死的情况并不常见（图 89-4）。肱骨远端有滋养血管供血，肱骨小头的滋养血管起源于外上髁后缘的血管（图 89-5）[3]。手术或创伤对该血管的损伤会导致局部缺血。

骨间室的主要内容物是骨髓和血管。骨内脂肪对缺血非常敏感，缺血会导致其水肿，从而增加骨间室的压力。

有报道称股骨头和月骨发生缺血性坏死时，骨间室压力升高[1,5]。Crock[3] 首先描述了肱骨远端的静脉引流（图 89-6a、b），并将其命名为关节下静脉丛，该静脉丛是直接深入软骨下骨板的波浪状平行静脉（图 89-7）。关节下静脉丛就像一个排水沟，负责引流软骨下骨板血液。

有文献支持静脉引流功能受损在缺血性坏死的发生发展中起着关键作用[1,5-6]。它可能是由严重的急性创伤所引起的血供完全中断造成的，但更有可能是由反复的微创伤引起的，如持续投掷所引起的微骨折（图 89-8）。横跨关节下静脉丛的骨折会导致局部静脉阻塞、缺血，并导致脂肪细胞水肿。随着静脉进一步地阻塞，静脉出现流出受限，接着动脉流入受限，最终导致骨缺血性坏死。

反复的投掷和外翻使桡骨头陷入肱骨小头缺损处（图 89-9），阻碍了微骨折的愈合。OCD 通常包括以下 4 个发展阶段[4]。

第一阶段：骨性充血和关节周围软组织水肿。

第二阶段：骨骺变形和碎裂。

第三阶段：坏死的骨组织被肉芽组织取代。关节碎片分离，形成游离体。

第四阶段：桡骨头和肱骨小头发展为退变性

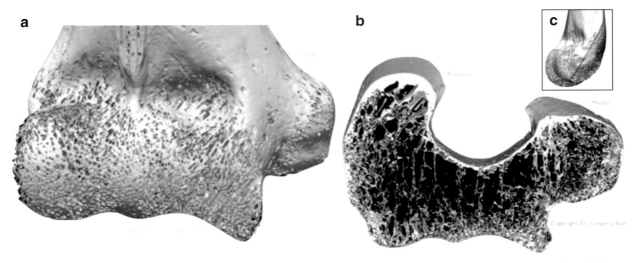

图 89-1　肱骨远端。a. 肱骨远端三维 CT 图像。b. 斜冠状面。注意肱骨小头软骨下骨的仅 0.1mm 厚的单层骨小梁。c. 插图为切面视角（版权所有：Gregory Bain 博士）

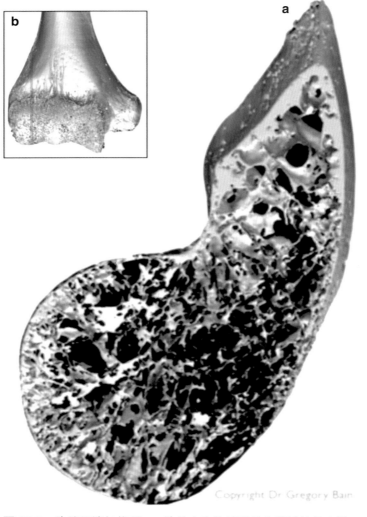

图 89-2　肱骨远端矢状面。a. 肱骨小头软骨下骨和邻近的骨小梁。b. 切面视角（版权所有：Gregory Bain 博士）

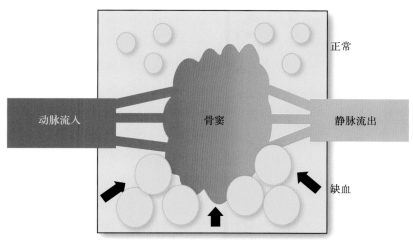

图 89-3 骨筋膜室综合征。上半部分的骨、脂肪细胞和血液循环均正常。下半部分显示局部缺血伴间质性水肿、骨髓脂肪细胞肿胀及局部静脉阻塞。上述表现进一步地导致血窦堵塞，阻碍了静脉引流，从而进一步地增加了骨间室压力，减少了动脉流入，从而导致了骨坏死（版权所有：Gregory Bain 博士）

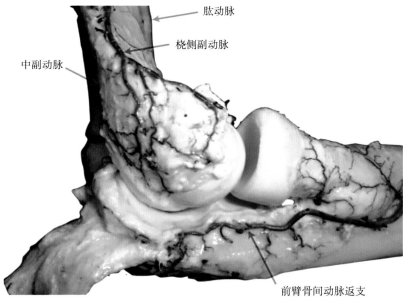

图 89-4 肱骨远端血管分布的外侧面观。血管穿过肱骨外上髁和肱骨小头的后侧面（版权所有：Carlos Zaidenberg 博士）

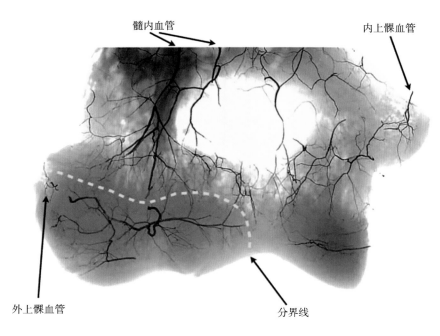

图 89-5 肱骨远端的血供。髓内血管供应骨干和部分干骺端，但不供应外上髁。注意两条血管之间的分界线（版权所有：HV Crock AO，由 Gregory Bain 博士修改并复制，已获得 HV Crock 的许可）

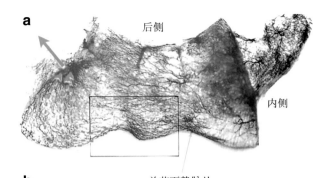

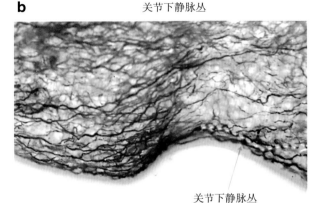

图 89-6　肱骨远端的静脉引流。a. 关节下静脉丛中的平行小静脉深入软骨下骨板，该静脉丛在外上髁汇合。b. 图 89-6a 的局部放大图（版权所有：HV Crock AO11）

骨关节炎。

预后不良的因素包括患者年龄较大、软骨病变较大，以及肱骨小头的外侧受累。

89.2　治疗

对于 OCD 的早期阶段，最常见的是通过避免肘关节重复活动来控制症状。例如，限制投掷或体操运动。如果疼痛持续或伴有机械性症状，则需要手术治疗，通常包括关节镜下对滑膜炎、软骨缺损和游离体进行治疗。

如果软骨缺损大于 10mm，则应考虑其他手术方式。如果病变软骨仍然附着于原处，则可以直接进行缝合固定。较大的病变可能需要进行软骨移植。此外，还发展了其他较新的治疗方法，如干细胞治疗，但目前多数治疗方法仍处于实验性治疗阶段。

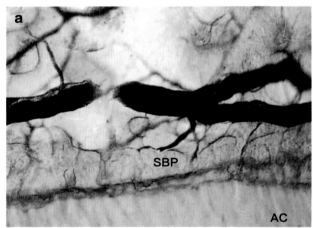

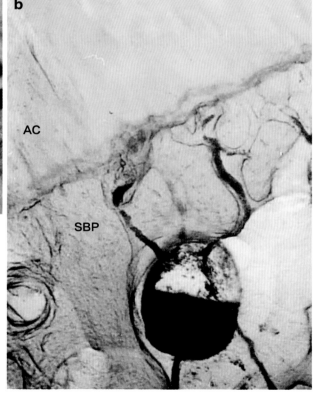

图 89-7　关节下静脉丛。关节软骨（AC）的钙化带，其下方是软骨下骨板（SBP）。a. 静脉的侧面。b. 静脉的横断面（版权所有：HV Crock AO11）

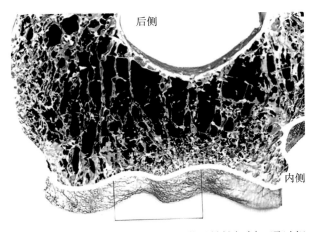

图 89-8　肱骨远端的静脉引流及微观骨性解剖。通过相邻的图像，我们可以观察到关节下静脉丛和软骨下骨板的确切位置（版权所有：HV Crock AO11）

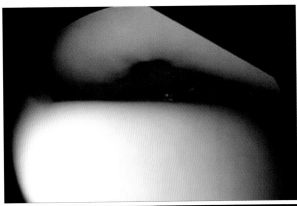

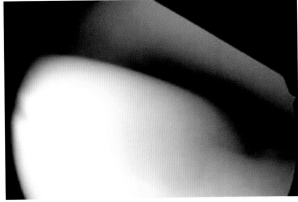

图 89-9　在外翻力的作用下，桡骨头陷入肱骨小头缺损处（版权所有：Gregory Bain 博士）

参考文献

[1] Hungerford DS. Bone marrow pressure, venography and core decompression in ischemic necrosis of the femoral head. In: The hip proceedings, 7th open scientific meeting of the hip society. St Louis: CV Mosby; 1979.

[2] Solomon L. Idiopathic avascular necrosis of the femoral head; pathogenesis and treatment. Can J Surg. 1981;24:573–8.

[3] Crock HV. An atlas of vascular anatomy of the skeleton and spinal cord. London: Dunitz Martin Ltd; 1996.

[4] Eygendaal D, Bain G, Pederzini L, Poehling G. Osteochondritis dissecans of the elbow: state of the art. J ISAKOS. 2016;1:347–57. https://doi. org/10.1136/jisakos-2015-000008.

[5] Schiltenwolf M, Martini AK, Mau HC, Eversheim S, Brocai DR, Jensen CH. Further investigations of the intraosseous pressure characteristics in necrotic lunates (Kienbock's disease). J Hand Surg Am. 1996;21(5):754–8.

[6] Bain G, MacLean SB, Yeo CJ, Perilli E, Lichtman D. The etiology and pathogenesis of Kienbök disease. J Wrist Surg. 2016;5(4):248–54. https://doi.org/ 10.1055/s-0036-1583755.

第 90 章 肘关节剥脱性骨软骨炎：分类和治疗基础

Rens Bexkens, Nick F. J. Hilgersom, and Denise Eygendaal
杨兴 译

90.1 影像学

目前，已有多种影像学方法被用于评估肘关节剥脱性骨软骨炎（OCD），包括 X 线、超声、CT 和 MRI [1-3]。虽然 X 线已被用作首选筛查方法，但基于 X 线片诊断 OCD 的有效性受到灵敏度低和观察者间一致性较低的限制 [3-4]。早期 OCD 的 X 线片表现包括肱骨小头的局部变平或密度变低（图 90-1），而在晚期 OCD 中，病变

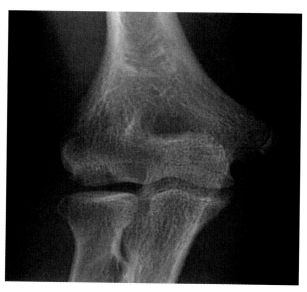

图 90-1 骨骺未闭的肱骨小头 OCD 患者冠状位 X 线片显示肱骨小头的局部变平，并可见到密度变低区域

的骨组织与邻近的正常的骨组织之间有清晰的分界区，并可见游离的骨折片 [2]。肘关节超声已被用于检测早期 OCD，然而，该检查方式要求操笔者有丰富的经验，肱骨小头部分被桡骨头遮挡则限制了肘关节超声的应用。

MRI 和（或）CT 可以更详细地评估 OCD。MRI 不仅可以诊断早期 OCD，还可以确定病变部位的稳定性（图 90-2）。CT 可能是诊断 OCD 和检测相关（小）游离体的最佳技术（图 90-3）[3]。一项对 25 名患者通过关节镜、术前 X 线、CT 和 MRI 等检查方式确诊为 OCD 的研究表明，与 MRI 相比，CT 在诊断（100%：96%）和发现游离体（90%：65%）方面具有更高的敏感性 [3]。

90.2 分类系统

一般来说，肱骨小头 OCD 可分为稳定型 OCD 或不稳定型 OCD。稳定型 OCD 表现为肱骨小头骨骺未闭合，软骨下骨局部变平或密度变低（Minami 1 期），关节活动度接近正常。不稳定型 OCD 的特征为肱骨小头骨骺闭合、碎裂（Minami 2 期或 Minami 3 期），或伸直受限（≥ 20°）。虽然 Takahara 等 [5] 没有将 MRI 纳入他们的评估方式中，但是许多笔者强烈主张将 MRI 用于评估

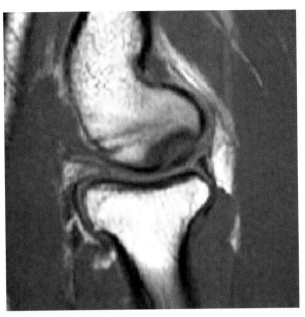

图 90-2　矢状位 MRI 显示肱骨小头部位有一处面积大且伴软骨破坏的病变

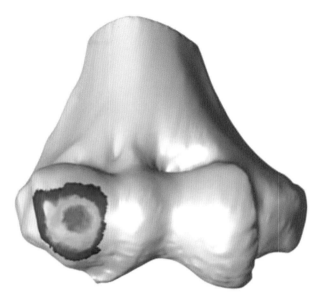

图 90-4　肱骨小头后外侧区最容易受累（红色区域）。距此区域越远，受影响的概率越低

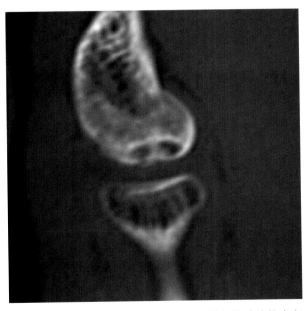

图 90-3　矢状面 CT 显示位于肱骨小头前部的碎片状病变

稳定型 OCD。另外，由于病变累及肱骨小头外侧壁，导致治疗的预后较差，因此在手术决策时也应考虑病变的位置。肱骨小头的后外侧区是最容易受累的部位（图 90-4）。

Minami 等根据正位 X 线片，最先提出了肱骨小头的 OCD 分类方法[2]：Ⅰ级病变为肱骨小头区局部变平或密度变低；Ⅱ级病变为病变区与邻近的软骨下骨之间出现清晰的分界区（非移位碎片）；Ⅲ级病变包括移位的游离骨折片（游离体）。

最近，Itsubo 等提出了一种基于 MRI 表现的分类方法，通过将病变分为以下 5 期[1]，对 OCD 的稳定性进行准确的评估：1 期，肱骨小头形状正常，有几个信号强度低于软骨的高信号强度的点状区域；2 期的 MRI 表现与 1 期的 MRI 表现基本相同，但有几个点状区域的信号强度高于软骨；3 期的 MRI 表现与 2 期的 MRI 表现基本相同，但肱骨小头软骨表面信号既不连续又非圆形，病变与基底软骨间无明显高信号界面；4 期，病变与基底软骨间出现高信号线状界面；5 期，肱骨小头病变从基底移位或出现缺损。1 期和 2 期为稳定型病变；3~5 期为不稳定型病变。

然而，术中对肱骨小头 OCD 的分级仍是金标准。国际软骨修复学会提出的分类系统是术中最常用的分类系统，该分类系统将 OCD 分为 4 期：1 期，稳定的病变，连续但软化的病变区被弹性正常的软骨覆盖；2 期，病变部分不连续，探针检查稳定；3 期，病变完全不连续，但尚未移位（原位死亡）；4 期，空洞（伴或不伴完全移位）或游离体尚在原位。

综上所述，稳定型病变首选非手术治疗，而不稳定型病变及非手术治疗失败的病变需要手术治疗。下面我们提供了肘关节 OCD 不同阶段的治疗方案的概述。同时，笔者给出了肘关节 OCD 评估方法和首选治疗方式的治疗推导图（图 90-5）。

90.3　非手术治疗

非手术治疗适用于未成年的稳定型 OCD 患者，治疗包括立即停止使肘关节紧张的活动，使用非甾体抗炎药，以及加强肌肉锻炼。非手术治疗的时间为 6 个月。有学者认为在这些患者中，肱骨小头骨骺处的软骨内成骨可能在稳定型 OCD 的愈合过程中发挥作用。

90.4　手术治疗

对于不稳定型 OCD 或非手术治疗失败的稳定型 OCD 患者，建议手术治疗。在过去的 20 年里，各种外科技术均得到了发展，包括关节镜下清理术、微骨折技术、顺行 / 逆行钻孔、剥脱软骨碎片的内固定术和自体骨软骨移植系统

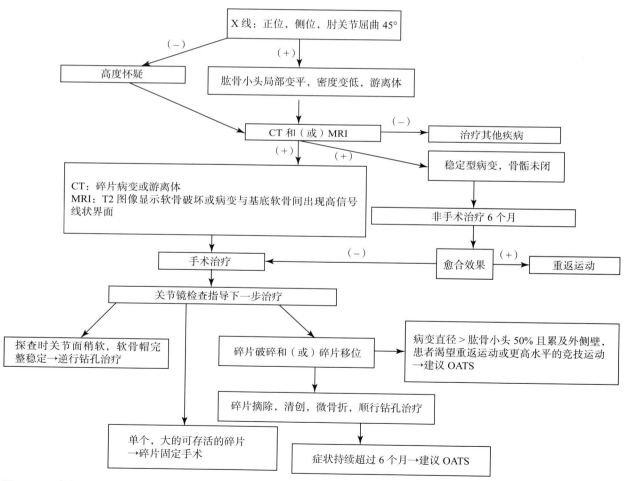

图 90-5　治疗推导图显示笔者提供的肱骨小头 OCD 的评估方法和首选的治疗方式

（OATS）。手术方式的选择取决于多种因素，包括 OCD 范围大小、外侧壁累及情况，以及是否存在稳定的软骨帽。

90.5　关节镜下清理术联合游离体摘除术

关节镜下清理术联合游离体摘除术被用于治疗受累范围小于 50% 且未累及外侧壁的不稳定型肱骨小头 OCD。OCD 关节镜下清理术的目标是通过清除所有坏死的骨组织和不稳定的软骨获得稳定的软骨边缘，并清除所有可见的游离体，以改善关节活动度和缓解疼痛。然而，并不是所有的患者都能恢复到受伤前的运动水平。

90.6　骨髓刺激术

除清理术外，关节镜下微骨折技术和顺行钻孔，对于未累及外侧壁的浅表性不稳定型肱骨小头 OCD 也是很好的选择。逆行钻孔治疗的适应证是非手术治疗失败的稳定型损伤和保留完整的软骨帽的不稳定型 OCD。微骨折技术中使用的尖锥及顺行 / 逆行钻孔时使用的克氏针，目的均是在病变区制造多个孔洞，以刺激骨髓释放多能骨髓细胞和纤维软骨，从而填充病变缺损处。在微骨折技术和顺行钻孔中，可以直接通过关节间隙进入病变缺损处。而逆行钻孔需要在 X 线透视的引导下进行，将克氏针从肱骨远端后外侧逆行钻至肱骨小头的软骨下骨。然后将第一根克氏针作为导针钻入软骨下骨 1~5 次以引起充分的骨髓反应。

90.7　剥脱软骨碎片的内固定术

剥脱软骨碎片的内固定术适用于由大的可保留的碎片组成的且不累及外侧壁的不稳定型 OCD。目前存在多种固定技术，包括动力 U 形钉固定、Herbert 螺钉固定、缝合线固定、生物可吸收植入物固定和骨钉固定。可将骨松质移植到缺损处，以促进骨折块的愈合。螺钉的突出和松动是已经被报道过的并发症。

90.8　自体骨软骨移植

OATS 已成为针对大的、不稳定型 OCD（直径 > 肱骨小头 50%）及外侧壁受累的普通的治疗方式。此外，如果初期手术治疗失败，也可以将自体骨软骨移植作为一个挽救治疗手段。OATS 是一项技术要求很高的手术，其中骨软骨栓柱由软骨下骨和上覆软骨组成，通常从股骨髁的负重较小的部位或第五肋骨软骨连接处获取。然后将骨软骨栓柱垂直于软骨下骨插入肱骨小头软骨缺损区。尽管 OATS 的治疗效果令人鼓舞，但取骨后供体部位发病的风险仍有争议。

90.9　更新的表面处理技术

从股骨髁上获取的新鲜同种异体骨软骨移植物可替代自体骨软骨移植物。尽管同种异体骨软骨移植在膝关节 OCD 的治疗中取得了令人满意的结果，但该技术仍有缺点，包括费用高、供体的可获得性低和潜在的疾病传播风险等。

此外，由于自体软骨细胞移植（ACT）已在膝关节和髋关节显示出良好的治疗效果，因此，这种微创技术也可用于修复肘关节 OCD 中有一定软组织损伤的透明软骨。但仍需要长期的治疗效果研究证明 ACT 是否对这一人群有益。

参考文献

[1] Itsubo T, Murakami N, Uemura K, et al. Magnetic resonance imaging staging to evaluate the stability of capitellar osteochondritis dissecans lesions. Am J Sports Med. 2014;42(8):1972–7.

[2] Minami M, Nakashita K, Ishii S, et al. Twenty-five cases of

osteochondritis dissecans of the elbow. Rinsho Seikei Geka. 1979;14(8):805–10.

[3] van den Ende KIM, Keijsers R, van den Bekerom MPJ, Eygendaal D. Imaging of osteochondritis dissecans of the capitellum: X-ray, MRI or CT? Arthroscopy. 2017;

[4] Claessen FM, van den Ende KI, Doornberg JN, Guitton TG, Eygendaal D, van den Bekerom MP. Osteochondritis

dissecans of the humeral capitellum: reliability of four classification systems using radiographs and computed tomography. J Shoulder Elb Surg. 2015;24(10):1613–8.

[5] Takahara M, Mura N, Sasaki J, Harada M, Ogino T. Classification, treatment, and outcome of osteochondritis dissecans of the humeral capitellum. J Bone Joint Surg Am. 2007;89(6):1205–14.

第 91 章　肘关节剥脱性骨软骨炎：关节镜下清理术

Nick F. J. Hilgersom, Rens Bexkens, Michel P. J. van den Bekerom, and Denise Eygendaal
杨兴　译

91.1　引言

91.1.1　关节镜下清理术

关节镜下清理术的目的是通过在关节镜下对关节软骨进行刨削，以创造一个稳定的软骨边缘并改善软骨的血供，为软骨再生提供一个最佳的环境。然后，结合微骨折技术进一步地改善血供，以促进纤维软骨组织的形成[1-2]。此外，在晚期剥脱性骨软骨炎（OCD）合并尺骨鹰嘴后内侧撞击时，可分别摘除游离或固定的游离体，并清理引起撞击的后内侧的骨赘[3-4]。在被诊断为肘关节 OCD 的病例中，伴随的尺骨鹰嘴后内侧撞击在年轻的过顶运动员中很少见，多见于年纪较大的过顶运动员。

91.2　技术技巧

行关节镜下清理术时，先通过近端前内侧入路进行检查。随后，在关节镜监视下，采用由外向内的穿刺技术建立后续入路。由于肱骨小头 OCD 的病变区域位于肱骨小头的后侧，因此可见肱骨小头前侧外观正常。滑车外侧可见部分OCD 病变，因为一部分病变位于滑车的下方，但也有一部分病变位于滑车的后部。使用直接的

外侧入路，可以清除游离体。清除时，必须检查冠突窝、冠突内侧和近端桡尺关节有无游离体。此外，还应评估肘关节内外侧的松弛度。

尺侧副韧带的松弛度可以通过 Field 等描述的关节镜下外翻应力试验来测试[5]。尺侧副韧带功能不全增加了肱桡关节的关节间压缩力，改变了肘关节后侧的剪切力的分布，导致 OCD 病变范围扩大[6-9]。检查环状韧带和桡侧副韧带时，可采用侧向轴移试验和环形通过征试验判断其是否松弛[10]。环状韧带或桡侧副韧带的松弛会导致肱桡关节异常，并且可能与肱骨小头及桡骨头OCD 的发生有关[11-13]。

然后，通过后外侧观察入路和肱三头肌正中工作入路，对后方间室进行评估。游离体通常位于鹰嘴窝和内侧沟，需要被清理掉。将撞击时有症状的后内侧骨赘退变清理至正常轮廓。如果后内侧骨赘被移除，则应重新评估尺侧副韧带的完整性，因为潜在的尺侧副韧带功能不全可能明显地表现出来[14-16]。此外，还可以评估肘关节后外侧不稳定。当关节镜经肱三头肌正中入路放置于外侧沟时，尝试将关节镜向内侧移动，并直接穿过肱尺关节进入内侧沟。如果可以做到，则称肘关节应力通过征阳性，证实了肘关节后外侧不稳定。因为该操作在稳定的肘关节中是不可能完

成的[10]。

下一步是通过调整镜头至合适的视野，观察位于肱骨小头后外侧的 OCD 病变。可以使用后外侧入路观察后方间室，但使用此入路时会将关节镜指向外科医师，导致操作困难。相反，除了标准的直接外侧工作入路外，还可以使用直接外侧观察入路。Davis 等在尸体研究中发现，如果正确建立两条直接外侧入路，则可以在不切断外侧韧带复合体的情况下，显露 78% 的肱骨小头。将第二条直接外侧入路置于第一条直接外侧入路的尺侧，可确保两条入路均位于外侧韧带复合体的近端和后侧，以避免肘关节后外侧不稳定[17]。远端尺侧入路在肱桡关节后方远端 3~4cm 处，位于可触及的尺骨后缘外侧。远端尺侧入路充分显露了肱骨小头，如此便可避免镜下操作时撞击肱骨小头，使操作更容易。

通常滑车和桡骨头病变使用标准入路即可充分处理。桡骨头病变有时也可通过联合使用近端前内侧观察入路与直接外侧工作入路或前外侧工作入路处理。外侧滑车病变位于外侧滑车的后侧面下部[18]，最好使用后外侧观察入路和肱三头肌正中工作入路来处理。内侧滑车病变位于内侧滑车的后关节面，最好通过近端后外侧观察入路和肱三头肌正中工作入路来处理。

当 OCD 病变区域视野充分显露时，可以使用国际软骨修复学会（ICRS）[19] 提出的分级系统对病变进行分级。病变的稳定性可以通过直接外侧入路用探针评估。如果是稳定型病变，且软骨帽完整，探查时稍软（ICRS 分级为 1 级），可以采用逆行钻孔治疗，但不建议清创。对于表现为部分不连续或环状不连续的全层软骨病变的不稳定型病变，应进行清创。唯一的例外是原位（亚）急性全层软骨损伤（ICRS 分级为 2 级或 3 级），伴有软骨部分不连续或环状不连续，对于这种情况，可考虑施行碎片再固定术[20-24]。

不稳定型病变的清创术包括清除松动的坏死碎片，将软骨刮除至软骨下骨，以建立可存活且

稳定的软骨边界，通常需刮削到软骨下骨渗血。另外，联合使用微骨折技术或软骨下剥离被认为可促进纤维软骨愈合[25-26]。

91.2.1 康复

在关节镜下清理术后，患者应开始在疼痛耐受范围内做无限制的活动锻炼。重力辅助运动有助于减轻肘关节组织的肿胀，以及恢复关节活动度。术后第 8 周开始进行抗阻力量训练。术后 4 个月内禁止轴向负重。过顶运动员可在疼痛消失后，立即恢复正常的关节活动度，在重返运动之前要开始专项的投掷训练计划。过顶运动员需要一个针对整个运动链（腕部、肘部、肩部、躯干及臀部）的预防方案，其目的是保持运动、增强肌力和加强神经肌肉控制，并最终减少肘关节的侧向压力[9,27-28]。

91.3 结果

在中短期随访中，关节镜下清理术及游离体摘除术在功能恢复及疼痛缓解方面展示出良好的效果[3-4,29-32]。运动水平的恢复率因人而异，最高可达 85%[4,30-31]，最低为 25%[3,29,33]，而关节镜下清理术与骨髓刺激术联合可将运动水平恢复至损伤前的 67%~85%[34-37]。

Westermann 等[32] 通过系统回顾和荟萃分析比较了关节镜下清理术、骨髓刺激术、软骨再固定手术和自体骨软骨移植手术的疗效。通过比较恢复到术前最高运动水平的病例的比例，其中自体骨软骨移植手术为 95%，关节镜下清理术和骨髓刺激术为 71%，而软骨再固定手术为 64%。这 3 组病例重返运动的平均时间分别为 5.9 个月、4.2 个月和 5.9 个月。经手术治疗后，肱骨小头 OCD 的整体的运动恢复率为 86%，平均为 5.6 个月，最后肘关节活动度平均提高 15.9°，不同的治疗方案的结果相似。关节镜下清理术后无并发症发生，总体的并发症的发生率

低（＜0.5%）。在 236 例接受关节镜下清理术和微骨折技术治疗的患者中，3.81% 的患者需要进行游离体摘除的翻修手术。

91.3.1 影响结果的因素

患者年龄越小，症状持续时间越短，病变范围越小，关节镜下清理术后的临床和影像学结果则越令人满意[20,35,38-39]。如果病变范围大于肱骨小头的 50% 并累及外侧壁，则预后较差[20,40]。

参考文献

[1] Wulf CA, Stone RM, Giveans MR, Lervick GN. Magnetic resonance imaging after arthroscopic microfracture of capitellar osteochondritis dissecans. Am J Sports Med. 2012;40:2549–56.

[2] O'Driscoll SW. The healing and regeneration of articular cartilage. J Bone Joint Surg Am. 1998;80:1795–812.

[3] Byrd JW, Jones KS. Arthroscopic surgery for isolated capitellar osteochondritis dissecans in adolescent baseball players: minimum three-year follow-up. Am J Sports Med. 2002;30:474–8.

[4] Baumgarten TE, Andrews JR, Satterwhite YE. The arthroscopic classification and treatment of osteochondritis dissecans of the capitellum. Am J Sports Med. 1998;26:520–3.

[5] Field LD, Altchek DW. Evaluation of the arthroscopic valgus instability test of the elbow. Am J Sports Med. 1996;24:177–81.

[6] Osbahr DC, Dines JS, Breazeale NM, Deng XH, Altchek DW. Ulnohumeral chondral and ligamentous overload: biomechanical correlation for posteromedial chondromalacia of the elbow in throwing athletes. Am J Sports Med. 2010;38:2535–41.

[7] Ahmad CS, Park MC, Elattrache NS. Elbow medial ulnar collateral ligament insufficiency alters posteromedial olecranon contact. Am J Sports Med. 2004;32:1607–12.

[8] Anand P, Parks BG, Hassan SE, Osbahr DC. Impact of ulnar collateral ligament tear on posteromedial elbow biomechanics. Orthopedics. 2015;38:e547–51.

[9] Fleisig GS, Escamilla RF. Biomechanics of the elbow in the throwing athlete. Oper Tech Sports Med. 1996;4:62–8.

[10] O'Brien MJ, Savoie FH 3rd. Arthroscopic and open management of posterolateral rotatory instability of the elbow. Sports Med Arthrosc Rev. 2014;22:194–200.

[11] Tatebe M, Hirata H, Shinohara T, Yamamoto M, Morita A, Horii E. Pathomechanical significance of radial head subluxation in the onset of osteochondritis dissecans of the radial head. J Orthop Trauma. 2012;26:e4–6.

[12] Jarrett DY, Walters MM, Kleinman PK. Prevalence of capitellar osteochondritis dissecans in children withchronic radial head subluxation and dislocation. AJR Am J Roentgenol. 2016;206:1329–34.

[13] Klekamp J, Green NE, Mencio GA. Osteochondritis dissecans as a cause of developmental dislocation of the radial head. Clin Orthop Relat Res. 1997;(338):36–41.

[14] Kamineni S, ElAttrache NS, O'Driscoll SW, et al. Medial collateral ligament strain with partial posteromedial olecranon resection. A biomechanical study. J Bone Joint Surg Am. 2004;86-A:2424–30.

[15] Andrews JR, Timmerman LA. Outcome of elbow surgery in professional baseball players. Am J Sports Med. 1995;23:407–13.

[16] Kamineni S, Hirahara H, Pomianowski S, et al. Partial posteromedial olecranon resection: a kinematic study. J Bone Joint Surg Am. 2003;85-A:1005–11.

[17] Davis JT, Idjadi JA, Siskosky MJ, ElAttrache NS. Dual direct lateral portals for treatment of osteochondritis dissecans of the capitellum: an anatomic study. Arthroscopy. 2007;23:723–8.

[18] Marshall KW, Marshall DL, Busch MT, Williams JP. Osteochondral lesions of the humeral trochlea in the young athlete. Skelet Radiol. 2009;38:479–91.

[19] Brittberg M, Winalski CS. Evaluation of cartilage injuries and repair. J Bone Joint Surg Am. 2003;85-A(Suppl 2):58–69.

[20] Takahara M, Mura N, Sasaki J, Harada M, Ogino T. Classification, treatment, and outcome of osteochondritis dissecans of the humeral capitellum. J Bone Joint Surg Am. 2007;89:1205–14.

[21] Takeba J, Takahashi T, Watanabe S, et al. Short-term clinical results of arthroscopic osteochondral fixation for elbow osteochondritis dissecans in teenaged baseball players. J Shoulder Elb Surg. 2015;24:1749–56.

[22] Takeda H, Watarai K, Matsushita T, Saito T, Terashima Y. A surgical treatment for unstable osteochondritis dissecans lesions of the humeral capitellum in adolescent baseball players. Am J Sports Med. 2002;30:713–7.

[23] Hennrikus WP, Miller PE, Micheli LJ, Waters PM, Bae DS. Internal fixation of unstable in situ osteochondritis dissecans lesions of the capitellum. J Pediatr Orthop. 2015;35:467–73.

[24] Kuwahata Y, Inoue G. Osteochondritis dissecans of the elbow managed by Herbert screw fixation. Orthopedics. 1998;21:449–51.

[25] Bauer M, Jonsson K, Josefsson PO, Linden B. Osteochondritis dissecans of the elbow. A long-term follow-up study. Clin Orthop Relat Res. 1992;(284):156–60.

[26] Arai Y, Hara K, Fujiwara H, Minami G, Nakagawa S, Kubo T. A new arthroscopic-assisted drilling method through the radius in a distal-to-proximal direction for osteochondritis dissecans of the elbow. Arthroscopy. 2008;24:237 e1–4.

[27] Eygendaal D, Bain GI, Pederzini LA, Poehling GG. Osteochondritis dissecans of the elbow: state of the art. J

ISAKOS. 2017:1–11.

[28] Wilk KE, Reinold MM, Andrews JR. Rehabilitation of the thrower's elbow. Clin Sports Med. 2004;23:765– 801, xii.

[29] Ruch DS, Cory JW, Poehling GG. The arthroscopic management of osteochondritis dissecans of the adolescent elbow. Arthroscopy. 1998;14:797–803.

[30] Brownlow HC, O'Connor-Read LM, Perko M. Arthroscopic treatment of osteochondritis dissecans of the capitellum. Knee Surg Sports Traumatol Arthrosc. 2006;14:198–202.

[31] Rahusen FT, Brinkman JM, Eygendaal D. Results of arthroscopic debridement for osteochondritis dissecans of the elbow. Br J Sports Med. 2006;40:966–9.

[32] Westermann RW, Hancock KJ, Buckwalter JA, Kopp B, Glass N, Wolf BR. Return to sport after operative management of osteochondritis dissecans of the capitellum: a systematic review and meta-analysis. Orthop J Sports Med. 2016;4:2325967116654651.

[33] Schoch B, Wolf BR. Osteochondritis dissecans of the capitellum: minimum 1-year follow- up after arthroscopic debridement. Arthroscopy. 2010;26:1469–73.

[34] Bojanic I, Smoljanovic T, Dokuzovic S. Osteochondritis dissecans of the elbow: excellent results in teenage athletes treated by arthroscopic debridement and microfracture.

Croat Med J. 2012;53:40–7.

[35] Lewine EB, Miller PE, Micheli LJ, Waters PM, Bae DS. Early results of drilling and/or microfracture for grade IV osteochondritis dissecans of the capitellum. J Pediatr Orthop. 2016;36:803–9.

[36] Jones KJ, Wiesel BB, Sankar WN, Ganley TJ. Arthroscopic management of osteochondritis dissecans of the capitellum: mid-term results in adolescent athletes. J Pediatr Orthop. 2010;30:8–13.

[37] Miyake J, Masatomi T. Arthroscopic debridement of the humeral capitellum for osteochondritis dissecans: radiographic and clinical outcomes. J Hand Surg Am. 2011;36:1333–8.

[38] Mihara K, Tsutsui H, Nishinaka N, Yamaguchi K. Nonoperative treatment for osteochondritis dissecans of the capitellum. Am J Sports Med. 2009;37:298–304.

[39] Satake H, Takahara M, Harada M, Maruyama M. Preoperative imaging criteria for unstable osteochondritis dissecans of the capitellum. Clin Orthop Relat Res. 2013;471:1137–43.

[40] Kolmodin J, Saluan P. Osteochondritis dissecans of the humeral capitellum: the significance of lesion location. Orthop J Sports Med. 2014;2:2325967114530840.

第 92 章　关节镜下使用微骨折技术治疗肘关节骨软骨病变

Stewart Walsh

杨兴　译

92.1　引言

骨软骨病变的理想治疗方法是通过非手术或手术手段实现软骨愈合的。不幸的是，许多患者因症状出现较晚而被误诊，从而延误治疗。当软骨愈合的机会丧失时，关节面的解剖、大小和形状的改变使现代软骨替代治疗非常困难，或者无效。

微骨折技术最早用于治疗膝关节软骨缺损。对于膝关节内范围较小的包容性损伤，微骨折技术与其他软骨替代技术的效果相当或比其他软骨替代技术更好[1-2]。肘关节病变往往小于膝关节损伤，并且肘关节是一个非承重关节，肘关节的长期预后估计会更好。

术前影像对于确定骨软骨病变的部位、大小、稳定性、生存能力和分级非常重要。微骨折技术的手术步骤包括骨软骨碎片的切除和下方骨表面的微骨折处理，这些步骤可使含有 I 型胶原的纤维软骨得以再生。

92.2　适应证

（1）关节碎片已经脱落，下方骨性关节面裸露。

（2）骨软骨碎片愈合的可能性很低，例如，软骨下骨不稳定且部分脱落，或者骨软骨碎片质地变脆、破碎、硬化。在这些情况下，切除病损组织和微骨折技术是理想的治疗方法（图 92-1）。

而急性骨软骨病变应选择可以稳定碎片的治疗方法。在关节软骨病变区域已经被纤维软骨替代的慢性病例中，无须使用微骨折技术治疗。

92.3　手术技术

为了进入肘关节后侧，关节镜须先通过肱三头肌肌腱外侧的后外侧入路进入鹰嘴窝。在检查尺骨鹰嘴和内侧沟之后，关节镜就可以通过尺骨鹰嘴外侧至肱桡关节后侧。通常，这个区域有炎性滑膜组织，可导致视野不清晰。因此，将穿刺针从软点刺入该区域，在关节镜下，直接在后外侧建立一个入路，引入刨削刀以去除增生的滑膜组织（图 92-2）。关节镜刨削刀是一个非常有用的工具，不仅可以清除滑膜以便更好地观察，同时也有助于将游离体吸入手术区域。这一操作可以决定接下来是否需要微骨折处理。如果碎片脱落并形成游离体，则邻近的关节软骨为不稳定型关节软骨，需要用小型关节刮匙和刨削刀进行清

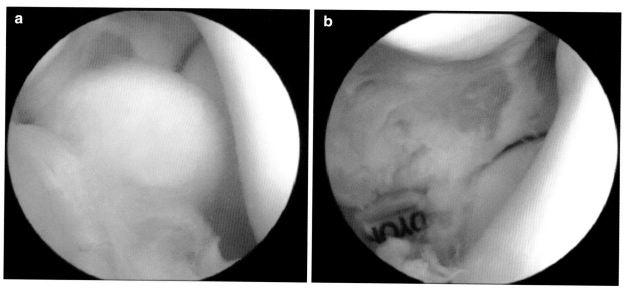

图 92-1　骨软骨缺损附近的炎性滑膜组织。a. 刨削刀切除前。b. 刨削刀切除后

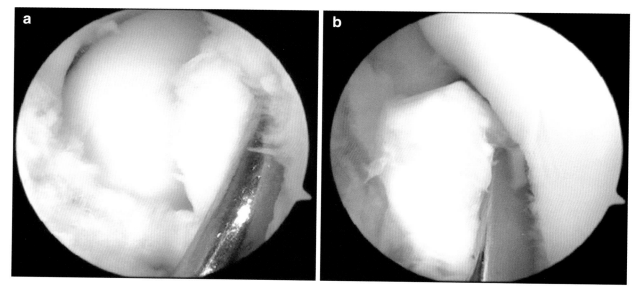

图 92-2　坏死松动的骨软骨碎片。a. 用关节镜探针将碎片从底部撬起。b. 切除碎片

创治疗（图 92-3）。当病变更靠近肱骨小头前侧时，使用标准的关节镜比较难观察，此时可以使用 70°的关节镜以获得更好的视野观察病变。

92.3.1　微骨折技术

　　微骨折技术最初被广泛应用于膝关节。因此，最初的微骨折技术的器械都是大而直的。而最初为踝关节镜开发的弯角专用尖锥则更为小巧，在肘关节中更为实用，这种弯角专用尖锥可

以更好地进入肘关节腔，并且垂直于骨表面进行操作（图 92-4）。锋利的弯角专用尖锥可以通过关节镜入路进入，然后通过被小锤敲击，刺入骨性关节面，注意必须完全刺入骨性关节面并引起渗血。

　　弯角专用尖锥表面有可以显示穿刺深度的标记。弯角专用尖锥在病变区域穿刺的孔间距为 3mm（图 92-5），以避免穿刺孔洞之间相互引起骨折。如果遇到软骨下囊肿，则需要刮除病变的

组织直至显露正常的骨性关节面。

有时候将弯角专用尖锥完全摆放于理想位置比较困难，而一些小技巧可以帮助我们解决这一问题。将肘关节摆放于合适的位置使得原本受影响的部位清晰可见。根据我们的经验，这通常涉及后外侧入路。为了获得清晰的视野，通常需要将肘关节屈曲至少90°。在肘关节施加内翻力和牵引力将有助于打开关节外侧。然后通过直接后外侧入路引入弯角专用尖锥。肘关节微骨折技术所需的力量和穿刺深度通常比膝关节要小。由于过度穿刺可能导致骨折，因此务必要避免弯角专

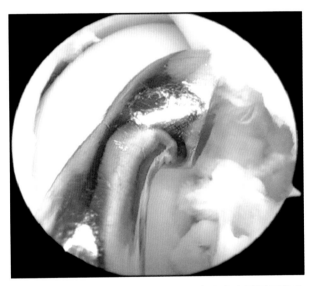

图92-3 用小型关节刮匙和刨削刀清除病变周围不稳定的关节软骨

用尖锥扫过骨性关节面，从而损伤正常的关节软骨。

在完成微骨折技术时，必须松开止血带并观察出血，以确保穿刺充分（图92-6）。

92.4 提示和技巧

（1）患者取侧卧位。

（2）用小号关节刨削刀清理滑膜，将游离体吸进视野。

（3）必要时内翻和牵拉肘关节以打开肱桡关节。

（4）使用70°关节镜头检查较靠前的病变。

（5）必要时，使用辅助软点入路进行检查。

（6）病灶边缘用小的弯角刮匙清除。

（7）使用小的弯角专用尖锥，可以获得良好的微骨折孔的穿刺角度。

（8）手术完成时松开止血带，以确认使用微骨折技术治疗的区域的出血情况。

92.5 术后管理

由于微骨折区域可能出血，因此需要缝合关节镜入路切口，以最大限度地减少术后形成瘘的风险。患者佩戴冰袖出院，在舒适的情况下自主

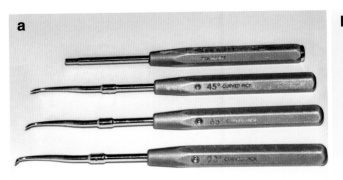

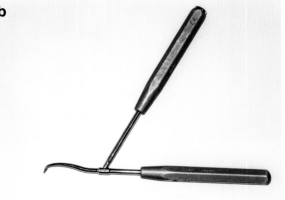

图92-4 3种关节镜弯角专用尖锥，锥尖弯曲的角度分别为45°、65°和90°。Smith & Nephew 关节镜组件的一部分。可以用锤子敲击连接组件的后部，以使弯角专用尖锥获得理想的精确定位和穿刺角度

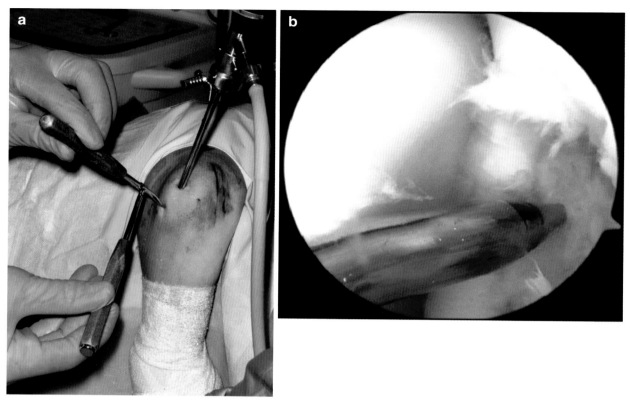

图 92-5　引入关节的弯角专用尖锥。a. 后外侧入路的体外视野。b. 在关节镜下，将弯角专用尖锥放置于肱骨小头病变部位

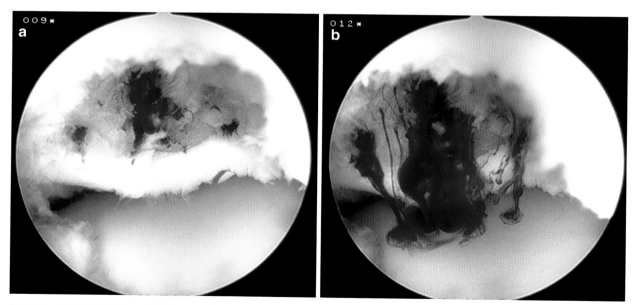

图 92-6　微骨折区域的出血情况。a. 肱骨小头微骨折后。b. 肱骨小头微骨折 30s 后

活动肘关节。拆除缝合线 1 周后，患者开始进行肘关节完全主动活动。前臂和肘关节肌肉的力量训练从术后第 6 周开始，但微骨折区域在术后 16 周内禁止负重。没有科学证据表明微骨折技术后禁止负重的时长。我们建议患者至少在术后 4 个月内避免使用球拍的运动、投掷和上肢负重活动，以形成高质量的纤维软骨。

92.6　结果

回顾文献，肘关节骨软骨病变微骨折技术的中短期疗效理想[3-4]。近年来，通过添加一些稳定血凝块的物质，改善微骨折时形成的血凝块的质量，理论上这样可以进一步地改善纤维软骨的数量和质量[5]。这些微骨折支架强化技术毫无疑问地显示出了巨大的发展前景，并且成为除软骨移植技术之外的另一种选择。软骨移植技术在膝关节中没有显示出比微骨折技术更好的疗效，而在肘关节，软骨移植技术的要求甚至比在膝关节还高。

参考文献

[1] Pareek A, Reardon PJ, Macalena JA, Levy BA, Stuart MJ, Williams RJ 3rd, Krych AJ. Osteochondral autograft transfer versus microfracture in the knee: a meta-analysis of prospective comparative studies at midterm. Arthroscopy. 2016;32(10):2118–30. https:// doi.org/10.1016/j.arthro.2016.05.038.

[2] Ulstein S, Ärøen A, Røtterud JH, Løken S, Engebretsen L, Heir S. Microfracture technique versus osteochondral autologous transplantation mosaicplasty in patients with articular chondral lesions of the knee: a prospective randomized trial with long-term follow-up. Knee Surg Sports Traumatol Arthrosc. 2014;22(6):1207–15. https:// doi.org/10.1007/s00167-014-2843-6.

[3] Tis JE, Edmonds EW, Bastrom T, Chambers HG. Short-term results of arthroscopic treatment of osteochondritis dissecans in skeletally immature patients. J Pediatr Orthop. 2012;32(3):226–31. https:// doi.org/10.1097/BPO.0b013e31824afeb8.

[4] Lewine EB, Miller PE, Micheli LJ, Waters PM, Bae DS. Early results of drilling and/or microfracture for grade IV osteochondritis dissecans of the capitellum. J Pediatr Orthop. 2016;36(8):803–9.

[5] Strauss EJ, Barker JU, Kercher JS, Cole BJ, Mithoefer K. Augmentation strategies following the microfracture technique for repair of focal chondral defects. Cartilage. 2010;1(2):145–52. https://doi.org/10.1177/1947603510366718.

第 93 章　关节镜下肘关节剥脱性骨软骨炎病变的修复

Jonathan Robinson, Todd A. Rubin, and Michael Hausman

杨兴　译

93.1　适应证

存在肘关节疼痛，且存留相应软骨碎片的肱骨小头剥脱性骨软骨炎（OCD）。

93.2　禁忌证及手术方案

软骨碎片存留但无明显症状。

放射学评估包括 X 线和 MRI（图 93-1，93-2，表 93-1）[1-2]。

93.2.1　手术技术

根据外科医师的个人偏好，患者可以取仰卧位或侧卧位。使用肘关节固定器，并标记标准的关节镜入路的位置。肘关节弯曲至 90°，保持在患者身体上方，以便进入后间隔（图 93-3）。先建立后外侧入路，插入 30°2.7mm 关节镜镜头，并识别内外侧沟。然后，将关节镜镜头沿外侧沟小心地移过肱骨远端，直到到达肱桡关节后外侧（图 93-4）。建立肱桡关节后侧入路或软点入路，用 3.5mm 刨削刀清除滑膜组织并识别肱骨小头。此时可通过术中 X 线透视确认刨削刀的位置（图 93-5）。然后对病变进行识别和检查以确定其大小，并使用探针评估病灶的完整性和稳定性。对于更前方的病变，可以用 70°关节镜镜头，以获得更好的视野。

如果决定继续进行关节镜下固定，则在外侧柱的后方（图 93-4），观察入路近端 2cm 处做一个 3cm 的切口。切口向深处延伸至骨面，在肱三头肌外侧形成一个平面，显露外侧柱。然后在关节镜下，从后柱上钻入一根导针，瞄准肱骨小头病灶中心（图 93-5，93-6）。也可以通过 X 线透视确定导针的正确轨迹和位置。然后使用镜下抓钳通过肱桡关节后侧工作入路稳定 OCD 病灶，为防止其移位，可置入锁定抓握器来稳定导针，并使用一系列分级的空心钻从外侧柱的后入路一直到病变的软骨下骨建立骨隧道。抓握器有助于防止 OCD 病灶在钻孔时移位。

用 2.5mm 的空心钻穿过肱骨远端，到达缺损处软骨下骨水平。通常用 3.0mm、3.5mm 和 4.5mm 的钻头重复这一过程。然后取出导针，将一根 18 号的腰穿针穿过骨隧道和病灶中心，并插入关节。将 PDS 缝合线（Ethicon, Somerville, NJ, USA）穿过缝针，并通过软点入路取出。根据需要固定的缝合线的数量（通常为 3 条）重复此过程。在关节镜直视下，通过将一根导针从后外侧柱穿入，并从外侧滑车取出，建立一个位于缺损内侧的固定点。将一根 18 号的腰穿针通

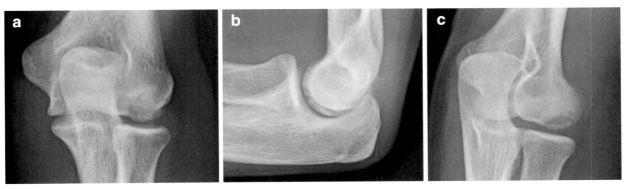

图 93-1　肱骨小头 OCD 病变。肘关节正位、侧位和斜位 X 线片

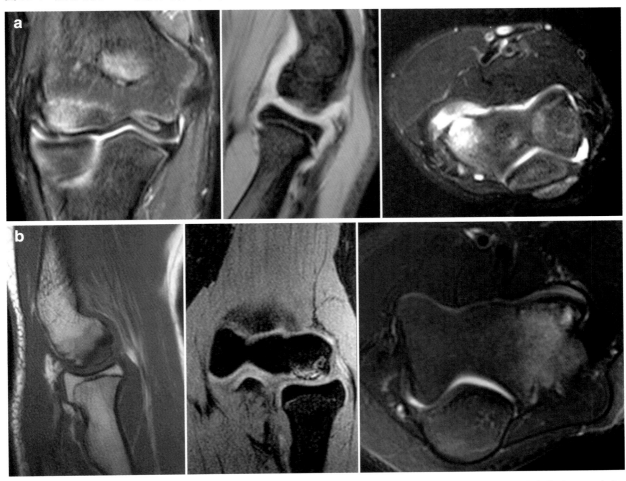

图 93-2　a. MRI 冠状面、矢状面和平扫图像。b. 关节软骨受损，后方病变区为低信号，Nelson Ⅱ 型肱骨小头出现 OCD 病变

表 93-1　肱骨小头 OCD 的 Baumgarten 分型

类型	关节软骨情况	治疗建议
Ⅰ	光滑、柔软和囊性变	继续观察或钻孔治疗
Ⅱ	出现裂隙或不稳定	将软骨切除至仅余稳定边缘，并对软骨下骨进行磨削成形
Ⅲ	软骨下骨裸露，仅有软骨碎片固定	软骨碎片切除 / 磨削软骨成形术
Ⅳ	软骨碎片松动，无移位	软骨碎片切除 / 磨削软骨成形术
Ⅴ	软骨碎片移位形成游离体	清除游离体、硬化骨、滑膜和骨赘

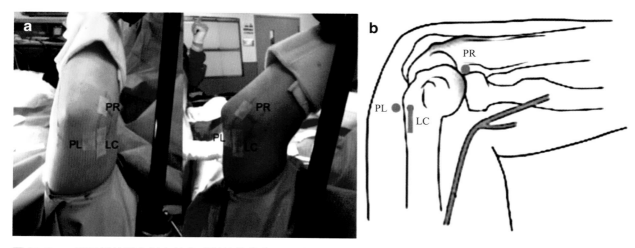

图93-3　a.用于评估后方间室的典型肘关节体位。b.肘关节示意图，展示常见入路的位置：后外侧柱（LC）入路、远端后外侧（PL）入路、后肱桡关节（PR）入路

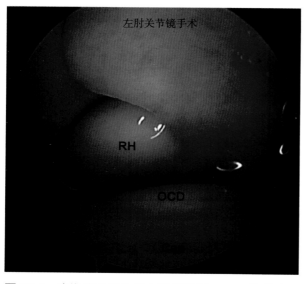

图93-4　肱桡关节后外侧入路视野图。RH—桡骨头，OCD—剥脱性骨软骨炎，Cap—肱骨小头

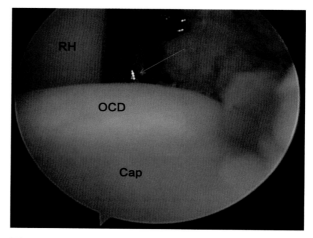

图93-6　远端后外侧（PL）入路视野图。在术中X线透视的引导下，导针穿过后柱，从肱骨小头的病灶中心穿出。导针（箭头）可在关节镜下显示，使用镜下抓钳经后肱桡关节入路固定导针，以防止导针过度钻入和移位。Cap—肱骨小头，RH—桡骨头，OCD—剥脱性骨软骨炎

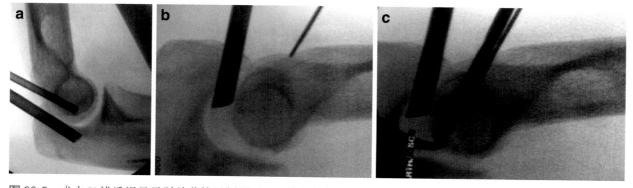

图93-5　术中X线透视显示肘关节镜及刨削刀。a.关节镜镜头在远端后外侧入路，刨削刀在肱桡关节后侧入路。b.调整导针至定位的位置。c.置入导针，在钻孔时，防止钻头钻出肱骨小头

过该通道插入关节，用来导引 2-0 Prolene 缝合线（Ethicon）。通过工作入路将 2-0 Prolene 缝合线（Ethicon）取回，并将其固定到后侧柱穿出的其中一根 PDS 缝合线上。将 18 号腰穿针沿肱骨远端后缘直接穿入关节深部至尺侧副韧带，即可在病变后缘建立一个附加的固定点。接着重复之前的操作，用 2-0 Prolene 缝合线穿过 18 号腰穿针，固定另一根从后侧柱穿出的 PDS 缝合线。最后，将腰穿针绕肱骨远端外侧缘弯曲，将剩余的缝合线向后移动，在缺损近侧和外侧建立一个固定点。这样就能通过褥式缝合固定不稳定碎片。

将所有缝合线汇集于后外侧入路，用一种特殊的环钻从髂嵴经皮获取颗粒状的自体骨移植物。然后，将自体骨移植物经后外侧入路置入肱骨骨隧道，并推进至软骨下骨缺损处。该操作须在关节镜下进行，以确保紧靠缺损下方的空间被自体骨移植物牢固而密集地填充，然后用探针检查自体骨移植物的稳定性。检查时必须保持耐心，以免堵塞后侧入路附近的骨隧道。此外，填充自体骨移植物时应在低流量或最好没有液体流入的情况下进行，以免将骨髓从后侧入路冲洗出去。但在这一步通常需要将一些液体注入关节腔，以便充分显示视野。随着自体骨移植物的填充，为了尽可能地填满骨隧道，需要将套管缓慢地收回。

骨移植完成后，将缝合线分别褥式缝合，并用关节镜下推结器沿后外侧柱分别绑紧。最后，

在没有液体流入的情况下检查关节，以避免冲掉已填充骨隧道的骨移植物。用探针检查，确定自体骨移植物固定牢固，缝合位置状况良好。入路用间断的尼龙缝合线紧密关闭，以防止渗出和滑膜瘘形成。然后将患者的手臂置于长臂管型石膏中，保持前臂中立，肘关节屈曲 90°。

93.2.2　文献综述

我们之前发表了连续 4 例采用关节镜下缝合固定和骨移植的患者的研究结果，并收集到超过 2 年的随访数据[3]。这些患者都是精英运动员。术后平均 3 个月的 MRI 检查证实骨愈合。最后随访时，肘关节的伸直角度平均丧失 2°，屈曲角度平均为 153°。回到赛场的平均时间是 4 个月。值得注意的是，所有 4 名患者都在 9 个月后重返国家和国际精英级别的竞技中。无感染或固定失败的病例。所有患者均获得良好的结果，无一例需要转为开放手术或翻修手术。

参考文献

[1] Baumgarten TE. Osteochondritis dissecans of the capitellum. Sports Med Arthrosc Rev. 1995;3(3):219–23.

[2] Takahara M, Mura N, Sasaki J, Harada M, Ogino T. Classification, treatment, and outcome of osteochondritis dissecans of the humeral capitellum. J Bone Joint Surg Am. 2007;89(6):1205–14.

[3] Koehler SM, Walsh A, Lovy AJ, Pruzansky JS, Shukla DR, Hausman MR. Outcomes of arthroscopic treatment of osteochondritis dissecans of the capitellum and description of the technique. J Shoulder Elb Surg. 2015;24(10):1607–12.

第 94 章　剥脱性骨软骨炎的开放性手术

Kozo Shimada, Ko Temporin, Keiichiro Oura, and Hiroyuki Tanaka
杨兴　译

94.1　适应证 / 禁忌证

94.1.1　适应证

- 疑似 ICRS（国际软骨修复学会）OCD-Ⅰ[1]：非手术治疗。
- ICRS OCD-Ⅱ：骨钉固定（供体：尺骨鹰嘴），通常行开放手术。
- ICRS OCD-Ⅲ 或 ICRS OCD-Ⅳ：先清创。
- 根据病变范围的大小选择开放手术：
  - 小（≤ 10mm）：单独使用。
  - 中等（10~15mm）：带骨膜肘肌肌骨瓣移植（ABGP）。
  - 大型（≥ 15mm）：骨软骨镶嵌移植术［即马赛克移植术（MOSAIC）］或圆柱形自体肋骨骨软骨移植术（CCOA）。

手术治疗流程如图 94-1 所示。非手术治疗 6 个月无效的患者应接受关节镜检查。确诊和治疗方法的选择是在关节镜检查后进行的。当病变稳定并被诊断为 ICRS OCD-Ⅱ 时（图 94-2），我们选择骨钉固定或缝合碎片[2]等修复方法。

当病变不稳定且处于较晚期时，如 ICRS OCD-Ⅲ 或 ICRS OCD-Ⅳ，我们会根据病变范围的大小考虑是否进行重建手术。当病灶的直径小于 10mm 时，仅进行清创。当病灶的直径大于 15mm 时，根据患者首选的供体部位（膝关节或肋骨）进行多个 MOSAIC 或 CCOA[3-4]。当病灶的直径为 10~15mm 时，选择 ABGP（发表于 ASSH 2005[5]）。

94.1.2　禁忌证

- 骨骺未闭合。
- 供体部位有外伤史。

对于肱骨小头骨骺未闭合的年轻患者，这类重建手术的侵入性太大，因为此类手术会损伤生长板。对于此类患者，应采取非手术治疗或微创技术，例如固定病灶。对于供体部位有严重损伤史（膝关节内骨折或肋骨骨折合并气胸）的患者，手术也相对禁忌。

94.2　手术技术

当病变不稳定时，如 ICRS OCD-Ⅲ 或 ICRS OCD-Ⅳ，对不稳定的碎片进行完全清创。清创术后测量病灶的直径。

94.2.1　重建过程

94.2.1.1　MOSAIC[3]

- 规划和标记受体钻孔的部位。

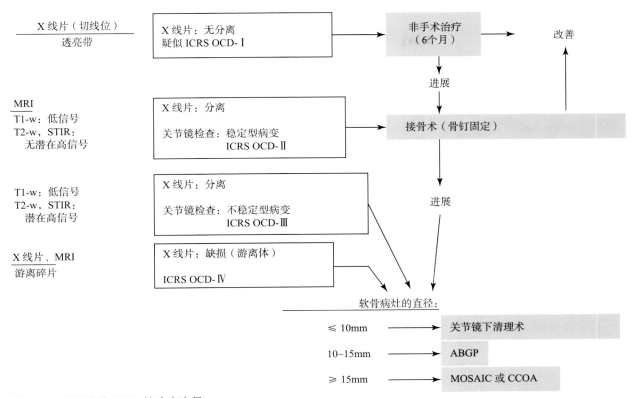

图 94-1　肱骨小头 OCD 的治疗流程

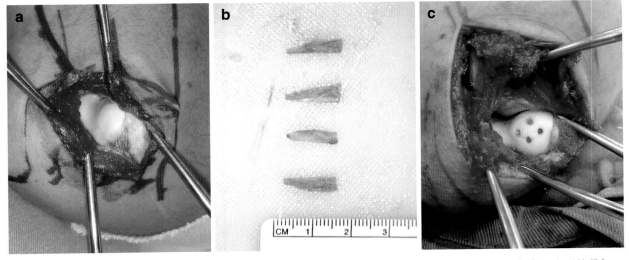

图 94-2　稳定型病变（ICRS OCD-Ⅱ）的骨钉固定。a. 稳定型病变（ICRS OCD-Ⅱ）。b. 从尺骨鹰嘴上取下的骨钉。c. 骨钉的固定

- 通过开放手术或关节镜手术进入股骨外侧髁。
- 在受体上钻一个孔，在获取一个骨软骨栓柱后，把它插入受体上钻好的孔，然后重复该步骤。
- 修整骨软骨栓柱表面。

病灶完全清创后，用特制器械（如 OATS™、MOSAICPLASTY™等，图 94-3）钻取圆形孔。在病灶部位标记骨软骨栓柱移植的位置和数量。通常情况下，钻孔深度为 10~15mm。骨孔应尽量垂直于关节面。通过股骨外侧髁上 3~4cm 的纵向切口，用与受体部位兼容的器械采集圆柱形骨

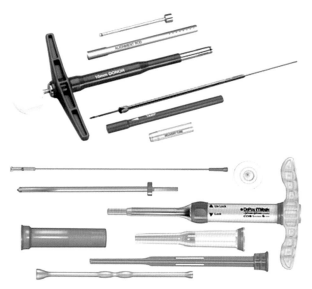

图 94-3　OATS™ 和 MOSAICPLASTY™

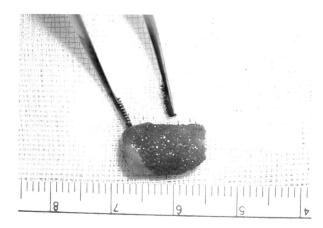

图 94-4　获取的骨软骨栓柱

软骨栓柱作为供体（图 94-4）。供体区位于股骨髁上外侧缘（图 94-5）。也可以用关节镜获取供体。骨软骨栓柱需要一个接一个地递送，以避免破坏受体骨。对于肱骨小头 OCD，我们倾向于移植 3~4 个骨软骨栓柱，每个骨软骨栓柱的直径为 6~8mm（图 94-6）。镶嵌完成后，可能需要用手术刀对骨软骨栓柱的软骨表面进行修整，因为骨软骨栓柱表面的轮廓并不总是与肱骨小头周围的软骨相吻合。然后，逐层修复关节囊、肘肌筋膜和皮下组织。

94.2.1.2　CCOA[4]

- 用外科钻孔器在病灶上钻取一个 15mm 深的圆柱形小孔。

- 在触及第六肋骨的骨软骨连接处后，对胸肌进行钝性分离。

- H 形切开肋骨表面，取骨软骨栓柱，长度为 28mm，包括 23mm 的骨和 5mm 的软骨。

- 将获取的移植物分成 18mm 长的骨软骨栓柱和 10mm 的楔形骨柱。

- 将移植物插入孔中。如果这个孔的直径很大，则需要再插入一个楔形骨柱。

- 修整骨软骨栓柱表面，使其轮廓与周围的

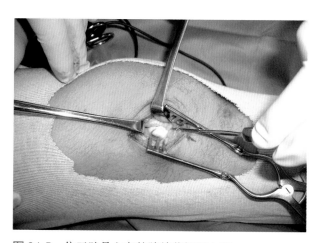

图 94-5　位于髌骨上方的膝关节切开入路

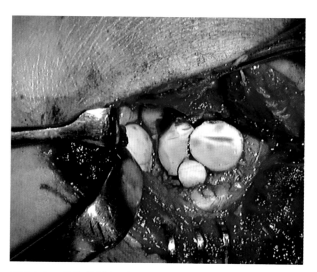

图 94-6　骨软骨栓柱移植后

关节表面一致。

病变完全清创后，钻孔硬化的软骨下骨，并用高速外科钻孔器尽可能地垂直于关节面将软骨缺损区域的圆柱形小孔加深至约 15mm（图 94-7）。为了获取骨软骨栓柱，在病变同侧的（第五根或第六根）肋骨上做一个 4~5cm 的横向切口。胸肌分离后，在肋骨骨软骨连接处做一个 H 形切口，并剥离骨软骨连接处的骨膜和软骨膜。在肋骨下放置一个骨钩以避免在用骨锯锯断肋骨时损伤胸膜，而肋软骨用手术刀即可轻松切断。获取骨软骨栓柱后，将切开的骨膜缝合，供体部位会形成新骨。获取的骨软骨呈锥形，高约 18mm，包括一个 5mm 高的软骨帽。剩余的肋骨被切成两块大约 10mm 长的皮质松质骨，作为楔形骨柱（图 94-8）。如果软骨缺损区域的圆柱形小孔和骨软骨栓柱的大小合适，则将骨软骨栓柱推入准备好的孔中，并将其牢牢地包裹起来。如果孔的直径大于骨软骨栓柱，则将准备的楔形骨柱插入骨软骨栓柱和受体肱骨小头后外侧皮质之间的间隙，以稳定骨软骨栓柱。植入骨软骨栓柱后，用手术刀修整骨软骨栓柱的表面以适应周围的关节面（图 94-9）。CCOA 的切口闭合方式与 MOSAIC 的切口闭合方式一样。

94.2.1.3　ABGP[5]

- 从肱骨后外侧髁富含骨膜处获取骨移植物。
- 移植物的宽度是测量的病变直径的长度除以 2 的平方根。
- 在保留肘肌止点的同时获取移植物。
- 在病变受体部位钻一个圆柱形小孔。
- 将覆盖骨膜的移植物推入圆柱形小孔内，到达关节面。

病灶完全清创后，当缺损大小为 10~15mm 时，皮肤切口向近端延长 4cm，以暴露肱骨后

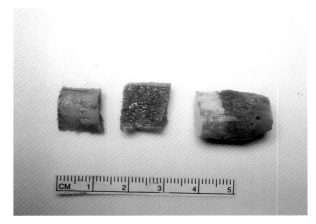

图 94-8　骨软骨栓柱和楔形骨柱的准备

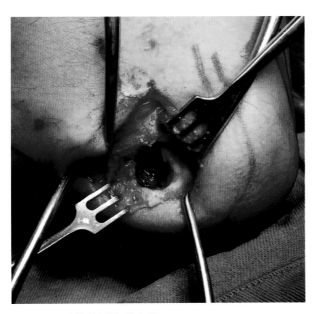

图 94-7　受体的圆柱形小孔

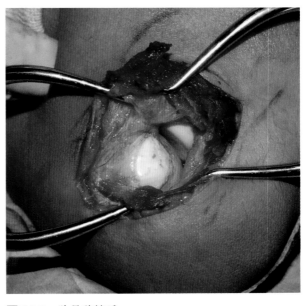

图 94-9　肋骨移植后

部。移植物的宽度是测量的病变直径的长度除以2的平方根（例如，移植物的宽度为9mm，病变的直径为13mm，图94-10）。同样宽度的肘肌以远端为蒂隆起，大约有1cm的多余骨膜覆盖在移植骨的近端。移植物的纵向长度一般在20mm左右，移植物的深度与宽度相近。矩形肌骨瓣在病变后侧隆起，骨端被骨膜覆盖（图94-11）。从前侧病变处受体部位向后侧供体部位加深，建立圆柱形骨隧道。清除骨屑后，将覆有骨膜的肘肌肌骨瓣向前旋转90°，推入骨隧道，直至骨膜覆盖的骨表面到达周围关节面（图94-12）。后侧供

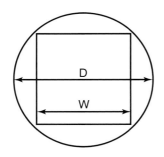

图94-10　移植物宽度的确定。宽度（W）等于测量到的病灶直径（D）的长度除以2的平方根（$W=D/\sqrt{2}$）

体部位的骨缺损用 β-TCP 填充，几个月后用患者的骨取代 β-TCP（图94-13）。

94.3　提示和技巧

- 应考虑各种治疗方案。手术方式可以根据病变的分期和范围改变。
- 稳定且匹配的移植物是重建成功的关键。
- 一小部分软骨缺损对临床结果没有影响。在 MOSAIC 中，并不是所有的病变都能被移植物取代。
- 厚的软骨移植物在长期随访中可能会退化。在 CCOA 中，通常受体孔的深度是15mm，移植物是18mm，包括5mm的软骨。然后，修整表面至软骨的厚度约为2mm。
- 在 CCOA 中，骨软骨栓柱有皮质表面。我们建议在骨软骨栓柱的皮质表面上进行多次钻孔，以便于血运重建。
- 在 ABGP 中，移植物应该稍微远离肱骨

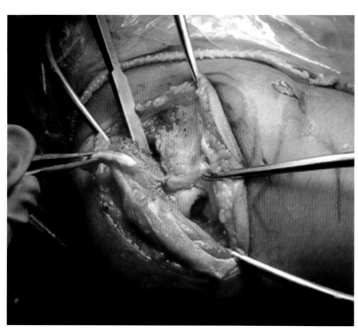

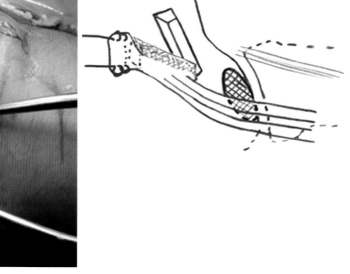

图94-11　抬高肘肌肌骨瓣

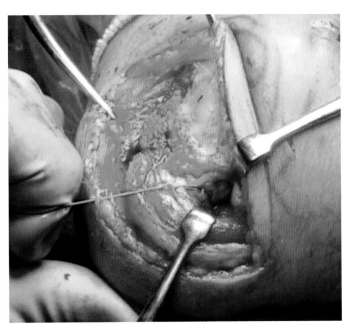
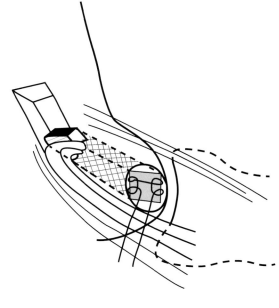

图 94-12　覆有骨膜的骨移植物

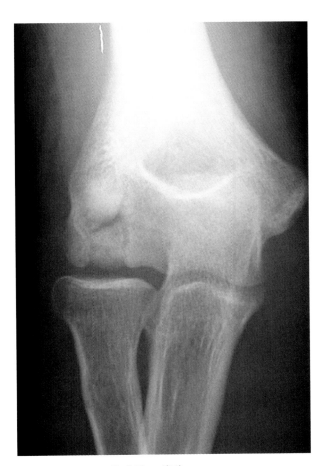

图 94-13　**ABGP 的术后 X 线片**

底部。可在离供体部位稍远处穿孔，以减少肌骨瓣的张力，但也不能太靠近供体部位，避免供体部位骨折。

94.4　陷阱

- 骨软骨连接处很脆弱。在 MOSAIC 和 CCOA 中，骨软骨栓柱的骨软骨连接处应该放在圆柱形小孔内，以免暴露在外面（图 94-14）。
- 术后至少应该对患者随访 24 个月，因为游离体可能在术后 12~24 个月复发。

94.5　术后管理及重返运动

3 种重建手术的术后处理是相同的。固定 2 周后，开始主动运动锻炼。患者术后 3 个月内不允许参加体育运动，骨完全愈合（骨小梁连续）后就可以逐步恢复体育运动，但有一定的限制。我们建议患者从术后 6 个月开始尝试不受限制地

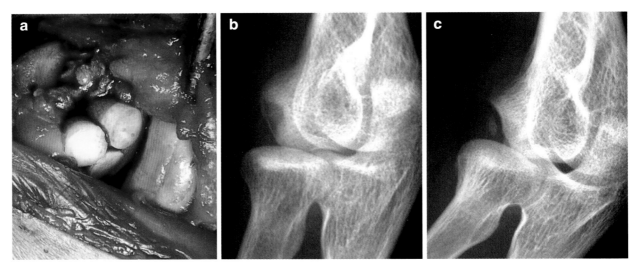

图 94-14　a. 游离体复发患者的术中照片，可见最外侧移植处的骨软骨连接处。b. 游离体复发患者的术后 X 线片。c. 术后 24 个月后的 X 线片显示最外侧骨移植处游离体复发

恢复以前的活动，随后患者每 3~6 个月在门诊随访一次。

对于 ICRS OCD- II 的骨钉固定，我们建议术后固定的时间稍长一些，如 3~4 周。

94.6　并发症

- 供体部位的并发症 1：MOSAIC 术后膝关节疾病（血性关节炎、关节交锁及继发性关节病）。
- 供体部位的并发症 2：CCOA 术中患者气胸。
- 供体部位的并发症 3：ABGP 术中肱骨外侧髁骨折。

供体部位的并发症一直是自体移植手术中存在的问题。

在 MOSAIC 中，骨切除后最常见的并发症是血性关节炎。术后 1 周，我们需要从患者的膝关节抽吸血性积液。在活动时，有些患者的膝关节会出现捻发音。大多数患者的主诉不是疼痛，而可能是继发的膝关节病变的征象，如髌骨关节的不协调 [6]。因此，应避免从供体部位获取过大和过多的骨软骨栓柱。

对于 CCOA，在获取骨软骨栓柱时可能发生气胸 [4]，因此，必须仔细剥离骨软骨栓柱的骨膜。当胸膜破裂时，应使用 6-0 聚丙烯缝合线，并在胸腔内放置引流管，放置时间一般为 24 小时。全身麻醉时宜采用正压通气。

在 ABGP 中，获取骨软骨栓柱的部位离病灶太近会使肱骨底部变得脆弱，容易骨折。当发生骨折时，可将外侧髁与骨软骨栓柱固定在一起，并且需要固定更长的时间，但可能发生肘关节术后挛缩。

94.7　结果

我们对 150 多例因肱骨小头 OCD 引起肘部疼痛的患者进行了手术治疗，这些患者大部分是男童。超过 80% 的患者成功地恢复到了以前的运动水平。大约 10% 的病例复发，并接受了翻修手术。在这些复发的病例中，症状并不严重，只要进行小的翻修手术（如关节镜手术或小切口病灶清理术），症状就能得到解决，可清除或不清除游离体。

参考文献

[1] Brittberg M, Winalski CS. Evaluation of cartel injuries and repair. J Bone Joint Surg Am. 2003;85(Suppl 2):58–69.

[2] Oka Y, Ohta K, Fukuda H. Bone-peg grafting for osteochondritis dissecans of the elbow. Int Orthop. 1999;23:53–7.

[3] Shimada K, Yoshida T, Nakata K, Hamada M, Akita S. Reconstruction with an osteochondral autograft for advanced osteochondritis dissecans of the elbow. Clin Orthop Relat Res. 2005;435:140–7.

[4] Shimada K, Tanaka H, Matsumoto T, Miyake J, Higuchi H, Gamo K, Fuji T. Cylindrical costal osteochondral autograft for reconstruction of large defects of the capitellum due to osteochondritis dissecans. J Bone Joint Surg Am. 2012;94:992–1002.

[5] Shimada K, Temporin K, Oura K, Tanak H, Noguchi R. Anconeus muscle-pedicle bone graft with periosteal coverage for osteochondritis dissectans of the humeral capitellum. Orthop J Sports Med. 2017;5:2325967117727531.

[6] Reddy S, Pedowitz DI, Parekh SG, Sennett BJ, Okereke E. The morbidity associated with osteochondral harvest from asymptomatic knees for the treatment of osteochondral lesions of the talus. Am J Sports Med. 2007;35:80–5.

第 95 章　肘关节剥脱性骨软骨炎：清创、支架和软骨细胞

Marco Cavallo, Enrico Guerra, Alessandro Marinelli, Graziano Bettelli, and Roberto Rotini
杨兴　译

95.1　引言

再生医学领域最近的一项成果表明，支架上的骨髓来源细胞（BMDCs）能够在病变部位直接复制和再生骨与软骨，只需一次外科手术，不需要实验室治疗。骨髓来源的细胞移植（BMDCT）已成功地应用于治疗膝关节和踝关节的剥脱性骨软骨炎（OCD）[1]。由于骨髓有核细胞具有多向分化潜能，与血小板凝胶[2]（富血小板纤维蛋白，PRF）结合，可使骨软骨层再生，而且再生的骨软骨层表现出与原始透明软骨和软骨下骨相似的特性。

95.2　适应证 / 禁忌证

95.2.1　适应证
- 不稳定型肱骨小头 OCD 或非手术治疗 6 个月后仍有症状的稳定型肱骨小头 OCD。
- 骨软骨碎片脱落形成游离体。
- 关节交锁等机械症状。
- 年龄为 15~50 岁，因为在儿童患者中，可能出现自然愈合，而在 50 岁以后，骨髓中干细胞的数量显著减少，这削弱了手术的效果。

95.2.2　禁忌证
- 患者的依从性差。
- 血液疾病。
- 肘关节的骨关节炎、畸形或不稳定。

95.3　手术技术

BMDCT 的手术技术包括几个步骤，所有步骤都将在同一手术过程中进行。该手术可以在关节镜下进行，也可以与小切口开放手术联合进行。

95.3.1　自体富血小板纤维蛋白凝胶的制备
自体血小板凝胶的作用是直接在原位为干细胞增殖和分化提供额外的生长因子，采用自动离心系统于术前 1 天或手术当天开始从 120ml 外周静脉血中提取 6ml PRF，冷藏保存至手术时。

95.3.2　骨髓穿刺
使用骨软骨再生专用试剂盒 IOR-G1（Novagenit，Mezzolombardo，Trento，IT）进行骨髓采集、浓缩和移植。

嘱患者取俯卧位或侧卧位，从髂后上棘抽吸骨髓 60ml。

使用细胞分离器－浓缩器（RES-Q，Thermo Genesis，Rancho Cordova，CA）进行骨髓浓缩和分离，在 15 分钟的工作周期后获得 6ml 浓缩后的细胞。

95.3.3 肘关节镜检查

嘱患者取侧卧位，在上肢根部捆扎止血带，并将止血带充气加压至 250mmHg。

95.3.3.1 前侧阶段

进行标准的前内侧和前外侧关节镜检查（图 95-1），确认并取出骨软骨碎片。

95.3.3.2 后外侧阶段

这个阶段既可以在关节镜下进行，也可以通过连接内侧入路和后外侧入路进行微创手术（图 95-2）。对病变进行测量和切除，并植入生物材料。

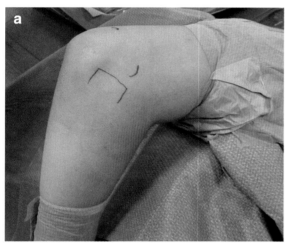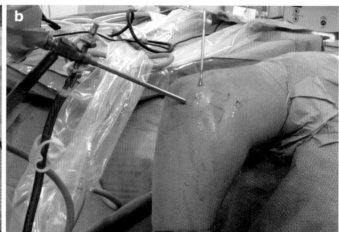

图 95-1 手术照片

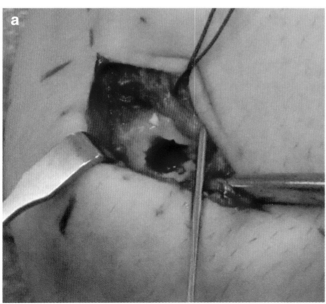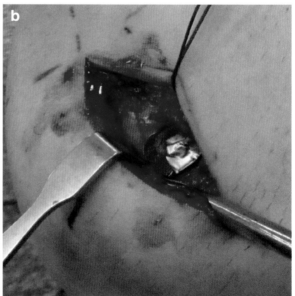

图 95-2 一旦发现并刮除病变，就可以连接内侧入路和后外侧入路，并进行微创手术，在没有分离外侧副韧带复合体的情况下显露病灶

将约 2ml 的骨髓浓缩物添加到胶原膜支架上，胶原膜支架迅速吸收骨髓浓缩物（图 95-3），并负载细胞。在停止冲洗关节后，将生物材料直接通过小切口放置于预定的位置中，或者借助特殊的工作套管将其滑动到病变的边缘。然后，用扁平的探针辅助生物材料植入预定的位置。

然后用专用喷雾笔将 PRF 喷覆在患处。

通过肘关节屈伸活动检查植入材料的稳定性（图 95-4），在远离病灶部位的前方间室放置正压引流管，并关闭皮肤切口。

95.4　提示和技巧

- 在髂嵴的不同部位及方向穿刺抽取骨髓，以最大限度地增加收集到的干细胞的数量。
- 在后外侧入路操作关节镜时，可将肘关节从伸直位调整到完全屈曲位，以便更好地刮除病变及其边缘。
- 通过连接后外侧入路和前外侧入路建立微创切口。
- 切开肘肌显露关节囊。并且应保持肱骨 LCL 止点完整。
- 刮除病变，直至显露正常的软骨下骨。
- 刮除边缘的病变组织，为生物材料补片创造可靠的边界，以确保其固定稳固。
- 使用毫米级探头评估病变的大小。
- 如果可能的话，在移除的骨软骨碎片上调整生物材料补片的大小。
- 如果是微创开放手术，可以使用金属模板准确地描绘出病灶部位生物材料补片的轮

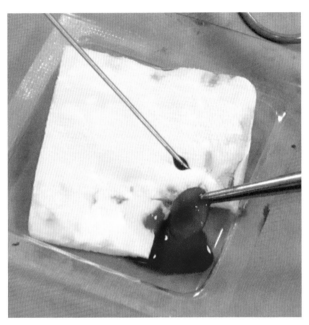

图 95-3　借助金属模板准确地测量病灶大小，并准确描绘病灶部位生物材料补片的轮廓

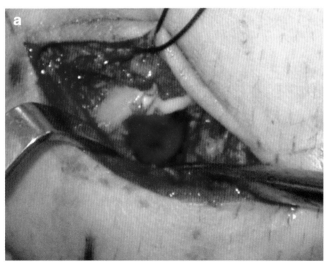
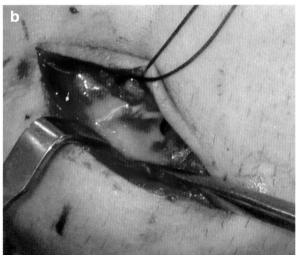

图 95-4　根据金属模板的形状对膜进行塑形，并负荷约 2ml 的细胞浓缩物

廊（图 95-3）。

- 将细胞浓缩物装入胶原膜支架后，等待 1
  分钟，以使细胞浓缩物被胶原膜支架完全
  吸收。
- 放置 PRF 后，等待 10 秒，使其完全凝固
  成型，并用探针将凝固的 PRF 与周围组
  织的粘连部分分离。
- 使用远离手术部位的关节内正压引流管。

95.5　缺陷

- 不要使生物材料的植入位置高于周围软
  骨，以免植入的生物材料随着运动而脱
  落。理想的位置是略低于软骨水平。
- 不要放置过量的 PRF，以避免 PRF 与周
  围组织粘连，从而导致生物材料移位。

95.6　术后管理、康复和重返运动

术后当天使用支具将肘关节固定在 90° 的位
置，限制前臂的旋前运动及旋后运动。

术后第 2 天，允许患者每天进行 2 次无支具
保护的肘关节自主运动，包括屈伸和旋转。术后
1 个月后允许患者逐步开始活动。术后第 4~6 个
月，开始进行强化训练。术后第 6 个月后，允许
进行专项运动，包括投掷运动。术后第 9 个月
时，允许进行全面的体育活动。

95.7　并发症

在我们的病例中，患者没有出现特殊的并发
症。潜在并发症可能是骨髓采集部位的血肿和修
复部位的软骨增生。

95.8　结果

虽然我们的结果只是初步总结，然而，我
们所有的患者都显示了症状有所改善，包括平
均 VAS 评分（从 7.3 提高到 9.3）、Mayo 肘关节
功能评分（从 78.3 提高到 93.3）和 Oxford 肘关
节评分（从 40.0 提高到 47.6）。所有患者都重返
了术前进行的竞技体育活动，没有任何症状或
限制。

CT 和 MRI 显示，随着时间的推移，病变部
位随着再生过程的进展，形成新生的组织，之前
OCD 部位的关节表面已经被骨组织和软骨组织
覆盖。

参考文献

[1] Giannini S, Buda R, Vannini F, Cavallo M, Grigolo
B. One-step bone marrow-derived cell transplantation
in talarosteochondral lesions. Clin Orthop Relat Res.
2009;467(12):3307–20.

[2] Lucarelli E, Beccheroni A, Donati D, Sangiorgi L,
Cenacchi A, Del Vento AM, et al. Plateletderived growth
factors enhance proliferation of human stromal stem cells.
Biomaterials. 2003;24(18):3095–100.

第十七部分

异位骨化

第 96 章　肘关节异位骨化 / 599

第 97 章　尺桡骨骨性融合 / 604

第 96 章　肘关节异位骨化

Richard S. Page, Gregory Leverett, and Gregory Bain
车艳军　译

96.1　异位骨化

肘关节周围异位骨化可导致肘关节丧失屈伸和旋前 – 旋后功能。严重时可导致肘关节完全的关节外僵硬。更严重的累及可伴有高能量损伤、神经损伤和术后严重的热损伤，如肱二头肌远端的修复和肘关节骨折移位的切开固定术。肘关节周围广泛的异位骨化可以卡压尺神经等神经结构，导致肱关节运动功能丧失。

在一项关于异位骨化切除术后的系统性综述中，Lee 等报道肘关节术后屈曲的范围从 53°~83° 提高至 22°~123°[1]。这种提高与异位骨化形成的原因无关。手术的并发症发生率为 23%，常见的并发症为异位骨化复发（12%）、感染、伤口延迟愈合和尺神经损伤[1]。

Koh 等报道，大量进行创伤后异位骨化治疗的患者在肘关节功能明显改善的同时，平均屈伸活动度也从 45° 提高到 112°。异位骨化的复发率为 21%。他们没有发现手术前后功能之间的关系，但如果手术延迟 19 个月以上，异位骨化复发的可能性更大[2]。

辅助治疗可以预防术后复发。但目前在安全性和有效性上仍缺乏共识。然而，最常见的治疗方式包括：①术中静脉注射抗生素；②口服 2 周非甾体抗炎药（如吲哚美辛 25mg，口服，3 次 / 日）；③围手术期的靶向放疗（术后 24 小时内 700cGy）。在简单的病例中，我们只使用非甾体抗炎药。如遇复杂的病例，如大面积烧伤或脊髓损伤，我们使用非甾体抗炎药和深度放疗（DxRT）。

96.2　手术适应证和手术禁忌证

手术适应证通常是需改善肘关节及上肢的功能。包括：

- 前臂旋转弧度（范围）<90°；
- 屈伸弧度（范围）<100°。

手术的先决条件包括拥有积极心态，依从性高，肢体血供及感觉良好，肩、肘、腕和远端桡尺关节及手等结构能相互配合。对于大多数复杂的病例，预后不良的因素包括疼痛综合征、痉挛、吸烟、肢体血供不足、大面积瘢痕、皮肤挛缩和关节内骨折。

皮肤溃烂被认为是手术禁忌证。

96.3　肱二头肌修复术后骨性融合

前臂近端骨性融合虽不常见，但却是肱二头肌远端修复术后的常见并发症。

这可能发生在急性或慢性损伤的情况下，而且我们注意到在双切口修复术后，异位骨化的发生率更高。诱因包括延期修复和较严重的软组织损伤，特别是受伤或手术时的肌肉损伤、桡骨粗隆开槽时残留的骨碎片及术后血肿。

图示病例（图 96-1）是一个肱二头肌远端断裂双切口修复术后 2 年后的"优势臂"患者。早期的修复并不复杂，但发现局部肿胀明显，术后 3 周内，用石膏托制动固定患肢，并在接下来的 6 周内，努力地恢复运动功能。患肢的屈曲活动度降低（30°~100°），前臂旋前 20°固定，活动受限。日常生活和工作存在肘关节功能障碍。术前影像显示广泛的异位骨化已延伸至肱二头肌。

96.3.1 手术技术

在术前或术后 24 小时内对肘关节进行放疗，但最好在术前进行，因为患者可以无痛而安全地开车去赴约。手术是在全身麻醉联合区域阻滞麻醉的情况下进行的。

- 使用止血带并采用外侧入路。

- 借助放大镜显露骨间后神经。
- 确定异位骨化的面积（图 96-2）。用锋利的骨刀在背侧从尺骨向桡骨截骨，以显露尺侧的肘肌。
- 在解剖分离和切除的同时检查肘关节运动功能。
- 尽可能早地活动，以减少术后异位骨化复发。
- 大量的异位骨化被切除。术后 6 个月时的肘关节活动度：屈曲 10°~130°，旋后50°，旋前 60°。肘关节功能明显改善。

96.4 肱二头肌修复失败和异位骨化——自体（腘绳肌）肌腱重建

肱二头肌远端修复失败后，肱二头肌远端回缩，更易形成异位骨化。血肿与肱二头肌隧道内异物所引发的炎症可促进异位骨化形成（图 96-3）。这种失败模式的挑战是运动受限、无力及神经血管结构的受累[3]。在这种情况下，需要切除

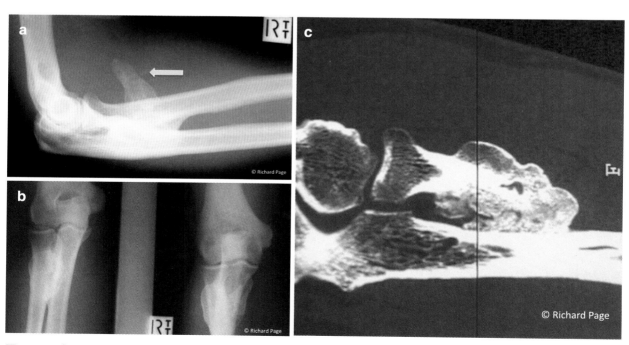

图 96-1　肱二头肌双切口修复术后的异位骨化。a 和 b. X 线片显示广泛的异位骨化（箭头所示）沿肱二头肌鞘延伸。c. CT 显示桡尺关节异位骨化骨桥形成

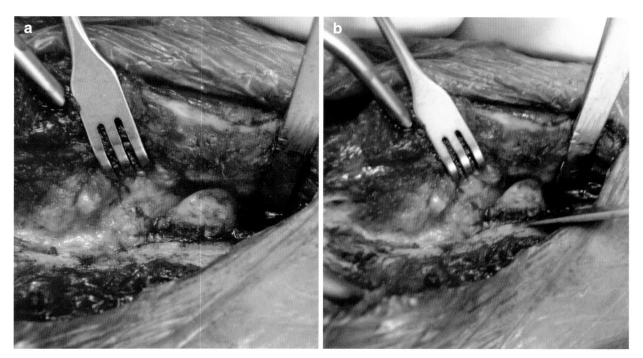

图 96-2 a. 术中照片显示已用电刀将异位骨化从尺骨上剥离。b. 用一把窄而锋利的骨刀标记出骨桥，并用咬骨钳将骨化组织取出

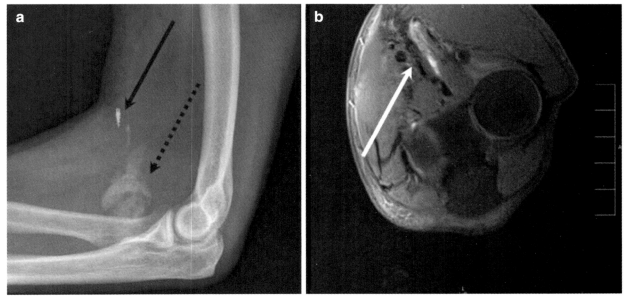

图 96-3 肱二头肌束异位骨化合并肱二头肌远端修复失败。a. 侧位 X 线片显示移位的缝线锚钉（实线箭头）和异位骨化（虚线箭头）。b. MRI 显示异位骨化和回缩的肱二头肌残端（箭头）（来自 –leverett GD, Page RS. 远端肱二头肌异位骨化修复失败：单阶段重建技术，肩肘外科技术 2018 年）

异位骨化和重建肌腱作为一个手术进行（图96-4）。影像学一旦明确显示异位骨化，则应考虑手术治疗。不再进行骨扫描和碱性磷酸酶检测。前路手术可以清楚地看到包括神经血管束在内的前路结构。然后，显露并活动肱二头肌残端，切除异位骨化，固定肌腱移植物。从患肢同侧膝关节取半腱肌自体移植物（图96-4），用标准的Endobutton技术对移植物进行远端固定，并在桡骨粗隆处插入槽内。移植物近端可用不可吸收缝合线间断固定在肱二头肌上，用移植物的骨膜套包裹肱二头肌残端。被骨膜套包裹的肱二头肌残端足够强大，可以允许早期在保护下进行肘关节短弧形运动，但至少6周内不可。术后6周后，可进展到肘关节全范围的运动。术后12周后开始抗阻和力量锻炼。总结肱二头肌修复联合异位

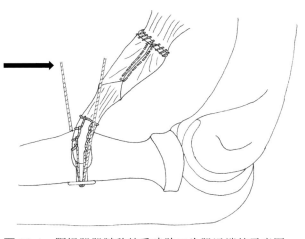

图96-4　腘绳肌肌腱移植重建肱二头肌远端的示意图，缝合肱二头肌近端残端，用Endobutton技术固定于桡骨粗隆。注意游离的缝合线末端（箭头），将移植物拉入桡骨，然后将缝合线穿过肌腱，并将缝合线打结固定

骨化切除的并发症。由于有手术史和瘢痕，因此需要非常小心地识别和保护神经血管结构。

96.5　烧伤相关的大面积异位骨化

需要特别关注严重烧伤的患者，因为严重烧伤可以导致屈/伸和前臂旋转的完全僵直。这种情况在热损伤后会迅速发展，在大面积烧伤中更为常见。被烧伤的部位可能不限于肘关节。这些病例面临着许多挑战，一般来说，当出现一定范围的皮肤和软组织受损时，治疗已晚。在急性期，缺乏皮肤完整性和免疫功能受损的患者的感染风险很高。广泛的异位骨化通常与神经被卡压有关，尤其是尺神经，因为尺神经可以被包裹在异位骨化的骨组织内。异位骨化的程度最好通过三维CT评估，以确定术中所需的显露范围（图96-5）。所需显露范围可能太过广泛，以至于需要联合使用内侧入路和外侧入路。松解尺神经时必须小心，以免损伤尺神经（图96-6）。通常会有残留的神经外脂肪提示神经的走向。可以用一个好的钝性探针来确定神经和骨隧道的边缘。使用一个小的Kerrison咬骨钳仔细地咬除覆盖的异位骨化，因为该器械是为脊柱手术设计的，所以也非常适合这种须避免神经损伤的操作。

总而言之，良好的临床效果可以通过详细的术前计划、可延展的显露、目的性的骨切除，以及恰当的术后处理来实现。如果肱二头肌修复失败，也可以进行单阶段的重建。虽有异位骨化复发的风险，但可以通过合理地止血和使用药物来尽可能地预防。

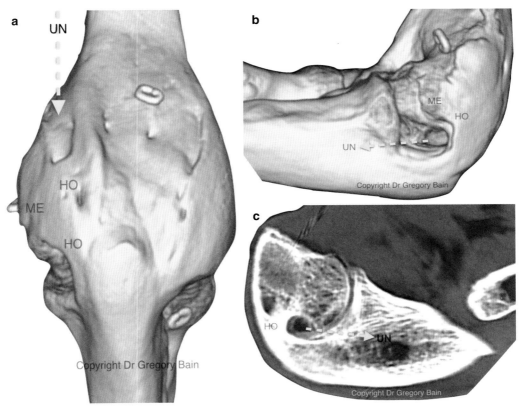

图 96-5　烧伤 60% 可致异位骨化。a 和 b. 三维 CT 检查。黄色箭头表示尺神经（UN）穿过异位骨化的位置，该位置邻近内上髁（ME）。残留的皮钉是用来固定皮肤移植物的。c. 矢状位 CT 显示肘后骨桥包裹着尺神经（UN）

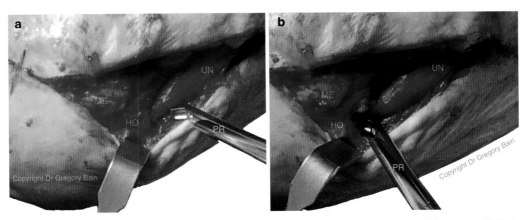

图 96-6　70% 的烧伤合并有异位骨化撞击尺神经。a. Kerrison 咬骨钳（PR）允许安全地切除异位骨化，并保护尺神经（UN）和内上髁（ME）。b. 尺神经（UN）在异位骨化切除后松解。改善了肘关节运动功能、肘内侧疼痛，以及手的末梢血运

参考文献

[1] Lee EK, Namdari S, Hosalkar HS, Keenan MA, Baldwin KD. Clinical results of the excision of heterotopic bone around the elbow: a systematic review. J Shoulder Elb Surg. 2013;22(5):716–22.

[2] Koh KH, Lim TK, Lee HI, Park MJ. Surgical treatment of elbow stiffness caused by post-traumatic heterotopic ossification. J Shoulder Elb Surg. 2013;22(8):1128–34.

[3] Leverett GD, Page RS. Failed distal biceps repair with heterotopic ossification: a single-stage reconstruction technique. Tech Should Elbow Surg. 2018;19(1):36–40.

第 97 章　尺桡骨骨性融合

Simon Bell
车艳军　译

97.1　引言

尺桡骨骨性融合可以发生于肘关节至腕关节之间的任何部位。Vince 和 Miller 最初提出了 3 种分型。① 1 型：远端骨性融合；② 2 型：中间区域骨性融合；③ 3 型：近端骨性融合[1]。Jupiter 和 Ring[2] 对 3 型骨性融合提出了一个改良分型，将它分为 3 个亚型：

（1）3A 型骨性融合位于肱二头肌结节处或远端（图 97-1）。

（2）3B 型骨性融合包括桡骨头和近端桡尺关节（图 97-2）。

（3）3C 型骨性融合自肘关节延伸至肱骨远端。这种情况比较复杂，简单的切除可能会遗留下功能不佳的桡骨头。

骨性融合也可以是先天性的，但这不在本书的讨论范围之内。创伤后骨性融合可以由桡骨与尺骨之间的异位骨化合并引起。这种创伤后骨性融合既可能是完全的（骨融合），也可能是不完全的（联合纤维化）。

本文将集中讨论发生于桡骨和尺骨近端的 3 型骨性融合的治疗。桡骨和尺骨近端的任何骨折都可能导致桡骨和尺骨骨性融合。骨性融合也可能与一些复杂骨折（图 97-2）及靠近桡侧的尺

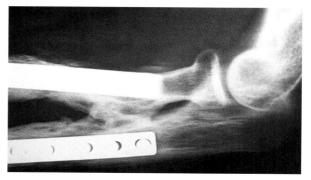

图 97-1　复杂的前臂尺桡骨近端的损伤，伴桡骨粗隆部位的尺桡骨骨性融合

骨近端骨折固定有关。有许多文献报道了肱二头肌远端修复后的骨性融合。双切口修复有较高的骨性融合发生率。在肱二头肌远端修复后，常见桡骨粗隆周围异位骨化，但幸运的是，骨性融合并不常见，但即使没有骨性融合，桡骨异位骨化仍可通过相邻尺骨限制前臂旋转。

用三维光学运动分析仪测量正常活动所需的旋前及旋后的弧度。测量使用餐叉时旋前 / 旋后的最大运动弧度是 103°（±34°）；旋前为 65°（±8°）；旋后 77°（±13°）。因此，与 Morrey 的经典文章中建议的旋前 50° 和旋后 50° 相比，正常活动需要更大的前臂旋转范围[3]。这篇文章的目的是描述采用肘肌移植替代治疗单纯 3 型骨性融合的方法。

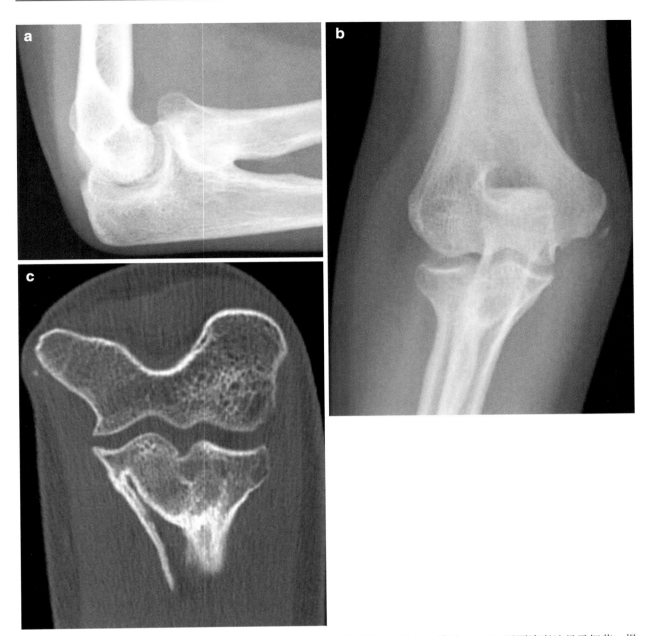

图 97-2　累及桡骨头的尺桡骨骨性融合。a. 侧位 X 线片。b. 前后位（正位）X 线片。c. CT 可更清晰地显示细节，提示重建桡骨头关节可能很困难

　　手术治疗通常包括切除引起骨性融合的异位骨化。Jupiter 和 Ring 的研究表明，在肱二头肌远端修复病例中，这种不需要进行放疗或移植的治疗方法比内固定更有效。在研究的 13 例病例中，有 4 例复发。这表明尤其是在创伤后的病例中，需要的不仅仅是切除新骨。

　　目前报道的可减少异位骨化复发的两种辅助治疗是放疗和移植，即在切除的骨表面间置入异体移植物或自体移植物。

　　放疗对预防异位骨化复发有效，尤其是在髋关节。最佳有效剂量不确定，但 7Gray 是足够的。该剂量可在手术前 24 小时使用。

　　在桡骨和尺骨之间进行自体软组织移植有多种方法。所使用的组织包括带蒂的肘肌肌瓣、阔筋膜张肌、脂肪和带血管的或游离的脂肪筋膜瓣。目前似乎还没有优于自体软组织移植的移植

技术。笔者更倾向于使用肘肌肌瓣，因为它局部可用，有血管，供体部位的发病率最低。最近发表的关于 23 例患者的结果显示，前臂旋转的平均弧度从 21°提高到 132°[4]。

97.2　肘肌解剖

骨间后动脉环直径 1.1mm，是肘肌的主要动脉蒂[5]。骨间后动脉环与近端直径 0.8mm 的内侧副动脉分支吻合。中副动脉和神经伴行分布于肘肌。因此，可以从远端到近端，或从近端到远端维持其血供。这给了外科医师一个最佳的选择，根据骨性融合的位置，将带血管蒂的肘肌置于桡骨和尺骨之间。

在大多数 3A 型和 3B 型（创伤后和远端肱二头肌修复）病例中，异位骨化位于桡骨的后侧（图 97-3）。我们推荐使用一种后侧入路，即将肘肌从近端到远端抬高，同时保持骨间后动脉环的血供（图 97-4）[6]。外科医师可经此入路触摸到骨性融合部，然后将其切除。

对于 3C 型骨性融合，异位骨化主要位于前方，术前计划与三维 CT 检查至关重要。在这种情况下，外科医师需要选择一种异位骨化易被显露和切除的手术入路，包括 Boyd 入路、Kaplan

入路或 Henry 入路。在这种情况下，更好的方法是在切除的骨表面之间将肘肌从远端到近端松解。

97.3　手术方法：肘肌远端插入移植

患者取仰卧位，手臂放在手术台上，使用无菌止血带，连续静点抗生素 24 小时。自外上髁近端斜向尺骨后方做一切口。最初的方法实际上是建立一个延长的 Kocher 入路。确定肘肌和尺侧腕伸肌之间的间隙，并切开肘肌筋膜。肘肌近端的筋膜向下延伸至尺骨近端。松解附着于尺骨皮下边界的筋膜。在肘肌的上缘，将内侧副动脉和延伸至肘肌的神经分离。然后将附着在外上髁上的肘肌自上而下地从尺骨上剥离，以产生足够长的肌蒂进行转位。注意保护骨间后动脉环（图 97-5）。从尺侧附着处向前移动旋后肌，以显露骨性融合处。骨间后神经并没有特别的显露，而是与整个旋后肌一起向前移动。

我们习惯于先从骨性融合尺侧附着处截骨，然后逐段切除骨性融合。前臂旋前有助于显露桡骨。用层式撑开器帮助明确间隔（图 97-6a），

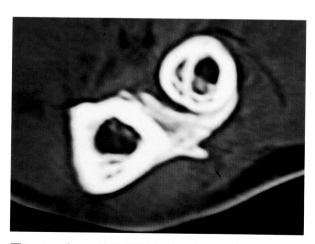

图 97-3　肱二头肌远端肌腱双切口修后尺桡骨骨性融合的 CT 表现（版权所有：Gregorg Bain 博士）

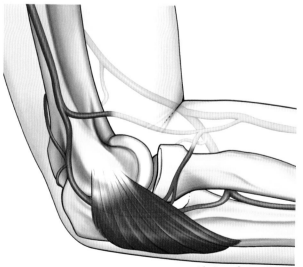

图 97-4　肘肌血管解剖。内侧副动脉和骨间后动脉环吻合并维护肌肉血供

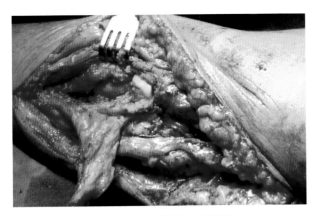

图 97-5 骨性融合和肘肌肌蒂的术中照片

然后切除异位骨化（图 97-6b）。在切除异位骨化后的骨表面涂抹骨蜡。冲洗切口以清除骨碎片。然后记录前臂运动的范围，尤其要记录康复是否应该倾向于内旋或外旋。

将缝合线置于肘肌肌蒂的顶端。然后在桡骨和尺骨之间，在桡骨周围缝合残余的环状韧带等

软组织。通常可以在残留的缺损上重新接上肘肌筋膜，然后进行标准的切口闭合。为获得长期的良好效果，在肘关节屈曲 70°伴前臂旋转的位置使用一个过肘后托板悬吊固定。

术后抬高手臂，次日取下夹板，物理治疗师开始协助患者前臂旋转。我们利用 CPM 机［Smith 和 Nephew（施乐辉）］，仪器有一个滑轮装置，以便肘关节在屈伸的同时能旋前和旋后。过肘后托板在夜间继续使用。患者使用 CPM 机直到有相对自由的旋转活动度后出院。如果术中患者获得了良好的旋前和旋后弧度，并且在术后使用了 CPM 机，那么在家中就没必要使用过肘后托板悬吊固定了。但若前臂旋转难以维持，则夜间继续使用过肘后托板固定，直至拆除缝合线。患者术后开始服用 6 周吲哚美辛。

如果术后 12 天后难以恢复旋前或旋后运动功能，我们将使用动态或静态辅助旋转夹板。

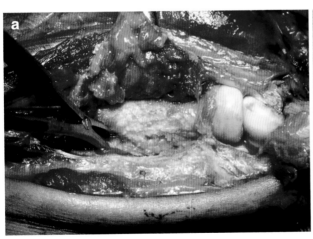
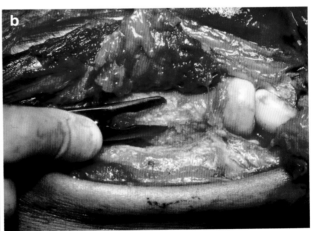

图 97-6 尺桡骨骨性融合切除术。a. 用层式撑开器帮助明确间隔，然后切除异位骨化。b. 用咬骨钳咬除骨性融合

参考文献

[1] Vince KG, Miller JE. Cross-union complicating fracture of the forearm. Bone Joint Surg. 1987;69-A:640–53.

[2] Jupiter JB, Ring D. Operative treatment of post-traumatic proximal radioulnar synostosis. J Bone Joint Surg Am. 1998;80:248–57.

[3] Morrey BF, Askew LJ, Chao EY. A biomechanical study of normal functional elbow motion. J Bone Joint Surg Am. 1981;63:872–7.

[4] Daluiski A, Schreiber JJ, Paul S, Hotchkiss RN. Outcomes of anconeus interposition for proximal radioulnar synostosis. J Shoulder Elb Surg. 2014;23:1882–7.

[5] Schmidt CC, Kohut GN, Greenberg JA, Kann SE, Idler RS, Kiefhaber TR. The anconeus muscle flap: its anatomy and clinical application. J Hand Surg. 1999;24A:359–69.

[6] Bell SN, Benger D. Management of radioulnar synostosis with mobilization, anconeus interposition, and a forearm rotation assist splint. J Shoulder Elb Surg. 1999;8:621–4.

第十八部分

肘部神经疾病

第 98 章　尺神经卡压综合征的治疗原理 / 611

第 99 章　关节镜下肘管松解 / 613

第 100 章　关节镜下尺神经减压移位术 / 619

第 101 章　肘关节尺神经翻修术 / 624

第 102 章　肘关节正中神经紊乱 / 628

第 103 章　正中神经：骨间前神经综合征 / 633

第 104 章　肘关节桡神经卡压 / 639

第 105 章　桡神经开放减压 / 643

第 106 章　肘关节失神经支配 / 646

第 107 章　关节镜辅助下桡神经减压 / 651

第 98 章　尺神经卡压综合征的治疗原理

Margaret Woon Man Fok and Gregory Bain
郝跃峰　译

98.1　引言

尺神经卡压综合征是一种常见的上肢周围神经病变，多发生于肘关节，也称肘管综合征。患者通常表现为尺侧一个半手指麻木，多为同侧肘关节屈曲一段时间（譬如长时间看报纸等）所致。在严重和慢性病例中，患者可能会注意到手部因固有肌肉萎缩和握力减弱或活动不协调，导致无法握持物体。

98.1.1　解剖结构

在肘关节有许多尺神经受压的部位（图 98-1）。在近端，可能是由位于肱骨内上髁近端 8cm 处的 Struthers 弓受压所致。上臂前骨筋膜室至后骨筋膜室的尺神经一直位于深筋膜下、内侧肌间隔后方，然后在内上髁水平穿过肘管支持带（弓状韧带），向远端延伸至尺侧腕屈肌的腱膜下，尺神经在尺侧腕屈肌深筋膜下一直延伸至前臂。此外，一些患者可能有位置异常的肱骨内上髁肘肌，这也可能是压迫的来源。

98.2　肘管综合征的处理

肘管综合征的初始治疗一般包括活动矫正和

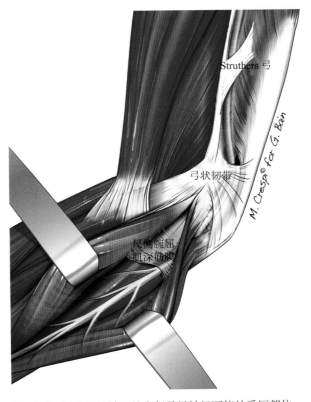

图 98-1　肘关节尺神经的走行及尺神经可能的受压部位

夹板固定等非手术治疗。对于症状和体征持续存在的患者，应在肘关节单独进行尺神经减压或同时进行尺神经前置术。

关节镜技术已用于尺神经松解多年[1]。一项关于尺神经松解开放手术与关节镜下尺神经松解的对比研究显示，使用关节镜技术，患者的满意度和肘关节周围局部症状改善更好[2]。正如预期的那样，使用关节镜技术的神经末梢症状的结果和行开放手术的神经末梢症状的结果并无差异。

尺神经前置（移）术的其中一个适应证是尺神经不稳定（图 98-2）或尺神经沟变异。而另一个适应证可能是尺神经松解失败。尺神经前置（移）术既可以通过开放手术进行，也可以通过关节镜技术实施[2-4]。目前，关节镜下尺神经前置术多用于处理尺神经不稳定。

初次手术的成功率高达 90%。然而，仍有一小部分患者会残留症状。初次手术的失败有两种形式：尺神经松解后症状持续存在或术后症状复发。初次手术的失败原因可能是初次诊断不正确及技术问题等，如尺神经松解不完全、形成新的压迫或生物性原因。

对尺神经持续受压或症状复发的患者进行评估。首先，应该排除导致患者症状的其他原因，如颈神经根病变或 Guyon 管卡压。与术前症状相比，重复电刺激诊断可能有助于鉴别诊断，因为它们可能提示神经功能的改善或失神经症状持续。如果失神经症状持续，手固有肌无力进行性恶化或小指和环指的渐进性麻木加重，则应该考虑翻修手术。手背麻木有助于区分肘管卡压和 Guyon 管卡压。

如前一章所述，一部分患者，尤其是运动员，可能由于肱三头肌肌腹增大而伴有肘关节内侧撞击，这可能导致肘关节内侧撞击痛。如果在初次手术中没有处理，也可能会持续刺激尺神经。存在肱三头肌肌腹增大的患者在术前肘关节屈曲时经常有两次撞击，在这种情况下，即使尺神经已经前置，也会有持续的撞击[5]。

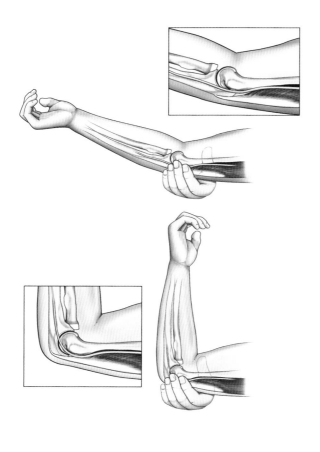

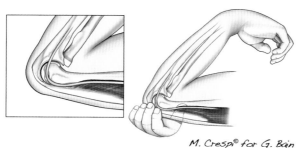

图 98-2　尺神经失稳。肘关节屈曲 90°时的内侧撞击通常是由尺神经引起的。如果是在肘关节屈曲 115°时出现撞击，则很可能是肱三头肌内侧头于内上髁半脱位

参考文献

[1] Hoffmann R, Siemionow M. The endoscopic management of cubital tunnel syndrome. J Hand Surg Br. 2006;31:23–9.

[2] Watts AC, Bain GI. Patient-rated outcomes of ulnar nerve decompression: a comparison of endoscopic and open in situ decompression. J Hand Surg Am. 2009;34:1492–8.

[3] Morse LP, McGuire DT, Bain GI. Endoscopic ulnar nerve release and transposition. Tech Hand Up Extrem Surg. 2014;18:10–4.

[4] Bain G, Phadnis J, Saeed H. Soft tissue endoscopy in elbow pathologies. In: Pederzini LA, et al., editors. Elbow and sports. Berlin: Springer. https://doi.org/10.1007/978-3-662-48742-6_18.

[5] Spinner RJ, O'Driscoll SW, Jupiter JB, Goldner RD. Unrecognized dislocation of the medial portion of the triceps: another cause of failed ulnar nerve transposition. J Neurosurg. 2000;92(1):52–7. https://doi.org/10.3171/jns.2000.92.1.0052.

第 99 章　关节镜下肘管松解

Tyson K. Cobb and Elizabeth R. Elander
郝跃峰　译

99.1　引言

关节镜下肘管松解是肘关节尺神经松解术的最新选择。关节镜下肘管松解仅需切开一小部分软组织，术后瘢痕形成减少及恢复加速。许多研究均证明了关节镜下肘管松解术的安全性和有效性[1-5]。

99.2　适应证

患者必须被诊断为原发性肘管综合征，且经非手术治疗无效。

99.3　禁忌证

- 肿块或占位性病变严重压迫尺神经，需要松解长期挛缩的肘关节。
- 伴随尺神经需要前移的情况（如肱骨不愈合或肘外翻不愈合）。
- 术前或创伤后瘢痕形成和神经粘连。
- 肘关节屈曲时伴明显尺神经炎的尺神经脱位/半脱位（肘关节屈曲时症状再现）。
- 伴尺神经炎（肘关节屈曲时症状再现）。
- 无法借助外力充分旋转肩关节以安全地进行手术[1]。

99.4　手术原则

不使用套管的关节镜下松解减压类似于前臂筋膜的开放减压。必须松解尺侧腕屈肌及其深筋膜，因为显露是自浅层组织至深层组织（由外向内）的。使用套管的关节镜下松解减压可以到达更深层的组织，而不需要更多的表面解剖游离。将套管置于尺侧腕屈肌深筋膜下，这是唯一导致神经压迫的部位。

使用套管进行近端和远端松解（图 99-1），包括 Struthers 弓、前臂深筋膜、肘管支持带（弓

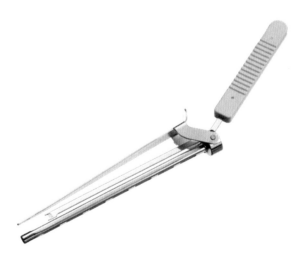

图 99-1　套管和推刀。注：使用附着式牵开器，可在不损伤皮下神经的情况下将皮下神经与筋膜分离

状韧带）、尺侧腕屈肌肱二头肌腱膜和尺侧腕屈肌深筋膜。如果外科医师愿意的话，也可以分离前臂筋膜和尺侧腕屈肌，但编者不建议松解这些组织，因为这样可能会增加出血，从而导致明显的淤斑和（或）血肿。

99.5　手术技术

99.5.1　体位

- 患者仰卧于手术台上，肩关节外旋置于臂板或臂桌上。用止血带（非无菌）捆扎上臂近端，以免干扰术中松解。
- 将肘关节置于保湿毯上，将手臂放于手术台，以便直视肘管和操作，从而预防关节镜灯绳撞击手术台。

99.5.2　切口

- 为了美观度，选择在皮肤皱褶处做一切口。
- 切口位于内上髁后方。通常，长约 2cm 的切口就足够了（外科医师在学习关节镜下肘管松解初期或治疗肥胖的患者时，采用较大的切口可能效果更佳）。

99.5.3　显露

- 切口于肘关节内前方越过内上髁向前延伸，用剪刀直接向下切开至内上髁。肘关节应充分伸展，以确保尺神经没有半脱位。
- 一旦显露内上髁，就用钝的梅奥式剪刀将皮下组织和皮下神经从深筋膜的近端和远端分离。

99.5.4　识别尺神经

- 在肱骨内上髁后方触诊尺神经，并打开肘管支持带，识别和保护尺神经（图 99-2）。

99.5.5　近端松解

- 把从关节镜托盘中取出的推刀置入位于尺

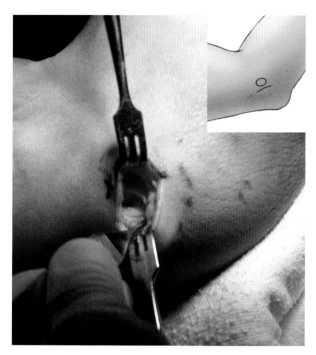

图 99-2　邻近内上髁的皮肤切口，尺神经暴露（左肘）

神经浅筋膜深部的肘管支持带的开口后松解深筋膜。然后，屈肘约 45°，将推刀向前推进。用推刀打开肘管顶部和尺神经之间的间隙，以帮助外科医师确定放置套管的正确的平面。而 Aufricht 关节镜牵开器有助于显露推刀的行进路径。

- 移除推刀，插入套管。与套管相连的牵开器可在筋膜表面滑动，而套管针和套管则被置于肘管内（图 99-3a、b）。与套管相连的牵开器是一种被动牵开器，当套管插入时，牵开器沿深筋膜滑动，推开皮下神经使其免受伤害（图 99-3c）。插入套管后，将套管针从套管中取出。
- 将关节镜置于套管的牵开部的下方，用关节镜观察筋膜表面以确定神经没有损伤。然后将关节镜放入套管，在套管内确认尺神经（图 99-4a）。
- 在套管内确认尺神经后，立即用推刀在开槽套管上切割分离筋膜并取出套管。

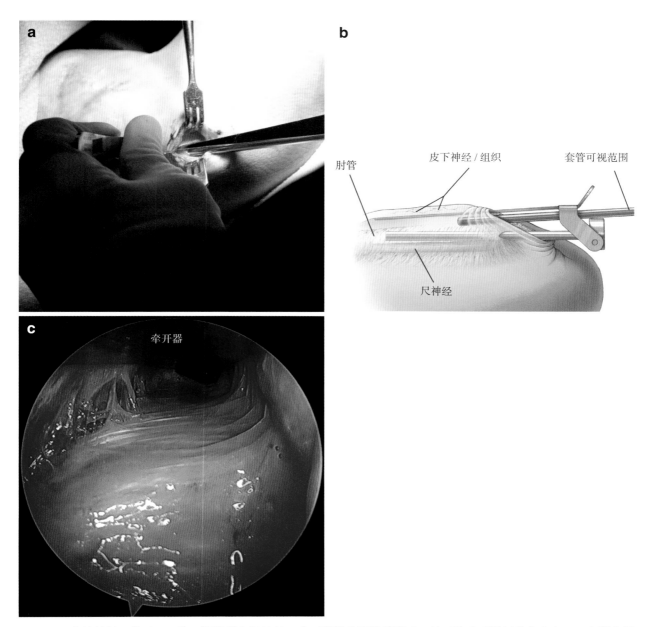

图 99-3　套管的插入位置。a. 位于深筋膜和尺神经。牵开器沿着深筋膜滑动，从而将皮下神经分离出来。b. 套管在深筋膜上方的位置示意图。c. 关节镜下观察套管顶部和牵开器下方的深筋膜

99.5.6　远端松解

- 将推刀置入肘管支持带的开口，并在尺神经和尺侧腕屈肌深筋膜之间向远端推进。
- 确认放置套管的平面后，将推刀取出，将套管置入肘管中。附着的牵开器再次沿前臂筋膜滑动，将皮下神经顶起以使神经远离危险。一旦完全插入，就移除套管针。

- 将关节镜放置在前臂浅筋膜和附着的牵开器的深部，以确认没有浅表神经受到损伤。然后将关节镜放入套管，在套管下确认尺神经。
- 一旦尺神经在套管深处清晰地显示，就可以用推刀在开槽套管上切割尺侧腕屈肌深筋膜。

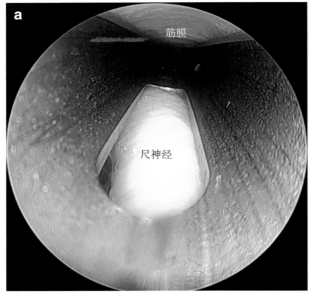

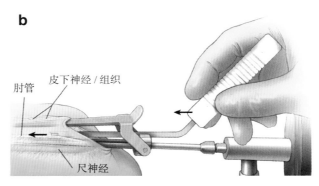

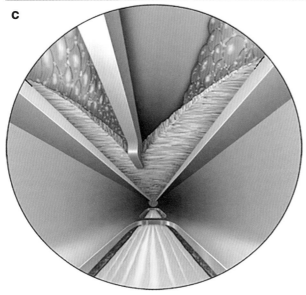

图 99-4　a. 套管关节镜。在套管下方识别和保护尺神经，在套管顶部剪开并分离筋膜。b. 一旦在套管下识别出尺神经，就用推刀切开筋膜。c. 在关节镜下保护尺神经并松解筋膜

99.5.7　确认松解

- 松解完成后，通过关节镜观察确认。通常使用一把窄的牵开器，如 Aufricht 关节镜牵开器，提起皮肤和皮下组织，然后将关节镜置入切口，以确认尺神经完全松解。再缓慢松解止血带，继续观察以确保没有过度出血。
- 典型的点状出血可以通过短时间压迫及肾上腺素局部浸润控制。如果有明显的出血，必要时可以用双极电凝烧灼出血点。

99.5.8　关闭切口

- 切口用可吸收缝合线（3-0）在皮下紧密缝合，随后敷以免缝胶带。
- 关闭切口前，可在手术部位放置 20G 静脉留置管，以便在关闭切口后进行肾上腺素局部浸润，用局麻药浸润切口后，取下静脉留置管，术后用软敷料包扎切口。

99.6　技术要点

- 可选择于皮肤皱褶处做切口，以便提高术后切口美观度。
- 编者建议在学习关节镜下肘管松解初期先选择苗条的女性患者，这样更有利于识别解剖结构和定位神经。若患者体型肥胖，可以将脂肪垫向前旋转。
- 在学习关节镜下肘管松解初期，可使用3~4cm 的纵向切口，以便术者更好地操作器械，从而获得好的方向感并确保尺神经在松解过程中是安全的。当外科医师适应关节镜下的视野后，就可以安全地使用小于 2cm 的切口。
- 对于肥胖和肱骨内上髁肘肌肥大的患者，也建议使用更大的切口（3~4cm）。一旦术中遇到内上髁肘肌，则将其分离，然后按上述步骤进行。
- 尺神经半脱位的患者可能会因局部受压而感到不适，如将手臂放在扶手上。建议这些患者在手术后的最初几个月内避免肘关节后内侧的任何压迫。
- 如果将器械放入肘管时遇到阻力，请检查以下内容。
  - 要确保肘管支持带的切口足够大，以便器械放入肘管时不会过紧。
  - 确保肘关节没有因过度屈曲造成撞击。
  - 润滑器械，以减少摩擦。
  - 首先使用推刀，以确保在放置套管之前确定合适的推进平面和角度。
- 前臂部分的松解程度可以通过远端尺侧腕屈肌深筋膜的延伸程度来确定。编者松解尺神经的长度通常为 3~5cm。应该在筋膜的远端停止松解，不需要继续进入肌肉。
- 术后第 1 天开始活动，如果切口缝合不紧密，则切口可能会裂开。

99.7　技术要点

- 合并明显尺神经炎的患者在松解后通常仍有症状，应采用神经前置术或非手术治疗。
- 合并内上髁炎的患者在术后一段时间内仍会有疼痛感，但一般会自行缓解。然而，应该告知患者，这是一个并发症，症状可能会在肘管松解后持续一段时间。如果内上髁炎有明显的症状，且非手术治疗失败，则编者建议在治疗内上髁炎的同时使用 Tenex 装置。
- 设备不应该放置在有明显阻力的地方，因为它可能会损伤尺神经或使潜在的肘管破裂。
- 初次显露时不要侵犯深筋膜。
- 不要通过脂肪层行多个平面解剖分离，而应是从脂肪层直接向下切开至内上髁，然后将皮下组织从深筋膜上剥离。不同层次的显露会使过程复杂化。
- 关闭切口后，肾上腺素局部浸润会有损伤尺神经的风险。因此，编者建议在手术部位留置导管，以便在切口闭合后用局麻药和肾上腺素进行安全的冲洗，从而减少淤斑和血肿的形成。同时应该提醒患者，手指会因为尺神经完全阻滞而麻木，这种情况会持续一整晚，甚至可能持续到术后第 2 天。
- 如果切口缝合得不紧密，则在肘关节活动时切口通常会裂开。

99.8　术后管理

术后第 1 天开始指导患者进行提高关节活动度的训练，并期望在术后第 1 次随访（术后第 7~10 天）时能进行全方位的活动。如有必要，可拆除敷料，以促进关节自由活动。从术后第 1

天开始，患者可以不受限制地从事久坐类型的工作，术后 1 周后可以从事体力工作。

99.9　并发症

- 关节镜下肘管松解后最常见的并发症之一是血肿形成。在切口关闭前，通过放置止血带和使用肾上腺素局部浸润止血，可使血肿形成的发生率降到最低。
- 切口裂开可以通过紧密缝合切口来预防。
- 关节镜下肘管松解与尺神经松解一样，在松解过程中，必须确认和保护尺神经，以防止损伤。通过套管观察和辨认尺神经，并确保尺神经清晰可见，以避免松解筋膜时损伤尺神经。如果尺神经没有被清晰地显示和保护，就不应该进行松解。术前需要提前告知患者，可能需要转换为开放手术。

99.10　结果

我们发表了 172 例关节镜下肘管松解的病例，经改良的 Bishop 分级评分显示，96% 的病例的术后效果良好或极好 [4]。尺神经松解前置术的术后恢复时间为 71 天，而关节镜下肘管松解的术后恢复时间为 8 天。92% 的病例对手术结果感到满意。并发症发生率为 4%（7 例），包括 4 例切口裂开，1 例术后血肿，2 例蜂窝织炎（在短期口服抗生素后好转）。所有并发症均无进一步发展。有 4 例（2%）需要翻修，3 例遗留有持续性症状，还有 1 例为术后 4 个月复发。

虽然单纯开放手术松解仍然非常流行，但一项比较研究发现，与单纯开放手术松解相比，关节镜下松解的满意度更高 [5]。

参考文献

[1] Cobb TK. Endoscopic cubital tunnel recurrence rates. Hand (N Y). 2010;5(2):179.

[2] Cobb TK. Endoscopic cubital tunnel release. J Hand Surg. 2010;35A:1690–7.

[3] Cobb TK, Sterbank P. Five year review of endoscopic cubital tunnel release. (Abstruct Publication SP41). J Hand Surg (Br). 2008;33E(Suppl 1):49.

[4] Cobb TK, Walden AL, Merrell PT, Lemke JH. Setting expectations following endoscopic cubital tunnel release. Hand (N Y). 2014;9(3):356–63.

[5] Watts AC, Bain CL. Patient rated outcomes of ulnar nerve decompression: a comparison of endoscopic and open in situ decompression. J Hand Surg. 2009;34A:1492–8.

第 100 章　关节镜下尺神经减压移位术

Gregory Bain and Margaret Woon Man Fok
郝跃峰　译

100.1　引言

　　肘管综合征是上肢第二大常见的压迫性神经病。尺神经减压术是在非手术治疗失败后采取的手术。但是，若存在尺神经半脱位，为实现稳定的远期结果，必须行尺神经前置术。传统的尺神经减压术和尺神经前置术是通过开放手术完成的。随着关节镜技术的发展[1]，已经可以通过微创技术行尺神经减压术和尺神经前置术[2]。我们报道了一种在关节镜辅助下松解和前置尺神经的方法，该方法没有开放手术的并发症，且临床效果良好。

100.1.1　适应证
- 尺神经半脱位（图 100-1）。
- 尺神经沟不佳，如初次肘关节手术遗留的瘢痕。

100.1.2　禁忌证
- 尺神经和（或）肘关节有创伤或手术史。
- 肘关节严重挛缩。

100.2　手术技术 [3-4]

100.2.1　手术体位

　　在全身麻醉或局部麻醉下，将患肢与肩部成 90°外展放置于标准手术台上。应用充气止血带，使用如图 100-2 所示的 Storz 关节镜手术器械。

100.2.2　尺神经松解

　　在肘关节内侧、内上髁与鹰嘴尖中间处做一个 2cm 长的纵向切口。借助隧道钳，在深筋膜上方自近端至远端建立一个长约 10cm 的皮下隧道（图 100-3）。肘管支持带位于内上髁上方，

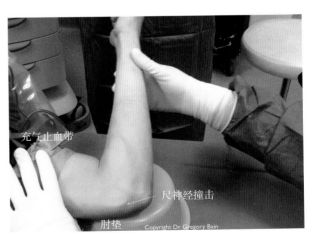

图 100-1　尺神经半脱位的表现

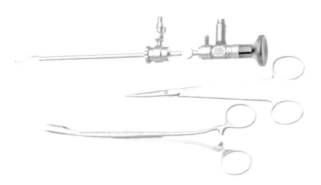

图 100-2　手术使用的 Storz 关节镜手术器械

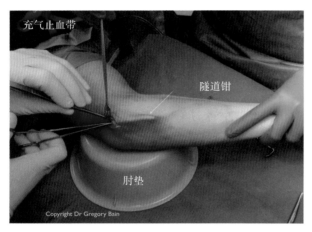

图 100-3　使用隧道钳创建皮下隧道

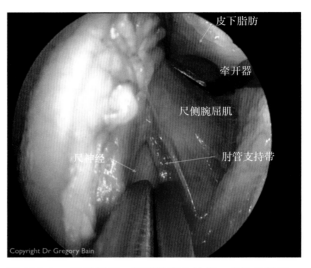

图 100-4　远端解剖：切开肘管支持带，确认尺神经，在关节镜下用 Metzenbaum 剪刀松解尺侧腕屈肌深筋膜

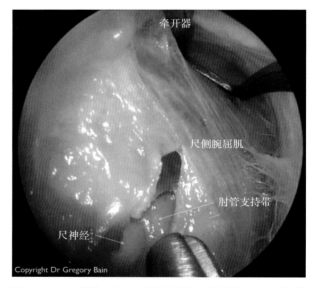

图 100-5　远端切开：在保护尺神经的前提下松解旋前屈肌腱膜

切开即可显露尺神经。关节镜通过前臂筋膜进入皮下。在关节镜下，用 Metzenbaum 剪刀松解尺侧腕屈肌的深筋膜（图 100-4，100-5）。松解所有覆盖在尺神经上的软组织，直到看到控制尺侧腕屈肌的尺神经运动支，即内上髁远端约 10cm 处（图 100-6）。在近端进行类似的解剖以松解尺神经。术中应谨慎使用电凝，以减少过度出血（图 100-7，100-8）。

100.2.3　神经稳定性评估

活动肘关节。如果神经是稳定的，则无须行尺神经前置术；如果松解后神经有滑动感或卡在内上髁上，则应行尺神经前置术。

100.2.4　内侧肌间隔切除术（图 100-9）

如果对尺神经行原位减压，则内侧肌间隔通常不会成为尺神经撞击的原因。然而，如果行尺神经前置术，则内侧肌间隔可能会撞击神经。因此，必须将内侧肌间隔分离并切除（图 100-10）。经皮肤插入一根针，在尺神经和内侧肌间隔之间放置一个小的 Langenbeck 牵开器。然后，向后牵拉神经，以便更清楚地看到内侧肌间隔。双极电凝可用于内侧肌间隔远端及内侧肌间隔与

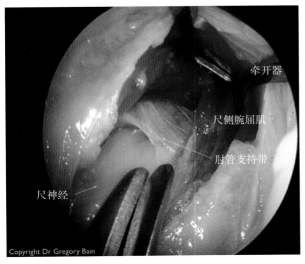

图 100-6　远端剥离：尺神经的远端松解，小心不要损伤尺神经的肌肉分支

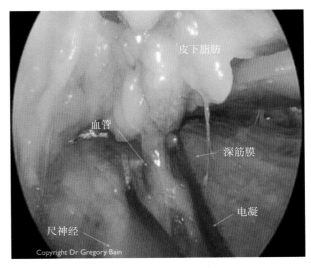

图 100-8　在电凝时必须直视确认尺神经

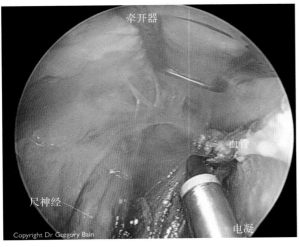

图 100-7　如果在解剖分离过程中发现深筋膜处有小血管，应谨慎使用电凝，以预防手术部位剥离时不必要的出血

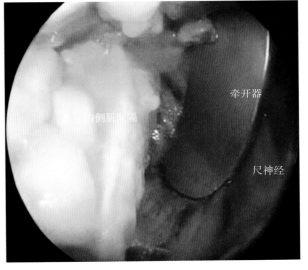

图 100-9　确认内侧肌间隔。用牵开器将尺神经从内侧肌间隔上牵开

肱骨之间血管的止血。一旦找到内侧肌间隔，用动脉夹施加牵引，然后从远端至近端分离它与肱骨。

100.2.5　神经转移

　　用隧道钳构建一个放置神经的皮下隧道。通过另一个皮下隧道在神经周围放置一根尼龙带，用这根尼龙带轻轻地将神经向前推进（图 100-11）。对神经进行轻柔的牵拉，将神经及其伴行血管从神经沟上提起，然后将松弛的外周组织分开（图 100-12）。确保神经的新的走行路线在肘关节的活动过程中不被压迫或扭曲（图 100-13）。放松止血带，在关节镜下止血，以减少血肿的形成（图 100-14）。

100.2.6　固定神经

　　前置的尺神经需要被固定，以防止尺神经脱位到原来的位置。将内侧髁锉削（以促进局部愈

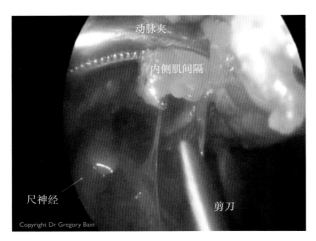

图 100-10 关节镜下内侧肌间隔切除术

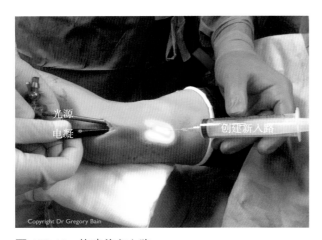

图 100-11 构建前方入路

合），然后缝合皮下组织，以防止神经滑移至内上髁后方（图 100-15）。

100.2.7 缝合切口

逐层缝合切口，注意不要伤及神经。术后悬吊前臂 1 周，以确保神经位于内上髁前方。

100.3 提示与技巧

- 关节镜下尺神经减压移位术是一种先进的技术，具有一定的学习难度。外科医师需要既舒适又安全地行尺神经松解术和尺神经移位术。
- 关节镜技术包括关节镜下尺神经松解。

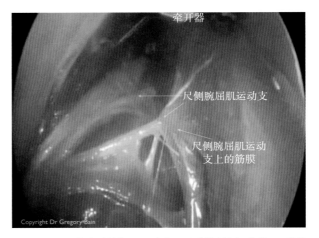

图 100-12 松解尺神经运动支，以便尺神经移位。可以用尼龙带于前方入路处牵引尺神经

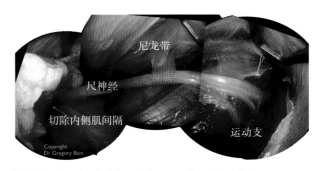

图 100-13 切除内侧肌间隔后，将尺神经移位

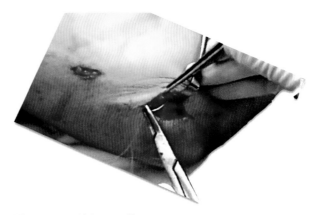

图 100-14 放松止血带后止血

- 对于初期病例及肥胖患者，建议从较长的切口开始。
- 在放置隧道钳之前，仔细观察辨认深筋膜。
- 在深筋膜表面构建皮下隧道，避免形成多个平面，以减少皮神经的出血损伤。

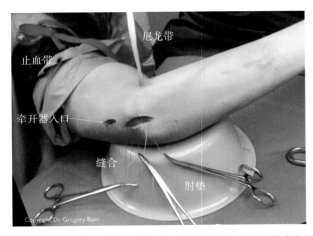

图 100-15　固定神经。用尼龙带将尺神经固定于前方间室，并在内上髁和皮下组织之间缝合

- 辨认靠近内上髁的尺神经，然后开始松解尺神经。
- 在缝合内上髁与皮下组织后，通过肘关节屈伸运动确保神经在前方间室而无新的压迫。

100.4　技术要点

- 由于前臂内侧皮神经位于皮下脂肪的深层，因此在首次做切口和构建皮下隧道时可能会出现损伤。
- 在行尺神经松解术和尺神经移位术时，为避免损伤尺神经，应在直视或关节镜下操作。
- 前置神经可能会产生新的压迫。自近端至远端松解内侧肌间隔是危险的。
- 尺神经可脱位至原来的位置。在整个肘关节的运动过程中，必须确保前方间室的神经稳定。
- 如果在手术过程中有任何困难，外科医师应果断施行开放手术。

100.5　术后管理、康复及恢复运动

术后患肢悬吊休息 1 周。手肘悬吊时可轻度活动，但肘关节不能伸直。这样可以促进神经周围的软组织愈合，防止神经脱位至内上髁后侧。术后 1 周后可恢复轻度工作，运动及中重度体力活动应延迟至术后第 6~12 周。

100.6　并发症

潜在的并发症包括神经的医源性损伤所引起的症状持续存在。神经松解不完全或神经前置后神经受到了新的挤压均可能引起神经撞击，这些很可能发生在内侧肌间隔部位。

尺神经可能会从前置的位置脱位到内上髁后方，使肘关节再次出现神经撞击感。前臂内侧的感觉异常是由前臂内侧皮神经损伤所致。有时切口会裂开。建议逐层缝合切口，术后 1 周后允许肘关节完全活动。

100.7　结果

11 位患者，平均年龄 52 岁，均在 3 年的时间内进行了关节镜下肘管松解术及移位术[3]。大多数患者称症状得到了缓解，并对疗效表示满意。术前神经明显受累者，即属于 McGowen 3 级，术后发现有持续的感觉异常和肌肉萎缩。对于那些合并尺神经半脱位的患者，更应关注神经撞击情况的改善。在这些患者中，无再手术、感染、神经损伤及尺神经不稳定复发的病例。

参考文献

[1] Hoffmann R, Siemionow M. The endoscopic management of cubital tunnel syndrome. JHSB. 2006;31:23–9.

[2] Watts AC, Bain GI. Patient-rated outcomes of ulnar nerve decompression: a comparison of endoscopic and open in situ decompression. JHSA. 2009;34:1492–8.

[3] Morse LP, McGuire DT, Bain GI. Endoscopic ulnar nerve release and transposition. Tech Hand Surg. 2014;18:10–4.

[4] Bain G, Phadnis J, Saeed H. Soft tissue endoscopy in elbow pathologies. In: Pederzini LA, et al., editors. Elbow and sports. Berlin: Springer. https://doi. org/10.1007/978-3-662-48742-6_18.

第 101 章　肘关节尺神经翻修术

Erica J. Gauger, Erich M. Gauger and Deana Mercer
郝跃峰　译

101.1　适应证

- 复发或持续的肘管症状。
- 肘关节内侧持续撞击。
- 神经瘤。

101.2　禁忌证

肘关节尺神经翻修术无绝对禁忌证。对于有糖尿病周围神经病变或其他双重压迫现象的患者，如颈椎管狭窄合并神经根病变的患者，在行尺神经翻修术时应小心谨慎，以免无法彻底解决出现的症状。

101.3　手术技术

（1）标准的内侧入路是在内上髁的前面做一个与之前的切口方向一致的切口，然后将切口向近端和远端延伸以扩大暴露。

①暴露时注意保护前臂内侧皮神经的分支。确定既往手术所导致的前臂内侧皮神经损伤、神经瘤和神经分支横断等损伤。

②对神经分支的神经瘤进行锐性分离并切除，同时将神经末梢近端埋入肌肉中。

（2）尺神经的近端或远端应在先前手术区域予以确认之后穿过原来的手术区域[1]。

如果神经周围有明显的瘢痕形成，可在神经周围保留一部分瘢痕组织，以防止医源性神经损伤（图 101-1）。

（3）神经近端和远端的完全减压。

①在远端，神经松解应延伸至第一个尺侧腕屈肌运动支，包括对屈肌 – 旋前肌深腱膜的完全松解。在第一个运动支之前，有一个或两个关节支，可以将关节支分别游离，以便行尺神经前置术。

②在近端，神经松解应延伸至近端的 Struthers 弓。

③注意不要阻断神经血供，以避免导致更严重的肘管综合征或永久性神经损伤。如果与尺神经伴行的血管被结扎，将使神经的血供至少减少 50%。

④肘管内的神经在完全翻修减压术后往往不稳定。

⑤如果肌间隔仍保持连续性，应对肌间隔进行评估，并切开或切除肌间隔。

（4）若有明显的神经纤维变性，应进行神经外松解。

①目前没有关于神经内松解的报道。

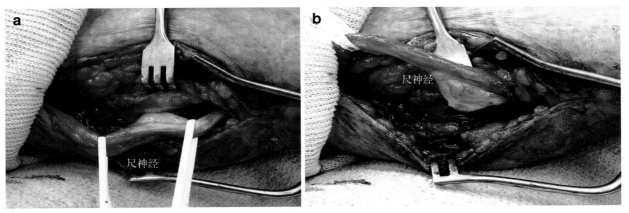

图 101-1　尺神经翻修术。a. 尺神经周围有与内上髁粘连的较厚的瘢痕组织。b. 在内上髁前方完整游离尺神经后的术中照片

②若存在广泛的周围神经纤维化或既往有两次以上的手术史，则考虑用静脉移植物或其他神经包裹材料包裹神经，以减少瘢痕组织的形成[2]。

（5）完全减压后，应将尺神经向前移位至稳定的神经床上，以防止其进一步地脱位[3]。

①目前尚无数据表明，哪种技术能够更好地将尺神经置于肌下、肌内及皮下。

②编者建议在皮下或筋膜下放置神经，以确保没有新的神经压迫。

（6）应进行肘关节全方位运动，以评估肱三头肌内侧头是否脱位。

①有些患者，尤其是运动员，有着强壮的肱三头肌内侧头，这种强壮的肱三头肌内侧头可以改变尺神经的走行（图 101-2）。

②如果肱三头肌内侧头在内上髁前脱位，应将脱位部分切开、切除或向外移位[4]（图 101-3）。

101.4　手术技术

- 扩大显露之前的手术区域，以便安全地剥离软组织。
- 避免损伤前臂内侧皮神经。前臂内侧皮神

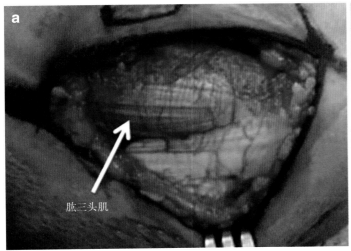
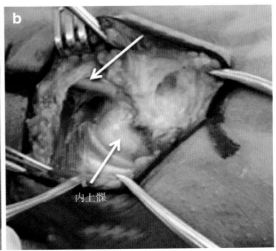

图 101-2　强壮的肱三头肌内侧头。a. 肱三头肌内侧头的术中照片。b. 提起肱三头肌后，尺神经位于内上髁前方

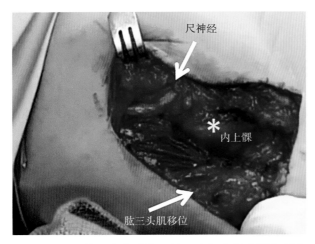

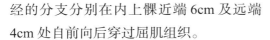

图 101-3　尺神经向前移位，肱三头肌内侧头脱位部分向外移位，* 表示内上髁

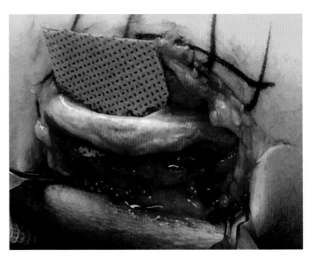

图 101-4　在翻修手术中，我们保留部分瘢痕组织，以避免损伤神经

经的分支分别在内上髁近端 6cm 及远端 4cm 处自前向后穿过屈肌组织。

- 将筋膜带从尺神经近端轻轻剥离，以实现精确减压。诀窍是在神经及其血管鞘的表面操作并最大限度地进行剥离。外科医师将会发现在靠近手术区域的神经上有紧绷的筋膜带覆盖。但由于肘关节近端无尺神经分支，所以在此区域操作是安全的。

- 对于大范围的瘢痕形成，进行尺神经减压时可以在神经上保留一小块瘢痕组织，以避免损伤尺神经及进一步地影响尺神经的血供（图 101-4）。

- 在尺神经远端完全减压的过程中，对于与屈肌 – 旋前肌群相关的肌间腱膜 / 纤维隔，应予以松解，以防止移位后产生新的压迫。

- 当行尺神经皮下前置术时，通常在神经上轻轻地放置一个间隔器（如 Freer），放置该器械可以在缝合筋膜或脂肪瓣时预防产生新的压迫。

- 尺神经前置术后，通过使手肘缓慢地做全方位的运动来评估神经受压的情况，以确保尺神经在前置后保持稳定。同时，观察

肱三头肌内侧头，确保屈伸运动时肱三头肌内侧头不会卡压在内上髁上。使患者肘关节完全伸展，并密切注意神经穿过尺侧腕屈肌的两个头及远端筋膜时的情况，以确保没有医源性神经卡压。

- 吸烟者和有肺部肿瘤病史的人应该做胸部 X 线检查或 CT 检查，以排除肺上沟瘤。

101.5　技术要点

- 未能识别和松解所有部位的神经压迫。
  - 内侧肌间隔，可能会在前移术后产生新的压迫。
  - 深屈 – 旋前肌腱膜。

- 如果未能认识到其他原因的神经卡压，如颈椎管狭窄、Guyon 管卡压或肺上沟瘤，将会导致对患者的不当治疗。

- 前臂内侧皮神经横断术可能导致持续的或逐渐加剧的疼痛。

- 首次手术中漏诊的肱三头肌撞击。如果治疗不及时，患者将会出现伴或不伴疼痛的肘内侧撞击，且神经卡压症状会持续存在。

- 一般不推荐使用神经内松解，因为该手术不仅没有显示出明显的优点，反而增加了神经损伤的风险。

101.6　术后管理、康复和恢复运动

尺神经前置术后，用肘后长臂夹板固定肘关节 10~14 天，然后肘关节不受限地进行活动和轻举锻炼，术后 6 周后，恢复包括运动在内的所有活动。

如果患者有肱三头肌撞击，可以通过肱三头肌内侧头前移术来解决，然后肘关节完全被动伸展，并主动屈曲至 110°，可在不活动时穿戴上肢悬吊带。术后第 5 周时，积极进行肘部的伸展活动。术后 8 周后，恢复包括运动在内的所有活动。

101.7　并发症

大约 80% 的患者的肘关节在尺神经翻修术后基本恢复，但通常会遗留有轻微疼痛、麻木或不适等症状 [5]。若已确诊为前臂内侧皮神经瘤，在显露时应注意保护前臂内侧皮神经。如果切断了前臂内侧皮神经，则应将该神经的末端埋入肌肉中以防止神经瘤形成，或者对该神经进行显微外科修复。尺神经损伤是一种非常罕见的极其严重的并发症。即使进行了尺神经前置，若筋膜悬吊失败，则仍有可能导致尺神经半脱位复发。复发后，尺神经可以滑移至肘管内的术前位置，导致原始症状复发和持续。

101.8　结果

对于具体的尺神经前置术，文献没有报道明确的益处。80% 的患者在翻修术后症状会有所改善，但症状的缓解通常是不完全的 [4]。老年患者和术前症状较重的患者，特别是那些肌电图显示失神经支配的患者，预后较差。存在肱三头肌内侧头撞击的患者在纠正解剖异常后通常可以得到令人满意的效果 [4]。

参考文献

[1] Nellans K, Tang P. Evaluation and treatment of failed ulnar nerve release at the elbow. Orthop Clin North Am. 2012;43(4):487–94. https://doi.org/10.1016/j. ocl.2012.07.018.

[2] Ehsan A, Hanel DP. Recurrent or persistent cubital tunnel syndrome. J Hand Surg Am. 2012;37(9):1910–2. https://doi.org/10.1016/j.jhsa.2011.11.024.

[3] Tang P, Hoellwarth JS, Chauhan A. Recurrent cubital tunnel syndrome: a critical analysis review. JBJS Rev. 2016;4(3):1–7. https://doi.org/10.2106/JBJS. RVW.O.00022.

[4] Spinner RJ, O'Driscoll SW, Jupiter JB, Goldner RD. Unrecognized dislocation of the medial portion of the triceps: another cause of failed ulnar nerve transposition. J Neurosurg. 2000;92(1):52–7. https:// doi.org/10.3171/jns.2000.92.1.0052.

[5] Aleem AW, Krogue JD, Calfee RP. Outcomes of revision surgery for cubital tunnel syndrome. J Hand Surg Am. 2014;39(11):2141–9. https://doi.org/10.1016/j. jhsa.2014.07.013.

第 102 章　　肘关节正中神经紊乱

Celli Andrea, Bonucci PierLuigi, and de Luise Guglielmo
郝跃峰　译

102.1　适应证和禁忌证

- 肱骨髁上突和 Struthers 韧带常造成正中神经受压：部分患者有骨赘和起源于肱骨内侧的髁上突（位于肱骨内侧髁上 3~5cm 处）。Struthers 韧带附着于内上髁远端。触诊肘关节时通常能扪及髁上突，但通常需要通过 X 线片证实诊断。正中神经紊乱的症状和体征与旋前圆肌综合征相似。然而，与旋前圆肌综合征略有不同的是，正中神经紊乱的患者屈肘和前臂旋前时，通常会出现手指疼痛和感觉异常。手术治疗应通过直接前内侧入路将韧带分离，然后切除骨赘，以松解神经和肱动脉[1-2]。

- 旋前圆肌综合征是一种位于肱骨远端和前臂近端的肱二头肌纤维腱膜下或旋前圆肌与指浅屈肌之间的正中神经受压所致的神经病变。该综合征以前臂近端疼痛和手部正中神经分布区域的感觉异常为特征[1-4]。

- 前臂近端骨间前神经受压是一种单纯的运动神经病变，可导致拇长屈肌和指深屈肌无力或麻痹，以及旋前方肌受累。该病变导致拇指指间关节和示指远端指间关节出现特征性畸形，并渐进性加重。患者无法

用拇指和示指完成"OK"手势。骨间前神经麻痹的病因包括肱骨髁上骨折和与桡骨骨折切开复位内固定相关的医源性损伤。髁上骨折所导致的活动较少可使位置相对固定的骨间前神经受牵拉，从而造成骨间前神经麻痹，而走行于前臂近端且活动空间较大的正中神经未受髁上骨折影响[1-4]。

- 对于仅在短时间内出现症状，且症状仅因前臂和肘关节频繁运动而加重的病例，可以选择非手术治疗，治疗方式包括休息与使用非类固醇类药物。

102.2　手术技术

　　旋前圆肌综合征的手术入路与骨间前神经综合征的手术入路基本相同。正中神经的显露必须在肘关节的近端和远端进行，以排除所有可能的致压部位。

- 患者仰卧在手术台上，手臂放在标准手术桌上。
- 用止血带捆扎上臂近端。
- 在神经血管束的正上方做一个 10cm 的纵向前内侧皮肤切口。入路开始于内上髁可

触及的肱二头肌肌腹边缘以上 5cm 处，然后，向远端延伸，并在肘横纹处弯曲，在前臂前表面的屈肌群和伸肌群之间继续向远端延伸。弯曲的切口既可增加显露范围，也可降低肘横纹处瘢痕的张力（图 102-1）。

- 辨认和松解深筋膜、肱二头肌纤维腱膜及位于肱动脉内侧的正中神经（图 102-2）。
- 神经沿着旋前圆肌浅头的近端边缘走行，牵拉旋前圆肌浅头可以确保观察到与旋前圆肌的两个头有关的神经的任何变化（图 102-3）。
- 在神经的外侧进行切开，术中通过电刺激辨认、保护和评估所有沿神经内侧边缘走行的支配屈肌 - 旋前肌群的神经运动支

（图 102-4）。

- 在大多数病例中，粗的骨间前神经分支起源于正中神经的内侧或后内侧。正中神经和骨间前神经进入前臂旋前圆肌的两个头之间（图 102-4）。
- 应将旋前圆肌浅头从桡骨上剥离，从近端的旋前圆肌深头反射区显露神经。
- 掀起旋前圆肌浅头后，显露指屈肌弓。操作时可能出现正中神经的收缩，特别是当有一个大的锐边或解剖变异时，如肌肉畸形（Gantzer 肌肉）或血管畸形。
- 指浅屈肌浅弓可能是压迫正中神经和骨间前神经的最后一个部位，也是需要手术松解的最后一个部位（图 102-4）。
- 将旋前圆肌缝回其插入处，并将止血带放

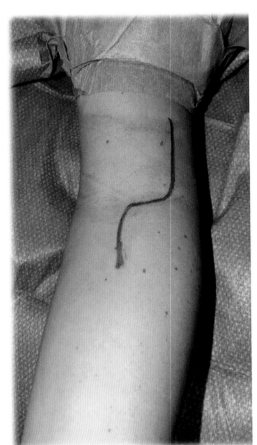
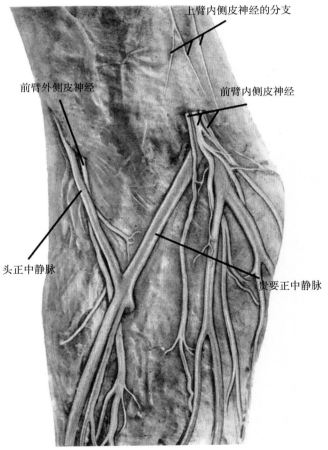

图 102-1　入路开始于内上髁可触及的肱二头肌肌腹边缘以上 5cm 处，然后，向远端延伸，并在肘横纹处弯曲，在前臂前表面的屈肌群和伸肌群之间继续向远端延伸

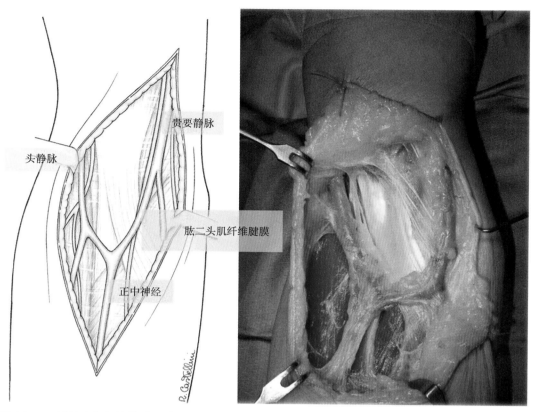

图 102-2　辨认和松解深筋膜、肱二头肌纤维腱膜及位于肱动脉内侧的正中神经

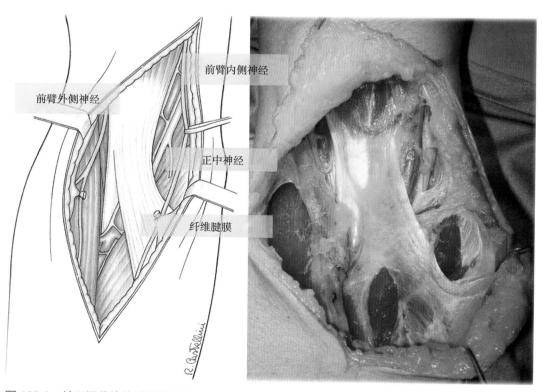

图 102-3　神经沿着旋前圆肌浅头的近端边缘走行，牵拉旋前圆肌浅头可以确保观察到与旋前圆肌的两个头有关的神经的任何变化

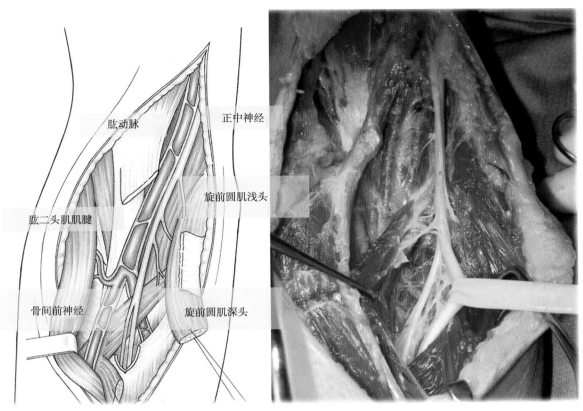

图 102-4 在神经的外侧进行切开。可辨认出所有沿神经内侧边缘走行的支配屈肌 – 旋前肌群的神经运动支。正中神经和骨间前神经进入前臂旋前圆肌的两个头之间

气，彻底止血，关闭切口。

102.3 提示和技巧

- 肘关节正中神经范围（旋前圆肌综合征或骨间前神经综合征）应通过单一皮肤切口进行处理，因为正中神经减压范围为近端肘横纹处至远端指浅屈肌浅弓[1-4]。

- 手术治疗被髁上突和 Struthers 韧带压迫的正中神经时，通过直接前内侧入路分离韧带、切除骨赘，以松解正中神经[1-4]。

102.4 技术要点

- 常见的正中神经受压部位为上臂远端与前臂近端的交界处，以及肱二头肌腱膜下方

与旋前圆肌和指浅屈肌浅弓的交界处[1-4]。

- 旋前圆肌综合征或骨间前神经综合征的非手术治疗包括休息，服用抗炎药和禁止做涉及肘关节屈曲、前臂旋前和前臂旋后的重复活动。

- 非手术治疗失败后，对于长期有症状的患者，可选择手术治疗。对于伴有运动神经麻痹（临床和肌电图证实）的患者，建议手术减压。

102.5 术后管理、康复和恢复运动

术后 5 天内用大块柔软的敷料包扎切口，并保持肘关节屈曲 90°，前臂旋前 45°。术后 2 周后可逐渐进行全方位的活动，术后 1 个月后恢复运动。

102.6 并发症

- 漏诊颈椎综合征、臂丛神经病变和腕管综合征。
- 正中神经减压不足。
- 肱动脉和肱静脉的医源性损伤。

102.7 结果

- Fearn 和 Goodfellow[2] 报道了第一例肘关节正中神经紊乱的神经探查手术，术中发现一个纤维带，该纤维带与旋前圆肌相连，压迫神经。
- Johnson 和 Spinner[5] 报道了一个大样本（103 例）正中神经在旋前圆肌水平受压的结果。他们发现单纯骨间前神经麻痹一般是与创伤事件有关的自发性麻痹。肘关节疼痛通常在神经减压后立即减轻，术后

1~42 天可以获得最大限度的缓解。拆除缝合线时，初始诊断中的症状和体征均已消失。

参考文献

[1] Spinner M. The anterior interosseous nerve syndrome with special attention to its variations. J Bone Joint Surg Am. 1970;52:84–94.

[2] Fearn CBD, Goodfellow JW. Anterior interosseous nerve palsy. J Bone Joint Surg (Br). 1965;47:91–3.

[3] Spinner RJ. Nerve entrapment syndromes. In: Morrey BF, Sanchez-Sotelo J, editors. The elbow and its disorders. Philadelphia: W.B. Saunders; 2009. p. 1090–118.

[4] Chidgey LK, Szabo RM. Anterior interosseous nerve palsy. In: Szabo RM, editor. Nerve compression syndromes: diagnosis and treatment. Thorofare: SLACK International Book; 1989. p. 153–63.

[5] Johnson RK, Spinner M. Median nerve compression in the forearm: the pronator tunnel syndrome. In: Szabo RM, editor. Nerve compression syndromes: diagnosis and treatment. Thorofare: SLACK International Book; 1989. p. 137–53.

第 103 章　正中神经：骨间前神经综合征

John Lubahn and Nicolai Baecher

郝跃峰　译

103.1　引言

前臂正中神经受压的多种原因已有报道（图103-1，103-2a~c）[1-4]。这些正中神经受压综合征的临床表现在局部解剖上具有某些共同特征，并且累及范围相同。然而，与腕管综合征相比，前臂正中神经受压的情况要少得多，而且由于患者的主诉含糊不清，因此诊断上往往更加困难。

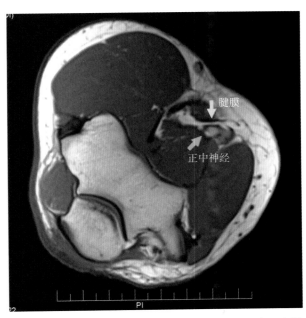

图 103-1　肱二头肌腱膜横断面（黄箭头）覆盖正中神经（绿箭头）

疼痛在这些症状中并不常见，体格检查应注意感觉变化和肌无力的关系。骨间前神经（AIN）为中指和示指的指深屈肌、拇长屈肌和旋前方肌提供运动神经支配。此外，该神经还为腕关节和腕掌关节提供本体感觉纤维。正中神经和 AIN 分支的解剖变异很常见，其径路可能会受到各种压迫。大鱼际感觉（受正中神经掌皮支支配）丧失提示正中神经近端受压。即使患者表现出运动无力，但电生理检查结果往往是阴性的。大多数正中神经近端受压综合征可能与腕管综合征并存，需要分别处理。如果患者的症状在腕管减压术后得不到缓解，则应考虑是否有更近端的损害，除非另有其他临床情况。患者的手术适应证为症状持续 3 个月以上及非手术治疗无效。

103.1.1　症状
- 正中神经分布感觉障碍。
- 由 AIN 支配的肌肉运动功能障碍。
- 疼痛（不常见）。

103.1.2　可能产生压迫的原因
- 与 Struthers 韧带伴行的髁上骨赘。
- 肱二头肌腱膜。
- 肱二头肌附属腱膜。

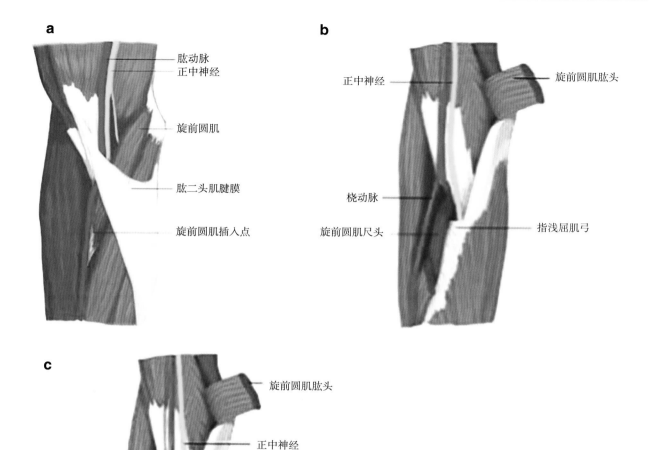

图 103-2 肘关节正中神经解剖。a. 表面可见肱二头肌腱膜。b. 掀起旋前圆肌浅头，以显露正中神经穿过旋前肌和指浅屈肌弓下的解剖走向。c. 指浅屈肌弓内收，显示 AIN 和正中神经远端分支

- 肱肌撞击。
- 旋前圆肌两个头之间的纤维带。
- 旋前圆肌深头腱。
- 指浅屈肌弓。
- 前臂的其他纤维束（未特指）。
- 辅助肌肉。
  - 拇长屈肌副头（如 Gantzer 肌）。
  - 掌深弓。

- 桡侧腕屈肌。
- 其他原因。
  - Parsonage-Turner 综合征（神经痛性肌萎缩，可能表现为 AIN 的单神经炎，特别是在病毒感染后）通常采用非手术治疗。
  - 医源性 AIN 麻痹（典型的牵拉伤需要6~12 个月才能痊愈）。肩关节镜术后常有报道。

103.1.3　旋前圆肌综合征

- 仅手指和鱼际隆起处出现感觉异常。
- 与上肢重复活动相关。
- 前臂内旋受限。
- 外旋时，旋前圆肌侧缘感觉异常。

103.1.4　骨间前神经综合征

- 占上肢压迫性神经病变的 1%。
- 拇长屈肌、指深屈肌至示指及旋前方肌无力。
- 精细动作不协调。
- 一般没有感觉障碍。
- 单纯骨间前神经综合征的桡侧腕屈肌强度是正常的，这与可能存在桡侧腕屈肌无力的 Lacertus 综合征形成了鲜明的对比。
- 如果非手术治疗 6 个月后仍未见症状改善，应给予手术治疗。
- 慢性病例，症状出现了 1 年以上，可能需要行肌腱转位术来恢复其功能。肱桡肌向拇长屈肌转位及向指深屈肌侧边转位。

103.1.5　Struthers 韧带压迫

- 罕见的正中神经受压的病因。
- 可能压迫正中神经和肘关节近端的肱动脉。
- 神经症状可能包括正中神经感觉的改变和肘关节远端正中神经所支配的肌肉出现肌无力。
- 屈曲肘关节可能导致神经症状加重和远端脉搏强度下降。
- Struthers 韧带压迫点可能出现蒂内尔征阳性。

103.1.6　术前检查

- 肌电图和神经传导检查（NCS）通常是正常的，然而，它们可能有助于排除其他受压部位，或进行复杂症状的鉴别诊断。

- X 线检查有助于观察肱骨髁上突（Struthers 韧带的起点）或其他可能导致患者出现临床综合征的异常骨结构（如近端桡尺关节异位骨化）。

103.2　开放手术技术

- 术前通过体格检查和（或）神经传导检查确定最可能的压迫骨间前神经的部位。术前超声及 MRI 检查可能也有助于确定压迫部位。
- 以标准方式将止血带捆扎于肘关节以上。
- 做一个大弧度的"S"形切口，切口起始于肘前窝，并向远端延伸 10~15cm，具体长度视术前检查而定。
- 切口应位于旋前圆肌的外侧缘。
- 轻轻地切开和分离皮下组织，保留皮神经分支。
- 松解腱膜（肱二头肌腱膜）和其他表面的浅筋膜带。
- 在肱二头肌腱膜深部可以识别正中神经和肱动脉，正中神经位于血管的内侧。
- 确定桡骨上旋前圆肌的远端附着点。
- 对桡骨上的旋前圆肌附着点进行"Z"形部分延长。这样可以减少对神经的压迫，并且可以使视野更清晰。
- 辨认出旋前圆肌深头，它起源于尺骨和正中神经，并且在正中神经周围呈弓状（图 103-3）。
- 切除旋前圆肌深头的腱性部分。
- 确定 FDS 弓（指浅屈肌腱），将其分开并在该位置松解正中神经。
- 如果术中遇到拇长屈肌副头，应立即松解拇长屈肌副头。
- 如有需要，可用舒适的长臂夹板固定肘关节，但编者惯用的做法是将肘关节敷以软敷料并用吊带悬吊固定。

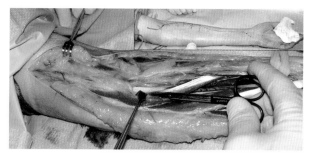

图 103-3　经标准可延展式开放入路行正中神经减压术，包括松解肱二头肌腱膜、旋前圆肌深头、指浅屈肌弓及异常的肌肉或纤维束

103.3　关节镜下手术技术 [5]

- 术前，外科医师应熟练掌握软组织关节镜技术的操作。
- 术前通过体格检查和（或）神经传导检查确定最可能的骨间前神经的受压部位。
- 以标准方式将止血带捆扎于肘关节以上。
- 切口位于尺骨肌腹内上髁远端 2~3cm 处，可以是横向的，也可以是纵向的，长度或宽度为 3~4cm（图 103-4a、b）。
- 先用钝性软组织剥离器轻轻地分离皮下组织。然后构建工作通道，切开剥离皮下组织 3~4cm 后置入光源关节镜，再用软组织关节镜继续行远端剥离。通常，一旦形成足够的软组织工作空间，软组织关节镜就可以剥离远端或近端 10~15cm 的组织（图 103-5）。
- 松解腱膜（肱二头肌腱膜）和其他表面的浅筋膜带。
- 在肱二头肌腱膜深部可以识别正中神经和肱动脉，正中神经位于血管的内侧。
- 通过切口直接观察神经，并将神经从邻近软组织中松解出来。
- 识别并松解旋前圆肌深头的腱性部分。
- 识别并松解指浅屈肌弓。
- 当 AIN 分支在前臂中呈放射状移动时，能很好地显示 AIN 分支。
- 通过双极电凝止血。

103.4　手术技巧

- 指浅屈肌弓通常位于髁上轴远端 3~8cm 处。
- 在仔细剥离组织时即进行良好的止血，比后期处理出血要容易得多。
- 最好在近端识别正中神经，其位置相对固定。
- 正中神经位于肱动脉和肱静脉之间，通常位于旋前肌的前方或下方。
- 通过使用止血带减少创面出血，以便于在解剖过程中使血管保持清晰可见。由于大

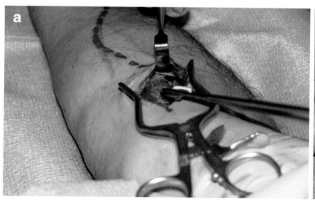
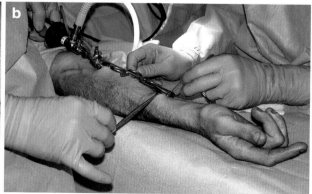

图 103-4　前臂正中神经松解的关节镜入路。a. 在前臂做一纵向切口。b. 将钝性软组织剥离器置入前臂切口

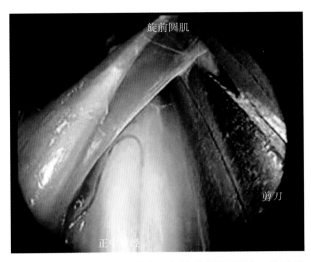

图 103-5 关节镜下评估并松解旋前圆肌肌腱，然后松解指浅屈肌弓

部分手术是在神经血管结构附近进行的，因此减少创面出血对解剖过程有很大的帮助，特别是对于解剖静脉结构。

- 最可能的压迫来源是浅表的肱二头肌腱膜、旋前圆肌和指浅屈肌。即使轻微的压迫也可能是引起患者症状的原因，应确保它们都被松解。
- 多达 44% 的尸体标本上发现了拇长屈肌的副头。
- 42% 的尸体标本有明显的指浅屈肌弓，但多数患者的指浅屈肌弓与邻近的筋膜边界不清。
- 即使肱二头肌腱膜附近紧绷的筋膜超出了正常的结构边界，也应该松解筋膜。
- 如果所用的器械的长度不足以安全地减压远端结构，则需再做一个切口。
- 手术过程中不需要进行神经内松解或神经外膜切开。
- 建议在减压过程中不要使用神经阻滞，以便术后进行准确的临床检查。
- 必须进行早期运动，以预防神经粘连的形成。
- 由于非创伤性、自发性 AIN 麻痹可能是一种单神经炎，而不是压迫综合征，因此不应该进行手术治疗。
- 关节镜下神经松解的减压效果与开放手术相同，且关节镜下神经松解术的切口更小，术后组织粘连少，恢复快。

103.5　手术要点

- 为避免神经减压不充分，须确保所有纤维束带的压迫在切口关闭前得到了完全松解。
- 避免神经及其分支的医源性损伤。若术中神经及其分支显示不清，将无法安全地进行松解。
- 长时间固定可能导致组织粘连和预后不良。
- 开放手术可能导致明显的瘢痕组织形成。

103.6　术后管理

- 指导患者在家进行运动，并使其尽可能早地脱离吊带制动，以减少肘关节活动导致的关节僵硬。大多数患者不需要进行正规的物理治疗或通过作业疗法治疗。
- 术后第 1 周，患者在可耐受疼痛的情况下，进行轻度的工作。
- 术后 1 个月后开始加强锻炼，术后 6~8 周后可恢复体力劳动。在肘关节的关节活动度完全恢复且无疼痛产生的情况下，可以恢复上肢运动。

103.7　并发症

- 正中神经或 AIN 撕裂伤。
- 肱动脉或桡动脉撕裂伤。
- 术后神经粘连。
- 筋膜室综合征。

103.8 结果

- 预后通常为良好至优秀。
- 约 75% 的病例报告显示开放减压后症状有改善（图 103-6）。
- 目前尚无长期随访结果。
- 主要残留的问题是力量恢复不全。

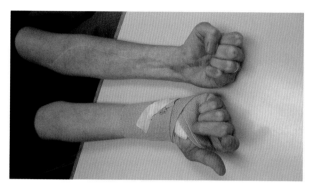

图 103-6 开放减压后，愈合良好的拇指和手指运动的恢复情况

参考文献

[1] Roy J, Henry BM, Pękala PA, Vikse J, Ramakrishnan PK, Walocha JA, Tomaszewski KA. The prevalence and anatomical characteristics of the accessory head of the flexor pollicis longus muscle: a meta-analysis. PeerJ. 2015;3:e1255. https://doi.org/10.7717/peerj.1255.

[2] Guo B, Wang A. Median nerve compression at the fibrous arch of the flexor digitorum superficialis: an anatomic study of the pronator syndrome. Hand (N Y). 2014 Dec;9(4):466–70. https://doi.org/10.1007/ s11552-014-9639-5.

[3] Mackinnon SE, Novak CB. Compression neuropathies. In: Wolfe CS, Hotckiss R, Pederson WC, Kozin SH, editors. Green's operative hand surgery. 6th ed. Philadelphia: Elsevier; 2011. p. 977–1014.

[4] Rodner CM, Tinsley BA, O'Malley MP. Pronator syndrome and anterior interosseous nerve syndrome. J Am Acad Orthop Surg. 2013;21(5):268–75. https:// doi.org/10.5435/ JAAOS-21-05-268. Review

[5] Damert HG, Hoffmann R, Kraus A, Stowell RL, Lubahn J. Minimally invasive endoscopic decompression for anterior interosseous nerve syndrome: technical notes. J Hand Surg Am. 2013;38(10):2016–24. https://doi.org/10.1016/ j.jhsa.2013.07.026.

第 104 章　肘关节桡神经卡压

Esther Vögelin, Dietmar Bignion, Franck Leclère, Celli Andrea, Bonucci PierLuigi, and de Luise Guglielmo

郝跃峰　译

104.1　引言

　　桡神经起源于脊髓后角（束），沿桡神经沟绕过肱骨中段背侧，在肱骨外上髁上方穿过外侧肌间隔至肱肌与肱桡肌之间。然后，桡神经从上臂后方间室穿过，再穿过肘关节近端 10~12cm 处的外侧肌间隔，进入上臂前方间室（位于肱肌与肱桡肌之间）。桡神经分出一个肌支支配 ECRL，然后桡神经在外侧肌间隔远端 6~10cm（旋后肌近端 3~4cm）处分出深支和浅支。PIN 在穿过 Frohse 弓之前，先支配 ECRB 和旋后肌，然后支配 ECU 和指伸肌。桡神经浅支是纯粹的感觉神经，它沿肱桡肌下表面向前走行，支配手背桡侧半皮肤的感觉（图 104-1）。桡管的近端开始于肱二头肌外侧沟近端（外侧肌间隙），远端终止于旋后肌运动支水平的肌性管道。桡管可能是神经压迫综合征发生的部位，被分为上段、中段和下段三段 [1-2]（图 104-1）。

　　在上段（桡管入路处），桡神经位于肱肌内侧、肱二头肌外侧沟深部。在稍远处，桡神经分为感觉支（桡神经浅支）和运动支（骨间后神经）。

　　然后感觉支和运动支向后朝向肱骨小头和关节囊走行。在这个区域，神经的活动范围很广，并被疏松的结缔组织覆盖，并与附近的肌肉、关节囊和桡侧副韧带（前束）相结合 [1-2]。如果发生微小的神经创伤，这种松散的结缔组织可以转化为附着的、相对坚硬的纤维组织。神经随后附着在关节囊上，在肘关节运动时可能被纤维组织外膜压迫 [2]。

　　在中段，骨间后神经经过桡侧腕短伸肌下方，其弧形的游离边缘（从肱骨外上髁延伸至臂丛前束深部和指屈肌腱膜）可以增粗及纤维化（图 104-2）。前臂旋前时腱膜紧张，如做对抗手腕伸展的动作时，增厚的非弹性纤维弓会压迫神经 [1-2]。

　　旋后肌浅头的上缘是纤维状的（30% 的成人），被称为 Frohse 弓 [1-2]（图 104-3）。在成人中，Frohse 弓可广泛纤维化，因为前臂反复地旋转可导致旋后肌过载。前臂旋前使 Frohse 弓收紧，导致压迫神经，而前臂旋后则使 Frohse 弓松弛 [2]。

　　骨间后神经的最后一个可能的受压点是在旋后肌的浅头和深头之间。但这种情况很少见，可能发生于旋后肌深头先天发育不全（根据 Spinner 报道，25% 的患者有桡骨颈的暴露区域）[2] 或旋后肌深头缺如的情况。

　　以下两种与桡神经相关的临床症状的鉴别很重要。

　　桡管综合征是指桡神经在桡骨近端前方一个

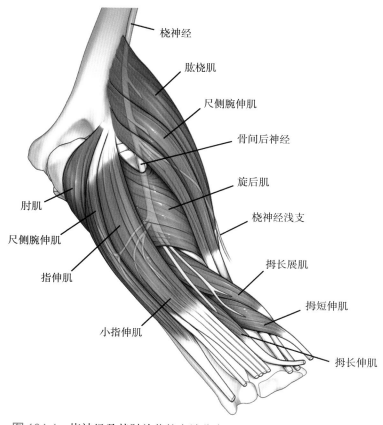

图 104-1　桡神经及其肘关节的末端分支

长约四横指宽的潜在空间内受压。桡管的底部是肱桡关节囊，肱桡关节囊位于旋后肌的深部。旋后肌的疼痛和压痛经常合并肱骨外上髁炎，甚至由于桡管中桡神经的压迫而导致手指扳机指。通常，疼痛出现于桡管外上髁远端 3~4cm 处，在肘关节伸展、内旋和腕关节屈曲时加重。电生理诊断通常对定位神经压迫部位帮助。将来，甚至可以通过磁共振神经成像和高分辨率超声识别早期的神经压迫部位及神经纤维的变化来定位神经压迫部位。骨间后神经综合征是骨间后神经受压导致肌无力。因此，除桡侧腕短伸肌外，所有手指均背伸无力。MRI 或 US 对确诊有价值。

　　以下为 5 个潜在的神经压迫点[3]。

　　（1）肱桡关节前方的肱肌和肱桡肌之间的纤维带。

　　（2）Henry 束（桡侧副血管）。

　　（3）桡侧腕短伸肌内侧缘纤维化。

　　（4）Frohse 弓（旋后肌浅表近端纤维化的边界）。

　　（5）旋后肌的远端边界。

　　由牵开器引起的医源性桡神经麻痹通常在术后 1~3 个月后恢复。但如果是更严重的医源性桡神经麻痹，如缝合线、克氏针或螺钉引起的，这可能需要手术修复。编者建议，在关闭肘部手术切口前，外科医师要评估桡神经，确定桡神经是否安全，并将其记录在病历中。即使患者有桡神经麻痹，但桡神经是安全的那么则不需要进一步干预。如果桡神经是不安全的，应在损伤后至少 2 周后进行电生理检测，以评估神经的完整性。

104.2　鉴别诊断

- 上肢肌肉弥漫性失神经支配或其他广泛性神经肌肉疾病。

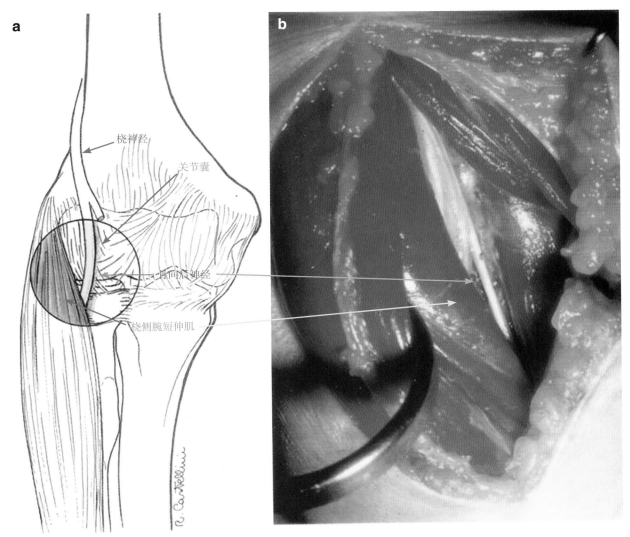

图 104-2　a. 图中显示了上部（关节囊）和中部（桡侧腕短伸肌弓）可能压迫骨间后神经的位置。b. 术中图片显示压迫部位

- C7 神经根损伤或伸肌腱断裂。

推荐先进行非手术治疗，包括休息、活动矫正、物理治疗、夹板固定、松解和拉伸扳机点，以及口服类固醇皮质激素阶梯治疗等。对于伴有前臂外侧压痛的 RTS，在超声引导下连续激发骨间后神经有助于确诊。这种激发干预也可通过暂时削弱受桡神经支配的肌肉来终止级联反应，从而有助于定位受压部位。这是编者的个人经验，也得到了编者的支持 [4]。然而，目前还没有数据来证实这个观点。如果在影像学上没有可识别的肿块，并且非手术治疗 3~6 个月后症状仍然存在，建议手术松解神经。我们描述了关节镜下桡神经减压 [5-6]。

104.3　桡神经减压的适应证

一般情况下，部分患者在非手术治疗后，仍有桡神经卡压持续的临床症状，症状如下。

- 旋后肌疼痛 / 刺痛 / 压痛，肘关节不能旋后。
- 前臂桡神经近端 Tine 征阳性。
- 手背桡侧半皮肤感觉障碍。
- 腕和手指伸展运动无力。

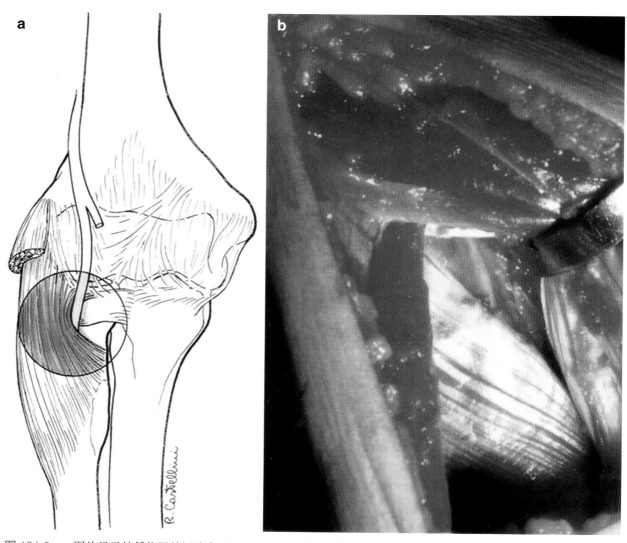

图 104-3　a. 图片显示较低位置的压迫点（Frohse 弓）是骨间后神经最常见的压迫部位 . b. 术中图片显示卡压部位

参考文献

[1] Celli A, Rovesta C, Marongiu MC. Elbow nerve tunnel syndromes I. In: Celli A, Celli L, Morrey BF, editors. Treatment of elbow lesions. Milano: Spinger; 2008. p. 281–97.

[2] Spinner M. Management of nerve compression lesions of the upper extremity. In: Omer GE, Spinner M, editors. Management of peripheral nerve problems. WB Saunders: Philadelphia; 1980. p. 569–87.

[3] Dang AC, Rodner CM. Unusual compression neuropathies of the forearm, part I: radial nerve. J Hand Surg. 2009;34A:1906–14.

[4] Van den Ende KI, Steinmann SP. Radial tunnel syndrome. J Hand Surg [Am]. 2010;35:1004–6.

[5] Leclère FM, Bignion D, Franz T, Mathys L, Vögelin E. Endoscopically assisted nerve decompression of rare nerve compression syndromes at the upper extremity. Arch Orthop Trauma Surg. 2013;133:575–82.

[6] Leclère FM, Bignion D, Franz T, Mathys L, Klimsa C, Vögelin E. Endoscopically assisted proximal radial nerve decompression: surgical technique. Neurochirurgie. 2015;61(1):30–4.

第 105 章　桡神经开放减压

Celli Andrea, Bonucci PierLuigi, and de Luise Guglielmo
郝跃峰　译

105.1　桡神经开放减压

用止血带捆扎上臂，于桡管中将桡神经松解。可通过以下途径显露神经。

- Henry 提出的前外侧可延长入路是一种通过肱骨远端、肘关节和前臂近端显露桡神经及其末端分支的传统入路 [1-3]。
- 可以通过桡侧腕短伸肌和指伸肌之间的间隔显露肘关节外侧的骨间后神经。

105.2　分离桡侧腕短伸肌和指伸肌的方法

- 分离桡侧腕短伸肌和指伸肌是用来减压 Frohse 弓下的桡侧腕短伸肌、旋后肌两个头及其后的远端分支。
- 术前可在前臂中部触诊桡侧腕短伸肌、桡侧腕长伸肌和指伸肌之间的平面，但近端难以识别。
- 从髁上向 Lister 结节处做一个 10cm 的纵向切口（图 105-1），并切开覆盖在肌肉上的皮下组织和筋膜。
- 分离和保护位于前臂筋膜之上的皮下组织中的前臂外侧皮神经（图 105-2）。

- 桡侧腕短伸肌 / 桡侧腕长伸肌的肌腱与指伸肌之间的间隙易在远端识别、分离，因此应从远端向近端切开（图 105-3）。
- 整个旋后肌和骨间后神经远端分支是清楚可辨的（图 105-4，105-5）。将整个旋后肌浅头小心地切开，完全暴露神经并松解位于旋后肌两个头之间的 Frohse 弓和桡侧腕短伸肌纤维缘组织的纤维束（图 105-6，105-7）。
- 在牵拉指伸肌显露旋后肌后，注意保留远端指伸肌周围的运动神经。

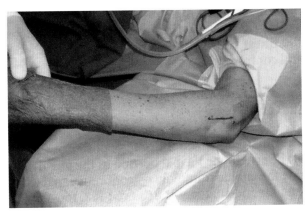

图 105-1　从髁上向 Lister 结节处做一个 10cm 的纵向切口

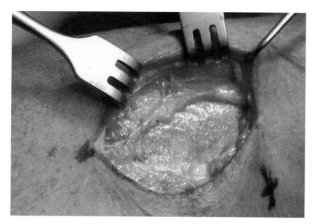

图 105-2　前臂外侧皮神经位于前臂筋膜之上的皮下组织中

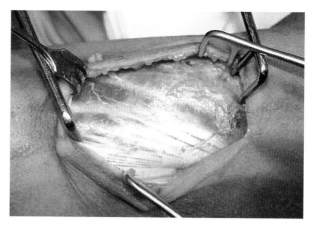

图 105-3　桡侧腕短伸肌 / 桡侧腕长伸肌的肌腱与指伸肌之间的间隙易在远端识别、分离，因此应从远端向近端切开

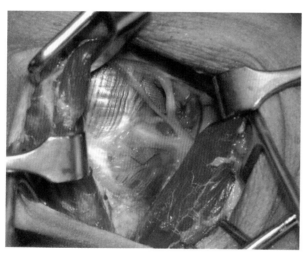

图 105-4　确定桡神经的分支

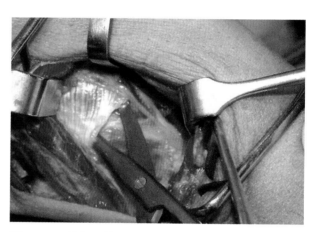

图 105-5　骨间后神经在 Frohse 弓中是孤立的

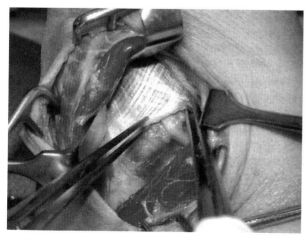

图 105-6　Frohse 弓是孤立的

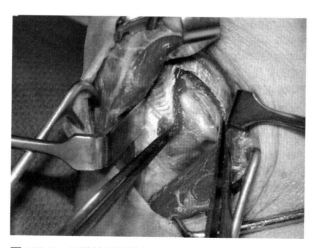

图 105-7　显露神经并松解 Frohse 弓

105.2.1　手术技巧

- 手术入路贯穿旋后肌全长直至其出口处，必须使桡神经从桡侧腕短伸肌肌腱边缘和旋后肌弓（Frohse 弓）的近端暴露出来。
- 如果有涉及肘关节周围的神经和软组织的直接损伤，则需要在前外侧延伸至桡神经。
- 当神经受压可能与桡侧腕短伸肌肌腱变性有关时，劈开桡侧腕短伸肌肌腱是一种有效的桡神经减压的方法。

105.2.2　手术要点

桡侧腕短伸肌与外上髁松解游离的成功与否，取决于这块肌纤维嵌入的纤维弓能否得到良好的松解。有极度疼痛和肌无力的患者可能是桡管内神经损伤，需要进行 MRI 检查以进一步确认。

105.2.3　术后管理、康复和恢复运动

术后 7 天内，屈肘 90°并用石膏托固定肘及腕关节。之后开始强化训练，然后开始全方位恢复肘关节活动。对于桡神经完全麻痹的病例，术后 4~6 个月后可恢复活动功能。

105.2.4　并发症

- 前臂外侧皮神经瘤。
- 由于神经减压不足或神经周围的瘢痕组织导致肘关节疼痛和功能缺失复发。

105.3　结果

桡管综合征的疼痛在开放减压后的缓解效果是不确定的（67~93%）[4]，如果术中神经外观正常，则术后效果最好[3]。如有多发神经卡压病变（60%）、肱骨外上髁炎（40%）或过度劳累（30%）[5]，则疼痛的缓解率可能会降低。90 例病例中有 6 例（7%）复发[3]，5~6 例伴神经周围瘢痕组织形成的病例的再手术松解的效果良好。

对于骨间前神经完全麻痹且神经连续的病例，功能可在减压后第 9~18 个月恢复。而骨间前神经不完全麻痹的病例的预后较好。对于骨间前神经完全麻痹且 8~12 周无恢复迹象的病例，建议开放减压以最大限度地恢复骨间后神经的功能[6]。

参考文献

[1] Celli A, Rovesta C, Marongiu MC. Elbow nerve tunnel syndromes I. In: Celli A, Celli L, Morrey BF, editors. Treatment of elbow lesions. Förlag: Spinger-Verlag; 2008. p. 281–97.

[2] Spinner M. Management of nerve compression lesions of the upper extremity. In: Omer GE, Spinner M, editors. Management of peripheral nerve problems. Philadelphia: WB Saunders; 1980. p. 569–87.

[3] Spinner M. Injuries to the major branches of peripheral nerves of the forearm. Philadelphia: WB Saunders Company; 1978. p. 80–100.

[4] Noradi A, Ebrahimzadeh MH, Jupiter JB. Radial tunnel syndrome, diagnostic and treatment dilemma. Arch Bone Jt Surg. 2015;3(3):156–62.

[5] Sotereanos DG, Varitimidis SE, Giannakopoulos PN, Westkaemper JG. Results of surgical treatment of radial nerve syndrome. J Hand Surg Am. 1999;24:566–70.

[6] Warner CO. Lateral elbow pain and posterior interosseous nerve entrapment. Acta Orthop Scand Suppl. 1979;174:1–5.

第 106 章　肘关节失神经支配

Amr Mohamed Aly, Parth Agrawal, and Gregory Bain

郝跃峰　译

106.1　引言

失神经支配的概念最初是由 Camitz 于 1933 年为治疗慢性髋关节炎而提出的[1]。失神经支配的目的是通过阻断关节的神经支配来消除关节疼痛，同时使关节保留一定的功能和关节活动度。这是一种替代诸如关节置换术和关节融合等更复杂的手术的治疗方法。目前，许多关于腕关节失神经支配的研究已经被发表了，但关于肘关节失神经支配的研究很少[2]。

肘关节失神经支配安全吗？会发展成沙尔科关节吗？已经有许多研究证明，在动物肘及腕关节模型中，失神经支配对本体感觉功能没有影响[3]。

106.2　解剖学

解剖学研究表明，关节支在肌支之前，或通过肌支之后的运动供应。这些研究符合 Hilton 定律，即支配关节的神经也支配该关节的肌肉运动和覆盖在肌肉上的皮肤[4]。

106.2.1　尺神经

对于肱骨小头，尺神经的支配作用最大、最恒定。尺神经在肘管的近端分出 1~2 个关节支，尺侧腕屈肌在肘管的远端分出 2 个分支，第一支水平离开尺神经，并支配肱骨头，第二支在远端数厘米处支配尺骨头（图 106-1）。

106.2.2　正中神经

正中神经的分支数量和大小并不恒定，但正中神经的分支数量和大小与尺神经的分支数量成反比。当有一个小的尺神经分支时，可能会有一个大的正中神经（1~2 个分支）。当有多个尺神经分支时，正中神经分支却很少或缺如。正中神经关节支位于肱肌前表面，覆盖肘关节前方关节

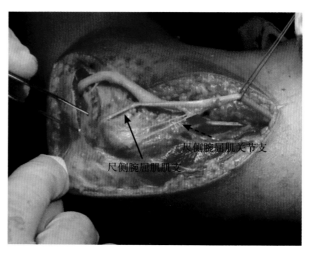

图 106-1　尺神经包括尺侧腕屈肌肌支（实线箭头）和 2 个关节支（虚线箭头）

囊。关节支或穿过薄层肌肉或在内侧穿过桡侧腕屈肌和肱肌（图 106-2）之间的间隙，并最终到达关节囊。Bateman 报告，在 28 个肘关节中有 17 个肘关节的正中神经没有关节支[5]。

106.2.3　桡神经

桡神经在肘关节的前后方形成关节支。在肘关节后方，支配肘肌的神经止于肌肉内或肌肉下的一个神经丛。该神经丛恰好位于肱桡关节囊的上方，其分支支配关节。该神经丛的作用有很大的变异性。在肘关节前方，桡神经在分叉前很少有关节支。编者发现在肱桡关节水平可没有或仅有一个关节支来自骨间后神经。Bateman 也报道了类似的结果[5]。

106.2.4　肌皮神经

肌皮神经在由深至浅贯穿深筋膜的过程中，可发出一个关节支直接进入关节，这在编者的病例中占 20%。Gardner 发现肌皮神经有一个小分支，该分支起源于手臂中间 1/3 处，向下延伸至肱肌的内侧缘，支配前方关节囊[6]。

106.3　适应证

肘关节失神经支配特别有意义，因为肘关节是一个非承重关节，而且容易暴露。肘关节失神经支配适用于如下情况。

退变和创伤后关节炎。

骨软骨缺损。

患者（关节融合术或关节置换术）耐受性差或有显著风险时的替代方法：

年轻和运动量大的患者，与年龄较大的患者一样，通常也会尝试其他方法。

关节活动度好或可恢复。

106.4　手术技术

肘关节病变时可以定位肱尺关节、肱桡关节或整个肘关节。手术应该根据肘关节病变的位置进行相应调整。手术时在全身麻醉下用充气止血带和放大镜协助完成。

106.4.1　肱尺关节失神经支配

患者仰卧，手臂放在手术台上。肩关节外旋、外展，肘关节屈曲，前臂旋前。

以内上髁为中心做一切口，并将该切口向近端和远端各延伸 4cm（图 106-3）。在皮下组织中，应识别并保护前臂内侧皮神经。用纱布协助从屈肌 - 旋前肌复合体上剥离皮下脂肪。此时，可看到覆盖于内上髁和肌肉的深筋膜。

在进入肘管之前，在髁上近端可触及尺神经。在尺侧腕屈肌的两个头之间切开松解 Osborne

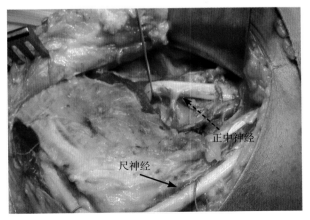

图 106-2　尺神经（实线箭头）和正中神经（虚线箭头）及其关节支

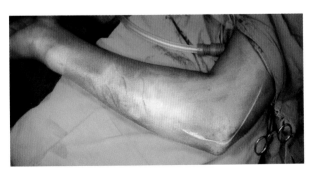

图 106-3　患者右肘内侧位，肱尺关节失神经支配的皮肤切口

纤维弓。在肘关节上方约 5cm 处的肘管近端可见关节支。一旦松解至尺侧腕屈肌的肌支，则不需要再进一步松解了。此时，通常可见彼此分离的关节支 1~3 支（图 106-4）。

然后，在屈肌 – 旋前肌群和肱二头肌肌腱之间向前继续分离，正中神经恰好位于旋前圆肌的两个头之间的入路附近。小心地保护旋前圆肌的肌支。

正中神经走行于肱肌的表面。关节支恰好穿过肱肌外侧时需要分开（图 106-2）。

106.4.2 肱桡关节失神经支配

在肘关节皮肤皱褶远端 4cm 处的做一纵向切口（图 106-5）。前臂外侧皮神经位于肱二头肌和肱桡肌之间的皮下组织中。分离此间隔内向肘关节囊走行的神经分支。在此间隔深处，可看到桡神经（图 106-5）向远端分叉并延伸。分离延伸至被膜的关节支。

重新调整前臂的位置，在外上髁至尺骨后缘做一切口。确定肘肌与尺侧腕伸肌之间的间隙（图 106-6a）。打开筋膜，从关节囊处牵拉肘肌，贯穿肘肌的小的分支在延伸至关节囊后被分开（图 106-6b）。松开止血带，止血，关闭切口。

一位编者使用了双切口技术（图 106-7，106-8），即通过内上髁前方的切口显露尺神经和正中神经（图 106-7），并通过桡骨近端的切口确定桡神经（图 106-8）。

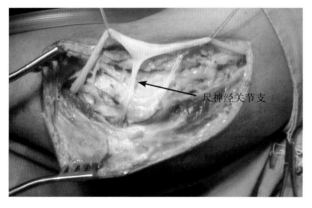

图 106-4　肱尺关节处尺神经单个的关节支（箭头所指）

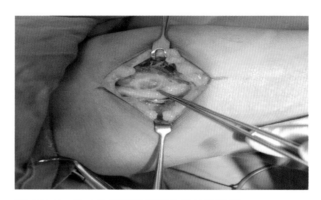

图 106-5　肱二头肌和肱桡肌之间的桡神经

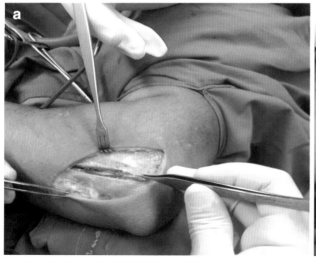
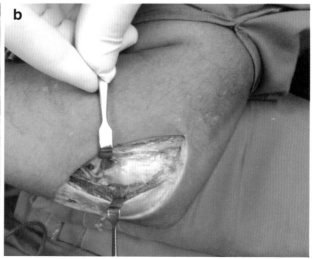

图 106-6　肘肌。a. 肘肌与尺侧腕伸肌之间的间隙。b. 牵拉肘肌显露后外侧关节囊

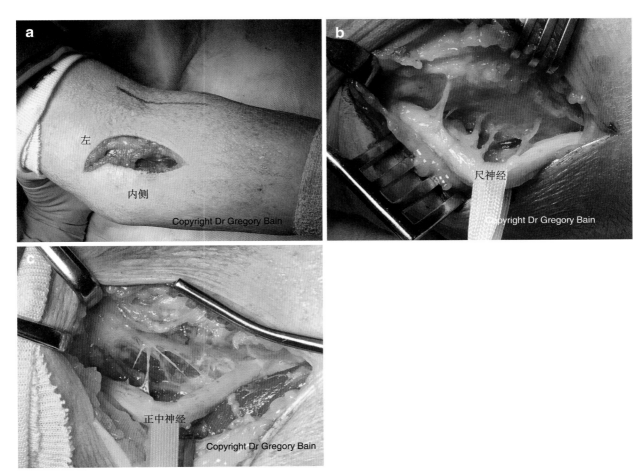

图 106-7 双切口技术—内侧切口。a. 将左臂放置在手术台上，并做一深达深筋膜的内侧切口。b. 牵开切口，暴露和分离肘关节支持带。c. 将肘肌内侧的正中神经和关节支分开

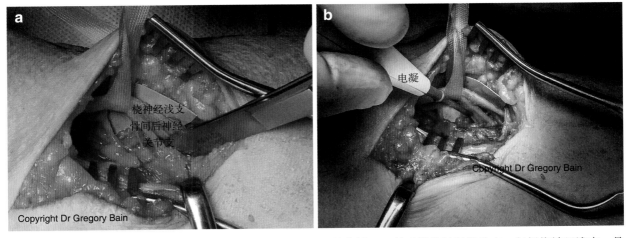

图 106-8 双切口技术—外侧切口。a. 肱二头肌和肱桡肌之间的桡神经，其后是桡神经的分支，包括桡神经浅支、骨间后神经和关节支。b. 使用低频电凝刺激神经，以分辨哪些是运动支

106.4.3 肘关节失神经支配的效果

我们对 11 例病例行肘关节去神经术，并术后随访 6~40 个月。所有病例均无并发症，且对疗效满意。切口区域出现典型的术后疼痛，但深部疼痛消失。切口愈合后，大部分疼痛消失，患者恢复活动，肘关节活动度恢复至术前水平。编者的结果与 Bateman[5] 报告的结果相似。目前尚需要对更多的患者进行进一步的研究。

参考文献

[1] Camitz H. Deformities of osteoarthritis and its treatment. Acta Orthop Scand. 1933;4:193–213.

[2] Wilhelm A. Anatomical aspects of wrist denervation. J Hand Surg Br. 1996;21(6):834.

[3] Zamprogno H, Hash J, Hulse DA, Lascelles DX. Elbow denervation in dogs: development of an in vivo surgical procedure and pilot testing. Vet J. 2011;190:220–4.

[4] Hilton J. On the influence of mechanical and physiological rest in the treatment of accidents and surgical diseases, and the diagnostic value of pain. A course of lectures, delivered in 1860, 1861, and 1862. London: Bell and Daldy; 1863.

[5] Bateman JE. Denervation of the elbow joint for the relief of pain. J Bone Joint Surg. 1948;30B:635–41.

[6] Gardner E. The innervation of the elbow joint. Anat Rec. 1947;100:341–6.

第 107 章　关节镜辅助下桡神经减压

Esther Vögelin, Dietmar Bignion, and Franck Leclère
郝跃峰　译

107.1　关节镜技术 [1-2]

本章节描述了关节镜辅助下桡神经减压 [1-2]，并给出了该技术松解和显露桡神经的关键步骤。关节镜技术的禁忌证包括既往损伤和手术感染所导致的神经或神经床的瘢痕形成。当然，如果不能安全地置入设备或解剖软组织平面，则建议转换为开放手术。

（1）所需仪器包括 1 个 4mm 30°关节镜（图 107-1），1 个带有光源附件的窥器，1 把双极电凝和 1 把 Metzenbaum 剪刀。手术采取全身麻醉或臂丛阻滞麻醉驱血后捆绑无菌充气止血带。

（2）患者仰卧，肩部外展 80°，手臂放置在尽可能高的、能提供一个更好视角的手术桌上。保持轻度屈肘、前臂中立位或轻度旋前位。

（3）术前标记上臂远端和前臂近端切口。在外侧肌间隔（LIMS）前方、外上髁近端不超过 5cm 处、肱桡肌和肱三头肌外侧头之间做一个 2~3cm 的直切口（图 107-2）。暴露皮下组织层后，显露并切开上臂筋膜。触诊肌纤维，通常第一个显露的神经是肌皮神经的感觉支（前臂外侧皮神经分支）（图 107-3）。通过触诊肱三头肌外侧头和肱桡肌之间的桡神经沟，可以发现桡神经，并将桡神经置入光源关节镜。使光源关节镜

位于外侧肌间隔前方，以便直接观察桡神经。

（4）将关节镜置入到肌肉筋膜下，通过关节镜将前臂近端打开，可以沿着桡神经前内侧到达肱桡肌和桡侧腕短伸肌 / 桡侧腕长伸肌。可以在外上髁近端 12cm 处的后方间室中的桡神经沟内松解桡神经（图 107-4）。随着肘关节的伸直和旋后，可在肘前横纹远端 5cm 处找到桡神经。通过近端入路可以看到桡神经浅支的远端，但通常不能看到骨间后神经。

（5）在肘前横纹远端 3~4cm 处做第二个纵向切口，此处可看到关节镜光源透过。手臂旋后时，光源位于前臂近端前外侧肱桡肌的内侧（图 107-5）。通过肱桡肌和桡侧腕短伸肌 / 桡侧腕长伸肌中间的切口，可以看到桡神经浅支，但如果想通过该切口观察骨间后神经，则需要扩大显露范围。

（6）前臂减压。在直视下，从皮下组织层切开至伸肌筋膜层。然后，置入光源关节镜。切开肱桡肌和桡侧腕长伸肌（或相应的伸肌）之间的间隙，显露桡神经浅支、旋后肌、桡侧腕短伸肌的肌支和骨间后神经（图 107-6）。从前臂切口沿桡神经逆行至近端切口。对于上肢肌肉发达的患者，如果近端神经不能清晰地显示，则可以逆行剥离。在这个水平面上，桡神经浅支和骨间后

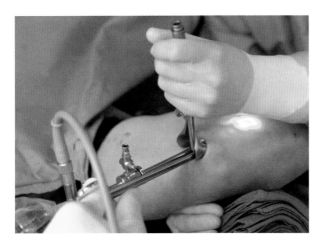

图 107-1 内置光源的关节镜和牵开器

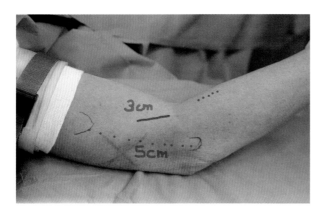

图 107-2 在外上髁近端不超过 5cm 处、肱桡肌和肱三头肌外侧头之间、LIMS 前方做一个 2~3cm 的切口

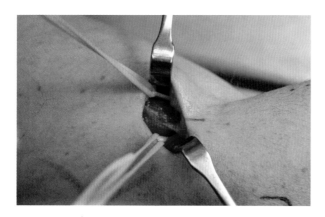

图 107-3 肱二头肌和肱肌之间的肌皮神经与肱桡肌和肱三头肌之间的桡神经

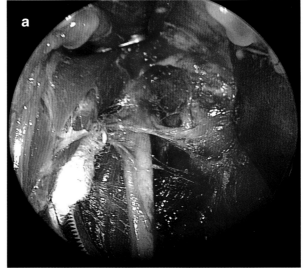

图 107-4 关节镜经近端切口逆行松解桡神经

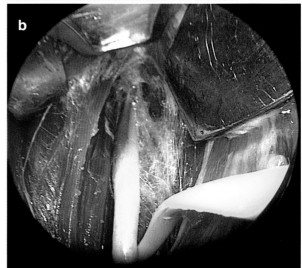

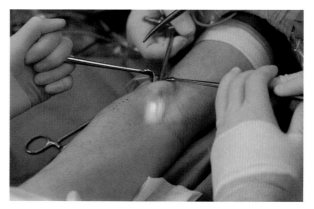

图 107-5 第二个切口位于肘关节远端约 5cm 处，在桡侧腕短伸肌内侧、关节镜光源的稍前方（从近端切口处）

神经相连，可以看到骨间后神经及其分支一起走行至桡侧腕短伸肌。在分离桡神经浅支和骨间后神经后，暴露的血管（图 107-7）可能会在到达旋后肌近端之前穿过骨间后神经（图 107-8）。通过关节镜，可以追踪骨间后神经至前臂中部。使用关节镜的优点是松解的神经可以在肘关节旋前和旋后时被观察到。肱骨外上髁炎患者在松解伸肌的纤维边缘后（图 107-9），可通过关节镜评估已松解的部分，包括分布于桡侧腕短伸肌的桡神经分支。

107.1.1　手术技巧

在上臂肌肉发达的患者中，可能很难看到桡

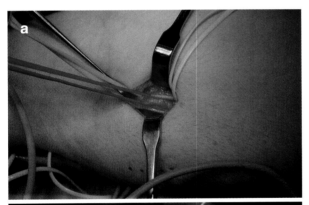

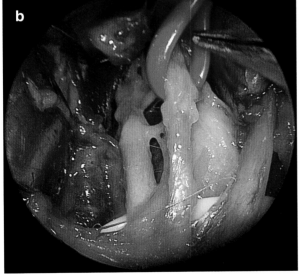

图 107-6　通过远端切口可以见到桡神经浅支、骨间后神经、桡侧腕短伸肌肌支和旋后肌

神经。在这种情况下，从远端切口逆行剥离可能是一种较好的选择。

107.1.2　手术要点

如果神经周围的软组织受到损伤，则可能无法安全地通过关节镜观察或探寻桡神经。在这种情况下，应该施行开放手术。然而，一旦找到桡

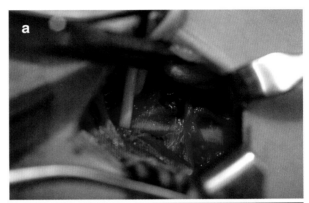

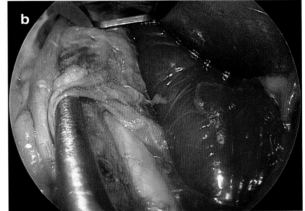

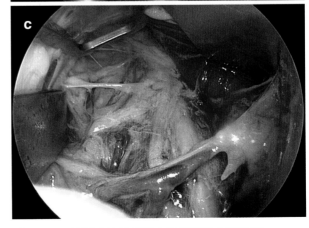

图 107-7　骨间后神经可能会被穿行的血管损伤

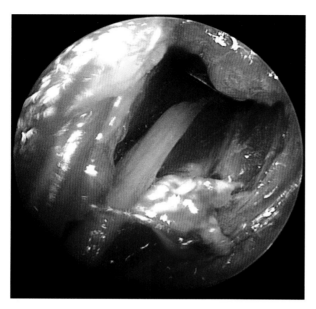

图 107-8 Frohse 弓，骨间后神经穿过旋后肌的两个头之间

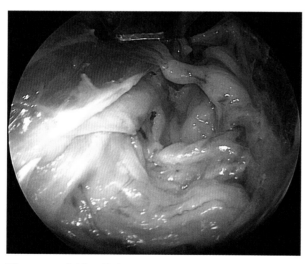

图 107-9 桡神经分支和桡侧腕短伸肌的纤维边缘

神经，外科医师可能会重新开始关节镜下手术。

107.1.3　术后管理、康复和恢复运动

术后，肘关节用弹性绷带包扎 4 周。建议患者抬高患肢，并避免剧烈活动。术后 2~3 周后开始运动康复训练。

107.1.4　并发症

软组织挫伤和肿胀与皮神经的感觉异常。部分解剖结构可能会受到关节镜的局部压迫特别是前臂外侧皮神经。

107.1.5　结果

这种微创技术有助于在关节镜下清晰地显示桡神经，并松解所有潜在的神经压迫结构。真正的骨间后神经受压较少见，而肱骨外上髁炎合并桡神经激惹比较常见，特别是在运动员中。我们进行了 8 次关节镜辅助下桡神经减压，发现了 2 例医源性神经损伤（骨间后神经综合征）和 1 例桡神经扭转。

参考文献

[1] Leclère FM, Bignion D, Franz T, Mathys L, Vögelin E. Endoscopically assisted nerve decompression of rare nerve compression syndromes at the upper extremity. Arch Orthop Trauma Surg. 2013;133:575–82.
[2] Leclère FM, Bignion D, Franz T, Mathys L, Klimsa C, Vögelin E. Endoscopically assisted proximal radial nerve decompression: surgical technique. Neurochirurgie. 2015;61(1):30–4.

第十九部分

康复

第 108 章　肘关节不稳的非手术治疗 / 657

第 109 章　投掷类项目运动员肘关节内侧损伤的非手术治疗 / 667

第 110 章　肘关节支具和康复 / 678

第 111 章　肘关节损伤后重返运动的原则 / 685

第 108 章　肘关节不稳的非手术治疗

Jelle Heisen Msc

黄犇　译

108.1　简介

过顶类项目运动员肘关节损伤性疾病受解剖学和生物力学的影响很大。我们可以利用这一理论结构作为非手术治疗投掷肘的切入点。

108.2　运动专项康复：投掷运动员

投掷运动可分为 5 个阶段。

108.2.1　预摆期

准备阶段被称作预摆期。在此阶段中，身体开始产生张力，投掷臂的肩关节后缩，投掷臂做向后运动（图 108-1）。运动员将重心保持在后足偏上一点，以产生最大的动量。该姿势作为整个投掷运动的起点，然后身体向前方落下，直至变为跨步姿势。当然，身体有多种方法可以产生张力。每种运动都有特定的姿势，例如，在投球（棒球）运动和网球运动中，肘关节保持屈曲；而在标枪运动中，肘关节几乎完全伸直。不同体育项目的运动员在投掷动作的表现上存在差异。标枪运动员有助跑动作，但棒球运动员则没有。助跑强化了投掷动作[1]。

108.2.2　挥臂早期

在准备阶段的下一阶段中，运动员会做弓步动作，典型的弓步动作是将投掷臂同侧的脚踩在地面以此产生一个固定支点。在某些运动中，例如棒球运动或标枪运动，运动员投掷时将使用投掷臂的对侧腿为躯干提供更大的推动力（图108-2）。腿部沿着胸廓的方向向上拉起并与身体成对角线。投掷臂对侧的脚从起始姿势变为弓步向前的姿势。脚落地时，支撑腿的膝关节和臀部是伸展的，使得骨盆旋转并向前倾斜。在棒球运动的挥臂早期，骨盆每秒可产生 400°~700°的旋转角度。随后是躯干的旋转，腹部肌肉向心收缩，以延迟躯干旋转过程中的过伸。此阶段肩关节保持外旋[1]。

108.2.3　挥臂晚期

在挥臂晚期中，手臂处于最大后伸位。此阶段发生在支撑腿与地面接触时和肩关节最大外旋时（图 108-3）。肩胛骨回缩，肘关节屈曲。骨盆处于最大旋转位，躯干继续旋转并向对侧方向屈曲。支撑腿的膝关节伸直，这是躯干减慢屈曲的稳定基础。这种稳定基础使得身体有条件做出一种类似弹弓的姿势。在网球运动中，运动员的重心将从后侧腿移动到前侧腿。在躯干旋转

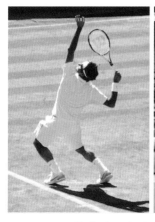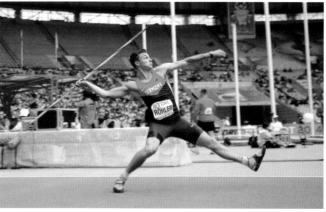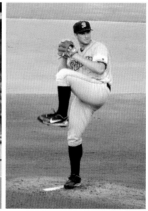

图 108-1　预摆期为准备阶段，此时肩关节后缩，身体开始产生张力

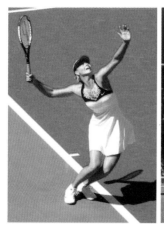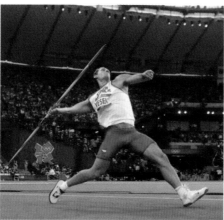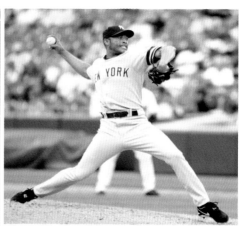

图 108-2　挥臂早期时，运动员将要做出弓步动作

期间，肩关节将保持 15°~20° 的水平内收姿势并持续至加速阶段。在本阶段，肘关节的外翻负荷最大。前臂的旋前屈肌群将有助于抵抗外翻负荷，并产生内翻的动作。肱三头肌的离心收缩会限制肘关节的最大屈曲。紧接着，当肘关节从挥臂晚期进入到加速阶段时，肱三头肌会产生向心收缩力。肘关节屈曲时，肱二头肌发挥最大作用[1]。

投球时，肘关节在挥臂晚期处于 95° 屈曲状态。肩关节为外旋 165°~175°、外展 90°~95° 和内收 10°~20°。外旋角度的增加会产生更大的动量，这是因为随着拉伸的增大，可以形成更长的加速轨迹，进而在加速阶段产生更多的能量[1]。

108.2.4　加速阶段

加速阶段是极度外旋和投掷物体之间的阶段（图 108-4）。此阶段，躯干继续旋转，以使肩关节产生水平内收力和强大的内旋力。在投掷运动加速阶段中，肩关节仅在 42~58 毫秒内便从外旋 175° 转变到内旋 100°。

在加速阶段，在投掷物体之前，肘关节会从屈曲 90° 转为伸直 120°±25°。肘关节的伸展是由躯干旋转和肱三头肌收缩产生的离心力的共同作用引起的。然后肩关节外旋。在投掷物体之前，肘关节伸展的最大角速度达到每秒 2251°。腕关节旋前掌屈有助于投掷物体[1]。

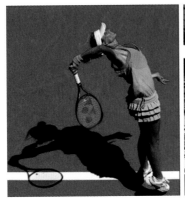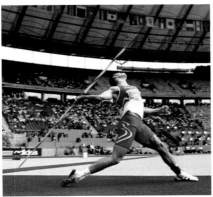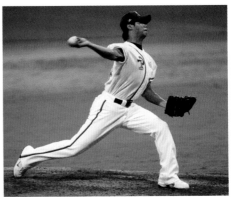

图 108-3　挥臂晚期时，运动员的支撑腿与地面接触，肩关节和前臂极度外旋和后伸

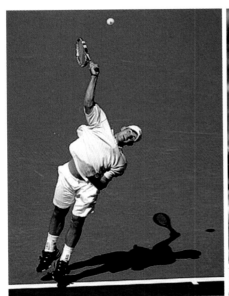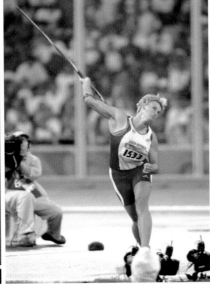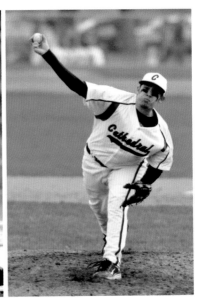

图 108-4　加速阶段是极度外旋和投掷物体之间的阶段

108.2.5　跟随阶段

跟随阶段也称减速阶段。该阶段为投掷物体与肩关节最大内旋，以及肘关节伸展的阶段（图108-5）。跟随阶段结束时，肱骨旋转 0°，肩关节外展至 100°，肘关节内收增加至 35°。在此阶段，关节所受负荷最大。肩关节后群肌肉（小圆肌、肩胛下肌和三角肌）对抗该阶段负荷。投掷物体后，运动员的躯干前屈。肘关节在屈曲动作中放松，前臂处于内收位。在减速过程中，肱二头肌和肱肌收缩以延缓肘关节的伸直和内旋[1]。

108.3　损伤的预防

108.3.1　动力链

投掷运动的每个阶段各有特点，每个阶段的肘关节所受负荷也有差异。肘关节损伤可能与肘关节本身没有直接关系，而是由运动员身体其他部位的无力所引起的。投掷运动是一种在整个身体支撑下的复杂运动。能量通过身体传递到投掷物体的过程被称为"动力链"。腿部或躯干的微小偏移会在肩关节、肘关节或腕关节产生累积效应（图 108-6）。

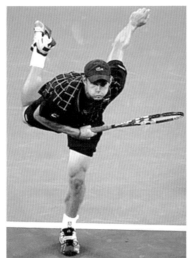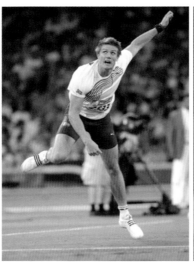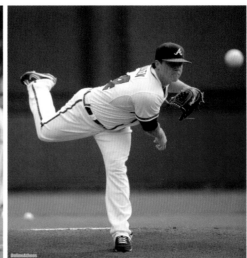

图 108-5　跟随阶段是投掷物体和肩关节最大内旋，以及肘关节伸展的阶段

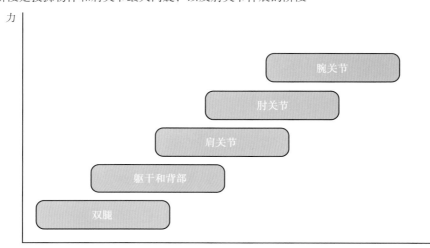

图 108-6　动力链的原理

108.3.2　下肢和躯干

下肢在投掷动作中很重要，它能形成一个稳定的基础，这有助于把能量从臀部向骨盆间传递。然后躯干将能量传递到被投掷的物体上。显然，下肢和躯干在投掷运动和康复训练中是很重要的。

108.3.3　肩关节

肩关节活动度可能会对肘关节的内侧产生激惹性的影响。这可能是过顶类项目运动员肘关节康复和预防损伤的重要切入点。

过顶类项目运动员处于减速阶段时，肘关节突然伸直伴肩关节内旋，内旋范围减小（盂肱关节内旋不足，GIRD）将使肘关节受到损伤。此外，肩关节外旋角度的减少会导致肘关节过早地承受外翻负荷，从而导致肘关节外翻应力增加[2]（表 108-1）。

表 108-1　盂肱关节内旋不足的定义

内旋角度（与正常相比）降低 ≥ 25°

内旋角度与外旋角度之和（与正常相比）降低 ≥ 10°

108.3.3.1　肩关节内旋活动受限松动术

肩关节 GIRD 是由后下侧关节囊和肩袖肌群短缩引起的。可以通过保持－放松技术对短缩的结构进行治疗，以改善肩关节的运动。在手法治疗中，这种技术称为肌肉能量技术（MET）[3]。

牵拉短缩的肌肉以改善肩关节活动度。在牵拉过程中，患者以最大功率的 25% 向相反方向向心收缩 5 秒。随后，理疗师将短缩的肌肉拉伸 30 秒。

牵拉肩关节后部结构有助于改善肩关节内旋范围[3]。每天都要进行牵拉，每次 30 秒，重复 5 次。肩关节后方关节囊的牵拉技术有 2 种：睡眠者伸展（图 108-7a）和水平内收牵拉（图 108-7b）。

108.3.3.2　肩关节外旋松动术

肩关节外旋角度的减少通常是由胸大肌肌张力增高引起的。因此，改善肩关节外旋角度的重点是胸大肌的放松。有多种技术可以改善肩关节外旋角度。

在第一种技术中，肱骨外展 0°。在第二种技术中，肩关节保持 135° 外展和外旋（图 108-7c）。除了这些采用松动技术外，运动员还可做一些居家练习。牵拉练习可以降低胸大肌和胸小肌在不同位置的肌张力。

108.3.4　腕关节

在挥臂晚期，腕关节处于旋后位。在投掷动作中，腕关节旋后受限会使这一阶段的肘关节外翻负荷增加。在腕关节旋后的起始位置，腕关节突然爆发性地掌屈旋前，从而在投出物体时产生更高的速度。针对腕关节活动度的治疗可促进过顶类项目运动员的康复。

108.4　过顶类项目运动员的非手术治疗

生物力学模型证实，预摆期和挥臂早期的肘关节活动受到限制，在挥臂晚期，肘关节负荷和

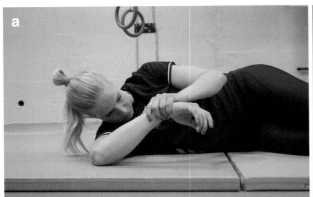
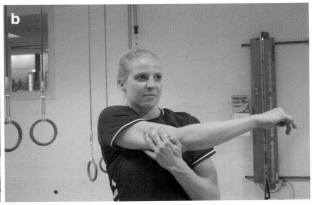
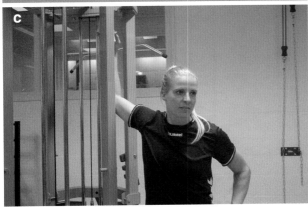

图 108-7　肩关节练习。a. 睡眠者伸展，患者处于患侧卧位，对侧手内旋患侧肩关节。b. 水平内收牵拉，即患侧肩关节水平内收，对侧手向躯干按压肘关节。c. 牵拉胸肌，肩关节保持 135° 外展和外旋，通过旋转对侧躯干来牵拉胸肌

外翻应力增加。关节灵活性高可防止关节因外翻动作而损伤。前臂屈肌和旋前肌在肘关节内翻时处于活跃状态。灵活性和力量是非手术康复的治疗重点。

108.4.1　灵活性

Kaltenborn 法可用于肘关节的松动术[4]。Kaltenborn 法假设关节表面的滑动方向取决于关节面的凹面或凸面,当关节的凹面部分移动时,关节沿相同的方向移动;当关节的凸面移动时,关节沿相反的方向移动。

在应用中,该松动技术分为 3 个等级(表108-2)。关节活动度、关节的反应性和当前的病理状况是决定松动术等级的重要参数。

108.4.1.1　旋后

正常的肘关节旋后角度为 85°,但是针对个体的关节松动技术旨在改善关节活动。

当在近端桡尺关节实施旋后松动术时,先将肘关节屈曲 70°,然后将前臂放置于治疗台上,再将桡骨从背侧向腹侧移动。

108.4.1.2　伸展

伸展是投掷运动加速阶段的重要因素。在加速阶段中,肘关节伸展到 25°,并且在跟随阶段中肘关节达到完全伸展状态。伸展的减少可能是过顶类项目运动的不利因素。肘关节完全伸展的正常值为 0°,但过伸也并非异常,应与健侧肘关节进行比较。

伸展缺失可能发生于肱尺关节或肱桡关节。沿肱骨的长轴方向施加牵引力,从而使肱桡关节

活动起来。在伸展 – 旋后位的终末端,桡骨头沿肱骨小头背侧滑动可以改善肱桡关节的伸展程度。

牵引松动术对肱尺关节的伸展缺失也有一定程度的改善。患者取仰卧位,先将肘关节屈曲70°、旋后 35°(最大松弛位),然后沿肱骨纵轴行牵引松动术(图 108-8)。分离牵引也可以在伸直角度的终末端范围内进行,此时牵引方向为朝向尾侧 45°,前臂相对于侧远端成 45°。

108.4.2　力量

108.4.2.1　腕关节旋前和屈曲

在挥臂晚期,前臂屈肌和旋前肌群可抵抗并消除外翻应力。加强前臂屈肌和旋前肌肌力是非手术康复和预防的重要治疗方法(图 108-9)。

可以先通过单独的腕关节屈曲和旋前练习提高力量,然后通过组合动作来提高力量。此外,练习应从向心收缩运动开始,重点在于肌耐力的训练,然后进阶到离心运动,最后进入进阶式肌力训练。

108.4.2.2　肘关节伸展力量

在挥臂后期,肱三头肌的离心收缩限制了肘关节的最大屈曲,然后,肘关节在由挥臂后期向加速阶段过渡时逐渐伸展,并向心收缩。而在加速阶段,肱三头肌收缩使肘关节从 90°~120°伸展至 25°。

肱三头肌训练的切入点是肘关节的完全伸展。肱三头肌是投掷运动中的重要引导肌肉。提

表 108-2　肘关节松动技术

级别	方法
1 级	放松 轻微牵引关节,以增加关节空间
2 级	拉紧松弛 评估松弛,然后牵拉组织(拉紧松弛)的部分牵拉
3 级	在松弛部分被拉紧后,继续牵拉,以使所有组织都处于紧张状态

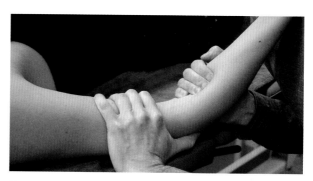

图 108-8　松动术练习:在仰卧位,沿肱骨纵轴方向,行肱尺关节前侧牵引松动术

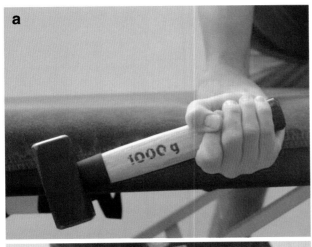
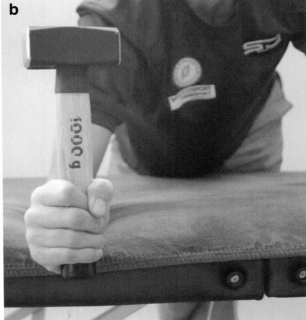
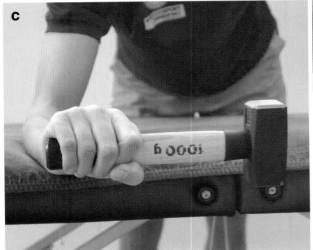

图 108-9 腕关节旋前（锤子）：旋前肌力训练。a. 将前臂置于台面上并放松肱二头肌。前臂保持旋后位。b. 前臂保持中立位。c. 前臂进行旋前运动

高肱三头肌肌力的第一阶段是屈曲 0°~90° 的控制性运动。然后，下一阶段的训练是与主动反向屈曲运动相结合，从肩关节屈曲位转变为主动伸肘（图 108-10），此训练是曲臂上拉训练与进阶式训练的准备阶段。进阶式训练可以在站立位下完成，以实现躯干在投掷时的功能。与投掷运动相比，该训练易受控制，且强度较低。

108.4.2.3 肘关节屈曲力量

在跟随阶段中，肱二头肌和肱肌收缩以抵抗肘关节伸展和内旋。在投掷过程中，肱二头肌起离心作用。肱二头肌是双关节肌肉，可以在离心收缩（第一关节制动）时提供能量，并利用该能量移动第二关节。双关节肌肉在抵抗外力和引导运动中起重要作用。因此，必须对肱二头肌进行肘关节和肩关节的投掷运动训练。注意不能仅锻炼肱二头肌，以避免加重肘关节不稳。

108.4.3 恢复运动

在恢复运动的康复阶段，速度、力量和耐力等参数是不同的（图 108-11，108-12）。投掷训练的第一阶段是相对高负荷和低强度的，第二阶段是低负荷和高强度的。在低强度训练中，训练的重复次数要高于高强度训练。

运动员的康复需要集中在整体状态的训练

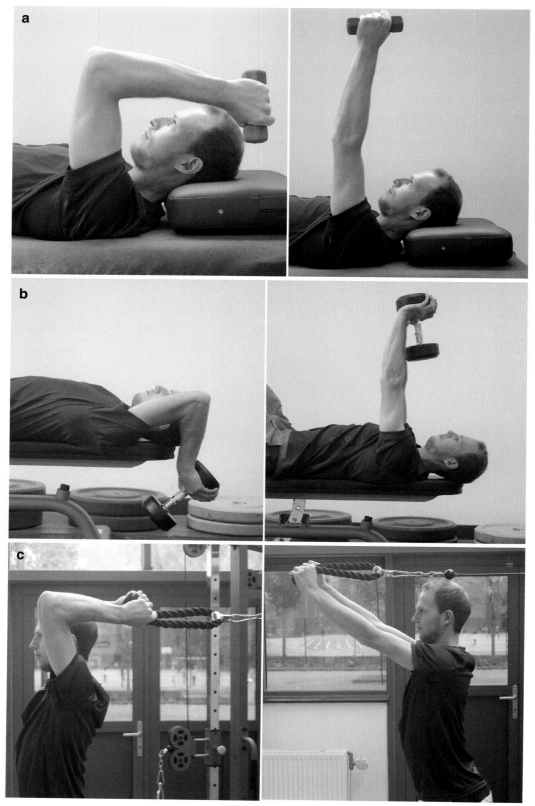

图 108-10　a.肘关节垂直伸展：患者仰卧，手臂垂直于躯干，肘关节屈曲 90°；肘关节伸展至完全伸直位。b.肘关节伸直拉举：患者仰卧，肘关节屈曲；肘关节伸展至中立位。c.肘关节滑轮伸展：患者站立于滑轮前方，手臂保持充分拉举姿势并迅速向前拉动滑轮至肘关节完全伸直

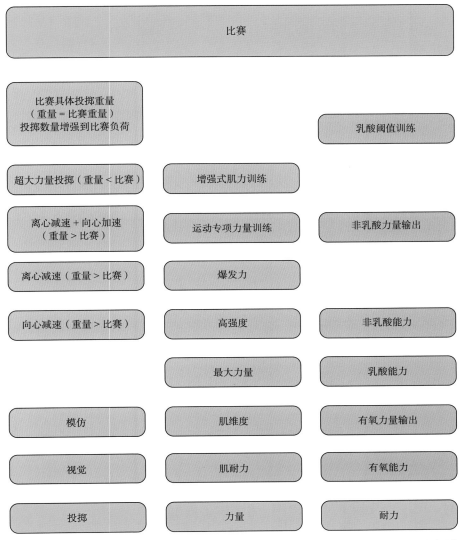

图 108-11　重返运动：过顶类项目运动员的不同训练目标的恢复运动的模型，包括增强投掷的力量和耐力增强

上，如整体力量训练和耐力训练。而过顶类项目运动员在投掷运动中也需要躯干和下肢的配合[5]。

108.4.4　投掷专项增强

可视化和模仿投掷可以用作投掷的准备练习。最终的运动需求对于设定最终的康复目标非常重要。例如，美国职业棒球大联盟投手每次比赛最多需投 105 个球。但是标枪运动员每场比赛最多只需投掷 6 次。图 108-12 显示了投掷强化训练的传统训练方案。

108.5　总结

肘关节损伤在过顶类项目运动员中较为常见。在对投掷运动的分析中，投掷运动的每个阶段都有其自身特征，并且肘关节负荷也有所差异。这些特征可以作为肘关节损伤康复的理论模型。投掷运动可分为 5 个阶段。治疗时，重点提高关节活动度及关节周围肌肉的肌力，此外，也需要关注动力链中的其他部分。

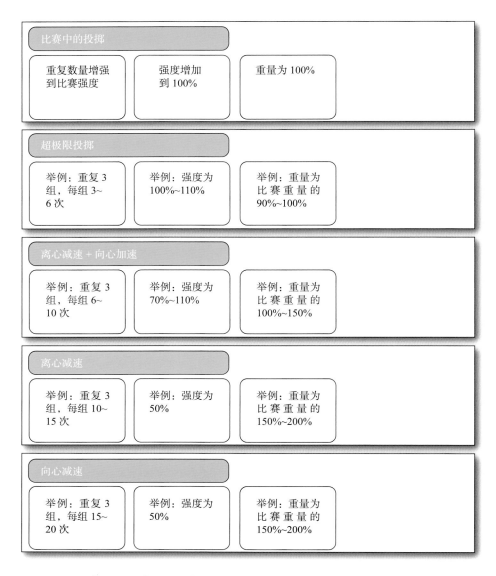

图 108-12　投掷强化训练：过顶类项目运动员的传统训练方案

参考文献

[1] Seroyer ST, et al. The kinetic chain in overhand pitching: its potential role for performance enhancement and injury prevention. Sports Health. 2010;2(2):135–46.

[2] Harada M, Takahara M, Mura N, Sasaki J, Ito T, Ogino T. Risk factors for elbow injuries among young baseball players. J Shoulder Elb Surg. 2010;19:502–7.

[3] Moore SD, Laudner KG, McLoda TA, Shaffer MA. The immediate effects of muscle energy technique on posterior shoulder tightness: a randomized controlled trial. J Orthop Sports Phys Ther. 2011;41(6):400–7. https://doi.org/10.2519/jospt.2011.3292. Epub 2011 Apr 6

[4] Schomacher J. The convex-concave rule and the lever law. Man Ther. 2009;14:579–82.

[5] Wilk KE. Rehabilitation of the overhead athlete's elbow. Sports Health. 2012;4(5):404–14.

第 109 章　投掷类项目运动员肘关节内侧损伤的非手术治疗

Paul Sethi and ric Perloff

黄犇　译

109.1　创伤史

对于有肘关节内侧疼痛的投掷运动员，应对其创伤史进行仔细询问，以便于正确诊断及指导治疗。慢性损伤有助于确定损伤类型。急性尺侧副韧带撕裂表现为突发且无法继续进行过顶投掷运动[1]。慢性肘关节外翻不稳患者经常出现投掷时力量下降、速度变化或沉重感[2]。问诊时尤其要询问患者与投掷运动相关的问题，包括引起不适的投掷阶段及诱发症状[1]。环指及小指无力、感觉异常和尺神经敏感，常提示尺神经病[1]。

109.2　体格检查

我们建议进行系统的检查，包括视诊、触诊和特殊试验。表 109-1 列出了投掷类项目运动员肘关节内侧疼痛的原因。

肘关节视诊发现淤伤或肿胀，表明存在急性损伤[2]。测量并分别记录双侧的主动和被动关节活动度。关节活动度的丢失可能是由关节积液、肿胀和骨赘引起的[2]。投掷类项目运动员急性肘关节损伤的常见表现是肘关节伸直能力下降，然而该表现并非只见于急性损伤[2]。

先将肘关节屈曲 70°~90°，以触诊尺侧副韧带[2]，然后触诊肱骨内上髁和前臂肌群[2]。嘱患者用手指在面部轻柔地施加压力，从而使前臂屈肌群发力（图 109-1）[3]。在肘关节内侧触诊时如有疼痛则提示旋前屈肌腱或肌肉损伤，最常见的损伤的肌肉是旋前圆肌或桡侧腕屈肌[2]。然后，触诊肘关节外侧和前侧的骨性结构及软组织结构[2]。

评估尺神经敏感度时应先触诊内上髁近端，然后通过尺神经沟，再触诊尺侧腕屈肌[2]。应先确定尺神经活动是否规则，再评估尺神经是否敏感。

据报道，有许多临床试验可评估尺侧副韧带。外翻应力试验应在肘关节屈曲 30°~60°时进行，以证明尺侧副韧带功能不足[3]。此外，还有其他临床试验可用于评估尺侧副韧带，如外翻应力移动试验（图 109-2）。

肘关节外翻伸直过度负荷（VEO），即在肘关节充分伸直时，肘关节后内侧出现压痛。先将患者前臂旋后，然后伸直患者的肘关节，在稳定肘关节的同时施加外翻应力，出现前述症状即为阳性[2]。过伸试验可以用来区分 VEO 和肘关节后侧撞击（图 109-3）[3]。

传统的侧位 X 线片并不能完整显示肘关节内侧骨赘。为了更完整地显示肘关节区域，拍

表 109-1　投掷类项目运动员肘关节内侧疼痛的原因

诊断	损伤机制	评估
尺侧副韧带不稳	外翻应力施加于肘关节内侧	急性损伤：突发疼痛和投掷不稳 慢性损伤：投掷速度和精准度慢慢降低 外翻应力移动试验阳性
外翻伸直过载	尺侧副韧带变薄，鹰嘴后内侧撞击，继发骨赘	肘关节伸直伴后内侧疼痛 外翻伸直阳性 过载测试
肱骨内上髁炎	过度劳损性肌腱病	缓慢发作的肘关节内侧疼痛并且内上髁压痛随着投掷而加重 屈腕或前臂旋前时疼痛加剧
尺神经病变	外翻受力时牵拉神经，轻微 / 严重尺侧副韧带不稳	神经敏感、Tinel 征、无力和麻木 症状因投掷运动而加重

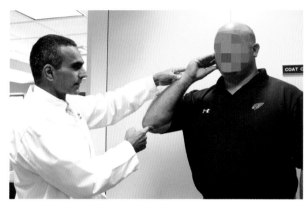

图 109-1　触诊肘关节内侧。当患者向面部轻轻施加压力时，屈肌会开始发力。触诊尺侧副韧带和屈曲 – 旋前肌群以鉴别压痛区域。该图所示位置有压痛，提示前臂肌群或肌腱损伤[3]（图像经瑞士施普林格国际出版公司许可后转载，2017 年）

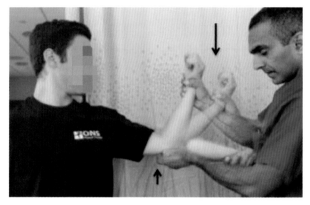

图 109-3　过伸试验。为了鉴别 VEO 和肘关节后侧撞击，患者肘关节屈曲 30°，检查者活动患者的肘关节至完全伸直位，如出现疼痛或不适则为阳性[3]（图像经瑞士施普林格国际出版公司许可后转载，2017 年）

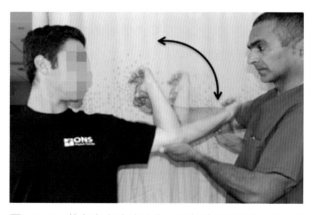

图 109-2　外翻应力移动试验。患者肘关节屈曲 30°，前臂旋后。然后检查者在其肘关节处施加外翻应力，并要求患者伸直肘关节。如果在此运动中诱发疼痛，则为阳性[3]（图像经瑞士施普林格国际出版公司许可后转载，2017 年）

摄肘关节完全伸直并外旋 40°的正位 X 线片（图 109-4）[4]。

非手术治疗的适应证如下。

- 青少年运动员过度使用肘关节造成的损伤。
- 应力性骨折。
- VEO。
- 尺侧副韧带的局部撕裂。
- 肱骨内上髁炎。

非手术治疗的禁忌证如下。

- 非手术治疗失败。
- 尺神经病反复发作。
- 持续性 VEO。
- 明显移位的骨折或内上髁骨折。

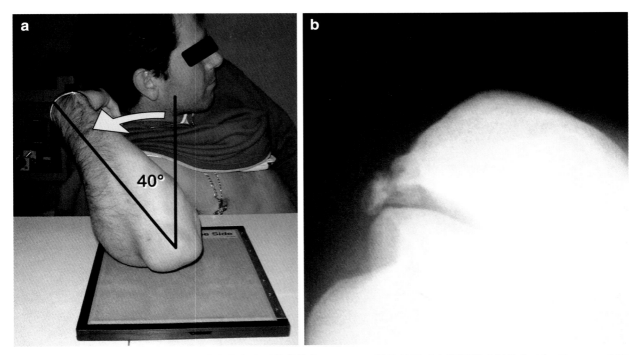

图 109-4　X 线片。a. 前后位摄片，肘关节完全屈曲并外旋 40°。b. X 线片显示后内侧骨赘（图片由 John Conway，MD 提供，图像经瑞士施普林格国际出版公司许可后转载，2017 年）

- 竞技运动员的尺侧副韧带完全撕裂。

尺神经病的治疗通常采取休息、冰敷和使用抗炎药[1]。然而，投掷类项目运动员在恢复运动后常常会出现症状的反复。尺神经病反复发作是外科手术的适应证，特别是如果存在肘关节外翻不稳[1]。存在明显移位的骨折或内上髁骨折也是手术干预的相对适应证。尽管目前对于高耸结节骨折尚无明确的治疗指南，但对于一名年轻的投掷类项目运动员，移位超过 2~5mm 的高耸结节骨折或内上髁骨折，通常需要进行手术治疗[3]。

109.3　提示与技巧

年轻运动员（尤其是投手）的肘关节内侧疼痛通常是过度使用肘关节的结果。常见的损伤包括内侧骨突炎和尺侧副韧带扭伤或撕裂[5]。幸运的是，许多此类伤害可以采取非手术治疗，经过一段时间的休息和康复治疗之后，患者能够逐渐恢复运动[3]。对于投手，建议在疼痛发作后

的 4~6 周停止投掷训练[5]。在停止投掷训练的这段时间内，投手应该专注于增强耐力和核心力量[5]。此外，康复治疗还强调正确的投掷生物力学，以减少肘关节的外翻应力。如果年轻运动员有严重的韧带损伤，也可以建议改变运动姿势，甚至更换运动项目。

相比之下，精英级别的投掷类项目运动员更可能遭受慢性损伤，通常是尺侧副韧带部分或完全损伤，伴随屈肌群不同程度的损伤。如伸展功能丧失和鹰嘴骨赘形成等是非常普遍的，因此不应过分担心。如果损伤涉及单独的尺侧副韧带软组织撕裂，则可以考虑进行非手术治疗。建议年龄较小的青少年运动员和年纪较大的职业运动员使用非手术治疗[3]。初期管理包括一定剂量的非甾体抗炎药（10~14 天的疗程），每天冰敷治疗 3 次，以及佩戴肘前臂压力袖套。精英级别的运动员每天都要接受治疗和按摩。以常规时间节点来说，康复期的时间应为休息期的两倍。例如，2 周的休息期需要 4 周的康复期[3]。各个年龄段

的应力性骨折均可以采取非手术治疗。然而，由于再次损伤的风险很高，这种损伤通常需要长达3个月的休息时间[3]。

VEO 是引发肘关节内侧不稳的另一个因素。尺骨对鹰嘴窝的慢性和重复性摩擦导致肘关节后侧骨赘产生，并引起肘关节后内侧压痛和伸直性疼痛[3]，这可能是由尺侧副韧带的轻微不稳定所致的。肘关节完全伸展功能的丧失会改变投掷运动的生物力学，从而使被投掷物体更早地被投出。VEO 可能是尺侧副韧带功能不全的前期损伤，并且可能与后者形成一个恶性循环，因为较早地投出球会导致肘关节内侧承受更大压力[3]。因此，对 VEO 的早期干预显得尤为重要，从休息期开始干预，以促使炎症消退[3]。然后，患者应专注于在无痛状态下将关节活动度改善至损伤前的水平[3]。最后，患者通过针对投掷技巧的指导性投掷训练，逐渐恢复运动。

肘关节内上髁炎是由屈曲 – 旋前肌群发炎引起的[1]。初期的治疗方法包括休息，冰敷，使用非甾体抗炎药，以及用皮质类固醇注射剂进行深部肌内注射[1]。患者通常可以较快地恢复运动，但要改变投掷技巧和进行物理治疗[1]。

休息期的持续时间可能从数周到数月不等，这取决于患者的年龄和损伤的程度。年龄较大的患者通常需要更长的休息期[3]。在一项非手术治疗的试验中，先使用了 4~6 周具有 30° 伸直限制的肘关节支具[3]，然后进行了 3~4 个月的康复训练，并逐渐恢复运动[3]。伸直性肘关节支具对于接触类项目运动员的尺侧副韧带撕脱的治疗也有帮助。接触类项目运动员通常恢复得比投掷类项目运动员快[3]。

特殊考虑：职业投掷类项目运动员的管理通常包括最快恢复到受伤前竞技水平的方案。制订方案时，必须考虑患者的创伤史、伤前关节活动度，以及投球的速度和精准性的变化，同时也要注意不要过度解读慢性损伤带来的适应性变化。Ford 等的最新研究结果表明，使用 MRI 分级对职

业棒球运动员的尺侧副韧带损伤进行评估有助于确定是否需要外科手术干预和能否恢复运动[6]。如果投手遭受远端（相对于近端）尺侧副韧带撕裂，那么很难进行非手术治疗，这其中可能排除了已尝试了非手术治疗的患者[6]。相同的研究表明，与其他运动员相比，职业投手更可能出现需要手术治疗的尺侧副韧带完全撕裂[6]，而是否进行手术治疗需要考虑多方面因素，包括运动员的意愿、教练的意愿、经纪人的意愿和患者的职业生涯等。

赛季中期损伤：与许多运动相关的损伤一样，受伤节点在治疗管理中也起着重要作用，尤其是在高水平比赛中。职业棒球运动员如果在赛季中后期发生尺侧副韧带损伤，则可能会选择先尝试非手术治疗，因为手术会推迟参加新赛季的时间[6]。如果职业运动员能够继续比赛，且受伤所带来的限制很小，则继续比赛并将手术推迟到赛季结束可能是合适的。对于受伤程度与职业运动员相同的业余选手，他们可能会决定放弃赛季，甚至放弃职业生涯。同样，做出这些决定是很复杂的，需要运动员、训练师、外科医师，甚至是经纪人共同决定。

反复损伤可能会带来更大的治疗挑战。如果运动员已经完全解决了伤病，重返了赛场，并且无限制参加了至少 6 个月的比赛，那么可以重新尝试非手术治疗。相反，如果非手术治疗康复后不久又出现尺侧副韧带撕裂的症状，则通常提示需要做手术。

PRP 注射结合康复计划对尺侧副韧带部分撕裂有治疗效果[7]。Podesta 等在 2013 年进行的一项研究中对 34 名非手术治疗失败的运动员，采取了 PRP 注射治疗[7]。在注射治疗和康复治疗结束后，这些患者的平均恢复运动的时间为 12周。到了第 70 周时，这 34 名患者中有 30 名能够恢复到受伤前的运动水平且没有并发症[7]。

预防：一旦运动员重返运动，则必须坚持"韧带保护方案"这一原则。对于青少年运动

员，已经制订了投掷数和休息天数指南（表 109-2）。对于精英级别的投掷类项目运动员，发表的数据非常有限，无法支持任何一种投掷限制的观点。优秀运动员的投球训练的间隔时间至少应为 4 天，在过去的几年中，人们一直在争论将单场比赛的投掷数限制在 100~130 次，并限制比赛的局数。比赛局数一直是棒球界的热门话题，但实际上这并没有考虑到总的投掷数。如果要改变什么，则应该在所有级别的投掷运动中控制总的投掷数[8]。

109.4　康复和物理治疗指南

投掷类项目运动员肘关节损伤的康复需要分 4 个阶段逐步进行（表 109-3，109-4）[9]。

109.5　第一阶段：早期运动阶段

在制动一段时间后，恢复运动对于预防进一步的肌肉萎缩、炎症和疼痛至关重要[9]。肘关节和腕关节应进行全方向运动，以促进损伤愈合并最大限度地减少挛缩[9]。如果伴随关节活动度受限，那么施加低负荷并长时间地牵拉可能有一定作用[9]（图 109-5）。

在早期运动阶段的初期，必须使疼痛和炎症最小化。可以采用多种治疗方法，包括激光治疗、冷冻疗法或高频电流刺激[9]。然后，热疗、水疗或超声疗法也可能有利于受伤组织的牵拉准备[9]。肘关节和腕关节的等长收缩锻炼对减少肌肉萎缩可能有一定益处，但如果引起疼痛，则应避免[9]。

必须在早期运动阶段就开始核心力量和耐力训练，并持续进行。强大的核心力量有助于在投掷运动中稳定上肢。可以使用能够激活核心肌肉的稳定球来逐渐进行许多运动的训练。

109.6　第二阶段：中期阶段

中期阶段的目的是保持和增强活动能力，提高肌力和耐力，并恢复对肘关节的神经肌肉控制[9]。在开始第二阶段之前，肘关节的关节活动度必须达到创伤前的水平。同时，疼痛必须最小化，并且肘关节屈伸肌徒手肌力测试要达到 4 分（满分 5 分）[9]。

在此阶段，牵拉运动的重点是增强肩关节、肘关节及腕关节的柔韧性[9]。另外，可以采用Ⅲ级或Ⅳ级关节松动技术[9]。这些松动技术通常由理疗师完成，主要是被动牵拉关节。Ⅲ级和Ⅳ级手法治疗包含在运动终末端进行牵拉[9]。由于投掷运动的生物力学特征，肘关节伸展和前臂屈曲的灵活性对投掷类项目运动员很重要[9]。应通过等张收缩来提高肌力和耐力，等张收缩主要集中于腕关节和肘关节的屈伸，前臂的旋前和旋后[9]。力量训练应从向心收缩开始，然后发展到

表 109-2　美国棒球 Pitch Smart 协会制定的投掷数和休息天数指南

年龄	每场比赛最大投掷数	根据投球数量的休息天数				
		0 天	1 天	2 天	3 天	4 天
7~8	50	<20	21~35	36~50	N/A	N/A
9~10	75	<20	21~35	36~50	51~65	>66
11~12	85	<20	21~35	36~50	51~65	>66
13~14	95	<20	21~35	36~50	51~65	>66
15~16	95	<30	31~45	46~60	61~75	>76
17~18	105	<30	31~45	46~60	61~75	>76
19~22	120	<30	31~45	46~60	61~75	>76

表 109-3　肘关节内侧疼痛的康复方案

第一阶段	急性期（1周）
	·改善关节活动
目标	·消除疼痛和炎症
	·延缓肌萎缩
	·牵拉腕、肘、肩关节
练习	·力量训练：腕、肘、肩关节肌群的等长收缩锻炼
	·疼痛和炎症的控制：冷冻疗法、高频电流刺激、超声疗法和水疗
第二阶段	亚急性期（2~4周）
目标	·关节活动正常化
	·提升肌力和耐力
	第2周
	·开始腕关节和肘关节肌肉的等张收缩练习
	·开始使用弹力带、体操棒等器械进行肩关节的练习
	·继续使用冷冻疗法、高频电流刺激、超声疗法和水疗
	第3周
	·开始肘关节和肩关节有节律的稳定性练习
练习	·进一步对整个上肢进行等张收缩肌力训练
	·开始对肘关节屈伸的等速肌力训练
	第4周
	·开始投掷者十点方案
	·强调肱二头肌离心收缩、肱三头肌向心收缩和腕关节屈肌收缩
	·耐力训练
	·开始轻微的进阶式肌力训练
	·开始挥摆训练
第三阶段	强化期（5~6周）
目标	·运动员准备回归功能性运动
	第5~6周
	·每天继续肌力训练、耐力训练和柔韧性练习
练习	·投掷者十点方案（进阶）
	·进一步强化进阶式运动，强调基于病理的维持方案
	·进一步强化挥摆训练（比如击球）
第四阶段	重返运动期（7~10周）
目标	·根据状态，逐渐地和安全地重返运动
	第7周
	·由医师决定开始间歇性投掷方案（第一阶段）
练习	第8~10周
	·继续肌力训练、投掷者十点方案（进阶）、柔韧性练习
	·进一步的功能训练，以达到无限制的比赛（第二阶段）

表 109-4　急性撕裂创伤的改良康复方案

第一阶段	即刻运动阶段（0~2 周）
目标	• 增加关节活动度 • 促进尺侧副韧带愈合 • 减缓肌肉萎缩 • 减少疼痛和炎症 关节活动度 • 支具（可选择）保护下的无痛性关节活动度（20°~90°） • 肘关节和腕关节（无痛范围）辅助主动活动度、被动活动度练习
练习	练习 • 腕关节和肘关节肌群等长收缩训练 • 肩关节力量训练（不要训练外旋肌力） 冰敷和加压
第二阶段	中期阶段（3~6 周）
目标	• 增加关节活动度 • 提升肌力 / 耐力 • 减少疼痛和炎症 • 提高稳定性 关节活动度 • 逐渐增加关节活动度 0°~135°（每周增加 10°）
练习	练习 • 开始等张运动：腕关节屈伸，旋前 / 旋后，用肱二头肌 / 肱三头肌举哑铃，肘关节外旋，三角肌、冈上肌及菱形肌等张运动，内旋投掷者十点方案 冰敷和加压
第三阶段	进阶阶段（7~12 周）
目标	• 增加肌力、爆发力和耐力 • 提升神经肌肉的控制能力 • 开始高速练习
练习	练习 • 开始用弹力带或体操棒训练，肩关节训练方案，肱二头肌 / 肱三头肌训练方案，旋后 / 旋前，腕伸 / 屈曲（进阶版投掷者十点方案） • 增强式训练 • 投掷练习
第四阶段	返回运动阶段（13~14 周）
目标	• 重返功能性活动
练习	练习 • 开始间歇性投掷方案，继续投掷者十点方案（进阶），继续进阶式训练

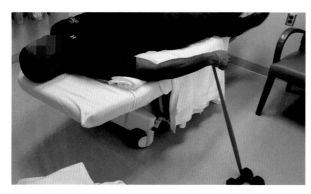

图 109-5　低负荷和长时间牵拉。患者前臂旋前伴肩关节内旋。将阻力带系在患者腕部以施加轻度阻力，使肘关节在伸直的情况下保持牵伸。这种方法用于建立关节活动度（图像经瑞士施普林格国际出版公司许可后转载，2017 年）

离心收缩 [9]。如果没有肘关节疼痛，则下一步是针对肩关节肌肉的抗阻训练，特别是外旋肌和肩胛骨周围肌群 [9]。提高肩关节肌肉的抗阻能力有助于在投掷运动中稳定肩关节和肩胛骨 [9]。可以通过投掷者十点方案（表 109-5）（图 109-6）[9] 来增强上肢的力量。中期阶段通过刺激肌肉本体

表 109-5　投掷者十点方案

点数	方法
1	对角线模式 D2 伸展
	对角线模式 D2 屈曲
2	0°外展位外旋
	0°外展位内旋
3	肩关节外展至 90°
4	肩胛平面外旋
5	侧卧位外旋
6	俯卧水平外展（中立位）
	俯卧水平外展（充分外旋，100°外展）
	俯卧划船
	俯卧划船至内旋
7	伏地挺身
8	俯卧撑
9	肘关节屈曲
	肘关节伸展
	腕关节伸展
10	腕关节屈曲
	腕关节旋后
	腕关节旋前

感受器的运动来重建神经肌肉控制 [9]，这涉及肘关节和肩关节的有节律的稳定性训练 [9]。

109.7　第三阶段：肌力强化阶段

这个阶段基于进阶式的恢复运动，集中增强肌力、耐力和神经肌肉的控制能力 [9]。运动员必须在完全恢复关节活动度，无痛且肌力恢复 70% 的情况下开始第三阶段的训练 [9]。与第二阶段相比，在第三阶段的训练过程中应增加阻力。此外，可以应用举重机进行更多的功能性运动 [9]。离心练习集中于肘关节屈曲，有助于在投掷时减缓肘关节伸展 [9]。在本阶段的后期，可以使用负重球进行进阶式肌力训练（图 109-6）[9]。进阶式肌力训练旨在通过快速重复的运动，在短时间内施加最大的力来增强肌力（图 109-7）。

在这个阶段，也可纳入进阶版的投掷者十点方案，包括使用医用康复球来帮助稳定投掷臂 [9]。医用康复球旨在通过刺激不稳定性来激活核心肌肉。神经肌肉控制能力的提升可以通过侧卧位的抗阻外旋训练实现 [9]。之后，应该强调提升肩关节的肌力、控制力和耐力。例如，患者取坐位，手臂外展 30°~45°握住轻量负荷保持拇指朝上 [9]。此外，患者也可以俯卧趴在医用康复球上，手臂保持水平外展 [9]。

109.8　第四阶段：重返运动阶段

必须经过医师的医疗许可才能进入此阶段。准入标准为可以全角度投掷且无痛，通过等速肌力测试且无压痛点 [9]。采取间歇性投掷方案，该方案因运动员的运动项目类型和位置而异 [10]。对于棒球运动员，长距离间歇性投掷方案应从 14 米（45 英尺）开始，逐渐增加到 55 米（180 英尺）（表 109-6）。随着距离的增加，肘关节和肩关节处施加的应力也随之增加 [10]。在间歇性投掷的所有步骤中，重要的是患者应在 9 米（30

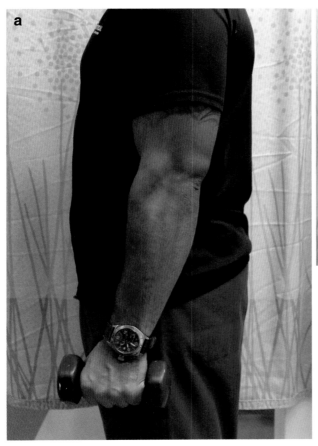
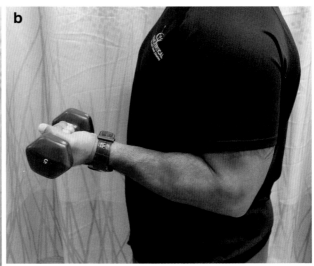

图 109-6　投掷者十点方案。加强肱二头肌有助于肘关节的动态稳定。a. 患侧手握轻量负荷，掌心朝内。b. 然后保持前臂旋前，屈曲肘关节（转载自瑞士施普林格国际出版社，2017 年）

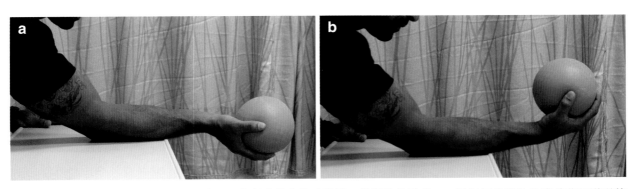

图 109-7　腕关节屈曲翻转进阶式训练。a. 患者腕关节旋后放松，并握住负重球。b. 反复屈曲和放松腕关节以增强前臂和手的肌力（转载自瑞士施普林格国际出版社，2017 年）

英尺）处以正确的姿势投掷 10~20 次，以作为热身。在进行后续步骤之前，运动员应在无痛的情况下执行每个步骤 2~3 次 [10]。应每周进行 3 次间歇性投掷训练，两次训练之间应有 1 天休息时间 [10]。第一阶段完成后，运动员应进入第二阶段，其中包括上土墩投掷 [10]。运动员先只投掷快球和变速球，然后发展为对肘关节造成更大压力的球，例如曲线球 [10]。

表 109-6 非投手球员的间歇性投掷方案

14 米

步骤 1	步骤 2
1.投掷热身	1.投掷热身
2.14 米（25 投）	2.14 米（25 投）
3.休息 3~5 分钟	3.休息 3~5 分钟
4.以上 1~3 再重复一次	4.以上 1~3 再重复一次

18 米

步骤 3	步骤 4
1.投掷热身	1.投掷热身
2.18 米（25 投）	2.18 米（25 投）
3.休息 3~5 分钟	3.休息 3~5 分钟
4.以上 1~3 再重复一次	4.以上 1~3 再重复一次

27 米

步骤 5	步骤 6
1.18 米（10 投）	1.18 米（7 投）
2.27 米（20 投）	2.27 米（18 投）
3.休息 3~5 分钟	3.休息 3~5 分钟
4.以上 1~3 再重复一次	4.以上 1~3 再重复一次

37 米

步骤 7	步骤 8
1.18 米（5~7 投）	1.18 米（5 投）
2.27 米（5~7 投）	2.27 米（10 投）
3.37 米（15 投）	3.37 米（15 投）
4.休息 3~5 分钟	4.休息 3~5 分钟
5.以上 1~4 再重复一次	5.以上 1~4 再重复一次
步骤 9	步骤 10
1.18 米（10~15 投）	1.18 米（10~15 投）
2.27 米（10 投）	2.27 米（10 投）
3.37 米（10 投）	3.37 米（10 投）
4.18 米（平地）应用投球机制（20~30 投）	4.18 米（平地）应用投球机制（20~30 投）
	5.休息 3~5 分钟
	6.18~27 米（10~15 投）
	7.18 米（平地）应用投球机制（20~30 投）

109.9 总结

尺侧副韧带损伤通常发生在过顶类项目运动员中，这是由投掷过程中肘关节内侧受到外翻应力所致。投掷类项目运动员肘关节损伤的治疗涉及许多因素，包括运动员的竞技水平、年龄、损伤类型和损伤程度。已有证据表明非手术治疗有益于该类运动员的治疗，在许多情况下，可以将非手术治疗视为一线治疗选择。在本章中制订了针对投掷运动生物力学所需的特定肌肉和关节活动度的康复方案。这些方案的各个阶段的持续时间应以患者在无痛的情况下完成练习的能力为指导。患者只有在完成康复方案的最后阶段和间歇性投掷训练后，才建议重新参加运动。

参考文献

[1] Chen FS, Rokito AS, Jobe FW. Medial elbow problems in the overhead-throwing athlete. J Am Acad Orthop Surg. 2001;9(2):99–113.

[2] McCall BR, Cain EL Jr. Diagnosis, treatment, and rehabilitation of the thrower's elbow. Curr Sports Med Rep. 2005;4(5):249–54.

[3] Sethi P, Macken CJ. Evaluation and nonoperative treatment of the unstable throwing elbow. In: The unstable elbow. New York: Springer; 2017. p. 141–57.

[4] Ahmad CS, Conway JE. Elbow arthroscopy: valgus extension overload. Instr Course Lect. 2010;60:191–7.

[5] Benjamin HJ, Briner WW Jr. Little league elbow. Clin J Sport Med. 2005;15(1):37–40.

[6] Ford GM, et al. Return-to-play outcomes in professional baseball players after medial ulnar collateral ligament injuries comparison of operative versus nonoperative treatment based on magnetic resonance imaging findings. Am J Sports Med. 2016;44(3):723–8.

[7] Podesta L, et al. Treatment of partial ulnar collateral ligament tears in the elbow with platelet-rich plasma. Am J Sports Med. 2013;41(7):1689–94.

[8] Pitch Smart USA Baseball. Guidelines for Youth and Adolescent Pitchers. 2016 [cited 2017 May 20]. http://m.mlb.com/pitchsmart/pitching-guidelines.

[9] Wilk KE, et al. Rehabilitation of the overhead athlete's elbow. Sports Health. 2012;4(5):404–14.

[10] Reinold MM, et al. Interval sport programs: guidelines for baseball, tennis, and golf. J Orthop Sports Phys Ther. 2002;32(6):293–8.

第 110 章　肘关节支具和康复

A. Marinelli, E. Guerra, A. Ritali, and R. Rotini
黄犇　译

110.1　引言

支具可用于肘关节康复的不同阶段。支具的合理使用，特别是与其他物理治疗方法配合使用，可以促进许多肘关节疾病的康复。根据支具功能的不同，可以将支具分为两种类型：一种是保护性支具，即防止关节面、关节囊、韧带或肌腱过度受力的装置，通常被用于创伤和重建手术后或炎症及退变性疾病。另一种是活动性支具，它通过施加外力以牵伸挛缩组织，从而刺激肘关节运动恢复，通常用于治疗肘关节僵硬（表 110-1）。

110.2　肘关节支具的分类

肘关节支具有各种形状和材质。

110.2.1　保护性支具

保护性支具的作用是保护关节的受损结构，或者是在某些情况下，固定或限制关节活动度，从而促进切口愈合，并且使关节在保护下进行早期活动。以下为最常见的使用保护性支具的临床情况。

（1）急性创伤的非手术治疗，如单纯的肘关节脱位或肘关节无移位骨折。

（2）退行性或炎性疾病的非手术治疗，如外上髁炎或退行性 / 风湿性肘关节疾病。

（3）骨折固定、肌腱修复、韧带重建或可能损害关节稳定性的手术的术后保护性治疗。

保护性支具可以分为以下几种类型。

（1）无铰链支具。这种支具仅通过完全限制肘关节的运动来保护肘关节。这种支具用于外伤或术后的初期，此时不允许早期运动。

（2）袖套支具或前臂绑带支具。袖套支具用于治疗许多肘关节疾病所导致的疼痛，如肘关节轻度不稳定、轻度创伤、关节炎和外上髁炎（图 110-1）。前臂绑带支具（也称为应力拮抗支具）用于特定的肘关节疾病，如外上髁炎。这两种支具旨在保护肱骨外上髁腱骨止点部位（图 110-2）。

（3）铰链式支具。近年来，这些支具的设计已大大改良。可通过铰链保证肘关节的活动，并且可以设置关节活动度，屈伸范围为 0°~120°，增量为 10° 或 15°（图 110-3）。

根据不同的需要，铰链式支具具有广泛的用途：当支具完全锁定时，可以使关节制动；当支具部分锁定时，可以对支具进行调节，以使运动可控；当支具锁定于完全屈曲或完全伸展时，则可以维持通过手术或物理治疗获得的关节活

表 110-1　肘关节支具的分类

肘关节支具	保护性支具		活动性支具	
支具类型	无铰链支具		动态式支具 弹性或弹簧机制	
	袖套支具 或 前臂绑带支具		静态渐进式支具 螺丝扣 齿轮铰链机制	
	铰链式支具			
适应证	急性创伤的非手术治疗 可能损害关节稳定性的手术 　的术后 退行性 / 风湿性肘关节疾病		创伤后肘关节僵硬的非手术治疗 松解术后	

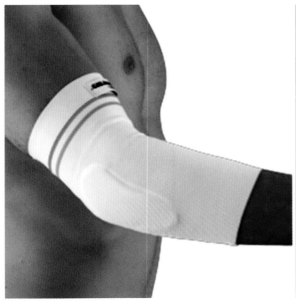
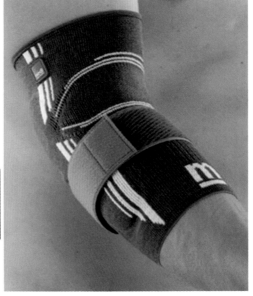

图 110-1　带有肱骨髁衬垫的袖套支具

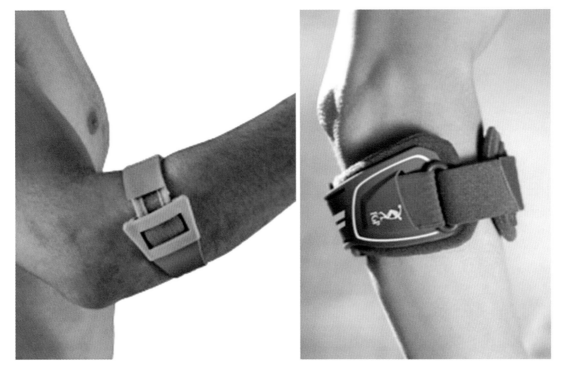

图 110-2   前臂绑带支具

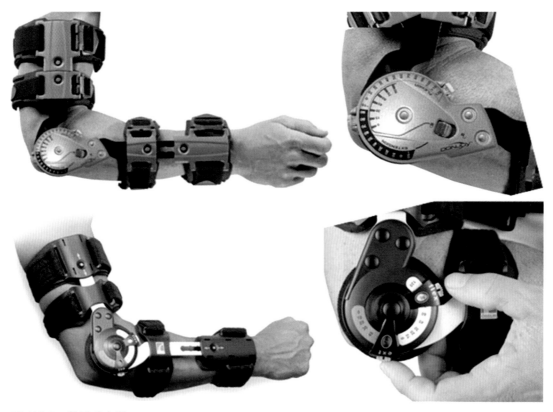

图 110-3   铰链式支具

动度。

110.2.2　活动性支具

（1）活动性支具主要用于以下两种临床情况。

①创伤后肘关节僵硬的非手术治疗。

②手术松解后，用以维持在术中所达到的关节活动度。

（2）活动性支具包含以下两种类型[1]。

①具有可调弹性或弹簧机制的动态式支具，可通过弹性装置进行低负荷渐进式牵伸。

②静态渐进式支具，通过使用渐进式铰链、螺丝扣或齿轮改变负荷，以达到应力下降，从而使关节的静态姿势尽可能地接近终末端的位置。静态渐进式支具通过旋钮或螺丝扣提供了一个微调系统，该系统可以施加可适应的张力，并设置极小范围的渐进式调节。

在文献中，没有准确的数据支持使用动态式支具还是静态渐进式支具[2-3]。对于治疗肘关节僵硬，有系统综述[4]报道了两种支具均取得了良好的效果，并且这两种支具的治疗效果无显著差异。但是，大多数编者建议使用可以由患者逐步调节的静态渐进式支具，以设置适当的张力，并最大限度地减少肘关节过度拉伸和组织损伤的风险。

迄今为止，治疗肘关节旋前－旋后僵硬的活动式支具受到的关注较少。

目前，有一种活动式支具可以在屈伸方向进行牵伸，同时如果需要，可以在支具远端应用旋转装置，以实现旋前－旋后方向的牵伸（图110-4）。

如果仅需要实现旋前－旋后方向的牵伸，则可以使用专门定制的可热塑型支具（图110-5）。

然而，这些支具都比较笨重，难以佩戴，佩戴时甚至无法开展简单的日常工作，并且在夜间使用也有不适感。

110.3　适应证和治疗方案

我们可以确定在以下四种主要情况下，支具在肘关节康复中具有明确的适应证。在前两种情况下，使用保护性支具，在后两种情况下使用活动性支具。

（1）急性创伤。

在骨折或脱位后，肘关节保护性支具既可以起到保护作用，又可以起到促进康复的作用，因为保护性支具可以限制应力和反向运动，从而使骨骼和软组织正确愈合。并且该支具还可以保护关节在一定范围内进行早期活动。

因此，在这些情况下最常使用的是铰链式保护性支具（图110-3）。

例如，在单纯肘关节脱位后，根据结构受损的严重程度，可以在结构受损后5~15天内将保护性支具维持在屈伸90°。铰链式保护性支具可以限制伸展并避免由于肩关节外展引起的外侧副韧带上的内翻应力，同时允许有限的、早期的被动和主动运动。

保护性支具也可用于桡骨头或冠突骨折的非手术治疗。根据受损的肘关节稳定结构的愈合情况，可以逐渐增加关节活动范围，并且戴着支具的患者可以开始进行许多日常工作。通常，在个体评估后休息3~6周，然后停止使用支具，休息4~8周后开始举重练习。

（2）术后（骨折固定、韧带/肌腱修复或重建）。

肘关节制动在肱骨远端、鹰嘴或桡骨头骨折固定后的第一阶段，肘关节或桡骨头置换后，以及韧带/肌腱重建或修复后通常是有用的。而在第二阶段，通常使用铰链式保护性支具。

支具的使用方案和理疗必须根据肱骨远端、鹰嘴或桡骨头骨折的固定强度、韧带稳定性，以及肘关节疼痛和僵硬的风险进行个性化设计。

（3）肘关节僵硬的非手术治疗。

在考虑将支具作为肘关节僵硬的治疗方法之

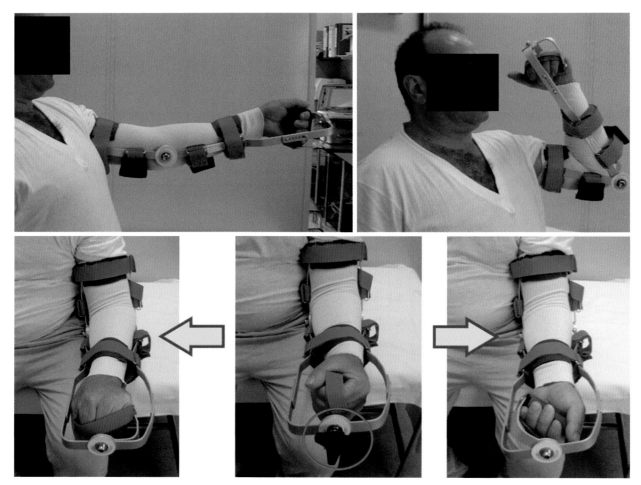

图 110-4　　静态渐进式支具施加屈伸和旋前 – 旋后牵拉应力

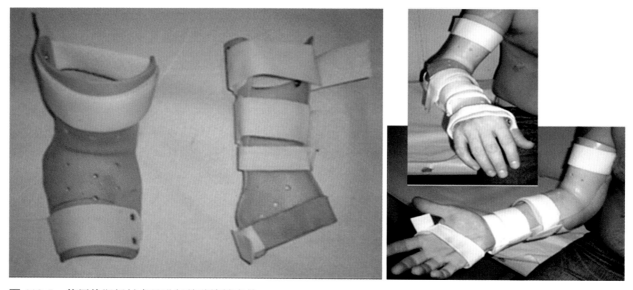

图 110-5　　使用热塑板材支具进行前臂旋转牵伸

前，我们必须评估僵硬的类型（内源性或外源性）、运动终末端的类型（刚性或弹性）、僵硬的程度（轻度、中度、重度和非常严重）和持续时间，以及患者的某些特征，如年龄、期望和动机。

表110-2总结了用支具治疗肘关节僵硬的适应证和禁忌证。

目前，专家对于每天的支具的佩戴时间尚未达成共识。方案从每天3次，每次30分钟，持续1~4个月到每天15小时，持续5个月不等[2]。在临床实践中，还必须考虑初始的肘关节挛缩程度、患者的夹板耐受性、个体情况、依从性和肘关节僵硬的进展速度，以及将支具与其他康复治疗方法整合的可能性。

佩戴支具的注意事项如下。

①告知患者佩戴支具需在张力可承受的范围之内。

②如有皮肤问题和尺神经症状，患者须及时联系医师。

③在屈伸两个方向上均要使用支具，以确保在一个方向上获得的角度在另一个方向上不会减少。

④夜间将支具保持在伸展状态会使患者更加舒适。

⑤逐渐停止使用支具时，须检查以确认肘关节所达到的关节活动度没有减小。

表110-2 用支具治疗肘关节僵硬的适应证和禁忌证

适应证	禁忌证
外源性肘关节僵硬	内源性肘关节僵硬
肘关节中度僵硬（关节活动度为60°~90°）	肘关节重度僵硬（关节活动度为30°~60°）或肘关节极度僵硬（关节活动度 <30°）
运动终末端有弹性	明显异位骨化
病程小于8个月	病程大于6个月（儿童为1年）
患者的依从性强	患者的依从性差或无法随访
皮肤状况良好	皮肤状况差
无尺神经病变	有尺神经病变

编者规定每天白天至少佩戴支具4~6小时，每次至少1小时，每天4次。此外，编者建议将支具与正规的物理治疗联合使用。

如果肘关节活动度在1个月内没有进一步改善，则通常在3~6个月后停止使用支具。

编者的经验是如果适应证选择合适，那么活动性肘关节支具是有用的，但有时可能会被错误地低估和利用不足[3]。

少数研究证实了良好的结果，显示屈伸范围改善为20°~40°[3]，同时并发症发生率较低，异位骨化为10%，尺神经病变为7%（其中仅50%的病例需要行神经减压术），症状无改善为7%[4]。

（4）佩戴活动性支具后的软组织松解。

软组织松解后，肘关节僵硬在4个阶段有复发的趋势：出血、水肿、肉芽组织形成和纤维化。这些阶段分别发生在软组织松解后数小时、数天、数周和数月（图110-6）。

为了减少水肿和预防瘢痕组织形成，通常在肉芽组织形成阶段采取肘关节持续被动运动（CPM）联合支具的治疗方法。

CPM可用于预防和减轻组织肿胀，并维持已有的关节活动度，但其本身不会使关节活动度增加。而活动性支具或关节松动术可以通过牵伸回缩的软组织增加关节活动度。实际上，在最后一个阶段中，由于组织纤维化，软组织挛缩变短，应用支具和理疗尤其合适。

根据我们的经验，对于严重的关节僵硬病例，在通过关节松解术使关节活动度改善50°以上之后，使用活动性支具最有助于提高关节活动度。编者使用的方案包括：每60分钟改变1次肘关节伸展和屈曲的位置，每天改变3~4次，并每天使用CPM仪器2~3次，每次间隔20~30分钟。

在纤维化阶段，将支具与由理疗师进行的主、被动练习相结合是有效的。骨科医师应告知理疗师在术中获得的关节活动度及肘关节不稳定的风险。

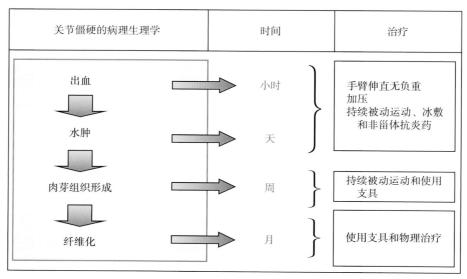

关节僵硬的病理生理学	时间	治疗
出血	小时	手臂伸直无负重 加压 持续被动运动、冰敷 和非甾体抗炎药
水肿	天	
肉芽组织形成	周	持续被动运动和使用 支具
纤维化	月	使用支具和物理治疗

图 110-6 软组织收缩的病理生理学和治疗

110.4 活动性支具：局限性和代替治疗

了解支具，特别是活动性支具所存在的一些限制也是比较重要的：支具的价格昂贵，需要贴合患者的手臂，而且不一定总是能够被安装到位。支具对于相关的护理人员来说很耗时，至少对于第一阶段而言，通常需要频繁的随访检查。尽管最近几年来支具在设计和材料上有所改进，但肘关节支具仍会给某些日常活动带来困难，并且常常使患者感到笨重且难以佩戴。

尽管有这些限制，但只要针对正确的适应证使用支具，肘关节物理治疗仍将改善预后效果。在未来，三维打印技术将可以打造个性化的模具和支具，并使这些模具和支具更轻、更小且耐水性良好，从而使长期佩戴支具变得更加舒适。

参考文献

[1] Morrey BF. Splints and bracing the elbow. In: Morrey BF, Sanchez-Sotelo J, editors. The elbow and its disorders. 4th ed. Philadelphia: Saunders Elsevier; 2009. p. 164–72.

[2] Gelinas JJ, Faber KJ, Patterson SD, King J. The effectiveness of turnbuckle splinting for elbow contractures. J Bone Joint Surg Br. 2000;82(1): 74–8.

[3] Marinelli A, Bettelli G, Guerra E, Nigrisoli M, Rotini R. Mobilization brace in post-traumatic elbow stiffness. Musculoskelet Surg. 2010;94(Suppl 1): S37–45.

[4] Veltman ES, Doornberg JN, Eygendaal D, van den Bekerom MP. Static progressive versus dynamic splinting for posttraumatic elbow stiffness: a systematic review of 232 patients. Arch Orthop Trauma Surg. 2015;135(5):613–7.

第 111 章　肘关节损伤后重返运动的原则

Gregory A. Hoy

黄犇　译

111.1　引言

肘关节受伤后要重返运动需要外科医师的科学知识、患者的理解及外科医师和患者的共同努力，以取得最佳结果[1-3]。为得到最佳结果，需要外科医师和患者合作。以下内容为一些运动员肘关节损伤后重返运动的原则。

（1）尊重职业目标。

所有运动员的职业生涯都是有限的，受伤常常会导致运动员的职业生涯缩短、运动水平下降。

（2）不同的运动，不同的治疗。

肘关节过伸对摔跤运动员而言是一个优势，因此重建韧带过紧会使他们失去这一优势，而严重的瘢痕，则可以使投掷运动员恢复到完全加速状态。重要的是要了解运动项目的本质，为运动员找到最佳的治疗方式。

（3）手术必须及时。

普通人常常是在非手术治疗失败之后才决定做手术的。但运动员需要尽早做出决定，要考虑症状持续的可能性并确定手术时机。手术可能会推迟到赛季结束，或提早进行，以便更快地恢复运动。

（4）手术时必须保留组织。

术中充分暴露始终是金标准。但是，侵入性较低的技术可以尽可能地保留组织平面和减少瘢痕形成。

（5）早期稳定性带来早期活动。

必须保护不稳定的关节，以使其恢复稳定，并避免形成瘢痕。如果运动员由于关节不稳而无法活动，则需使他/她的肘关节保持稳定，从而使他/她早日恢复运动，更早地重返赛场。

（6）尽可能快地、安全地活动。

所有运动员都努力训练以达到运动项目所需的身体条件。受伤后（特别是在手术后）强制性休息会导致肌肉的质量下降和张力丧失，以及本体感觉和协调能力丧失。为避免以上问题，应尽量减少整个身体和患肢的休息，从而减少完全康复和重返赛场所需的时间。

（7）训练是针对运动专项的，康复也应针对运动专项。

许多运动需要特定的肌肉类型和平衡。这表明康复计划也要针对运动专项来设计。游泳运动员必须能够回到水中以维持肌肉平衡和心理健康。尽量避免进行手术治疗，因为手术治疗后的患者将长时间不能碰水。

（8）谨记运动损伤的心理问题。

许多运动员受伤后都会面临职业抉择。遭受严重骨软骨炎损伤的青少年体操运动员必须保持非负重至少 6 个月。可是按照传统观点，即使他们改练了其他运动项目并在该项目中获得一定成绩，他们仍被认为是重返运动的失败案例。

（9）本体感觉。

肘关节重建后，本体感觉需要长达 18 个月才能恢复正常。佩戴绷带或袖套可能会增加受伤后和术后的本体感受的输入，特定的本体感受训练对完全康复也至关重要。

（10）维持力量。

尽早恢复训练对于维持力量是很重要的。肘关节受伤或手术后，凡是稳定性不受影响的运动员都应尽早进行力量练习，以维持力量。

（11）避免并发症。

从原则的角度来说这条是多余的，但是并发症会摧毁运动员的职业生涯。因此，选择的治疗方式必须利大于弊。当选择治疗干预时，需要慎重考虑而不是基于推测。

参考文献

[1] Peters SD, Bullock GS, Goode AP, et al. The success of return to sport after ulnar collateral ligament injury in baseball: a systematic review and meta-analysis. J Shoulder Elb Surg. 2018;27(3):561–71.

[2] Makhni EC, Saltzman BM, Meyer MA, Moutzouros V, Cole BJ, Romeo AA, Verma NN. Outcomes after shoulder and elbow injury in baseball players: are we reporting what matters? Am J Sports Med. 2017;45(2):495–500.

[3] Gerometta A, Klouche S, Herman S, et al. The Shoulder Instability-Return to Sport after Injury (SIRSI): a valid and reproducible scale to quantify psychological readiness to return to sport after traumatic shoulder instability. Knee Surg Sports Traumatol Arthrosc. 2018;26:203.